Pronto-Socorro

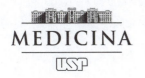 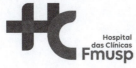 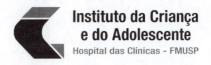

PEDIATRIA
INSTITUTO DA CRIANÇA E DO ADOLESCENTE DO HCFMUSP

EDITORES DA COLEÇÃO
Clovis Artur Almeida da Silva
Filumena Maria da Silva Gomes
Magda Carneiro-Sampaio

Pronto-Socorro

Claudio Schvartsman
Sylvia Costa Lima Farhat
Amélia Gorete Reis
Thomaz Bittencourt Couto

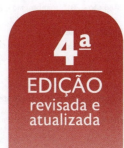

4ª EDIÇÃO
revisada e atualizada

Copyright © 2023 Editora Manole, por meio de contrato com os editores.

"A edição desta obra foi financiada com recursos da Editora Manole Ltda., um projeto de iniciativa da Fundação Faculdade de Medicina em conjunto e com a anuência da Faculdade de Medicina da Universidade de São Paulo – FMUSP."

Logotipos: © Hospital das Clínicas – FMUSP
© Faculdade de Medicina da Universidade de São Paulo
© Instituto da Criança e do Adolescente – FMUSP

Produção editorial: Juliana Waku
Projeto gráfico: Departamento de arte da Editora Manole
Diagramação: Formato Editoração
Ilustrações: Ribak, Formato Editoração
Capa: Ricardo Yoshiaki Nitta Rodrigues
Imagens de capa: Pronto-socorro Instituto da Criança e do Adolescente – FMUSP, Labhab FMUSP, Istockphotos

CIP-BRASIL. CATALOGAÇÃO NA PUBLICAÇÃO
SINDICATO NACIONAL DOS EDITORES DE LIVROS, RJ

P958
4. ed.

Pronto-socorro / coordenadores Claudio Schvartsman ... [et al.] ; editores da coleção Clovis Artur Almeida da Silva, Filumena Maria da Silva Gomes, Magda Carneiro-Sampaio. - 4. ed. - Santana de Parnaíba [SP] : Manole, 2023.
: il. ; 24 cm. (Pediatria Instituto da Criança e do Adolescente Hospital das Clínicas)

Inclui índice
ISBN 978-65-5576-758-2

1. Pediatria. 2. Tratamento intensivo pediátrico. 3. Emergências pediátricas. I. Schvartsman, Claudio. II. Silva, Clovis Arthur Almeida da. III. Gomes, Filumena Maria da Silva. IV. Carneiro-Sampaio, Magda. V. Série.

CDD: 618.920028
23-82162   CDU: 616-083.98-053.2/.6

Meri Gleice Rodrigues de Souza - Bibliotecária - CRB-7/6439

Todos os direitos reservados.
Nenhuma parte deste livro poderá ser reproduzida, por qualquer processo, sem a permissão expressa dos editores.
É proibida a reprodução por fotocópia.
A Editora Manole é filiada à ABDR – Associação Brasileira de Direitos Reprográficos.

1ª edição – 2009; reimpressão – 2010
2ª edição – 2013; reimpressões – 2014; 2015
3ª edição – 2018; reimpressão – 2022

Editora Manole Ltda.
Alameda América, 876 – Tamboré
Santana de Parnaíba
06543-315 – SP – Brasil
Fone: (11) 4196-6000
www.manole.com.br | https://atendimento.manole.com.br

Impresso no Brasil | *Printed in Brazil*

Editores da coleção

Clovis Artur Almeida da Silva
Professor Titular do Departamento de Pediatria da Faculdade de Medicina da Universidade de São Paulo (FMUSP).

Filumena Maria da Silva Gomes
Doutora em Ciências pelo Departamento de Pediatria da Faculdade de Medicina da Universidade de São Paulo (FMUSP). Especialista em Pediatria pela Sociedade Brasileira de Pediatria (SBP). Médica Assistente do Departamento de Pediatria da FMUSP. Médica Assistente em Ensino de Pediatria junto aos Cursos de Medicina, Fisioterapia e Fonoaudiologia da FMUSP.

Magda Carneiro-Sampaio
Professora Titular do Departamento de Pediatria da Faculdade de Medicina da Universidade de São Paulo (FMUSP). Membro Titular da Academia Brasileira de Pediatria.

Coordenadores

Claudio Schvartsman
Professor Livre-Docente pela Faculdade de Medicina da Universidade de São Paulo (FMUSP). Médico Chefe do Pronto-Socorro do Instituto da Criança e do Adolescente do Hospital das Clínicas da FMUSP. Reitor da Faculdade Israelita de Ciências da Saúde Albert Einstein.

Sylvia Costa Lima Farhat
Doutora em Medicina pela Faculdade de Medicina da Universidade de São Paulo (FMUSP). Livre-Docente do Departamento de Pediatria da FMUSP. Professora da Pós-graduação do Departamento de Pediatria da FMUSP. Médica Assistente do Pronto-Socorro do Instituto da Criança e do Adolescente do Hospital das Clínicas da FMUSP (ICr-HCFMUSP).

Amélia Gorete Reis
Doutora em Pediatria pela Faculdade de Medicina da Universidade de São Paulo (FMUSP). Médica Assistente do Pronto-Socorro de Pediatria do Instituto da Criança e do Adolescente do Hospital das Clínicas da FMUSP (ICr-HCFMUSP).

Thomaz Bittencourt Couto
Mestre e Doutor em Pediatria pela Faculdade de Medicina da Universidade de São Paulo (FMUSP). Médico Assistente do Pronto-Socorro de Pediatria do Instituto da Criança e do Adolescente do Hospital das Clínicas da FMUSP. Médico Referência Técnica do Pronto Socorro Infantil do Hospital Municipal Dr. Moysés Deutsch. Professor da Faculdade Israelita de Ciências da Saúde Albert Einstein. Médico Especialista do Centro de Simulação Realística do Instituto Israelita de Ensino e Pesquisa Albert Einstein.

Sobre os autores

Abraão Deyvid Alves de Lima Barreto
Médico pediatra formado pelo Instituto da Criança e do Adolescente do Hospital das Clínicas da Faculdade de Medicina da Universidade de São Paulo (ICr-HCFMUSP). Preceptor do Pronto-Socorro de Pediatria do ICr-HCFMUSP.

Adriana Maluf Elias
Doutora em Ciências pela Faculdade de Medicina da Universidade de São Paulo (FMUSP). Médica Assistente da Unidade de Reumatologia Pediátrica do Instituto da Criança e do Adolescente do Hospital das Clínicas da FMUSP (ICr-HCFMUSP).

Adriana Pasmanik Eisencraft
Mestre em Pediatria pelo Instituto da Criança e do Adolescente do Hospital das Clínicas da Faculdade de Medicina da Universidade de São Paulo (ICr-HCFMUSP). Médica Supervisora do Pronto-Socorro de Pediatria do ICr-HCFMUSP.

Adriana Vada Souza Ferreira
Médica Assistente do Pronto-Socorro do Instituto da Criança e do Adolescente do Hospital das Clínicas da Facudade de Medicina da Universidade de São Paulo (ICr-HCFMUSP).

Alessandro Tavares
Médico Assistente, Divisão de Urologia do Hospital das Clínicas da Faculdade de Medicina da Universidade de São Paulo, Grupo de Uropediatria.

Amélia Gorete Reis
Doutora em Pediatria pela Faculdade de Medicina da Universidade de São Paulo (FMUSP). Médica Assistente do Pronto-Socorro de Pediatria do Instituto da Criança e do Adolescente do Hospital das Clínicas da Faculdade de Medicina da Universidade de São Paulo (ICr-HCFMUSP).

Amilcar Martins Giron
Professor Livre-Docente pela Divisão de Urologia da Faculdade de Medicina da Universidade de São Paulo (FMUSP). Chefe do Setor de Urologia Perinatal.

Ana Carolina Amarante Souza
Médica pediatra formada pelo Instituto da Criança e do Adolescente do Hospital das Clínicas da Faculdade de Medicina da Universidade de São Paulo (ICr-HCFMUSP). Preceptora e Médica Assistente do Pronto-Socorro de Pediatria do ICr-HCFMUSP.

Ana Carolina Barsaglini Navega
Título em Emergência Pediátrica. Pediatra formada pelo Hospital das Clínicas da Faculdade de Medicina da Universidade de São Paulo (HCFMUSP). Assistente do Pronto Atendimento Infantil do HCFMUSP.

Ana Catarina Lunz Macedo
Mestrado em Imunologia pelo Instituto de Ciências Biomédicas da Universidade de São Paulo. Nefrologista Pediátrica pela Sociedade Brasileira de Pediatria e Sociedade Brasileira de Nefrologia. Médica Assistente da Unidade de Nefrologia Pediátrica do Instituto da Criança e do Adolescente do Hospital das Clínicas da Faculdade de Medicina da Universidade de São Paulo.

Ana Cristina Aoun Tannuri
Professora Associada da Disciplina de Cirurgia Pediátrica e Transplante Hepático do Departamento de Pediatria da Faculdade de Medicina da Universidade de São Paulo.

Ana Cristina Sayuri Tanaka
Médica Assistente da Unidade Clínica de Cardiologia Pediátrica e Cardiopatias Congênitas do Adulto do Instituto do Coração do Hospital das Clínicas da Faculdade de Medicina da Universidade de São Paulo (InCor-HCFMUSP). Coordenadora da Unidade de Urgências e Emergências da Unidade Clínica de Cardiologia Pediátrica e Cardiopatias Congênitas do Adulto do InCor-HCFMUSP.

Ana Luiza Rangel Chaves de Oliveira
Médica pediatra formada pela Pontifícia Universidade Católica de São Paulo. Especializou-se em Pneumologia Pediátrica pelo Instituto da Criança e do Adolescente do Hospital das Clínicas da Faculdade de Medicina da Universidade de São Paulo (ICr-HCFMUSP). Atua como médica assistente na enfermaria de retaguarda do Pronto-Socorro do ICr-HCFMUSP e como pneumologista infantil na rede do SUS na cidade de São Paulo.

Anarella Penha Meirelles de Andrade
Mestre em Ciências pela Faculdade de Medicina da Universidade de São Paulo (FMUSP). Médica Assistente do Pronto-Socorro de Pediatria do Instituto da Criança e do Adolescente do Hospital das Clínicas da Faculdade de Medicina da Universidade de São Paulo (ICr-HCFMUSP).

André Luís Albiero
Especialista em Hemoterapia pela Associação Brasileira de Hematologia, Hemoterapia e Terapia Celular (ABHH). Mestre e Doutor em Medicina – área de concentração em Hematologia – pela Faculdade de Medicina da Universidade de São Paulo (FMUSP). Professor Colaborador do Departamento de Pediatria do Hospital das Clínicas da FMUSP. Membro da ABHH.

André Pacca Luna Mattar
Pediatria e Emergências Pediátricas pela Faculdade de Medicina da Universidade de São Paulo (FMUSP). Membro do Departamento de Emergências da Sociedade de Pediatria de São Paulo.

Andréa Beolchi Spessoto
Médica diarista da Unidade de Terapia Intensiva Pediátrica do Hospital AC Camargo Cancer Center.

Andreia Watanabe
Mestre e Doutora em Ciências pela Faculdade de Medicina da Universidade de São Paulo (FMUSP). Médica Coordenadora da Unidade de Nefrologia Pediátrica do Instituto da Criança e do Adolescente do Hospital das Clínicas

da FMUSP (ICr-HCFMUSP). Médica do Núcleo de Nefrologia do Hospital Sírio-Libanês.

Angelina Maria Freire Gonçalves
Graduação em Medicina e Residência Médica em Pediatria pela Faculdade de Medicina da Universidade de São Paulo (FMUSP). Médica da Enfermaria de Especialidades (ESP1) do Instituto da Criança e do Adolescente do Hospital das Clínicas da FMUSP (ICr-HCFMUSP). Pós-graduação em Cuidados Paliativos pela Faculdade de Medicina Del Salvador (USAL), Buenos Aires.

Ariane Guissi dos Santos
Pediatra pela Faculdade de Medicina da Universidade de São Paulo (FMUSP). Médica residente de Infectologia Pediátrica no Instituto da Criança e do Adolescente do Hospital das Clínicas da FMUSP (ICr-HCFMUSP).

Artur Figueiredo Delgado
Professor Livre-Docente do Departamento de Pediatria da Faculdade de Medicina da Universidade de São Paulo (FMUSP). Coordenador da UTI e da Equipe de Terapia Nutricional do Instituto da Criança e do Adolescente do Hospital das Clínicas da FMUSP (ICr-HCFMUSP).

Beatriz Borba Casella
Médica Neurologista Infantil. Graduação em Medicina pela Faculdade de Medicina da Universidade de São Paulo (FMUSP). Residência Médica em Pediatria pela FMUSP. Residência Médica em Neurologia Infantil pela FMUSP, com complementação especializada em Neurologia Infantil. Preceptoria Médica em Neurologia Infantil pela FMUSP. Médica Colaboradora Voluntária do Ambulatório de Distúrbios de Aprendizagem e Transtorno do Espectro Autista do Instituto da Criança e do Adolescente do Hospital das Clínicas da FMUSP (ICr-HCFMUSP). Médica Colaboradora Voluntária do Ambulatório de Cefaleia no ICr-HCFMUSP.

Beatriz Sayuri Takahashi
Doutorado pelo Departamento de Oftalmologia do Hospital das Clínicas da Faculdade de Medicina da Universidade de São Paulo (HCFMUSP). Médica voluntária do Departamento de Oftalmologia do HCFMUSP.

Benita Galassi Soares Schvartsman
Doutora em Pediatria pela Faculdade de Medicina da Universidade de São Paulo (FMUSP). Nefrologista Pediátrica pela Sociedade Brasileira de Pediatria e Sociedade Brasileira de Nefrologia.

Bruna Paccola Blanco
Médica Especialista em Pediatria pela Sociedade Brasileira de Pediatria (SBP). Pós-graduanda em Hemoterapia e Terapia Celular no Instituto Israelita de Ensino e Pesquisa Albert Einstein.

Bruno Marcelo Herculano Moura
Médico neonatologista e emergencista pediátrico titulado pela Sociedade Brasileira de Pediatria (SBP). Médico pediatra do Pronto Atendimento do Hospital Israelita Albert Einstein. Médico assistente do Pronto-socorro do Instituto da Criança e do Adolescente do Hospital das Clínicas da Faculdade de Medicina da Universidade de São Paulo (ICr-HCFMUSP). Mestrando em Pediatria pela FMUSP.

Camila Lúcia Dedivitis Tiossi Wild
Médica cardiopediatra do Instituto da Criança e do Adolescente do Hospital das Clínicas da Faculdade de Medicina da Universidade de São Paulo (ICr-HCFMUSP). Mestre em Pediatria pela Faculdade de Ciências Médicas

(FCM) da Santa Casa de São Paulo. Perita judicial do IMESC. Bacharel em Direito pela USP.

Carina de Barros Paes
Mestre em Entomologia em Saúde Pública pela Faculdade de Saúde Pública da Universidade de São Paulo (FSP-USP). Médica Veterinária da Vigilância em Saúde da Prefeitura Municipal de Franco da Rocha.

Carlos Renato Yatuhara
Médico Assistente do Pronto-Socorro de Pediatria do Instituto da Criança e do Adolescente do Hospital das Clínicas da Faculdade de Medicina da Universidade de São Paulo (ICr-HCFMUSP). Sócio fundador e diretor jurídico da QualyKids – Clínica Especializada em Pediatria.

Carolina Silva Palha Rocha
Médica Assistente do Pronto-Socorro do Instituto da Criança e do Adolescente do Hospital das Clínicas da Faculdade de Medicina da Universidade de São Paulo (ICr-HCFMUSP). Plantonista da UPA Pediátrica do Hospital Israelita Albert Einstein.

Clarice Semião Coimbra
Médica pela Universidade Federal de Minas Gerais (UFMG). Pediatra pelo Hospital Israelita Albert Einstein (HIAE). Neurologista Infantil pela Universidade de São Paulo (USP). Preceptoria da Residência de Pediatria pelo Hospital Israelita Albert Einstein. Preceptoria da Residência de Neurologia Infantil pela USP.

Claudio Schvartsman
Professor Livre-Docente pela Faculdade de Medicina da Universidade de São Paulo (FMUSP). Médico Chefe do Pronto-Socorro do Instituto da Criança e do Adolescente do HCFMUSP. Reitor da Faculdade Israelita de Ciências da Saúde Albert Einstein.

Clovis Artur Almeida da Silva
Professor Titular do Departamento de Pediatria da Faculdade de Medicina da Universidade de São Paulo (FMUSP). Chefe do Departamento de Pediatria da FMUSP. Responsável Técnico-Científico das Unidades de Adolescente e Reumatologia Pediátrica do Instituto da Criança e do Adolescente do Hospital das Clínicas da FMUSP (ICr-HCFMUSP).

Cristina Quagio Grassiotto
Médica Assistente da Enfermaria de Pediatria do Instituto da Criança e do Adolescente do Hospital das Clínicas da Faculdade de Medicina da Universidade de São Paulo (ICr-HCFMUSP).

Daniel Cruz de Abreu
Pediatra pela Faculdade de Medicina do ABC (FMABC). Emergencista Pediátrico e *Fellowship* em Ultrassom *Point-of-Care* pelo Instituto da Criança e do Adolescente do Hospital das Clínicas da Faculdade de Medicina da Universidade de São Paulo (ICr-HCFMUSP). Preceptor no Setor de Emergências Pediátricas da FMABC.

Danielle Saad Nemer Bou Ghosn
Médica Assistente do Pronto-Socorro do Instituto da Criança e do Adolescente do Hospital das Clínicas da Faculdade de Medicina da Universidade de São Paulo (ICr-HCFMUSP). Médica de Práticas Médicas do Hospital Municipal Vila Santa Catarina da Sociedade Beneficente Israelita Albert Einstein.

Danilo Yamamoto Nanbu
Médico Pediatra pela Faculdade de Medicina da Universidade de São Paulo (FMUSP). Médico Preceptor do Pronto-Socorro do Instituto da Criança e do Adolescente do Hospital das Clínicas da FMUSP (ICr-HCFMUSP). Médico Pediatra da Unidade de Primeiro Atendimento do Hospital Israelita Albert Einstein.

Deipara Monteiro Albellan
Doutora em Medicina pela Faculdade de Medicina da Universidade de São Paulo (FMUSP). Médica Assistente da Cardiologia Pediátrica do Instituto da Criança e do Adolescente do Hospital das Clínicas da FMUSP (ICr-HCFMUSP).

Eliana Paes de Castro Giorno
Doutora em Pediatria pela Faculdade de Medicina da Universidade de São Paulo (FMUSP). Médica Assistente do Pronto-Socorro do Instituto da Criança e do Adolescente do Hospital das Clínicas da FMUSP (ICr-HCFMUSP). Médica Plantonista da Unidade de Emergência Referenciada da Universidade Estadual de Campinas (UNICAMP).

Erasmo Barbante Casella
Professor Livre-Docente em Neurologia pela Faculdade de Medicina da Universidade de São Paulo (FMUSP). Chefe da Unidade de Neuropediatria do Instituto da Criança e do Adolescente do Hospital das Clínicas da FMUSP (ICr-HCFMUSP).

Fabiana Gonçalves Cirino Mello
Pediatra. *Fellow* em Urgências e Emergências Pediátricas pelo Instituto da Criança e do Adolescente do Hospital das Clínicas da Faculdade de Medicina da Universidade de São Paulo (ICr-HCFMUSP). Instrutora de cursos de Suporte Avançado de Vida em Saúde (PALS) e Suporte Básico de Vida (BLS).

Fernanda Paixão Silveira Bello
Médica Assistente do Pronto-Socorro do Instituto da Criança e do Adolescente do Hospital das Clínicas da Facudade de Medicina da Universidade de São Paulo (ICr-HCFMUSP). Mestre em Ciências da Saúde pela FMUSP

Fernanda Viveiros Moreira de Sá
Médica Assistente do Pronto-Socorro de Pediatria do Instituto da Criança e do Adolescente do Hospital das Clínicas da Facudade de Medicina da Universidade de São Paulo (ICr-HCFMUSP). Médica Referência do Pronto Atendimento do Hospital Israelita Albert Einstein Unidade Perdizes.

Flávia Andrea Krepel Foronda
Doutora em Ciências pela Faculdade de Medicina da Universidade de São Paulo. Membro da Comissão de Ventilação Mecânica da Associação de Medicina Intensiva Brasileira (AMIB). Coordenadora do Curso de Ventilação Mecânica "VentiPed" da AMIB. Coordenadora do Núcleo de Especialidades e Médica Diarista da Unidade de Terapia Intensiva Pediátrica do Hospital Sírio-Libanês. Médica Assistente da Unidade de Terapia Intensiva Pediátrica do Instituto da Criança e do Adolescente do Hospital das Clínicas da Faculdade de Medicina da Universidade de São Paulo (ICr-HCFMUSP).

Gabriel Nuncio Benevides
Médico da Unidade de Gastroenterologia e Hepatologia Pediátrica do Instituto da Criança e do Adolescente do Hospital das Clínicas da Faculdade de Medicina da Universidade de São Paulo (ICr-HCFMUSP).

Gabriele Zamperlini Netto
Graduado em Medicina pela Faculdade de Medicina do ABC. Residência Médica em Pediatria Geral no Hospital das Clínicas da Faculdade de Medicina da Universidade de São Paulo (HCFMUSP). Residência Médica em Oncologia Pediátrica no HCFMUSP. *Clinical fellowship* em Oncologia e Hematologia Pediátrica no *Hospital for Sick Children, University of Toronto*, Canadá.

Gaby Cecilia Yupanqui Guerra Barboza
Graduação na Faculdade de Medicina da Universidade de São Paulo (FMUSP). Residência em Pediatria e Especialização em Terapia Intensiva Pediátrica no Instituto da Criança e do Adolescente do Hospital das Clínicas da FMUSP (ICr-HCFMUSP). Certificate em *Healthcare Management* pelo INSPER. Assistente da Enfermaria de Retaguarda do ICr-HCFMUSP. Referência prática médica pediátrica para as UPAs do HIAE.

Gileyd Aparecida Coutinho
Enfermeira. Chefe do Pronto-Socorro do Instituto da Criança e do Adolescente do Hospital das Clínicas da Faculdade de Medicina da Universidade de São Paulo (ICr-FMUSP). Preceptora do programa de Residência Multiprofissional Gestão Integrada dos Serviços de Saúde do HCFMUSP. Enfermeira responsável pela Emergência Referenciada do ICr-HCFMUSP.

Gisele Mendes Brito
Médica Pediatra pela Universidade de São Paulo (USP). Médica do Exercício e do Esporte com Residência Médica pela USP. Títulos de especialista pela Sociedade Brasileira de Pediatria (SBP) e pela Sociedade Brasileira de Medicina do Exercício e do Esporte (SBMEE). Médica colaboradora da Confederação Brasileira de Judô (CBJ), coordenadora médica das equipes de base (CBJ). Médica colaboradora no Comitê Olímpico Brasileiro. Pediatra do corpo clínico do Instituto da Criança e do Adolescente do Hospital das Clínicas da Faculdade de Medicina da Universidade de São Paulo e do Hospital Israelita Albert Einstein. Doutoranda.

Graziela de Araujo Costa
Doutora em Ciências pelo Departamento de Pediatria da Faculdade de Medicina da Universidade de São Paulo (FMUSP). Médica da UTI e Semi-intensiva Pediátrica do Hospital Sírio-Libanês. Docente da Faculdade Israelita de Ciências em Saúde Albert Einstein.

Gustavo Foronda
Coordenador da Unidade de Terapia Intensiva Clínica Pediátrica e Neonatal do Instituto do Coração do Hospital das Clínicas da Faculdade de Medicina da Universidade de São Paulo (InCor-HCFMUSP). Médico Assistente da Unidade de Cardiologia Pediátrica e Cardiopatias Congênitas do Adulto do InCor-HCFMUSP. Cardiologista Pediátrico do Hospital Israelita Albert Einstein. Presidente do Departamento de Cardiologia da Sociedade de Pediatria de São Paulo (SPSP). ECMO Especialista. Coordenador do Serviço de Cardiologia Pediátrica do Hospital Sepaco.

Hamilton Cabral de Menezes Filho
Mestre em Medicina pela Faculdade de Medicina da Universidade de São Paulo (FMUSP). Médico assistente da Unidade de Endocrinologia Pediátrica do Instituto da Criança e do Adolescente do Hospital das Clínicas da FMUSP.

Hamilton Matushita
Professor Livre-Docente da Faculdade de Medicina da Universidade de São Paulo (FMUSP). Chefe de Neurocirurgia Pediátrica – Divisão de Neurocirurgia do Hospital das Clínicas da FMUSP.

Hany Simon Junior
Médico do Pronto-Socorro do Instituto da Criança e do Adolescente do Hospital das Clínicas da Faculdade de Medicina da Universidade de São Paulo (ICr-HCFMUSP). Presidente do Departamento de Emergências da Sociedade Brasileira de Pediatria (SBP). Diretor de Cursos e Eventos da Sociedade de Pediatria de São Paulo (SPSP).

Heloisa Helena de Sousa Marques
Doutora em Pediatria pela Faculdade de Medicina da Universidade de São Paulo (FMUSP). Chefe da Unidade de Infectologia do Instituto da Criança e do Adolescente do Hospital das Clínicas da FMUSP (ICr-HCFMUSP).

Ivete Zoboli
Graduada em Medicina pela Universidade Estadual Paulista (UNESP). Diploma em Cuidados Paliativos pela Asociación Pallium Latino America Universidade Del Salvador Buenos Aires Argentina. Área de Atuação em Dor pela Sociedade Brasileira de Pediatria (SBP) e Associação Médica Brasileira (AMB). Médica da Unidade de Dor e Pediatria do Instituto da Criança e do Adolescente do Hospital das Clínicas da Faculdade de Medicina da Universidade de São Paulo.

Izabel Mantovani Buscatti
Doutorado em Ciências da Saúde pela Faculdade de Medicina da Universidade de São Paulo (FMUSP). Especialização em Reumatologia Pediátrica e Pediatria pela FMUSP.

Joaquim Carlos Rodrigues
Livre-Docente pelo Departamento de Pediatria da Faculdade de Medicina da Universidade de São Paulo (FMUSP). Chefe da Unidade de Pneumologia Pediátrica do Instituto da Criança e do Adolescente do Hospital das Clínicas da FMUSP (ICr-HCFMUSP). Pneumologista Pediátrico do Hospital Israelita Albert Einstein.

José Albino da Paz (in memoriam)

Juanna Elisa Oliveira
Graduação em Serviço Social pelo Centro Universitário da Fundação Educacional de Barretos. Especialização em Gerontologia pelo Hospital das Clínicas da Faculdade de Medicina da Universidade de São Paulo (HCFMUSP). Facilitadora em curso Emergencista do Hospital Albert Einstein. Assistente Social no Pronto-Socorro do Instituto da Criança e do Adolescente do HCFMUSP (ICr-HCFMUSP), onde também cursa Mestrado em Sala de Emergência. Preceptora do Programa de Residência Multiprofissional em Atenção Clínica Especializada em Pediatria com ênfase em Cardiopulmonar – HCFMUSP.

Juliana Martins Monteiro
Médica Coordenadora do Grupo de Atendimento à Violência Infanto-juvenil do Instituto da Criança e do Adolescente do Hospital das Clínicas da Faculdade de Medicina da Universidade de São Paulo (ICr-HCFMUSP). Médica Assistente da Enfermaria de Especialidades Pediátricas do ICr-HCFMUSP. Docente do Curso de Medicina do Centro Universitário São Camilo. Docente do Curso de Medicina da Universidade 9 de Julho. Graduação em Medicina pela FMUSP. Residência em Pediatria pelo ICr-HCFMUSP. Título de Especialista em Pediatria pela AMB e Sociedade Brasileira de Pediatria.

Karina Burckart
Pediatra emergencista pelo Instituto da Criança e do Adolescente do Hospital das Clínicas da Faculdade de Medicina da Universidade de São Paulo (ICr-HCFMUSP). Médica Referência do Pronto Atendimento da Unidade Chácara Klabin do Hospital Israelita Albert Einstein.

Katharina Reichmann Rodrigues
Médica, pediatra e emergencista pediátrica pela Universidade de São Paulo (USP). Médica Assistente do Centro Integrado de Emergência Referenciada Pediátrica (CIERP). Coordenadora dos estágios de pronto-socorro e enfermaria do Programa de Residência Médica em Pediatria

(CIERP). Preceptora do estágio de emergências pediátricas do curso de Medicina da Faculdade Israelita de Ciências da Saúde Albert Einstein (FICSAE).

Laila Pinto Coelho
Médica Pediatra pela Faculdade de Medicina da Universidade de São Paulo (FMUSP). Mestrado em Pediatria pela FMUSP (cursando). *Fellow* em Pediatria no Centre Hospitalier Universitaire Sainte-Justine, Montréal, Canada.

Laura Trevizan Aires Ramos
Médica e Psiquiatra pela Escola Paulista de Medicina da Universidade Federal de São Paulo (EPM-UNIFESP). Psiquiatra da Infância e Adolescência pelo Instituto de Psiquiatria do Hospital das Clínicas da Faculdade de Medicina da Universidade de São Paulo (IPq-HCFMUSP).

Leonardo Cavallari Bielecki
Médico e Pediatra pela Faculdade de Medicina da Universidade de São Paulo. Médico do Hospital Sírio-Libanês e da Unidade de Pronto Atendimento Vila Santa Catarina.

Lívia da Silva Conci
Graduação e Residência Médica em Oftalmologia pela Universidade Federal do Espírito Santo. Título de Especialista pelo Conselho Brasileiro de Oftalmologia. Especialização em Retina e Vítreo pelo Hospital das Clínicas da Faculdade de Medicina da Universidade de São Paulo (HCFMUSP). Aluna da Pós-graduação em Oftalmologia da FMUSP.

Lorena Souza de Assis
Médica pela UGF/Unesa. Pediatra pela Unirio. Certificada em Emergência Pediátrica pela Abramede e Sociedade Brasileira de Pediatria (SBP). Especializanda em Educação em Saúde pela Universidade de São Paulo (USP). Médica Pediatra do Hospital Universitário da USP, do Instituto da Criança e do Adolescente do Hospital das Clínicas da Faculdade de Medicina da Universidade de São Paulo (ICr-HCFMUSP) e do Pronto-Socorro do Hospital Israelita Albert Einstein.

Lúcia Maria de Arruda Campos
Doutora em Medicina. Responsável Administrativa pela Unidade de Reumatologia Pediátrica do Instituto da Criança e do Adolescente do Hospital das Clínicas da Faculdade de Medicina da Universidade de São Paulo (ICr-HCFMUSP). Médica Colaboradora da FMUSP. Médica da Clínica de Especialidades Pediátricas do Hospital Israelita Albert Einstein.

Luiz Vicente Ribeiro Ferreira da Silva Filho
Mestre e Doutor em Ciências da Saúde pela Faculdade de Medicina da Universidade de São Paulo (FMUSP). Livre-Docente do Departamento de Pediatria da FMUSP. Médico Assistente da Unidade de Pneumologia do Instituto da Criança e do Adolescente do Hospital das Clínicas da FMUSP (ICr-HCFMUSP). Médico Pneumologista Pediátrico do Hospital Israelita Albert Einstein.

Luiza Martins de Oliveira Ribeiro
Médica pediatra e internacionalista, ambas pela Universidade de São Paulo. Foi Médica Preceptora do Centro Integrado de Emergência Referenciada Pediátrica do Instituto da Criança e do Adolescente do Hospital das Clínicas da Faculdade de Medicina da Universidade de São Paulo (ICr-HCFMUSP). Especialista em Pediatria pela FMUSP.

Marcela Gravelle Vieira
Emergencista Pediátrica e *Fellowship* em Ultrassom *Point-of-Care* pelo Instituto da Crian-

ça e do Adolescente do Hospital das Clínicas da Faculdade de Medicina da Universidade de São Paulo.

Marcela Preto Zamperlini
Médica assistente e coordenadora do Programa de Ultrassom *Point-of-Care* do Pronto-Socorro do Instituto da Criança e do Adolescente do Hospital das Clínicas da Faculdade de Medicina da Universidade de São Paulo (ICr-HCFMUSP). Doutora em Pediatria pela FMUSP. *Fellowship* em Emergência Pediátrica e Ultrassom *Point-of-Care* no The Hospital for Sick Children, Toronto, Canadá.

Márcia Marques Leite
Médica assistente do Pronto-Socorro Infantil do Instituto da Criança e do Adolescente do Hospital das Clínicas da Faculdade de Medicina da Universidade de São Paulo (ICr-HCFMUSP). Mestre em Pediatria pelo ICr-HCFMUSP. Pós-graduação em Urgência e Emergência Pediátrica pelo ICr-HCFMUSP.

Márcia Morikawa
Médica pela Faculdade de Medicina da Universidade de São Paulo (FMUSP). Psiquiatra pelo Instituto de Psiquiatria do Hospital das Clínicas da FMUSP (IPq-HCFMUSP). Psiquiatra da Infância e Adolescência pelo Serviço de Psiquiatria Infantil (SEPIA) do IPq-HCFMUSP. Médica Assistente da Psiquiatria Infantil do SEPIA-IPq-HCFMUSP. Médica Colaboradora do Grupo de Apoio Psicológico ao Aluno FMUSP (GRAPAL).

Marcus Vinícius Terashima de Pinho
Farmacêutico clínico do Instituto da Criança e do Adolescente do Hospital das Clínicas da Faculdade de Medicina da Universidade de São Paulo (ICr-HCFMUSP). Especialista em Atenção Farmacêutica e Farmácia Clínica pela Faculdade de Ciências Farmacêuticas da USP (FCF-USP). Mestre em Farmacologia pela Faculdade de Ciências Médicas da Universidade Estadual de Campinas (FCM-UNICAMP).

Maria Beatriz de Moliterno Perondi
Médica Pediatra com Especialização em Emergência e MBA em Administração Hospitalar e Sistemas de Saúde.

Maria Cecilia Rivitti Machado
Dermatologista. Médica responsável pelo Ambulatório de Dermatologia Pediátrica na Dermatologia do Hospital das Clínicas da Faculdade de Medicina da Universidade de São Paulo. Professora de Dermatologia na Faculdade de Medicina da Universidade Metropolitana de Santos.

Maria Fernanda Bádue Pereira
Graduação em Medicina pela Universidade São Francisco. Residência médica em Pediatria no Hospital da Santa Casa de Misericórdia de São Paulo. Título de especialista em Pediatria pela Sociedade Brasileira de Pediatria. Especialização em Infectologia Pediátrica no Hospital da Santa Casa de Misericórdia de São Paulo. Mestrado e Doutorado em Ciências da Saúde pela Faculdade de Ciências Médicas da Santa Casa de São Paulo. Médica assistente na Unidade de Infectologia Pediátrica do Instituto da Criança e do Adolescente do Hospital das Clínicas da Faculdade de Medicina da Universidade de São Paulo (HCFMUSP).

Maria Lúcia de Moraes Bourroul
Pediatra e Mestra pelo Programa de Pós-graduação em Ciências da Coordenadoria de Controle de Doenças da Secretaria de Estado da Saúde de São Paulo. Assistente do Ambulatório Geral de Pediatria do Instituto da Criança e do Adolescente do Hospital das Clínicas da Faculdade de Medicina da Universidade de São Paulo (ICr-HCFMUSP). Aposentada pela

Secretaria Municipal da Saúde de São Paulo (atuando em: hospitais, UBS, administração e no Programa de Aprimoramento de Informações de Mortalidade). Pediatra formada pelo Programa de Residência Médica do ICr-HCFMUSP. Médica formada pela FMUSP.

Maria Teresa Ferreira Côrtes
Médica pela Faculdade de Ciências Médicas da Universidade Estadual de Campinas (FCM-UNICAMP). Psiquiatra pelo Departamento de Psiquiatria da FCM-UNICAMP e psiquiatra da Infância e Adolescência pelo Instituto de Psiquiatria do Hospital das Clínicas da Faculdade de Medicina da Universidade de São Paulo (IPq-HCFMUSP). Mestranda em Ciências Médicas pela FCM-UNICAMP.

Marina Mattiello Gabriele
Médica Assistente do Departamento de Nefrologia Pediátrica do Instituto da Criança e do Adolescente do Hospital das Clínicas da Faculdade de Medicina da Universidade de São Paulo (ICr-HCFMUSP). Médica Pediatra da Unidade de Pronto Atendimento do Hospital Sírio-Libanês. Especialista em Nefrologia pela FMUSP e especialista em Pediatria pela Santa Casa de São Paulo.

Marjorie Arruda
Pós-graduanda em Educação na Saúde pelo Centro de Desenvolvimento de Educação Médica da Faculdade de Medicina da Universidade de São Paulo (FMUSP). Plantonista do Pronto-Socorro Infantil do Hospital Israelita Albert Einstein. Pediatra formada pelo Instituto da Criança e do Adolescente do Hospital das Clínicas da Faculdade de Medicina da Universidade de São Paulo (ICr-HCFMUSP). Médica formada pela Faculdade de Ciências Médica da Santa Casa de São Paulo. Instrutora do *Pediatric Advanced Life Support* no Instituto Dante Pazzanese.

Marlene Pereira Garanito
Doutora em Bioética pelo Centro Universitário São Camilo. Médica Especialista em Pediatria pela Sociedade Brasileira de Pediatria (SBP). Possui Certificado de atuação na área de Hematologia e Hemoterapia Pediátrica (AMB/SBP/ABHH). Coordenadora da Unidade de Hematologia do Serviço de Oncologia e Hematologia do Instituto da Criança e do Adolescente do Hospital das Clínicas da Faculdade de Medicina da Universidade de São Paulo (ICr-HCFMUSP).

Michelle Marcovici
Médica pela Universidade Estadual de Campinas (UNICAMP). Pediatra pela Faculdade de Medicina da Universidade de São Paulo (FMUSP). Títulos de Pediatria e de Emergências Pediátricas pela Sociedade Brasileira de Pediatria. Médica assistente da Enfermaria de Pediatria do Instituto da Criança e do Adolescente do Hospital das Clínicas da FMUSP (ICr-HCFMUSP).

Murilo Lopes Lourenção
Residência Médica em Pediatria e Terapia Intensiva Pediátrica pelo Instituto da Criança e do Adolescente do Hospital das Clínicas da Faculdade de Medicina da Universidade de São Paulo (ICr-HCFMUSP). Especialização em Cuidados Paliativos Pediátricos pelo Hospital Sírio-Libanês. Médico Assistente do CTIP do ICr-HCFMUSP. Plantonista do CTIP do Hospital Israelita Albert Einstein. Médico Assistente da Unidade de Dor e Cuidados Paliativos Pediátricos do ICr-HCFMUSP.

Mylene Caniceiro Anelli
Médica Preceptora do Centro Integrado de Emergência Referenciada Pediátrica do Instituto da Criança e do Adolescente do Hospital das Clínicas da Faculdade de Medicina da Universidade de São Paulo (ICr-HCFMUSP).

Especialista em Pediatria pela FMUSP. Médica Graduada pela Faculdade de Medicina de Jundiaí.

Nadia Litvinov
Médica Assistente da Infectologia Pediátrica do Hospital das Clínicas da Faculdade de Medicina da Universidade de São Paulo.

Nara Vasconcelos Cavalcanti
Pós-doutorado em Pediatria pela Universidade de São Paulo (USP). Doutorado em Saúde Materno Infantil pelo Instituto de Medicina Integral Prof. Fernando Figueira (IMIP). Mestrado em Pediatria Tropical pela Liverpool School of Tropical Medicine. Médica Assistente da Enfermaria de Pediatria do Instituto da Criança e do Adolescente do Hospital das Clínicas da Faculdade de Medicina da USP. Professora do curso de Medicina da Faculdade Israelita de Ciências da Saúde Albert Einstein.

Natalia Rose
Assistente Social do Grupo de Atendimento a Violência Infanto-Juvenil do Instituto da Criança e do Adolescente do Hospital das Clínicas da Faculdade de Medicina da Universidade de São Paulo (ICr-HCFMUSP). Coordenadora do Serviço Social do ICr-HCFMUSP. Título de Especialista em Tecnologias Assistivas pela Faculdade de Medicina do ABC. Graduada em Serviço Social pela Pontifícia Universidade Católica de São Paulo (PUC-SP).

Pedro Henrique Magalhães Mendes
Médico Assistente do Centro Integrado de Emergências Referenciadas Pediátricas do Instituto da Criança e do Adolescente do Hospital das Clínicas da Faculdade de Medicina da Universidade de São Paulo (ICr-HCFMUSP). Médico do Pronto Atendimento do Hospital Israelita Albert Einstein.

Pedro Zanetta Brener
Graduando em Medicina pela Faculdade de Medicina da Universidade de São Paulo (FMUSP). Mestre em Letras – Português e Grego Antigo pela Faculdade de Filosofia, Letras e Ciências Humanas da Universidade de São Paulo (FFLCH-USP).

Rafael da Silva Giannasi Severini
Médico formado pela Faculdade de Medicina da Universidade de São Paulo (FMUSP). Residência em Pediatria pelo Instituto da Criança e do Adolescente do Hospital das Clínicas da FMUSP (ICr-HCFMUSP). Título de especialista em Pediatria e Emergências Pediátricas pela Sociedade Brasileira de Pediatria (SBP). Médico Assistente do Pronto-Socorro Infantil do ICr-HCFMUSP. Pediatra do Pronto-Socorro Infantil do Hospital Israelita Albert Einstein (HIAE).

Rafael Shigueki Goshi Forte
Médico Pediatra pela Santa Casa de São Paulo e residência em Emergência Pediátrica pelo Instituto da Criança e do Adolescente do Hospital das Clínicas da Faculdade de Medicina da Universidade de São Paulo (ICr-HCFMUSP). Coordenador médico do Pronto-Socorro Infantil da Santa Casa de São Paulo. Membro do Comitê de Gestão e Prevenção de Resposta à Catástrofe e médico plantonista da Unidade de Pronto Atendimento do Hospital Israelita Albert Einstein.

Rafael Yanes Rodrigues da Silva
Médico pediatra.

Regina Maria Rodrigues
Mestrado pela Faculdade de Medicina da Universidade de São Paulo (FMUSP). Médica Assistente da Unidade de Pronto-Socorro do Instituto da Criança e do Adolescente do Hospital das Clínicas da FMUSP (ICr-HCFMUSP).

Sylvia Costa Lima Farhat
Doutora em Medicina pela Faculdade de Medicina da Universidade de São Paulo (FMUSP). Livre-Docente do Departamento de Pediatria da FMUSP. Professora da Pós-graduação do Departamento de Pediatria da FMUSP. Médica Assistente do Pronto-Socorro do Instituto da Criança e do Adolescente do Hospital das Clínicas da FMUSP (ICr-HCFMUSP).

Tania Shimoda-Sakano
Doutora em Pediatria pela Faculdade de Medicina da Universidade de São Paulo (FMUSP). Médica Assistente do Pronto-Socorro do Instituto da Criança e do Adolescente do Hospital das Clínicas da FMUSP (ICr-HCFMUSP). Coordenadora da Residência e *Fellowship* em Urgência e Emergência Pediátrica do ICr-HCFMUSP. Coordenadora da Ressuscitação Pediátrica pela Sociedade de Pediatria de São Paulo e Sociedade de Cardiologia de São Paulo.

Thais Della Manna
Doutora em Ciências pela Faculdade de Medicina da Universidade de São Paulo (FMUSP). Médica Assistente da Unidade de Endocrinologia Pediátrica. Coordenadora do Ambulatório de Diabetes do Instituto da Criança e do Adolescente do Hospital das Clínicas da FMUSP (ICr-HCFMUSP).

Thayza Marcelly Rodrigues Morato
Médica pediatra e emergencista pediátrica titulada pela Sociedade Brasileira de Pediatria (SBP). Mestranda em Pediatria pela Faculdade de Medicina da Universidade de São Paulo (FMUSP). Médica assistente da Enfermaria da Saúde Suplementar do Instituto da Criança e do Adolescente do Hospital das Clínicas da FMUSP. Médica pediatra do Pronto Atendimento do Hospital Israelita Albert Einstein.

Thomaz Bittencourt Couto
Mestre e Doutor em Pediatria pela Faculdade de Medicina da Universidade de São Paulo (FMUSP). Médico Assistente do Pronto-Socorro de Pediatria do Instituto da Criança e do Adolescente do Hospital das Clínicas da FMUSP. Médico Referência Técnica do Pronto-Socorro Infantil do Hospital Municipal Dr. Moysés Deutsch. Professor da Faculdade Israelita de Ciências da Saúde Albert Einstein. Médico Especialista do Centro de Simulação Realística do Instituto Israelita de Ensino e Pesquisa Albert Einstein.

Vinícius Reis Soares
Médico Pediatra. Residente de Hematologia Pediátrica da Faculdade de Medicina da Universidade de São Paulo (FMUSP).

Vitor Emanoel de Lemos Carvalho
Doutor em Pediatria pela Faculdade de Medicina da Universidade de São Paulo (FMUSP). Especialização em Urgências e Emergências Pediátricas pela FMUSP. Professor em Pediatria da Faculdade de Medicina de Barretos-SP (FACISB).

Sumário

Prefácio XXV
Introdução XXVI
Conteúdo complementar . . . XXVIII

Seção I Sala de Emergência

1 Ressuscitação cardiopulmonar . . . 2
Tania Shimoda-Sakano, Marcela Gravelle Vieira

2 Principais arritmias 17
Ana Cristina Sayuri Tanaka, Michelle Marcovici

3 Insuficiência respiratória aguda 39
Flávia Andrea Krepel Foronda, Eliana Paes de Castro Giorno, Lorena Souza de Assis

4 Sequência rápida de intubação 48
Amélia Gorete Reis, Vitor Emanoel de Lemos Carvalho

5 Choque 62
Eliana Paes de Castro Giorno, Adriana Vada Souza Ferreira

6 Emergências alérgicas: anafilaxia 74
Adriana Pasmanik Eisencraft, Fernanda Viveiros Moreira de Sá

7 Stevens-Johnson e necrólise epidérmica tóxica 93
Maria Cecilia Rivitti Machado, Marcela Gravelle Vieira

8 Crise asmática 100
Rafael da Silva Giannasi Severini, Luiz Vicente Ribeiro Ferreira da Silva Filho

9 Crise epiléptica 111
Cristina Quagio Grassiotto

10 Síndrome da morte súbita do lactente 118
Regina Maria Rodrigues, Daniel Cruz de Abreu

11 Presença de acompanhante na sala de emergência pediátrica 126
Marjorie Arruda, Juanna Elisa Oliveira, Gileyd Aparecida Coutinho

12 Trabalho em equipe na emergência pediátrica 130
Ana Carolina Amarante Souza, Thomaz Bittencourt Couto

Seção II Causas Externas: Acidentes e Violência

13 Atendimento inicial da criança politraumatizada 140
Ana Cristina Aoun Tannuri, Pedro Zanetta Brener

14 Lesões térmicas............ 151
Katharina Reichmann Rodrigues, Danilo Yamamoto Nanbu

15 Acidentes por submersão/imersão...................... 159
Rafael Shigueki Goshi Forte, Murilo Lopes Lourenção

16 Traumatismo cranioencefálico.............. 167
Andréa Beolchi Spessoto, Graziela de Araujo Costa, Regina Maria Rodrigues, Artur Figueiredo Delgado

17 Abordagem da violência na criança e no adolescente....... 179
Juliana Martins Monteiro, Juanna Elisa Oliveira, Natalia Rose

18 Intoxicações exógenas...... 197
Claudio Schvartsman, Thomaz Bittencourt Couto

19 Escorpionismo e araneísmo..207
Eliana Paes de Castro Giorno, Vitor Emanoel de Lemos Carvalho, Carina de Barros Paes

20 Corpo estranho em vias aéreas................... 217
Carlos Renato Yatuhara, Vitor Emanoel de Lemos Carvalho

21 Corpo estranho em trato gastrointestinal............... 223
Carlos Renato Yatuhara, Vitor Emanoel de Lemos Carvalho

Seção III Doenças Cardiovasculares

22 Insuficiência cardíaca....... 230
Gustavo Foronda, Nara Vasconcelos Cavalcanti

23 Miocardite aguda.......... 246
Fernanda Paixão Silveira Bello, Deipara Monteiro Albellan

24 Pericardite aguda.......... 258
Camila Lúcia Dedivitis Tiossi Wild, Fernanda Paixão Silveira Bello

25 Síncope 266
Ana Carolina Amarante Souza, Carolina Silva Palha Rocha

26 Crise hipertensiva.......... 275
Karina Burckart, Fernanda Viveiros Moreira de Sá, Maria Beatriz de Moliterno Perondi

27 Evento inexplicável breve resolvido (BRUE).............. 283
Leonardo Cavallari Bielecki, Thomaz Bittencourt Couto

Seção IV Doenças Respiratórias

28 Afecções das vias aéreas superiores................... 292
Marcela Preto Zamperlini, Danilo Yamamoto Nanbu

29 Bronquiolite 310
Eliana Paes de Castro Giorno, Amélia Gorete Reis

30 Pneumonias agudas e complicações................. 318
Joaquim Carlos Rodrigues, Michelle Marcovici

31 Síndrome gripal............ 331
Ana Luiza Rangel Chaves de Oliveira, Danilo Yamamoto Nanbu

Seção V Doenças Gastrointestinais

32 Diarreia aguda............ 340
Nara Vasconcelos Cavalcanti

33 Abdome agudo 349
Ana Cristina Aoun Tannuri

34 Hemorragia digestiva 358
Fernanda Paixão Silveira Bello, Maria Beatriz de Moliterno Perondi, Sylvia Costa Lima Farhat

35 Peritonite bacteriana espontânea 370
Gabriel Nuncio Benevides, Pedro Henrique Magalhães Mendes

36 Insuficiência hepática aguda e hepatites agudas 375
Regina Maria Rodrigues, Karina Burckart

Seção VI Doenças do Sistema Nervoso

37 Coma na infância 388
Erasmo Barbante Casella, Lorena Souza de Assis

38 Déficit motor de instalação aguda 398
Clarice Semião Coimbra, José Albino da Paz (in memoriam)

39 Ataxia aguda 418
Beatriz Borba Casella, Erasmo Barbante Casella

40 Meningites e meningoencefalites 430
Ariane Guissi dos Santos, Heloisa Helena de Sousa Marques

41 Hipertensão intracraniana em crianças 443
Hamilton Matushita

42 Emergências psiquiátricas na infância e na adolescência. ... 452
Laura Trevizan Aires Ramos, Maria Teresa Ferreira Côrtes, Márcia Morikawa

Seção VII Doenças Infecciosas

43 Covid-19. 464
Maria Fernanda Bádue Pereira, Hany Simon Junior

44 Arboviroses............... 478
Vitor Emanoel de Lemos Carvalho, Mylene Caniceiro Anelli, Luiza Martins de Oliveira Ribeiro

45 Febre sem sinais localizatórios. 498
Hany Simon Junior, Michelle Marcovici

46 Síndrome do choque tóxico. 509
Gaby Cecilia Yupanqui Guerra Barboza, Nara Vasconcelos Cavalcanti

47 Febre no paciente imunodeprimido não oncológico. 516
Angelina Maria Freire Gonçalves, Nadia Litvinov

48 Infecções de pele e partes moles 526
Cristina Quagio Grassiotto, Bruno Marcelo Herculano Moura

49 Artrite séptica e osteomielite 533
Tania Shimoda-Sakano, Gisele Mendes Brito

50 Conjuntivite 542
Beatriz Sayuri Takahashi, Lívia da Silva Conci, Márcia Marques Leite

Seção VIII Doenças Endócrinas e Metabólicas

51 Hipoglicemia 548
Bruno Marcelo Herculano Moura, Márcia Marques Leite

52 Cetoacidose diabética e estado hiperglicêmico hiperosmolar.... 554
Sylvia Costa Lima Farhat, Thais Della Manna

53 Insuficiência adrenal........ 572
Hamilton Cabral de Menezes Filho, Fabiana Gonçalves Cirino Mello

54 Distúrbios hidroeletrolíticos 577
Katharina Reichmann Rodrigues, Abraão Deyvid Alves de Lima Barreto

55 Distúrbios acidobásicos..... 611
Hany Simon Junior, Carolina Silva Palha Rocha

Seção IX Doenças Nefrológicas e Urológicas

56 Injúria renal aguda 626
Marina Mattiello Gabriele, Andreia Watanabe, Katharina Reichmann Rodrigues

57 Infecção urinária.......... 641
Benita Galassi Soares Schvartsman, Fernanda Viveiros Moreira de Sá

58 Síndrome nefrítica 658
Benita Galassi Soares Schvartsman, Ana Catarina Lunz Macedo

59 Urgências e emergências em síndrome nefrótica na pediatria 680
Andreia Watanabe, Anarella Penha Meirelles de Andrade

60 Síndrome hemolítico-urêmica 688
Laila Pinto Coelho, Rafael da Silva Giannasi Severini

61 Principais afecções urológicas 703
Alessandro Tavares, Amilcar Martins Giron

Seção X Doenças Hematológicas e Oncológicas

62 Anemia aguda.............. 718
Márcia Marques Leite, Fabiana Gonçalves Cirino Mello

63 Doença falciforme 727
Tania Shimoda-Sakano, Pedro Henrique Magalhães Mendes

64 Síndromes hemorrágicas.... 740
Bruna Paccola Blanco, Marlene Pereira Garanito

65 Emergências tromboembólicas 752
Vinícius Reis Soares, Marlene Pereira Garanito

66 Emergências oncológicas.... 759
Adriana Pasmanik Eisencraft

67 Recursos hemoterápicos.... 795
Cristina Quagio Grassiotto, André Luís Albiero

Seção XI Doenças Reumatológicas

68 Complicações agudas do paciente portador de doença reumática................... 810
Danielle Saad Nemer Bou Ghosn, Clovis Artur Almeida da Silva

69 Linfo-histiocitose hemofagocítica e síndrome de ativação macrofágica.................. 816
Adriana Maluf Elias, Gabriele Zamperlini Netto, Marcela Preto Zamperlini

70 Doença de Kawasaki 825
Lúcia Maria de Arruda Campos, Carolina Silva Palha Rocha

71 Vasculite por imunoglobulina A (púrpura de Henoch-Schönlein)... 833
Regina Maria Rodrigues, Adriana Maluf Elias, Izabel Mantovani Buscatti

Seção XII Apoio Diagnóstico e Terapêutico

72 Propedêutica estendida com ultrassom no atendimento do paciente crítico................ 842
Marcela Preto Zamperlini, Eliana Paes de Castro Giorno

73 Laboratório na emergência ...853
Katharina Reichmann Rodrigues, Danielle Saad Nemer Bou Ghosn

74 Procedimentos de emergência em pediatria 865
Anarella Penha Meirelles de Andrade, Carlos Renato Yatuhara

75 Procedimentos guiados por ultrassom.................... 884
Marcela Preto Zamperlini, Daniel Cruz de Abreu, Marcela Gravelle Vieira

76 Transporte do paciente crítico....................... 902
Ana Carolina Barsaglini Navega

77 Fluidoterapia de manutenção.................. 914
Danielle Saad Nemer Bou Ghosn, Rafael Yanes Rodrigues da Silva

78 Sedação e analgesia em procedimentos de emergência... 921
Amélia Gorete Reis, Pedro Henrique Magalhães Mendes

79 Cuidado de crianças com necessidades especiais......... 930
André Pacca Luna Mattar

80 Cuidados paliativos: apoio diagnóstico e terapêutico 938
Ivete Zoboli, Gaby Cecilia Yupanqui Guerra Barboza

81 Telemedicina no pronto-socorro pediátrico...... 947
Rafael da Silva Giannasi Severini, Anarella Penha Meirelles de Andrade

82 Triagem na emergência pediátrica..................... 958
Hany Simon Junior, Ana Carolina Amarante Souza

83 Declaração de óbito........ 969
Marjorie Arruda, Maria Lúcia de Moraes Bourroul

Apêndice
Medicamentos habitualmente usados no pronto-socorro pediátrico... 979
Anarella Penha Meirelles de Andrade, Adriana Pasmanik Eisencraft, Marcus Vinícius Terashima de Pinho, Thayza Marcelly Rodrigues Morato

Índice remissivo 1001

Encarte
Imagens coloridas............. E-1

A Medicina é uma área do conhecimento em constante evolução. Os protocolos de segurança devem ser seguidos, porém novas pesquisas e testes clínicos podem merecer análises e revisões, inclusive de regulação, normas técnicas e regras do órgão de classe, como códigos de ética, aplicáveis à matéria. Alterações em tratamentos medicamentosos ou decorrentes de procedimentos tornam-se necessárias e adequadas. Os leitores, profissionais da saúde que se sirvam desta obra como apoio ao conhecimento, são aconselhados a conferir as informações fornecidas pelo fabricante de cada medicamento a ser administrado, verificando as condições clínicas e de saúde do paciente, dose recomendada, o modo e a duração da administração, bem como as contraindicações e os efeitos adversos. Da mesma forma, são aconselhados a verificar também as informações fornecidas sobre a utilização de equipamentos médicos e/ou a interpretação de seus resultados em respectivos manuais do fabricante. É responsabilidade do médico, com base na sua experiência e na avaliação clínica do paciente e de suas condições de saúde e de eventuais comorbidades, determinar as dosagens e o melhor tratamento aplicável a cada situação. As linhas de pesquisa ou de argumentação do autor, assim como suas opiniões, não são necessariamente as da Editora.

Esta obra serve apenas de apoio complementar a estudantes e à prática médica, mas não substitui a avaliação clínica e de saúde de pacientes, sendo do leitor – estudante ou profissional da saúde – a responsabilidade pelo uso da obra como instrumento complementar à sua experiência e ao seu conhecimento próprio e individual.

Do mesmo modo, foram empregados todos os esforços para garantir a proteção dos direitos de autor envolvidos na obra, inclusive quanto às obras de terceiros e imagens e ilustrações aqui reproduzidas. Caso algum autor se sinta prejudicado, favor entrar em contato com a Editora.

Finalmente, cabe orientar o leitor que a citação de passagens desta obra com o objetivo de debate ou exemplificação ou ainda a reprodução de pequenos trechos desta obra para uso privado, sem intuito comercial e desde que não prejudique a normal exploração da obra, são, por um lado, permitidas pela Lei de Direitos Autorais, art. 46, incisos II e III. Por outro, a mesma Lei de Direitos Autorais, no art. 29, incisos I, VI e VII, proíbe a reprodução parcial ou integral desta obra, sem prévia autorização, para uso coletivo, bem como o compartilhamento indiscriminado de cópias não autorizadas, inclusive em grupos de grande audiência em redes sociais e aplicativos de mensagens instantâneas. Essa prática prejudica a normal exploração da obra pelo seu autor, ameaçando a edição técnica e universitária de livros científicos e didáticos e a produção de novas obras de qualquer autor.

Prefácio

Na prática diária, uma emergência médica, além de ser frequente, é geralmente complexa e grave. O plantonista do pronto-socorro está quase sempre sozinho e, geralmente, não há tempo para acessar um serviço informatizado de ajuda ou um colega mais experiente. Também não há muito tempo para pensar e as decisões devem ser rápidas e eficazes, apesar da pressão por um bom resultado ser muito grande. Por isso é importante e até básico ter uma formação sólida.

Daí o grande mérito deste livro. Escrito por especialistas com vasta experiência, fornece de maneira objetiva e bem embasada as informações necessárias para permitir um atendimento adequado dos pacientes que procuram o pronto-socorro. Além disso, considerando a carga emocional bem conhecida pelos profissionais que atuam nesses serviços (sofrimento do paciente, angústia dos pais e familiares, ambiente tenso, muitas vezes frenético), a boa capacitação do médico contribuirá para uma melhor tomada de decisão. O livro não é apenas útil, é indispensável. Será certamente o companheiro do pediatra em muitos plantões e muitas jornadas.

Prof. Samuel Schvartsman
(in memoriam)

Introdução

O professor Samuel Schvartsman sempre foi uma pessoa muito à frente do seu tempo. Seu prefácio, escrito há quase 15 anos, mantém impressionante atualidade e, por tal, nós, coordenadores e autores desta obra, decidimos mantê-lo em sua íntegra.

Este livro foi planejado para atender às necessidades do pediatra que trabalha em serviços de emergência, um profissional que deve realizar julgamentos rápidos e tomar decisões corretas, muitas vezes baseado apenas em parâmetros puramente clínicos. Sua missão é mais complexa se levarmos em conta que o diagnóstico correto e os procedimentos terapêuticos adequados, estabelecidos à entrada do paciente no pronto-socorro, são vitais para o sucesso do tratamento posterior e do prognóstico, especialmente para a criança que necessitará de cuidados intensivos.

Após 3 edições, 14 anos e mais de 20 mil exemplares vendidos em todo o Brasil, chegamos à quarta edição, com a esperada atualização e ampliação, procurando manter-se à altura dos novos desafios que vão surgindo em um pronto-socorro de pediatria e aprimorando as informações de todo o conteúdo já presente em suas edições anteriores. A obra contempla os temas fundamentais para o emergencista, como parada cardiorrespiratória, emergências alérgicas, insuficiência respiratória etc., apresentando os conceitos de uma maneira didática, prática e objetiva. Apresenta capítulos novos, abordando Covid-19 e suas nuances no paciente pediátrico, o avanço da ultrassonografia à beira do leito e como impacta a prática do atendimento de um paciente grave e o uso de videolaringoscópio na sala de emergência.

Há um novo capítulo dedicado ao pronto-socorro por telemedicina, desde sua implementação até como agrega valor para o atendimento e outro dedicado ao importante tema de ética e humanismo.

Evidentemente, conhecimento, diretrizes e protocolos auxiliam o pediatra de plantão em uma unidade de emergência. Entretanto, é igualmente importante treinamento, particularmente para procedimentos e atendimento da emergência. Isto é adequadamente suprido por plataformas de ensino com simulação, que complementam o conhecimento técnico. Da mesma maneira que este livro procura transmitir nossa experiência médica, dispomos de modernos laboratórios de simulação para treinamento, que muito têm agregado para os profissionais.

Aproveitando nossa vivência no Pronto-Socorro do Instituto da Criança e do Adolescente, unidade de emergência referenciada de cuidados terciários, o livro procura estabelecer uma conexão entre as condições clínicas preexistentes do paciente e suas manifestações de descompensação ou agudização. Para tal, conta com a participação do especialista pediátrico, que auxilia no dia a dia de nosso atendimento e colabora no desenvolvimento dos diversos temas, dentro de suas áreas de conhecimento. Dessa maneira, apresenta nos vários capítulos a visão deste associada à do pediatra de plantão no serviço de emergência. Procura também integrar o atendimento proposto com a continuidade do tratamento na Unidade de Cuidados Intensivos. O texto é elaborado com o objetivo de sempre contribuir para essa harmonia, que leva a melhores resultados e melhor prognóstico e muitos dos colaboradores são pediatras intensivistas.

Em resumo, procuramos apresentar a emergência pediátrica dentro de seus vários níveis de complexidade, tornando-se mais uma ferramenta de integração entre o subespecialista pediátrico, o intensivista e o emergencista. Nosso objetivo principal é colaborar na melhora da qualidade da atenção à criança e ao adolescente que procuram um serviço de emergência pediátrica.

Como livro de pronto-socorro, a grande aspiração desta obra é continuar companheira de plantão do pediatra.

Claudio Schvartsman
Sylvia Costa Lima Farhat
Amélia Gorete Reis
Thomaz Bittencourt Couto

Conteúdo complementar

CONTEÚDO COMPLEMENTAR

Este livro contém conteúdo complementar disponibilizado em uma plataforma digital exclusiva.

Para cada seção do livro há uma discussão de caso sobre um dos temas, exemplificando como os conceitos apresentados podem ser aplicados na prática clínica.

Para ingressar no ambiente virtual, utilize o QR code abaixo, faça seu cadastro e digite a senha **icrpsmanole**:

O prazo para acesso a esse material limita-se à vigência desta edição.

Seção I
Sala de Emergência

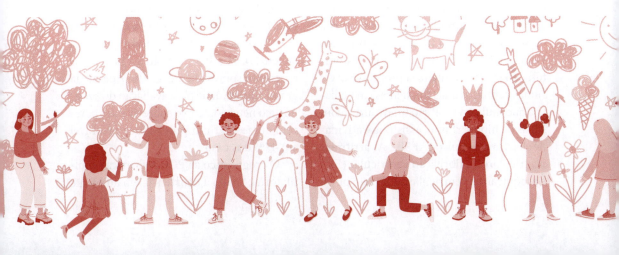

1
Ressuscitação cardiopulmonar

Tania Shimoda-Sakano
Marcela Gravelle Vieira

PONTOS-CHAVE DESTE CAPÍTULO

- Reconhecer precocemente a deterioração clínica e a parada cardiorrespiratória (PCR) para o início das intervenções.
- Iniciar o suporte básico de vida (SBV) de alta qualidade por meio dos seguintes componentes: frequência e profundidade de compressão torácica adequada, permitir o retorno completo do tórax, evitar a hiperinsuflação pulmonar e minimizar as interrupções das compressões.
- Instituir o suporte avançado de vida pediátrico considerando as causas reversíveis da PCR.
- Implementar os cuidados pós-PCR e a reabilitação precoce para maximizar o prognóstico neurológico favorável.

INTRODUÇÃO

A ressuscitação cardiopulmonar (RCP) envolve um conjunto de medidas que incluem suporte circulatório e ventilatório, ou seja, compressão torácica e ventilação. Geralmente, resulta de uma piora respiratória ou cardiocirculatória progressiva. Os ritmos cardíacos mais frequentes em pediatria que indicam RCP são bradicardia com sinais de hipoperfusão, assistolia e atividade elétrica sem pulso (AESP). As arritmias ventriculares, a fibrilação ventricular (FV) e a taquicardia ventricular (TV) sem pulso ocorrem em menos de 10% das vítimas pediátricas em PCR pré-hospitalar.

No cenário pré-hospitalar, a sobrevida da PCR pediátrica na alta hospitalar chega a 11,4% e varia conforme a faixa etária (17,1% adolescentes, 13,2% crianças, 4,9% lactentes). Já a PCR pediátrica hospitalar apresenta sobrevida até 41,1%. Apesar da grande dificuldade para avaliação do prognóstico neurológico, os sobreviventes parecem apresentar um prognóstico favorável em 47% dos casos.

O prognóstico da PCR pediátrica é multifatorial, sendo a ocorrência em ambiente hospitalar, a detecção de ritmos iniciais chocáveis (FV ou TV sem pulso) e o início precoce do SBV alguns dos fatores associados a um melhor desfecho.

A cadeia de sobrevivência pediátrica da American Heart Association (AHA) foi subdividida em hospitalar e pré-hospitalar, sendo constituída por seis elos. O SBV em Pediatria é representado pelos três elos iniciais, que correspondem à prevenção da PCR pediátrica, ao SBV precoce e ao acionamento do serviço médico de emergência concomitante (pré-hospitalar) ou do time de resposta rápida (equipe destinada ao atendimento de emergências no hospital), se disponível no hospital (Figura 1). Já o suporte avançado de vida (SAV) em pediatria inclui a manutenção do SBV associada à avaliação do ritmo cardíaco, desfibrilação, obtenção de acesso vascular, tratamento medicamentoso e manejo de via aérea avançada. Os cuidados pós-PCR permitem a manutenção de perfusão e viabilidade de órgãos vitais e prevenção de novas lesões, seguidas pela fase de reabilitação do paciente. O surgimento da pandemia de Covid-19 trouxe importantes considerações durante a RCP a fim de minimizar a produção de aerossóis e proteger a equipe envolvida no cenário.

As diretrizes de RCP são revisadas pelo International Liaison Committee on Resuscitation (ILCOR), constituído pelos principais comitês de ressuscitação do mundo com o objetivo de promover um fórum de discussões de aspectos relevantes da RCP, disseminar o treinamento e estimular a pesquisa em áreas controversas ou onde há escassa evidência. Este capítulo abordará a ciência da RCP com base no ILCOR 2020 e nas atualizações propostas pela American

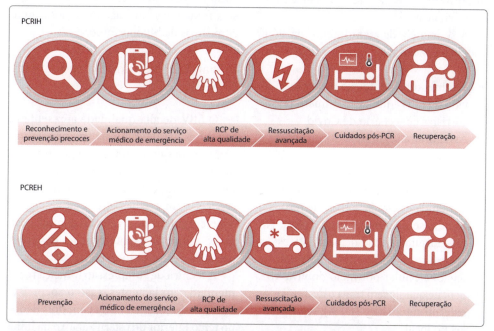

FIGURA 1 Cadeia de sobrevivência pediátrica da American Heart Association (AHA). PCRIH: parada cardiorrespiratória intra-hospitalar; PCR EH: parada cardiorrespiratória extra-hospitalar. Fonte: Maconochie et al., 2020; Morgan et al., 2021.

Heart Association diante da pandemia da Covid-19.

SUPORTE BÁSICO DE VIDA

Em pediatria, o SBV inclui avaliações sequenciais e habilidades motoras que terão como objetivo prover as adequadas circulação e ventilação. A sequência de atendimento da PCR recomendada pelas Diretrizes de RCP AHA desde 2010 e reforçada em 2020 incluem o mnemônico C-A-B (C: compressão torácica, A: abertura via aérea, B: boa respiração). O SBV em Pediatria define algumas faixas etárias: lactentes com menos de 1 ano, crianças com mais de 1 ano até antes dos sinais de puberdade e adolescentes (diretrizes RCP de adultos) identificados pela presença de broto mamário em meninas e pelos axilares em meninos. Desse modo, discutiremos a RCP realizada em lactentes e crianças.

A sequência de atendimento da PCR pediátrica inclui:

- Vestir equipamentos de proteção individual (EPI) e limitar o número de socorristas em cenário de Covid.
- Assegurar a segurança do socorrista e da vítima.
- Checar o nível de consciência.
- Caso o paciente não responda, chamar por ajuda e acionar o time de resposta rápida, se disponível no hospital. No pré-hospitalar, caso o socorrista esteja sozinho, a ativação pode ser feita via telefone celular por meio do viva-voz. Solicite que alguém traga o desfibrilador externo automático (DEA), se disponível no local.
- Verificar a respiração e o pulso central de modo simultâneo.

A checagem de pulso central não deve levar mais que 10 segundos (lactentes: checar o pulso braquial; em crianças e adolescentes: o carotídeo ou femoral). A palpação do pulso não é confiável, portanto, na dúvida, iniciar imediatamente as compressões torácicas. Assim, com a vítima inconsciente, em apneia ou *gasping* e sem pulso central estará indicada a RCP. Se o pulso central estiver presente e a respiração for anormal, deve-se iniciar as ventilações de resgate.

Ventilações de resgate

A ventilação de resgate deve ser feita com bolsa-valva-máscara (BVM) e vedação adequada na frequência de 1 ventilação a cada 2 a 3 segundos (20 a 30 respirações/minuto). O filtro HEPA entre a máscara e a bolsa está indicado no cenário Covid. O pulso deve ser checado a cada 2 minutos. As compressões torácicas devem ser iniciadas se a frequência cardíaca for < 60/minuto com sinais de hipoperfusão.

Iniciar RCP seguindo a sequência C-A-B

O SBV de alta qualidade apresenta as seguintes características: frequência das compressões entre 100 e 120 por minuto, profundidade de compressões 1/3 do diâmetro anteroposterior do tórax (lactentes cerca de 4 cm, crianças, 5 cm, adolescentes, 5 a 6 cm), permite o retorno completo do tórax, minimiza as interrupções das compressões e evita a hiperventilação.

A técnica de compressão torácica recomendada em lactentes, caso o socorrista esteja sozinho, é realizada com dois dedos no terço inferior do esterno abaixo da linha intermamilar (Figura 2). Quando dois socorristas estiverem presentes, a técnica de dois polegares apoiados no terço inferior do esterno, evitando a região do apêndice xifoide e mãos envolvendo o tórax é preferível (Figura 3). Já em crianças a compressão é realizada no terço inferior do tórax, com uma ou duas mãos (Figura 4).

Após cada compressão torácica, é fundamental permitir o retorno completo do tórax, pois, nesse período, ocorre o retorno venoso e a perfusão coronariana. Dispositivos de *feedback* de RCP que monitoram os parâmetros de qualidade são desejáveis, pois permitem avaliar a frequência, a profundidade de compressão e o retorno do tórax em tempo real. O rodízio de funções a cada 2 minutos é recomendado para minimizar a fadiga do socorrista.

Abertura de via aérea e ventilação

A abertura de via aérea é obtida a partir da inclinação da cabeça e elevação do queixo em pacientes sem história de trauma, fornecendo duas ventilações com bolsa-valva-máscara que permitam uma leve expansão torácica. Em casos de trauma, a abertura da via aérea por meio da elevação da mandíbula estará indicada. Durante a pandemia da Covid-19, a utilização da bolsa-valva-máscara com filtro e a vedação adequada estão recomendadas.

Coordenar compressões torácicas e ventilação

Na presença de um socorrista, é recomendada a relação compressão/ventilação de 30:2, independentemente da faixa etária. Com a presença de dois ou mais socorristas no atendimento de crianças e lactentes, é recomendada a relação compressão/ventilação de 15:2. O rodízio de funções a cada 2 minutos é recomendado para todas as

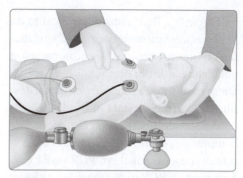

FIGURA 2 Técnica de compressão com dois dedos no centro do tórax abaixo da linha intermamilar (um socorrista).

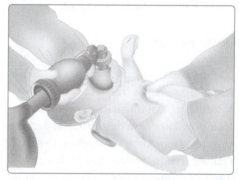

FIGURA 3 Técnica de compressão com dois polegares (dois socorristas).

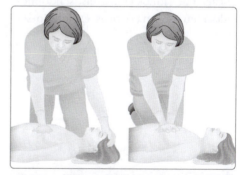

FIGURA 4 Posicionamento das mãos durante ressuscitação cardiopulmonar (RCP) em crianças.

idades. É necessário cuidado para minimizar as interrupções das compressões, pois diminuem a efetividade do SBV (Tabela 1).

Durante a RCP, considerar a causa da PCR, pois, em casos de colapso súbito (atletas, crianças portadoras de cardiopatias), a possibilidade de um ritmo chocável é maior. Desse modo, nessa situação peculiar, a desfibrilação precoce estará indicada.

A RCP ideal para crianças deve incluir compressões e ventilações, pois a causa respiratória é a principal em PCR pediátrica. Entretanto, a RCP só com as mãos é efetiva nas PCR de etiologia cardíaca. Desse modo, se não for possível ventilar o paciente, deve-se considerar a RCP somente com as mãos nas PCR em lactentes e crianças.

Desfibrilação

Em casos de colapso súbito, a FV ou TV sem pulso são mais frequentes, sendo fundamental a RCP imediata e o choque precoce, pois somente a desfibrilação permite a sua reversão. Além disso, durante a RCP, algumas crianças podem desenvolver ritmos chocáveis como secundários, sendo imperativo estar preparado para a desfibrilação.

Os DEA são seguros e permitem a identificação de ritmos chocáveis, sendo indicado o seu uso em crianças, excluindo-se o período neonatal. O posicionamento convencional das pás é anterolateral, ou seja, infraclavicular direita e abaixo do mamilo esquerdo (Figura 5). Caso as pás se toquem ou sejam grandes para o paciente, o posicionamento anteroposterior é recomendado. O DEA fornece uma desfibrilação fixa aproximada de 250 J. O uso de pás pediátricas com atenuadores de carga é recomendado em crianças com menos de 8 anos, quando disponível.

Desse modo, em crianças com menos de 8 anos está indicado o uso do DEA com pás pediátricas. Na sua indisponibilidade, o DEA com pá de adulto pode ser utilizado em menores de 8 anos, exceto no período neonatal. Após o choque, reiniciar imediatamente RCP pelas compressões torácicas. A cada 2 minutos de RCP, o DEA irá reavaliar o ritmo para certificar se há necessidade de choque.

Ventilação com bolsa-valva-máscara

A maioria das PCR pediátricas ocorre por progressão de insuficiência respiratória, assim, a ventilação com BVM é uma habilidade fundamental e complexa. Envolve a seleção de máscara e bolsa de tamanhos adequados, abertura da via aérea, vedação da máscara com a face e ventilação efetiva que permita uma leve expansão do tórax durante 1 segundo. Caso não ocorra expansão do tórax, repetir a abertura da via aérea e vedação da máscara para tornar efetiva a ventilação. Conectar um filtro de alta eficiência de retenção de partículas (HEPA) para minimizar a aerossolização em cenários de Covid-19.

A bolsa-valva autoinflável de 450 a 500 mL é adequada para ventilar lactentes e crianças menores, e de 1.000 mL para crian-

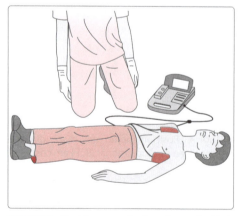

FIGURA 5 Posicionamento das pás no desfibrilador externo automático.

ças maiores e adolescentes. Para oferecer altas concentrações de oxigênio durante a RCP, conecte o oxigênio ao reservatório da bolsa autoinflável a fim de manter o fluxo de oxigênio de 10 a 15 L/minuto para bolsa pediátrica e 15 L/ minuto para bolsa adulto. A hiperventilação deve ser evitada, pois aumenta o risco de barotrauma e aspiração, além de diminuir o retorno venoso e o débito cardíaco.

SUPORTE AVANÇADO DE VIDA EM PEDIATRIA

O SBV constitui a base do SAV e seus componentes incluem: aperfeiçoamento do SBV, manejo da via aérea avançada, detecção de arritmias por meio de monitorização eletrocardiográfica, obtenção de um acesso vascular, tratamento medicamentoso e desfibrilação imediata se houver indicação, além de considerar as possíveis causas da PCR.

Suporte ventilatório

O suporte ventilatório deve incluir permeabilização da via aérea, oferta de oxigênio e ventilação adequada. A via aérea orofaríngea está indicada quando as manobras de abertura da via aérea falharem.

Após a abertura da via aérea, iniciar a ventilação com bolsa-valva-máscara, idealmente realizada com dois socorristas treinados. Em PCR pré-hospitalar, a ventilação por meio de BVM é satisfatória, pois apresentou desfecho semelhante aos casos com uso da via aérea avançada. A via aérea avançada, por meio da intubação orotraqueal, deve ser realizada tão logo seja possível, pelo socorrista mais experiente e com videolaringoscópio, se disponível, pois diminui a exposição a aerossóis em cenários de Covid. A pressão cricoide não é recomendada de rotina, pois pode impedir o sucesso da intubação. Em caso de falha na intubação, considerar ventilar com um dispositivo supraglótico ou BVM.

Com a inserção da via aérea avançada, o uso da capnografia ou CO_2 expirado ($EtCO_2$) é fortemente recomendado durante a PCR, pois permite a avaliação da qualidade de compressão torácica e reconhece o retorno da circulação espontânea (RCE), ou seja, o reaparecimento do pulso central. O RCE pode ser identificado por meio de elevações abruptas e sustentadas de $EtCO_2$ (Figura 6).

Após a obtenção da via aérea avançada, não há necessidade de coordenar as compressões com as ventilações. Desse modo, um socorrista realiza as compressões de alta qualidade sem interrupções (100 a 120/minuto) e o outro, uma ventilação a cada 2 a 3 segundos através do tubo traqueal (20 a 30 ventilações/minuto). A cada 2 minutos de RCP, rodiziar as funções e checar o ritmo

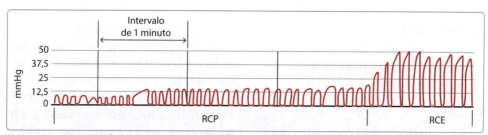

FIGURA 6 Capnografia durante a parada cardiorrespiratória. $EtCO_2$: CO_2 exalado; RCP: ressuscitação cardiopulmonar; RCE: retorno da circulação espontânea.

TABELA 1 Resumo dos componentes de ressuscitação cardiorrespiratória de alta qualidade para provedores de suporte básico de vida

Componente	Criança (1 ano até antes da puberdade)	Lactentes (< 1 ano, exclui recém-nascidos)
Segurança do local	Checar segurança de socorrista e vítima	
Reconhecimento	Não responsivo Sem respiração ou *gasping* Sem pulso, tempo máximo 10 segundos (checagem respiração e pulso simultânea) Lactente: pulso braquial; criança: pulso carotídeo ou femoral	
Ativação Serviço Emergência	Colapso presenciado Colapso não presenciado	
Frequência Compressão Ventilação via aérea avançada	Mínimo 100/minuto e máximo 120/minuto 1 ventilação cada 2 a 3 segundos (20 a 30 ventilações/minuto)	
Profundidade da compressão	1/3 diâmetro anteroposterior Cerca de 5 cm	1/3 diâmetro anteroposterior Cerca de 4 cm
Sequência	C-A-B	
Técnica de compressão torácica	Duas mãos ou 1 mão no 1/3 inferior do esterno	1 socorrista: 2 dedos centro do tórax logo abaixo da linha mamilar ou 2 polegares no centro do tórax abaixo da linha intermamilar 2 ou mais socorristas: 2 polegares no centro tórax abaixo linha intermamilar. Se essa técnica não for possível, usar técnica de 1 mão
Retorno do tórax	Permitir retorno completo do tórax após cada compressão	
Minimizar as interrupções	Limitar interrupção das compressões em < 10 segundos	
Abertura da via aérea	Inclinação da cabeça e elevação do queixo (sem trauma)	
Relação compressão/ventilação	30:2 – 1 socorrista 15:2 – 2 socorristas	
Desfibrilação	Assim que disponível, minimizar interrupções. Reiniciar RCP pelas compressões logo após o choque. DEA pode ser usado < 1 ano na ausência de desfibrilador manual	

DEA: desfibrilador externo automático; RCP: ressuscitação cardiopulmonar. Adaptada dos destaques da American Heart Association 2020. Atualização das Diretrizes RCP e ACE (atendimento cardiovascular de emergência).

rapidamente para avaliar a necessidade de indicar o choque.

Principais drogas usadas na ressuscitação

Epinefrina

Tanto na bradicardia como em todos os ritmos da PCR (assistolia, AESP, FV e TV sem pulso) a epinefrina pode ser indicada pelo efeito alfa-adrenérgico, pois aumenta a pressão diastólica da aorta, permitindo melhora da perfusão coronariana. Quando associada às compressões torácicas, aumenta a oferta de oxigênio, promove melhora da contratilidade miocárdica, estimula a contração espontânea e aumenta o sucesso da desfibrilação.

A epinefrina deve ser administrada o mais precocemente possível nos ritmos não chocáveis (assistolia e AESP), idealmente até 5 minutos da PCR, pois o retardo pode estar associado a menor RCE, menor sobrevida em 24 horas à alta hospitalar com bom prognóstico neurológico.

A dose recomendada de epinefrina é 0,01 mg/kg (0,1 mL/kg solução 1:10.000) via intravenosa e intraóssea ou, na ausência de acesso vascular, 0,1 mg/kg (0,1 mL/kg da solução 1:1000) por via traqueal. As doses subsequentes são recomendadas a cada 3 a 5 minutos. A via endotraqueal somente deve ser considerada na impossibilidade do acesso vascular, pois sua absorção é errática (Tabela 2).

Cálcio

Indicado no tratamento da hipocalcemia documentada, hipercalemia, hipermagnesemia e intoxicação por bloqueadores de canal de cálcio. A dose recomendada é de 5 a 7 mg/kg de cálcio elementar. Cloreto de cálcio 10% é a preparação de escolha, pela melhor biodisponibilidade que o gluconato de cálcio. Dar preferência a infusão por via central em razão do risco de esclerose e infiltração (Tabela 2).

Magnésio

Indicado no tratamento de hipomagnesemia documentada e na TV *torsades de pointes* (TV polimórfica com QT longo) (Tabela 2).

TABELA 2 Medicações usadas na parada cardiorrespiratória (PCR) pediátrica

Medicação	Indicação	Dose preconizada
Epinefrina	Parada cardiorrespiratória	IV/IO: 0,01 mg/kg, 0,1 mL/kg (1:10.000) ET: 0,1 mL/kg (1:1.000) Repetir a cada 3-5 minutos Preparo 1:10.000 (1 ampola – diluir em 9 mL de soro fisiológico ou água destilada)
Bicarbonato de sódio	Acidose metabólica Parada cardiorrespiratória prolongada	IV/IO: 1 mEq/kg/dose NaCO$_3$ 8,4%: 1 mL = 1 mEq
Cálcio	Hipocalcemia Hipercalemia Hipermagnesemia Intoxicação por bloqueio de canais de cálcio	IV/IO: 5 a 7 mg/kg de Ca (0,2 mL/kg de CaCl 10%; 0,6 mL/kg de gluconato Ca)
Magnésio	Hipomagnesemia *Torsades de pointes*	IV: 25-50 mg/kg MgSO$_4$ 50% = 500 mg/mL
Glicose	Hipoglicemia	IV/IO: 0,5 a 1,0 g/kg de glicose (2-4 mL/kg de glicose 25%)
Amiodarona	FV e TV sem pulso não responsivas à desfibrilação	IV/IO: 5 mg/kg (máx. 300 mg), repetir máx./dia 15 mg/kg
Lidocaína	FV e TV sem pulso não responsivas à desfibrilação	IV/IO: 1 mg/kg ET: 2 a 3 mg/kg

Fonte: Topjian et al., 2020; Hsu et al., 2021.

Glicose

Em razão dos depósitos limitados e das elevadas necessidades de glicose, as crianças podem desenvolver hipoglicemia. Assim, a glicose precisa ser monitorada durante a PCR e a hipoglicemia deve ser tratada prontamente com glicose a 25% na dose de 2 a 4 mL/kg (0,5 a 1,0 g/kg de glicose) (Tabela 2).

Bicarbonato de sódio

A administração de bicarbonato de sódio não está indicada de rotina na PCR. O seu uso pode ser considerado na PCR prolongada e no choque associado à acidose metabólica grave documentada. É também recomendado para tratamento de pacientes com hipercalemia sintomática, hipermagnesemia, intoxicação por antidepressivos tricíclicos ou bloqueadores de canais de cálcio. A dose inicial é 1 mEq/kg (1 mL/kg da solução 8,4%) por via intravenosa ou intraóssea (Tabela 2).

A administração excessiva do bicarbonato piora a oxigenação tecidual, além de causar hipocalemia, hipocalcemia, prejuízo da função cardíaca, hipernatremia e hiperosmolaridade. O bicarbonato leva à precipitação do cálcio e inativação de catecolaminas, assim, deve-se evitar a mistura dessas soluções.

RESSUSCITAÇÃO CARDIOPULMONAR DE ACORDO COM O RITMO CARDÍACO

Bradicardia

A bradicardia (FC < 60 bpm), associada a sinais de hipoperfusão (estado mental alterado, sinais de choque, hipotensão), é um ritmo precursor da PCR. É responsável por cerca de metade dos eventos que necessitam de RCP. Desse modo, seu reconhecimento precoce e intervenções são fundamentais para a prevenção da PCR. Como a principal causa é respiratória, a sequência de atendimento recomendada é ABC com a abertura da via aérea, ventilação com pressão positiva e, se não houver pronta resposta apesar de ventilação e oxigenação adequada, iniciar as compressões torácicas (Figura 8).

Se houver persistência da bradicardia com sinais de hipoperfusão, apesar da abertura de via aérea e ventilação apropriadas, obtenha acesso venoso/intraósseo e administre epinefrina na dose de 0,01 mg/kg (0,1 mL/kg solução 1:10.000), podendo ser repetida a cada 3 a 5 minutos. A atropina na dose de 0,02 mg/kg pode ser considerada na suspeita de tônus vagal aumentado ou bloqueio atrioventricular primário, e pode ser repetida uma vez. Considerar marca-passo transtorácico/transvenoso na ausência de melhora e tratar causas subjacentes, como hipoglicemia, hipóxia, hipotermia e intoxicações (Figura 8).

A meta inicial do tratamento da PCR é a obtenção do RCE por meio do SBV de alta qualidade, monitorização cardíaca e desfibrilação precoce nos ritmos chocáveis, ventilação e oxigenação apropriadas, administração precoce de epinefrina na assistolia

Hipovolemia	**T**ensão tórax
Hipoxia	**T**amponamento cardíaco
Hidrogênio	**T**óxicos
Hipoglicemia	**T**EP
Hipo/hiper K	**T**rombo coronária
Hipotermia	

FIGURA 7 Causas reversíveis de parada cardiorrespiratória (PCR).

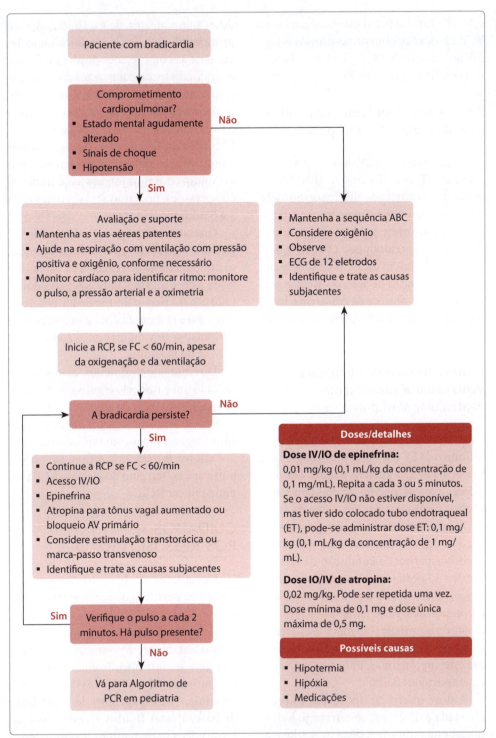

FIGURA 8 Algoritmo bradicardia com pulso em pediatria. Fonte: Topjian et al., 2020; American Heart Association; 2020.

e AESP. Outro aspecto essencial durante a RCP é buscar ativamente as prováveis causas reversíveis de PCR. Recomenda-se o uso dos Hs e Ts (Figura 7).

Ritmos não chocáveis: assistolia e atividade elétrica sem pulso

A assistolia e a AESP são os ritmos mais comuns na PCR pediátrica. A AESP corresponde a uma atividade elétrica organizada, caracterizada, em geral, por um ritmo lento, QRS alargado e sem pulso. A prioridade na abordagem dos ritmos não chocáveis deve ser o rápido início da RCP de alta qualidade e a obtenção de acesso vascular para administração precoce de epinefrina, idealmente até 5 minutos e repetida a cada 3 a 5 minutos (Figura 9).

Ritmos chocáveis: fibrilação ventricular e taquicardia ventricular sem pulso

A desfibrilação precoce é o tratamento definitivo da FV e TV sem pulso e apresenta sobrevida de 17 a 20%. As pás dos desfibriladores manuais podem ter dois tamanhos: adultos (indicadas para maiores de 1 ano ou 10 kg) e infantil (indicadas para menores de 1 ano). A interface com uso do gel condutor permite a condução da energia elétrica. O posicionamento convencional das pás corresponde à posição anterolateral, ou seja, uma pá na região intraclavicular direita e a outra lateral ao mamilo esquerdo, de modo que elas não se toquem. Caso as pás estejam próximas, indica-se a posição anteroposterior delas.

A dose inicial de desfibrilação recomendada é de 2 J/kg, se refratário à dose inicial está indicada a dose de 4 J/kg e as doses subsequentes, de 4 a 10 J/kg. Após o primeiro choque (2 J/kg), reiniciar imediatamente as compressões de alta qualidade e obter acesso vascular antes da administração de medicações. Após 2 minutos do primeiro choque, alternar socorristas. Caso o ritmo chocável persista, indicar nova desfibrilação com carga de 4 J/kg seguida pela administração de epinefrina 1:10.000 por via endovenosa ou intraóssea durante as compressões, podendo ser repetida a cada 3 a 5 minutos (Figura 9).

Checar o ritmo após 2 minutos do segundo choque (4 J/kg), alternar socorristas, se ritmo chocável, selecionar a carga 4 a 10 J/kg ou a dose máxima indicada para adultos (120 a 200 J para o desfibrilador bifásico e 360 J para o monofásico) e preparar para administrar um antiarrítmico como amiodarona ou lidocaína.

Durante o atendimento, caso seja observado um ritmo não chocável sem pulso, prosseguir por meio do algoritmo de assistolia e AESP (Figura 9). Se for observado um ritmo organizado ou uma elevação abrupta dos valores de capnografia, deve-se checar o pulso após o término do ciclo de RCP pois pode indicar RCE.

CUIDADOS PÓS-RESSUSCITAÇÃO

Nessa fase, os objetivos são a manutenção da perfusão dos órgãos vitais, prevenção de nova PCR e lesões secundárias. Desse modo, identificar as causas e adequar o tratamento é essencial. A terapêutica deve incluir normoxemia (saturação oxigênio de 94 a 99%), evitando a hipoxemia, $PaCO_2$ apropriado à condição de base, ajustar fluidos e vasopressores/inotrópicos para manter pressão sistólica

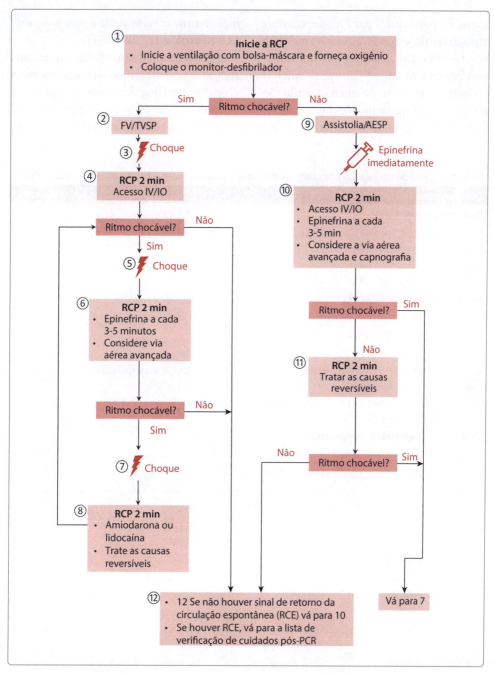

FIGURA 9 Algoritmo de parada cardiorrespiratória (PCR) em pediatria. Fonte: Topjian et al., 2020; American Heart Association; 2020.

acima de percentil 5 para idade, corrigir hipoglicemia e tratar agressivamente a hipertermia. Em crianças que permanecem comatosas após PCR pré-hospitalar ou hospitalar, o uso de normotermia (36 a 37,5°C) ou hipotermia leve (32 a 34°C) demonstrou resultados semelhantes e a hipertermia foi associada a pior prognóstico neurológico (Tabela 3).

Pacientes que permanecem comatosos após RCE devem ter monitorização por meio do eletroencefalograma assim que disponível, pois a crise epiléptica é frequente nesse período, ocasionando aumento da deman-

TABELA 3 Lista de verificação dos componentes dos cuidados pós-parada cardiorrespiratória (PCR)

Componentes dos cuidados pós-PCR	Verificar
Oxigenação e ventilação	
Meça a oxigenação e tenha como meta a normoxemia entre 94% e 99% (ou a saturação de oxigênio normal/adequada da criança)	☐
Meça e tenha como meta uma PaCO$_2$ adequada para o quadro subjacente do paciente e limite a exposição à hipocapnia ou hipercapnia grave	☐
Monitorização hemodinâmica	
Defina metas hemodinâmicas específicas durante os cuidados pós-PCR e revise diariamente	☐
Monitore com telemetria cardíaca	☐
Monitore a pressão arterial	☐
Monitore o lactato sérico, o débito urinário e a saturação de oxigênio venoso central para ajudar a orientar os tratamentos	☐
Use *bolus* de fluidos parenterais com ou sem inotrópicos ou vasopressores para manter uma pressão arterial sistólica maior que o quinto percentil para idade e sexo	☐
Controle direcionado da temperatura	
Meça e monitore continuamente a temperatura central	☐
Evite e trate a febre imediatamente depois da PCR e durante o reaquecimento	☐
Se o paciente estiver comatoso, aplique o controle direcionado de temperatura (32 a 34°C) seguido por ou apenas controle direcionado de temperatura (36 a 37,5°C)	☐
Evite os calafrios	☐
Monitore a pressão arterial e trate a hipotensão durante o reaquecimento	☐
Neuromonitoramento	
Se o paciente tiver encefalopatia e os recursos estiverem disponíveis, monitore com eletroencefalograma contínuo	☐
Trate as convulsões	☐
Considere exames de imagens do cérebro logo no início para diagnosticar as causas tratáveis da PCR	☐
Eletrólitos e glicose	
Meça a glicemia e evite a hipoglicemia	☐
Mantenha os eletrólitos nas faixas normais para evitar possíveis arritmias potencialmente fatais	☐
Sedação	
Trate com sedativos e ansiolíticos	☐

(continua)

TABELA 3 Lista de verificação dos componentes dos cuidados pós-parada cardiorrespiratória (PCR) *(continuação)*

Componentes dos cuidados pós-PCR	Verificar
Prognóstico	
Sempre considere várias modalidades (clínicas e outras) em vez de um único fator preditivo	☐
Lembre-se de que as avaliações podem ser modificadas por controle direcionado de temperatura ou por hipotermia induzida	☐
Considere eletroencefalograma em conjunto com outros fatores no período de 7 dias depois da PCR	☐
Considere exames de imagens neurológicas, como ressonância magnética, durante os primeiros 7 dias	☐

Fonte: Shimoda-Sakano, et al. 2020.

da metabólica cerebral, além do potencial de amplificar a lesão secundária (Tabela 3).

REABILITAÇÃO

O período de reabilitação foi acrescido à cadeia de sobrevivência AHA 2020, pois muitos necessitam de uma abordagem multiprofissional. É recomendado o seguimento neurológico desses pacientes sobreviventes no período mínimo de 1 ano, pois pode haver melhora da função neurológica ou aparecimento de nova morbidade.

CONCLUSÃO

O atendimento da PCR pediátrica ocorre, em geral, como evolução de casos críticos de insuficiência respiratória e choque. Os componentes do SBV de alta qualidade constituem a base do SAV, sendo representados pelos seguintes componentes: compressões torácicas com frequência e profundidade adequadas, retorno completo do tórax, minimizar as interrupções das compressões e evitar a hiperventilação. Desse modo, ações preventivas em ambiente pré-hospitalar e hospitalar devem ser estimuladas associadas ao treinamento periódico dos profissionais de saúde e leigos, disseminando os cuidados pós-PCR e implementação precoce de reabilitação, o que pode amplificar as possibilidades de sobrevida com bom prognóstico neurológico.

PARA SABER MAIS

"Pediatric Cardiac Arrest" by Robert Berg, MD for OPENPediatrics https://www.youtube.com/watch?v=Ow9es6m9-bU

SUGESTÕES DE LEITURA

1. Maconochie IK, Aickin R, Hazinski MF. Pediatric Life Support 2020 International consensus on cardiopulmonary resuscitation and emergency cardiovascular care science with treatment recommendations. Circulation. 2020;142(suppl1):S140-S184.
2. Andersen LW, Berg KM, Saidon BZ et al; American Heart Association Get with the Guidelines - Resuscitation Investigators. Time to Epinephrine After Pediatric In-Hospital Cardiac Arrest. JAMA. 2015;314(8):802-10.
3. Destaques da American Heart Association - Atualização das Diretrizes 2020 RCP e ACE. Disponível em: https://cpr.heart.org/-/media/cpr-files/cpr-guidelinesfiles/highlights/hghlghts_2020eccguidelines_portuguese.pdf.
4. Hsu A, Sasson C, Kudenchuk PJ, et al. Interim guidance to health care providers for basic and advanced cardiac life support in adults, children, and neonates with suspected or confirmed COVID-19. Circ Cardiovasc Qual Outcomes. 2021.
5. Matos RI, Watson RS, Nadkarni VM et al.; American Heart Association's Get with the Guidelines-Resuscitation (Formerly the National Registry of Cardiopulmonary Resuscitation) Investigators. Duration of cardiopulmonary resuscitation and illness category impact survival and neurologic outcomes for in-hospital pediatric cardiac arrests. Circulation. 2013;127:442-451.
6. Moler FW, Silvestein FS, Dean JM. Therapeutic hypothermia after in hospital cardiac arrest. NEJM. 2017;376:318-29.
7. Morgan RW, Kirschen MP, Kilbaugh TJ, et al. Pediatric in-hospital cardiac arrest and cardiopulmonary resuscitation in the United States: a review. JAMA Pediatr. 2021;175(3):293-302.
8. Shimoda-Sakano TM, Schvartsman C, Reis AG. Epidemiology of pediatric cardiopulmonary resuscitation. J Pediatr (Rio J). 2020;96:409-21.
9. Topjian AA, Raymond TT, Atkins D, et al. Part 4: Pediatric Basic and Advanced Life Support: 2020 American Heart Association Guidelines for Cardiopulmonary Resuscitation and Emergency Cardiovascular Care. Circulation. 2020;142(suppl 2):S469-S523.
10. Virani SS, Alonso A, Benjamin EJ, et al. On behalf of the American Heart Association Council on Epidemiology and Prevention Statistics Committee and Stroke Statistics Subcommittee. Heart disease and stroke statistics: 2020 update: a report from the American Heart Association. Circulation. 2020;141:e139-e596.

2
Principais arritmias

Ana Cristina Sayuri Tanaka
Michelle Marcovici

PONTOS-CHAVE DESTE CAPÍTULO

- Conhecer e identificar as principais arritmias na emergência pediátrica.
- Diferenciar os pacientes com arritmias estáveis e instáveis.
- Identificar ritmos bradicárdicos e taquicárdicos, bem como o manejo específico deles.

INTRODUÇÃO

As arritmias cardíacas são decorrentes de distúrbios do ritmo cardíaco normal, seja por alterações na formação ou na condução do estímulo elétrico pelo coração. Ocorrem em corações estruturalmente normais e em cardiopatias congênitas ou adquiridas, tratadas ou não por via cirúrgica ou percutânea. O Quadro A no conteúdo complementar mostra a correlação entre o tipo de cardiopatia congênita e o tipo de arritmia encontrada.

EPIDEMIOLOGIA

Em corações estruturalmente normais, os mecanismos desencadeadores das arritmias são semelhantes aos encontrados nos adultos, como presença de via anômala acessória, focos ectópicos, dupla via nodal e canalopatias.

Na faixa etária pediátrica, as bradicardias são as alterações de ritmo mais comuns precedendo a parada cardíaca, e quase sempre são de caráter secundário à hipoxemia, hipotensão e acidose. Raramente, as crianças têm bradicardia primária com distúrbio intrínseco do nó sinusal, que prejudica a capacidade deste de se despolarizar com a frequência adequada. Em geral, essas crianças têm um histórico de cirurgia para doença cardíaca congênita complexa.

Já a taquicardia supraventricular (TSV) é a mais frequente na faixa etária pediátrica com incidência de 50% no primeiro ano de vida e cura espontânea em um ano. A causa principal é a taquicardia por reentrada atrioventricular com presença de via anômala acessória, seguida de taquicardia atrial ectópica e taquicardia por reentrada nodal.

PATOGÊNESE

As arritmias podem ser desencadeadas ou agravadas por disfunções autonômicas e distúrbios como hipoxemia, desequilíbrios hidroeletrolíticos, hormonais, uso de drogas lícitas e não lícitas, inflamação e infecção. Quanto aos mecanismos dos eventos arrítmicos taquicárdicos ou extrassistólicos, podemos encontrar as reentradas, as atividades deflagradas e os hiper-automatismos. Nas bradicardias, as alterações na formação e na propagação do impulso ocorrem principalmente em cardiopatias congênitas. Nos corações estruturalmente normais, estão relacionadas principalmente aos bloqueios atrioventriculares congênitos e ao aumento do tônus parassimpático.

MANIFESTAÇÃO CLÍNICA

Na emergência, os pacientes podem apresentar-se com arritmias, com ou sem perfusão adequada, ou mesmo com sinais de gravidade como insuficiência cardíaca, síncope ou baixo débito sistêmico. O exame físico é importante para identificar eventual cardiopatia de base, bem como os sinais de comprometimento hemodinâmico decorrente da arritmia apresentada pelo paciente.

DIAGNÓSTICO

Para suspeitar de arritmias na infância, é necessário avaliar a frequência cardíaca por faixa etária (Quadro 1).

QUADRO 1 Frequência cardíaca e idade – variação normal

Idade	Frequência cardíaca (bpm)	
	Acordado	Sono
Recém-nascido	100-180	80-160
1 semana a 3 meses	100-220	80-200
3 meses a 2 anos	80-170	70-120
2 a 10 anos	70-110	60-90
Acima de 10 anos	55-90	50-90

bpm: batimentos por minuto.

Dica prática relevante: em crianças de até um ano, a taquicardia se aplica à frequência cardíaca acima de 180 batimentos por minuto (bpm), e para maiores de um ano, acima de 120 bpm. Considera-se bradicardia a frequência cardíaca abaixo de 60 bpm para qualquer faixa etária.

Na população pediátrica, define-se um complexo QRS estreito como aquele com duração menor que 90 ms, e largo acima de 90 ms. Considera-se o intervalo mínimo entre a ativação ventricular e atrial (intervalo RP: início da onda P até o início do complexo QRS) de 50 ms na população pediátrica, de 50 ms e de 70 ms no adulto.

No conteúdo complementar, a Figura A visa facilitar a compreensão diagnóstica das principais taquiarritmias na infância. Já o Quadro B detalha os principais fármacos utilizados nessas situações, bem como doses, efeitos adversos e ajustes necessários.

EXAMES COMPLEMENTARES

A estabilização clínica é prioritária, sendo necessária monitorização cardíaca com medidas de frequência cardíaca (FC), frequência respiratória (FR), pressão arterial sistêmica (PAS) e saturação periférica de oxigênio. Quando possível, o eletrocardiograma (ECG) de 12 derivações deve ser obtido, sem comprometer o atendimento e o tratamento imediato, sobretudo em caso de comprometimento hemodinâmico, que deve seguir as recomendações do *Pediatric Advanced Life Support* (PALS).

Exames para avaliação do equilíbrio ácido-básico, dos eletrólitos e da gasometria arterial também devem ser providenciados assim que possível.

Após a estabilização do paciente, outros exames poderão ser necessários para avaliação de possível cardiopatia de base e suas repercussões, como radiografia de tórax, ecocardiograma, Holter, teste ergométrico, angiotomografia cardíaca e ressonância magnética cardíaca. A abordagem diagnóstica, na maioria dos episódios arrítmicos, visa detectar alterações anatômicas e funcionais, bem como flagrar o episódio de taquicardia ou bradicardia com o registro eletrocardiográfico.

A seguir, detalharemos os tipos de taquicardias e as bradicardias.

TAQUICARDIAS

Taquicardias de QRS estreito (menor que 90 ms)

Taquicardia sinusal (TS)

Ritmo sinusal com frequência cardíaca (FC) acima do normal para a idade. (Figura 1). Causas: variações fisiológicas (choro, dor, ansiedade), condições anormais como febre, anemia, hipovolemia, hipoxemia, hipertireoidismo, infecções sistêmicas, administração de drogas (estimulantes beta-adrenérgicos) ou afecções intrínsecas do coração (pós-operatório de cirurgia cardíaca, insuficiência cardíaca congestiva). Responsiva às necessidades orgânicas de aumentar o débito cardíaco (DC) (insuficiência cardíaca de etiologias variadas ou demanda aumentada de oxigênio). Tratamento: correção do fator causal.

Taquicardia supraventricular (TSV)

Mais comum na pediatria. Geralmente, o ECG apresenta-se com FC acima de 180 bpm em crianças e 220 bpm em lactentes, intervalo R-R regular, ausência de onda P. A causa principal é a taquicardia por reentrada atrioventricular com presença de via acessória, taquicardia atrial ectópica e taquicardia por reentrada nodal (*flutter* atrial, fibrilação atrial e taquicardia atrial multifocal são raras na pediatria). É a taquiarritmia mais comum que produz comprometimento cardiovascular durante a infância. Embora seja inicialmente bem tolerada pela maioria das crianças, pode levar a insuficiência cardíaca congestiva, colapso cardiovascular e choque. Crianças maiores sentem tontura, atordoamento ou desconforto torácico, ou simplesmente notam a FC mais rápida. Nos lactentes, entretanto, ritmos muito rápidos podem não ser detectados por longos períodos, até que o DC esteja significativamente prejudicado. Tratamento: na crise, pode-se tentar reversão com manobra vagal, adenosina ou CVE.

Taquicardia por reentrada atrioventricular (TAV)

Pode apresentar padrão de pré-excitação ventricular com intervalo PR curto (< 70 ms em crianças e 120 ms em adultos) e presença de uma onda delta (Figura 2). Intervalo RP < PR (significando que o QRS gera uma onda P retrógrada). Tratamento: na crise, pode-se tentar reversão com manobra vagal, adenosina ou cardioversão elétrica (CVE).

Taquicardia por reentrada nodal (TRN)

Onda P retrógrada com inscrição dentro do complexo QRS ou ao final dele (Figura 3). Comumente paroxística, decorre de reentrada do nó atrioventricular (NAV). Tratamento: na crise, pode-se tentar reversão com manobra vagal, adenosina ou CVE.

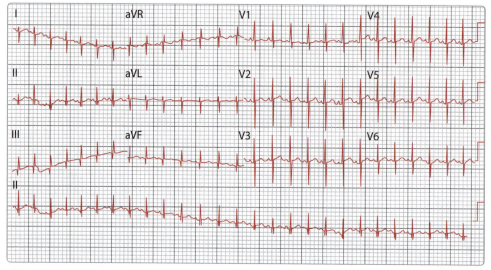

FIGURA 1 Taquicardia sinusal.

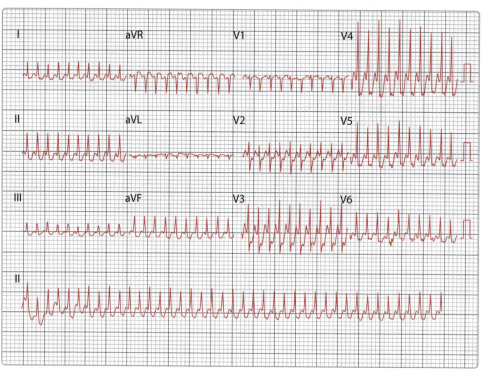

FIGURA 2 Taquicardia por reentrada atrioventricular.

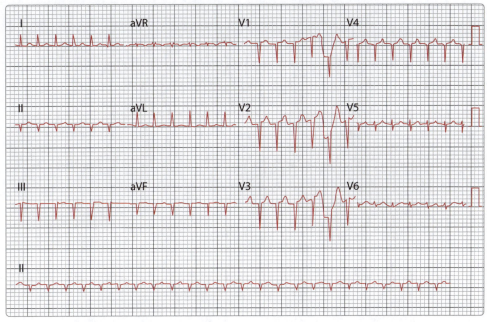

FIGURA 3 Taquicardia por reentrada nodal.

Taquicardia atrial focal (TA)

Intervalo RP longo. Pode ocorrer bloqueio de uma ou mais ondas P, que são separadas por uma linha isoelétrica (Figura 4). Causas: mais associada a afecções orgânicas (cardiopatias com átrios aumentados, tecido cicatricial, tumores atriais e intoxicação digitálica). Tratamento: CVE geralmente ineficaz para reversão; o controle do ritmo pode ser feito com amiodarona, propafenona e sotalol; o controle da FC pode ser feito com betabloqueador (BB), bloqueador de canais de cálcio (BCC) e digitálico.

Taquicardia juncional focal (não reentrante)

Semelhante à TRN típica. Pode ocorrer dissociação atrioventricular com frequência ventricular maior que a atrial (Figura 5). Causas: rara; frequente no pós-operatório de correção de cardiopatias congênitas, cardite reumática, intoxicação por digitálico, hipopotassemia, hipóxia e descarga adrenérgica. Tratamento: pode-se utilizar hipotermia (33 a 35ºC), sulfato de magnésio; se não houver reversão, amiodarona endovenosa (EV), uso contínuo.

Flutter atrial

Ondas F com aspecto serrilhado, sem linha isoelétrica entre as ondas de ativação atrial com frequência entre 250 e 300 bpm (Figura 6). A condução atrioventricular (AV) pode ser fixa ou variável, provocando respostas do tipo 2:1, 3:1, 4:1. Causas: pode ocorrer em crianças com coração normal, sendo mais prevalente em recém-nascidos e, em geral, desaparece espontaneamente. A forma crônica costuma estar associada a cardiopatias, como valvopatia mitral (estenose ou insuficiência), hipertensão arterial sistêmica, cardiomiopatias (dilatada ou hipertrófica), miocardite, pericardite ou comunicação interatrial (CIA). Tratamento: costuma reverter com CVE sincronizada, sendo de primeira escolha em neonatos.

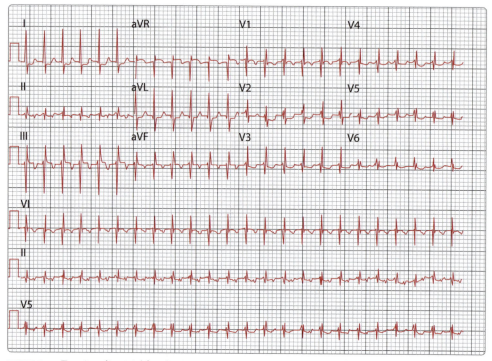

FIGURA 4 Taquicardia atrial focal.

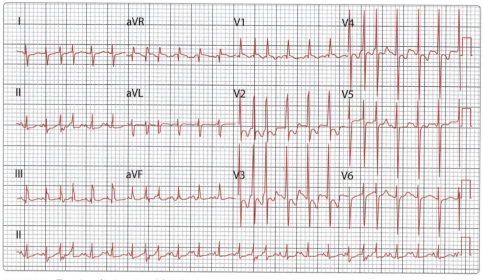

FIGURA 5 Taquicardia juncional focal (não reentrante).

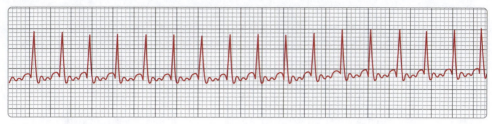

FIGURA 6 *Flutter* atrial.

Medicamentos para controle: não são necessários no neonato após reversão; podem ser usados nos primeiros seis meses após reversão.

Fibrilação atrial (FA)

Intervalos RR irregulares (alguns impulsos atriais conseguem passar aos ventrículos e outros são bloqueados em nível de NAV), ausência de onda P nítida ou de baixa voltagem, com morfologia variável (Figura 7). Causas: rara na faixa etária pediátrica na ausência de cardiopatia associada. Tratamento: se crise, CVE. Para controle do ritmo, amiodarona ou propafenona e da FC, betabloqueadores (BB), bloqueadores dos canais de cálcio (BCC), digitálicos. A presença de FA aumenta significativamente o risco de tromboembolismo sistêmico, com necessidade de anticoagulação efetiva para sua prevenção.

Taquicardias de QRS largo (em crianças, maior que 80 ms)

Taquicardia ventricular (TV)

Caracteriza-se pela sequência de três ou mais batimentos ectópicos de origem ventricular. Pode ser observada na evolução de qualquer cardiopatia e, às vezes, nessas situações, pode não ser identificada. Formas sustentada (mais que três batimentos com duração superior a 30 s) ou não sustentada (mais que três batimentos ventriculares com duração menor que 30 s); monomórfica (morfologia única), polimórfica (duas ou mais morfologias); paroxística, frequente, esporádica ou incessante.

Taquicardia ventricular idiopática do ventrículo direito (taquicardia de Gallarvardin)

QRS negativos em V_1 (morfologia tipo bloqueio de ramo esquerdo – BRE). Mais frequente entre jovens e pode ocorrer de forma paroxística, sustentada e sintomática (Figura 8). Tratamento: boa resposta à manobra vagal e adenosina para reversão na crise e controle pode ser feito com BB ou BCC. Se refratária, amiodarona, sotalol ou propafenona e, se não responder ao tratamento clínico, indica-se ablação com radiofrequência do foco arritmogênico.

Taquicardia ventricular idiopática de ventrículo esquerdo (taquicardia fascicular)

QRS positivos em V_1 (morfologia tipo bloqueio do ramo direito – BRD). Podem ser paroxísticas e sustentadas (Figura 9). Tratamento: reversão com BCC, sobretudo verapamil (uso cauteloso em menores de dois anos e contraindicado em menores de um ano). Amiodarona, se refratário, ou ablação do foco arritmogênico.

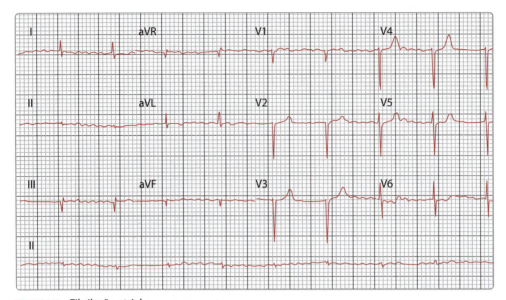

FIGURA 7 Fibrilação atrial.

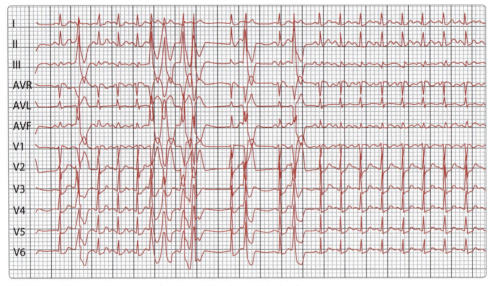

FIGURA 8 Taquicardia ventricular idiopática do ventrículo direito.

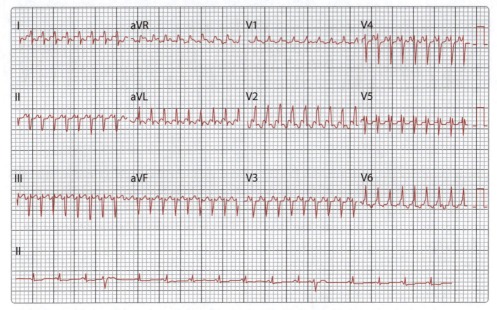

FIGURA 9 Taquicardia ventricular idiopática de ventrículo esquerdo.

Taquicardia ventricular polimórfica

Padrão característico com rotação de 180° do eixo do complexo QRS de modo progressivo e repetitivo (*twisting*). Se intervalo QT prolongado, denominadas *torsades de pointes* (TP) (Figura 10). Se intervalo QT normal, apresentam mau prognóstico com elevada incidência de morte súbita por fibrilação ventricular. Há orientação para evitar esforços físicos e administrar medicação (como betabloqueadores) associada ou não com amiodarona.

Em alguns casos, faz-se necessária a diferenciação entre TV e TSV. Ver Quadro D, Algoritmo de Brugada et al. (Figura B) e Algoritmo de Vereckei et al. (Figura C), disponíveis em "Para Saber Mais", no conteúdo complementar.

Extrassistolias (ES)

Representam distúrbios elétricos isolados na formação de impulsos (idiopáticas) ou podem refletir excitabilidade miocárdica exacerbada por estimulação adrenérgica excessiva (drogas estimulantes), distúrbio eletrolítico (hipocalemia), intoxicação medicamentosa (digital), metabolismo exacerbado (hipertireoidismo) ou expressão de doença cardíaca. O quadro clínico varia desde assintomático até palpitações taquicárdicas, síncope ou pré-síncope. O tratamento visa identificar e corrigir fatores causais e o uso de medicamentos pode ser feito quando o paciente for muito sintomático.

- Atriais: presença de ondas P precoces seguidas de complexos QRS estreitos ou largos.
- Ventriculares: presença de complexos QRS largos; onda P, quando visível, está dissociada da extrassístole ventricular (EV) ou sucede o complexo QRS.

BRADICARDIAS

Bradicardia sinusal

O estímulo origina-se na região do nó sinusal (NS): FC inferior ao mínimo normal

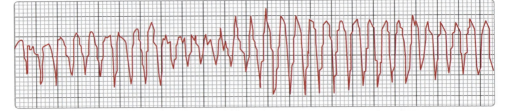

FIGURA 10   Taquicardia ventricular polimórfica.

para a idade e onda P positiva em D_1, D_2, D_3, aVF (Figura 11). Causas: disfunção do NS (presença adicional de pausas sinusais prolongadas; acompanha-se de tonturas, pré-síncope ou síncope), acentuação do tônus vagal ou reflexo neurocardiogênico. Outras causas: BB, digitálicos e antiarrítmicos. Antídotos em intoxicações (como organofosforados) e distúrbios metabólicos.

Bloqueio atrioventricular

Retardo ou interrupção da transmissão do impulso elétrico de origem atrial para os ventrículos, por deficiência anatômica ou funcional no sistema de condução. Classificação: primeiro, segundo e terceiro graus ou bloqueio atrioventricular (BAV) completo.

Bloqueio atrioventricular de primeiro grau

Intervalo PR maior que o limite superior normal para a idade. Em geral, os intervalos PR normais são de 70 a 170 ms em recém-nascidos e de 80 a 220 ms em crianças e adultos (Figura 12). Causas: em até 6% dos recém-nascidos normais, febre reumática, doença de Chagas, rubéola, caxumba, hipotermia, cardiomiopatia, distúrbios metabólicos e hipervagotonia. Quadro clínico: geralmente assintomáticos. Se houver BAV extremo, pode haver tontura, cansaço ou desconforto torácico (decorrente de contração atrial contra a valva mitral que se encontra fechada ou contração atrial seguida à sístole ventricular com enchimento atrial incompleto).

Bloqueio atrioventricular de segundo grau

O impulso atrial é bloqueado de modo intermitente para os ventrículos.

- Mobitz tipo 1 ou Wenckebach: prolongamento progressivo do intervalo PR até que haja bloqueio completo de um impulso (Figura 13). Encontrado em crianças normais e adultos jovens com tônus parassimpático elevado (sono, atletas bem treinados). Maioria assintomáticos. Condições secundárias: uso de drogas vagotônicas, antiadrenérgicos, BCC, afecções inflamatórias (cardite reumática), cardiopatias congênitas com acometimento do NAV, miocardite chagásica e infarto do miocárdio. Tratamento: não é necessário.
- Mobitz tipo 2: interrupção súbita e isolada da condução atrioventricular (AV) sem prolongamento prévio do intervalo PR (Figura 14). Incidência: menor do que o tipo 1 e tem implicações clínicas mais significativas. Pode estar associado a cardiopatias congênitas ou pós-operatório de cirurgia cardíaca. O bloqueio encontra-se abaixo do nível do NAV, indicando doença dentro do feixe de His e fibras de Purkinje. Frequentemente progride para BAV de terceiro grau.

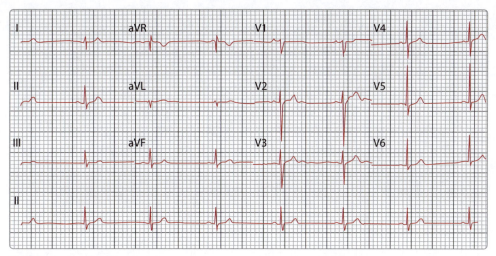

FIGURA 11 Bradicardia sinusal.

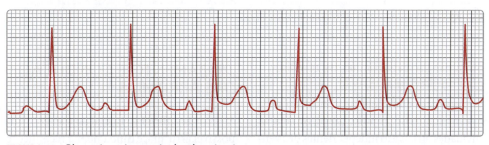

FIGURA 12 Bloqueio atrioventricular de primeiro grau.

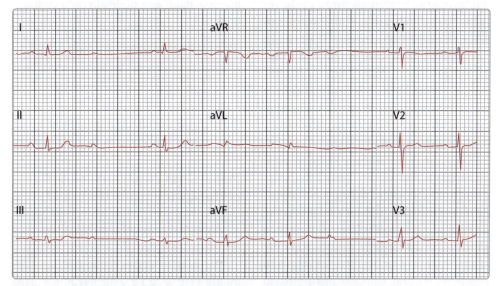

FIGURA 13 Bloqueio atrioventricular Mobitz tipo 1 ou Wenckebach.

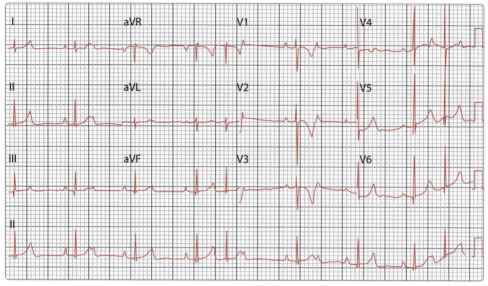

FIGURA 14 Bloqueio atrioventricular Mobitz tipo 2.

Bloqueio atrioventricular de terceiro grau ou BAV total (BAVT)

Ausência completa de condução para os ventrículos do impulso atrial, ou seja, as atividades atriais são independentes das ventriculares. Quase sempre mais lento que os limites inferiores normais para a idade, resultando em bradicardia, muitas vezes com sinais de má perfusão tecidual (Figura 15). Adquirido: intoxicação, inflamação (miocardite, cardite reumática), infarto do miocárdio, trauma, lesão após cirurgia cardíaca ou cateterismo, cardiomiopatia. Congênito: raro (incidência de 1:20.000 nascidos vivos), mais frequente que o adquirido. Isolado em 70% dos casos e mortalidade fetal e neonatal de 14 a 34%. Associação com cardiopatias congênitas e doenças autoimunes, como lúpus eritematoso sistêmico ou síndrome de Sjögren. Quadro clínico: assintomático até insuficiência cardíaca, síncope ou morte súbita. Pode ocorrer déficit de crescimento pondero-estatural, cansaço, distúrbios do sono ou pesadelos.

TRATAMENTO E CONDUÇÃO DAS ARRITMIAS

No atendimento inicial ao paciente em possível arritmia, é fundamental reconhecer a presença de comprometimento hemodinâmico, dado que pode alterar a conduta imediata.

> **Dica prática relevante:** na sala de emergência, o atendimento deve seguir o fluxograma habitual do PALS, de acordo com o estado clínico em que paciente se encontra na admissão ao pronto-socorro.

A seguir, detalharemos os algoritmos, que estão ao final do capítulo, e seu manejo.

Manejo das taquicardias com perfusão adequada (Figura 17)

As letras maiúsculas do algoritmo correspondem às letras do texto explicativo.

A – Manter as vias aéreas pérvias, adequada ventilação e oxigenação e acesso vascular (intravenoso ou intraósseo); se

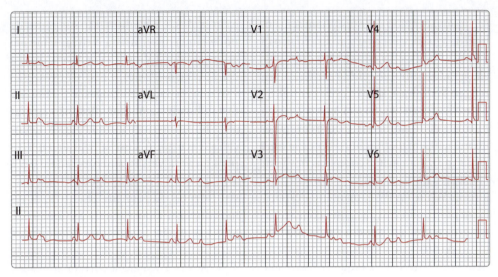

FIGURA 15   Bloqueio atrioventricular de terceiro grau ou total.

necessário, cateter/máscara de oxigênio ou intubação orotraqueal. Monitor e desfibrilador devem ser instalados e o ECG de 12 derivações, realizado.

B – Determinar se a taquicardia está associada ou não à perfusão adequada. A taquicardia é definida como FC acima do normal para a idade e condição clínica (Quadro 1).

C – Determinar a duração do QRS em relação à idade e à frequência cardíaca. O QRS estreito remete ao item **D** e o QRS alargado para a idade ao item **J**.

D – Analisar a alteração do ritmo cardíaco: **D1**, taquicardia sinusal (tratar causas); e **D2**, TSV.

E – Manobras vagais: em lactentes e crianças, a FC diminui com a estimulação do nervo vago. Nos pacientes com TSV, a estimulação vagal intensa pode interromper as taquicardias que utilizam o NAV em seu circuito. Em crianças pequenas, neonatos e lactentes, a manobra vagal mais efetiva é a aplicação de gelo na face e na região submandibular por 5 a 20 segundos, sem causar obstrução da ventilação (cobrindo somente a testa, os olhos e a ponte nasal). Se houver sucesso, a TSV terminará em segundos. Se não houver reversão e o paciente estiver estável, pode-se repetir a tentativa; em caso de falha novamente, deve-se proceder outro método ou terapia farmacológica. As crianças também podem realizar uma manobra de Valsalva soprando através de um canudo obstruído. Outros métodos como estímulo vagal por reflexo do vômito (estimulação da orofaringe), aplicação de pressão ocular externa e massagem carotídea podem ser efetivos, porém podem causar complicações, não sendo usualmente recomendados.

F – Adenosina: fármaco de escolha para o tratamento da TSV em crianças. **Ação:** depressão do automatismo e da condução nas células nodais (NS e NAV), bloqueando temporariamente o estímulo através do NAV. Possui ação intensa e fugaz (meia-vida de 15 segundos). Deve ser administrada sob monitorização contínua (ECG). Administrar 0,1 mg/kg (dose máxima inicial de 6 mg) em bolo intravenoso rápido (em segundos), seguido de infusão também em bolo de água destilada ou soro fisiológico (3 a 5 mL). Pode ser necessária uma dose mais alta na administração venosa periférica, em relação à administração em veia central. Se o fármaco for efetivo, haverá uma conversão imediata do ritmo. Se não, a dose deverá ser dobrada (0,2 mg/kg, segunda dose máxima de 12 mg). Para evitar complicações relacionadas à fibrilação atrial com Wolff-Parkinson-White (WPW), manter o desfibrilador preparado. Em pacientes com acesso venoso central, utilizar dose reduzida (em torno de 50%). A adenosina não é efetiva para *flutter*, fibrilação, taquicardia atrial e taquicardia ventricular (TV), que não utilizam o NAV em seu circuito de reentrada. Pode reforçar, porém, o diagnóstico desses distúrbios, especialmente se o ECG é gravado durante sua administração.

G e H – Drogas com ação no NAV, tecido atrial e vias acessórias. Caso não haja reversão da taquiarritmia com o uso da adenosina, outras drogas podem ser utilizadas na tentativa de se obter o ritmo sinusal. Nessas situações, é recomendável a discussão do caso com o especialista. Os fármacos mais utilizados são digoxina, propranolol, verapamil, amiodarona, procainamida e propafenona. Os detalhes dos fármacos mais utilizados nas taquiarritmias podem ser encontrados no Quadro B, disponível no conteúdo complementar.

I – Cardioversão elétrica (CVE). Ação: aplicação de uma descarga elétrica sincronizada com a onda R, na tentativa de se despolarizar totalmente o coração e interromper os circuitos de reentrada. A sincronização da energia fornecida com a onda R do ECG reduz a possibilidade de indução de fibrilação ventricular, porque evita que a descarga elétrica ocorra durante o "período vulnerável" (onda T) do ciclo cardíaco. A cardioversão sincronizada pode também ser usada eletivamente em crianças com TV ou TSV estáveis. Para a cardioversão elétrica, é necessário acesso vascular, sedação e analgesia. Se houver instabilidade hemodinâmica, não atrasar a cardioversão sincronizada para a obtenção do acesso. A dose inicial de energia para a cardioversão sincronizada é 0,5 a 1 J/kg para TSV. Se a taquiarritmia persistir depois da primeira tentativa, devemos duplicar a dose para 1 a 2 joules/kg. Se o ritmo não se converter ao sinusal, é necessária reavaliação do diagnóstico de TSV *versus* TV. Para a correta aplicação da cardioversão é importante:

- Ambiente adequado, com equipe habilitada e distúrbios hidroeletrolíticos corrigidos.
- Suporte e monitorização adequados da oxigenação e ventilação durante o procedimento.
- Utilização de sedação e analgesia.
- Colocação de eletrodos do ECG no paciente (desse modo, o desfibrilador/monitor pode perceber o ECG e sincronizar a descarga elétrica).
- Colocação do desfibrilador em modo *sync* antes de cada tentativa de cardioversão. No modo *sync*, um indicador no monitor deve marcar cada onda R detectada.
- Seleção de energia inicial de 0,5 a 1 joule/kg, seguida de 1 a 2 joules/kg na TSV.
- A posição das placas no tórax deve seguir a direção do maior eixo do coração.
- O tamanho das placas deve ser proporcional à superfície torácica dos pacientes.
- Os botões de descarga devem ser acionados e mantidos até o choque (isto quase sempre requer a detecção de dois a três complexos QRS).

J – Diferenciar as taquicardias com QRS largo (Quadros D e E no conteúdo complementar).

- Taquicardia supraventricular com QRS largo: TSV com QRS largo, ou seja, com condução aberrante, é incomum. O diagnóstico correto e a diferenciação entre TSV com condução aberrante e TV requer a análise cuidadosa de 12 derivações, que pode ser suplementada pela informação de uma derivação esofágica. Ambas podem causar instabilidade hemodinâmica; portanto, a evidência de choque não é útil para diferenciá-las. Para simplicidade de abordagem, a taquicardia com QRS largo não diagnosticada previamente em um lactente ou uma criança deve ser tratada como TV até prova em contrário.
- Taquicardia ventricular: se pulso presente, a frequência ventricular pode variar de quase normal até mais de 200 bpm. O quadro clínico depende da etiologia, do mecanismo fisiopatológico e da repercussão hemodinâmica. Os ritmos ventriculares rápidos quase sempre comprometem a estabilidade hemodinâmica e podem se degenerar em TV sem pulso ou FV. Na história clínica, avalia-se a importância da arritmia como causa de sintomas, como palpitações e tonturas. Antecedente de síncope deve ser considerado, pois pode ser manifestação de comprometimento hemodinâmico, secundário à taquicardia. A maioria das crianças que desenvolve TV tem uma enfermidade estrutural cardíaca subjacente; ver Quadro C do conteúdo complementar para outras causas possíveis de TV em crianças.

Devemos tentar identificar a taquicardia do tipo *torsades de pointes* e a TV sem pulso, porque essas formas requerem tratamento específico (como, p. ex., magnésio e desfibrilação, respectivamente) que difere daquele da TV com pulso presente.

A TV com perfusão adequada é menos comum e de menor gravidade do que a TV com perfusão inadequada. Depois de se avaliar o ECG de 12 derivações, deve-se providenciar acesso vascular para a administração de medicamentos antiarrítmicos; pode-se também considerar a cardioversão sincronizada com adequada sedação e analgesia. Tenta-se, também, identificar e tratar as causas reversíveis da arritmia: hipoxemia, reposicionamento de cateteres intracardíacos, correção de distúrbios hidroeletrolíticos, suspensão de drogas arritmogênicas.

K – Drogas antiarrítmicas mais usadas: amiodarona, procainamida, propafenona e verapamil. Os detalhes dos fármacos estão no Quadro B, disponível no conteúdo complementar.

Manejo das taquicardias com perfusão adequada (Figura 1 e 16)

Taquicardias com QRS estreito:

- Analisar regularidade da taquicardia e a relação atrioventricular (A:V) e intervalos RP e PR:
  - RP curto (RP < PR) e > 70 ms = TAV, TRN ou TA;
  - RP < 70 ms = TRN.
- Estabilidade hemodinâmica: optar por manobras vagais (gelo na face ou Valsalva). Evitar compressão do seio carotídeo ou do globo ocular ou o reflexo de vômito. Se as manobras não forem efetivas, administrar adenosina, seguida de bolo de soro fisiológico.

- Se não reverter ou TSV não dependente do NAV para reentrada, sem repercussão hemodinâmica: agentes bloqueadores do NAV (BB, BCC, digoxina) para controle da FC.
- Síndrome de WPW com a via anômala expressa em ECG basal: não utilizar medicações que diminuam a condução pelo NAV pelo risco de FV durante a taquiarritmia (FA pré-excitada).
- Taquicardia atrial na infância: amiodarona (associada ou não com bloqueadores de canais de cálcio) ou propafenona (associada ou não com betabloqueadores). A CVE é pouco efetiva. Pode-se tentar controle da FC com BCC, BB e/ou digitálico.

Manejo das taquicardias com perfusão inadequada (Figura 17)

As letras maiúsculas do algoritmo correspondem às letras do texto explicativo.

Perfusão inadequada indica sinais de comprometimento cardiorrespiratório grave, como choque com hipotensão ou perfusão inadequada dos órgãos-alvo, alteração de consciência e perda súbita de consciência com atividade pulsátil detectável rápida.

A – Manter as vias aéreas pérvias, adequada ventilação e oxigenação e acesso vascular (intravenoso ou intraósseo); se necessário, cateter/máscara de oxigênio ou intubação orotraqueal. Monitor e desfibrilador devem ser instalados e o ECG de 12 derivações, realizado.

B – Avaliar pulso central: se ausente – passar para a etapa **C**; se presente – etapa **D**.

C – Iniciar manobras de ressuscitação cardiopulmonar conforme preconizado pelo PALS.

D – Considerar a duração do QRS, caminhando-se para a etapa **E** ou **F**, na dependência de ele estar normal para a idade ou alargado.

G – Seria interessante, nesta fase, um ECG de 12 derivações e, se possível, derivação esofágica para auxiliar na identificação do ritmo, presença e relação da onda P com o complexo QRS.

Devemos tratar a TSV com perfusão inadequada (insuficiência cardíaca congestiva, trabalho respiratório aumentado, alteração de consciência, choque) com CVE ou cardioversão química imediata (adenosina).

H – Manobra vagal: pode ser tentada somente durante a preparação para a CVE ou farmacológica; a cardioversão não deve ser retardada para realizar manobras vagais.

I – A administração de adenosina poderá ser feita enquanto se aguarda a CVE.

J – A cardioversão sincronizada é o tratamento de escolha para pacientes com taquiarritmias (TSV, TV) que têm comprometimento hemodinâmico. A energia para a cardioversão sincronizada é 0,5 a 1 joule/kg na TSV. Se a taquiarritmia persiste depois da primeira tentativa, a energia deve ser duplicada para 1 a 2 joule/kg. Se o ritmo não se converte ao sinusal, reavaliar TSV *versus* TV.

K – É importante tentar diferenciar TSV com aberrância de condução da TV:

- TSV com QRS largo: TSV e TV podem causar instabilidade hemodinâmica, portanto o choque não é útil para diferenciá-las. Para simplificar a abordagem, a taquicardia de QRS largo não diagnosticada previamente em crianças deve ser tratada como TV.
- TV: avalie a importância da arritmia como causa de palpitações e tonturas. Síncope pode indicar comprometimento

hemodinâmico secundário à TV (afasta a possibilidade de outras causas, como neurológica, vascular ou endócrina). Identificar a taquicardia do tipo *torsades de pointes* e a TV com pulso ausente; requerem tratamento específico (p. ex., magnésio e desfibrilação, respectivamente), ao contrário da TV com pulso presente.

L – No controle da arritmia, é recomendado utilizar apenas um antiarrítmico, e, em caso de insucesso, recorrer novamente à CVE. Evitar a associação de outros fármacos pelo alto risco de indução de arritmias. As medicações mais utilizadas são lidocaína, amiodarona e procainamida. Os detalhes dos fármacos podem ser encontrados no Quadro C disponível no conteúdo complementar.

Manejo das bradicardias (Figura 18)

As letras maiúsculas do algoritmo correspondem às letras do texto explicativo. As bradiarritmias são as alterações de ritmo mais comuns precedendo a parada cardíaca no paciente pediátrico e quase sempre estão associadas à hipoxemia, hipotensão e acidose. Essas condições diminuem a condução sinoatrial e através da junção atrioventricular. Se o paciente se apresentar com FC < 60 com sinais de perfusão inadequada (sintomático), avaliar pulso. Na ausência de pulso, trata-se de uma atividade elétrica sem pulso (AESP) e deve-se proceder ao algoritmo de manejo de PCR em ritmo não chocável. Na presença de pulso e comprometimento hemodinâmico, seguir algoritmo de bradicardia com perfusão inadequada (Figura 18). Na presença de pulso e ausência de comprometimento hemodinâmico, avaliar o traçado eletrocardiográfico para diagnóstico da bradicardia e discutir caso com especialista.

A – Manter as vias aéreas pérvias, adequada ventilação e oxigenação e acesso vascular (intravenoso ou intraósseo); se necessário, cateter/máscara de oxigênio ou intubação orotraqueal. Monitor e desfibrilador devem ser instalados e o ECG de 12 derivações, realizado.

B – Verificar a frequência cardíaca normal para a idade (Quadro 1) e identificar as características da bradicardia no ECG:

- FC menor que 60 batimentos por minuto.
- Presença ou ausência de ondas P.
- Duração normal ou aumentada do complexo QRS.
- Relação entre as ondas P e os complexos QRS.
- A onda P e o complexo QRS podem não estar relacionados (dissociação AV).
- Após avaliar ECG e diagnosticar se bradicardia sinusal, BAV de primeiro ou segundo ou terceiro grau (características de cada um já descritas anteriormente).

C – Determinar se a bradicardia está associada ou não a comprometimento cardiorrespiratório grave. A bradicardia clinicamente significativa é caracterizada por FC menor que 60 bpm, com evidências de perfusão sistêmica inadequada: hipotensão, má perfusão de órgãos-alvo, dificuldade respiratória, alterações de consciência.

D – Se a bradicardia não estiver associada à evidência de perfusão sistêmica inadequada, deve-se reavaliar o paciente continuamente, observando e criando condições para a perviabilidade das vias aéreas, ventilação e circulação adequadas. A seguir, deve-se investigar possíveis causas.

E – A seguir, as principais condições a serem lembradas diante de bradicardia na pediatria, bem como suas respectivas condutas iniciais.

- Hipoxemia: adequada oxigenação do paciente.
- Hipotermia: aquecimento do paciente.
- Trauma cranioencefálico: se pressão intracraniana elevada e comprometimento do tronco, oxigenação e ventilação; se sinais de herniação, a hiperventilação leve está indicada.
- BAV: pode resultar de uma variedade de condições congênitas ou adquiridas. Deve ser considerada a possibilidade de uso de marca-passo.
- Transplante cardíaco: os receptores têm quase sempre "corações desnervados" e, portanto, podem necessitar de grandes doses de simpaticomiméticos ou MP. Os anticolinérgicos podem não ser efetivos, pois corações transplantados carecem de inervação vagal.
- Toxinas, venenos e fármacos: antídotos específicos. As bradiarritmias podem se desenvolver depois de envenenamentos por organofosforados, BCC, BB, digoxina e clonidina.

F – Se a bradicardia com FC < 60 bpm estiver associada com grave comprometimento cardiorrespiratório, apesar da efetiva oxigenação e ventilação, iniciar massagem cardíaca externa. A hipoxemia é a principal causa das bradiarritmias, portanto é essencial garantir ventilação e oxigenação adequadas (intubação orotraqueal, se possível). Se o ritmo bradicárdico persistir apesar da adequada oxigenação e ventilação, serão necessários medicamentos para aumentar a FC e melhorar a perfusão (ou seja, simpaticomiméticos, etapa **G**). Os pacientes que não respondem a essas intervenções podem requerer marca-passo transcutâneo ou transvenoso.

G – A administração da epinefrina em *bolus* está indicada se a bradicardia é sintomática e persistente, apesar da oxigenação e ventilação efetivas, devendo ser administrada a cada 3 a 5 minutos, conforme necessidade. Nesses casos, prossegue-se para o algoritmo de PCR em ritmo não chocável. A depender da situação, epinefrina ou dopamina em uso contínuo podem ser consideradas opções em casos refratários.

Em alguns casos selecionados (bloqueio cardíaco completo ou função anormal do NS), a implantação de um marca-passo transcutâneo pode salvar vidas. Apesar dessa modalidade ser amplamente utilizada em adultos, a experiência em crianças é limitada e deve ser feita sempre sob supervisão do especialista. Outras formas de estímulo, como marca-passo transesofágico, transtorácico ou transvenoso, também requerem supervisão especializada.

ALGORITMOS DE TRATAMENTO

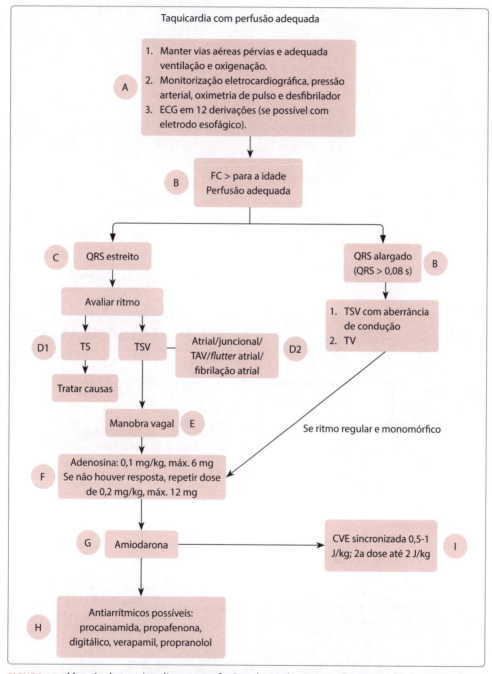

FIGURA 16 Manejo da taquicardia com perfusão adequada. CVE: cardioversão elétrica; ECG: eletrocardiograma; FC: frequência cardíaca; TAV: taquicardia por reentrada atrioventricular; TS: taquicardia sinusal; TSV: taquicardia supraventricular; TV: taquicardia ventricular.

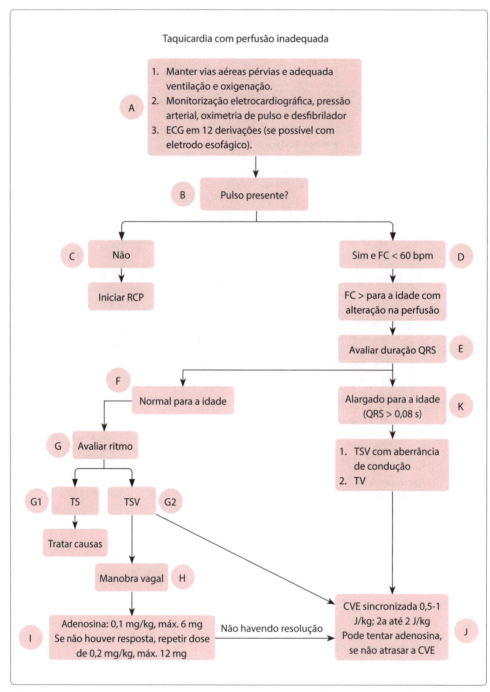

FIGURA 17 Manejo da taquicardia com perfusão inadequada. CVE: cardioversão elétrica; ECG: eletrocardiograma; FC: frequência cardíaca; TS: taquicardia sinusal; TSV: taquicardia supraventricular; TV: taquicardia ventricular.

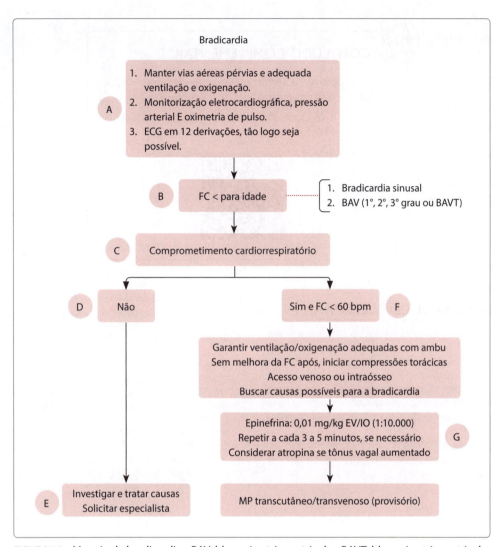

FIGURA 18 Manejo de bradicardias. BAV: bloqueio atrioventricular; BAVT: bloqueio atrioventricular total; ECG: eletrocardiograma; FC: frequência cardíaca; MP: marca-passo; RCP: ressuscitação cardiopulmonar.

CONTEÚDO COMPLEMENTAR

Este capítulo contém conteúdo complementar disponibilizado em uma plataforma digital exclusiva.

Utilize o QR code abaixo para ingressar no ambiente virtual (senha: icrpsmanole):

SUGESTÕES DE LEITURA

1. Andalaft R. Arritmias cardíacas em crianças e adolescentes. In: Jatene I, Freitas E. Como tratar - Vol. 4: cardiologia pediátrica e cardiogeriatria. Barueri: Manole; 2010.
2. Andalaft R. Arritmias na infância. In: Timerman A, Souza A. Condutas terapêutica do Instituto Dante Pazzanese de Cardiologia. 2.ed. São Paulo: Atheneu; 2017.
3. Andalaft R. Utilização dos métodos não invasivos em diagnósticos das arritmias na infância. Relampa. 2012;25(1):20-31.
4. Guimarães H, Andalaft R, Carvalho PR et al. Suporte avançado de vida em pediatria: manual do profissional. American Heart Association; 2017.
5. Magalhães LP, Guimarães ICB, Melo SL, et al. Diretriz de Arritmias Cardíacas em Crianças e Cardiopatias Congênitas SOBRAC e DCC-CP. Arq Bras Cardiol. 2016;107(Isupl 3):1–58.
6. Moreira DA, Habib R, Andalaft R. Mecanismos eletrofisiológicos das arritmias cardíacas. In: Armaganijan D, Timerman A. Farmacologia cardiovascular com suas aplicações terapêuticas. São Paulo: Atheneu; 2013. p. 275-91.
7. Zipes DP. Mechanisms of clinical arrhythmias. J Cardiovasc Electrophysiol. 2013;14:902-12.

3
Insuficiência respiratória aguda

Flávia Andrea Krepel Foronda
Eliana Paes de Castro Giorno
Lorena Souza de Assis

PONTOS-CHAVE DESTE CAPÍTULO

- Reconhecer a insuficiência respiratória aguda e identificar situações de risco.
- Fazer o diagnóstico diferencial das principais causas de insuficiência respiratória aguda.
- Descrever os quadros clínico e laboratorial.
- Iniciar o tratamento da insuficiência respiratória aguda.

INTRODUÇÃO

A insuficiência respiratória aguda na criança é de extrema importância, sendo responsável por dois terços das admissões em unidades de terapia intensiva pediátrica. Apesar do desafio de se estabelecer dados epidemiológicos pela heterogeneidade dos quadros, estima-se que as doenças do trato respiratório inferior sejam responsáveis por dois terços das admissões em unidades de terapia intensiva pediátrica e 16% das mortes em crianças menores de 5 anos.

Essa alta suscetibilidade para desenvolver falência respiratória pode ser explicada pelo fato de as crianças possuírem via aérea menor, tórax mais complacente, demanda metabólica maior, reserva respiratória menor e mecanismos compensatórios inadequados, o que pode levar à evolução mais rápida para a fadiga.

Além disso, nas crianças, a insuficiência respiratória aguda pode progredir rapidamente para falência respiratória e, posteriormente, parada cardíaca. Pode-se evitar essa evolução por meio do reconhecimento e do tratamento precoces.

A avaliação da criança com insuficiência respiratória aguda inclui a determinação da gravidade, bem como da etiologia do quadro subjacente. Portanto, neste capítulo será discutida a avaliação primária da criança com insuficiência respiratória aguda bem como os possíveis diagnósticos diferenciais.

FISIOPATOLOGIA

Didaticamente, os mecanismos fisiopatológicos que levam à insuficiência respiratória podem ser divididos em falhas de oxigenação e de ventilação. A falha de oxigenação originada no aparelho respiratório pode ser causada por alteração de difusão na membrana alveolocapilar ou, mais classicamente, pela relação desigual entre a ventilação alveolar e o fluxo sanguíneo alveolar (V/Q). Embora a relação V/Q no pulmão seja fisiologicamente heterogênea, é bem regulada e, por isso, a PaO_2 nos indivíduos normais varia no estreito limite entre 85 e 100 mmHg. Condições patológicas, entretanto, podem desequilibrar essa relação, levando a um extremo as áreas perfundidas, porém não ventiladas, em que o ar entra desoxigenado e sai desoxigenado; no outro extremo estão as áreas ventiladas, porém não perfundidas, situação em que a ventilação está sendo perdida. Já a falha de ventilação ocorre quando o volume-minuto – produto da frequência respiratória pelo volume corrente – está diminuído. Na vigência de respiração superficial e/ou bradipneia, o CO_2 não é adequadamente removido, resultando em hipercapnia.

DEFINIÇÃO E AVALIAÇÃO DA GRAVIDADE

A insuficiência respiratória aguda é definida funcionalmente pela incapacidade de o sistema respiratório suprir as demandas metabólicas dos tecidos, sendo reconhecida quando ocorre qualquer prejuízo à ventilação ou à oxigenação.

A alteração da oxigenação pode ser observada pela avaliação dos seguintes aspectos:

- Estado de consciência (irritabilidade/sonolência, apatia, coma).
- Cor (palidez/cianose).
- SaO_2 menor que 90%.
- PaO_2 menor que 60 mmHg.

Já a alteração da ventilação é detectada nas seguintes circunstâncias:

- $PaCO_2$ acima de 50 ou 20 mmHg acima da basal.
- Respiração superficial.
- Sinais clínicos de narcose: vasodilatação, diminuição das pupilas, confusão e letargia.

Embora descritas separadamente, as falhas da oxigenação e da ventilação frequentemente coexistem na insuficiência respiratória, e o desconforto respiratório pode estar presente nas alterações tanto de oxigenação como de ventilação.

O desconforto respiratório pode ser caracterizado pelo aumento na frequência respiratória (taquipneia – Tabela 1) e do trabalho respiratório, resultando em batimento de asa de nariz, retrações e uso de musculatura acessória. Pode variar de leve a grave, a depender da intensidade dos sinais.

> **Dica prática relevante**
> Para identificar IRpA, esteja atento a:
> - Esforço não condizente com a clínica ou sinais de fadiga.
> - Respiração irregular ou bradipneia.
> - Gemência, especialmente em lactentes.
> - Bradicardia.
> - Nível de consciência (irritabilidade, sonolência, letargia).
> - Palidez/cianose.

Se o indivíduo evolui para bradipneia ou apneia, bradicardia, cianose, diminuição da entrada de ar, coma ou torpor, está em fran-

TABELA 1   Taquipneia

Idade	Respiração por minuto
Menos de 2 meses	> 60 respirações/minuto
2 a 12 meses	> 50 respirações/minuto
1 a 5 anos	> 40 respirações/minuto
Mais de 5 anos	> 20 respirações/minuto

Fonte: World Health Organization, Geneva, 1995.

ca falência respiratória e uma intervenção urgente precisa ser iniciada.

TIPOS DE PROBLEMAS RESPIRATÓRIOS

Os problemas respiratórios nem sempre ocorrem de forma isolada. A criança pode desenvolver um ou mais tipos de insuficiência respiratória, porém, didaticamente os problemas respiratórios podem ser divididos nos seguintes grupos:

- Obstrução de via aérea superior (OVAS).
- Obstrução de via aérea inferior.
- Doença do parênquima pulmonar.
- Alteração do controle da respiração.

OBSTRUÇÃO DE VIA AÉREA SUPERIOR

Obstrução das vias aéreas superiores, ou seja, das vias áreas extratorácicas, pode ocorrer por comprometimento do nariz, da faringe ou da laringe. Além dos sinais gerais de desconforto respiratório, alguns sinais típicos são observados, especialmente durante a inspiração, e incluem:

- Alterações na voz ou no choro (rouquidão).
- Tosse ladrante.
- Estridor.
- Baixa expansibilidade pulmonar.
- Entrada de ar diminuída na ausculta.

São causas desse tipo de insuficiência respiratória: crupe, angioedema, traqueíte bacteriana, abscesso retrofaríngeo, corpo estranho e epiglotite, laringomalácia e estenose subglótica. Para mais detalhes, ver capítulos específicos.

OBSTRUÇÃO DE VIA AÉREA INFERIOR

Corresponde ao comprometimento das vias aéreas intratorácicas. Pode acometer a parte mais inferior da traqueia, os brônquios e os bronquíolos. Os sinais característicos são:

- Sibilos.
- Expiração prolongada.
- Tosse.
- Aumento do trabalho respiratório na expiração, tornando-a um processo ativo e não passivo, como na respiração normal.

Os exemplos mais comuns desse tipo de patologia são bronquiolite e asma. Para mais detalhes, ver capítulos específicos.

DOENÇA DO PARÊNQUIMA PULMONAR

Este é o termo utilizado para um grupo bem heterogêneo de condições que alteram o parênquima pulmonar.

Os sinais clínicos característicos do comprometimento do parênquima incluem:

- Gemido expiratório (produz fechamento precoce da epiglote na tentativa de manter a pressão positiva no final da expiração e prevenir colapso).

- Hipoxemia.
- Diminuição dos sons pulmonares.
- Estertores.

Dica prática relevante: nesses pacientes, a USG à beira do leito pode ser útil para identificar consolidação ou atelectasia e congestão pulmonar por meio das linhas B. Ver capítulo específico.

Condições que exemplificam esse tipo de comprometimento são:

- Pneumonia (de qualquer etiologia).
- Edema pulmonar (associado à insuficiência cardíaca congestiva ou por aumento da permeabilidade vascular, como acontece na sepse).
- Contusão pulmonar (trauma).
- Síndrome do desconforto respiratório agudo (SDRA).

Para mais detalhes, ver capítulos específicos.

ALTERAÇÃO DO CONTROLE DA RESPIRAÇÃO

É caracterizada pelo padrão respiratório anormal e, geralmente, está associada a condições que alteram a função neurológica e, portanto, comprometem o nível de consciência. Os sinais clínicos sugestivos desse tipo de doença respiratória são:

- Frequência respiratória irregular.
- Esforço respiratório variável.
- Respiração superficial.
- Apneia central, ou seja, sem nenhum esforço respiratório.

São causas comuns desse tipo de afecção: convulsões, infecções do sistema nervoso central, tumores cerebrais, hidrocefalia, traumatismo cranioencefálico, doenças neuromusculares e intoxicações. Nas doenças em que o controle da respiração está comprometido, geralmente ocorre insuficiência respiratória por hipoventilação, ou seja, redução do volume-minuto. Essa redução pode ser pela diminuição tanto da frequência respiratória como do volume corrente, e isso pode ser observado na gasometria, pelo aumento dos níveis de gás carbônico e redução do oxigênio. A radiografia de tórax, em geral, está normal. Na investigação desse tipo de afecção, a tomografia de crânio ocupa papel importante.

Dica prática relevante: identificar na história o tempo de instalação, se agudo ou insidioso, pode ajudar a diferenciar hipóteses diagnósticas.

EXAMES COMPLEMENTARES NA INSUFICIÊNCIA RESPIRATÓRIA AGUDA

Exames à beira do leito

TABELA 2 Exames à beira do leito

Teste	Indicação	Comentários
Oximetria de pulso	Método não invasivo de medir a saturação da hemoglobina. Deve ser realizada em todos os pacientes com insuficiência respiratória aguda	
$ETCO_2$	Medida não invasiva da ventilação	Pode ser usado para confirmar posição da cânula endotraqueal após intubação. Existe tecnologia para medidas em crianças não intubadas
Eletrocardiograma	Pacientes com exame cardiológico alterado	
Ultrassonografia de tórax	Avaliação do derrame pleural e de presença de áreas de consolidação, congestão, atelectasia e deslizamento pleural	

Dica prática relevante: pacientes com perfusão periférica ruim podem apresentar leitura de baixa saturação de O_2 à oximetria de pulso sem que isto represente falência respiratória, devendo-se atentar à causa cardiovascular.

Exames laboratoriais

TABELA 3 Exames laboratoriais

Gasometria arterial	Informação sobre oxigenação e ventilação	Importante na avaliação do equilíbrio acidobásico
Perfil toxicológico	Importante realizar nos pacientes sem febre com insuficiência respiratória resultante de alteração do nível de consciência	
Monóxido de carbono, nível de meta--hemoglobina	Insuficiência respiratória com histórico clínico compatível e PaO_2 normal	Pacientes com intoxicação por monóxido de carbono não têm cianose diferente daqueles com meta-hemoglobinemia

Exames de imagem

TABELA 4 Exames de imagem

Radiografia cervical lateral	Avaliação da OVAS	Diagnóstico em geral é clínico
Radiografia de tórax	Deve ser realizada em pacientes com ausculta pulmonar assimétrica e naqueles com desconforto respiratório significativo	
Radiografia de tórax expirado	Avaliação de corpo estranho	Vai apresentar hiperinsuflação localizada
Radiografia de tórax em decúbito lateral	Avaliação do derrame pleural	
Tomografia de crânio	Tumor, hidrocefalia ou trauma craniano	
Angiotomografia de tórax	Embolia pulmonar	
Cintilografia: ventilação/perfusão	Embolia pulmonar	
Ultrassonografia de tórax	Avaliação do derrame pleural e de presença de áreas de consolidação, congestão, atelectasia e deslizamento pleural	

TRATAMENTO

A estabilização inicial e o manejo da criança com desconforto respiratório incluem as seguintes ações:

- Avaliar a via aérea quanto à permeabilidade:
    - Se pérvia, manter a criança em posição de conforto.
    - Se necessário, realizar manobras para abertura das vias aéreas.
    - Aspiração da via aérea se houver secreções ou retirada de corpo estranho, se for visível.
    - Colocar cânula orofaríngea ou nasofaríngea, se necessário, para manutenção da via aérea pérvia.

Para saber mais: *Handbook* da divisão de anestesiologia pediátrica da Tufts Medical Center ensina de forma ilustrativa a forma correta de posicionar a via aérea. https://www.maskinduction.com/positioning-infants-and-children-for-airway-management.html

- Dar suporte à respiração:
    - Oxigenoterapia: o principal objetivo do suporte respiratório é evitar hipoxemia grave e garantir oferta de oxigênio adequada para os tecidos, especialmente o cérebro. Por outro lado, vários estudos recentemente demonstraram toxicidade do oxigênio relacionada à concentração e ao tempo de exposição. Assim, é de extrema importância não usar fração

inspirada de oxigênio (FiO$_2$) 100% de forma indiscriminada. A saturação deve ser monitorada e a FiO$_2$ utilizada deve ser a menor possível para manter a saturação ≥ 94%. Existem diversas formas de ofertar oxigênio de acordo com o grau de necessidade de oxigênio:
- Cateter nasal (fluxo de 0,1 a 3 L/minuto FiO$_2$: 24 a 40%).
- Máscara facial (FiO$_2$ até 60% com fluxo > 8 L/minuto).
- Máscara de Venturi (FiO$_2$: 23 a 50% com válvulas e fluxos variáveis).
- Oxitenda (FiO$_2$ até 60%).
- Capuz (FiO$_2$ até 100%).
- Máscara não reinalante (FiO$_2$ até 100% com fluxo de 10 a 15 L/minuto).

– Ventilação: o oxigênio é apenas uma parte da troca gasosa. O paciente também pode apresentar retenção de gás carbônico (CO$_2$). Neste caso, é importante fornecer suporte ventilatório, além do oxigênio.
- Cateter de alto fluxo (*high flow*): vem sendo muito utilizado na faixa etária pediátrica, especialmente nos casos de bronquiolite. O gás inspirado é aquecido e umidificado a 100%, o que facilita a entrada do ar. Além disso, ocorre a diminuição do espaço morto anatômico pelo alto fluxo, minimizando a reinalação de CO$_2$. Alguns estudos mostram que, utilizando o fluxo de 2 L/kg/minuto, existe o efeito PEEP 4 a 6 cmH$_2$O. Permite oferecer FiO$_2$ de 21 a 100% de acordo com a necessidade do paciente.
- Ventilação não invasiva: diminui o trabalho respiratório, melhora a hipoventilação, aumenta a capacidade residual funcional e diminui o consumo de oxigênio. Em geral, é necessário algum tipo de sedação leve.
- Ventilação invasiva: naqueles pacientes que chegam com sinais de gravidade, como com alteração de nível de consciência, a indicação de intubação não deve ser postergada, pelo risco de falência respiratória e progressão para parada cardiorrespiratória.

– Aplicação de medicações específicas: antibiótico, corticosteroide, adrenalina inalatória, broncodilatador, inalação com NaCL 3%, gás heliox (menor densidade), entre outras.

- Avaliar a circulação:
  – Monitorar frequência cardíaca e ritmo.
  – Estabelecer acesso vascular, se indicado.

A ressuscitação volêmica deve ser indicada à luz do contexto clínico e do conjunto de sinais encontrados. Deve-se ter como objetivo a normovolemia, tratando adequadamente o colapso circulatório, mas evitando, também, o excesso de volume que poderá sobrecarregar adicionalmente o sistema cardiorrespiratório.

- Avaliar e intervir em outras causas de disfunção:
  – Rastreio metabólico e correção hidroeletrolítica, se indicado;
  – Se paciente acometido por doença neurológica que altere o centro de controle da respiração, tratar a causa base.

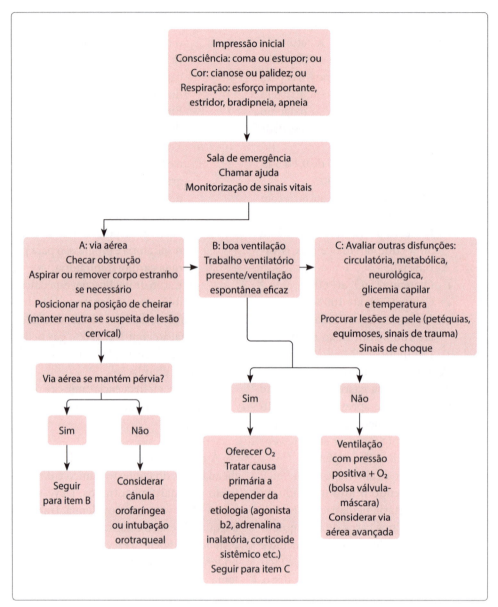

FIGURA 1   Algoritmo de tratamento.

CONCLUSÃO

A insuficiência respiratória aguda na infância deve ser precocemente diagnosticada e o rápido restabelecimento da oxigenação e a ventilação adequada são essenciais para a boa evolução. Com a oxigenação e a ventilação já restabelecidas, a identificação da causa pode facilitar o direcionamento e a adequação do tratamento. Na criança, a reavaliação frequente é essencial para se observar a resposta terapêutica.

SUGESTÕES DE LEITURA

1. Faria L, Foronda F, Rodrigues F. Ventilação pulmonar mecânica convencional. In: Carvalho W (ed.). Algoritmos em terapia intensiva pediátrica, neonatologia e emergências pediátricas. São Paulo: Atheneu; 2007.
2. Friedman ML, Nitu ME. Acute respiratory failure in children. Pediatr Ann. 2018;47(7):e268-e273.
3. Healfaer M. Developmental physiology of the respiratory system. In: Rogers M. Textbook of pediatric intensive care. Baltimore: Willians & Wilkins; 1996.
4. Pediatric Advanced Life Support (PALS). Recognition of respiratory distress and failure. American Heart Association; 2020.
5. Rojas-Reyes MX, Granados Rugeles C, Charry-Anzola LP. Oxygen therapy for lower respiratory tract infections in children between 3 months and 15 years of age. Cochr Data Syst Rev. 2014;12:CD005975.
6. Schliber A, Franklin D. Respiratory support for children in the emergency department. J Paediatr Child Health. 2016;52(2):192-6.
7. Schneider J, Sweberg T. Acute respiratory failure. Crit Care Clin. 2013;29(2):167-83.
8. Vo P, Kharasch VS. Respiratory failure. Pediatr Rev. 2014;35(11):476-486.

4
Sequência rápida de intubação

Amélia Gorete Reis
Vitor Emanoel de Lemos Carvalho

PONTOS-CHAVE DESTE CAPÍTULO

- Definir o termo sequência rápida de intubação (SRI).
- Relatar as indicações e contraindicações da SRI.
- Descrever os passos envolvidos no procedimento de SRI.
- Destacar os pontos essenciais da avaliação da criança que será submetida à SRI.
- Indicar a melhor forma de realizar a pré-oxigenação.
- Pontuar os objetivos da pré-medicação.
- Escolher o sedativo e o bloqueador neuromuscular de acordo com o quadro clínico.
- Relatar os cuidados pós-intubação traqueal.
- Conhecer estratégias auxiliares na falha na intubação e presença de via aérea difícil.

INTRODUÇÃO

O procedimento de intubação traqueal (IT) realizado de forma organizada e utilizando sedativos e bloqueadores neuromusculares (BNM) é chamado sequência rápida de intubação (SRI). O objetivo da SRI é proporcionar condições que facilitem a laringoscopia, com consequente atenuação da resposta reflexa autonômica e do risco de aspiração pulmonar. Os riscos relacionados ao procedimento não são desprezíveis, sendo os efeitos colaterais das medicações e as dificuldades com a via aérea os maiores problemas a serem considerados. Recentes estudos mostram que o sucesso da IT está diretamente relacionado à organização e padronização na fase de preparação para o procedimento.

As indicações de SRI coincidem, de forma geral, com as de IT de emergência envolvendo pacientes com reflexo de via aérea superior intacto. As contraindicações da SRI são relativas e incluem a inexperiência do profissional com os passos sequenciais da técnica e situações em que a IT e a ventilação com bolsa-valva-máscara (BVM) podem ser impossíveis de se obter, como obstrução de vias aéreas superiores (abscessos, tumores, corpo estranho etc.), trauma de face e/ou laringe e anatomia facial distorcida. Em tais circunstâncias, um plano alternativo deve incluir a participação de especialistas (anestesiologistas, endoscopistas, otorrinolaringologistas etc.) e intubação com sedação e sem paralisia.

A SRI não está indicada nos pacientes em parada cardiorrespiratória (PCR), ou em coma profundo e ausência de tônus muscular. Nessas situações, a IT deve ser realizada de imediato, sem uso prévio de sedativos, analgésicos e BNM.

PASSOS DA SEQUÊNCIA RÁPIDA DE INTUBAÇÃO

A SRI requer o acompanhamento cuidadoso dos passos relacionados no Quadro 1.

QUADRO 1 Passos da sequência rápida de intubação

História e exame físico
Preparação: equipamento, pessoal e medicação
Monitoração
Pré-oxigenação
Pré-medicação
Sedação
Pressão cricoide e ventilação, se necessário
Bloqueio neuromuscular
Intubação traqueal
Observação e monitoração pós-intubação
Sedação e paralisia contínuas

História e exame físico

A história e os antecedentes, como doenças neuromusculares, cardiovasculares, asma, hipertensão intracraniana, entre outras, são essenciais, pois contribuem na escolha da medicação e alertam para potenciais complicações. A história deve ser breve e objetiva, usando a sigla SAMPLE como regra mnemônica (Quadro 2).

QUADRO 2 História objetiva

S	Sinais e sintomas
A	Alergias
M	Medicações
P	Passado médico
L	Líquidos e última refeição
E	Evento que está levando à necessidade de intubação

O exame físico é dirigido para a avaliação anatômica da via aérea, com o objetivo de detectar a presença de uma via aérea difícil, que está associada à dificuldade na IT ou na ventilação com BVM. A região da cabeça, da face e do pescoço deve ser cuidadosamente examinada. As principais características físicas associadas à via aérea difícil incluem boca pequena ou com abertura limitada, incisivos proeminentes, espaço aumentado entre incisivos superiores e inferiores, macroglossia, pescoço curto ou com diminuição de mobilidade, mandíbula recuada ou hipoplásica, palato alto, arcado ou estreito, presença de colar cervical, obesidade, lactentes com malformações congênitas etc. A via aérea da criança, principalmente das menores de 2 anos, mesmo que não tenha anormalidades anatômicas, apresenta particularidades que aumentam a chance de encontrar dificuldade no ato da intubação.

Preparação: pessoal, equipamento e medicação

O preparo para o procedimento é fundamental e, quando todos os itens estiverem disponíveis, o procedimento pode ser iniciado. Convencionalmente, três profissionais são necessários para realizar a SRI, sendo um deles responsável pela via aérea e intubação, outro pela monitoração e compressão cricoide (manobra de Sellick), quando indicada, e um terceiro pela preparação e administração das medicações. Os equipamentos necessários incluem: aspirador, laringoscópio convencional, videolaringoscópio, tubo traqueal, fio-guia, BVM, monitor cardíaco, oxímetro, monitor de pressão arterial (PA), monitor de CO_2, máscara laríngea ou outro dispositivo supraglótico e vias aéreas oro e nasofaríngea. As principais medicações estão nas Tabelas 1 e 2.

Monitoração

A fim de garantir a segurança do procedimento de IT, é obrigatória a monitoração cardíaca para detectar arritmias e bradicardia, que são situações extremas de hipóxia e requerem conduta imediata. É ainda recomendável monitorar a PA e usar o oxímetro, o qual detecta o desenvolvimento de hipóxia mais precocemente que o monitor cardíaco.

Pré-oxigenação

No paciente que respira espontaneamente, deve ser realizada pré-oxigenação por 2 a 5 minutos com máscara de oxigênio, na maior concentração disponível, bem adaptada à face, com o objetivo de maximizar a saturação de hemoglobina e criar uma reserva de oxigênio nos pulmões. Na prática, a pré-oxigenação deve ser iniciada tão logo a SRI seja considerada. Assim, o paciente pode tolerar melhor o período de apneia durante a laringoscopia e diminui a necessidade de ventilação com pressão positiva com BVM.

Nos pacientes que não necessitam de ventilação com pressão positiva antes da laringoscopia, é recomendada a oxigenação durante a apneia com cateter de oxigênio nasal. O uso do cateter nasal durante a SRI pode reduzir de forma significante os índices de dessaturação moderada e grave durante o procedimento. Recomenda-se fluxo de oxigênio de 5 L/min em crianças < 1 ano; 10 L/min nas de 1 a 7 anos; e 15 L/min nas maiores de 7 anos.

Nos pacientes com ventilação inadequada ou em apneia, a ventilação com BVM deve ser cuidadosa com pequenos volumes correntes e realizada em associação com a compressão cricoide (manobra de Sellick). Há evidências, embora limitadas, de que essa técnica evita distensão gástrica e, consequentemente, regurgitação e aspiração.

Pré-medicação

A pré-medicação tem o objetivo de minimizar a resposta fisiológica à laringoscopia: estímulo vagal com bradicardia (mais comum em lactentes), taquicardia, hipertensão, hipóxia, aumento da pressão intracraniana e intraocular. Essa etapa depende da condição clínica do paciente e da opção de sedativos e BNM a serem utilizados. Pré-medicação torna a SRI mais complexa e longa, com benefício questionável.

A escolha das medicações é variável nos diferentes serviços, e é essencial que os pro-

TABELA 1 Sedativos comumente usados

Classe	Dose IV (mg/kg)	Início	Duração	Efeito na PIC	Efeito na PA	Ação	Cuidados	Indicações
Tiopental	2 a 5	2 a 5 s	10 a 30 min	Diminui	Diminui	Início rápido Curta duração Diminui a PIC Anticonvulsivante	Hipotensão Contraindicado na porfiria Aumenta o broncoespasmo Laringoespasmo Anafilaxia Não é analgésico	Aumento da PIC: trauma no crânio, meningite e mal epilético
Quetamina	1 a 4	1 a 2 min	10 a 30 min	Aumenta	Estável ou diminui	Início rápido, benéfico na hipotensão Broncodilatação Analgesia Amnésia	Aumenta a PIC e a secreção Efeitos psiquiátricos	Hipotensão Doença reativa das vias aéreas
Diazepam	0,2 a 0,4	2 a 4 min	30 a 90 min	Mínimo ou diminui	Mínimo	Amnésia Pouco efeito hemodinâmico Antiepilético Reversível com flumazenil	Depressão respiratória Hipotensão Sem efeito analgésico Início lento	Sedação prolongada Mal epilético
Midazolam	0,1 a 0,4	1 a 2 min	30 a 60 min	Mínimo	Mínimo ou diminui	Amnésia Curta duração Antiepilético Reversível com flumazenil	Depressão respiratória Hipotensão Sem efeito analgésico	Mal epilético
Fentanil	2 a 7 mcg/kg	1 min	30 a 60 min	Aumenta	Diminui	Início rápido Curta duração Pouco efeito hemodinâmico Reversível com naloxona Analgésico	Risco de rigidez torácica Depressão respiratória Pode aumentar a PIC	Obstrução de vias aéreas Trauma de crânio
Etomidato	0,2 a 0,4	1 min	10 a 15 min	Diminui	Mínimo	Pouco efeito hemodinâmico Anticonvulsivante	Supressão de cortisol Atividade mioclônica	Hipotensão Trauma
Propofol	1 a 2	0,5 a 1 min	10 a 15 min	Diminui	Diminui	Início rápido Titulável Anticonvulsivante Amnésia	Hipotensão Dor à infusão	Sedação precisa Vômitos

PA: pressão arterial; PIC: pressão intracraniana.

TABELA 2 Agentes bloqueadores neuromusculares

Tipo de agente	Dose paralisante (mg/kg)	Início*/duração de ação*	Condição de intubação (apneia)	Ação	Cuidados
Succinilcolina	1 a 2 (< 10 kg) 1 a 1,5 (> 10 kg)	15 a 30 s 3 a 5 min	45 a 60 s	Início rápido Curta duração Possível aplicar intramuscular	Bradicardia Hipotensão Arritmia Parada cardíaca Edema pulmonar Aumento da pressão intraocular Hipercalemia Mioglobinúria Hipertermia maligna Espasmo de masseter
Vecurônio	0,15 a 0,2	30 a 90 s 30 a 90 min	90 a 240 s	Poucos efeitos cardiovasculares Baixo risco de liberação de histamina Ação curta	Início mais lento que o do rocurônio Duração maior que a da succinilcolina
Rocurônio	0,9 a 1,2	30 a 60 s 25 a 60 min	30 a 90 s	Início rápido Solução estável	Aumenta FC

* O início da ação dos relaxantes musculares não despolarizantes é inversamente proporcional à dose (mg/kg), e a duração da ação é diretamente proporcional à dose (mg/kg).
FC: frequência cardíaca.

fissionais se familiarizem com os protocolos locais. As medicações usadas nessa fase compreendem a atropina e um analgésico (em geral, opioide ou lidocaína). Caso a succinilcolina seja a droga escolhida como BNM, deve-se incluir um agente defasciculante.

Atropina

A atropina não é recomendada de rotina como pré-tratamento na IT. Tem efeito potencial de minimizar as respostas desfavoráveis decorrentes da estimulação do vago causada pela laringoscopia, principalmente bradicardia e assistolia, e também diminui as secreções orais, o que facilita a visualização da laringe. Como efeito adverso da atropina, pode ser observada taquicardia.

Estudos recentes têm demonstrado que a atropina não está associada com redução na incidência de dessaturação e bradicardia durante a IT, entretanto, algumas diretrizes seguem com a sugestão do uso em situações especiais, como choque séptico e hipovolemia.

Alguns autores sugerem administrar atropina nas crianças com idade inferior a 1 ano, por terem resposta vagal pronunciada, nos menores de 5 anos que receberão succinilcolina como agente paralisante e em crianças maiores de 5 anos que receberão uma segunda dose de succinilcolina.

A dose intravenosa recomendada é de 0,02 mg/kg, com dose máxima de 1 mg, sem dose mínima.

Opioides

São considerados na pré-medicação por serem analgésicos potentes, com a vantagem de possuírem propriedades sedativas e ação reversível, além de não produzirem instabilidade hemodinâmica. Entre os opioides, o fentanil e o alfentanil são os mais indicados na SRI por terem início rápido e duração curta. O emprego de opioides como pré-medicação em pediatria é questionável segundo diversos autores, sendo melhor aceito como parte do cuidado pós-intubação. São normalmente bem tolerados, mas podem causar rigidez torácica, associada a doses elevadas e à infusão rápida, mais observada em neonatos e lactentes.

Lidocaína

A lidocaína tem ação anestésica e atenua o efeito adrenérgico provocado pela laringoscopia. O mecanismo desse efeito é pouco entendido, mas provavelmente está associado à ação anestésica no sistema nervoso central, com diminuição na pressão intracraniana e na pressão intraocular. A evidência de sua utilidade na prática clínica é controversa.

Defasciculantes

A defasciculação consiste em ministrar pequenas doses de BNM, 10% da dose habitual de vecurônio, pancurônio ou succinilcolina, previamente à infusão de succinilcolina nas crianças com mais de 5 anos, com o objetivo de prevenir os efeitos adversos dessa medicação.

Sedação

Sedação seguida de paralisia é o passo crucial da SRI. Os sedativos devem ter início de ação rápido e duração curta. Hipotensão e depressão cardiovascular são efeitos comuns a todos eles. A escolha do sedativo depende da condição clínica do paciente e as doses podem diferir das indicadas em outras circunstâncias. O Quadro 3 descreve algumas características dos principais sedativos.

QUADRO 3 Sugestão de sedativos de acordo com o quadro clínico

Pressão arterial normal: tiopental, midazolam ou propofol
Leve hipotensão com TCE: tiopental, midazolam ou etomidato
Leve hipotensão sem TCE: quetamina, etomidato ou midazolam
Hipotensão grave: quetamina, etomidato ou midazolam (dose baixa)
TCE isolado: tiopental, propofol ou etomidato
Crise asmática: quetamina, midazolam ou propofol
Estado de mal epilético: tiopental, midazolam ou propofol

TCE: trauma cranioencefálico.

Tiopental

Sedativo barbitúrico sem efeito analgésico que tem a vantagem de diminuir a pressão intracraniana e a demanda metabólica. Pode causar vasodilatação e depressão miocárdica, com consequente hipotensão, depressão respiratória ou liberação de histamina; tais ações exigem cuidado na administração em casos de asma e/ou hipotensão.

Midazolam

O midazolam é um benzodiazepínico de início de ação rápido e duração curta. Além de potente sedativo, produz amnésia. Por causa das suas propriedades farmacodinâmicas e da possibilidade de reversão com um antagonista, o midazolam faz parte da SRI de vários serviços médicos e, em geral, a dose empregada nessa situação, 0,3 mg/kg, é maior que a recomendada para sedação.

Propofol

O propofol apresenta início de ação muito rápido e duração curta. Produz imediata e profunda depressão no nível de consciência e na função cardiorrespiratória, culminando com estado de hipnose. O uso em crianças precisa ser mais bem estudado, pois além da depressão miocárdica e da queda da resistência vascular sistêmica, altera o barorreflexo, não permitindo uma resposta taquicárdica tão expressiva diante da hipotensão resultante, devendo ser evitado nos pacientes com hipotensão ou choque. Aproximadamente 15% dos pacientes com pressão arterial normal apresentam hipotensão. Embora utilizado em indução anestésica em cirurgias eletivas, a indicação do propofol tem sido desencorajada no paciente crítico por aumentar o risco de hipotensão, o tempo de internação e a mortalidade quando comparado a outras medicações, como o etomidato. Como a apresentação do propofol é na forma de emulsão lipídica, a técnica de manuseio deve ser asséptica, em virtude da facilidade de contaminação e do potencial para desenvolver sepse. Outros efeitos adversos são apneia e dor no local da injeção, que pode ser amenizada com infusão em veias calibrosas. Não pode ser administrado em pacientes alérgicos a ovo e soja.

Etomidato

É um sedativo de ação curta e sem propriedades analgésicas. Apresenta mínimos efeitos respiratórios e menor depressão cardiovascular que outros sedativos. É um dos sedativos de escolha na criança com traumatismo cranioencefálico, pois diminui a pressão intracraniana e o fluxo cerebral significativamente. Vômitos são observados, com frequência, em pacientes que recebem etomidato, e deve-se tomar cuidado com o uso em pacientes com convulsão focal. Efeito adverso significativo é a supressão da síntese do cortisol, o que contraindica o emprego rotineiro em casos de suspeita de sepse ou choque séptico.

Quetamina

A quetamina provoca uma dissociação talamocortical com consequente estado cataléptico sem hipnose, no qual os reflexos de proteção da via aérea são preservados. Essa medicação produz depressão da consciência, analgesia e amnésia, culminando com anestesia geral e menor depressão cardiorrespiratória que outros sedativos. A quetamina tem efeito simpatomimético leve, provocando aumento da pressão arterial e do fluxo cerebral, embora, na presença de depleção de catecolamina, como no choque prolongado, possa precipitar depressão cardiovascular. Por melhorar o broncoespasmo, em decorrência da liberação adrenérgica, é de escolha para IT de crianças em crise asmática; entretanto, pode levar ao aumento da quantidade de secreção nas vias aéreas.

Em algumas condições clínicas, como hipertensão arterial, trauma ocular, glaucoma, distúrbios psiquiátricos, distúrbios da tireoide e convulsões, o uso de quetamina deve ser evitado. Há relatos de uso seguro em pacientes com hipertensão intracraniana causada por traumatismo.

Há evidência de que o uso da quetamina em intubação de pacientes pediátricos críticos em UTI apresenta menores efeitos adversos hemodinâmicos quando comparado a outros agentes indutores de sedação, sendo uma droga segura durante a instabilidade hemodinâmica.

BLOQUEIO NEUROMUSCULAR

Os BNM podem ser classificados em despolarizantes (succinilcolina) e não despolarizantes (rocurônio, vecurônio etc.). Os BNM usados na SRI devem ter início de ação rápida e duração curta.

Bloqueadores neuromusculares despolarizantes: succinilcolina

A succinilcolina ainda é extensivamente usada na SRI, entretanto o surgimento de outros BNM mais seguros fez com que a succinilcolina tenha sido retirada da SRI em muitos serviços, em razão de seus efeitos colaterais importantes (ver Quadro 4). Bradicardia e assistolia têm sido reportadas em crianças, principalmente nas menores de 1 ano, e podem ser minimizadas com a administração prévia de atropina.

QUADRO 4	Contraindicações da succinilcolina
Glaucoma	
Miotonia	
Paraplegia	
Doenças neuromusculares	
Hiperpotassemia	
Lesão com esmagamento	
Lesão ocular	
Antecedentes de trauma ou queimadura recente (48 a 72 horas)	
Antecedentes de hipertermia maligna ou deficiência de colinesterase	

Bloqueadores neuromusculares não despolarizantes

Os BNM não despolarizantes agem por meio de ligação competitiva nos receptores de acetilcolina e não apresentam os efeitos adversos da succinilcolina, sendo uma alternativa segura e eficaz. Os principais efeitos adversos estão associados à liberação de histamina. Os BNM não despolarizantes de aplicação na SRI são o rocurônio e o vecurônio.

Rocurônio

O rocurônio tem início de ação mais rápido que a maioria dos não despolarizantes, em doses equipotentes. A paralisia aparece em 30 a 60 segundos, porém a recuperação do bloqueio ocorre mais lentamente com o rocurônio (30 a 40 minutos) quando comparado à succinilcolina.

A obtenção de condições adequadas de IT não é estatisticamente diferente entre succinilcolina e rocurônio, dependendo da idade e da dose administrada. A dose de 1 mg/kg oferece melhores condições clínicas de IT que a dose de 0,6 mg/kg previamente preconizada.

Nos últimos anos, na anestesia, têm sido o bloqueador neuromuscular de escolha na população pediátrica, seja por não apresentar o risco de hipertermia maligna, menor chance residual de bloqueio neuromuscular pós-operatório e por apresentar antídoto (sugamadex) capaz de reverter os efeitos rapidamente.

POSICIONAMENTO, PRESSÃO CRICOIDE E VENTILAÇÃO ASSISTIDA

A abertura da via aérea e a visualização da glote são obtidas por meio do alinhamento dos eixos oral, faríngeo e laríngeo, o qual está demonstrado nas Figuras 1 e 2. O alinhamento correto da cabeça e do pescoço é alcançado quando o canal auricular está acima ou justamente alinhado com a parte superior do ombro. Se houver suspeita de

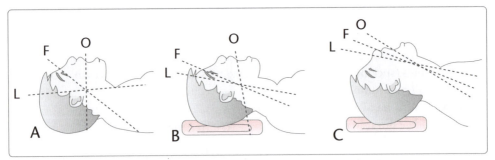

FIGURA 1 Posicionamento do paciente com mais de 2 anos. A: os eixos oral (O), faríngeo (F) e laríngeo (L) passam por planos divergentes; B: coxim sob a cabeça alinha os eixos F e L; C: extensão da articulação atlantoccipital alinha os eixos O, F e L10.

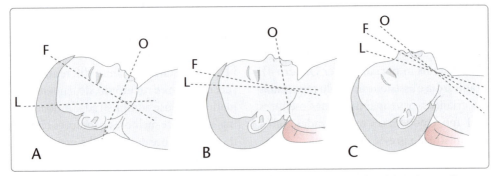

FIGURA 2 Posicionamento do paciente com menos de 2 anos. A: o occipício proeminente faz com que haja flexão da cabeça; B: coxim sob os ombros alinha os eixos faríngeo (F) e laríngeo (L); C: extensão da articulação atlantoccipital alinha os eixos oral (O), F e L10.

trauma cervical ou instabilidade atlantoccipital, a estabilização da cabeça e do pescoço deve ser realizada manualmente.

A pressão cricoide ou manobra de Sellick consiste na pressão aplicada na cartilagem cricoide com o polegar e o indicador com o objetivo de facilitar a visualização das cordas vocais e ocluir o esôfago, evitando regurgitação do conteúdo estomacal. Previamente, era indicada na SRI após a infusão do sedativo, entretanto, estudos com resultados conflitantes questionam seu benefício, sendo considerada opcional. Se a pressão cricoide provocar obstrução da via aérea ou dificuldade para visualizar a laringe e a passagem do tubo traqueal, ela deve ser interrompida.

Ventilação com pressão positiva antes da IT deve ser evitada, em razão do risco aumentado de vômitos e aspiração. Quando é absolutamente necessária, deve ser realizada com volumes pequenos e pressão cricoide.

INTUBAÇÃO TRAQUEAL

A IT deve ser realizada após 60 a 90 segundos da administração do BNM. É um procedimento que exige do profissional um treinamento adequado, já que envolve habilidade na manipulação das vias aéreas, com potencial risco de agravamento ou desencadeamento de hipóxia.

Após o posicionamento correto, com o cabo do laringoscópio na mão esquerda, a lâmina é introduzida na linha média da boca, seguindo o contorno da faringe até a base da língua (valécula) quando, a esse ponto, ocorre a visualização da epiglote. A seguir, a porção proximal da lâmina deve ser movimentada para a direita da boca, deslocando a língua para a esquerda e facilitando, assim, a laringoscopia.

Uma técnica alternativa para obter o controle da língua é inserir a lâmina ao longo da porção direita da boca até a base da língua. Ao se visualizar a epiglote, a porção proximal da lâmina é movimentada para a região central da boca e, assim, se obtém um túnel à direita na boca, por onde passará o tubo traqueal enquanto a visualização da laringe é mantida. Deve-se evitar a introdução da lâmina até o esôfago pelo maior risco de trauma laríngeo.

Tanto a lâmina reta quanto a curva podem ser usadas para realizar a IT. Quando é usada a lâmina reta, a sua ponta deve prender a epiglote para melhor visualização da abertura glótica; por outro lado, a lâmina curva deve ser inserida na valécula para deslocar a língua anteriormente.

Após o posicionamento adequado da ponta da lâmina, deve ser exercida uma força para cima ao longo do eixo do cabo do laringoscópio, tomando-se o cuidado de não usar o cabo e a lâmina do laringoscópio como alavanca nem apoiá-los nas gengivas ou nos dentes.

O tubo traqueal deve ser inserido pelo canto direito da boca, e não pelo sulco da lâmina do laringoscópio. A aplicação de tração no canto direito da boca e de pressão cricoide por outro profissional facilita a visualização da abertura glótica, por onde o tubo deve passar. A marca preta na ponta do tubo traqueal deve ficar alocada no nível das cordas vocais. Tubos com *cuff* devem ser introduzidos até que o *cuff* fique abaixo das cordas vocais. O diâmetro interno do tubo, em mm, pode ser calculado pela seguinte regra:

- Tubos sem *cuff*: [(idade em anos/4) + 4)]
- Tubos com *cuff*: [(idade em anos/4) + 3,5)]

Se um tubo adequado ao tamanho da criança foi utilizado, a profundidade em centímetros será equivalente a três vezes o seu diâmetro interno. Por exemplo, um tubo de 5 mm de diâmetro (ideal para uma criança de 4 anos) deverá ser alocado com a marca 15 cm no nível do lábio superior. Caso a condição clínica do paciente em questão obrigue ao uso de uma cânula menor ou maior, a regra descrita não poderá ser aplicada.

A confirmação da posição adequada do tubo é feita pela observação dos seguintes sinais:

- Elevação simétrica do tórax durante a ventilação com pressão positiva.
- Saída de vapor de água durante a fase de exalação.
- Ausculta de sons respiratórios iguais nos ápices, nas axilas e nas bases pulmonares.
- Ausência de sons respiratórios, ou sons muito fracos sobre o abdome superior.
- Oximetria de pulso.
- Detecção de CO_2 pela capnografia ou capnometria.
- Radiografia de tórax: a ponta do tubo deve estar alocada no terço médio da traqueia.

MONITORAÇÃO PÓS-INTUBAÇÃO E SEDAÇÃO E PARALISIA CONTÍNUAS

Vigilância clínica e monitoração com oximetria, monitor cardíaco, monitor de pressão arterial e capnografia são obrigatórias após IT.

A administração de sedativos de forma contínua é imperativa na fase pós-intubação. Sinais de atividade adrenérgica como taquicardia e hipertensão podem ser provocados por sedação e analgesia inadequadas, em um paciente que está consciente e não consegue se movimentar, chorar ou mostrar sinais de dor. Além disso, sem sedação, os pacientes podem manter a função auditiva preservada, assim, os comentários à beira do leito devem ser contidos.

PLANEJAMENTO PARA SRI

O sucesso da IT está diretamente relacionado com o cumprimento rigoroso das etapas previstas na fase de planejamento do procedimento, as quais devem contemplar as limitações de cada hospital e o treinamento regular da equipe por meio de *checklist* e simulações.

O Quadro 5 apresenta um modelo de *checklist* na SRI.

QUADRO 5 *Checklist* para intubação traqueal

Preparação da equipe
Composição mínima de três profissionais, sendo, pelo menos um deles, médico líder avalia: • Possível via aérea difícil • Possível instabilidade do paciente para o procedimento • Escolher medicações para SRI (pré-medicação/sedativos/BNM) • Programar medicações para pós-intubação • Distribuir funções específicas para cada participante da IT
Preparação do paciente e dos equipamentos
Posicionamento e alinhamento da via aérea
Pré-oxigenação via CPAP/BVM/máscara não reinalante/CAF por 3 minutos
Escolher e testar equipamentos de acordo com a idade
Material para aspiração – sonda calibrosa
Laringoscópio comum e ou videolaringoscópio
Máscara laríngea
Cânula orofaríngea-Guedel
Bolsa valva-máscara com adaptação adequada da máscara na face do paciente
Cânula orotraqueal com *cuff* de preferência (tamanhos menor e maior)
Capnógrafo calibrado
Se suspeita de via aérea difícil – considerar dispositivo bougie e acionamento da equipe de anestesia
Laringoscopia
Ajustar posicionamento e alinhamento da via aérea
Confirmar se equipe está pronta para iniciar procedimento
Confirmar se todas as medicações estão aspiradas para infusão em *flush*

(continua)

QUADRO 5 *Checklist* para intubação traqueal (*continuação*)

Laringoscopia
Líder sinaliza para enfermeira iniciar medicações (sedativo e BNM)
Iniciar procedimento após paciente apresentar sinais clínicos de sedação e relaxamento muscular

Intubação
Ao iniciar a laringoscopia, intubador se mantém atento às orientações do segundo profissional
Interromper a laringoscopia se: não conseguir intubar em 20 a 30 s ou se saturação cair abaixo de 90%
Após três tentativas, considerar intubador mais experiente e solicitar ajuda de profissionais de outras áreas (intensivistas e anestesistas)

Confirmação
Visualizar passagem de cânula orotraqueal pelas cordas vocais
Avaliação clínica: expansibilidade com BVM e ausculta nos ápices e bases pulmonares
Confirmação pelo capnógrafo (cor ou curva)
Retirar cânula orotraqueal e reiniciar ventilação com BVM se o tubo não estiver alocado
Chamar RX portátil para confirmação
Administrar medicações pós-intubação

Na falha da tentativa de IOT
Líder do time verbaliza para mudança de abordagem, caso necessário
Reoxigenação com ambu até o máximo de saturação atingida e manter por 1 minuto
Considerar passagem de sonda oro ou nasogástrica caso paciente tenha distensão abdominal
Nova dose de sedativo/paralítico se: paciente movimentar, 10 minutos após primeira dose, após duas falhas de tentativa de IT
Se ventilação com ambu estiver com dificuldade – considerar passagem de máscara laríngea e chamar por anestesista. Tentar uso de guedel para auxiliar ventilação
Se não conseguir intubar e ventilar (falha de oxigenação e ventilação) – chamar equipe de cirurgia infantil para traqueostomia/cricotireidostomia

BNM: bloqueadores neuromusculares; BVM: bolsa-valva-máscara; CPAP: pressão positiva contínua nas vias aéreas; IT: intubação traqueal; RX: radiografia; SRI: sequência rápida de intubação.

CONCLUSÃO

O manejo de uma criança que requer IT pode ser tecnicamente difícil e desafiador, entretanto, o conhecimento das técnicas apropriadas pode facilitar o procedimento. Tomando-se as devidas precauções, a SRI propicia uma IT rápida e segura, e deve ser considerada em toda IT de emergência em paciente com reflexo de via aérea superior intacto. A SRI é uma habilidade essencial para os profissionais que tratam crianças gravemente doentes ou vítimas de lesões graves.

PARA SABER MAIS

Sociedades médicas:

- Apfelbaum JL, Hagberg CA, Connis RT, Abdelmalak B, Agarkar M, Dutton RP, et al. American Society of Anesthesiologists Practice guidelines for management of the difficult airway. Anesthesiology. 2022;136:31-81.
- Difficult Airway Society (DAS): Paediatric difficult airway guidelines. Cannot intubate and cannot ventilate (CICV) in a paralysed anaesthetized child aged 1 to 8 years. Disponível em: https://das.uk.com/files/APA3-CICV-FINAL.pdf
- Difficult Airway Society (DAS): Paediatric difficult airway guidelines. Difficult mask ventilation (MV) during routine induction of anaesthesia in a child aged 1 to 8 years. Disponível em: https://das.uk.com/files/APA1-DiffMaskVent-FINAL.pdf
- The National Emergency Airway Registry for Children (NEAR4KIDS). Disponível em: https://www.research.chop.edu/near4kids

SUGESTÕES DE LEITURA

1. Bennett BL, Scherzer D, Gold D, Buckingham D, McClain A, Hill E, et al. Optimizing rapid sequence intubation for medical and trauma patients in the pediatric emergency department. Pediatric Quality & Safety [Internet]. 2020;5(5):e353.
2. Bledsoe GH, Schexnayder SM. Pediatric rapid sequence intubation. Pediatric Emergency Care. 2004; 339-44.
3. Caruso MC, Dyas JR, Mittiga MR, Rinderknecht AS, Kerrey BT. Effectiveness of interventions to improve medication use during rapid-sequence intubation in a pediatric emergency department. American Journal of Health-System Pharmacy. 2017;74(17):1353-62.
4. Conway JA, Kharayat P, Sanders RC, Nett S, Weiss SL, Edwards LR, et al. Ketamine use for tracheal intubation in critically ill children is associated with a lower occurrence of adverse hemodynamic events. Critical Care Medicine. 2020;48(6):e489-97.
5. Couto TB, Reis AG, Farhat SCL, Carvalho VEL, Schvartsman C. Changing the view: Video versus direct laryngoscopy for intubation in the pediatric emergency department. Medicine. 2020.
6. Gerardi MJ, Sacchetti, Cantor RM, Santamaria JP, Gausche M, Lucid W, et al. Rapid-sequence intubation of pediatric patient. Ann Emerg Med. 1996;28(1):55-74.
7. Gnauck K, Lungo JB, Peter J, Nakanishi A. Emergency intubation of the pediatric medical patient: use of anesthetic agents in the emergency. Ann Emerg Med. 1994;23(6):1242-7.
8. Gregory GA, Riazy J. Classification and assessment of the difficult pediatric airway. Anesthesiol Clin North Am. 1998;16:730-41.
9. Jones P. The therapeutic value of atropine for critical care intbation. Arch Dis Child. 2016;101:77.
10. Klucka J, Kosinova M, Zacharowski K, De Hert S, Kratochvil M, Toukalkova M, et al. Rapid sequence induction: An international survey. European Journal of Anaesthesiology [Internet]. 2020;37(6):435-42.
11. Maconochie IK, Aickin R, Hazinski MF, Atkins DL, Bingham R, Couto TB, et al. Pediatric Life Support: 2020 International Consensus on Cardiopulmonary Resuscitation and Emergency Cardiovascular Care Science With Treatment Recommendations. Circulation. 2020;142(16suppl1).
12. Marvez-Valls E, Houry D, Ernst AA, Weiss SJ, Killeen J. Protocol for rapid sequence intubation in pediatric patients: a four-year study. Med Sci Monit. 2002;8(4):cr229-34.
13. McAllister JD, Gnauck KA. Rapid sequence intubation of the pediatric patient. Pediatr Clin North Am. 1999;46(6):1249-84.
14. Reynolds SF, Heffner J. Airway management of the critically ill patient rapid-sequence intubation. Chest. 2005;127(4):1397-412.

15. Sagarin MJ, Chiang V, Sakles JC, Barton ED, Wolfe RE, Vissers RJ, Walls RM. Rapid sequence intubation for pediatric emergency airway management. Pediatr Emerg Care. 2002;18(6):417-23.
16. Sukys GA, Schvartsman C, Reis AG. Evaluation of rapid sequence intubation in the pediatric emergency department. J Pediatr (Rio J). 2011;87(4):343-9.
17. Topjian AA, Raymond TT, Atkins D, Chan M, Duff JP, Joyner BL, et al. Part 4: Pediatric Basic and Advanced Life Support: 2020 American Heart Association Guidelines for Cardiopulmonary Resuscitation and Emergency Cardiovascular Care. Circulation. 2020;142(16suppl2).
18. Voorde PV de, Turner NM, Djakow J, Lucas N de, Martinez-Mejias A, Biarent D, et al. European Resuscitation Council Guidelines 2021: Paediatric Life Support. Resuscitation. 2021;161:327-87.

5
Choque

Eliana Paes de Castro Giorno
Adriana Vada Souza Ferreira

PONTOS-CHAVE DESTE CAPÍTULO

- Reconhecer os sinais precoces de choque.
- Priorizar a estabilização de vias aéreas, a oferta de oxigênio, a monitoração de sinais vitais e o acesso vascular.
- Iniciar restauração volêmica imediata.
- Reconhecer disfunção cardíaca e avaliar a necessidade do emprego de droga vasoativa.

INTRODUÇÃO

Choque representa um estado de falência aguda de energia, no qual não há produção de trifosfato de adenosina (ATP) suficiente para garantir o funcionamento celular. A falta aguda de energia pode ser causada por déficit de oferta de oxigênio (O_2) aos tecidos, por falta de glicose como substrato energético ou por disfunção mitocondrial.

A oferta tecidual de O_2 é o produto do conteúdo arterial de O_2 e do débito cardíaco:

- Oferta tecidual de O_2 = conteúdo arterial O_2 × débito cardíaco (ou índice cardíaco, que é o débito cardíaco multiplicado por uma constante relacionada com a superfície corpórea).
- Conteúdo arterial O_2 = (concentração sérica de hemoglobina [Hb] × 1,34) × saturação arterial O_2 + (pressão arterial de O_2 [PaO_2] × 0,0031).
- Débito cardíaco = frequência cardíaca × volume sistólico.

Assim, o déficit de oferta de oxigênio pode ocorrer se houver anemia, hipoxemia com queda da saturação arterial de O_2 ou em situações de baixo débito cardíaco, como na hipovolemia (absoluta ou relativa) e na disfunção cardíaca. O déficit de glicose pode ocorrer tanto por hipoglicemia quanto por hiperglicemia com resistência à insulina.

ETIOLOGIA, FISIOPATOLOGIA E ACHADOS CLÍNICOS

O choque com componente principal de hipovolemia (hemorrágico ou secundário à desidratação) é o mais frequente em pediatria. Na maioria das vezes, coexistem diferentes fatores causais (hipovolemia, disfunção cardíaca, hipóxia etc.).

De acordo com o principal fator causal, o estado de choque circulatório pode ser classificado em:

- Hipovolêmico, com diminuição do volume sanguíneo circulante, secundário à hemorragia (p. ex., trauma) ou por perda de fluidos (gastrointestinal, renal ou escape capilar).
- Distributivo, com vasodilatação e "sequestro" da volemia em território venoso e consequente diminuição da pré-carga e do volume sistólico. Também pode existir por má distribuição do fluxo sanguíneo regional. Ocorre na sepse, anafilaxia, trauma medular e intoxicação por drogas.
- Cardiogênico, caracterizado pela diminuição da contratilidade miocárdica, secundária à inflamação miocárdica, cirurgia cardíaca, isquemia miocárdica, arritmias, distúrbios metabólicos e intoxicação por drogas.
- Obstrutivo, secundário à obstrução mecânica ao fluxo ventricular no tamponamento cardíaco, na embolia pulmonar maciça ou no pneumotórax hipertensivo.
- Dissociativo, quando o oxigênio não é liberado pela hemoglobina na intoxicação por monóxido de carbono (CO) ou na meta-hemoglobinemia.

Características específicas do choque séptico serão detalhadas a seguir.

CHOQUE SÉPTICO

Sepse é uma síndrome clínica caracterizada por grave disfunção orgânica decorrente de uma resposta deletéria do hospedeiro a um foco infeccioso. A evolução e a progressão de uma infecção por sepse decorrem de uma desregulação da resposta inflamatória, em que tanto mediadores pró-inflamatórios quanto anti-inflamatórios estão aumentados, culminando com uma cascata de eventos que leva à injúria de tecidos diversos, mesmo em localização distante do foco infeccioso inicial. Estudos recentes mostraram também um estado de imunoparalisia acompanhando desde o início, ou aparecendo na evolução dos quadros sépticos. Apesar dos avanços no tratamento e na prevenção, sepse grave e choque séptico seguem como as principais causas de morbidade e mortalidade em crianças.

Na última década, no entanto, mudanças ocorreram no panorama epidemiológico, principalmente nas regiões em que a vacinação já abrange a maioria da população. Com a introdução da vacina para *Haemophilus influenzae* tipo B na década de 1990, seguida da vacinação para meningococo A e C, pneumococo 7 e 13-valente e meningococo B, o perfil dos pacientes nos setores de emergência e terapia intensiva vem progressiva e radicalmente mudando, sendo cada vez mais notável que os pacientes agora admitidos com sepse são aqueles que já apresentam alguma comorbidade, como imunodeficiência adquirida/congênita, cardiopatia ou prematuridade. A implicância prática disto é que a compreensão da fisiopatologia e o manejo desses pacientes vêm se tornando cada vez mais desafiadores.

Particularidades fisiopatológicas

É importante compreender a evolução do quadro séptico na criança e no lactente em face das diferenças fisiopatológicas que essa faixa etária carrega. Comparadas aos adultos, crianças têm maior relação volume extracelular/intracelular e, por isso, aumento das perdas ou baixa ingestão culminam mais rapidamente em perdas hídricas relevantes e hipovolemia. Ademais, quanto menor a criança, mais provável que o miocárdio já funcione habitualmente em um estado de contratilidade próximo ao limite máximo. Por isso, na vigência de uma condição de estresse que demande aumento do débito cardíaco (volume sistólico × frequência cardíaca), a criança passa a depender do aumento da frequência cardíaca como mecanismo de compensação. Crianças menores têm, entretanto, pouca reserva para elevação da frequência cardíaca, dado que já partem de uma frequência cardíaca também basalmente elevada. Diante do exposto, quanto menor a criança, maior a probabilidade de o organismo falhar em sustentar um débito cardíaco adequado e, nesse contexto, o próximo mecanismo compensatório deflagrado será o aumento da resistência vascular periférica (vasoconstrição) para manutenção da pressão arterial. Em crianças, a diminuição do débito cardíaco, e não a queda da resistência vascular periférica (RVP), está associada à mortalidade no choque séptico e, por isso, inotrópicos têm importante papel no choque refratário a fluidos.

Classicamente, o choque era classificado em "quente" ou "frio", a depender de dados do exame físico que refletissem vasodilatação ou vasoconstrição, respectivamente. Pelas razões descritas, em crianças predominava o choque dito "frio". Evidências recentes, no entanto, apontam falhas nessa categorização com base somente em exame físico e, por isso, recursos mais avançados de monitorização hemodinâmica podem ser necessários, como, por exemplo, ecocardiografia *point-of-care*, pressão arterial invasiva e medida de saturação venosa central de oxigênio ($ScvO_2$).

Pacientes pediátricos também apresentam maior risco de colapso respiratório, por conta de uma combinação de menor superfície alveolar, menor capacidade residual funcional e parede torácica mais complacente.

Ainda, de forma contrária aos adultos, em crianças predomina a diminuição na entrega de oxigênio aos tecidos, e não uma falha de extração de oxigênio. Daí a importância de incluir a mensuração do consumo de oxigênio como um objetivo de tratamento no choque séptico pediátrico.

Diagnóstico

As definições de sepse e disfunção orgânica foram elaboradas pelo *Pediatric Sepsis Consensus Conference* de 2005. Originalmente, sepse foi definida como a presença de sinais da síndrome de resposta inflamatória sistêmica (SIRS, do inglês *systemic inflammatory response syndrome*), na vigência de um contexto suspeito ou confirmado de infecção (Quadro 1). A sepse era considerada grave quando associada à disfunção cardiovascular, síndrome da angústia respiratória aguda (SARA) ou disfunção de dois ou mais órgãos/sistemas (Quadro 2). O choque séptico era definido pela presença de disfunção cardiovascular incluindo hipotensão, necessidade de droga vasoativa ou prejuízo à perfusão.

QUADRO 1	Síndrome da resposta inflamatória sistêmica (SIRS)
Presença de dois critérios, sendo um deles alteração de temperatura ou contagem de leucócitos:
Temperatura central > 38,5°C ou < 36°C
Taquicardia: elevação de 2 DP para a idade ou bradicardia nos menores de 1 ano
Frequência respiratória: elevação de 2 DP para a idade ou necessidade de ventilação mecânica por causa pulmonar aguda
Contagem de leucócitos elevada para a idade ou > 10% de neutrófilos imaturos
DP: desvio-padrão.

QUADRO 2	Critérios para disfunção orgânica
Cardiovascular
Hipotensão ou dois dos seguintes: acidose metabólica, lactato arterial elevado, oligúria, elevação dos tempos de enchimento capilar
Respiratório
PaO_2/FiO_2 < 300, $PaCO_2$ > 65 ou 20 mmHg acima do basal, necessidade de FiO_2 > 50% para manter saturação acima de 50% ou ventilação mecânica
Neurológico
Escala de coma de Glasgow ≤ 11 ou alteração aguda no estado mental
Hematológico
Plaquetas < 80.000/microL ou queda de 50% do valor medido nos últimos 3 dias; ou achados clinicolaboratoriais de CIVD
Renal
Elevação da creatinina 2x o valor normal para a idade ou o basal do paciente
Hepática
Bilirrubina total > 4 mg/dL ou alanina aminotransferase > 2x o limite superior para a idade
CIVD: coagulação intravascular disseminada; FiO_2: fração de oxigênio inspirado; $PaCO_2$: pressão parcial de dióxido de carbono; PaO_2: pressão parcial de oxigênio.

Apesar de importantes para a padronização do diagnóstico, cabe ressaltar a ausência, até o momento, de critérios padrão-ouro para o diagnóstico precoce de sepse e sepse grave. De fato, no estudo intitulado SPROUT, de 2015, 31% dos pacientes admitidos na unidade de terapia intensiva (UTI) com o diagnóstico de sepse grave ou choque séptico não atendiam inicialmente aos critérios estabelecidos para essas condições.

Recentemente, em 2016, as definições e os critérios de choque em adultos no *Sepsis*-3 foram modificados, e a recomendação vigente é a avaliação imediata para disfunção orgânica induzida por sepse, em pacientes apresentando taquipneia, alteração do nível de consciência ou hipotensão.

No ano seguinte, novas recomendações foram feitas pelo American College of Critical Care Medicine (ACCM), agora para as faixas etárias pediátrica e neonatal. As publicações anteriores tiveram importante impacto positivo na redução da mortalidade por choque séptico e, por isso, modificações foram feitas apenas quando novas evidências sugeriram mudanças na prática clínica. A recomendação atual é o reconhecimento precoce do choque séptico, utilizando dados de exame clínico, e não testes bioquímicos. O diagnóstico clínico de choque séptico é feito na presença de:

- Suspeita de infecção manifestada por febre ou hipotermia.
- Sinais clínicos de perfusão tecidual inadequada incluindo qualquer um dos seguintes: rebaixamento ou alteração do estado mental, elevação do tempo de enchimento capilar > 2 segundos, pulsos finos, livedo e extremidades frias ou perfusão rápida (em *flush*), pulsos amplos, ou diminuição do débito urinário (< 1 mL/kg/hora).

A hipotensão é um evento tardio no choque pediátrico e, por isso, não é necessária para o diagnóstico precoce dessa condição.

No entanto, sua presença em um paciente com suspeita de infecção é confirmatória de choque séptico.

Os critérios prévios e vigentes para identificar sepse em pediatria não foram rigorosamente avaliados e, por isso, as definições seguem imprecisas. Com o objetivo de sanar essa lacuna, uma revisão sistemática intitulada *Pediatric Sepsis Definition Taskforce* está sendo conduzida e, em breve, esses critérios devem ser mais bem definidos.

Exames complementares

Conforme exposto, o diagnóstico e, portanto, o gatilho para o início do tratamento são essencialmente clínicos. Alguns exames complementares, entretanto, devem ou podem ser solicitados a fim de elucidar melhor o diagnóstico, permitir correções que possam ser necessárias para melhor estabilização do paciente ou fornecer informações prognósticas.

Os exames a serem solicitados são:

- Glicemia capilar: pode ocorrer hipoglicemia por aumento da demanda metabólica ou hiperglicemia em resposta à situação de estresse.
- Gasometria arterial ou venosa: acidose lática frequentemente está presente em decorrência da perfusão tecidual inadequada. Nos pacientes com cateter venoso central locado em átrio direito, a gasometria fornece dados da $ScvO_2$, importante para monitorização e direcionamento terapêutico.
- Hemograma: indicado para avaliar o valor da hemoglobina (responsável pelo transporte de oxigênio), a presença de leucocitose ou leucopenia (critérios de SIRS) e se há consumo de plaquetas.
- Lactato: deve ser colhido de um vaso com fluxo livre. Estudos em pediatria mostram correlação com mortalidade. Em adultos, é usado para identificar choque em pacientes normotensos, mas, em crianças, não há uma recomendação específica e, tampouco, valores estabelecidos para estratificação de risco.
- Eletrólitos: distúrbios hidroeletrolíticos frequentemente acompanham os quadros sépticos.
- Cálcio iônico: a hipocalcemia afeta a função miocárdica e o tônus vascular, devendo ser prontamente corrigida quando presente.
- Bilirrubina total e alanina aminotransferase: quando alteradas, indicam disfunção hepática decorrente da sepse.
- Coagulograma: alterações podem ser encontradas na coagulação intravascular disseminada (CIVD).
- Fibrinogênio e D-dímero: diminuição do fibrinogênio e aumento do D-Dímero corroboram a presença de CIVD.
- Hemocultura: o foco infeccioso pode estar na corrente sanguínea. O exame deve ser colhido preferencialmente antes da introdução do antibiótico.
- Urocultura: é frequente em pediatria infecção urinária como causa de sepse.
- Outras culturas: podem estar indicadas a depender do quadro clínico do paciente. Exemplo: cultura de liquor.
- Proteína C-reativa e procalcitonina: podem ser úteis, mas o papel das provas inflamatórias no manejo dos quadros sépticos ainda não é bem estabelecido.
- Exames de imagem: devem ser indicados a depender do contexto clínico. A radiografia de tórax pode ser útil na identificação de pneumonia, congestão pulmonar e aumento da área cardíaca.

Manejo inicial

O manejo inicial da sepse começa com o rápido reconhecimento. Na última revisão do ACCM, é recomendado que cada instituição elabore protocolos que otimizem todo o processo de atendimento desses pacientes, com base em quatro etapas:

- Protocolo de reconhecimento: pacientes identificados como de risco para choque séptico devem ser encaminhados para avaliação médica em até 15 minutos. Na Figura 1, encontra-se um exemplo proposto pela Academia Americana de Pediatria.
- Protocolo de ressuscitação: deve incluir obtenção de acesso periférico ou intraósseo em 5 minutos, início de reposição volêmica em até 30 minutos, de antibioticoterapia em até 60 minutos e da infusão de inotrópico em até 60 minutos para pacientes refratários a volume. Segue um algoritmo detalhado de ressuscitação na Figura 2.
- Protocolo de estabilização: a depender da disponibilidade local, deve incluir os meios de monitorização invasiva ou não a serem utilizados para otimizar terapias hídricas, hormonal e cardiovascular. Deve incluir também meios de confirmar a escolha correta de antibiótico e o adequado controle do foco.
- Protocolo de revisão da perfomance institucional: visa mensurar a adesão interna aos protocolos anteriores, identificar barreiras à adesão e formular planos de ação para correção de possíveis falhas no processo.

O tratamento da sepse segue os passos do Suporte Avançado de Vida em Pediatria e tem como preceitos manter ou reestabelecer a via aérea, oxigenação, ventilação e circulação. De maneira objetiva, deve-se visar inicialmente à obtenção dos seguintes parâmetros:

- Tempo de enchimento capilar (< 2 segundos).
- Pulsos periféricos qualitativamente normais.
- Extremidades quentes.
- Diurese > 1 mL/kg/hora.
- Recuperação do estado mental.
- Normalização da pressão arterial para a idade.
- Normalização da glicemia e do cálcio iônico.

Manejo da via aérea e respiração

Suplemento de oxigênio e correto posicionamento da via aérea devem ser proporcionados a todos os pacientes. O dispositivo a ser escolhido deve atender aos objetivos de corrigir a hipóxia, evitando, no entanto, a hiperóxia. Aqueles que apresentam já na avaliação inicial sinais de respiração agônica ou apneia devem ser prontamente ventilados com pressão positiva e, na sequência, submetidos à intubação orotraqueal. Esse cenário, entretanto, não é o mais habitual e, frequentemente, esses pacientes apresentam respiração espontânea, o que permite que o foco do manejo inicial seja a estabilização circulatória. Nos casos em que houver persistência dos sinais de choque, com manutenção dos sinais vitais alterados e perfusão inadequada, é prudente iniciar suporte ventilatório pelo risco de deterioração adicional. Embora não exista até o momento estudos randomizados controlados ou observacionais que documentem melhora nos desfechos, colocar o paciente em ventilação mecânica pode, teoricamente, eliminar o trabalho respiratório e melhorar a

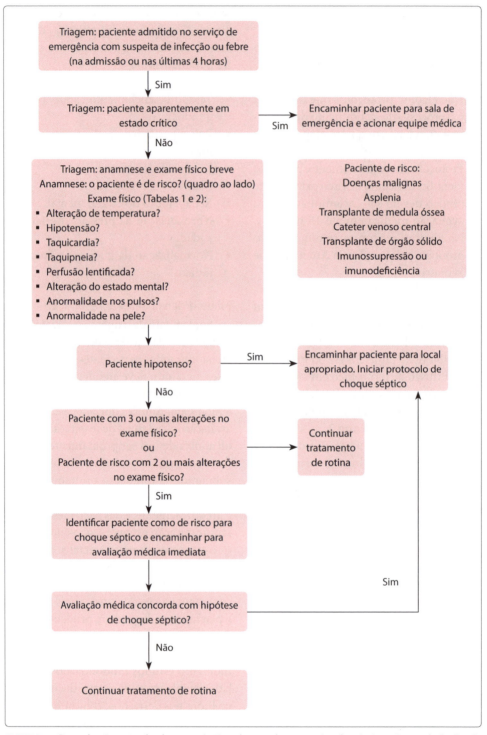

FIGURA 1 Reconhecimento de choque séptico, de acordo com a Academia Americana de Pediatria

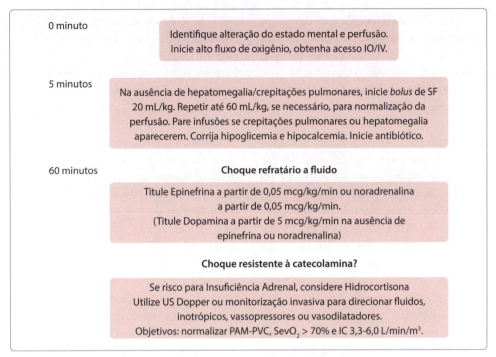

FIGURA 2 Algoritmo adaptado do College of Critical Care Medicine (ACCM).

oxigenação e a perfusão tecidual e, por isso, é uma conduta sugerida nos consensos de sepse pediátrica.

O procedimento de intubação orotraqueal idealmente deve ser realizado após ressuscitação volêmica adequada e início da infusão de inotrópico. Os sedativos e analgésicos utilizados na sequência rápida de intubação podem cursar com queda da pré-carga e instabilidade hemodinâmica, o que, em um contexto de choque séptico, aumenta o risco já inerente do procedimento.

Na escolha das drogas a serem utilizadas, dá-se preferência ao uso da ketamina como analgésico/sedativo, por ser o regime que melhor auxilia na integridade cardiovascular.

Fluidoterapia

A fluidoterapia na primeira hora segue como um dos grandes pilares no manejo do choque séptico, mas ênfase deve ser dada à importância de repetidamente avaliar sinais de congestão. Em pacientes sem sinais precoces de congestão e em locais com disponibilidade de suporte ventilatório e droga vasoativa, dá-se início à infusão de fluidos com *bolus* de 10 a 20 mL/kg de solução isotônica, titulados de tal forma a atingir normalização dos parâmetros hemodinâmicos. Classicamente, são necessários 40 a 60 mL/kg de volume na primeira hora, porém a quantidade de fluido a ser administrado vai depender de uma minuciosa avaliação clínica, atentando-se sempre para o aparecimento de sinais de congestão, como crepitações pulmonares e hepatomegalia, situação em que está indicado o suporte com inotrópicos. Identificar sinais de sobrecarga hídrica em crianças pode ser desafiador, dado que as crepitações pulmonares podem estar ausentes, mesmo da vigência de edema pulmonar. Nesse cenário, a propedêutica estendida com ultrassom *point-of-care* pulmonar, cardíaco e de veia cava pode trazer informações mais precisas do estado hemodinâmico do paciente.

A fluidoterapia foi motivo de extenso debate nos últimos anos em função do estudo realizado por Maitland et al., em que a mortalidade foi maior no grupo que recebeu fluidos em *bolus*, comparado ao grupo que recebeu apenas volume na velocidade de manutenção. Cabe ressaltar que boa parte da população era acometida por malária e tinha anemia. Ademais, os *bolus* de volume eram dados sem atenção à presença de sinais de congestão e, muitas vezes, em locais onde não era possível suporte ventilatório, tampouco suporte com drogas vasoativas. Com base nesse estudo, a recomendação atual é de que em locais em que esses recursos são indisponíveis, a administração de fluidos em *bolus* (até 40 mL/kg) deve ser feita apenas em pacientes hipotensos. Pacientes normotensos devem receber apenas fluidos na velocidade de manutenção.

As opções de fluido incluem cristaloides (soro fisiológico, Ringer lactato, Plasmalyte) ou coloides (dextran, albumina 5%). Há preferência para cristaloides balanceados como Ringer lactato ou Plasmalyte. O soro fisiológico contém alta concentração clorídrica e está associado à maior incidência de acidose hiperclorêmica, inflamação sistêmica, injúria renal aguda, coagulopatia e morte, quando comparado às soluções balanceadas.

Antibioticoterapia

A administração de antibióticos deve ser precoce. Atrasos estão significativamente correlacionados com mortalidade, gravidade da doença e disfunção orgânica. Na presença de choque séptico, a administração deve ser realizada em até 1 hora. Nos pacientes com sepse sem sinais de choque e cujo diagnóstico ainda é incerto, o antibiótico pode ser postergado por até, no máximo, 3 horas, e introduzido após investigação complementar apropriada.

Nos casos em que há suspeita etiológica, a escolha do antibiótico pode ser direcionada para aquele(s) com melhor penetração e atuação específica. Para as etiologias desconhecidas, um antibiótico empírico de amplo espectro deve ser usado, sendo a cefalosporina de 3ª geração (p. ex., ceftriaxone) a mais recomendada para pacientes com sepse adquirida na comunidade. Para pacientes complexos, com uso de cateter central, recentemente invadidos dentro de hospital ou com uso recente de antibiótico, a escolha do antibiótico deve contemplar esses riscos adicionais, características regionais e/ou colonizações conhecidas.

Controle do foco

O controle do foco consiste em intervenções físicas para a retirada da origem da infecção nas ocasiões em que isso é factível. Tem como objetivo evitar que coleções de tecido infectado se disseminem para os tecidos adjacentes ou a distância por via hematogênica. Alguns exemplos em que se faz necessário o controle do foco são: abcessos cutâneos ou profundos, fasceíte necrotizante e infecções abdominais cirúrgicas. A recomendação é que o procedimento seja feito o mais rápido possível, idealmente em 6 a 12 horas, e não deve ser postergado nas situações em que a instabilidade clínica persiste.

Drogas vasoativas

O choque séptico é um processo dinâmico e, por isso, a indicação e adequação da droga escolhida, bem como a dose, devem ser constantemente reavaliadas.

A infusão de droga vasoativa está indicada para pacientes que mantêm sinais de hipoperfusão apesar de 40 a 60 mL/kg de ressuscitação volêmica, ou antes se surgirem sinais de sobrecarga volêmica. As drogas preferenciais são epinefrina e noradrenalina, sem que haja, até o momento, evidências que suportem superioridade de uma em relação à outra como droga inicial de escolha (Quadro 2). De forma geral, a epinefrina é mais usada nos cenários em que predomina a disfunção miocárdica, e a noradrenalina, nos cenários em que há necessidade de aumentar a resistência vascular periférica. As drogas podem ser iniciadas em acesso venoso periférico ou intraósseo para que não ocorra atraso na terapia, mas, assim que possível, um acesso central deve ser obtido. Deve-se respeitar diluição da epinefrina/norepinefrina para acesso periférico (concentração máxima de 16 mcg/mL). Na dose entre 0,05 e 0,3 mcg/kg/min, a epinefrina é um inotrópico e cronotrópico potente, predominando o efeito beta2-adrenérgico na vasculatura periférica, que cursa com diminuição da resistência vascular periférica. A epinefrina tem como efeitos indesejados a diminuição do fluxo sanguíneo esplâncnico, o estímulo de gliconeogênese e glicogenólise, com inibição da ação da insulina e elevação do lactato plasmático. A dopamina pode ser utilizada como droga inicial nas situações em que epinefrina e noradrenalina não estão disponíveis.

Hidrocortisona, glicose e cálcio

A hipoglicemia é comum em pacientes críticos e está associada à mortalidade e a sequelas tardias, devendo ser prontamente reconhecida e tratada ainda na primeira hora. Os alvos de glicemia sérica ainda não foram bem estabelecidos, mas o consenso de especialistas do *Sepsis Surviving Campaign* sugere que ela seja mantida entre 140 e 180 mg/dL.

Por cursar com disfunção cardíaca, a hipocalcemia também deve ser corrigida, embora ainda não estejam claras a segurança e a eficácia dessa conduta no choque séptico.

A hidrocortisona é recomendada em pacientes com risco de produção insuficiente de cortisol, quais sejam: púrpura fulminans, síndrome de Waterhouse Friderichsen, paciente com exposição aguda ou crônica a corticosteroide, com anormalidade adrenal ou pituitária, ou que fez uso recente de etomidato ou cetoconazol. Nos casos de choque refratário à ressuscitação volêmica e droga vasoativa, não há estudos de qualidade que suportem ou refutem o uso de corticosteroide e, por isso, a recomendação vigente é de que ela pode ou não ser administrada nesses casos.

Hemocomponentes

Em pacientes "estabilizados hemodinamicamente", não há indicação de transfusão de concentrado de hemácias quando a concentração de hemoglobina é superior a 7 g/dL. Para considerar um paciente "estabilizado hemodinamicamente", a pressão arterial média deve ser superior a dois desvios-padrões abaixo do normal para a idade e sem necessidade de aumento de droga vasoativa nas últimas duas horas. Em razão da escassez de estudos em pediatria, não foi possível estabelecer valores de corte para transfusão em pacientes instáveis hemodinamicamente.

Na ausência de sangramento ativo e em pacientes sem condições que aumentem *per si* o risco de sangramento, concentrado de plaquetas e plasma fresco congelados não estão indicados profilaticamente, com base apenas em exames laboratoriais alterados.

Estabilização além da primeira hora

O suporte hemodinâmico pode ser necessário por mais horas ou dias. Os objetivos serão sempre atingir a normalização da perfusão, dos pulsos e extremidades, dos sinais vitais e do nível de consciência. Nos casos em que a estabilização hemodinâmica e a reversão do choque não forem rapidamente atingidas, serão necessários procedimentos adicionais de monitorização, incluindo métodos não invasivos e invasivos, como, por exemplo, ultrassom à beira do leito, pressão arterial invasiva e cateter venoso central, este último para infusão de drogas e aferição de pressão venosa central (PVC) e $ScvO_2$. Nesses casos, soma-se aos objetivos anteriormente descritos a obtenção de pressão de perfusão adequada (pressão arterial média, PVC), índice cardíaco entre 3,3 e 6,0 L/min/m^3 e $ScvO_2$ > 70%.

TABELA 1 Sinais vitais: valores considerados anormais

Idade	FC	FR	PA sistólica	Temperatura °C (central)
0 dia-1 mês	> 205	> 60	< 60	< 36 ou > 38
≥ 1-3 meses	> 205	> 60	< 70	< 36 ou > 38
≥ 3 meses-1 ano	> 190	> 60	< 70	< 36 ou > 38,5
≥ 1-2 anos	> 190	> 40	< 70 + (2x idade em anos)	< 36 ou > 38,5
≥ 2-4 anos	> 140	> 40		< 36 ou > 38,5
≥ 4-6 anos	> 140	> 34		< 36 ou > 38,5
≥ 6-10 anos	> 140	> 20		< 36 ou > 38,5
≥ 10-13 anos	> 100	> 20	< 90	< 36 ou > 38,5
≥ 13 anos	> 100	> 16	< 90	< 36 ou > 38,5

FC: frequência cardíaca; FR: frequência respiratória; PA: pressão arterial.

TABELA 2 Drogas utilizadas no choque séptico

Droga	Apresentação	Dose intravenosa	Observação
Dobutamina	Dobutrex® 12,5 mg/mL	2 a 20 mcg/kg/min	Inotrópico; vasodilatador
Dopamina	5 mg/mL	2 a 20 mcg/kg/min	Inotrópico; vasodilatador renal e esplâncnico em doses baixas e em doses altas, vasopressor
Epinefrina	Adrenalina® 1 mg/mL	0,1 a 1,0 mcg/kg/min	Inotrópico; vasodilatador em baixas doses e em doses altas vasopressor
Ketamina	Ketamin S® 50 mg/mL	Ataque 1 a 4 mg/kg Manutenção 5 a 10 mcg/kg/min	Associar midazolam
Norepinefrina	Norepine® 1 mg/mL	0,1 a 2,0 mcg/kg/min	Vasopressor Não é recomendada a diluição em soro fisiológico

SUGESTÕES DE LEITURA

1. Brierley J, Carcillo JA, Choong K, et al. Clinical practice parameters for hemodynamic support of pediatric and neonatal septic shock: 2007 update from the American College of Critical Care Medicine. Crit Care Med. 2009;37:666-88.
2. Carcillo JA, Fields AI; American College of Critical Care Medicine Task Force Committee Members: Clinical practice parameters for hemodynamic support of pediatric and neonatal patients in septic shock. Crit Care Med. 2002;30:1365-78.
3. Cummings BM. Treatment of sepsis and septic shock in children. Medscape online. Disponível em: www.emedicine.medscape.com. Acesso em: 23 maio.2017.
4. Davis AL, Carcillo JA, Aneja RK, et al. American College of Critical Care Medicine Clinical Practice Parameters for Hemodynamic Support of Pediatric and Neonatal Septic Shock. Crit Care Med. 2017;45:1061-93.
5. Farrell D, Nadel S. What´s new in Paediatric sepsis. Curr Pediatr Rep. 2016:4:1-5.
6. Hall MW, Knatz NL, Vetterly C, Tomarello S, et al. Immunoparalysis and nosocomial infection in children with multiple organ dysfunction syndrome. Intensive Care Med. 2011;37(3):525-32.
7. Maitland K, Kiguli S, Opoka RO, et al.; FEAST Trial Group: Mortality after fluid bolus in African children with severe infection. N Engl J Med. 2011;364:2483-95.
8. Pomerantz WJ, Weiss SL Torrey SB. Systemic Inflammatory Response Syndrome (SIRS) and sepsis in children: definitions, epidemiology, clinical manifestations, and diagnosis. Uptodate online. Disponível em: www.uptodate.com. Acesso em: 01 maio.2017.
9. Prusakowski MK, Chen AP. Pediatric Sepsis. Emerg Med Clin N Am. 2017;35:123-38.
10. Singer M, Deutschman CS, Seymor CW. The third International Consensus Definitions for Sepsis and Septic Shock (Sepsis-3). JAMA. 2016;315(8):801-10.
11. Weiss SL, Fitzgerald JC, Maffey FA, et al. Discordant identification of pediatric severe sepsis by research and clinical definitions in the SPROUT international point prevalence study. Crit Care. 2015;19:325.
12. Weiss SL, Peters MJ, Alhazzani W, Agus MS, Flori HR, Inwald DP, et al. Surviving sepsis campaign international guidelines for the management of septic shock and sepsis-associated organ dysfunction in children. Intensive Care Medicine. 2020;46(1):10-67.

6
Emergências alérgicas: anafilaxia

Adriana Pasmanik Eisencraft
Fernanda Viveiros Moreira de Sá

PONTOS-CHAVE DESTE CAPÍTULO

- Descrever os mecanismos envolvidos no processo da anafilaxia e identificar os principais fatores desencadeantes.
- Reconhecer os sinais e sintomas mais relevantes.
- Identificar os diagnósticos diferenciais mais frequentes.
- Escolher a melhor estratégia de tratamento: primária, secundária e terciária.

INTRODUÇÃO/DEFINIÇÃO

Anafilaxia é uma condição clínica imunoalérgica generalizada, súbita (minutos a algumas horas) e grave, apresentada por alguns indivíduos quando expostos a determinados alimentos, medicamentos, picada de insetos e fatores físicos e que pode acarretar situação ameaçadora para a vida ou ser fatal. Provoca alterações de ao menos dois órgãos ou sistemas: respiratório (broncoespasmo e edema de laringe), cardiovascular (hipotensão, arritmias e isquemia miocárdica), cutâneo (urticária, angioedema e rubor) e/ou gastrointestinal (náusea, cólica abdominal, vômito e diarreia), de forma aguda e grave, e que necessitam de tratamento imediato.

Descrita em 1902, em uma tentativa de imunização de cães, a anafilaxia aparece em muitas citações relacionadas à injeção de produtos biológicos estranhos, medicamentos, agentes diagnósticos, veneno de insetos, alimentos, látex, exercício físico e causas idiopáticas.

Muitas vezes, manifestações alérgicas menos graves melhoram espontaneamente, retardando ou mesmo negligenciando a busca por atendimento médico. É preciso ter ciência de que, em geral, a anafilaxia ocorre em ambientes comunitários, nos quais não há profissionais de saúde, o que fortalece a necessidade de treinamento do público leigo para o suporte básico de vida, bem como conscientização e orientações no sentido do rápido tratamento e da prevenção.

ANAFILAXIA, ANAFILAXIA PERSISTENTE, REFRATÁRIA E BIFÁSICA

Anafilaxia

Em 2005, o National Institute of Allergy and Infectious Diseases (NIAID) e o Food Allergy and Anaphylaxis Network (FAAN), com representantes norte-americanos, australianos e europeus, recomendaram como definição ampla e abrangente que "Anafilaxia é uma reação alérgica grave, de estabelecimento rápido, e que pode causar a morte".

A anafilaxia é considerada persistente quando os sintomas e sinais clínicos descritos perduram por, ao menos, 4 horas.

A anafilaxia é considerada refratária quando os dois critérios a seguir estão presentes:

- Persistência da anafilaxia após conduta médica apropriada.
- Uso de mais que duas doses apropriadas de epinefrina/infusão intravenosa de epinefrina.

A anafilaxia é considerada bifásica ou tardia quando há recorrência de sintomas, em um intervalo de 1 a 48 horas, após um período completamente assintomático e sem nova exposição ao patógeno inicial. O risco da reação bifásica aumenta em 2,8 vezes quando o início do tratamento da anafilaxia é retardado em mais de 30 minutos.

EPIDEMIOLOGIA

Os dados epidemiológicos referentes à anafilaxia são superficiais e insuficientes.

Revisão europeia (2013) aponta que 1,5 a 7,90/100 mil pessoas/ano ou que 0,3% da população vai experimentar um episódio de anafilaxia em algum momento da vida, com taxa de mortalidade de 0,0001%. Dados norte-americanos indicam prevalência de 0,05 a 2,0% ao longo da vida, com estimativa de 500 a 1.000 mortes/ano. Com base nessas estatísticas, a anafilaxia pode ser considerada uma doença rara. Porém, os estudos têm demonstrado aumento no número de casos e redução das manifestações fatais. No Brasil, as informações são ainda mais escassas e provavelmente subnotificadas. Dados de 2012 sugerem 0,87 morte por milhão de pessoas e as principais causas são medicamentos, alimentos e venenos de inseto.

As manifestações geralmente surgem nos primeiros 30 minutos de exposição (80% dos eventos), podendo ser mais tardias quando causadas por medicação; 35% dos pacientes experimentaram reações leves em exposição anterior e o acometimento cutâneo costuma estar presente em 84% dos eventos. Dados da infância apontam como causa predominante os alimentos (66%) e, em adolescentes e adultos, veneno de inseto e medicamentos.

Para os menores de 10 anos, vômitos e tosse foram os principais sintomas e, para os maiores, náuseas, asfixia e tontura, sendo que aproximadamente 50% dos eventos ocorreram em ambiente fechado, comunitário, predominando na população de maior poder aquisitivo. Até os 15 anos, a anafilaxia predomina no sexo masculino e, depois, no feminino. O Quadro 1 expõe aspectos relacionados aos eventos anafiláticos.

PATOGÊNESE

A anafilaxia é comumente mediada pela imunoglobulina E (IgE), que, diante de "proteínas estranhas", forma complexos antígeno-anticorpos e induz a liberação de mediadores inflamatórios de mastócitos e basófilos (sobretudo histamina), desencadeando reação de hipersensibilidade sistêmica. Em geral

QUADRO 1 Fatores individuais que aumentam o risco de gravidade e mortalidade
Idade
Bebês, lactentes e crianças: dificuldade no reconhecimento dos sinais e sintomas
Adolescentes: comportamento desafiador
Comorbidades
Bronquiolite, asma, crupe e outras doenças respiratórias, especialmente se forem graves ou sem controle adequado
Mastocitose cutânea (urticária pigmentosa) e doenças monoclonais de mastócitos
Rinite alérgica e eczema
Doenças da tireoide
Cofatores relacionados ao paciente
Infecções das vias aéreas superiores (IVAS), infecções agudas
Febre
Esforço físico
Estresse emocional
Período perimenstrual
Uso de anti-inflamatórios não hormonais
Uso de medicamentos sedativos, hipnóticos ou antidepressivos, etilismo e/ou drogadição que também possam afetar o reconhecimento de sinais e sintomas
Uso de betabloqueadores e inibidor da enzima conversora de angiotensina, que possam potencializar a gravidade da anafilaxia
Hiper-histaminemia (níveis basais de histamina aumentados)
Níveis basais de triptase sérica aumentados
Níveis de fator ativador de plaquetas aumentados (pela diminuição da atividade de acetil-hidrolase do fator ativador de plaquetas)
Níveis de bradicinina aumentados (pela diminuição da atividade da enzima conversora de angiotensina)
Cofatores relacionados ao responsável
Atraso no reconhecimento
Falta de conhecimento ou atenção
Depressão, doenças psiquiátricas
Uso de medicamentos sedativos, hipnóticos ou antidepressivos, etilismo e/ou drogadição que possam afetar o reconhecimento de sinais e sintomas

é imediata e generalizada, alcançando o pico de gravidade entre 5 e 30 minutos; mas, ainda que incomum, pode manifestar-se mais tardiamente. Raramente, outros mecanismos imunológicos que não envolvem a mediação de IgE estão implicados na anafilaxia (reações tipo III e não imunes).

Três reações básicas podem precipitar uma resposta anafilática:

- Anafilaxia imunológica
- Reações mediadas por IgE: complexos antígeno-IgE se ligam à superfície de mastócitos e basófilos, promovendo degranulação e liberação de mediadores inflamatórios tipo histamina (pré-formados), leucotrienos, prostaglandinas, ácido araquidônico, fator ativador de plaquetas e cininas (que dependem da ligação do Ag-Ac para a síntese).
- Reações independentes de IgE (mediadas por IgG): associadas ao uso de ferro dextran e anticorpos monoclonais (infliximabe).
- Reações mediadas por imunocomplexos/complemento: ocorrem quando o antígeno se liga ao anticorpo e ativa a cascata do complemento, alterando a permeabilidade vascular, estimulando macrófagos e promovendo a contração da musculatura lisa. Ocorre formação das frações C3a e C5a, que atuam como potentes anafilotoxinas e gatilho para a liberação de mediadores de mastócitos e basófilos.
- Anafilaxia não imunológica
- Reação não imune: ocorre tanto por alteração do metabolismo do ácido araquidônico quanto por degranulação direta de mastócitos.

A Figura 1 resume a patogênese da anafilaxia, descrevendo as etapas percorridas

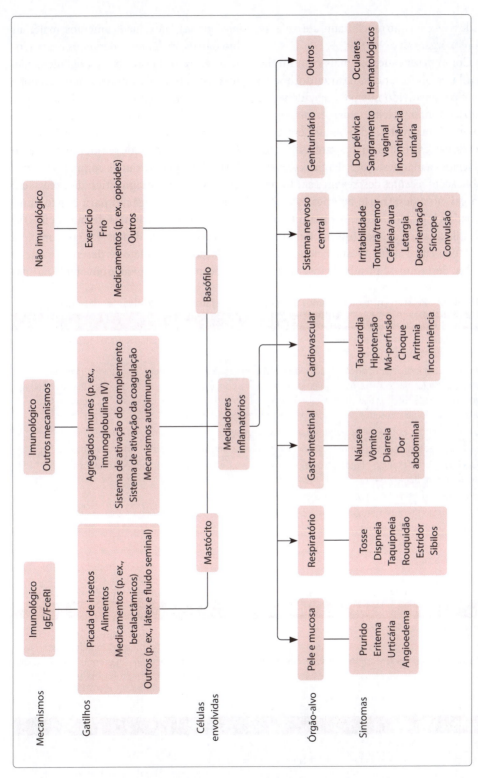

FIGURA 1 Patogênese da anafilaxia. FcεRI: receptores de alta afinidade para IgE; IgE: imunoglobulina; IV: intravenosa.

desde o mecanismo precipitante até o efeito sobre o órgão-alvo.

Como desencadeante mais comum de anafilaxia em crianças, o amendoim é o principal envolvido nos países ocidentalizados; no entanto, leite, ovos, cereais, legumes, verduras, frutas, aditivos alimentares, carnes, peixes e frutos do mar também estão associados a manifestações alérgicas graves. Publicações recentes descrevem a síndrome alfa-gal (no sudeste norte-americano), relacionada à ingestão de carne de mamífero, e a anafilaxia ao cetuximab (quimioterápico).

Ainda entre as manifestações IgE-mediadas, destacam-se picada de inseto (*Hymenoptera*), látex, medicamentos, materiais biológicos, inalantes e alérgenos ocupacionais; entre os fatores etiopatogênicos não mediados por IgE, fatores físicos, etanol e certos medicamentos. Há, ainda, as causas idiopáticas, que em alguns estudos chegam a somar 75% dos casos descritos. Nestes, o fator-gatilho não pode ser identificado pelo histórico e pelos exames complementares. Portanto, é um diagnóstico de exclusão e sugere-se investigação para mastocitose e doenças monoclonais de mastócitos. O Quadro 2 elucida de forma mais completa a relação entre os fatores desencadeantes e o mecanismo patogênico envolvido na ana-

QUADRO 2 Relação entre mecanismos fisiopatológicos e fatores desencadeantes da anafilaxia

Mecanismo imunológico IgE-dependente
Desencadeado por ingestão direta, por meio do leite materno, por contato cutâneo (raro) ou por inalação de vapor dos alimentos (raro)
Alimentos: amendoim, amêndoa, caju, avelã, pistache, nozes e castanhas (inclusive castanha-do-pará), frutos do mar (camarão, ostra, caranguejo e vieira), peixes com escamas e barbatanas, leite (de vaca e cabra), ovo (clara), frutas (banana e kiwi), vegetais, cereais (trigo, cevada e aveia), leguminosas (soja, ervilha, feijão comum e feijão-verde), sementes (algodão, girassol e gergelim), carne e gelatina
Aditivos alimentares: especiarias, corantes e gomas vegetais
Picada, ferroada ou mordida de insetos (principalmente da família *Hymenoptera*): abelha, vespa e formiga
Látex (inalação ou contato direto): bico de mamadeira, chupeta, mordedor, brinquedos, luva, cateter, material odontológico, preservativo, bexiga e adesivos
Medicamentos: penicilinas e, raramente, cefalosporinas
Materiais biológicos: alérgenos, vacinas, hormônios, hemoderivados (crioprecipitados, imunoglobulinas, plasma e sangue total) e fluido seminal
Inalantes
Alérgenos ocupacionais
Outros alérgenos: saliva de insetos (mosquitos, carrapatos, triatomídeos e formigas), venenos (escorpião, cobra e medusa), medicações e agentes biológicos (Botox®, produtos de abelha e fórmulas herbais)
Mecanismo imunológico IgE-independente
Fatores físicos: exercícios, frio, calor e raios solares ultravioleta
Medicamentos: opioides, ácido acetilsalicílico, sulfas, anti-inflamatórios não hormonais*, inibidores da cicloxigenase, contrastes radiográficos e acetaminofeno (raramente), bloqueadores neuromusculares, outros antimicrobianos (anfotericina B, cloranfenicol, ciprofloxacina, nitrofurantoína, estreptomicina, tetraciclina e vancomicina)
Etanol
Anafilaxia idiopática
Antígenos não identificados

* Principal grupo de medicamentos desencadeantes de anafilaxia.

filaxia e a Figura 2 correlaciona os achados clínicos à fisiopatologia.

MANIFESTAÇÕES CLÍNICAS

Geralmente, os sintomas surgem entre 5 e 10 minutos após a exposição ao fator desencadeante, podendo ocorrer depois de algumas horas e como um segundo surto. As manifestações mucocutâneas, como urticária, prurido, vermelhidão e angioedema, congestão conjuntival e nasal e rinorreia, são as mais frequentes; no entanto, o uso prévio de anti-histamínico pode mascarar o quadro.

- Urticária aguda: é a manifestação clínica mais frequente e caracteriza-se pela presença de máculas ou placas eritematosas, isoladas ou disseminadas, altamente pruriginosas, que podem ser acompanhadas de sensação de dor ou queimação (Figura 3B). Na maioria dos pacientes pediátricos, essa é a única queixa apresentada.
- Eritema multiforme (Figura 3C): acomete pele e mucosas (esta última, na forma mais grave – síndrome de Stevens-Johnson-Lyell) de forma autolimitada. A lesão primária é em forma de alvo, com bordas avermelhadas e centro mais claro, mas pode se apresentar como vergão evidente. Tipicamente, surgem máculas eritemato-pruriginosas, de bordas bem delimitadas, que se tornam elevadas e se distribuem simetricamente nas extremidades. Em 2 a 3 dias, a porção central da lesão torna-se mais pálida, podendo surgir pápulas ou vesículas no local. A combinação das diversas etapas dessas

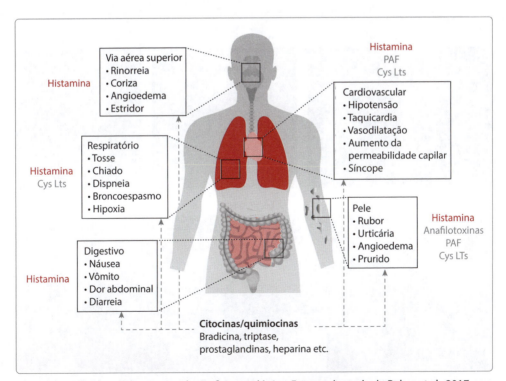

FIGURA 2 Achados clínicos e correlação fisiopatológica. Fonte: adaptada de Reber et al., 2017.

afecções caracteriza o eritema multiforme, que pode perdurar por uma semana e ressurgir em surtos por 2 a 3 semanas.
- Síndrome de Stevens-Johnson-Lyell: forma rara e grave do eritema multiforme, que acomete também membranas mucosas, com surgimento de bolhas, acompanhada de febre, toxemia e manifestações sistêmicas. Está relacionada à reação de hipersensibilidade a diversos fatores etiológicos, entre os quais se destacam reação a drogas, doenças infecciosas (viroses por herpes simples, *Mycoplasma pneumoniae*) e doenças neoplásicas.
- Angioedema: forma de inchaço que envolve o tecido cutâneo profundo e subcutâneo; não apresenta aspecto eritematoso e tampouco é pruriginoso, mas pode ser doloroso ou urticante. Geralmente acompanha a urticária, mas pode se manifestar de forma isolada. Envolve sobretudo região palpebral, língua, lábios, úvula e extremidades. É mais grave que a urticária, porque pode comprometer a via respiratória, provocando obstrução aguda (Figura 3A).

Tosse, taquipneia, dispneia, sensação de engasgo, rouquidão, estridor e chiado promovido por edema da glote (Figura 3D) e por broncoespasmo são preditores de gravidade e resultam do acometimento do trato respiratório; taquicardia, má-perfusão periférica e central, hipotensão, choque hipovolêmico e arritmias cardíacas (estas últimas menos comuns) derivam do acometimento cardiovascular.

O envolvimento neurológico se manifesta em forma de aura, irritabilidade, letar-

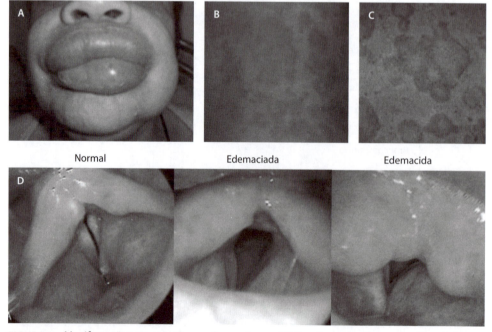

FIGURA 3 Manifestações mucocutâneas da reação anafilática. A: angioedema; B e C: urticária; D: edema de glote e cordas vocais. (Veja imagem colorida no encarte.)

gia, desorientação, cefaleia, tontura, tremor, síncope ou convulsão. Algumas crianças maiores e adolescentes referem sensação de morte iminente.

Cólicas abdominais, náuseas, vômito e diarreia retratam o envolvimento do trato gastrointestinal.

Em bebês e lactentes, as manifestações são ainda mais inespecíficas (distúrbios de comportamento, sialorreia, choro rouco), o que dificulta o diagnóstico. Nesse grupo etário, alterações cutâneas são observadas em 98%, respiratórias em 59% e gastrointestinais em 56% das anafilaxias. As manifestações cardiovasculares são raras.

A Tabela 1 resume de forma mais clara os principais achados clínicos, de acordo com o sistema envolvido.

TABELA 1 Manifestações clínicas da anafilaxia

Órgãos e sistemas	Manifestações clínicas	Sinais e sintomas
Trato respiratório alto	Rinite	Congestão de mucosa nasal Prurido nasal Rinorreia Espirros
	Edema de laringe, supraglótico e glótico	Dispneia Estridor Rouquidão* Sialorreia* Sensação de sufocamento
Trato respiratório baixo	Broncoespasmo	Tosse Roncos e sibilos Taquipneia Tiragem e desconforto respiratório Dispneia Cianose
Sistema cardiovascular	Colapso circulatório	Tontura Fraqueza generalizada Síncope Dor torácica isquêmica Taquicardia Hipotensão Má-perfusão Choque
	Arritmias	As mesmas acima Palpitações Alterações no ECG: taquicardia, desnivelamento de ST, alterações de VD, extrassístoles atriais e ventriculares, ritmo nodal e FA
	Parada cardíaca	Ausência de pulso Alterações no ECG: FV e assistolia
Pele e mucosas	Urticária	Prurido Formigamento Ardor Vermelhidão*

(continua)

TABELA 1   Manifestações clínicas da anafilaxia *(continuação)*

Órgãos e sistemas	Manifestações clínicas	Sinais e sintomas
Pele e mucosas	Angioedema	Edema de extremidades não pruriginoso Edema perioral, língua e úvula Edema periorbital Edema não papuloso e geralmente assimétrico
Olhos	Conjuntivite	Prurido ocular Lacrimejamento Olhos vermelhos
Gastrointestinal	Disfagia Regurgitação* Cólicas abdominais Náuseas e vômitos Diarreia (raramente sanguinolenta) Tenesmo Incontinência fecal*	
Sistema nervoso central	Ansiedade*, irritabilidade*, choro inconsolável*, letargia, sonolência* e confusão Tontura e desorientação Tremor Cefaleia e aura Sensação de morte iminente Síncope Convulsão (raro) Coma (tardio)	
Hematológico	Fibrinólise e coagulação intravascular disseminada	Sangramento mucoso Equimose
Geniturinário	Dor pélvica por aumento do tônus uterino Sangramento vaginal Incontinência urinária*	

ECG: eletrocardiograma; FA: fibrilação atrial; FV: fibrilação ventricular; ST: segmento ST; VD: ventrículo direito.
* Manifestações prevalentes em lactentes e bebês.

Ainda que as manifestações anafiláticas sejam precoces e graves, a liberação maciça de mediadores inflamatórios não costuma ser persistente e, em geral, a recuperação é completa.

DIAGNÓSTICO CLÍNICO E EXAMES COMPLEMENTARES

O diagnóstico da anafilaxia é fundamentado em aspectos clínicos. Estudos têm demonstrado que, em geral, os clínicos subestimam os achados, retardando ou mesmo omitindo tratamento adequado. Nos serviços de emergência, muitas vezes os médicos confundem apresentações menos intensas de anafilaxia com reações alérgicas, e acabam por não utilizar a epinefrina.

Sempre que possível, o profissional deverá obter informações rápidas e objetivas (incluindo detalhes das etapas que antecederam o evento) no tocante aos sinais e sintomas, ao tempo de surgimento, à busca do agente desencadeante (medicamentos, exames ou terapias recentes, introdução de novos alimentos na dieta, uso de produtos químicos, picada de insetos, atividades físicas ou doenças recentes) e aos antecedentes alérgicos do paciente e dos familiares.

A avaliação clínica deve se iniciar pelos fundamentos da ressuscitação:

- *Airway* – via aérea: permeabilidade da cavidade, presença de ruídos respiratórios;
- *Breathing* – respiração: frequência respiratória, esforço respiratório;
- *Circulation* – circulação: perfusão periférica, pulso e frequência cardíaca, pressão arterial, nível de consciência e débito urinário;
- *Disability* – avaliação da disfunção neurológica: vigilância, resposta verbal, resposta à dor;
- *Exposure* – exposição e avaliação da cabeça aos pés, estimativa de peso, busca por sinais de mordedura/ferrão ou contato com substâncias.

Muitas vezes, essa etapa antecede a obtenção dos dados de histórico e deve ser concomitante ao início do tratamento.

Buscando melhorar o prognóstico dos pacientes que sofrem de anafilaxia e uniformizar os dados na literatura, Sampson et al. propuseram critérios clínicos objetivos para o diagnóstico, que podem ser verificados no Quadro 3. São critérios muito sensíveis (95%) e pouco específicos (80%), e de valor preditivo positivo baixo (68,6%) e valor preditivo negativo elevado (84%). Ainda que esses critérios permitam que pacientes sem anafilaxia sejam medicados para tal, eles reduzem os riscos de não tratar aqueles que realmente estejam sofrendo uma anafilaxia.

QUADRO 3 Critérios clínicos para diagnóstico de anafilaxia

A anafilaxia é altamente provável quando preencher um dos três critérios a seguir:
• Aparecimento súbito da doença (de minutos a algumas horas após contato com o alérgeno), com envolvimento da pele, do tecido mucoso ou ambos (urticária generalizada, prurido ou eritema, edema de lábio, língua e úvula)
E ao menos um dos itens que se seguem:
• Acometimento respiratório (dispneia, chiado/broncoespasmo, estridor, redução do PFE ou hipoxemia)
• Redução da PA ou sintomas associados de órgãos-alvo [hipotonia (colapso), síncope ou incontinência]
Dois ou mais dos seguintes fatores, que ocorrem rapidamente após exposição ao provável alérgeno (minutos a algumas horas):
• Envolvimento do tecido mucocutâneo (urticária generalizada, prurido, eritema ou edema de lábio, língua e úvula)
• Acometimento respiratório (dispneia, chiado/broncoespasmo, estridor, PFE ou hipoxemia)
• Redução da pressão arterial ou sintomas associados [hipotonia (colapso) ou síncope]
• Sintomas gastrointestinais (cólica abdominal, dor ou vômito)
Queda da PA após exposição a alérgeno conhecido para determinado paciente (minutos a algumas horas):
• Lactentes e crianças: PA sistólica baixa (idade específica) ou queda da pressão arterial* sistólica maior que 30%
• Adultos: PA sistólica menor que 90 mmHg; ou queda maior que 30% em relação ao estado basal do paciente

PA: pressão arterial; PFE: pico de fluxo expiratório. * Pressão sistólica baixa para criança é definida como menor que 70 mmHg, entre 1 mês e 1 ano de vida; menor que [70 mmHg + (2 x idade)] para crianças de 1 a 10 anos e menor que 90 mmHg para 11 a 17 anos.

Várias condições clínicas apresentam sinais e sintomas similares aos da anafilaxia. Os diagnósticos diferenciais mais frequentes estão listados na Tabela 2.

TABELA 2 Condições clínicas que fazem diagnóstico diferencial com anafilaxia

Achados clínicos	Diagnóstico diferencial	Sintomas adicionais
Hipotensão	Choque séptico* Reação vasovagal Choque cardiogênico* Choque hipovolêmico* Infarto agudo do miocárdio Cardiopatias congênitas*	Hipotensão Palidez Sudorese Astenia Náusea e vômito Bradicardia (achado típico da reação vagovagal)
Desconforto respiratório com estridor ou chiado	Obstrução das vias aéreas por malformação congênita* ou corpo estranho* Crupe*, epiglotite* Convulsão Exacerbação da asma Exacerbação de doença pulmonar obstrutiva crônica Embolia pulmonar Síndrome da disfunção das cordas vocais	
Desmaio pós-prandial	Obstrução da via aérea por corpo estranho* Ingestão de glutamato monossódico Ingestão de sulfitos Envenenamento por peixe escombrídeo (atum, cavala ou peixes-saltadores)	Manifestações imediatas (minutos após a ingestão) Vermelhidão sem urticária Tontura Cefaleia Sintomas gastrointestinais variáveis
Eritema	Doenças variadas: síndrome carcinoide, hiperglicemia, feocromocitoma, tumor intestinal ou carcinoma medular da tireoide Medicamentos: niacina, vancomicina, nicotina, catecolaminas, inibidores da ECA ou etanol	Sintomas gastrointestinais Alterações hemodinâmicas
Sintomas gastrointestinais	Enterocolite induzida por ingestão de proteína* Intussuscepção*	
Variados	Pânico/ansiedade aguda Hipoglicemia Mastocitose sistêmica* Angioedema hereditário* Leucemia com produção excessiva de histamina Urticária do frio/urticária colinérgica, convulsão*, alterações metabólicas*, intoxicação exógena*, *Munchausen by proxi**, BRUE*	Eritema Falta de ar Constrição das vias aéreas superiores (disfunção das cordas vocais) com estridor inspiratório Síncope

* Diagnósticos diferenciais relevantes para lactentes e bebês.
BRUE: *brief resolved unexplained event*/evento inexplicável breve e resolvido; ECA: enzima de conversão da angiotensina.

Na tentativa de auxiliar no diagnóstico clínico e no controle evolutivo da anafilaxia, está em fase de validação um quadro que envolve gravidade, intensidade e evolução das reações alérgicas e critérios clínicos.

Os exames complementares não são fundamentais e a análise isolada de apenas um deles provavelmente é insuficiente para o diagnóstico; no entanto, podem confirmar a hipótese ou auxiliar nos eventos duvidosos. As dosagens de histamina, triptase e fator ativador de plaquetas (FAP) têm se mostrado promissoras no suporte diagnóstico. Porém, a histamina não permite a diferenciação entre as reações alérgicas anafilática e não anafilática, e a interpretação do resultado da triptase depende do conhecimento do nível basal para cada paciente. Já o FAP se revela útil para diferenciar os casos de menor ou maior gravidade. Ainda assim, esses exames não são rotineiramente indicados.

Os testes alérgicos para detectar IgE específica (detecção de Ac-IgE, testes cutâneos tipo *patch test* – adesivo e *prick test* – punção, epítopo de ligação da IgE com o alérgeno) são úteis na investigação ambulatorial, com conotação preventiva e não são escopo deste capítulo.

TRATAMENTO

Intervenção de primeira linha

Epinefrina (adrenalina)

No tratamento da anafilaxia, as diretrizes institucionais são unânimes em recomendar o início imediato de epinefrina, na dose de 0,01 mg/kg da concentração 1:1.000 (máximo de 0,5 mg), em injeção intramuscular no segmento anterior do vasto lateral da coxa, podendo repetir a dose a cada 5 a 15 minutos, se a resposta à primeira dose não for plena na resolução dos sintomas.

Como alternativa, epinefrina pode ser administrada na dose fixa de: 0,1 a 0,15 mg em menores de 6 meses de idade; 0,15 mg dos 6 meses aos 6 anos de vida; 0,3 mg dos 6 aos 12 anos e 0,5 mg a partir dos 12 anos.

Nas hipotensões graves (refratárias ao uso de epinefrina IM) e na parada cardiopulmonar é preferível a administração por via intravenosa (IV), usada na forma de infusão contínua, com dose titulada de acordo com a resposta clínica. Essa via também pode ser indicada prioritariamente em condições perioperatórias. Não há contraindicação formal para o uso da epinefrina.

Intervenção de segunda linha

Medidas gerais de suporte

Devem ocorrer simultânea ou imediatamente após a aplicação da epinefrina IM. Incluem chamar por ajuda, aplicar as intervenções do suporte de vida que utilizam como método mnemônico a regra do ABCDE e acomodar o paciente em posição supina ou semirreclinada, com elevação dos membros inferiores:

- Permeabilizar vias aéreas.
- Garantir respiração e circulação sanguínea efetivas.
- Observar as condições neurológicas e o aspecto da pele.
- Estimar o peso corpóreo e obter dados clínicos mais detalhados.

Tão logo seja possível, providenciar monitoração cardiorrespiratória e aferição de dados vitais. Deve-se identificar e afastar causas que eventualmente perpetuem o estímulo antigênico (medicamentos infundidos na veia, luvas de látex, ferrão do inseto e roupas contaminadas). No entanto, a oferta de oxigênio, a reposição fluídica com cristaloide (soro fisiológico) e o início da ressuscitação cardiopulmonar não podem ser retardados.

Via aérea

A permeabilidade da via aérea pode estar gravemente comprometida, em razão do angioedema, e o profissional mais habilitado deve estar preparado para executar uma intubação difícil. Na impossibilidade, está indicada a cricotireoidostomia.

Oxigênio

O oxigênio (O_2) deve ser ofertado de acordo com a necessidade e da melhor forma tolerada pelo paciente (preferencialmente com máscara com reservatório não reinalante). Nos casos graves, é necessário garantir suporte respiratório por meio da ventilação com bolsa autoinflável com reservatório de O_2 ou por meio de ventilação mecânica.

Beta-2 agonista (salbutamol) e epinefrina inalatória

O beta-2 agonista deve ser utilizado quando houver obstrução de vias aéreas inferiores persistentes, mesmo após o uso da epinefrina IM. A nebulização com broncodilatador – Salbutamol [aerossol pressurizado 100 a 200 mcg (1 a 2 jatos) a cada 5 minutos – máximo 10 *puffs* ou jatos] – faz parte das medicações de segunda linha e deve ser empregada quando houver broncoespasmo associado.

As diretrizes internacionais não recomendam de forma específica o uso de inalação com epinefrina na presença de estridor laríngeo, mas a Academia Europeia de Alergia e Imunologia Clínica (EAACI) sugere que 2 a 5 mL da solução 1 mg/mL de epinefrina, desde que não retarde o uso de epinefrina IM, se não houver reversão do estridor.

Circulação

Manter o paciente em posição supina, com os membros inferiores elevados, e obter acesso venoso (duas vias de grosso calibre) para a infusão de fluidos e drogas. Evitar mudanças bruscas de decúbito pelo risco da síndrome da veia cava inferior vazia[6]. O tratamento medicamentoso inicial consiste em administrar epinefrina intramuscular.

Fluido intravenoso

Na presença de anafilaxia com comprometimento hemodinâmico, deve-se infundir solução salina, em *bolus* de 10 a 20 mL/kg, sob pressão, em alguns minutos e repetidas vezes, se necessário, sempre que houver resposta insatisfatória à aplicação da epinefrina, hipotensão arterial à admissão e hipotensão ortostática. Pacientes portadores de cardiopatia ou nefropatia devem ser cuidadosamente monitorados. Não se observou diferença significativa quando da infusão de coloides, em comparação com os cristaloides.

Intervenção de terceira linha

Anti-histamínico

O anti-histamínico só deve ser considerado quando a epinefrina já foi administrada e a anafilaxia, controlada. Ele não alivia os sintomas cardiovasculares e respiratórios, não impede a onda bifásica e pode atrasar o uso da epinefrina. Porém, é capaz de aliviar o prurido, o eritema, a urticária e o angioedema. A droga de escolha é a difenidramina (Benadryl®), cuja dose de ataque é de 1 a 2 mg/kg (no máximo 50 mg), IV, lentamente (manutenção de 5 mg/kg/dia, a cada 6 horas; dose máxima de 300 mg/dia). O uso do anti-histamínico é controverso, bem como a combinação dos anti-histamínicos antagonista H1 e antagonista H2.

Corticosteroide

Ainda faltam evidências a respeito do uso de corticosteroide na anafilaxia. As atuais diretrizes não indicam seu uso de forma rotineira, mas sugerem que possa gerar benefício quando prescrito no tratamento da anafilaxia refratária, em pacientes com supressão do eixo hipotálamo-hipófise e no contexto da asma mal controlada, em pacientes que apresentem broncoespasmo no quadro inicial. Essas diretrizes reforçam ainda que o corticosteroide deve ser empregado como droga adjuvante, e não como preferência à epinefrina e vasopressores. A administração de metilprednisolona, na dose de 1 a 2 mg/kg/dia, a cada 6 horas, por 4 dias, parece suficiente.

Azul de metileno

O azul de metileno previne a vasodilatação e pode reverter rapidamente os quadros refratários à epinefrina. O uso na anafilaxia se restringe a poucos relatos de casos e traz como embasamento os conhecimentos obtidos no tratamento do choque séptico.

Reação bifásica

A epinefrina IM também é o tratamento de escolha na recorrência dos sinais e sintomas.

Anafilaxia refratária

Se a resposta ao tratamento for insatisfatória após os cuidados iniciais, o paciente deve ser prontamente encaminhado à unidade de terapia intensiva, para receber cuidados adicionais:

- Epinefrina intravenosa: na forma de *bolus* de 0,01 mg/kg (0,1 mL/kg da diluição 1:10.000), com dose máxima de 0,5 mg, a cada 20 minutos ou por meio da infusão contínua de 0,1 mcg/kg/minuto, titulável de acordo com a necessidade.
- Vasopressores: norepinefrina (0,05 a 2 mcg/kg/minuto) ou vasopressina (10 a 40 UI/dose em *bolus*) pode ser necessária, caso a resposta à administração de epinefrina e fluidos seja insuficiente, e a pressão arterial sistólica se mantenha abaixo do percentil 5% esperado para a idade.
- Glucagon (na hipotensão persistente): deve ser indicado nos casos de hipotensão refratária à epinefrina, em pacientes betabloqueados. A dose recomendada para crianças é de 20 a 30 mcg/kg, IV, em 5 minutos (máximo de 1 mg/dose), seguida de infusão de 5 a 15 mcg/minuto, titulada de acordo com a resposta clínica. É preciso garantir proteção da via aérea, pois o glucagon provoca vômito.

A Tabela 3 resume os principais aspectos do tratamento da anafilaxia.

PERÍODO DE OBSERVAÇÃO

Diante da baixa probabilidade da reincidência de anafilaxia, o período de observação no serviço de emergência não deve exceder 4 a 6 horas, exceção válida para pacientes de risco (asmáticos, reação bifásica prévia, anafilaxia de difícil controle, necessidade de repetidas doses de epinefrina, sibilância, hipotensão, estridor), quando a observação clínica deverá ser de, ao menos, 6 a 8 horas.

Um sistema de graduação de gravidade está em fase de validação, na intenção de auxiliar na determinação do tempo adequado de observação.

Na alta hospitalar, o paciente deve ser orientado quanto aos fatores desencadeantes, à recorrência dos sintomas e à neces-

TABELA 3 Tratamento medicamentoso da anafilaxia

Medicação	Dose
Tratamento de primeira linha	
Epinefrina	IM (1:1.000) 0,01 mL/kg Como alternativa, epinefrina pode ser administrada na dose fixa de: 0,1 a 0,15 mg em menores de 6 meses de idade; 0,15 mg dos 6 meses aos 6 anos de vida; 0,3 mg dos 6 aos 12 anos e 0,5 mg a partir dos 12 anos
Tratamento de segunda linha (simultaneamente à epinefrina)	
Afastar fatores de risco Avaliar e tratar os eventos relacionados ao ABCDE Elevar os membros inferiores Monitoração de ECG e respiratória	
Oxigênio	Suficiente para garantir saturação aproximada de 96%
Salbutamol aerossol pressurizado (se broncoespasmo)	100 a 200 mcg (1 a 2 *puffs* ou jatos) a cada 5 minutos (máx. 10 *puffs* ou jatos)
Fenoterol (se broncoespasmo)	Nebulização 0,25 mg (1 gota)/3 kg; máx. 10 gotas, em 3 a 5 mL de soro fisiológico
Cristaloide	10-20 mL/kg, IV em bolo
Tratamento de terceira linha	
Difenidramina (anti-histamínico H1)	1 mg/kg, IM ou 0,5 a 1 mg/kg, IV
Metilprednisolona (prevenir reação bifásica)	1 a 2 mg/kg, IV
Hipotensão persistente	
Epinefrina	0,01 mg/kg (0,1 mL/kg 1:10.000), IV
Azul de metileno 1%	1-2 mg/kg IV, uma dose ou 25-50 mg/m^2 IV uma dose que pode ser repetida mais uma vez em um intervalo de 1 hora
Vasopressores: norepinefrina e vasopressina	0,05 a 2 mcg/kg/minuto 10 a 40 UI/dose em bolo
Glucagon	20 a 30 mcg/kg, IV

ABCDE: método mnemônico para memorizar a sequência do atendimento na emergência; ECG: eletrocardiograma; FiO$_2$: fração inspirada de oxigênio; IM: intramuscular; IV: intravenosa.

sidade de portar um plano de ação com identificação pessoal, telefones de emergência, fatores precipitantes, sinais clínicos e tratamento (Figura 4). Ele deve ser estimulado a procurar um médico especialista em alergia, pela complexidade do evento e pela possibilidade de tratamento e cura, e orientado a portar dispositivos de autoaplicação de epinefrina – para lactentes (ainda que a dose seja elevada para o peso) e crianças de 15 a 30 kg: 0,15 mg (EpiPen Jr.® 0,15 mg/0,3 mL) e para crianças com mais de 30 kg e adolescentes: 0,3 mg (EpiPen® 0,3 mg/0,3 mL).

Pacientes que já não apresentam mais sintomas de anafilaxia, quando chegam a um serviço médico, não precisam ser medicados com epinefrina, mas devem receber o diagnóstico de anafilaxia e a prescrição de epinefrina autoinjetável.

Nome:			Idade:
Alergia a:			
Asma	☐ Sim (risco elevado de reações graves)		☐ Não

Outros problemas de saúde concomitantes à anafilaxia:

Medicação atual:

Sintomas de anafilaxia	
Boca	Coceira, inchaço dos lábios e/ou língua
Garganta*	Coceira, sufocamento, rouquidão
Pele	Coceira, urticária, eritema, inchaço
Intestino	Vômito, diarreia, cólica abdominal
Pulmão*	Taquipneia, tosse, chiado
Coração*	Pulso fraco, tontura, sensação de morte

Apenas alguns sintomas podem estar presentes. A gravidade dos sintomas pode variar rapidamente.

* Alguns sintomas podem ameaçar a vida! Agir rapidamente!

O que fazer:

1. Injetar epinefrina na coxa usando (marcar qual): ☐ EpiPen Jr.® (0,15 mg) ☐ Twinject® (0,15 mg)
   ☐ EpiPen® (0,3 mg) ☐ Twinject® (0,3 mg)

Outra medicação/dose/via de administração:

Importante: medicação para asma e/ou anti-histamínicos

2. Chamar 192 (antes de chamar os contatos)

3. Contato de emergência #1:	Casa	Trabalho	Celular
Contato de emergência #2:	Casa	Trabalho	Celular
Contato de emergência #3:	Casa	Trabalho	Celular

Não hesitar em dar epinefrina

Comentários:

Data e assinatura do médico	Data e assinatura do responsável (para menores de 18 anos)

FIGURA 4 Modelo sugerido para identificação do paciente de risco para anafilaxia. Para crianças, acrescentar foto no canto superior direito.

CONCLUSÃO

A anafilaxia é uma reação alérgica grave, de estabelecimento rápido e que pode causar a morte; acomete indivíduos expostos a alimentos, medicamentos, picadas de inseto, látex, materiais biológicos ou fatores físicos. São critérios clínicos para diagnóstico de anafilaxia:

- O aparecimento súbito de manifestação cutânea (urticária generalizada, prurido, eritema ou angioedema) e o acometimento respiratório (dispneia, broncoespasmo, estridor, redução do pico do fluxo respiratório – PFE – ou hipoxemia) ou queda da pressão arterial (ou sintomas associados).
- Dois ou mais dos seguintes fatores, que aparecem rapidamente após a exposição ao provável alérgeno: manifestações cutâneas e respiratórias, redução da pressão arterial e sintomas gastrointestinais.
- Queda da pressão arterial após exposição ao alérgeno conhecido.

O diagnóstico é clínico e baseia-se em histórico e exame físico minuciosos.

A intervenção deve ser precoce e voltada para a manutenção das vias aéreas e do sistema cardiocirculatório. O tratamento de primeira linha é centrado na aplicação da epinefrina IM; o de segunda linha (concomitante ao de primeira linha) inclui oxigênio, broncodilatador e infusão de cristaloide. O tratamento de terceira linha compreende o uso de anti-histamínico e corticosteroide.

Após a recuperação, o paciente deve ser estimulado a portar dispositivo de autoaplicação de epinefrina, um plano de ação de emergência e a procurar um especialista em imunologia.

A Figura 5 apresenta um fluxograma para tomada de decisão.

PARA SABER MAIS

- https://www.worldallergy.org
- https://www.eaaci.org
- https://www.aap.org
- https://www.aaaai.org
- https://acaai.org
- https://www.nice.org.uk

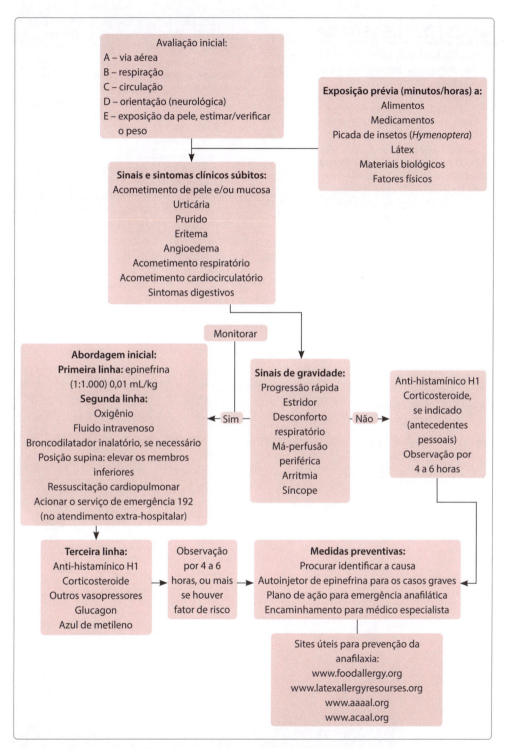

FIGURA 5   Fluxograma de diagnóstico e terapêutica da anafilaxia.

SUGESTÕES DE LEITURA

1. Bilò MB, Martini M, Tontini C, Corsi A, Antonicelli A. Anaphylaxis. Eur Ann Allergy Clin Immunol. 2021;53(1):4-17.
2. Cervellin G, Sanchis-Gomar F, Lippi G. Adrenaline in anaphylaxis treatment. Balancing benefits and harms. Expert Opin Drug Saf. 2016;15(6):741-6.
3. Da Silva EGM, Castro FFM. Epidemiologia da anafilaxia. Braz J Allergy Immunol. 2014;2(1):21-7.
4. Dodd A, Hughes A, Sargant N, Whyte AF, Soar J, Turner PJ. Evidence update for treatment of anaphylaxis. Resuscitation. 2021;163:86-96.
5. Dribin TE, Motosue MS, Campbell RL. Overview of Allergy and Anaphylaxis. Emerg Med Clin North Am. 2022;40(1):1-17.
6. Lee J, Garrett JP, Brown-Whitehorn T, Spergel JM. Biphasic reactions in children undergoing oral food challenges. Allergy Asthma Proc. 2013;34(3):220-6.
7. Navalpakam A, Thanaputkaiporn N, Poowuttikul P. Management of Anaphylaxis. Immunol Allergy N Am. 2022; 42:65-76.
8. Reber LL, Hernandez JD, Galli SJ. The pathophysiology of anaphylaxis. J Allergy Clin Immunol. 2017;140(2):335-48
9. Simons FER, Ardusso LRF, Bilò MB. International consensus on (ICON) anaphylaxis. World Allergy Organ J. 2014;;7(1):9.
10. Simons FE, Ebisawa M, Sanchez-Borges M, Thong BY, Worm M, Tanno LK, et al. 2015 update of the evidence base: World Allergy Organization anaphylaxis guidelines. World Allergy Organ J. 2015;8(32):1-16.
11. Simons FER, Sampson HA. Anaphylaxis: Unique aspects of clinical diagnosis and management in infants (birth to age 2 years). J Allergy Clin Immunol. 2015;135:1125-31.

7
Stevens-Johnson e necrólise epidérmica tóxica

Maria Cecilia Rivitti Machado
Marcela Gravelle Vieira

PONTOS-CHAVE DESTE CAPÍTULO

- O diagnóstico e o tratamento dessas afecções podem ser um desafio na prática pediátrica, principalmente por conta de sua raridade e dos seus diagnósticos diferenciais na infância.
- O diagnóstico de SSJ, NET, EM ou EP e MIRM baseia-se essencialmente no quadro clínico.
- O tratamento medicamentoso específico de SSJ e NET é controverso, mas só é indicado nas primeiras horas ou dias do quadro, enquanto há evolução das lesões; depois de instalado o quadro não há benefício.

INTRODUÇÃO

A síndrome de Stevens-Johnson (SSJ) e a necrólise epidérmica tóxica (NET) são reações cutâneas bolhosas graves imunomediadas caracterizadas por necrose e destacamento da epiderme e mucosas, conduzindo a comprometimento sistêmico e acarretando complicações imediatas e tardias.

A SSJ caracteriza-se por bolhas ou descolamento da pele em até 10% da superfície corporal; a NET, por descolamento de 30% ou mais da superfície corporal. Os casos com 10 a 30% de descolamento são chamados de transição SSJ/NET.

A SSJ também era designada por eritema multiforme (EM) major ou eritema polimorfo major, termos atualmente reservados para os casos desencadeados por herpes simples, de apresentação que se assemelha à SSJ (Figura 1).

Os casos de SSJ desencadeados por infecção por *Mycoplasma pneumoniae* começam a ser denominados *Mycoplasma pneumoniae – induced rash and mucositis* (MIRM), com base em diferenças clínicas, patogênicas e resposta a tratamento. Quadros desencadeados por outros agentes têm sido descritos e renomeados (RIME, *reactive infectious mucocutaneous eruption*;

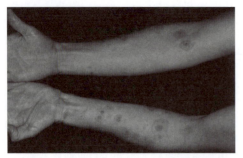

FIGURA 1   Eritema multiforme (eritema polimorfo). (Veja imagem colorida no encarte.)

RIRM, *respiratory infection-induced rash and mucositis*) com base em minúcias da apresentação clínica.

O diagnóstico e o tratamento dessas afecções podem ser um desafio na prática pediátrica, principalmente por conta de sua raridade e dos seus diagnósticos diferenciais na infância. O seu reconhecimento é fundamental considerando a morbidade e a mortalidade associadas aos casos e a importância do tratamento direcionado.

TABELA 1   Diagnóstico diferencial

Diagnóstico diferencial	Etiologia
Exantemas virais	Epstein-Barr, enterovírus, adenovírus, arboviroses
Infecções bacterianas	Síndrome da pele escaldada estafilocócica, impetigo bolhoso
Vasculites	Doença de Kawasaki
Reações imunomediadas	Eritema multiforme

EPIDEMIOLOGIA

A SSJ e a NET ocorrem em todas as faixas etárias; são mais comuns em adultos idosos. Crianças compreendem cerca de 10% dos casos, sem predileção por gênero, sendo muito raras em menores de 2 anos. Em adultos e adolescentes, SSJ e NET são mais comuns em imunocomprometidos, particularmente portadores de HIV/AIDS, de doenças autoimunes e pacientes oncológicos. A mortalidade na faixa etária pediátrica encontrada nos Estados Unidos foi de 3 a 16%, sendo nula na SSJ, intermediária na superposição SSJ/NET e maior na NET.

A maior parte dos casos de SSJ/NET relaciona-se à exposição a medicamentos. Na faixa etária pediátrica, infecções também são relacionadas aos quadros de reações bolhosas graves, e parte significativa dos casos deve-se ao herpes simples (especialmente em casos recidivantes) e ao *M. pneumoniae*. Há relatos de reações bolhosas graves desencadeadas pela Covid-19 e por chikungunya.

Os principais desencadeantes na faixa etária pediátrica são antimicrobianos (sulfametoxazol-trimetoprima, macrolídeos e, raramente, nevirapina); anti-inflamatórios não hormonais (ibuprofeno e, raramente, oxicans); com menor frequência, anticonvulsivantes (carbamazepina, lamotrigina, fenobarbital, ácido valproico). O alopurinol é pouco usado na faixa pediátrica, mas é importante desencadeante de NET/SSJ na Europa, em Israel e na China.

PATOGÊNESE

A NET e a SSJ são quadros que resultam essencialmente da necrose de queratinócitos

TABELA 2   Classes de medicamentos

Classe	Medicamentos
Anticonvulsivantes	Fenobarbital, ácido valproico, lamotrigina, carbamazepina
Antibióticos	Sulfonamidas, macrolídeos, nevirapina
Anti-inflamatórios	Ibuprofeno, acetaminofeno, paracetamol

por apoptose e necroptose. O medicamento ou seus metabólitos são pró-haptenos. Tornam-se antigênicos após ligação com proteínas carregadoras; formam complexos com o antígeno leucocitário humano (HLA) na célula apresentadora de antígeno (APC), ou então ligam-se diretamente ao HLA (carbamazepina, lamotrigina, sulfametoxazol-trimetoprima e celecoxibe). São então reconhecidos pelo receptor na célula T (TCR), ativando a resposta imune adaptativa. Linfócitos CD8+ citotóxicos que reconhecem epítopos HLA-droga, células NK e monócitos participam da destruição da epiderme por múltiplas vias. Há secreção do indutor de apoptose Fas-ligand que se liga ao receptor Fas desencadeando a apoptose; a via perforina/granzima também é relevante para causar dano à epiderme, bem como a secreção de granulosina. Além disso, há ativação de uma outra via que conduz à necroptose, uma outra forma de destruição celular mediada por *annexin A1-formyl peptide receptor 1* (FPR1), que conduz à inflamação intensa local e sistêmica, mediada pela via TNF alfa.

A MIRM resulta da formação de clones de linfócitos B, formação de imunocomplexos que se depositam na epiderme, ativando o complemento.

MANIFESTAÇÕES CLÍNICAS

As lesões são habitualmente precedidas por quadro de mal-estar, febre baixa, odinofagia, acompanhados por dor, ardor, queimação na pele e mucosas. O período de latência varia de 5 a 28 dias. As lesões podem ter início na pele ou mucosas (bucal, ocular ou genital).

Na síndrome de Stevens-Johnson, placas eritematosas ou violáceas iniciam-se pela face e progridem para tronco e membros, incluindo palmas e plantas e mucosas. A epiderme necrosa, forma bolhas e se destaca, levando a exulcerações dolorosas que podem se apresentar recobertas por exsudato sero-hemorrágico. A cicatrização da pele ocorre frequentemente com discromia permanente (manchas). O comprometimento das mucosas é intenso. Na boca, inicia-se por vermelhidão, progride para vesiculação e erosões muito dolorosas, recobertas por crostas hemáticas, que dificultam a ingesta de líquidos e alimentos; o mesmo ocorre na mucosa genital, dificultando a eliminação de urina e fezes. Nos olhos, há eritema, lacrimejamento, fotofobia, dificuldade visual, com lesões da conjuntiva e córnea. As lesões mucosas podem, na cicatrização, levar a sequelas graves; na orofaringe, dificuldades permanentes de deglutição, fala ou audição; perda de acuidade visual e até cegueira, sinéquias vulvovaginais, penianas e uretrais. Assim, é fundamental o acompanhamento multidisciplinar, envolvendo, desde os primeiros momentos, otorrinolaringologistas, oftalmologistas, ginecologistas e urologistas.

Na necrólise epidérmica tóxica (NET), observa-se formação de grandes placas eritematosas com descolamento de grandes retalhos da epiderme, levando a extensas áreas desepitelizadas, conferindo maior gravidade. O comprometimento das mucosas tende a ser menos intenso que na SSJ.

O sinal de Nikolsky, representado por descolamento da pele à tração suave, é positivo na NET, indicando comprometimento em áreas pouco eritematosas. mas também nos pênfigos e na síndrome da pele escaldada estafilocócica.

No eritema multiforme ou eritema polimorfo (EM ou EP), placas eritematosas, violáceas ou purpúricas se desenvolvem, assumindo, em múltiplas localizações, aspecto de círculos concêntricos de diferentes tons de eritema, lembrando alvos. Eventualmente, as lesões progridem para bolhas, rompem-se deixando superfície cruenta, que vai se recobrir de crostas hemáticas e, quiçá, cicatrizar. Tais lesões predominam nas extremidades: palmas, plantas, superfície extensora dos braços e pernas. Nas mucosas, observa-se enantema, particularmente nos lábios, que também pode evoluir para bolhas e crostas hemáticas. O estado geral costuma estar preservado, a despeito da intensidade do quadro. As lesões são pruriginosas, com dor/ardor moderado.

A MIRM caracteriza-se por intenso comprometimento mucoso (dois ou mais), lesões vesicobolhosas esparsas e lesões em número variável e evidência de pneumonia por *M. pneumoniae*. É importante identificar esse quadro, pois o tratamento e o prognóstico diferem substancialmente de SSJ, NET e eritema multiforme.

Desidratação, desequilíbrio hidroeletrolítico e sepse são complicações comuns de SSJ e NET. Comprometimento brônquico é descrito com bronquiolite obliterante, que leva a sequelas de longo prazo e comprometimento do trato gastrintestinal.

A mortalidade da SSJ e da NET é descrita como menor em crianças quando em comparação com adultos, mas 50% dos casos evoluem com complicações em longo prazo: manchas e cicatrizes na pele, problemas oculares, renais, pulmonares, de deglutição e fala, cardíacos e sequelas psicológicas, como transtorno de estresse pós-traumático, ansiedade, depressão e dificuldade de manter-se no trabalho.

DIAGNÓSTICO E EXAMES COMPLEMENTARES

O diagnóstico de SSJ, NET, EM ou EP e MIRM baseia-se essencialmente no quadro clínico. A histopatologia comprova a necrose de queratinócitos, por vezes com formação de bolha e escasso infiltrado inflamatório linfo-histiocitário com eosinófilos. Alterações do hemograma, como anemia ou linfopenia e elevação das transaminases, podem ser encontradas.

História detalhada de comorbidades incluindo imunodeficiência, autoimunidade e medicamentos empregados nas últimas três semanas é de suma importância para se determinar os desencadeantes suspeitos. Na suspeita de MIRM, deve-se pesquisar evidência de pneumonia pelo quadro clínico, radiológico e presença de anticorpos IgM para *M. pneumoniae*, ou, ainda, pesquisar o agente na orofaringe em lesões ou PCR, quando disponíveis.

O índice SCORTEN (*SCORe of Toxic Epidermal Necrosis*) foi desenvolvido para determinar gravidade e prognóstico da NET, mas pode ser empregado em outras condições que resultem em dano extenso à epiderme, como a SSJ, outras reações bolhosas e queimaduras.

TABELA 3   Fatores de risco

Fator de risco	0	1
Idade	< 40 anos	> 40 anos
Malignidade associada	não	sim
Frequência cardíaca (batidas/minuto)	< 120	> 120
Ureia (mg/dL)	< 28	> 28
Superfície corpórea comprometida	< 10%	> 10%
Bicarbonato sérico (mEq/L)	> 20	< 20
Glicemia (mg/dL)	< 252	> 252

Quanto maior o número de fatores de risco, maior a mortalidade, como na Tabela 4.

TABELA 4 Taxa de mortalidade de acordo com o número de fatores de risco

Número de fatores de risco	Taxa de mortalidade
0-1	3,2%
2	12,1%
3	35,3%
4	58,3%
5 ou mais	> 90%

O diagnóstico diferencial da NET e SSJ deve ser feito primordialmente com o EM/EP e com a MIRM, clinicamente semelhantes, mas de manejo e prognósticos distintos; com o impetigo bolhoso, síndrome da pele escaldada estafilocócica (especialmente em neonatos), erupção medicamentosa fixa bolhosa, lúpus eritematoso sistêmico com manifestações bolhosas, com doenças bolhosas cutâneas autoimunes, como os pênfigos vulgar e foliáceo, dermatose bolhosa por IGA linear, epidermólise bolhosa e porfiria congênita.

Atraso no diagnóstico da SSJ e da NET relaciona-se com pior prognóstico, sendo a participação do dermatologista fundamental para adequada condução do caso.

TRATAMENTO

O tratamento do eritema multiforme ou polimorfo consiste em aliviar sintomas com anti-histamínicos e analgésicos sistêmicos, manter as lesões limpas e facilitar a ingesta de líquidos e alimentos. Casos recidivantes beneficiam-se de terapia supressiva do herpes simples com antivirais por longos períodos.

No tratamento da MIRM, são indicados corticosteroides associados à antibioticoterapia (azitromicina, claritromicina; eritromicina ou doxiciclina em maiores de 7 anos).

Na SSJ e na NET, a identificação do desencadeante e o afastamento são fundamentais, e sua manutenção relaciona-se com maior morbidade e mortalidade. Também são importantes admissão para unidade de terapia intensiva ou de queimados para melhor suporte nutricional, manutenção do equilíbrio hidroeletrolítico, analgesia, vigiar infecções e comprometimento de órgãos.

Se possível, manter a temperatura ao redor dos 30°C para evitar a perda calórica. As necessidades nutricionais são 22% menores que de queimados da mesma idade e com o mesmo comprometimento da superfície corporal. Hemograma, eletrólitos, função hepática e renal, provas de atividade inflamatória como velocidade de hemossedimentação (VHS) e proteína C-reativa (PCR), análise da urina, bem como culturas são indicados para detecção e manejo das complicações.

O tratamento medicamentoso específico de SSJ e NET é controverso, mas só é indicado nas primeiras horas ou dias do quadro, enquanto há evolução das lesões; depois de instalado o quadro não há benefício. As melhores evidências resultam do emprego de corticoides em altas doses (metilprednisolona 1 mg/kg/dia) por 3 a 7 dias. Ciclosporina foi usada com sucesso em alguns casos. Imunoglobulinas endovenosas, agentes anti-TNF alfa, dapsona e talidomida foram empregados em casos isolados, não apresentando evidências suficientes de eficácia.

No tratamento das lesões cutâneas, o desbridamento é controverso; é preferível aspirar fluido das bolhas, mantendo-se a epiderme que recobrirá a área comprometida. Cateteres e sondas necessariamente devem ser fixados com curativos não aderentes. Áreas não comprometidas podem ser recobertas com vaselina; já para as áreas exulceradas curativos não aderentes são os ideais, mas nem sempre disponíveis; em locais com escassos recursos, rayon constantemente umedecido com vaselina líquida pode ser empregado, com largas faixas para o dorso e nádegas. Deve-se evitar curativos fechados, difíceis de remover, que prejudicam a monitoração da progressão do quadro e de infecções. Antibioticoterapia tópica é contraindicada, uma vez que pode resultar em absorção, toxicidade e pigmentação permanente.

O cuidado com a mucosa genital inclui aplicação de corticoides de alta potência, cateterização e dilatação vaginal, havendo necessidade de acompanhamento após a alta para evitar aderências. Supressão da menstruação é indicada. Na mucosa ocular, o uso precoce de colírios com corticoides contribui para diminuir as lesões, principalmente em conjunto com o tratamento sistêmico. Colírios lubrificantes sem preservativos são indicados.

É importante a atenção multidisciplinar com dermatologista, oftalmologista, otorrinolaringologista, ginecologista, pneumologista, gastroenterologista, infectologista, urologista, enfermagem especializada, nutricionistas, fisioterapeutas e odontologista para diagnóstico e tratamento adequado de lesões mucosas a fim de prevenir sequelas. Suporte psicológico é fundamental.

CONCLUSÃO

O diagnóstico precoce, o afastamento de desencadeantes e o tratamento no momento oportuno são fundamentais para diminuir a mortalidade e complicações das reações cutâneas bolhosas graves, como SSJ, NET, EM e MIRM. As sequelas físicas e psicológicas são frequentes, necessitando de tratamento em longo prazo.

PARA SABER MAIS

- Brüggen MC, Le ST, Walsh S, Toussi A, de Prost N, Ranki A, et al. Supportive care in the acute phase of Stevens-Johnson syndrome and toxic epidermal necrolysis: an international, multidisciplinary Delphi-based consensus. Br J Dermatol. 2021;185(3):616-626.
- Hasegawa A, Abe R. Recent advances in managing and understanding Stevens-Johnson syndrome and toxic epidermal necrolysis. F1000Res. 2020;9:F1000 Faculty Rev-612.

SUGESTÕES DE LEITURA

1. Bastuji-Garin S, Fouchard N, Bertocchi M, et al. SCORTEN: a severity-of-illness score for toxic epidermal necrolysis. Journal of Investigative Dermatology. J Invest Dermatol. 2000;115(2):149-53.
2. Brüggen MC, Le ST, Walsh S, Toussi A, de Prost N, Ranki A, et al. Supportive care in the acute phase of Stevens-Johnson syndrome and toxic epidermal necrolysis: an international, multidisciplinary Delphi-based consensus. Br J Dermatol. 2021;185(3):616-626.
3. Canavan TN, Mathes EF, Frieden I, Shinkai K. Mycoplasma pneumoniae induced rash and mucositis as a syndrome distinct from Stevens-Johnson syndrome and erythema multiforme: a systematic review. J Am Acad Dermatol. 2015;72:239-45.
4. Chang WC, Abe R, Anderson P, Anderson W, Ardern-Jones MR, Beachkofsky TM, et al. SJS/TEN 2019: From science to translation. J Dermatol Sci. 2020;98(1):2-12. Erratum in: J Dermatol Sci. 2021;104(2):146-147.
5. Gleghorn KL, Voigt C, Kelly B. Toxic epidermal necrolysis and Stevens-Johnson syndrome/toxic epidermal necrolysis overlap in pediatric patients with a focus on newer antiepileptic drugs: A 25-year retrospective study at a single tertiary care center. Pediatr Dermatol. 2021;38(4):812-818.
6. Hasegawa A, Abe R. Recent advances in managing and understanding Stevens-Johnson syndrome and toxic epidermal necrolysis. F1000Res. 2020;9:F1000 Faculty Rev-612.
7. Holtz M, Grimstad F, Higgins J, Denny G, Strickland J, Dowlut-McElroy T. Vulvovaginal Involvement in Pediatric Stevens-Johnson Syndrome: A Case Series. J Pediatr Adolesc Gynecol. 2021;34(5):745-748.
8. McPherson T, Exton LS, Biswas S, Creamer D, Dziewulski P, Newell L, et al. British Association of Dermatologists' guidelines for the management of Stevens–Johnson syndrome/toxic epidermal necrolysis in children and young people, 2018. Br J Dermatol. 2019;181:37-54.
9. Medeiros MP, Carvalho CHC, Santi CG, Avancini J. Stevens-Johnson syndrome and toxic epidermal necrolysis - retrospective review of cases in a high complexity hospital in Brazil. Int J Dermatol. 2020;59(2):191-196.

8
Crise asmática

Rafael da Silva Giannasi Severini
Luiz Vicente Ribeiro Ferreira da Silva Filho

PONTOS-CHAVE DESTE CAPÍTULO

- Estabelecer o diagnóstico de crise asmática em crianças e adolescentes baseando-se na anamnese, no exame físico e em dados funcionais.
- Determinar a classificação da gravidade da crise de asma utilizando dados clínicos e funcionais.
- Escolher a sequência mais adequada de tratamento da crise asmática com base na gravidade e na resposta à terapêutica empregada.

INTRODUÇÃO

A asma é uma doença respiratória crônica comum, com prevalência entre 1 e 18% em diferentes países. É caracterizada por sintomas variáveis, que incluem sibilância, dispneia, dor torácica em aperto/opressão e/ou tosse e limitações variáveis ao fluxo aéreo expiratório. Tanto os sintomas quanto a limitação ao fluxo aéreo caracteristicamente variam ao longo do tempo em frequência e intensidade. Exacerbações da doença ou crises asmáticas são frequentemente desencadeadas por exercício, exposição a alérgenos ou irritantes, mudanças climáticas e infecções respiratórias. As exacerbações podem oferecer risco à vida e constituem ônus considerável aos pacientes e à comunidade.

DIAGNÓSTICO CLÍNICO E CLASSIFICAÇÃO

O diagnóstico de asma deverá ser considerado quando a criança ou o adolescente for incluído em uma ou mais das seguintes situações:

- Presença de mais de um dos sintomas característicos (sibilância, dispneia, tosse, dor torácica).
- Piora dos sintomas à noite ou no início da manhã.
- Sintomas que variam ao longo do tempo (tipo e intensidade).
- Sintomas que são desencadeados por infecções virais, exercício, exposição a alérgenos, mudanças climáticas, acessos

de risco ou exposição a irritantes (p. ex., fumaça ou perfumes).

Nas crianças com 5 anos ou menos, o diagnóstico de asma é particularmente difícil e deve ser considerado nas seguintes situações:

- Sintomas (tosse, sibilância, dispneia) com duração maior que 10 dias durante infecções de vias aéreas superiores.
- Mais de três episódios de sibilância por ano, episódios graves ou com piora durante a noite.
- Tosse ocasional, sibilância ou dispneia entre as crises.
- Atopia ou história familiar de asma.
- Resposta favorável com tratamento.

Para estabelecer definitivamente o diagnóstico de asma, sintomas episódicos de obstrução aérea devem estar presentes, a obstrução aérea deve ser parcialmente reversível e devem ser excluídos os diagnósticos alternativos.

O diagnóstico e a avaliação da gravidade das exacerbações se baseiam na anamnese, no exame físico (estado geral, presença/ausência de cianose, uso de musculatura acessória, ausculta pulmonar), nos sinais vitais (frequências cardíaca e respiratória e saturação de pulso de oxigênio) e, quando possível, em medidas da função pulmonar. A medida dos gases arteriais fica reservada às crises mais graves. A classificação de gravidade das exacerbações se encontra na Tabela 1.

TABELA 1 Classificação da crise de asma*

Classificação	Leve a moderada	Grave	Muito grave (insuficiência respiratória)
Impressão clínica geral	Sem alterações	Sem alterações	Cianose, sudorese, exaustão
Estado mental	Normal	Normal ou agitação	Agitação, confusão, sonolência
Dispneia	Ausente ou leve	Moderada	Intensa
Fala	Frases completas	Frases incompletas No lactente: choro curto, dificuldade alimentar	Frases curtas ou monossilábicas No lactente: dificuldade alimentar
Musculatura acessória	Retrações leves/ausentes	Retrações acentuadas	Retrações acentuadas
Sibilância	Ausentes com MV normal, localizado ou difuso	Localizados ou difusos	Ausentes com MV mínimo
FR (ciclos/minuto)**	Normal ou aumentada	Aumentada	Aumentada
FC (bpm)	≤ 110	> 110	> 140 ou bradicardia
PFE (% do previsto)	> 50	30 a 50	< 30
SpO_2 (%)	> 95	91 a 95	≤ 90
PaO_2 (mmHg)	Normal	Ao redor de 60	< 60
$PaCO_2$ (mmHg)	< 40	< 45	≥ 45

* A presença de vários parâmetros, mas não necessariamente todos, indica a classificação geral da crise.
** FR em crianças normais: < 2 meses, < 60 ciclos/min; 2 a 11 meses, < 50 ciclos/min; 1 a 5 anos, < 40 ciclos/min; 6 a 8 anos, < 30 ciclos/min; e > 8 anos, igual à FR para adultos.
bpm: batimentos por minuto; FC: frequência cardíaca; FR: frequência respiratória; MV: murmúrio vesicular; $PaCO_2$: pressão arterial de CO_2; PaO_2: pressão arterial de O_2; PFE: *peak flow*; SpO_2: saturação de pulso de O_2. Fonte: Chien et al., 2000.

Algumas situações que indicam maior risco de óbito de pacientes com crise de asma são:

- História pessoal de crise asmática grave com necessidade de intubação e ventilação mecânica.
- Hospitalização ou ida ao pronto-socorro por crise asmática no último ano.
- Estar em uso ou ter feito uso recente de corticosteroide oral.
- Não estar em uso de corticosteroide inalatório.
- Utilização frequente de beta-agonistas de curta duração, especialmente uso de mais de uma unidade de salbutamol por mês.
- História pessoal de doença psiquiátrica ou problemas psicossociais.
- Baixa adesão ao tratamento e/ou baixa adesão a (ou falta de) um plano de ação por escrito para as crises de asma.
- Alergia alimentar.

TABELA 2 Critérios de admissão e alta hospitalar

Admissão	Crise asmática grave
	Crise asmática moderada com resposta insuficiente ao tratamento inicial
	Uso intenso de musculatura acessória
	Comprometimento significativo do parênquima pulmonar (pneumonia)
	SpO_2 < 93% em ar ambiente após abordagem terapêutica inicial
	Ingestão hídrica baixa com risco de desidratação
	Pais não confiáveis ou residência de difícil acesso a serviços de emergência médica
	Má resposta terapêutica prévia
Alta	Sintomas leves
	Se crise moderada: tempo mínimo de observação hospitalar de 2 h
	Se crise grave: tempo mínimo de observação hospitalar de 12 h

SpO_2: saturação de pulso de oxigênio.

TERAPÊUTICA E CONDUTA

O tratamento para a crise aguda de asma se baseia nos seguintes aspectos: manejo da hipoxemia (uso de oxigênio), manejo do broncoespasmo (uso de broncodilatadores de curta duração) e manejo da inflamação (corticosteroides sistêmicos). Nas Figuras 1, 2 e 3, exemplificamos o tratamento. Os critérios de admissão hospitalar e alta estão apresentados na Tabela 2.

Se o paciente for hospitalizado, devem ser mantidas as nebulizações com beta-agonistas de horário, conforme o padrão respiratório do paciente, o corticoide e a suplementação de oxigênio, se necessária. Normalmente, as doses de beta-agonista são administradas a cada 2 horas, aumentando o intervalo de modo progressivo conforme a resposta. Caso o paciente necessite de intervalos mais breves, pode ser necessária internação em terapia intensiva.

Durante o atendimento, é importante o uso de equipamento de proteção individual (precaução para gotículas/aerossol).

OXIGÊNIO

A oferta de oxigênio deve ser titulada de acordo com a oximetria com o objetivo de mantê-la entre 94 e 98%. Para crises leves, podemos utilizar dispositivos de baixo fluxo de oxigênio (< 10 lpm); entretanto, nas crises graves é indicado o uso de dispositivos de alto fluxo (>10 lpm) como a máscara não reinalante e a máscara de venturi a 50%.

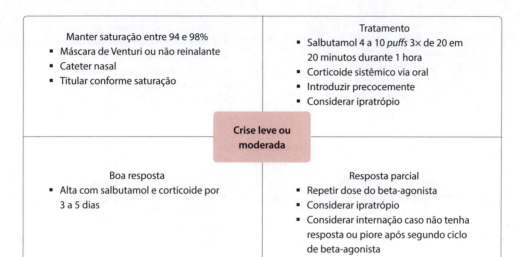

FIGURA 1 Fluxograma para tratamento da crise asmática leve.

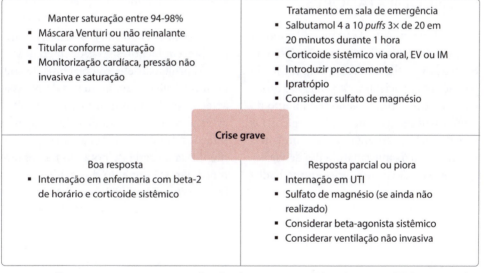

FIGURA 2 Fluxograma para tratamento da crise de asma grave. EV: endovenoso; IM: intramuscular; UTI: unidade de terapia intensiva.

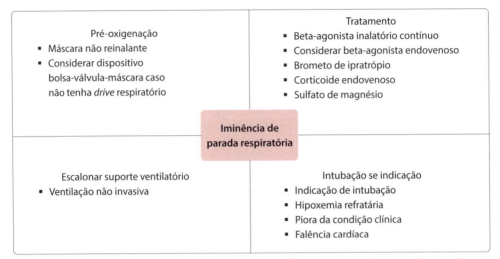

FIGURA 3 Fluxograma para tratamento da iminência de falência respiratória pela crise asmática.

BRONCODILATADORES

A administração de broncodilatadores é a maneira mais eficaz para a reversão da obstrução ao fluxo aéreo e está indicada para todos os pacientes. Os principais broncodilatadores utilizados no tratamento da asma são os agonistas beta-adrenérgicos. Os receptores beta-adrenérgicos estimulam o relaxamento da musculatura lisa da via aérea por ativação de mecanismos mediados pelo AMPc.

Além da broncodilatação, outros efeitos dos agonistas beta-adrenérgicos incluem estimulação da depuração mucociliar, diminuição da hipermeabilidade da microvasculatura brônquica e vasodilatação pulmonar em pacientes com vasoconstrição pulmonar hipóxica.

A melhor via para administração dessas drogas é a inalatória, que pode ser utilizada de modo intermitente a curtos intervalos, o que induz ao máximo a estimulação dos receptores beta-adrenérgicos, com efeitos colaterais mínimos. Existem evidências de que o uso de nebulímetros pressurizados com espaçadores ("bombinha") seja superior ao uso de nebulizadores no tratamento da crise asmática. Além de mais práticos, seu uso resultou em menores taxas de internação.

Os principais efeitos colaterais dos beta-adrenérgicos são: aumento da pressão arterial sistólica, diminuição da pressão arterial diastólica, taquicardia com palpitações, tremores, hipocalemia (por aumento da entrada de potássio nas células musculares), aumento dos ácidos graxos livres e aumento da glicemia. Os tremores e as palpitações, principais efeitos adversos associados ao uso, diminuem com a utilização prolongada. Outro efeito indesejado é o desbalanço da relação ventilação/perfusão (V/Q), que resulta em aumento do gradiente alveoloarterial de oxigênio, em geral de maneira transitória.

A literatura sobre o uso de beta-agonistas inalatórios de maneira contínua é conflitante. Enquanto alguns estudos não mostram diferença entre o uso contínuo e o intermitente, outros indicam que a terapia contínua estaria relacionada a menos hospitalizações e melhores índices de função pulmonar, em comparação com a terapia intermitente.

Como realizar a nebulização contínua

A nebulização contínua requer um sistema de entrega especial para evitar a necessidade de reabastecer o nebulizador padrão a cada 10 a 15 minutos. Várias estratégias têm sido empregadas para administrar aerossóis continuamente nebulizados. Um nebulizador de pequeno ou médio volume pode ser equipado com uma bomba de infusão intravenosa que pinga uma solução broncodilatadora pré-misturada na câmara do nebulizador. A dosagem indicada é a de 0,5 mg/kg/h, sendo o máximo de 20 mg/h. Dilua a dose calculada de salbutamol para nebulização com soro fisiológico 0,9% para inalação até um volume final de 20 mL. Defina a bomba para infundir continuamente a 20 mL por hora, com uma taxa de fluxo de oxigênio de condução definida em 8 a 10 mL por minuto. A bomba deve ser rotulada com "somente para uso respiratório" para minimizar o risco de administração intravenosa inadvertida.

BROMETO DE IPRATRÓPIO

O brometo de ipratrópio é um derivado da atropina que promove broncodilatação por meio da redução do tônus colinérgico das vias aéreas decorrente do bloqueio dos receptores muscarínicos, além de bloquear a produção de muco pelas glândulas mucosas. Há evidências de que o uso do brometo de ipratrópio em associação aos agonistas beta-adrenérgicos inalatórios reduz o risco relativo de hospitalização. Desse modo, pode ser benéfico no tratamento da crise asmática, especialmente em quadros moderados e graves, com o objetivo de evitar a hospitalização. É importante ressaltar que o brometo de ipratrópio não deve ser utilizado para o tratamento após a alta ou durante a internação. O uso pode ser considerado apenas em crises moderadas e graves, sempre em associação com beta-agonistas e durante o atendimento inicial, com a intenção de evitar a hospitalização.

CORTICOSTEROIDES

Os corticosteroides agem na fase inflamatória da doença das vias aéreas, que não sofre influência da terapia broncodilatadora. Os mecanismos de ação incluem efeito anti-inflamatório, estabilização das membranas dos lisossomos, diminuição da permeabilidade capilar e inibição da liberação de histamina. Os corticosteroides também potencializam a ação das drogas beta-adrenérgicas por estimulação da transcrição e da expressão de receptores beta-adrenérgicos na membrana de células de músculo liso. O tratamento precoce das crises agudas com corticosteroides previne a progressão do episódio, mas o uso prolongado ou recorrente tem risco de efeitos colaterais.

Já que os corticosteroides têm início de ação 3 a 12 horas depois da administração, eles devem ser administrados precocemente. Vários estudos demonstram que a prednisolona utilizada em dose única via oral no hospital, aliada à terapia broncodilatadora, pode reduzir significativamente a morbidade e a necessidade de hospitalização de pacientes atendidos com crise de asma.

Estudos demonstram ainda que não existem diferenças em relação à utilização de corticoterapia oral ou endovenosa no tratamento da crise aguda de asma. Por esse motivo, a administração da medicação via oral é a mais recomendada, exceto em pacientes que não toleram a medicação enteral, seja por vômitos ou rebaixamento de nível de consciência.

Para o tratamento da crise asmática em crianças acima de 6 anos, o corticoide deve ser utilizado mesmo em crises leves (exceto quando sintomas frustos). Em menores de 6 anos, deve ser iniciado em crises graves e quando não há resposta ao tratamento inicial nas crises leve/moderadas.

A medicação mais habitual é a prednisona ou a prednisolona por via oral, na dose de 1 a 2 mg/kg/dia (máximo de 40 mg/dia para crianças e 50 mg/dia para adolescentes e adultos). Outra opção em crescente uso é a dexametasona, que tem meia-vida mais prolongada que a prednisona, com um efeito semelhante na crise asmática. A dose é de 0,3 a 0,6 mg/kg e pode ser administrada via oral, endovenosa ou intramuscular.

A metilprednisolona (na mesma dose da prednisolona) ou a hidrocortisona na dose de 10 mg/kg/dose (máximo de 200 mg/dia), por via intramuscular ou endovenosa, são alternativas no pronto-socorro e para pacientes hospitalizados.

Os efeitos colaterais gerados pelos corticosteroides incluem hipocalemia, hipertensão, hiperglicemia, psicose e miopatia, mas não são frequentes e estão mais relacionados ao tratamento prolongado com esse tipo de droga.

O uso de corticoides inalatórios para tratar crianças com asma aguda é uma área de pesquisa clínica em andamento. Estudos comparando o uso de glicocorticoides orais com inalatórios no tratamento da emergência de crianças com asma aguda tiveram até agora resultados mistos, embora uma revisão sistemática não tenha encontrado

TABELA 3 Principais medicações e doses

Beta-2-agonista	
Sulfato de salbutamol aerossol com espaçador (100 microgramas/jato)	4 a 10 jatos a cada 20 minutos na primeira hora
Corticoides sistêmicos	
Dexametasona	0,3 a 0,6 mg/kg (máximo 12 a 16 mg/dia) VO, IM, ou IV
Prednisona ou prednisolona	1 a 2 mg/kg (máximo 40 mg/dia) via oral Geralmente 3 a 5 dias de uso
Metilprednisolona	1 a 2 mg/kg (máximo 40 mg/dia), IV
Hidrocortisona	10 mg/kg (máximo 200 mg/dia)
Brometo de ipratrópio	
Brometo de ipratrópio aerossol com espaçador (18 microgramas/jato)	4 a 8 jatos a cada 20 minutos, geralmente na primeira hora de tratamento, intermitente ao salbutamol
Brometo de ipratrópio, solução para nebulização (250 microgramas/mL)	< 20 kg – 250 mcg/dose (20 gotas) ≥ 20 kg – 500 mcg/dose (40 gotas) A cada 20 minutos, geralmente na primeira hora de tratamento, intermitente ao salbutamol
Sulfato de magnésio	
Sulfato de magnésio	Dose padrão 50 mg/kg, IV, com margem de 25 a 75 mg/kg, IV, correr em 20 a 40 minutos Paciente monitorizado

IM: intramuscular; IV: endovenoso; VO: via oral.

diferenças entre corticoides inalatórios e sistêmicos. Pacientes que já fazem uso de corticoide inalatório devem manter o uso durante a internação, porém ainda há dados conflitantes quanto ao papel durante a crise asmática.

SULFATO DE MAGNÉSIO

Nos casos mais graves, solicitar admissão em unidade de terapia intensiva e administrar sulfato de magnésio por via endovenosa na dose de 25 mg/kg (máximo de 2 g), com atenção à possibilidade de hipotensão após a administração. O magnésio é barato, tem efeitos adversos mínimos nas doses indicadas e está amplamente disponível. Sugerimos o uso de sulfato de magnésio intravenoso em crianças maiores de quatro anos com exacerbações graves de asma e em crianças maiores de quatro anos com exacerbações moderadas de asma que não responderam ao tratamento inicial com beta-agonistas, brometo de ipratrópio e glicocorticoides sistêmicos. O sulfato de magnésio administrado por via intravenosa causa relaxamento do músculo liso brônquico, e há evidências crescentes de seus benefícios em adultos e crianças com asma grave, pode reduzir a chance de hospitalização e a necessidade de intubação. Deve ser administrado com o paciente monitorizado e, em caso de efeitos colaterais (arritmia, hipotensão, depressão respiratória, bradicardia), deve ser administrado cálcio.

VENTILAÇÃO NÃO INVASIVA

Ventilação não invasiva com pressão positiva (VNI) – pressão positiva contínua nas vias aéreas [CPAP] ou suporte positivo nas vias aéreas em dois níveis [BIPAP] – pode ser usada para tratar crianças gravemente doentes com asma que respondem mal a outras intervenções, embora haja poucos dados que comprovem a eficácia dessa abordagem.

Essa estratégia de emprego de pressão positiva tem o benefício teórico de diminuir a carga de trabalho dos músculos fatigados, diminuindo a pressão necessária para iniciar a respiração e ajudando a prevenir o colapso das vias aéreas na expiração. Subconjuntos de pacientes, ainda difíceis de definir, apresentam benefícios demonstráveis com o uso de VNI. Dessa forma, é razoável que os médicos empreguem essa opção em crianças com exacerbações graves refratárias a outras intervenções, com a ressalva de que a VNI deve ser descontinuada se houver deterioração clínica.

Muitas vezes, pode ser necessária uma sedação leve para o emprego do dispositivo. A dexmedetomidina e a cetamina são boas alternativas, já que não causam depressão respiratória.

Cânula nasal de alto fluxo

A cânula nasal de alto fluxo (CNAF) está se tornando amplamente disponível em pacientes com dificuldade respiratória de várias origens, incluindo estado asmático.

Um estudo multicêntrico randomizado de 2022, não cego, comparou CNAF com CPAP em mais de 570 bebês e crianças gravemente doentes (cerca de 50% com bronquiolite; 20 a 25% com asma ou outra doença respiratória; e outros com doenças como sepse). A duração do suporte respiratório não invasivo e a proporção de necessidade de intubação endotraqueal foram semelhantes nos dois grupos. Os pacientes designados para CNAF necessitaram de menos sedação e tiveram menor duração de cuidados intensivos e hospitalização. Esses achados sugerem que a CNAF é pelo menos tão boa quanto a

CPAP para suporte não invasivo de crianças gravemente doentes e pode proporcionar melhor conforto ao paciente.

Há literatura escassa avaliando o uso de CNAF especificamente em crianças com estado asmático. Em um estudo retrospectivo de centro único avaliando o uso de CNAF em crianças com estado asmático, os investigadores demonstraram a segurança e a viabilidade de CNAF nesse cenário, com casos raros de falha do tratamento (progressão para ventilação não invasiva com pressão positiva – NPPV – ou intubação) e pneumotórax.

VENTILAÇÃO MECÂNICA

A instituição de ventilação mecânica para o paciente com crise asmática deve ser evitada ao máximo, pois traz alto risco de barotrauma e piora das condições circulatórias. Indicações absolutas são a parada respiratória, a hipóxia grave e a diminuição do nível de consciência. A exaustão progressiva é uma indicação relativa e a $PaCO_2$ e o pH devem ser analisados com cautela na indicação de ventilação mecânica. Como mais de 50% das complicações do paciente asmático em ventilação ocorrem durante ou logo após o procedimento de intubação traqueal, o procedimento deve ser realizado de maneira extremamente cuidadosa.

Na indução ou na manutenção do paciente em ventilação mecânica, poderão ser utilizados anestésicos como a cetamina, em função de efeito broncodilatador associado a potentes efeitos amnésicos e sedativos. A ventilação deve ser realizada idealmente com ventiladores ciclados a volume ou a tempo com pressão controlada, utilizando-se frequências respiratórias baixas (geralmente, entre 15 e 20 por minuto), volume corrente de 6 a 10 mL/kg, relação inspiratória/expiratória (I/E) de 1:3 ou 1:4, pico de pressão inspiratória de, no máximo, 45 cm de água e pressão expiratória positiva final (PEEP) em níveis fisiológicos ou em valores inferiores aos da auto-PEEP. Pode ser utilizada a hipoventilação controlada, em que são tolerados níveis elevados de $PaCO_2$ (pH > 7,1), para evitar o uso de pressões excessivamente elevadas.

OUTRAS TERAPIAS

Outro recurso avaliado em estudos de tratamento de crises de asma é a mistura de gás hélio e oxigênio, denominada heliox. As propriedades físicas do gás hélio (menor densidade) resultam em fluxo laminar da mistura nas vias aéreas, contribuindo para a redução da resistência. O heliox pode ser utilizado em nebulizadores para a administração de broncodilatadores e também em pacientes em ventilação mecânica. Os dados da literatura são relativamente escassos e evidenciam resultados de curtos períodos de avaliação.

O uso de beta-agonistas endovenosos pode ser considerado em pacientes graves com resposta insatisfatória à terapia convencional e naqueles em ventilação mecânica. No entanto, há pouca evidência sobre o benefício na literatura, de maneira que o uso rotineiro não está indicado.

A utilização de aminofilina tem sido abandonada em virtude da gravidade dos efeitos colaterais e do baixo índice terapêutico.

ANTIBIÓTICOS

Os episódios de exacerbação raramente se complicam com infecção secundária e, por esse motivo, a antibioticoterapia está indicada apenas em casos excepcionais, quando há evidência de consolidação à radiografia de tórax ou suspeita de infecção por patógenos, como *Mycoplasma pneumoniae* ou *Chlamydophila pneumoniae*.

EXAMES COMPLEMENTARES

Não há evidências suficientes para recomendar a coleta de gasometria arterial em pacientes com crise asmática, exceto nas situações em que a identificação de hipercapnia se torna necessária (pacientes graves, hipoxêmicos, sem boa resposta ao tratamento etc.) e em pacientes em ventilação mecânica. A radiografia de tórax também deve ser solicitada em situações específicas, como na suspeita de aspiração de corpo estranho ou de complicações mecânicas (pneumotórax, pneumomediastino, atelectasia), ou, ainda, na suspeita de pneumonia.

EDUCAÇÃO DO PACIENTE E RECOMENDAÇÕES DURANTE O TRATAMENTO

Deve-se manter a criança próxima aos pais durante o tratamento inalatório, exceto se houver indicação de ventilação assistida ou procedimento invasivo. Recomenda-se manter pausa alimentar até a melhora do desconforto respiratório. É fundamental orientar pais ou responsáveis de que a asma é uma doença tratável, tranquilizando-os quanto à boa evolução da maioria dos casos. Deve-se ressaltar a importância de buscar tratamento profilático junto ao pediatra ou especialista em doenças respiratórias quando as crises são recorrentes ou muito graves.

CONCLUSÃO

Crise asmática é uma condição de alta prevalência em unidades de emergência pediátrica. O reconhecimento e a rápida identificação da gravidade são de grande importância para a instituição da terapia adequada. Os pilares do tratamento são a oferta de oxigênio, quando indicada, e o uso de broncodilatadores por via inalatória e o corticoide sistêmico. Os broncodilatadores apresentam eficácia superior quando utilizados por meio de nebulímetros com espaçadores. Os corticosteroides sistêmicos devem ser usados mesmo nas crises leves e são particularmente importantes no departamento de emergência se: o tratamento com broncodilatador inicial falha em alcançar uma melhora duradoura nos sintomas, a exacerbação se desenvolveu enquanto o paciente estava tomando corticoide ou o paciente tem história de exacerbações prévias que requerem corticoides.

SUGESTÕES DE LEITURA

1. Barnett PL, Caputo GL, Baskin M, Kuppermann N. Intravenous versus oral corticosteroids in the management of acute asthma in children. Ann Emerg Med. 1997;29(2):212-7.
2. Baudin F, Buisson A, Vanel B, et al. Nasal high flow in management of children with status asthmaticus: a retrospective observational study. Ann Intensive Care. 2017;7:55.
3. Beckhaus AA, Riutort MC, Castro-Rodriguez JA. Inhaled versus systemic corticosteroids for acute asthma in children. A systematic review. Pediatr Pulmonol. 2014; 49:326.
4. Camargo CA Jr., Spooner CH, Rowe BH. Continuous versus intermittent beta-agonists in the treatment

of acute asthma. Cochrane Database Syst Rev. 2003;CD001115.
5. Cates CJ, Welsh EJ, Rowe BH. Holding chambers (spacers) versus nebulisers for beta-agonist treatment of acute asthma. Cochrane Database Syst Rev. 2013;(9):CD000052.
6. Chien JW, Ciufo R, Novak R, Skowronski M, Nelson J, Coreno A, et al. Uncontrolled oxygen administration and respiratory failure in acute asthma. Chest. 2000;117(3):728-33.
7. Global Strategy for Asthma Management and Prevention, Global Initiative for Asthma (GINA). 2022.
8. Griffiths B, Ducharme FM. Combined inhaled anticholinergics and short-acting beta2-agonists for initial treatment of acute asthma in children. Cochrane Database Syst Rev. 2013;8: CD000060.
9. Gupta VK, Cheifetz IM. Heliox administration in the pediatric intensive care unit: an evidence-base review. Pediatric Crit Care Med. 2005;6(2):204-11.
10. Kew KM, Kirtchuk L, Michell CI. Intravenous magnesium sulfate for treating adults with acute asthma in the emergency department. Cochrane Database Syst Rev. 2014;(5):CD010909.
11. Kim IK, Phrampus E, Venkataraman S, Pitetti R, Saville A, Corcoran T, et al. Helium/oxygen-driven albuterol nebulization in the treatment of children with moderate to severe asthma exacerbations: a randomized, controlled trial. Pediatrics. 2005;116(5):1127-33.
12. Kirkland SW, Cross E, Campbell S, et al. Intramuscular versus oral corticosteroids to reduce relapses following discharge from the emergency department for acute asthma. Cochrane Database Syst Rev. 2018; 6:CD012629.
13. Korang SK, Feinberg J, Wetterslev J, Jakobsen JC. Non-invasive positive pressure ventilation for acute asthma in children. Cochrane Database Syst Rev. 2016;9:CD012067.
14. McFadden ER Jr. Acute severe asthma. Am J Respir Crit Care Med. 2003;168(7):740-59.
15. Muchão FP, Souza JM, Torres HC, De Lalibera IB, de Souza AV, Rodrigues JC, et al. Albuterol via metered-dose inhaler in children: lower doses are effective, and higher doses are safe. Pediatric Pulmonol. 2016;51(11):1122-30.
16. Nair P, Milan SJ, Rowe BH. Addition of intravenous aminophylline to inhaled beta2-agonists in adults with acute asthma. Cochrane Database of Systematic Reviews. 2012;12:CD002742.
17. Newman KB, Milne S, Hamilton C, Hall K. A comparison of albuterol administered by metered-dose inhaler and spacer with albuterol by nebulizer in adults presenting to an urban emergency department with acute asthma. Chest. 2002;121(4):1036-41.
18. Normansell R, Kew KM, Mansour G. Different oral corticosteroid regimens for acute asthma. Cochrane Database Syst Rev. 2016;CD011801.
19. Perrin K, Wijesinghe M, Healy B, Wadsworth K, Bowditch R, Bibby S, et al. Randomised controlled trial of high concentration versus titrated oxygen therapy in severe exacerbations of asthma. Thorax. 2011;66(11):937-41.
20. Pilar J, Modesto I Alapont V, Lopez-Fernandez YM, et al. High-flow nasal cannula therapy versus non-invasive ventilation in children with severe acute asthma exacerbation: An observational cohort study. Med Intensiva. 2017;41:418.
21. Ramnarayan P, Richards-Belle A, Drikite L, et al. Effect of high-flow nasal cannula therapy vs continuous positive airway pressure therapy on liberation from respiratory support in acutely ill children admitted to pediatric critical care units: A randomized clinical trial. JAMA. 2022;328(2):162-172.
22. Rodrigo GJ, Castro-Rodriguez JA. Heliox-driven beta2-agonists nebulization for children and adults with acute asthma: a systematic review with meta-analysis. Ann Allerg Asthma Immunol. 2014;112(1):29-34.
23. Rodrigo GJ, Rodriguez Verde M, Peregalli V, Rodrigo C. Effects of short-term 28% and 100% oxygen on $PaCO_2$ and peak expiratory flow rate in acute asthma: a randomized trial. Chest. 2003;124(4):1312-7.
24. Rodrigo JC, Castro-Rodriguez JA. Anticholinergics in the treatment of children and adults with acute asthma: a systematic review with meta-analysis. Thorax. 2005;60(9):740-6.
25. Rowe BH, Bretzlaff JA, Bourdon C, Bota GW, Camargo CA Jr. Magnesium sulfate for treating exacerbations of acute asthma in the emergency department. Cochrane Database Syst Rev. 2000;(2):CD001490. Review.
26. Scottish Intercollegiate Guideline Network British Thoracic Society. British guideline on the management of asthma. 2016.
27. Selroos O. Dry-powder inhalers in acute asthma. Ther Deliv. 2014;5(1):69-81.
28. Sociedade Brasileira de Pneumologia e Tisiologia; Cruz AA, Fernandes ALG, Pizzichini E, Fiterman J, Pereira LFF, Pizzichini MMM, et al. Diretrizes da Sociedade Brasileira de Pneumologia e Tisiologia para o manejo da asma. J Bras Pneumologia. 2012;38(Suppl 1):S1-S46.
29. Vezina K, Chauhan BF, Ducharme FM. Inhaled anticholinergics and short-acting beta2-agonists versus short-acting beta2-agonists alone for children with acute asthma in hospital. Cochrane Database Syst Rev. 2014;7:CD010283.
30. Werner HA. Status asthmaticus in children: a review. Chest. 2001;119(6):1913-29.

9
Crise epiléptica

Cristina Quagio Grassiotto

PONTOS-CHAVE DESTE CAPÍTULO

- Reconhecer e estabilizar o paciente em crise epiléptica.
- Tratar a crise epiléptica e o estado de mal epiléptico.
- Conhecer e manejar adequadamente as drogas antiepilépticas utilizadas no serviço de emergência.
- Diagnosticar e tratar possíveis causas de crises sintomáticas agudas.

INTRODUÇÃO

A crise epiléptica é a ocorrência neurológica clínica mais frequente da emergência pediátrica. De 4 a 10% da população apresentarão ao menos um episódio epiléptico até os 16 anos, incluindo-se as crises febris, que ocorrem em 2 a 5% das crianças de até 5 anos. Atendimentos relacionados a crises epilépticas correspondem a 1 a 5% dos atendimentos em serviços de urgência e emergência e cerca de 15% dos atendimentos pré-hospitalares de crianças de até 5 anos em nosso meio.

O pediatra deve estar preparado para, rapidamente, reconhecer e estabilizar o paciente em crise epiléptica e providenciar tratamento adequado. Deve, ainda, estar capacitado a reconhecer e tratar o estado de mal epiléptico, quadro com importantes morbidade e mortalidade associadas.

Define-se estado de mal epiléptico (EME) como uma crise epiléptica prolongada, capaz de tornar-se uma condição duradoura e invariável e suplantar os mecanismos orgânicos de manutenção da homeostase. De forma prática, a definição de EME passa a relacionar-se ao tempo de duração da crise. Classicamente definido por uma crise (ou crises reentrantes sem recuperação da consciência) durando acima de 30 minutos, recomendações recentes passam a classificar como EME crises com duração superior a 5 minutos, já que estas podem perpetuar-se com frequência, além de complicações sistêmicas poderem ser observadas associadas a crises com duração inferior a 30 minutos. Controvérsias, porém, ainda persistem em literatura. O EME não convulsivo (reconhecido por meio de eletroencefalografia e que deve ser considerado parte do diagnóstico diferencial do rebaixamento de consciência e estado confusional agudo) e o EME refratário (definido como EME não responsivo aos tratamentos convencionais) trazem maior risco de mortalidade (20 a 60%).

ETIOPATOGÊNESE

Durante a crise epiléptica ocorre aumento do consumo de O_2 e glicose e da produção de lactato e CO_2. Enquanto há manutenção da ventilação adequada, o aumento do fluxo sanguíneo cerebral é, em geral, suficiente para a compensação. Dessa forma, crises curtas não resultam em dano cerebral ou complicações sistêmicas na maior parte dos casos. Ainda na fase inicial da crise, a descarga simpática resulta em taquicardia, hipertensão e hiperglicemia.

O paciente em crise epiléptica pode ter dificuldade para sustentar a via aérea. Quando a ventilação torna-se inadequada e/ou os mecanismos compensatórios insuficientes, ocorre evolução para hipoxemia, hipercarbia e acidose respiratória. Quanto mais prolongada a crise, maior o risco de acidose lática, rabdomiólise, hipercalemia, hipertermia e hipoglicemia.

O EME estabelece-se quando há falhas nos mecanismos normais que limitam as crises (ou seja, quando a excitação é excessiva ou a inibição é inefetiva). Quanto mais prolongado, maior a dificuldade de reversão e maior a chance de prejuízo neuronal.

Além da lesão neuronal, as complicações sistêmicas do EME são:

- Hipoxemia.
- Acidemia.
- Hiperglicemia (fase inicial) ou hipoglicemia (EME prolongado).
- Hipertensão (fase inicial) ou hipotensão (EME prolongado).
- Hipertermia.
- Rabdomiólise.
- Hipercalemia.
- Mioglobinúria.
- Insuficiência renal aguda.

As principais causas de crises epilépticas em crianças incluem crises febris, epilepsia, infecções do sistema nervoso central, asfixia perinatal e encefalopatia hipóxico-isquêmica não progressiva, hipoglicemia, distúrbios eletrolíticos (principalmente hipocalcemia, hipomagnesemia, hipernatremia), deficiência de piridoxina, erros inatos do metabolismo, traumatismo cranioencefálico, hemorragia intracraniana, acidente vascular cerebral, intoxicações exógenas ou abstinência a álcool ou drogas antiepilépticas, tumores do sistema nervoso central e hiperviscosidade sanguínea. Denomina-se crise sintomática aguda aquela que decorre de agressão aguda ao sistema nervoso central, havendo, portanto, necessidade de manejo emergencial da causa.

MANIFESTAÇÕES CLÍNICAS

Muitas vezes, o paciente chega ao serviço médico já fora de crise. Nessa situação, o pediatra deve ser capaz de caracterizar o evento e identificar crises epilépticas, diferenciando-as de eventos que podem ser confundidos com estas, incluindo:

- Eventos que cursam com alteração aguda da consciência (síncope, arritmia cardíaca, perda de fôlego).
- Distúrbios paroxísticos do movimento (tiques, tremores, espasmos, distonias).
- Distúrbios do sono (terror noturno, sonambulismo, narcolepsia).
- Distúrbios psiquiátricos (ataques de pânico, crises simuladas, hiperventilação).
- Doença do refluxo gastroesofágico (síndrome de Sandifer).

Os dados que sugerem crise epiléptica são presença de aura, movimentos tônicos, clônicos ou tônico-clônicos, movimentos anômalos dos olhos, perda da consciência e perda do controle esfincteriano. Pode ocorrer cianose central. Na maior parte das vezes, a crise é seguida de período pós-ictal com confusão mental, irritabilidade e fadiga.

Para diferenciar de situações que simulam crises epilépticas, observa-se que crises epilépticas não param com restrição passiva e não se alteram quando se chama a atenção ou movimenta a criança. O paciente que simula crise mantém seus reflexos de autoproteção e localiza estímulo doloroso. Movimentos bilaterais sem perda de consciência raramente correspondem à crise epiléptica.

É fundamental que se identifique as crises sintomáticas agudas para que se possa rapidamente tratar a causa. Por esse motivo, deve-se questionar sobre a ocorrência de fatores precipitantes, como:

- Doença sistêmica atual, febre ou infecção.
- Sintomas neurológicos, convulsões prévias.
- Trauma.
- Ingestão de medicamentos ou tóxicos.
- Vacinação recente.
- Doenças crônicas.

Ao exame físico, deve-se observar os sinais vitais, procurar sinais de infecção e de irritação meníngea, sinais de hipertensão intracraniana (abaulamento de fontanela, bradicardia, hipertensão, alterações do ritmo respiratório e edema de papilas à fundoscopia), sinais externos de trauma e sinais de doenças sistêmicas crônicas.

Imediatamente após a crise, o exame neurológico mostra sonolência, ataxia, confusão mental e irritabilidade. A presença de déficits neurológicos focais e a alteração prolongada da consciência são sinais de risco que devem ser pesquisados.

EXAMES COMPLEMENTARES

Não existem exames complementares indicados para todas as crianças atendidas em serviço de urgência e emergência por crises epilépticas. Qualquer necessidade de exame complementar é relacionada a dados de história e exame clínico que indiquem possível alteração, como presença de doença aguda ou crônica predisponente a distúrbios metabólicos ou achados sugestivos de infecções de sistema nervoso. Entre os exames complementares que podem ser indicados, listam-se:

- Glicemia capilar à beira do leito (realizar imediatamente em pacientes em EME).
- Eletrólitos e gasometria arterial.
- Hemograma e hemocultura (se indicado para pesquisa de possível foco infeccioso).
- Triagem toxicológica (quando não houver causa aparente).
- Amônia sérica e pesquisa de erros inatos do metabolismo (por meio da dosagem de aminoácidos na urina e de ácidos orgânicos no sangue; quando houver sinais de doença sistêmica e não houver causa identificada).

- Dosagem sérica de drogas antiepilépticas (para todas as crianças que usarem habitualmente essas drogas).

São indicações de coleta de liquor:
- Sinais de irritação meníngea.
- Toxemia.
- Período pós-ictal prolongado ou alteração mantida da consciência.
- Crises no período neonatal.

Constituem indicações de realização de exame de neuroimagem:

- História ou sinais externos de trauma.
- Doença neurocutânea.
- Pacientes portadores de derivação ventriculoperitoneal.
- Sinais clínicos de hipertensão intracraniana.
- Crises focais.
- Déficits neurológicos focais.
- Pós-ictal prolongado.
- Estados hipercoaguláveis (p. ex., anemia falciforme e síndrome nefrótica).
- Doenças hemorrágicas (hemofilias ou outras deficiências de fatores de coagulação, plaquetopenia ou disfunção plaquetária).
- Estados de imunossupressão (SIDA, neoplasias).

Quando houver indicação de realização da tomografia computadorizada de crânio, esta deverá ser feita antes de se proceder à coleta de liquor por punção lombar e poderá contraindicar o procedimento.

A eletroencefalografia está indicada como exame da emergência nos casos de suspeita de EME não convulsivo ou de atividade de crise refratária.

TRATAMENTO

Trata-se a crise epiléptica para evitar a lesão neuronal e as complicações sistêmicas relacionadas a crises prolongadas. O manejo inicial da crise epiléptica consiste em colocar o paciente em local seguro, mantendo posição neutra da cabeça, garantir via aérea pérvia, ventilação e circulação adequadas, oferecer oxigênio suplementar e obter acesso venoso. O paciente deve ser monitorizado (monitor cardíaco, oxímetro de pulso, pressão arterial não invasiva).

Pacientes com crises que duram mais de 3 a 5 minutos devem ser medicados. Quando o paciente chega ao serviço em crise e não é possível determinar-se a quanto tempo ela vem ocorrendo, considera-se crise prolongada ou EME.

Deve ser feita imediatamente a glicemia de ponta de dedo e, caso haja hipoglicemia, correção rápida ("*push*" intravenoso com glicose 25%, 2 a 4 mL por kg de peso). Piridoxina (50 a 100 mg/dose intravenosa ou intramuscular) está indicada em recém-nascidos e crianças com diagnóstico de intoxicação por isoniazida.

A droga inicial a ser administrada é um benzodiazepínico, por sua eficiência em suprimir rapidamente a atividade de crise epiléptica. Dentre os benzodiazepínicos, diazepam, midazolam ou lorazepam são as opções mais indicadas. É importante, na emergência, ter-se a possibilidade de uso de vias de medicação alternativas à intravenosa (IV), já que a obtenção de acesso venoso pode levar muito tempo. O lorazepam pode ser utilizado por via IV ou intramuscular (IM). Diazepam pode ser utilizado por via IV ou retal e o midazolam, administrados pelas vias IV, IM, intranasal e bucal. A dose de benzodiazepínico pode ser repetida por até três vezes para a resolução da crise.

Caso não haja parada da crise com o uso dos benzodiazepínicos, está indicado o uso de fenitoína, fosfenitoína, ácido valproico ou levetiracetam, com dose inicial de ataque para que se atinja rapidamente o nível sérico terapêutico.

Em crises mantidas mesmo após o uso dessas drogas, pode-se considerar o uso do Fenobarbital em dose de ataque IV.

Caso não haja resolução da crise, caracteriza-se o EME refratário e as opções terapêuticas incluem midazolam intravenoso contínuo, tiopental ou propofol. Nesses casos, o uso das drogas deve ser feito em ambiente de terapia intensiva, com monitorização contínua e suporte ventilatório. A eletroencefalografia deve ser usada para titular as doses de medicação necessárias até que se atinja o padrão de supressão da crise. Alguns raros pacientes podem necessitar de anestesia geral e bloqueio neuromuscular.

A Tabela 1 mostra doses, particularidades da infusão e principais riscos associados às drogas recomendadas.

CONVULSÃO FEBRIL

É um evento benigno, que ocorre em crianças com acima de 1 mês de vida, associado à doença febril não causada por infecção do sistema nervoso central, em pacientes sem antecedentes de crises neonatais ou crises afebris e sem critérios para crises sintomáticas agudas. Acomete cerca de 5% das crianças de até 5 anos. Pode ser simples (mais de 80% dos casos, caracterizada por duração menor que 15 minutos, sem recorrência na mesma doença febril, generalizada e sem déficits focais) ou complexa (focal, com duração maior que 15 minutos, recorrente na mesma doença febril ou seguida da paresia de Todd). O principal fator predisponente é a herança familiar. O diagnóstico depende de história e exames clínico e neurológico, caracterizando crise epiléptica e afastando infecção do sistema nervoso central e outras crises sintomáticas agudas. Quando caracterizada a crise febril simples, não há necessidade de coleta de exames complementares. A punção lombar com coleta do liquor só é necessária para afastar infecção de sistema nervoso central quando há sinais clínicos sugestivos de meningite, quando a criança tem menos de 6 meses de vida ou quando o lactente não está imunizado contra pneumococo, meningococo e *Haemophilus*. Na grande maioria das vezes, a crise resolve-se rápida e espontaneamente. Quando necessário, o tratamento é o mesmo das demais crises epilépticas na criança. O prognóstico é bom, com chance de recorrência de 30% e chance de epilepsia de 2 a 4% (maior que a da população geral). A alta hospitalar é segura após orientação dos pais na maior parte dos casos. Indica-se internação hospitalar para observação e avaliação neurológica nos casos de crises complexas ou prolongadas.

CRISES NEONATAIS

O cérebro neonatal imaturo é mais excitável e pode não sustentar atividade epileptiforme organizada. Dessa forma, as crises do período neonatal podem ser súbitas e difíceis de reconhecer, com manifestações que incluem movimentos anômalos dos olhos, lábios ou língua, movimento de pedalar ou apneia. Ocorrem em 1 a 5 para mil recém-nascidos e são, em sua grande maioria, crises sintomáticas agudas. As causas mais comuns são eventos hipóxico-isquêmicos (60%) e infecção (5 a 10%). O

TABELA 1 Doses de drogas antiepilépticas na emergência pediátrica

Droga	Dose de ataque ou única	Dose de manutenção	Observações
Lorazepam	IV ou IM, 0,05 a 0,1 mg/kg/dose (máximo 4 mg/dose)		Repetir até três doses se continuidade da crise
Diazepam	IV, 0,2 a 0,4 mg/kg/dose (máximo 10 mg/dose) VR, 0,5 a 1 mg/kg/dose		Risco de depressão respiratória e hipotensão, principalmente no período neonatal
Midazolam	IV, 0,1 a 0,3 mg/kg/dose (máximo 10 mg/dose) IM, 0,2 a 0,4 mg/kg/dose (máximo 5 mg/dose) IN ou bucal, 0,2 a 0,3 mg/kg/dose (máximo 7,5 mg/dose)	Infusão IV contínua: 1 a 18 mcg/kg/min (iniciar com 1 e aumentar conforme necessidade de 1 em 1 a cada 5 minutos)	
Fenitoína	IV, 10 a 20 mg/kg Pacientes em uso crônico: 5 a 10 mg/kg	5 a 7 mg/kg/dia (iniciar 12 horas após o ataque)	Infusão de até 50 mg/min; manter monitorização cardíaca; precipita em soluções com glicose. Risco de hipotensão e arritmias
Fenobarbital	IV ou IM, 20 mg/kg (em 10 min; leva 15 a 20 min para o início de ação)	3 a 5 mg/kg/dia (iniciar 24 horas após o ataque)	Uso concomitante com benzodiazepínicos pode causar depressão respiratória, sedação e hipotensão; VM pode ser necessária
Ácido valproico	IV, 20 a 40 mg/kg (1,5 a 3 mg/kg/minuto)		Risco de hepatotoxicidade, hiperamonemia, trombocitopenia e pancreatite
Levetiracetam	IV, 60 mg/kg (máximo 4.500 mg)		Necessário ajuste de dose em caso de doença renal crônica
Tiopental	IV, em *bolus* de 5 mg/kg (máximo 500 mg/dose)	IV contínuo 1 a 3 mg/kg/hora	VM necessária; utilizar em unidade de terapia intensiva sob monitorização contínua
Propofol		5 mg/kg/hora	

IV: intravenoso; IM: intramuscular; VR: via retal; IN: intranasal; VM: ventilação mecânica.

recém-nascido que apresenta crise epiléptica deve ser admitido para internação hospitalar e receber estabilização inicial da via aérea, respiração e circulação. A glicemia de jejum deve ser realizada imediatamente e é preciso corrigir hipoglicemia com valores abaixo de 40 mg/dL. É necessário realizar ultrassonografia transfontanela ou tomografia de crânio, coleta de eletrólitos, gasometria arterial, hemograma e hemocultura, cálcio e magnésio séricos, análise de urina tipo I e urocultura e triagem toxicológica. O liquor deve ser colhido e avaliado para as possibilidades de meningite ou encefalite, principalmente pelo vírus herpes. Se não houver causa identificada, fica indicada a pesquisa de erros inatos do metabolismo. A primeira escolha terapêutica é o fenobarbital. Podem ser consideradas como alternativas terapêuticas o levetiracetam e o topiramato. O recém-nascido deve receber antibioticoterapia de amplo espectro e pode-se considerar o uso de aciclovir até que se tenha afastado a hipótese de infecção do sistema nervoso central.

SUGESTÕES DE LEITURA

1. AAP Subcommittee on Febrile Seizures "Clinical practice guideline — Febrile seizures: guideline for the neurodiagnostic evaluation of the child with a simple febrile seizure. Pediatrics. 2011;127(2):389-394.
2. Agarwal M, Fox SM. Pediatric Seizures. Emerg Med Clin N Am. 2013;31:733-754.
3. Armon K, et al. An evidence and consensus based guideline for the management of a child after a seizure. Emerg Med J. 2003;20:13-20.
4. Blumstein MD, Friedman MJ. Childhood seizures. Emerg Med Clin N Am. 2007;25:1061-1086.
5. Brophy GM, et al. Neurocritical care society status epilepticus writing committee. Neurocrit Care. 2012.
6. Eilbert W, Chan C. Febrile seizures: a review. J Am Coll Emerg Physicians Open. 2022;3:e12769.
7. Friedman MJ, Sharieff GQ. Seizures in children. Pediatr Clin N Am. 2006;53:257-277.
8. Glauser T, et al. Evidence based guideline: treatment of convulsive status epilepticus in children and adults: report of the guideline committee of the American Epilepsy Society. Epilepsy Curr. 2016;16(1):48-61.
9. Hirtz D, et al. Practice parameter: treatment of the child with a first unprovoked seizure. Report of the quality standards subcommittee of the American Academy of Neurology and the practice committee of the child Neurology society. Neurology. 2003;60:166-175.
10. Pisani F, et al. Seizures in the neonate: A review of etiologies and outcomes. Seizure: Eur J Epilepsy. 2021;85:48-56.
11. Riviello JJ, et al. Practice parameter: diagnostic assessment of the child with status epilepticus (an evidence based review). Report of the quality standards subcommittee of the American Academy of Neurology and the practice committee of the child Neurology society. Neurology. 2006;67:1542-1550.

10
Síndrome da morte súbita do lactente

Regina Maria Rodrigues
Daniel Cruz de Abreu

PONTOS-CHAVE DESTE CAPÍTULO

- Definir síndrome da morte súbita do lactente e conhecer sua epidemiologia em países desenvolvidos e no Brasil.
- Compreender os possíveis mecanismos fisiopatológicos para a morte súbita e o modelo do risco triplo.
- Reconhecer os diversos fatores de risco para a síndrome da morte súbita do lactente.
- Compreender as recomendações para prevenção e as controvérsias existentes.
- Reconhecer as medidas a serem tomadas em atendimento a lactentes com morte de causa inexplicada.

INTRODUÇÃO

A síndrome da morte súbita do lactente (SMSL) é definida como morte súbita de lactente menor de 1 ano que permanece inexplicada após investigação detalhada do caso, incluindo autópsia, investigação do local de morte e revisão da história clínica. A chegada ao pronto-socorro de um lactente, previamente saudável, em parada cardiorrespiratória por tempo prolongado é uma das situações mais difíceis a serem enfrentadas pelo emergencista pediátrico. Primeiro porque, mesmo com os melhores recursos disponíveis, é extremamente improvável o sucesso na ressuscitação de um lactente nessas condições. Segundo pela necessidade, tanto da família quanto da sociedade, de uma explicação para tal tragédia. Cabe ao profissional que trabalha no pronto-socorro conhecer os possíveis mecanismos e as medidas cabíveis a serem tomadas quando se deparar com caso semelhante em sua prática. Além disso, é essencial a todo pediatra o conhecimento dos fatores de risco e das recomendações de prevenção da SMSL, para orientar as famílias na sua prática diária.

EPIDEMIOLOGIA

A SMSL é importante causa de mortalidade em países desenvolvidos, sendo a maior responsável por morte no período pós-neonatal em menores de 1 ano nos Estados Unidos. A incidência sofreu decréscimo considerável a partir do início da década de 1990 (de 1,2/1.000 nascidos vivos para cerca de 0,57/1.000) com a *Back to Sleep Campaign*, encabeçada pela Academia Americana de Pediatria, que promoveu a campanha de orientação dos pais a não colocarem lactentes em posição prona para dormir. Na época, trabalhos da Europa, Nova Zelândia e Austrália já demonstravam redução da mortalidade com essa recomendação.

Entre diversos países desenvolvidos, a incidência é variável, sendo a menor no Japão (0,09/1.000 nascidos vivos) e a maior na Nova Zelândia (0,8/1.000 nascidos vivos). A incidência no Brasil é desconhecida. Em um trabalho realizado em 2006 na cidade de Passo Fundo (RS), a incidência encontrada foi de 1,75/1.000 nascidos vivos, e um segundo trabalho na cidade de Porto Alegre levantando dados entre os anos de 2001 e 2003 encontrou incidência de 0,55/1.000 nascidos vivos, o que sugere necessidade de ampliação de medidas de vigilância e prevenção de risco no país.

PATOGÊNESE

Mesmo com diversos estudos nos últimos 20 anos, a etiologia da morte súbita não está totalmente definida. O modelo do risco triplo ajuda a entender os diversos fatores causais que ocasionariam a SMSL. De acordo com esse modelo, a morte súbita ocorre quando há combinação de três fatores: vulnerabilidade de base; evento desencadeante ou fatores ambientais; e período crítico da maturação dos sistemas nervoso central, cardiorrespiratório e imunológico, conforme pode ser observado no Quadro 1.

QUADRO 1 Risco triplo, interação potencial entre fatores genéticos e ambientais na síndrome da morte súbita do lactente

Vulnerabilidade de base	Anormalidades do sistema nervoso central (relacionadas a polimorfismo do gene transportador de serotonina e desenvolvimento do sistema autonômico) Anormalidade cardíaca (alteração genética relacionada com canais de sódio e potássio no miocárdio, podendo levar à síndrome do QT longo) Anormalidade imunológica (deficiência de complemento C4A, C4B e interleucina 10)
Evento desencadeante ou fatores ambientais	Posição prona para dormir Tabagismo Estresse térmico Cama macia, fofa
Vulnerabilidade do estágio de maturação dos sistemas nervoso central, cardiorrespiratório e imunológico	Até os 4 meses de vida, o lactente enfrenta o período crítico do desenvolvimento dos sistemas nervoso central, cardiológico, respiratório e imunológico

Apesar de auxiliar a compreender os múltiplos riscos para SMSL, esse modelo não foi totalmente validado. O caminho final para a morte envolve um controle cardiorrespiratório autonômico imaturo, com falha no despertar do sono. O provável mecanismo inicia com um evento de risco (p. ex., a reinalação de gás carbônico quando o lactente está deitado com a cabeça voltada para baixo ou a apneia por quimiorreflexo laríngeo ou obstrução por refluxo gastroesofágico – Figura 1). Esse evento é seguido, em lactente vulnerável, por falha do mecanismo de despertar, virar o rosto ou erguer a cabeça. Segue-se então hipóxia e hipercapnia progressivas, que levarão ao coma. Ocorre a falha de um segundo mecanismo: a autorressuscitação, em razão do *gasping* induzido por hipóxia, que nesses lactentes não é efetivo para reverter a apneia, ocorrendo evolução para a morte (Figura 2).

A morte resulta de falha em mecanismos protetores contra evento de risco de morte durante o sono no lactente vulnerável, no decorrer de um período de desenvolvimento crítico. Interações genéticas e ambientais também influenciam o processo. Um estudo australiano recente correlacionou a atividade da enzima butirilcolinesterase como potencial biomarcador para morte súbita do lactente, demonstrando forte evidência de que níveis baixos de atividade dessa enzima estão associados com a morte súbita.

FATORES DE RISCO PARA SÍNDROME DA MORTE SÚBITA DO LACTENTE

Apesar de não ter uma fisiopatologia totalmente explicada, a morte súbita tem diversos fatores de risco identificados. É sabido que menos de 5% dos casos de SMSL ocorrem na ausência de fator de risco e a presença de dois ou mais fatores ocorre em cerca de 80% dos casos. O conhecimento desses fatores de risco permitiu o desenvolvimento de estratégias de educação que comprovadamente diminuíram a incidência da morte súbita nos países desenvolvidos. O fator de risco mais importante é a posição não supina (prona ou decúbito lateral), associada a 70% dos casos. O conhecimento dos fatores de risco pelos pediatras tem papel importante na prevenção da morte súbita. O Quadro 2 apresenta os diversos fatores de risco associados ao aumento incidência da SMSL.

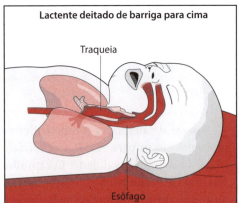 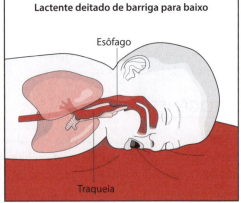

FIGURA 1 A traqueia geralmente está situada anteriormente ao esôfago. Na posição prona (com a barriga para baixo), pela ação da gravidade, conteúdos decorrentes de refluxo ou regurgitação tenderão a acumular-se próximo à abertura da traqueia, podendo ocorrer obstrução ou broncoaspiração. Fonte: adaptada de https://safetosleep.nichd.nih.gov.

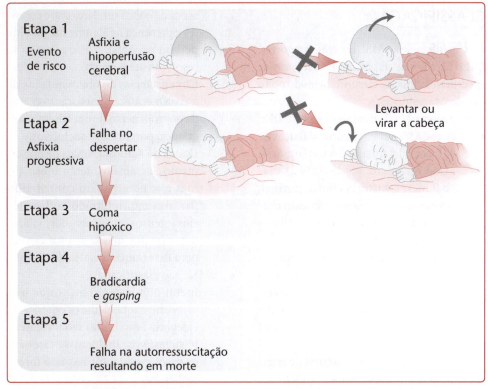

FIGURA 2 Provável mecanismo de evolução para a síndrome da morte súbita do lactente. Fonte: Kinney e Thach, 2009.

QUADRO 2 Fatores de risco associados ao aumento da incidência da síndrome da morte súbita do lactente

Risco materno e pré-natal
Tabagismo
Alcoolismo
Uso de drogas ilícitas (opioides)
Pré-natal inadequado
Baixo nível socioeconômico
Idade materna < 20 anos
Baixo nível escolar
Mãe solteira
Múltiplas gestações
Pequeno intervalo entre as gestações
Hipóxia intrauterina
Retardo de crescimento fetal

(continua)

QUADRO 2 Fatores de risco associados ao aumento da incidência da síndrome da morte súbita do lactente *(continuação)*

Risco do lactente
Idade (entre 2 e 4 meses)
Sexo masculino
Negros e indígenas
Não usar chupeta para dormir
Prematuridade
Posição prona ou lateral para dormir
Doenças virais endêmicas (incluindo *Influenza* A)
Exposição ao tabagismo
Dormir em superfícies macias
Face coberta por lençol
Cama compartilhada com pais ou irmãos
Quarto próprio para dormir
Época de inverno

CLASSIFICAÇÃO

Classifica-se a SMSL em três categorias: I, II e SMSL não classificada, baseando-se em critérios clínicos, circunstâncias do óbito e dados da autópsia.
- Categoria I (subdivide-se em IA e IB):
- Categoria IA: características clássicas de SMSL completamente documentadas:
  - Dados clínicos: idade entre 21 dias e 9 meses, história clínica normal, crescimento e desenvolvimento normais, ausência de óbitos similares entre parentes.
  - Circunstâncias do óbito: criança encontrada em um ambiente de sono seguro, sem evidências de morte acidental, e a investigação do local onde ocorreu o evento não pode esclarecer a causa do óbito.
  - Dados de autópsia: ausência de achados anatomopatológicos potencialmente fatais, ausência de evidência de trauma, abuso, negligência ou lesões não intencionais, ausência de evidência de estresse tímico e resultados negativos de exames toxicológicos, microbiológicos, radiológicos e triagem metabólica.
- Categoria IB: características clássicas de SMSL, mas não completamente documentadas.
  - Inclui todos os critérios da categoria IA, exceto a investigação do local onde ocorreu o evento ou a realização dos exames toxicológicos, microbiológicos, radiológicos e triagem metabólica.
- Categoria II: inclui os casos que preenchem os critérios da categoria I, associados a um ou mais dos seguintes critérios:
  - Dados clínicos: idade < 21 dias ou > 9 meses, com limite de até 1 ano, presença de óbitos similares entre parentes e presença de alguma morbidade peri ou neonatal, mas que tenha se resolvido até o evento.
  - Circunstâncias do óbito: indícios de asfixia mecânica ou sufocação causada por rolamento de um adulto sobre criança, porém não conclusivos.
  - Dados da autópsia: sinais de crescimento e desenvolvimento anormais, mas que não tenham contribuído para o evento, infiltrados inflamatórios intensos ou outras anormalidades, mas que não sejam suficientes para determinar a causa do óbito.
- SMSL não classificada:
  - Inclui óbitos de crianças que não preenchem totalmente os critérios da categoria I ou II, mas são fortemente sugestivos. Incluem-se também os casos cujas autópsias não foram realizadas.

DIAGNÓSTICOS DIFERENCIAIS

O termo "morte súbita e inesperada na infância" é usado para descrever qualquer morte inesperada de um lactente, que pode ou não ter uma explicação estabelecida. Após autópsia e revisão da história e local de morte, cerca de 20% dos casos possuem explicação clara, entre elas infecções, doenças metabólicas ou abuso e 80% são classificados como SMSL, sendo, portanto, um diagnóstico de exclusão. Deve-se pensar em abuso fatal quando:

- História de cianose, apneia ou evento inexplicável breve e resolvido (BRUE) em crianças que têm o mesmo cuidador.
- Idade do óbito maior que 6 meses.
- Óbito pregresso inexplicado ou não esperado de um ou mais irmãos.

- Óbito pregresso de lactentes sob os cuidados da mesma pessoa não relacionada aos lactentes.
- Óbito simultâneo ou próximo de gêmeos.
- Evidência anatomopatológica de hemorragia pulmonar prévia ao óbito.

Mesmo com forte suspeita, é difícil provar tal forma de abuso infantil. Algumas características clínicas sugerem doença metabólica como causa da morte:
- História prévia de óbito não esperado e súbito em irmãos, especialmente se ocorrido nas primeiras semanas de vida ou após os 2 anos.
- História familiar de irmãos ou primos com BRUE (evento inexplicável breve e resolvido), síndrome de Reye e miopatias.
- Sinais ou sintomas prévios ao óbito, como hipoglicemia neonatal, BRUE, hipotonia muscular, vômitos, hiperventilação, infecções graves ou aumento de transaminases.

RECOMENDAÇÕES

Campanhas para reduzir o risco de SMSL orientam que as posições não supinas sejam evitadas. As atuais recomendações da Academia Americana de Pediatria estão resumidas no Quadro 3.

Algumas recomendações, como o uso de chupeta e evitar dormir na mesma cama, encontraram oposição principalmente dos defensores do aleitamento materno, que argumentam maior risco de desmame com essas estratégias. Recente revisão sistemática de artigos apontando esse risco não encontrou nenhum artigo randomizado controlado que avaliasse esse risco e, portanto, o nível de evidência dessa recomendação é

QUADRO 3 Recomendações para redução de risco da síndrome da morte súbita do lactente e ambiente seguro de sono para lactentes

Posição do lactente para dormir
Lactentes < 1 ano devem ser colocados para dormir em posição supina; o decúbito lateral não é seguro e também não é recomendado.
Recém-nascidos prematuros hospitalizados devem ser colocados para dormir em posição supina assim que a condição clínica permitir.
Lactentes que já conseguem rolar e mudar sozinhos da posição supina para a prona e vice-versa (em torno dos 4 a 6 meses de vida) não precisam ser mudados de posição durante o sono.
Superfícies para o lactente dormir
Utilizar superfícies planas e firmes, com colchões de tamanho adequado para o berço utilizado, sem sobrar espaço para as laterais, cobertos apenas com um lençol bem ajustado.
Utilizar berços aprovados pelos órgãos reguladores de segurança e qualidade; evitar o uso de produtos comerciais que prometem reduzir o risco de SMSL.
Não colocar o bebê para dormir de rotina em cadeiras, carrinhos de transporte, balanços e *slings*, particularmente nos < 4 meses.
Local para o lactente dormir
Espaço separado da cama dos pais, porém no mesmo quarto, idealmente nos primeiros 6 meses.
Evitar a cama compartilhada e produtos comerciais que prometem tornar essa prática segura.
Não colocar o lactente para dormir em sofás ou poltronas.
Roupa de cama e vestimenta
Manter objetos macios, brinquedos e roupas de cama soltas fora do berço.
Preferir vestir o bebê com mais camadas de roupa a utilizar mantas e cobertores; evitar roupas muito largas ou que causem superaquecimento.
Uso de chupeta
Considerar o uso de chupeta na hora de dormir; deve ser utilizada ao colocar o lactente para dormir e não deve ser recolocada quando ele adormecer. Se o lactente recusar a chupeta, não deve ser forçado a aceitá-la.

(continua)

QUADRO 3 Recomendações para redução de risco da síndrome da morte súbita do lactente e ambiente seguro de sono para lactentes (*continuação*)

Uso de chupeta
Evitar o uso em lactentes em aleitamento materno exclusivo até o primeiro mês de vida, para garantir a amamentação.

Exposições durante o pré e o pós-natal
Gestantes devem realizar pré-natal regular.

Evitar consumo de cigarros, álcool, opioides, maconha e outras drogas ilícitas durante a gestação e após o nascimento do bebê.

Outras recomendações
Manter as imunizações em dia.

Não utilizar monitorização domiciliar como estratégia para evitar a SMSL.

O *tummy-time* (bebê de bruços) pode ser utilizado de forma supervisionada e com o lactente acordado como estratégia para minimizar o desenvolvimento de plagiocefalia posicional.

Fonte: Moon et al., 2022.

baixo. Se não é totalmente recomendado incentivar o uso de chupeta, pela chance de aumentar o desmame, é ao menos razoável não desencorajar abertamente seu uso, considerando a redução do risco de SMSL.

A obstrução da via aérea superior durante o sono por objetos macios ou por roupas de cama soltas próximos ao bebê é o principal mecanismo de sufocamento acidental na infância. Outros mecanismos envolvem o sufocamento decorrente do adormecimento dos pais sobre a criança ou quando ela fica aprisionada entre o colchão e a grade do berço (Figura 3). Dessa forma, manter travesseiros, colchas, mantas, cobertores e brinquedos de pelúcia fora da área onde o bebê está dormindo é medida importante para reduzir o risco de morte súbita decorrente de sufocamento.

MANEJO

A perda de um lactente é evento devastador para todos os envolvidos. Cabe ao pediatra colher a história mais detalhada possível, solicitar autópsia para todos os pacientes com morte súbita e inesperada da infância, discutir os resultados com a família e providenciar suporte emocional.

O pediatra geralmente é a primeira pessoa que fala com os pais sobre as possíveis causas da morte. Nesse processo de comunicação é fundamental ter compaixão, empatia, oferecer apoio aos familiares e não incitar sentimentos de culpa. Ao mesmo tempo, é importante reconhecer os potenciais comportamentos inseguros e perigos ambientais para reforçar a mensagem de como fatores de risco no período pré-natal e práticas inseguras relacionadas ao sono

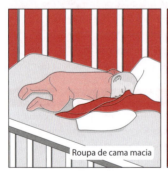 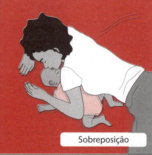 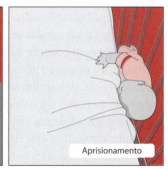

FIGURA 3 Representação dos mecanismos mais comuns de sufocamento acidental relacionados ao sono. Fonte: adaptada de CDC.gov.

CONCLUSÃO

A síndrome da morte súbita do lactente é uma condição com fisiopatologia ainda não totalmente definida e com provável etiologia multifatorial. Sua incidência é desconhecida no Brasil, mas em países desenvolvidos é a primeira causa de morte infantil no período pós-neonatal. Há diversos fatores de risco conhecidos, sendo o mais significativo a posição de dormir não supina. O papel do pediatra é orientar as famílias em relação à prevenção e, durante o atendimento de caso de SMSL, realizar uma história clínica detalhada e encaminhar possíveis casos para autópsia e investigação do local e circunstâncias do óbito.

podem proporcionar riscos para os outros filhos. Se necessário, deve-se encaminhar as famílias para aconselhamento genético e triagem metabólica e sempre lembrar de encaminhá-las para serviços de saúde mental e grupos de suporte.

SUGESTÕES DE LEITURA

1. American Academy of Pediatrics. Positioning and SIDS AAP Task Force on Infant Positioning and SIDS. Pediatrics. 1992;89(6):1120-6.
2. Berkowitz CD. Sudden infant death syndrome, sudden unexpected infant death, and apparent life-threatening events. Advances in Pediatrics. 2012;59:183-208.
3. Geib LTC, Nunes ML. The incidence of sudden death syndrome in a cohort of infants. J Pediatr (Rio J). 2006;82:21-6.
4. Goldwater PN. Infection: The neglected paradigm in SIDS research. Archives of Disease in Childhood. BMJ. 2017;102:767-72.
5. Guntheroth WG, Spiers PS. The triple risk hypotheses in sudden infant death syndrome. Pediatrics. 2002;110(5):e64.
6. Harrington CT, al Hafid N, Waters KA. Butyrylcholinesterase is a potential biomarker for sudden infant death syndrome. EBioMedicine. 2022;80:104041.
7. Hauck FR, Thompson JMD, Tanabe KO, Moon RY, Vennemann MM. Breastfeeding and reduced risk of sudden infant death syndrome: a meta-analysis. Pediatrics. 2011;128:103-10.
8. Hymel KP, Block RW, Hibbard RA, Jenny C, Kellogg ND, Spivack BS, et al. Distinguishing sudden infant death syndrome from child abuse fatalities. Pediatrics. 2006;118(1):421-7.
9. Kinney HC, Thach BT. The sudden infant death syndrome. N Engl J Med. 2009;361.
10. Mitchell EA, Blair PS, L'Hoir MP. Should pacifiers be recommended to prevent sudden infant death syndrome? Pediatrics. 2006;117:1755-8.
11. Moon RY, Carlin RF, Hand I. Sleep-related infant deaths: updated 2022 Recommendations for Reducing Infant Deaths in the Sleep Environment. Pediatrics. 2022;150(1).
12. Moon RY, Horne RSC, Hauck FR. Sudden infant death syndrome. Lancet. 2007;370(9598):1578-87.
13. Pinho APS. Epidemiological profile and strategies for diagnosing SIDS in a developing country: a case-control study. J Pediatria. 2011.
14. Psaila K, Foster JP, Pulbrook N, Jeffery HE. Infant pacifiers for reduction in risk of sudden infant death syndrome. Cochrane Database of Systematic Reviews. John Wiley and Sons; 2017.
15. Shapiro-Mendoza CK, Palusci VJ, Hoffman B, Batra E, Yester M, Corey TS, et al. Clinical Report Guidance for the Clinician in Rendering Pediatric Care. Half century since SIDS: a reappraisal of Terminology AAP Task Force on Sudden Infant Death Syndrome, Council on Child Abuse and Neglect, Council on Injury, Violence, And Poison Prevention, Section on Child Death Review and Prevention, National Association of Medical Examiners. Pediatrics. 2021;148:e2021053746.
16. Vennemann M, Bajanowski T, Butterfaß-Bahloul T, Sauerland C, Jorch G, Brinkmann B, et al. Do risk factors differ between explained sudden unexpected death in infancy and sudden infant death syndrome? Arch Dis Childhood. 2007;92(2):133-6.
17. Willinger M, James LS, Catz C. Defining the sudden infant death syndrome (SIDS): Deliberations of an Expert Panel Convened by the National Institute of Child Health and Human Development. Pediatr Pathol. 1991;11(5):677-84.

11
Presença de acompanhante na sala de emergência pediátrica

Marjorie Arruda
Juanna Elisa Oliveira
Gileyd Aparecida Coutinho

PONTOS-CHAVE DESTE CAPÍTULO

- Administrar a presença de acompanhantes na sala de emergência.
- Entender a opinião dos acompanhantes de pacientes sobre a presença destes durante o atendimento na sala de emergência.
- Entender a opinião dos profissionais de saúde sobre a presença dos acompanhantes durante o atendimento na sala de emergência.
- Compreender benefícios e riscos da presença dos acompanhantes durante o atendimento na sala de emergência.

INTRODUÇÃO

A sala de emergência é um ambiente onde muito eventos importantes acontecem. Tais eventos são decisivos no cuidado dos pacientes, podendo evoluir para sequelas graves ou até ao óbito. Durante a formação do profissional de saúde, muitas simulações são feitas para que a tomada de decisão seja precisa e os movimentos exatos, baseados em conceitos técnicos e científicos, buscando o menor número de desfechos negativos possível no contexto da emergência.

Mediante todas as particularidades que envolvem o atendimento de emergência, em 2013 é implantada a Política Nacional de Humanização (PNH), propondo mudanças nos modos de gerir o sistema e o cuidado com os pacientes. Desde então, são pensadas novas possibilidades para o cuidado em saúde a partir da valorização dos sujeitos, sejam eles pacientes, gestores ou trabalhadores.

A discussão a respeito da participação dos pacientes e parentes na tomada de decisão do plano terapêutico foi introduzida na graduação nas ciências em saúde e nos currículos de residência e especialização há poucos anos. Nas últimas duas décadas, a prática da medicina centrada na família e no paciente e, portanto, a importância da família durante a realização de procedimentos e no atendimento de emergência têm sido discutidas como elementos que podem auxiliar na compreensão das condutas médicas e no fortalecimento de vínculos entre a família e os profissionais de saúde. No entanto, a presença de acompanhantes na sala de emergência é um assunto complexo, com opiniões divergentes entre os profissionais de saúde, e que exige, além da capacidade técnica, elevada empatia e habilidade de comunicação. As opiniões divergem entre:

- Diferentes grupos de profissionais (profissionais que atuam com emergência ou não; médicos ou equipe de enfermagem).
- Tempo de atuação.
- Tipo de experiência já vivida com familiares durante a reanimação cardiopulmonar.

Em estudo que avaliou a presença de familiares durante a ressuscitação cardiopulmonar (RCP) foi visto que, quanto mais experiente o profissional de saúde, mais confortável ele se sente para realizar a RCP na presença de familiares.

OPINIÃO DOS FAMILIARES

Desde 1980, o debate sobre a presença de familiares durante a RCP se mantém controverso, considerando a experiência traumática vivida pelos familiares, aspectos legais e a interrupção do procedimento da RCP pelo familiar[3]. Porém, familiares que presenciam a realização de RCP têm fornecido *feedbacks* positivos sobre a experiência, mesmo quando o desfecho é o óbito, auxiliando na compreensão do processo e na elaboração do luto quando ocorre óbito. A maioria dos acompanhantes, quando questionada se presenciaria novamente a realização de uma RCP, afirma que sim.

O QUE O FAMILIAR ESPERA E VALORIZA NO ATENDIMENTO DE EMERGÊNCIA?

Em estudo qualitativo realizado em 2016 no Cincinnati Children's Hospital, foram elaboradas oito dimensões do cuidado em emergência pediátrica, a partir da percepção obtida em entrevistas com familiares. As dimensões são:

- Suporte emocional.
- Coordenação do cuidado, refletindo boa capacidade técnica.
- Decisão compartilhada, considerando as preferências da família.
- Tempo de espera para atendimento e tempo de qualidade com o profissional de saúde.
- Comunicação com linguagem acessível.
- Controle rápido e adequado da dor.
- Ambiente acolhedor e limpo.
- Orientações de alta adequadas e acessíveis.

Uma revisão realizada em 2005 pela Universidade de Louisiana sugere que a maioria dos pais gostaria que lhes fosse oferecida a oportunidade de presenciar a execução de procedimentos invasivos em seus filhos ou de RCP. Na mesma revisão, foi observado que os familiares que estiveram presentes relataram que a experiência foi positiva tanto para eles como para seus filhos.

O mesmo estudo, no entanto, aponta que a opinião dos profissionais de saúde é divergente.

A OPINIÃO DOS PROFISSIONAIS DE SAÚDE

Existe bastante divergência sobre a presença do acompanhante durante o atendimento de emergência. De acordo com a revisão realizada na Universidade de Louisiana, a equipe de enfermagem tem uma visão mais favorável sobre a presença de familiares durante a realização de procedimentos invasivos do que os médicos. Já outra revisão sistemática, que avalia a presença de familiares durante a RCP, não identificou diferença de opinião entre a equipe de enfermagem e a equipe médica, mas sim entre o tempo de experiência. Nessa revisão, médicos e enfermeiros assistentes se sentem mais confortáveis com a presença dos familiares do que médicos residentes.

Já um estudo transversal, publicado em 2015 por Mekitarian e Angelo, abordou o tema com a avaliação de opiniões de 46 profissionais de saúde, por meio de questionário, em relação à presença da família durante o atendimento em sala de emergência pediátrica de cuidados secundários do Hospital Universitário da FMUSP. Foi observado que profissionais com formação inferior a 10 anos foram mais favoráveis à presença de familiares durante procedimentos em sala de emergência.

Embora a tendência no Brasil caminhe na direção do oferecimento à família da opção de permanecer ao lado da criança durante procedimentos invasivos e de ressuscitação, existe muito pouca literatura a respeito. Entre as razões para não permitir a presença de membros da família estão: perda de controle emocional pelos membros da família e possível interferência nos procedimentos; desconforto dos profissionais; aumento de chance de falha; limitações no ensino de médicos em formação; e aumento do risco de processos legais familiares. Entre as razões dos profissionais

CONCLUSÃO

A Medicina baseada em evidências e a prática da Medicina centrada na família/paciente apontam que a presença do familiar durante o atendimento do paciente grave colabora positivamente para a experiência do paciente e do familiar. Para os profissionais de saúde (médicos, enfermeiros, técnicos de enfermagem) ainda há divergências, considerando fatores de distração e jurídicos. É de extrema importância que a equipe de atendimento do paciente grave seja composta por um profissional designado para acompanhar e orientar os acompanhantes durante o atendimento de seu familiar, possibilitando que os demais profissionais executem mais tranquilamente suas funções e os familiares tenham maior compreensão do atendimento na sala de emergência.

Apesar de as evidências serem fracas sobre a opinião dos profissionais de saúde, o que podemos afirmar é: os familiares preferem estar presentes quando seus filhos estão sendo submetidos a procedimentos invasivos, inclusive durante a RCP.

A implantação de protocolos de atendimento que incluam a opção da presença da família durante procedimentos invasivos e durante atendimento de emergência pode trazer mais transparência às condutas terapêuticas e humanização, contribuindo para a melhoria do tratamento de forma global nos prontos-socorros.

que preferem ter a presença de familiares na sala de emergência estão: a oportunidade de educar as famílias sobre a condição do paciente, pressionando os profissionais a considerar a dignidade e a privacidade ao cuidar da criança, além de poder proporcionar melhor controle da dor e diminuição do sofrimento tanto para as crianças como seus familiares.

SUGESTÕES DE LEITURA

1. Boudreaux ED, Francis JL, Loyacano T. Family presence during invasive procedures and resuscitations in the emergency department: a critical review and suggestions for future research. Ann Emerg Med. 2002;40:193-205.
2. Byczkowski TL, Gillespie GL, Kennebeck SS, Fitzgerald MR, Downing KA, Alessandrini EA. Family-centered pediatric emergency care: a framework for measuring what parents want and value. Acad Pediatr. 2016; 16(4):327-35.
3. Dainty KN, Atkins DL, Breckwoldt J, Maconochie I, Schexnayer SM, Skrifvars MB, et al. Family presence during resuscitation in paediatric and neonatal cardiac arrest: a systematic review. Resuscitation. 2021;162:20-34.
4. Mangurten J, Scott S, Guzzetta C, Clark AP, Vinson L, Sperry J, et al. Effects of family presence during resuscitation and invasive procedures in a pediatric emergency department. J Emerg Nursing. 2006;32:225-33.
5. McGahey-Oakland PR, Lieder HS, Young A, et al. Family expe-riences during resuscitation at a children's hospital emergencydepartment. J Pediatr Health Care. 2007;21:217-25.
6. McLean J, Gill FJ, Shields L. Family presence during resuscitation in a paediatric hospital: health professionals' confidence and perceptions. J Clin Nursing. 2016;25:1045-52.
7. Mekitarian FF, Angelo M. Presença da família em sala de emergência pediátrica: opiniões dos profissionais de saúde. Rev Paul Pediatr. 2015;33:460-6.
8. Meyers TA, Eichhorn DJ, Guzzetta CE, Clark AP, Klein JD, Taliaferro E. Family presence during invasive procedures and resuscitation: The experience of family members, nurses, and physicians. Am J Nursing. 2000;100:32-42.
9. O'Connell KJ, Farah MM, Spandorfer P, Zorc JJ. Family presence during pediatric trauma team activation: an assessment of a structured program. Pediatrics. 2007;120:e565-74.
10. Reis AG. Family presence during pediatric invasive procedures and resuscitation. Rev Paul Pediatr. 2015;33(4):377-8.
11. Sacchetti A, Paston C, Carraccio C. Family members do not disrupt care when presente during invasive procedures. Acad Emerg Med. 2005;12(5):477-9.

12
Trabalho em equipe na emergência pediátrica

Ana Carolina Amarante Souza
Thomaz Bittencourt Couto

PONTOS-CHAVE DESTE CAPÍTULO

- Conhecer os conceitos de equipes de cuidados à saúde, sua formação e como sua eficácia melhora o atendimento ao paciente.
- Entender o desenvolvimento de características importantes a essas equipes.
- Conhecer barreiras existentes para desempenho eficaz de uma equipe e técnicas para comunicação e solução de conflitos.
- Conhecer formas de treinamento e avaliação do desempenho de uma equipe.

INTRODUÇÃO

A mudança atual na população pediátrica, com maior incidência de comorbidades e doenças crônicas de maior complexidade, necessitando de especialização do atendimento, demanda cada vez mais uma equipe multiprofissional bem treinada e eficaz.

A atuação em equipe de forma eficaz permite, entre outras coisas, um melhor resultado na segurança do paciente.

A aplicação dos princípios descritos na Tabela 1 promoverá o cuidado à saúde de forma eficaz.

DEFINIÇÕES

Equipe

Conjunto distinto de duas ou mais pessoas que interagem de forma dinâmica, interdependente e adaptável em direção a um mesmo objetivo ou missão, cada um com sua função específica.

Seus integrantes podem trabalhar em um mesmo local, juntos, ou dispersos em diferentes locais, além de poderem ser permanentes, enquanto outros membros da mesma equipe podem ser temporários.

TABELA 1 Princípios da eficácia de uma equipe na promoção de saúde
Ter consciência de como os princípios e valores de um afetam as interações com os outros. Isso é muito importante quando pacientes e equipe de saúde são de contextos culturais diferentes.
Respeitar os outros integrantes da equipe e prestar atenção aos fatores psicossociais que afetam as interações.
Ficar atento para o impacto da mudança nas equipes.
Incluir o paciente na equipe, bem como sua família, quando necessário.
Usar técnicas adequadas de comunicação.
Usar técnicas de suporte mútuo.
Resolver conflitos.
Estar aberto à mudança e observar comportamentos.

Cada integrante da equipe deve tomar decisões sobre o seu trabalho, mas que envolvem o desempenho de toda a equipe, além de saber lidar com situações de conflito e sobrecarga. Deve ainda possuir conhecimentos e habilidades especializados, e atuar sabendo que há interdependência nas tarefas executadas pelos integrantes da equipe, devendo conhecer o seu papel e o dos outros membros e interagir para o alcance do objetivo comum.

São exemplos de equipe as tripulações, times de futebol, corais e, na área da saúde, equipes de saúde da família, de enfermarias clínicas, cirúrgicas e times de resposta rápida (código azul).

Equipes de saúde

Nas equipes de saúde, podem atuar profissionais de uma mesma especialidade, ou abranger profissões e especialidades diferentes, incluindo médicos das diversas especialidades, administradores, enfermeiros, técnicos de enfermagem, farmacêuticos, nutricionistas, fisioterapeutas e terapeutas ocupacionais, por exemplo. Dentro da equipe pode haver mudança de papéis de acordo com a situação a ser tratada, podendo assumir a liderança da equipe o profissional mais indicado a cada momento.

Para uma assistência adequada e visando a experiência do paciente, este e seus cuidadores têm de ser considerados integrantes da equipe de saúde, devendo participar do planejamento e de escolhas sobre seu plano de cuidado. As informações compartilhadas com e pelo paciente são essenciais para melhorar a segurança e a qualidade do cuidado prestado a ele.

DESENVOLVIMENTO DE EQUIPES

Existem muitas pesquisas sobre a formação das equipes de alta eficácia e são descritas na Tabela 2 quatro etapas para seu desenvolvimento: formação, confrontação, normatização e atuação.

TABELA 2 Fases do desenvolvimento de equipe de alta eficácia
Formação
Fase do desenvolvimento caracterizada pela confusão e insegurança.
A comunicação entre os integrantes da equipe pode ser falha, superficial e impessoal, já que podem não ter escolhido a própria equipe. Há, ainda, confusão sobre papéis e funções a serem desempenhadas por cada integrante.
Confrontação
É uma fase frequente no desenvolvimento da equipe e bastante complexa, na qual podem ocorrer conflitos entre os integrantes da equipe e oposição às tarefas e papéis atribuídos.
Pode haver algum grau de competição por posições de liderança e desânimo dos integrantes com o papel exercido e com a falta de progresso da equipe.

(continua)

TABELA 2 Fases do desenvolvimento de equipe de alta eficácia (*continuação*)

Normatização
Fase de desenvolvimento na qual inicia-se uma comunicação aberta e mais eficaz entre os membros da equipe, pelo estabelecimento de procedimentos e padrões de comunicação.
Começa o progresso em direção à execução da tarefa do grupo.

Atuação
Fase de foco nos objetivos da equipe.
Os integrantes estão mais integrados, solidários, abertos à comunicação e mais confiantes na eficácia do trabalho.

É frequente que equipes de saúde, tais como a equipe de plantão na emergência, tenham de funcionar plenamente sem dispor de tempo para treinamento em conjunto e estabelecimento de relações interpessoais e das fases de desenvolvimento descritas. Por essa razão, profissionais de saúde que atuam expostos a essas situações devem receber treinamento para o trabalho em equipe de forma eficaz.

Equipes bem-sucedidas

Equipes podem ser estáveis ao longo do tempo, com integrantes permanentes ou com longos períodos de participação, ou bastante instáveis, com trocas frequentes entre os integrantes. Habitualmente, equipes de saúde no contexto da emergência tendem a ser instáveis, o que torna o trabalho em equipe mais desafiador nesse contexto.

São características importantes para o bom funcionamento de uma equipe e que mantêm a equipe concisa e eficaz independentemente de seu nível de estabilidade:

- Finalidade comum: propósito claro e comum definido e que é de interesse coletivo e de responsabilidade compartilhada entre todos os membros.
- Objetivos mensuráveis: metas que sejam mensuráveis e possíveis, diretamente ligadas à tarefa da equipe.
- Liderança eficaz: uma liderança que mantenha a estrutura da equipe, seja colaborativa, com participação e confiança dos outros membros, gerencie conflitos e dê um bom suporte para a equipe.
- Comunicação eficaz: comunicação rápida e regular entre os membros da equipe, o compartilhamento de ideias e o registro adequado das informações.
- Coesão: equipes unidas e harmônicas demonstram melhor comprometimento, com melhores resultados e maior estabilidade.
- Respeito mútuo: integrantes que respeitam os modos e as habilidades dos companheiros e que incentivam a participação e a diversidade de opiniões entre os membros.
- Outras:
  - Competências individuais técnicas e não técnicas.
  - Flexibilidade.
  - Motivação para resolução do trabalho.
  - Capacidade de monitoramento do desempenho – próprio e em equipe.

A Tabela 3 mostra as melhorias verificadas quando a equipe trabalha de forma eficaz.

LÍDER

Uma das características marcantes para um bom desempenho das equipes é haver uma liderança eficaz, segura e equilibrada e que garanta a manutenção do rumo e dos objetivos da equipe (Tabela 4).

TABELA 3 Melhorias verificáveis de um trabalho em equipe eficaz

Instituição	Equipe
Redução de custos de internações	Coordenação de cuidados melhor
Redução em hospitalizações imprevistas	Uso eficiente do sistema de saúde
Melhor acessibilidade para os pacientes	Comunicação mais eficiente

Pacientes	Profissionais
Maior satisfação com o atendimento	Maior satisfação no trabalho
Melhor aceitação do tratamento	Atribuições e atividades mais claras
Melhores qualidade e segurança na assistência	Melhora no bem-estar

Fonte: tradução livre de Mickan e Rodger, 2005.

TABELA 4 Características da liderança eficaz

Características	
Assumir papel de liderança	Delegar funções e atribuições
Solicitar ajuda se necessário	Acompanhar e resolver ocorrências e conflitos
Manter o ambiente receptivo à participação e expressão dos outros membros	Conduzir reuniões de planejamento (*briefing*) e de análise posterior (*debriefing*)
Definir prioridades e decisões	Organizar atividades de melhoria e treinamento
Boa utilização de recursos	Motivar e inspirar outros participantes da equipe
Distribuição de tarefas e carga de trabalho justa	

COMUNICAÇÃO DAS EQUIPES DE SAÚDE

Boas habilidades de comunicação estão no centro de tudo que é preconizado visando a segurança do paciente e um trabalho eficaz.

Dentro da equipe, a comunicação deve sempre focar na transmissão precisa de informações entre seus membros. Falhas de comunicação são a principal causa de eventos adversos em hospitais.

Algumas ferramentas elaboradas para otimizar a comunicação e a passagem de informações em uma equipe serão descritas a seguir.

ISBAR (identificação, situação, histórico – *background*, avaliação e recomendação)

Técnica para comunicar informações críticas sobre o paciente, visando imediata atenção e ação. Essa técnica visa certificar que a informação seja passada com precisão e com o grau de cuidado adequado.

Se o integrante que está comunicando o quadro não estiver satisfeito com a resposta, deve buscar assistência e auxílio de outro membro da equipe ou da liderança.

Exemplo:

I – Identificação
"Meu nome é Ana e sou a enfermeira responsável pelo paciente Luís do leito 13."
S – Situação (o que está acontecendo com o paciente)
"Estou chamando porque ele está apresentando queda na saturação."
B – Histórico (*background* – contexto clínico)
"Ele tem 22 meses e está internado por pneumonia."
A – Avaliação (opinião sobre o problema)
"Ele estava menos dispneico pela manhã e agora à noite apresentou piora do padrão respiratório."
R – Recomendação (sugestão de correção do problema)
"Acredito que seja melhor avaliá-lo imediatamente. Pode vir agora?"

Verbalizar (*call out*)

Estratégia para transmitir informações críticas para todos os membros da equipe durante emergências. Essa técnica facilita a previsão dos próximos passos do atendimento e a atribuição de tarefas.
Exemplo:
Líder: "Como estão as vias aéreas? Está visualizando? Consegue intubar?"
Membro: "Há bastante secreção hialina."
Líder: "Podemos aspirar?"
Fisioterapeuta: "Aspiramos a via aérea."
Membro: "Agora consigo ver as cordas vocais. Tubo!"

Verificar (*check-back*)

Técnica para garantir que a informação passada foi recebida corretamente pelo outro membro da equipe.
Exemplo:
Médica: "Vamos infundir 0,3 mL de adrenalina diluída 1:10.000."
Enfermeira: "Preparada 0,3 mL de adrenalina diluída."
Médica: "Obrigada. Pode infundir em *bolus*, com *flush* de soro."

Passagem de plantão

Momento crítico para troca precisa de informações, com transferência da responsabilidade do cuidado ao paciente. Falhas de comunicação na passagem de plantão podem resultar em tratamento incorreto, mau uso e desperdício de recursos e efeitos adversos.

Existem diversas ferramentas que objetivam reduzir falhas na transmissão de informação na troca de plantão, padronizando a forma como é realizada a passagem. O mnemônico I-PASS é das que explicitaremos a seguir.

I – Índice de gravidade da doença (*Illness severity*)

Usado como índice de gravidade para classificação dos pacientes em instáveis, alertas e estáveis. Guia a ordem de atenção entre os casos e é uma classificação flexível de acordo com a evolução do paciente durante o plantão.

P – Resumo do paciente (*patient summary*)

Resumo breve do quadro e de eventos que levaram à admissão hospitalar, inclusive com antecedentes patológicos importantes para o quadro atual. Deve-se incluir, ainda, evolução durante internação, exames e achados críticos e plano terapêutico discutido.

A – Ações programadas (*action list*)

Lista de ações para manejo do quadro do paciente, e inclui exames a serem realizados, aguardando resultado, avaliações de especialistas, entre outros. Deve ter um método claro de quais delas já foram realizadas ou estão aguardando.

S – Consciência situacional e plano de contingência (*situation awareness and contingency planning*)

Situação do paciente dentro do plano traçado e planejamento para manejo de possíveis intercorrências que este possa apresentar. Deve-se incluir a situação do serviço em relação aos recursos que são necessários ao manejo do paciente (como tomografia em manutenção).

S – Síntese do recebedor (synthesis by receiver)

O membro da equipe que está chegando no plantão resume o caso passado, tira dúvidas e confirma planejamento.

Exemplo:

Membro da equipe que está acabando o plantão:

"O próximo paciente é o Fernando, de 13 anos:

I – Está classificado como alerta nesse momento.

P – É um paciente com antecedente de mielomeningocele, com hidrocefalia e válvula de derivação ventriculoperitoneal desde o período neonatal, sem antecedentes de trocas, que iniciou quadro de cefaleia progressiva há 2 dias depois de um trauma cervical e evoluiu com sonolência desde ontem à noite. Não tem outras queixas. Deu entrada por volta das 4 h, algo sonolento, com Glasgow de 13, mas sem outros sinais de hipertensão intracraniana. Está monitorizado, em decúbito elevado e aguardando ainda investigação.

A – Está solicitada uma tomografia de crânio e radiografia de trajeto da válvula e a equipe de neurocirurgia já está ciente do caso.

S – O setor de radiologia deu previsão de chamá-lo agora no início do plantão para realizar os exames e logo após o residente da neurocirurgia virá avaliá-lo. Deixamos material de intubação separado caso ele evolua com rebaixamento do nível de consciência e a neurocirurgia planeja puncionar a válvula caso ele instabilize."

Membro da equipe que está chegando no plantão:

"Ok, então Fernando, de 13 anos, está alerta por suspeita de hipertensão intracraniana por mau funcionamento de derivação ventriculoperitoneal, aguardando tomografia e avaliação da neurocirurgia agora pela manhã."

RESOLUÇÃO DE CONFLITOS

Para o bom trabalho em equipe, uma habilidade essencial aos membros e à liderança é a resolução de conflitos. São descritos alguns protocolos e estratégias para facilitar a resolução de problemas de comunicação.

DESC (descrever, expressar, sugerir, consequências)

Roteiro que descreve um caminho para a resolução de conflitos.

D – Descrever a situação ou comportamento de risco específico e fornecer evidências e dados concretos sobre o ocorrido.

E – Expressar a preocupação e como a situação afeta a equipe.

S – Sugerir alternativas e buscar a concordância da equipe.

C – Expor possíveis consequências da situação para a função da equipe ou na segurança do paciente.

Exemplo:

Líder da equipe:

D: "Pessoal! Tínhamos uma reunião marcada com a especialista em punção intraóssea para hoje às 9 h, mas metade da equipe se atrasou ou não compareceu."

E: "Essa situação causou desconforto à nossa convidada e a mim, já que estava agendada há semanas e tivemos de disponibilizar tempo e desmarcar outros compromissos para estar aqui."

S: "Sugiro que a reunião seja reagendada para a próxima semana e que, caso haja qualquer dificuldade na participação de qualquer membro da equipe, me avisem com antecedência."

C: "Assim, não perdemos a oportunidade de aprender com ela e estaremos todos aptos a realizar essa via de acesso nos próximos pacientes atendidos."

PDS (Preocupado, Desconfortável, Segurança)

Processo de três passos que auxilia a comunicação para suspensão de uma atividade problemática.
Exemplo:
Enfermeiro: "Estou preocupado com a diluição da medicação prescrita."
Não havendo resposta ou resposta insuficiente:
Enfermeiro: "Estou desconfortável de infundir a medicação com essa diluição."
Não havendo resposta ou resposta insuficiente:
Enfermeiro: "Continuo preocupado, você deve checar novamente a diluição, é uma questão de segurança do paciente."

Regra da dupla contestação (dois desafios)

Tem o objetivo de permitir que qualquer membro da equipe interceda quando perceber um problema ou falha na segurança do paciente. Em alguns momentos, uma abordagem dirigida a um integrante da equipe pode ser ignorada ou descartada sem mais considerações e, em casos específicos, isso exige que alguém verbalize novamente as considerações e preocupações com a situação.

Como regra, essa comunicação deve ser realizada pelo menos duas vezes (dois desafios) se a comunicação inicial tiver sido falha, rejeitada ou desconsiderada. Essas duas tentativas de comunicação podem ser realizadas pelo mesmo membro da equipe ou por pessoas diferentes.
Exemplo:
Enfermeiro: "Estou preocupado com o paciente do leito 5. Ele está mais sonolento que hoje de manhã e não me parece bem no momento. Pode dar uma olhada nele?"
Não havendo resposta ou resposta insuficiente:
Enfermeiro: "Estou realmente preocupado com o paciente do leito 5. Acredito que estamos diante de uma piora clínica e que ele deve ser avaliado imediatamente."

ESTRATÉGIAS DE COORDENAÇÃO

Coordenar uma equipe de saúde pode ser bastante desafiador e, para que a equipe se mantenha coesa e a fim de incentivar melhorias, existem algumas estratégias que podem auxiliar a liderança na sua coordenação.

Briefing

Reunião com o propósito de dar instruções para um evento crítico, como a recepção de paciente grave, por exemplo, com preparação da equipe e do ambiente a fim de melhorar a eficiência do processo a ser realizado.

Debriefing

Discussão com levantamento de pontos-chave, realizada após atendimento de paciente, visando a melhoria do funcionamento da equipe para a realização da tarefa. Pode ser pontuado o bom desempenho da equipe, incluindo pontos de melhoria que possam ter sido identificados.

Huddle

Reunião de membros da equipe para avaliar a situação atual e identificar potenciais críticos, priorizar tarefas e padronizar o entendimento da situação por toda a equipe de atendimento.

ESTRATÉGIAS DE ENSINO DO TRABALHO EM EQUIPE EM SAÚDE

Para melhoria, capacitação e manutenção de equipes coesas e eficazes é importante incorporar uma agenda de atividades e treinamentos com esse objetivo.

Atividades reflexivas agendadas com toda a equipe ou com representantes de todas as funções sobre o desempenho e a relação interpessoal, regulares ou após certos eventos da jornada, podem melhorar muito a comunicação entre os membros e reduzir conflitos, além de organizar um espaço para expressão de ideias, com estímulo a uma participação mais ativa dos membros.

Simulações de situações de atendimento podem treinar funções específicas em novos membros, relembrar ou atualizar conhecimentos teóricos, mas também ensinar e estimular o trabalho em equipe e fortalecer a relação interpessoal dentro do grupo. Uma parte essencial desses exercícios é o *Debriefing*, no qual a equipe deve analisar o que no atendimento aconteceu e funcionou adequadamente, reforçando o que foi eficaz, e quais foram os desafios enfrentados e como fizeram para transpô-los, abrindo espaço para a discussão de possíveis conflitos e estratégias para melhoria.

Ambientes simulados são ideais para o aprendizado em saúde, já que combinam segurança do paciente com possibilidades quase infinitas de casos para serem discutidos, independentemente do acaso e da frequência em que ocorrem na realidade, e possibilidade de aprender e agir em tempo real. Quando possível, a simulação *in situ*, em que o simulador é levado para a própria área de trabalho, é vantajosa em relação à simulação em centro de simulação, uma vez que permite treinar equipes completas dentro do seu ambiente, favorecendo discussões bem aplicadas à prática clínica.

CONCLUSÃO

O trabalho em equipe é essencial para que o cuidado ao paciente seja feito de forma eficaz e segura, e é importante que seja entendido como uma competência que pode ser avaliada, treinada e otimizada com o uso de boas estratégias e ferramentas.

SUGESTÕES DE LEITURA

1. Agency for Health Care Quality and Research. TeamSTEPPSì: strategies and tools to enhance performance and patient safety. Rockville: Agency for Healthcare Quality and Research; 2007.
2. Alsabri M, Boudi Z, Lauque D, Dias RD, Whelan JS, Östlundh L, et al. Impact of teamwork and communication training interventions on safety culture and patient safety in emergency departments: A systematic review. J Patient Saf. 2022;18(1):e351-e361.
3. Flin RH, O'Connoer P, Crichton M. Safety at the sharp end: a guide to nontechnical skills. Aldershot: Ashgate; 2008.
4. Mickan SM, Rodger SA. Effective health care teams: a model of six characteristics developed from shared perceptions. Journal of Interprofessional Care. 2005;19:358-370.
5. Organização Mundial da Saúde. Guia curricular de segurança do paciente da Organização Mundial da Saúde: edição multiprofissional. Marra VN, Sette ML (coords.). Rio de Janeiro: Autografia; 2016.
6. Starmer AJ, Spector ND, Srivastava R, Allen AD, Landrigan CP, Sectish TC; I-PASS Study Group. I-pass, a mnemonic to standardize verbal handoffs. Pediatrics. 2012;129(2):201-4.
7. Theilen U, Leonard P, Jones P, Ardill R, Weitz J, Agrawal D, Simpson D. Regular in situ simulation training of paediatric medical emergency team improves hospital response to deteriorating patients. Resuscitation. 2013;84(2):218-22.

Seção II

Causas Externas: Acidentes e Violência

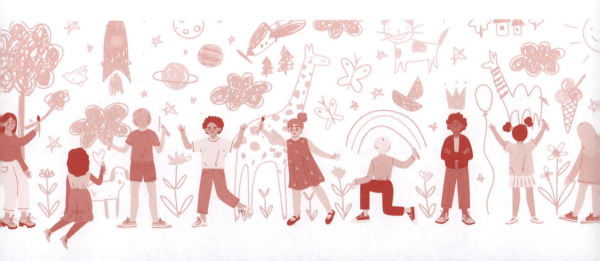

13

Atendimento inicial da criança politraumatizada

Ana Cristina Aoun Tannuri
Pedro Zanetta Brener

PONTOS-CHAVE DESTE CAPÍTULO

- Mecanismos contundentes de lesão e características físicas específicas das crianças resultam em lesões multissistêmicas.
- A avaliação e o tratamento bem-sucedidos de crianças traumatizadas dependem de equipamentos imediatamente disponíveis em tamanho apropriado.
- Como avaliação inicial, destacam-se no capítulo o exame primário e a reanimação.

INTRODUÇÃO

O trauma ainda é a causa mais comum de morte na população pediátrica. Globalmente, os acidentes de trânsito são o motivo mais frequente de morte de adolescentes. Falha para proteger uma via aérea comprometida, apoiar a respiração, e reconhecer e responder a problemas intra-abdominais e hemorragia intracraniana são as principais causas de ressuscitação malsucedida em pacientes pediátricos com trauma grave. Portanto, aplicando os princípios *Advanced Trauma Life Support* (ATLS) para o atendimento de crianças feridas, membros da equipe de trauma podem melhorar significativamente a sobrevivência final e os resultados em longo prazo.

EPIDEMIOLOGIA

No Brasil, 95% das internações a faixa etária pediátrica devem-se a algum trauma. Infelizmente, grande parte dos eventos ocorre em função da negligência de cuidados. Em estudo de 2018, segundo o Datasus, o trauma contuso fechado foi relatado como o de maior prevalência nessa população. Porém, ao se investigar as causas de mortalidade de acordo com a faixa etária, observou-se que entre 1 e 4 anos a principal causa era o afogamento, entre 5 e 14 anos, os acidentes com veículos automotores, e entre 15 e 19 anos predominou o disparo por arma de fogo. A prevalência no sexo masculino foi maior que no feminino.

Em razão das características anatômicas da criança, o trauma de crânio é a lesão mais frequente e a principal causa de morte, seguido das lesões de extremidades e do trauma de abdome. O trauma torácico, embora menos prevalente do que o abdominal, apresenta maiores morbidade e mortalidade.

Tipos e padrões de lesão

As principais causas de trauma nas crianças são acidentes com veículo automotor, atropelamentos, quedas (bicicleta e grande altitude), afogamentos, queimaduras e lesões por arma de fogo.

Mecanismos contundentes de lesão e características físicas específicas das crianças resultam em lesões multissistêmicas como regra, e não exceção. A Tabela 1 descreve os mecanismos comuns de lesão e padrões de lesão em pacientes pediátricos. O estado da maioria das crianças feridas não se deteriorará durante o tratamento, e a maioria das crianças traumatizadas não apresenta anormalidades hemodinâmicas. No entanto, a condição de algumas crianças com lesões multissistêmicas pode se deteriorar rapidamente, e complicações sérias podem se desenvolver. Portanto, em tais situações a transferência precoce para uma unidade capaz de tratar crianças com lesões multissistêmicas é o ideal. Nesse contexto, a existência de um sistema de transporte adequado à criança é peça importante do atendimento, influenciando o prognóstico.

Características específicas das crianças

Embora as prioridades para avaliar e gerenciar pacientes pediátricos com trauma sejam as mesmas que para adultos, as características anatômicas e fisiológicas únicas dessa população combinam-se com os mecanismos comuns de lesão para produzir padrões de lesão particulares.

Como as crianças têm massa corporal menor do que os adultos, a energia transmitida por objetos como paralamas e para-choques ou quedas resulta em uma força maior aplicada por unidade de área corporal. Essa energia concentrada é transmitida

TABELA 1 Mecanismos de trauma *vs.* padrões de lesão em crianças

Mecanismo de trauma	Padrão de lesão
Atropelamento	Baixa velocidade: fraturas de membros inferiores. Alta velocidade: trauma multissistêmico, lesões de crânio e cervical, fraturas de membros inferiores.
Acidente automobilístico	Sem cinto de segurança: trauma multissistêmico, lesões de crânio e cervical, lacerações de face e couro cabeludo. Com cinto de segurança: trauma torácico e abdominal, fraturas de coluna lombar.
Queda além da própria altura	Pequena altura: fraturas de membros superiores. Média altura: lesões de crânio e cervical, fraturas de membros superiores e inferiores. Grande altura: trauma multissistêmico, lesões de crânio e cervical, fraturas de membros superiores e inferiores.
Queda de bicicleta	Sem capacete: lacerações de face e couro cabeludo, lacerações cervicais, fraturas de membros superiores. Com capacete: fraturas de membros superiores. Impacto com o guidão: trauma abdominal e pélvico.

a um corpo que tem menos gordura, menos tecido conjuntivo e maior proximidade entre múltiplos órgãos do que em adultos. Esses fatores resultam na alta frequência de lesões múltiplas na população pediátrica. Além disso, a cabeça de uma criança é proporcionalmente maior do que a de um adulto, o que resulta em frequência maior de lesões cerebrais contusas.

A proporção entre a área de superfície corporal de uma criança e a massa corporal é mais alta no nascimento e diminui à medida que a criança cresce. Como resultado, há maior tendência a hipotermia, o que pode complicar o tratamento de pacientes pediátricos com hipotensão. Isso reforça a importância de um ambiente aquecido e de se manter a criança traumatizada coberta.

O esqueleto de uma criança não está completamente calcificado, contém vários centros de crescimento ativos e é mais flexível do que o de um adulto. Portanto, fraturas ósseas são menos prováveis em crianças, mesmo quando elas sofreram danos em órgãos internos. Dessa forma, fraturas de costelas em crianças são incomuns, enquanto contusão pulmonar não. Outros tecidos moles do tórax e do mediastino também podem sofrer danos significativos sem evidência de lesão óssea ou trauma externo. A presença de fraturas de crânio ou costelas em uma criança sugere a transferência de grande quantidade de energia; nesse caso, deve-se suspeitar de lesões de órgãos subjacentes, como traumatismo cranioencefálico e contusão pulmonar.

Equipamento

A avaliação e o tratamento bem-sucedidos de crianças traumatizadas dependem de equipamentos imediatamente disponíveis em tamanho apropriado. As Tabelas 2 e 3 fornecem dados relativos aos vários equi-

TABELA 2 Equipamento para manejo de vias aéreas e ventilação em crianças

Idade e peso	Máscara de O_2	Guedel	Laringoscópio	Tubo endotraqueal
Prematuro – 3 kg	Prematuro/neonato	Infantil	0 lâmina reta	2,5-3,0 sem *cuff*
0-6 meses – 3,5 kg	Neonato	Infantil/pequena	1 lâmina reta	3,0-3,5 sem *cuff*
6-12 meses – 7 kg	Pediátrica	Pequena	1 lâmina reta/curva	3,5-4,0 com ou sem *cuff*
1-3 anos – 10-12 kg	Pediátrica	Pequena	1 lâmina curva	4,0-4,5 com ou sem *cuff*
4-7 anos – 16-18 kg	Pediátrica	Média	2 lâminas curvas	5,0-5,5 sem *cuff*
8-10 anos – 24-30 kg	Adulto	Média/grande	2-3 lâminas curvas	5,5-6,5 com *cuff*

TABELA 3 Equipamento suplementar (manguito, jelco, sonda gástrica, dreno de tórax, foley, colar cervical)

Idade e peso	Manguito	Jelco	Sonda gástrica	Dreno de tórax	Cateter de Foley	Colar cervical
Prematuro – 3 kg	Prematuro/neonato	22-24	8	10-14	5	–
0-6 meses – 3,5 kg	Neonato/infantil	22	10	12-18	5-8	–
6-12 meses – 7 kg	Infantil	22	12	14-20	8	Pequeno
1-3 anos – 10-12 kg	Infantil	22-20	12	14-24	10	Pequeno
4-7 anos – 16-18 kg	Infantil	20	12	20-28	10-12	Pequeno
8-10 anos – 24-30 kg	Infantil/adulto	20-18	14	28-32	12	Médio

pamentos necessários para o atendimento à criança traumatizada de acordo com sua faixa etária e peso.

AVALIAÇÃO INICIAL

O Comitê de Trauma do Colégio Americano de Cirurgiões, considerando a avaliação do paciente politraumatizado já no ambiente hospitalar, divide a avaliação inicial nos seguintes momentos: exame primário, reanimação, adjuntos, reavaliação, exame secundário, seus respectivos adjuntos, nova reavaliação e cuidados definitivos. Daremos mais atenção ao exame primário e à reanimação neste capítulo.

EXAME PRIMÁRIO/REANIMAÇÃO

O princípio fundamental dessa fase consiste na pesquisa de lesões que ameaçam a vida do politraumatizado, seguindo a sequência de identificação de controle de situações que ameaçam a vida com maior rapidez.

Via aérea

O exame primário começa com a avaliação das vias aéreas e a manutenção do alinhamento da coluna cervical. A manutenção da permeabilidade das vias aéreas é fundamental para a preservação do fluxo aéreo ventilatório, sendo a primeira prioridade no atendimento.

Várias características anatômicas das crianças afetam a avaliação e o manejo das vias aéreas. Quanto menor a criança, maior é a desproporção entre o tamanho do crânio e do meio da face. O grande occipital resulta em uma flexão passiva do pescoço, levando a uma propensão da faringe posterior a se dobrar anteriormente. Para evitar a anteriorização passiva da coluna cervical, certifique-se de que o plano do meio da face seja mantido paralelo à maca em uma posição neutra.

Os tecidos moles da orofaringe de uma criança (ou seja, a língua e as amígdalas) são relativamente grandes em comparação com os tecidos da cavidade oral, o que pode comprometer a visualização da laringe. A laringe da criança tem formato de funil, permitindo que as secreções se acumulem na área retrofaríngea. A laringe e as cordas vocais são mais cefálicas e anteriores no pescoço. Deve-se tomar cuidado para não hiperestender a cabeça e a coluna cervical durante a intubação, mantendo-se a posição neutra necessária para a proteção da coluna cervical.

Manuseio da via aérea

A criança é mais vulnerável à hipóxia comparativamente ao adulto. Assim, a garantia de patência das vias aéreas é fundamental, e isso muitas vezes exige intervenções rápidas e decisivas. A avaliação inicial baseia-se na resposta verbal: se a criança está falando ou tem choro evidente, a via aérea está livre.

O cuidado com a via aérea deve começar com um posicionamento adequado. A colocação de um coxim sob o tronco da criança preserva o alinhamento neutro da coluna vertebral, pois minimiza a flexão cervical passiva e otimiza a perviedade da via aérea.

A obstrução parcial ou total da via aérea por secreções, corpos estranhos ou perda de sustentação da base da língua deve ser identificada.

Use a manobra de tração da mandíbula ou de elevação do mento para abrir as vias aéreas. Após a remoção de secreções e resíduos da boca e orofaringe, administre oxigênio suplementar. Se o paciente estiver inconsciente, métodos mecânicos de manutenção das vias aéreas podem ser necessários. Antes de tentar estabelecer mecanicamente uma via aérea, sempre pré-oxigene a criança.

A cânula orofaríngea (cânula de Guedel) deve ser inserida apenas se a criança estiver inconsciente, caso contrário é provável que ela vomite. Ela pode ser locada com auxílio de uma lâmina ou abaixador de língua, sendo então inserida suave e diretamente na orofaringe.

A prática de inserir a cânula voltada para trás e girá-la 180º não é recomendada para crianças, pois pode ocorrer trauma e hemorragia nas estruturas de partes moles da cavidade oral.

A via aérea definitiva preferencial da criança na sala de emergência é a intubação orotraqueal (IOT). A via nasotraqueal é muito difícil nesse contexto. A IOT está indicada quando a criança tem obstrução da via aérea não resolvida com manobras clínicas (anteriorização do mento ou tração da mandíbula), apneia, lesão por inalação, alteração do nível de consciência ou trauma de face.

Lesão cerebral grave que requer ventilação controlada, insegurança da manutenção da perviedade das vias aéreas, sinais de insuficiência respiratória e quando sofreu perda volêmica significativa com sensório deprimido ou necessidade de intervenção cirúrgica também são indicações de IOT.

Enquanto os materiais para intubação são providenciados, deve-se oxigenar a criança com auxílio de máscara de oxigênio apropriada. A escolha do tamanho adequado da cânula de intubação é importante, devendo-se lembrar que a criança apresenta a cartilagem cricoide mais estreita, o que leva à possibilidade de a cânula passar pelas cordas vocais, mas não pela cartilagem cricoide.

Se não for possível ventilar a criança por meio de IOT, devem-se buscar alternativas. Em adultos, a conduta imediata seria a realização de uma cricotomia por punção na membrana cricoide. Em crianças, porém, esse procedimento está contraindicado pelo risco significativo de estenose. Em crianças grandes, geralmente acima de 12 anos, que tenham a membrana facilmente palpável, pode-se realizá-lo. Nas demais, deve-se proceder para a traqueostomia de emergência. Esse procedimento deve ser realizado por um cirurgião experiente e consiste nos seguintes passos: deve-se abrir a pele e o tecido celular subcutâneo com lâmina fria por meio de uma incisão vertical de cerca de 2 cm localizada 1 a 2 cm acima da fúrcula. Dissecam-se os planos musculares até se obter visualização da glândula tireoide e da traqueia. O istmo da tireoide deve ficar cranial à estomia. Passam-se dois pontos de fio prolene ou nylon de grosso calibre envolvendo, à direita e à esquerda, um mesmo anel traqueal caudal ao istmo da glândula. Tracionam-se esses pontos e realiza-se a incisão na face anterior da traqueia, que pode ser longitudinal ou em formato de sinal de +, por onde se passa a cânula de traqueostomia, que deve ser bem fixada à pele, assim como os pontos dados na traqueia, de modo que se possa facilmente obter novo acesso à via aérea, tracionando-os em caso de saída da cânula.

Lesões que comprometem a ventilação

Pneumotórax hipertensivos, abertos ou que comprometam severamente a oxigenação, assim como hemotórax maciço exigem abordagens paliativas ou terapêuticas imediatas. É importante lembrar que a hipóxia grave evolui rapidamente para parada cardiorrespiratória em crianças, então deve ser abordada sem demora. A drenagem pleural na criança é semelhante à do adulto, devendo ser realizada no 4º ou 5º espaço intercostal, anterior à linha hemiaxilar, rente à margem superior da costela inferior para evitar o feixe vasculonervoso, com dreno de calibre adequado. Preferencialmente, utilizam-se os drenos retráteis do tipo *pig tail*. A descompressão por punção pode ser realizada no 3º espaço intercostal, sobre a margem superior da 4ª costela, com um jelco 18 para evitar perfurar o pulmão subjacente e causar mais dano.

Circulação e choque

Para controle de sangramentos aparentes tegumentares ou ósseos, o mais importante é a realização de curativos compressivos e alinhamento de fraturas. O reconhecimento do choque na criança deve ser feito pela observação do aumento da frequência cardíaca e pela diminuição da perfusão tecidual periférica. A fisiologia infantil garante a manutenção da pressão sistólica até o profundo agravamento da perda sanguínea e, portanto, a avaliação não deve ser pautada pela pressão arterial (PA). Enfraquecimento dos pulsos periféricos, extremidades frias e rebaixamento do nível de consciência também são bons indicadores de choque na criança. Hipotensão denota já choque descompensado e perda de ao menos 45% do volume sanguíneo. Na Tabela 4, trazemos as principais respostas sistêmicas à perda sanguínea na faixa etária pediátrica. Como se observa, a queda de pressão arterial é tardia em relação aos outros sinais. Na Tabela 5, veem-se os valores normais de peso e funções vitais por faixa etária.

A infusão rápida de sangue e de cristaloides é mandatória e essencial, com controle subsequente dos valores de Hb e Ht, gasometria e eletrólitos. Para isso, é necessária a obtenção de acessos venosos. Quando possível, são preferidos dois acessos periféricos com cateteres curtos e calibrosos, mas, quando há instalação de choque, por vezes o acesso periférico é muito dificultado. Nesses casos, recorre-se à infusão intraóssea tibial. Evidentemente, não se deve realizar a punção em ossos com fratura conhecida. Ainda se pode recorrer à punção femoral ou jugular por método de Seldinger. Se houver um cirurgião habilitado disponível, pode-se também realizar a dissecção da veia safena magna à borda anterior do maléolo medial. A Figura 1 demonstra o algoritmo preferido para obtenção de acesso venoso.

Reposição volêmica

Primeiramente, deve-se fazer um *bolus* de 20 mL/kg de solução cristaloide isotônica aquecida. Em seguida, avalia-se a resposta fisiológica do paciente, podendo-se ainda fazer outro *bolus* da mesma quantidade. A reposição de concentrado de hemácias em casos de sangramento persistente deve ser de 10 mL/kg. A resposta fisiológica à ressuscitação volêmica é verificada pela redução da FC, retomada de consciência e pulsos periféricos, extremidades aquecidas e débito urinário de 1 a 2 mL/kg/h. Se o paciente não apresentar resposta à reposição volêmica ou apresentar melhora apenas transitória, deve-se prosseguir com transfusões subsequentes e cirurgia rapidamente.

Exame neurológico

A avaliação neurológica nesta fase da ressuscitação deve ser rápida e objetiva, e

TABELA 4 Resposta à perda sanguínea

Sistema	Hemorragia leve (< 30%)	Hemorragia moderada (30-45%)	Hemorragia grave (> 45%)
Cardiovascular	↑FC, enfraquecimento de pulsos periféricos, PA normal	↑↑FC, pulsos centrais filiformes, sem pulso periférico, PA limítrofe	Taquicardia seguida de bradicardia, pulsos centrais podem estar ausentes, sem pulsos periféricos, ↓PA
Sistema nervoso central	Ansiedade, irritação, confusão	Letargia, ↓reação à dor	Coma
Pele	Fria, manchada, ↑TEC	Cianose, ↑↑TEC	Pálida e fria
Débito urinário	Baixo	Mínimo	Ausente

FC: frequência cardíaca; PA: pressão arterial; TEC: tempo de enchimento capilar.

TABELA 5 Valores normais de peso e funções vitais por faixa etária

Faixa etária	Peso (kg)	FC (bpm)	PAM (mmHg)	FR (ipm)	DU (mL/kg.h)
0-12 meses	0-10	< 160	> 60	< 60	2,0
1-2 anos	10-14	< 150	> 70	< 40	1,5
3-5 anos	14-18	< 140	> 75	< 35	1,0
6-12 anos	18-36	< 120	> 80	< 30	1,0
> 12 anos	36-70	< 100	> 90	< 30	0,5

FC: frequência cardíaca; PAM: pressão arterial média; FR: frequência respiratória; DU: débito urinário.

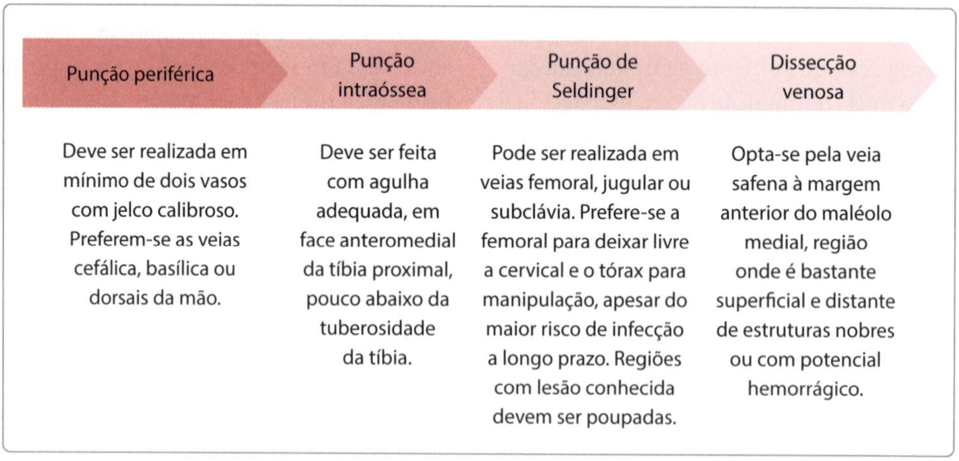

Punção periférica	Punção intraóssea	Punção de Seldinger	Dissecção venosa
Deve ser realizada em mínimo de dois vasos com jelco calibroso. Preferem-se as veias cefálica, basílica ou dorsais da mão.	Deve ser feita com agulha adequada, em face anteromedial da tíbia proximal, pouco abaixo da tuberosidade da tíbia.	Pode ser realizada em veias femoral, jugular ou subclávia. Prefere-se a femoral para deixar livre a cervical e o tórax para manipulação, apesar do maior risco de infecção a longo prazo. Regiões com lesão conhecida devem ser poupadas.	Opta-se pela veia safena à margem anterior do maléolo medial, região onde é bastante superficial e distante de estruturas nobres ou com potencial hemorrágico.

FIGURA 1 Algoritmo para obtenção de acesso venoso na criança traumatizada.

deve envolver: a definição do escore da escala de coma de Glasgow, o exame das pupilas em relação a seu tamanho, simetria e resposta à luz, e a comparação da simetria dos movimentos dos membros, buscando sinais de lateralização.

Crianças que foram submetidas à ressuscitação cardiopulmonar (RCP) antes da chegada a um centro de terapia do trauma têm cerca de 50% de chance de sobrevivência sem sequelas neurológicas. Crianças que chegam em parada cardiorrespiratória (PCP) têm prognóstico muito pior, e as que foram submetidas a mais de 15 minutos de RCP antes de chegar ou têm pupilas fixas têm prognóstico universalmente fatal. Quando o paciente chega ao hospital em RCP contínua prolongada, esforços subsequentes são, em geral, pouco benéficos.

Exposição com controle da temperatura

Existe necessidade de exposição completa do corpo da criança, a fim de evitar que lesões potencialmente fatais passem despercebidas. No entanto, deve-se sempre ter em mente que crianças têm grande suscetibilidade à hipotermia, de modo que é essencial a manutenção de uma sala de trauma aquecida, assim como o uso de focos luminosos ou irradiadores durante a exposição e infusão de soluções aquecidas. Em seguida, assim que possível, é importante cobrir o corpo da criança com cobertores ou manta aquecida para controle da temperatura.

SÍTIOS DE TRAUMA NA CRIANÇA

Trauma cefálico

A relação de traumas apendiculares e de tronco com lesões encefálicas é bastante evidente em crianças, por causa de sua grande propensão a lesões por hipóxia e hipoperfusão cerebrais, que não só causam dano neurológico como pioram muito o prognóstico de lesões cerebrais concomitantes. Além disso, como crianças têm o espaço subaracnoide proporcionalmente menor do que adultos, são também mais suscetíveis a traumas do parênquima por aceleração. Apesar de a evolução do trauma cranioencefálico (TCE) ser melhor nas crianças do que nos adultos, ela é pior para os pacientes abaixo de 3 anos. A hipóxia e, principalmente, a hipovolemia devem ser rapidamente corrigidas para evitar dano cerebral. Por conta da distensibilidade das fontanelas, as crianças pequenas tendem a suportar de maneira assintomática lesões intraparenquimatosas e hipertensão intracraniana mais do que adultos, de modo que um paciente pediátrico com fontanelas distendidas ou diástases das suturas cranianas deve ser imediatamente avaliado pela neurocirurgia ainda que consciente. Vômitos, amnésia e crises convulsivas podem ocorrer em crianças traumatizadas, mas devem ser avaliados com tomografia de crânio os pacientes cujos sintomas persistirem. Levetiracetam e fenitoína podem ser utilizados para controle de crises nas crianças com convulsões e solução salina a 3% e manitol para corrigir a hipertensão intracraniana nos que apresentarem TCE. A posologia deve ser, sempre, corrigida para o peso do paciente. Pacientes com escore de Glasgow < 15 ou estado mental visivelmente alterado devem ser investigados com TC de crânio, e os que apresentam grandes hematomas ou mecanismo de trauma severo também serão submetidos à TC de crânio a depender do *status* clínico. Uma vez confirmado o TCE, é essencial a avaliação pela neurocirurgia.

Trauma raquimedular

Em crianças, o trauma raquimedular é incomum, mas deve-se levar em consideração que os ligamentos da coluna vertebral são mais flexíveis na infância e a cabeça, proporcionalmente mais pesada. Por conta disso, a maior parte dos traumas na coluna ocorre na cervical, do occipício à C3. Subluxação vertebral deve ser avaliada em imagens obtidas com o tronco do paciente repousando sobre um coxim de cerca de 3 cm, de modo a corrigir a pseudoluxação fisiológica em até 40% das crianças. Até dois terços das crianças com lesão medular podem apresentar-se sem alterações radiográficas, de modo que, se houver suspeita de trauma medular pela história e exame neurológico, deve-se limitar a movimentação e estabilizar a coluna até se obter uma avaliação pelo especialista. O exame de escolha para avaliação da coluna em crianças é a radiografia simples, e a TC e a ressonância magnética não devem ser usadas rotineiramente.

Trauma torácico

O trauma torácico pediátrico é geralmente contuso, e a maleabilidade da caixa torácica infantil permite a transmissão do impacto para o parênquima pulmonar, causando contusão pulmonar, sem fratura de costelas. O pneumotórax hipertensivo é a lesão ameaçadora de vida mais comum no trauma torácico infantil, enquanto o pneumomediastino é raramente preocupante. Outras lesões são incomuns e devem ser abordadas de maneira idêntica à dos adultos, assim como os traumas penetrantes. A radiografia simples é majoritariamente suficiente para a avaliação do trauma torácico em crianças, e a TC é reservada a casos complexos. A drenagem torácica e o suporte ventilatório e aos demais aparelhos costumam resolver a imensa maioria dos casos de trauma torácico nas crianças.

Trauma abdominal

O trauma abdominal em crianças é mais comumente contuso que penetrante, e tem menor mortalidade do que o trauma torácico, embora seja mais frequente. Se de grande energia ou gravidade, é obrigatória a avaliação por um cirurgião, pois é provável a necessidade de intervenção cirúrgica na evolução da lesão. Em pacientes hipotensos com trauma abdominal, a exploração cirúrgica da causa de sangramento deve ser imediata. Crianças traumatizadas e conscientes normalmente apresentam-se com choro copioso, o que pode levar à distensão gástrica por deglutição de ar. Se este for o caso, pode ser útil a passagem de uma sonda gástrica para facilitar a palpação abdominal. O exame físico deve ser feito com calma nesses pacientes a fim de evitar a contração dos músculos abdominais, que acarreta grande dificuldade de avaliação dos órgãos da cavidade. Hematomas devem apontar para possível trauma de órgãos parenquimatosos, e pacientes com fraturas lombares, fluido intraperitoneal e taquicardia persistente devem receber avaliação do abdome. A avaliação complementar deve ser feita com ultrassom FAST para busca de sangramento e tomografia computadorizada de abdome se não houver instabilidade hemodinâmica. É conveniente lembrar que a realização de imagens seccionais em crianças exige sedação e as expõe a níveis de radiação que se acumularão por toda a vida, devendo, portanto, ser reservada aos casos em que é necessária para diagnóstico e altera conduta. Em caso de choque, a laparotomia exploradora é obrigatória, mas a evidência de sangue na cavidade abdominal de uma criança hemodinamicamente estável não exige exploração cirúrgica. Sangramentos de órgãos sólidos com frequência se resolvem sem intervenção, então conduta expectante pode ser interessante desde que sob cuidados intensivos especializados e que não haja qualquer sinal de choque ou instabilidade. A decisão sobre a conduta operatória ou de suporte é evidentemente do cirurgião. Trauma pancreático é comum em crianças ("síndrome do tanque") e deve ser considerado, assim como lesões do trato gastrointestinal, com grande risco de sepse, que devem ser prontamente operadas na vigência de pneumoperitônio. Roturas de bexiga urinária são comuns em crianças, e devem ser consideradas na vigência de trauma em andar inferior do abdome com líquido livre na cavidade. Lesões por armas de fogo são quase sempre de indicação cirúrgica, enquanto perfurações por arma branca devem ser avaliadas por um cirurgião para determinação da conduta. Penetrações no períneo, não infrequentes, levam geralmente a traumas de órgãos abdominais, visto que o espaço pélvico é curto na infância.

Trauma musculoesquelético

Por conta da baixa mineralização dos ossos em crianças pequenas, as imagens radiográficas nem sempre são de fácil interpretação. Deve-se obter uma boa história da mãe ou cuidador para correlacionar com os exames. Fraturas de pelve e de fêmur em crianças têm menor risco de hemorragia grave do que em adultos, de modo que sinais de choque na presença de uma dessas lesões exigem busca de outros sítios de sangramento ativo, geralmente abdominais. Fraturas em galho verde, em que parte do osso se separa do restante mantendo-se presa pela extremidade, e fraturas em tórus, com compressão de um lado do osso sem linha de fratura, são comuns na faixa etária pediátrica. Fraturas supracondilares de úmero e de fêmur têm alta possibilidade de lesão vascular e nervosa, exigindo investigação. Redução e imobilização das lesões são cuidados suficientes até a avaliação por um ortopedista, mas, se houver sinais de dano ao leito vascular, a avaliação é emergencial em razão do risco de isquemia.

Maus-tratos

Maus-tratos contra crianças não são incomuns. Lesões provocadas costumam ser mais graves do que as acidentais e têm mortalidade muito maior. É importante a investigação cuidadosa dos casos em que há suspeita de violência, com atenção à discrepância entre história relatada e gravidade da lesão, trauma repetido, demora para procura do serviço de saúde, história incoerente, mecanismo de trauma implausível, não cooperação dos pais ou cuidadores, equimoses em diferentes estágios de reabsorção, lesões periorais ou genitais, fraturas de ossos longos em crianças acima de 3 anos, múltiplos hematomas subdurais sem fratura craniana e queimaduras, mordidas ou marcas de amarração. Denúncia à devida instância é obrigatória em casos com suspeita significativa.

CONCLUSÃO

As particularidades anatômicas e fisiológicas da criança fazem com que o trauma nessa faixa etária tenha características especiais. É necessário que a equipe de atendimento ao paciente traumatizado conheça essas particularidades e saiba contornar as dificuldades que elas representam desde o atendimento *in loco* até a conduta final hospitalar. A integração da equipe, como em todo atendimento ao traumatizado, é de suma importância, garantindo a atenção adequada à criança, com obtenção de via aérea definitiva e acesso venoso suficiente e a realização de ressuscitação e administração de fluidos e medicamentos corretamente. É fundamental o envolvimento precoce de um cirurgião pediátrico ou, se não houver, de um cirurgião geral com experiência em trauma pediátrico, assim como a avaliação pelo pediatra clínico.

SUGESTÕES DE LEITURA

1. Acker SN, Bredbeck B, Patrick DA, Kulungowski AM, Barnett CC, Bensard DD. Shock index, pediatric age-adjusted (SIPA) is more accurate than age-adjusted hypotension for trauma team activation. Surgery. 2017;161(3):803-7.
2. American College of Surgeons. Pediatric Trauma. In: Advanced Trauma Life Support. Student Course Manual. 10.ed. 2018;186-213.
3. Berg MD, Schexnayder SM, Chameides L, Terry M, Donoghue A, Hickey RW, et al. Part 13: pediatric basic life support: 2010 American Heart Association Guidelines for Cardiopulmonary Resuscitation and Emergency Cardiovascular Care. Circulation. 2010;122(18Suppl3):S862-75.
4. Cook SH, Fielding JR, Phillips JD. Repeat abdominal computed tomography scans after pediatric blunt abdominal trauma: missed injuries, extra costs, and unnecessary radiation exposure. J Pediatr Surg. 2010;45:2019-24.
5. Estroff JM, Foglia RP, Fuchs JR. A comparison of accidental and nonaccidental trauma: it is worse than you think. J Emerg Med. 2015;48:270-4.
6. Fastle RK, Roback MG. Pediatric rapid sequence intubation: incidence of reflex bradycardia and effects of pretreatment with atropine. Pediatr Emerg Care. 2004;20(10):651-5.
7. Holscher CM, Faulk LW, Moore EE, Cothren Burlew, Moore HB, Stewart CL, et al. Chest computed tomography imaging for blunt pediatric trauma: not worth the radiation risk. J Surg Res. 2013;184(1):352-7.
8. Philips B, et al. European resuscitation council guidelines 2000 for advanced paediatric life support. Resuscitation. 2001;48(3):231-4.
9. Rasslan R, Novo F. Atendimento à criança traumatizada. In: Tannuri U, Tannuri AC. Doenças cirúrgicas da criança e do adolescente. Coleção Pediatria do Instituto da Criança e do Adolescente Hospital das Clínicas. 2.ed. Barueri: Manole, 2020. p.75-89.
10. Teixeira A, Resende M, Tissi M, et al. Epidemiologia do trauma pediátrico brasileiro. Rev Educação em Saúde. 2021;9(Supl1);63-8.

14
Lesões térmicas

Katharina Reichmann Rodrigues
Danilo Yamamoto Nanbu

PONTOS-CHAVE DESTE CAPÍTULO

- Compreender os mecanismos fisiopatológicos dos pacientes queimados.
- Entender a classificação da profundidade das queimaduras.
- Entender o cálculo da porcentagem de superfície corpórea queimada.
- Entender os principais aspectos do tratamento pré-hospitalar e hospitalar do paciente queimado.
- Compreender os princípios gerais do tratamento cirúrgico das queimaduras.
- Descrever as particularidades da queimadura elétrica.
- Reconhecer critérios de internação na queimadura elétrica.

INTRODUÇÃO

Queimadura é uma patologia traumática potencialmente grave que atinge todos os grupos populacionais. Ela pode se apresentar de diversas formas, desde uma simples lesão superficial até queimaduras extensas e profundas que necessitam de tratamento intensivo. É causa comum de busca pelo pronto-socorro, sendo fundamental que o pediatra emergencista saiba identificar e manejar de forma adequada essas lesões.

EPIDEMIOLOGIA

Nos Estados Unidos, queimaduras são a quarta principal causa de morte acidental, precedida apenas por acidente automobilístico, atropelamento e afogamento. Mais de 120 mil crianças buscam anualmente o pronto atendimento em razão de queimaduras. Nas crianças menores de 5 anos, predominam as queimaduras por escaldadura. Em crianças maiores, são mais comuns as por chamas. A mortalidade por queimaduras é proporcional à porcentagem de superfície corpórea queimada e maior naquelas crianças que sofreram lesão inalatória.

FISIOPATOLOGIA

A lesão gerada por uma queimadura é resultado de efeitos locais, de uma resposta sistêmica e de uma resposta metabólica.

Localmente, a energia térmica gera desnaturação proteica, resultando em uma lesão tecidual irreversível. Essa região central da queimadura é denominada zona de coagulação. Nas margens dessa zona, há uma área de hipoperfusão tecidual, denominada zona de estase. Mais externamente, há a chamada zona de hiperemia, que é uma área de acometimento mínimo e que apresenta um aumento da perfusão sanguínea. As zonas de estase e de hiperemia são potencialmente restauráveis caso medidas de ressuscitação adequada sejam tomadas. A intensidade e a duração do agente térmico determinam a profundidade da lesão. Além disso, queimaduras profundas são mais comuns em crianças pequenas, nas quais a espessura da epiderme e da derme é menor.

Imediatamente após a lesão por queimadura, há uma resposta inflamatória sistêmica, com liberação de mediadores vasoativos como citocinas, prostaglandinas e radicais de oxigênio. Em consequência, há aumento da permeabilidade vascular, com extravasamento de fluidos para o interstício. Isso resulta em hipovolemia e edema tecidual. Em geral, esse edema é máximo ao redor de 24 horas, quando há restauração da integridade do endotélio vascular.

Após o período de ressuscitação, a criança desenvolve um estado hipercatabólico, no qual há predomínio dos hormônios contrarreguladores (cortisol, glucagon, catecolaminas). Portanto, é fundamental a instalação precoce de suporte nutricional adequado.

CLASSIFICAÇÃO DA QUEIMADURA

A queimadura pode ser classificada em relação à sua extensão e profundidade.

Os métodos para avaliação da extensão das queimaduras consideram apenas aquelas de segundo e terceiro graus. Em pediatria, um paciente é considerado um grande queimado quando mais de 10% da sua superfície corporal são afetados. São vários os métodos disponíveis para o cálculo dessa porcentagem, sendo os mais importantes os seguintes:

- Lund e Browder (Figura 1).
- Regra dos nove (Figura 2).
- Regra da mão espalmada: a mão da criança corresponde a cerca de 1% de sua superfície corpórea.

A classificação da profundidade da lesão, que pode ser difícil nos primeiros dias, é realizada pela observação. Existem os seguintes graus de queimaduras:

- Queimadura superficial ou de primeiro grau: limita-se à epiderme; seu aspecto é de eritema e edema; não há formação de bolhas; é dolorosa; a cicatrização e dá em 3 a 6 dias.
- Queimadura parcial superficial ou de segundo grau superficial: há destruição da epiderme e menos da metade da derme; seu aspecto é de edema e eritema; há formação de bolhas que, ao se romperem, liberam um conteúdo líquido; é bastante dolorosa (ao toque, às variações de temperatura e ao ar), pois há expo-

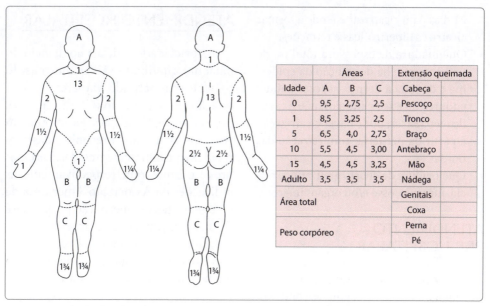

FIGURA 1 Cálculo da área queimada (esquema de Lund e Browder).

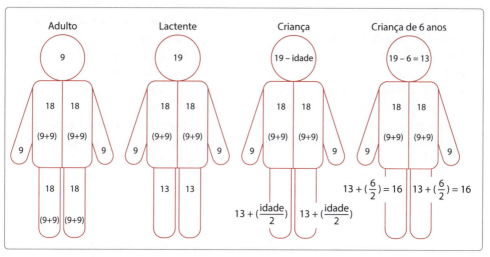

FIGURA 2 Regra dos nove.

sição de receptores nervosos intactos; a recuperação pode ser integral, mas há perda da espessura da derme (geralmente, ficam discromias); cicatrização em 7 a 21 dias.

- Queimadura parcial profunda ou de segundo grau profunda: há destruição de mais de 50% da derme; aparência pálida e seca, sem bolhas; dolorosa somente quando pressionada; demora mais de

21 dias para cicatrizar e tende a formar cicatrizes hipertróficas e retrações.
- Queimadura de espessura total ou de terceiro grau: há destruição da epiderme e de toda a derme; aspecto pálido, endurecido e seco; indolor; não é capaz de reepitelizar; pode haver cicatrização a partir da periferia, com retração das bordas.
- Queimadura de quarto grau: atinge fáscia, músculo, osso e/ou órgãos internos.

ATENDIMENTO PRÉ-HOSPITALAR

As prioridades do atendimento pré-hospitalar incluem as seguintes condutas:

- Remover a criança para um local seguro, atendendo às normas de segurança para o socorrista.
- Conter a causa do acidente.
- Retirar as roupas da criança, incluindo joias (anéis, correntes):
  - Se a queimadura for química, lavar copiosamente o local com água corrente.
- Providenciar o suporte básico de vida: ABCDE.
- Cobrir a área ferida com pano estéril: diminui a dor e aquece a criança.
- Rapidamente transportar a criança para um hospital.
- Acesso intravenoso e ressuscitação hídrica não são indicados no local do acidente se o transporte for imediato (< 1 h).
  - Em crianças com queimaduras extensas (> 10% da superfície corpórea) ou em transportes prolongados, pode ser necessária a ressuscitação fluídica (soro fisiológico ou Ringer lactato 10 mL/kg/h).

ATENDIMENTO HOSPITALAR

As prioridades iniciais no manejo do paciente queimado são as mesmas do paciente traumatizado: via aérea (A), respiração (B), circulação (C), déficits (D), exposição (E). Condições que imponham risco à vida devem ser reconhecidas com rapidez e prontamente tratadas. Os Quadros 1 e 2 mostram, respectivamente, as indicações da Associação Americana de Queimaduras de internação hospitalar e de encaminhamento para um centro especializado em queimaduras. A seguir, serão descritos alguns aspectos específicos do manejo hospitalar do paciente queimado.

- Alguns dados de história podem identificar fatores de risco para complicações:
  - Pacientes que sofreram queimaduras por chamas em um ambiente fechado podem ter lesão inalatória.
  - Crianças com queimaduras por chamas podem ter sido expostas a tóxicos como monóxido de carbono e cianeto.
  - História de queda ou explosão aumenta a chance de outras lesões traumáticas.
  - Pacientes com queimadura elétrica com alta voltagem (> 1.000 V) podem ter as seguintes complicações: arritmias cardíacas, fraturas, síndrome compartimental, mioglobinúria.
  - Uma história inconsistente pode indicar maus-tratos.
- Via aérea: pacientes com queimaduras em vias aéreas superiores devem ser intubados precocemente; sinais clínicos como presença de fuligem em face, queimaduras em face e queimaduras de vibrissas são mais sensíveis para o

diagnóstico precoce de lesão inalatória do que estridor, rouquidão, salivação intensa e disfagia.
- Na sequência rápida de intubação, optar por drogas não hipotensoras (p. ex.: ketamina) e evitar o uso de succinilcolina pelo risco de hipercalemia.
- Na criança intubada, lembrar da passagem de uma sonda nasogástrica.
• Ventilação: rebaixamento do nível de consciência, inalação de fumaça ou toxinas (p. ex.: monóxido de carbono e cianeto) e/ou lesões traumáticas associadas podem comprometer a função respiratória do paciente; pacientes com queimadura torácica e/ou abdominal circunferencial podem evoluir com síndrome compartimental e consequente insuficiência respiratória.
• Na suspeita de intoxicação por monóxido de carbono, deve-se dosar o nível sérico de carboxi-hemoglobina: quando > 10%, instituir ventilação com O_2 a 100%; quando > 25%, indica-se terapia com câmara hiperbárica (2 a 3 atmosferas de pressão, por 45 a 60 minutos). Lembrar que a leitura do oxímetro de pulso na intoxicação por monóxido de carbono pode estar falsamente normal.
• A ressuscitação fluídica do paciente queimado é realizada com base na porcentagem de superfície corpórea queimada. Existem várias fórmulas que orientam o volume de fluido a ser administrado. É comum o uso da fórmula de Parkland, que, em crianças menores de 5 anos ou 30 kg, é acrescida de soro de manutenção.
- Fórmula de Parkland: para < 14 anos, indicar 3 mL/kg. Para > 14 anos, indicar 2 mL/kg %SCQ (superfície corporal queimada). Quando a porcentagem de superfície corporal queimada é maior do que 50%, em termos de cálculo, fixa-se o valor de 50%.
- Administrar, na forma de Ringer lactato ou soro fisiológico, 50% do volume nas primeiras 8 horas (a contar do acidente) e a outra metade nas 16 horas subsequentes.
- É importante ressaltar que as fórmulas servem como ponto de partida para as quantidades necessárias de reposição volêmica. Outros parâmetros como frequência cardíaca, pressão arterial, perfusão periférica, diurese (sondagem vesical de demora), balanço hídrico e exames laboratoriais (p. ex.: lactato) devem ser levados em consideração. Em crianças de até 30 kg, objetiva-se uma diurese de 1 a 2 mL/kg/h nas primeiras 24 horas após o trauma. Naquelas com mais de 30 kg, o alvo da diurese é de 0,5 a 1 mL/kg/h. Caso haja hematúria ou mioglobinúria, deve-se objetivar o dobro dessa diurese. Deve-se monitorar com atenção a glicemia e a glicosúria, porque hiperglicemia provocando diurese osmótica pode dar a falsa impressão de hidratação adequada.
- Preferir acessos vasculares em sítios não queimados.
• A avaliação laboratorial inicial deve englobar a dosagem no sangue dos seguintes parâmetros: hemograma, tipagem sanguínea, ureia, creatinina, eletrólitos, gasometria arterial, lactato, glicemia, carboxi-hemoglobina e CPK (creatinofosfoquinase). Também se deve solicitar urina 1 e dosagem de mioglobina urinária.

- Em queimaduras na face, avaliar as córneas o mais breve possível.
- Atentar para lesões no pavilhão auditivo, pois há risco de condrite supurativa.
- É fundamental o controle álgico, que pode ser realizado com o uso de opiáceos. Lembrar que agitação nem sempre é sinal de dor: pensar em hipóxia, choque, intoxicação por CO ou cianeto e TCE como possíveis causas. Não se deve empregar anestésicos tópicos para o controle da dor.
- Grandes queimados necessitam de profilaxia de úlcera gástrica, que pode ser adquirida por meio de protetores gástricos, como ranitidina ou omeprazol.
- Não se deve esquecer da profilaxia antitetânica.
- Antibioticoterapia sistêmica profilática não costuma ser utilizada (há dados controversos na literatura em relação a queimaduras graves).
- A conduta frente a bolhas é controversa. Aqueles que defendem a ruptura e o debridamento de bolhas intactas argumentam que bolhas grandes e em expansão podem exercer pressão sobre o leito de pele subjacente e limitar a movimentação. Bolhas intactas também prejudicam a avaliação acurada da profundidade da queimadura e, em tese, aumentariam o risco infeccioso e dificultariam o processo de cicatrização. Por outro lado, outros defendem que bolhas seriam barreiras naturais contra a infecção e facilitariam a cicatrização, além de manter a umidade da lesão. Apesar dessa controvérsia, bolhas grandes, frágeis ou dolorosas costumam ser removidas.

TRATAMENTO CIRÚRGICO

É fundamental que a programação cirúrgica das queimaduras ocorra precocemente, já nas primeiras 48 horas após o trauma, assim que o paciente estiver estabilizado do ponto de vista hemodinâmico. O tempo cirúrgico não deve tardar mais do que 7 dias, pois há risco crescente de infecção do sítio cirúrgico. O tratamento cirúrgico visa tanto o debridamento de tecidos necróticos como a cobertura da área lesada. Esta última pode ser realizada por meio do fechamento primário da lesão ou pelo uso de enxertos ou retalhos cirúrgicos. Em queimaduras de segundo ou terceiro graus circunferentes, nas quais há risco de evolução para síndrome compartimental, pode ser necessária a realização de escarotomias.

QUADRO 1 Indicações de internação hospitalar (Associação Americana de Queimaduras)

> 5-10% de superfície corpórea queimada
Queimaduras de terceiro grau que acometam 2-5% da superfície corpórea
Queimadura circunferencial
Comorbidades que predisponham a complicações (p. ex.: DM, anemia falciforme)
Suspeita de maus-tratos

Fonte: Cartotto et al., 2023.

QUADRO 2 Indicações de transferência para um centro especializado em tratamento de queimaduras (Asssociação Americana de Queimaduras)

Queimaduras de segundo grau acometendo mais de 10% da superfície corporal
Queimadura em face, mãos, pés, genitália, períneo ou grandes articulações
Queimaduras de terceiro grau
Queimaduras elétricas graves
Queimaduras químicas
Lesão inalatória
Doença prévia que pode complicar o tratamento da queimadura
Outro trauma associado
Necessidade de auxílio social, emocional ou para reabilitação

Curativos oclusivos e com antibiótico tópico são preconizados, pois auxiliam na hemostasia da área debridada e no controle infeccioso da lesão.

QUEIMADURA ELÉTRICA

As queimaduras elétricas correspondem a apenas 3% de todas as queimaduras em crianças. Sua distribuição é bimodal, afetando principalmente menores de 6 anos, pelo contato com fios e tomadas, e adolescentes, por queimadura por fios de alta tensão.

É resultante do contato de uma fonte de energia elétrica com o corpo do paciente, podendo ser classificada em alta tensão quando maior de 1.000 volts (em lesão por raios e postes elétricos) e baixa tensão quando menor de 1.000 volts.

Quatro mecanismos fisiopatológicos são envolvidos nas lesões por choque elétrico:

- Conversão de energia elétrica em térmica nos tecidos.
- Trauma mecânico pela contração muscular vigorosa ou decorrente de contusão por queda.
- Alterações celulares.
- Liberação intensa de catecolaminas.

A magnitude de tais efeitos depende das características do choque elétrico: voltagem, tipo de corrente elétrica (alternada ou contínua), corrente (Ampères), trajetória no corpo, duração da corrente, área de contato e resistência elétrica da pele, mucosas e órgãos internos (p. ex.: pele molhada ou seca).

O corpo conduz energia elétrica produzindo calor em seu trajeto, o que resulta em lesão térmica dos tecidos. As diferentes taxas de perda de calor dos tecidos superficiais e profundos fazem com que a pele superficial possa aparentar poucos danos, mas haja significativa necrose muscular profunda. As extremidades estão particularmente propensas a lesões, especialmente os dedos.

Portanto, o grau de lesão externa não pode ser usado para determinar a extensão da lesão interna. Contudo, a detecção da porta de entrada e saída da corrente elétrica no corpo do paciente auxilia sua avaliação.

O atendimento inicial segue a recomendação do *Advanced Trauma Life Support* (ATLS), com atenção para via aérea, respiração, obtenção de acesso venoso, monitoração cardíaca e sondagem vesical nos pacientes graves. Atentar para a possibilidade de TCE e lesão vertebral se queda de altura.

A eletricidade pode causar arritmias cardíacas com necessidade de cardioversão ou desfibrilação. Portanto, nos casos de choque acima de 220 V é recomendada monitorização cardíaca nas primeiras 24 a 72 horas. Caso presentes, os distúrbios de ritmo geralmente ocorrem nas primeiras horas, não sendo necessária monitorização além desse período.

Cuidado especial para a possibilidade de rabdomiólise e lesões musculoesqueléticas, que podem ocorrer pela contração muscular vigorosa e por quedas de grandes alturas. Rabdomiólise provoca liberação de mioglobina, que pode causar injúria renal aguda. Caso a urina esteja escura, deve-se considerar presença de hemocromógenos, e líquidos devem ser infundidos para garantir débito urinário superior a 2 mL/kg/h em crianças abaixo de 30 kg e 100 mL/h em adolescentes e adultos.

Os pacientes devem ser avaliados para síndrome compartimental, que pode surgir até 48 horas após o evento. Aqueles com queimaduras elétricas extensas frequentemente necessitam de fasciotomia e transferência para um centro de queimados nos casos de choque elétrico de alta voltagem.

As lesões de pele devem ser tratadas de forma similar às queimaduras térmicas. Contudo, fórmulas não devem ser utilizadas para se estimar a necessidade de volume de fluidos, visto que frequentemente subestimam a extensão da queimadura.

A necessidade de exames complementares é controversa na literatura. Nos casos de queimadura elétrica de baixa voltagem em pacientes assintomáticos, não são necessários testes complementares, sendo possível alta com orientações de sinais de alarme.

Considerar internação hospitalar se:

- Alta voltagem.
- Identificação de porta de entrada e saída.
- Alteração do nível de consciência.
- Instabilidade hemodinâmica.
- Queimadura oral (comum em mordedura de fios) caso haja incapacidade de se alimentar.
- Queimadura de extremidades.

CONCLUSÃO

Queimaduras são patologias traumáticas potencialmente graves e, infelizmente, comuns na faixa etária pediátrica. É fundamental que o pediatra emergencista saiba manejar e identificar de forma adequada essas lesões. Além disso, é importante que medidas preventivas sejam instituídas, visando diminuir a incidência de queimaduras.

SUGESTÕES DE LEITURA

1. Advanced Trauma Life Support (ATLS®). American College of Surgeons' Committee on Trauma- J Trauma and Acute Care Surgery. 2013;74:1363.
2. Baker MD. Household electrical injuries in children. Am J Dis Children. 1989;143:59.
3. Cartotto R, Johnson L, Rood JM, Lorello D, Matherly A, Parry I. et al. Clinical practice guideline: early mobilization and rehabilitation of critically ill burn patients. J Burn Care Res. 2023;44(1):1-15.
4. Koumbourlis AC. Electrical injuries. Crit Care Med. 2002;30:S425.
5. Magarão RVQ, Guimarães HP, Lopes RD. Lesões por choque elétrico e por raio. Rev Bras Clin Med. São Paulo. 2011;9(4):288-93.
6. Rabban JT, Blair JA, Rosen CL, Adler JN, Sheridan RL. Mechanisms of pediatric electrical injury: new implications for product safety and injury prevention. Arch Pediatr Adolesc Med. 1997;151(7):696-700.
7. Roberts S, Meltzer JA. An evidence-based approach to electrical injuries in children. Pediatr Emerg Med Pract. 2013;10(9):1-16.
8. Sheridan RL. The seriously burned child: resuscitation through reintegration. Part 1 of 2 parts. Current Problems in Pediatrics. 1998;28:105-27.
9. Stape A, Troster EJ, Pinus J, Waksman RD, Carrera RM, Abramovici S. Trauma na criança da prevenção à reabilitação. São Paulo: Roca, 2013.
10. Toon MH, Maybauer DM, Arcebeaux LL, et al. Children with burn injuries - assessment of trauma, neglect, violence and abuse. J Inj Violence Res. 2011;3(2):98-110.
11. Velasco IT, Brandão Neto RA, Souza HP, Marino LO, Marchini JFM, et al. Medicina de emergência: abordagem prática, 16.ed. Barueri: Manole, 2022.

15
Acidentes por submersão/imersão

Rafael Shigueki Goshi Forte
Murilo Lopes Lourenção

PONTOS-CHAVE DESTE CAPÍTULO

- Compreender os mecanismos fisiopatológicos dos principais acidentes na pediatria.
- Reconhecer critérios de internação dos acidentes apresentados.
- Reconhecer as principais formas de prevenção a serem aplicadas no dia a dia.

INTRODUÇÃO

Acidentes automobilísticos, atropelamentos, quedas, afogamentos e queimaduras são causas frequentes de acidentes na faixa pediátrica. Neste capítulo, serão abordados os acidentes por submersão/imersão.

É fundamental que o pediatra emergencista saiba manejar os casos de afogamento, que é uma das principais causas de morte na faixa etária pediátrica.

ACIDENTES POR SUBMERSÃO/IMERSÃO

De acordo com a definição adotada pela Organização Mundial da Saúde (OMS), o processo de afogamento acontece quando uma pessoa apresenta comprometimento respiratório pela submersão ou imersão em um meio líquido, normalmente água, com evidência de aspiração, tosse, espuma na boca ou nariz.

Definimos como resgate a pessoa socorrida em água, sem sinais de aspiração de líquido. E como cadáver por afogamento aquele encontrado já em óbito, sem chances de iniciar-se a reanimação, mas excluindo o mal súbito em meio líquido.

Termos como "quase afogamento", "afogamento seco ou molhado", "reafogamento" e "afogamento passivo" caíram em desuso e não devem ser utilizados.

EPIDEMIOLOGIA

De acordo com a OMS, em 2012, afogamentos foram responsáveis por 372 mil mortes, sendo desconsideradas as mortes por afogamentos intencionais, desastres ambientais ou por acidentes de transporte aquático. Em um dia, 15 brasileiros falecem dessa forma, um a cada 1h30min. Em 2019, foram 5.697 brasileiros que morreram afogados. No Brasil, o afogamento está entre as cinco principais causas de morte entre pessoas de 1 a 14 anos. É a segunda causa de óbitos entre 1 e 4 anos, a terceira entre 5 e 14 anos e a quarta entre 15 e 24 anos. A cada 3 dias uma criança morre afogada em casa, sendo 45% dos óbitos no verão. Entre as crianças de 4 a 12 anos que sabem nadar, grande parte dos afogamentos ocorre pela sucção das bombas de piscinas. O sexo masculino é bem mais acometido que o feminino, cerca de 6,8 vezes segundo alguns levantamentos. Dados brasileiros apontam que cerca de 70% dos afogamentos ocorrem em rios ou represas, e 59% dos óbitos de 1 a 9 anos ocorrem em piscinas das residências. A região Norte concentra a maior taxa de óbitos do nosso país. A cada 2 dias um turista morre no Brasil, 16% são turistas oriundos de São Paulo e 9% das mortes ocorrem com turistas na Bahia. Cada óbito por afogamento custa R$ 210.000,00 ao Brasil.

Considerando o tempo de exposição, o afogamento tem 200 vezes mais risco de óbito que os acidentes de transporte.

Mais de 90% das mortes ocorrem por:

- Ignorar os riscos.
- Não respeitar limites pessoais.
- Desconhecer como agir.

Os principais fatores de risco são:

- Idade menor de 14 anos.
- Uso de álcool.
- Baixa renda.
- Baixa educação.
- Origem rural.
- Comportamento de risco.
- Falta de supervisão.
- Epilépticos têm 15 a 19 vezes maior risco.

FISIOPATOLOGIA

Para o afogamento acontecer, uma pessoa deve apresentar submersão ou imersão em um meio líquido, na maioria das vezes água. Por esse motivo, será considerado, até o fim deste capítulo, o meio líquido como sendo a água. Submersão ocorre quando as vias aéreas estiverem abaixo da superfície da água, e a imersão, quando água for espirrada contra as vias aéreas.

A primeira reação voluntária de uma vítima de afogamento é jogar a água para fora da boca e, em seguida, prender a respiração, mas em geral não consegue segurar a respiração por mais que 1 ou 2 minutos, em razão do reflexo autônomo da respiração. Quando a água entra na via aérea o reflexo é de tosse, seguido de um quadro de laringoespasmo de curta duração; no caso de aspiração de água, ocorrerá hipóxia seguida de perda de consciência e, consequentemente, apneia.

Em relação ao sistema cardiocirculatório, há inicialmente um quadro de taquicardia, pela grande descarga adrenérgica. Como há grande atividade do miocárdio associada a quadro de hipóxia, pode haver evolução para bradicardia, seguida de atividade elétrica sem pulso e, por fim, assistolia. Nos quadros de afogamento em águas geladas há, teoricamente, a diminuição da atividade metabólica de todo o corpo, o que leva alguns autores a sugerir que há mais chances de um paciente ser salvo em águas com temperaturas menores de 6°C. No entanto, um estudo realizado por Quan et al. concluiu que não há relação entre chance de sobrevivência e a temperatura da água, e que o fator de maior importância é a diminuição do tempo do afogamento até o resgate, ou seja, retirar a vítima da água e realizar o atendimento o mais precocemente possível.

A quantidade de água aspirada também é um fator importante na fisiopatologia. A água nos alvéolos leva à disfunção do surfactante pulmonar, além de ser levado para fora do pulmão. Além disso, a água nos alvéolos leva à alteração da osmolaridade, independentemente de ser água salgada ou doce, o que causa lesão na membrana entre os alvéolos e os capilares, ocasionando importante edema e sangramento local. Água, em vez de ar, impossibilita a troca gasosa que deveria ocorrer no pulmão, causando hipóxia.

FORMAS DE RESGATE

O principal fator para o afogamento não ser fatal é retirar a pessoa que está se afogando da água. Como esse é um momento de desespero para a vítima, existe risco elevado de a pessoa que está tentando realizar o resgate virar uma vítima também. Com isso em mente, deve-se avisar outras pessoas por perto para que possam auxiliar.

Caso não se tenha o treinamento adequado para retirar a pessoa de dentro da água, deve-se evitar entrar no local. A maioria das vítimas de afogamento consegue se ajudar, pois não apresenta perda de consciência ainda, então deve-se tentar jogar para perto da pessoa um dispositivo flutuante, como uma boia ou uma corda, algo para que possa puxar-se para fora.

Se for necessário entrar na água para retirar a vítima, deve-se nadar até ela com um dispositivo flutuante e jogar algo semelhante para a vítima se apoiar. Caso não se tenha tal dispositivo, deve-se usar algum material para que a vítima possa segurar-se e ser rebocada para a terra, como uma corda ou uma camiseta. Se não houver outra opção a não ser agarrar a vítima, o socorrista deve se aproximar por trás, para minimizar o risco de se afogar pelo possível desespero da vítima.

A maioria das vítimas de afogamento não apresenta lesão de coluna cervical; esse comprometimento ocorre em apenas 0,009% das vítimas. Portanto, a não ser que se tenha um histórico compatível de trauma cervical na hora do afogamento, não se deve atrasar a retirada pensando em proteção de coluna cervical.

ATENDIMENTO PRÉ-HOSPITALAR

Nos casos de afogamento, a causa de parada cardiorrespiratória (PCR) é a hipóxia; portanto, em todo o atendimento, deve-se seguir a sequência A-B-C (via aérea – respiração – cardíaca), em vez de C-A-B (cardíaca – via aérea – respiração), conforme é preconizado no curso de *Basic Life Support* (BLS).

Após retirar a vítima da água, deve-se colocá-la em decúbito dorsal. Inicialmente, segue-se a mesma sequência do BLS. No caso de a vítima não apresentar respiração espontânea, deve-se iniciar o atendimento com cinco respirações de resgate em razão da maior dificuldade do ar de chegar ao pulmão. Após realizada a respiração de resgate inicial, checa-se o pulso central do paciente. Se não houver pulso, deve-se pedir para uma outra pessoa pegar um desfibrilador elétrico automático (DEA), chamar o resgate e iniciar a compressão torácica. A partir desse momento, segue-se o algoritmo de PCR, conforme preconizado pelo BLS. Lembrar também de secar bem o tórax do paciente antes de colocar as pás do DEA, pois, se houver necessidade de choque, a corrente elétrica pode percorrer um caminho errado se o tórax estiver molhado, o choque não será efetivo e haverá o risco de o choque irradiar para a pessoa que está atendendo a vítima. Se houver pulso, mas o paciente não apresentar respiração espontânea, deve-se continuar com as respirações de resgate até a recuperação da respiração espontânea ou o paciente evoluir com PCR.

CLASSIFICAÇÃO DO AFOGAMENTO

O afogamento pode ser classificado quanto ao tipo de água (doce, salgada, salobra ou outros líquidos, p. ex., lama e óleo); quanto à causa primária (quando não identificada a causa) ou secundária (p. ex., uso de drogas, convulsão, trauma). E, primordialmente, quanto à gravidade de acordo com o algoritmo proposto por Szpilman et al., que será usado como base para seguir o atendimento no pronto-socorro, conforme demonstrado na Figura 1.

ATENDIMENTO NO PRONTO-SOCORRO

Se a vítima necessitou ir ao pronto-socorro após o resgate, deve ser levada para a sala de emergência, ser monitorada e avaliada para todos os sinais vitais na chegada (frequências cardíaca e respiratória, saturação com oxímetro de pulso, pressão arterial, temperatura central e glicemia).

Inicialmente, deve-se garantir que a via aérea do paciente está segura e com oferta de oxigênio adequada e, se houver necessidade, deve-se realizar intubação orotraqueal (IOT). O paciente pode apresentar instabilidade hemodinâmica com necessidade de volume e droga vasoativa, devendo ser avaliado constantemente.

Os pacientes em grau 1 não necessitam de observação em serviço de emergência, podendo ter alta do pronto-socorro.

Os que se apresentarem em grau 2 pela classificação deverão ficar em observação por 6 a 8 horas e, caso haja melhora clínica nesse período, poderão ter alta do pronto-socorro.

Os pacientes que se apresentarem em grau 3 ou maior devem ser internados em unidade de terapia intensiva (UTI).

MANEJO INTRA-HOSPITALAR

Quanto ao suporte ventilatório

Os estudos mostram que cerca de 72,4% dos pacientes classificados como grau 3 necessitarão de intubação orotraqueal (IOT). Esta não deve ser postergada, pois o edema pulmonar que se segue nas próximas horas pode agravar rapidamente o quadro clínico do paciente.

Indica-se, portanto, manter o paciente sob ventilação mecânica invasiva (VMI) mesmo que haja recuperação neurológica, por no mínimo 48 a 72 horas, para que haja tempo para a resolução de tal edema.

O pulmão do paciente afogado se comporta de forma muito similar ao do paciente com síndrome do desconforto respiratório agudo pediátrico (PARDS) e, portanto, sua ventilação deve ser conduzida objetivando-se a ventilação protetora tais quais os algoritmos de PARDS orientam. Com exceção ao uso de pressão expiratória final (PEEP) elevado, pois esse paciente tem mais risco de barotrauma. O uso de surfactante exógeno é controverso e o volume a ser administrado, muitas vezes, acaba sendo o limitante.

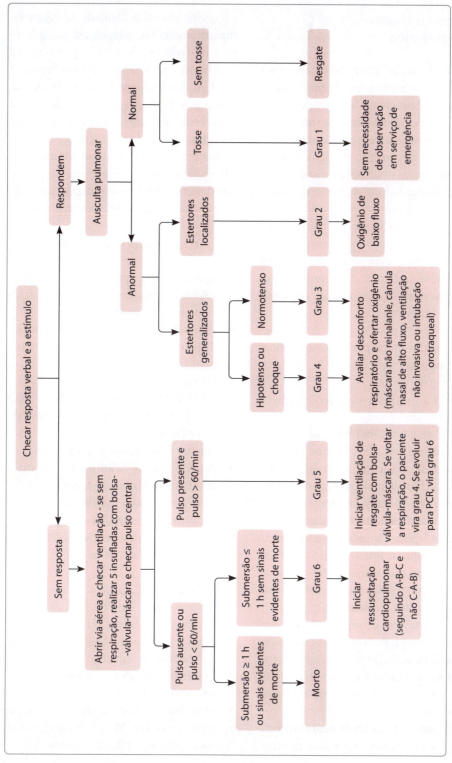

FIGURA 1 Categorização dos acidentes por submersão/imersão proposta por Szpilman et al. ABC: via aérea – respiração – cardíaca; CAB: cardíaca – via aérea – respiração; PCR: parada cardiorrespiratória.

Quanto ao suporte hemodinâmico

A ressuscitação hemodinâmica deve ser realizada com cristaloides. Diferentemente do que já se defendeu, não há evidência do uso de soluções de ressuscitação hipertônicas para afogamento em água doce e hipotônicas para afogamento em água salgada. Como em outras situações de instabilidade hemodinâmica, sugere-se o uso de monitorização multimodal, atentando para os mais frequentes achados hemodinâmicos:

- Baixo débito, altas pressões de oclusão da artéria pulmonar, altas pressões venosas centrais que são pouco responsivas a diuréticos.

Temos por meta, portanto, a melhora do inotropismo.

Quanto ao suporte neurológico

Trata-se do sistema mais sensível ao baixo aporte de oxigênio (tempo, duração e intensidade). As áreas mais sensíveis à hipóxia são o hipocampo, os gânglios da base e o córtex (4 a 10 min). Diferentemente da parada cardiorrespiratória de causa (PCR) cardíaca, a hipóxia causada pelo afogamento é menos súbita, mantém fluxo sanguíneo, às vezes cursa com resfriamento corporal, tendo melhor prognóstico se o paciente for adequadamente ressuscitado.

Os mecanismos de reperfusão cerebral são complexos e o *status* neurológico inicial não prediz desfecho; sendo assim, o objetivo do suporte é diminuir a lesão secundária, posto que a primária já ocorreu na cena do acidente.

Utilizam-se medidas de neuroproteção padrão. A hipotermia terapêutica é controversa e de alta complexidade de execução, mas, quando realizada, objetivamos temperatura axilar de 32 a 34 °C por cerca 12 a 72 horas, e com reaquecimento lento, de 0,5 °C/h. A sedação profunda pode ser realizada com barbitúricos e usada lidocaína quando da aspiração de vias aéreas (ambas sem grande força de recomendação). O uso de magnésio objetivando diminuição do cálcio e glutamato intracelular só possui estudos em anóxia neonatal, bem como de bloqueador de canal de cálcio em adultos.

Quanto aos suportes diversos

- Recomenda-se a passagem de sonda nasogástrica para descompressão gástrica e posterior alimentação.
- Combater a disglicemia: há evidências de lesão cerebral quando glicose < 108 mg/dL.
- Prover estabilização cervical.
- Não há indicação de antibioticoterapia profilática, somente o tratamento de focos conhecidos.
- Não há indicação de corticoterapia.
- A profilaxia com anticonvulsivantes não tem evidência de recomendação. Recomenda-se a monitorização com elentroencefalograma, de preferência contínua, para a detecção de crises epilépticas não convulsivas.

PROGNÓSTICO

- Pacientes que foram classificados com graus 1 a 5 têm alta hospitalar em 95% dos casos sem sequelas.
- O único marcador de prognóstico é o tempo de submersão.
- O paciente deve ser reanimado até aquecimento acima 34°C ("Ninguém está morto até estar quente e morto").

PREVENÇÃO DE ACIDENTE

O afogamento é um acidente que pode ser evitado com prevenção, sendo esta a principal forma de diminuir a taxa de mortalidade. Algumas formas de prevenir o afogamento são:

- Colocar barreiras em volta de piscinas, lagos e outros locais com água para evitar a entrada de crianças pequenas que não sabem nadar. Colocar barreiras, como telas, por cima de piscinas quando não estiverem sendo usadas.
- Ensinar todas as crianças a nadar.
- Respeitar os sinais e as placas de avisos perto de ambientes com água.
- Ficar sempre próximo das crianças na praia, evitando que entrem em alto-mar.
- Ter cuidado com ondas que puxem a pessoa para o alto-mar.
- Nunca nadar após consumir álcool.
- Sempre entrar primeiro em pé em águas rasas ou desconhecidas.
- Nadar em locais com salva-vidas presentes.
- Nunca superestimar a própria capacidade de nadar.
- Evitar nadar sozinho, principalmente se tiver uma comorbidade que possa causar incapacitação, como epilepsia.
- Estimular as pessoas a realizar cursos de primeiros-socorros e o BLS.
- Nunca deixar crianças pequenas e lactentes sozinhos perto de recipientes cheios de água, como baldes e banheiras.

CONCLUSÃO

O socorro de um acidente como o afogamento depende principalmente do tempo entre o início do evento e as medidas iniciais realizadas para salvar a vítima. Deve-se lembrar que, nesse caso, o atendimento deve seguir a sequência A-B-C, pelo fato de a hipóxia ser a principal causa de morte. Para evitar esse tipo de acidente, o mais importante é a prevenção, que deve ser implantada em todos os locais com água.

SUGESTÕES DE LEITURA

1. ATLS Subcommittee; American College of Surgeons' Committee on Trauma; International ATLS working group. Advanced Trauma Life Support (ATLS®): the ninth edition. American College of Surgeons' Committee on Trauma. J Trauma Acute Care Surg. 2013;74(5):1363-6.
2. Baker MD. Household electrical injuries in children. Epidemiology and identification of avoidable hazards. Am J Dis Children. 1989;143(1):59-62.
3. Cartotto R, Johnson L, Rood JM, Lorello D, Matherly A, Parry I. et al. Clinical practice guideline: early mobilization and rehabilitation of critically ill burn patients. J Burn Care Res. 2023;44(1):1-15.
4. d'Souza AL, Nelson NG, McKenzie LB. Pediatric burn injuries treated in US emergency departments between 1990 and 2006. Pediatrics. 2009;124(5):1424-30.
5. Koumbourlis AC. Electrical injuries. Crit Care Med. 2002;30(11 Suppl):S425-30.
6. Magarão RVQ, Guimarães HP, Lopes RD. Lesões por choque elétrico e por raio. Rev Bras Clin Med. 2011;9(4):288-93.
7. Main AB, Hooper AJ. Drowning and immersion injury. Anaesth Intensive Care. 2017;18(8):401-3.
8. Pruitt BA, Goodwin CW, Massson Jr. AD. Epidemiologic, demographic and outcome characteristics of

burn injury. In: Herndon DN (eds.). Total burn care. London: W. B. Saunders; 2002.
9. Quan L, Bierens J, Lis R, Rowhani-Rahbar A, Morley P, Perkins G. Predicting outcome of drowning at the scene: a systematic review and meta-analyses. Resuscitation. 2016;104:63-75.
10. Quan L, Mack CD, Schiff MA. Association of water temperature and submersion duration and drowning outcome. Resuscitation. 2014;85(6):790-4.
11. Rabban JT, Blair JA, Rosen CL, Adler JN, Sheridan RL. Mechanisms of pediatric electrical injury: new implications for product safety and injury prevention. Arch Pediatr Adolesc Med. 1997;151(7):696-700.
12. Roberts S, Meltzer JA. An evidence-based approach to electrical injuries in children. Pediatr Emerg Med Pract. 2013;10(9):1-16.
13. Sargent RL. Management of blisters in the partial--thickness burn: an integrative research review. J Burn Care Res. 2006;27(1):66-81.
14. Sheridan RL. The seriously burned child: resuscitation through reintegration. Part 2. Curr Probl Pediatrics. 1998;28(5):139-67.
15. Sheridan RL. The seriously burned child: resuscitation through reintegration–Part 1. Curr Probl Pediatrics. 1998;28(4):105-27.
16. Smolle C, Cambiaso-Daniel J, Forbes AA, Wurzer P, Hundeshagen G, Branski LK, et al. Recent trends in burn epidemiology worldwide: a systematic review. Burns. 2017;43(2):249-57.
17. Stape A, Troster EJ, Pinus J, Waksman RD, Carrera RM, Abramovici S (eds.). Trauma na criança da prevenção à reabilitação. São Paulo: Roca; 2013.
18. Szpilman D, Bierens J, Handley A, Orlowski J. Drowning. N Engl J Med. 2012;366(22):2102-10.
19. Tipton MJ, Golden FS. A proposed decision-making guide for the search, rescue and resuscitation of submersion (head under) victims based on expert opinion. Resuscitation. 2011;82(7):819-24.
20. Toon MH, Maybauer DM, Arcebeaux LL, Fraser JF, Meyer W, Runge A, Maybauer MO. Children with burn injuries – assessment of trauma, neglect, violence and abuse. J Inj Violence Res. 2011;3(2):98-110.
21. Vanden Hoek TL, Morrison LJ, Shuster M, Donnino M, Sinz E, Lavonas EJ, et al. Part 12: cardiac arrest in special situations: drowning: 2010 American Heart Association Guidelines for Cardiopulmonary Resuscitation and Emergency Cardiovascular Care. Circulation. 2010;122(Suppl 3):S847-8.
22. Velasco IT, Brandão Neto RA, Souza HP, Marino LO, Marchini JFM, et al. Medicina de emergência: abordagem prática, 16.ed. Barueri: Manole; 2022.
23. World Health Organization (WHO). Global Report on Drowning: Preventing a Leading Killer. Geneva: WHO; 2014. Disponível em: http://www.who.int/violence_injury_prevention/global_report_drowning/en/. Acesso em: 27 jan. 2018.

16
Traumatismo cranioencefálico

Andréa Beolchi Spessoto
Graziela de Araujo Costa
Regina Maria Rodrigues
Artur Figueiredo Delgado

PONTOS-CHAVE DESTE CAPÍTULO

- Diagnosticar e classificar o traumatismo cranioencefálico de acordo com a gravidade.
- Indicar exames complementares quando necessário.
- Iniciar o tratamento precocemente.

INTRODUÇÃO

Trauma cranioencefálico (TCE) é um termo abrangente usado para designar diversas patologias desencadeadas por uma força externa ao crânio e/ou ao cérebro subjacente. Motivo frequente de procura por atendimento em serviço de emergência, devemos dar atenção especial ao TCE em crianças pelo risco de lesão em um cérebro em desenvolvimento.

EPIDEMIOLOGIA

O traumatismo cranioencefálico é uma ocorrência comum na faixa etária pediátrica, sendo que, anualmente, cerca de 650 mil a 1 milhão de crianças nos Estados Unidos procuram o pronto-socorro por essa causa. De forma global, existem dois picos de incidência por faixa etária: crianças entre 0 e 2 anos e adolescentes entre 15 e 18 anos são os mais afetados. A partir de 3 anos, o sexo masculino é mais acometido. O TCE leve é responsável por cerca de 80% dos casos e não necessita de cuidados intensivos.

Nos Estados Unidos, a primeira causa de morte em indivíduos entre 0 e 14 anos são acidentes não intencionais, sendo o TCE a lesão mais comumente associada à morte. Os mecanismos de lesão variam de acordo com a idade. Em lactentes, as quedas são a causa mais frequente de trauma; já em escolares aumentam os acidentes por bicicleta e atropelamento. O acidente automobilístico é o mecanismo mais frequente entre os adolescentes e mais letal em todas as idades. Vale a pena ressaltar que o TCE não acidental, secundário ao abuso infantil, pode ser responsável por até 80% dos TCE graves na faixa etária de 0 a 2 anos. Pela maior disseminação de medidas preventivas, o número de casos graves internados em terapia intensiva pediátrica apresenta redução em alguns países desenvolvidos.

FISIOPATOLOGIA

A população pediátrica está mais susceptível ao TCE grave, pois as estruturas do crânio ainda são flexíveis e imaturas, a musculatura cervical é mais fraca e o tamanho da cabeça é grande em relação ao corpo.

A lesão primária, ou imediata, ocorre por causa de forças iniciais geradas pelo trauma. Pode ser focal, levando a lesões focais (como contusão ou hematomas), ou ser angular, global, produzida por forças de aceleração-desaceleração.

Após a lesão primária, há duas formas de lesão secundária. A primeira é caracterizada por hipoxemia, hipotensão, hipertensão intracraniana, hipercapnia, hiper ou hipoglicemia, distúrbios hidroeletrolíticos, hematomas, coagulopatia, convulsões e hipertermia, que são potencialmente evitáveis ou tratáveis. A segunda forma envolve uma cascata de eventos bioquímicos e celulares que ocorrem minutos após o trauma e podem perpetuar por meses, levando à lesão e à morte de células neuronais, para a qual ainda não há tratamento.

O objetivo do atendimento à criança com TCE é evitar ocorrência dos fenômenos secundários agravantes.

CLASSIFICAÇÃO E MANIFESTAÇÕES CLÍNICAS

A Escala de Coma de Glasgow (ECG) permite uma avaliação rápida e reprodutível do nível de consciência da vítima de TCE, sendo a escala mais utilizada no mundo em crianças e adultos. Para as crianças abaixo de 5 anos, sugere-se utilizar escalas modificadas, sendo a mais utilizada a escala adaptada de James (Tabela 1). A escala classifica e ajuda a definir a gravidade do TCE, com escore de 13 a 15 para as lesões leves, 9 a 12 para as moderadas e 3 a 8 para as graves.

TABELA 1 Escala de Coma de Glasgow e Escala de Coma de Glasgow modificada para crianças

Escala de coma de Glasgow	Escore	Escala de coma de Glasgow modificada (James, 1985)
Abertura ocular		
Espontânea	4	Espontânea
Ao chamado	3	Ao chamado
À dor	2	À dor
Ausente	1	Ausente
Resposta verbal		
Orientado	5	Balbucio
Confuso	4	Choro irritado
Palavras inapropriadas	3	Choro à dor
Palavras incompreensíveis	2	Gemido à dor
Nenhuma	1	Nenhuma
Resposta motora		
Obedece a comandos	6	Movimentos
Localiza a dor	5	Retirada ao toque
Retirada inespecífica a dor	4	Retirada à dor
Flexão à dor (decorticação)	3	Flexão anormal
Extensão à dor (descerebração)	2	Extensão anormal
Nenhuma	1	Nenhuma

Fonte: Nishikuni et al., 2013.

A realização de uma história detalhada sobre o mecanismo do trauma sofrido e sintomas pós-trauma, além de um exame físico voltado para a presença de sinais de alarme, pode ser muito útil na formação de hipótese diagnóstica, classificação de risco e condução adequada do caso (Tabela 2).

Tipos de lesões cranioencefálicas

A laceração de couro cabeludo e o hematoma subgaleal são lesões comuns geralmente tratadas de forma conservadora.

A concussão é definida como um desfecho leve de um grupo de lesões que leva à perda de consciência transitória. Está associada a mecanismos de trauma de aceleração/desaceleração. Sintomas comuns que se apresentam após concussão são cefaleia, turvação visual, vertigem, irritabilidade, náuseas, vômitos, dificuldade em prestar atenção e na memória.

A lesão axonal difusa (LAD) ocorre quando uma força de aceleração/desaceleração é aplicada ao cérebro, provocando cisalhamento e lesão axonal da substância branca cerebral, com características distributivas. Costuma levar a uma perda de consciência imediata associada à postura de descerebração ou decorticação e disfunção autonômica com hipertensão, hiperidrose e hipertermia. A tomografia computadorizada (TC) ou a ressonância magnética (RM) podem mostrar pequenas hemorragias características dentro do cérebro. A LAD é considerada a maior causa de morbidade em crianças.

As contusões cerebrais podem ser focais ou difusas, e são observadas em 20 a 30% dos TCE graves. Muitas vezes, pode ser difícil a diferenciação com a hemorragia parenquimatosa. O edema perilesional costuma atingir seu tamanho máximo entre 4 e 6 dias após o trauma e pode ser responsável por efeito de massa e deterioração neurológica. Atentar também para possível aumento da hemorragia.

TABELA 2 Avaliação dos mecanismos de trauma, sintomas e sinais da criança com traumatismo cranioencefálico

Mecanismo de trauma
Atropelamento
Queda: altura, local, possibilidade de amortecimento na queda, posição da queda
Veículo envolvido: velocidade, uso de dispositivos de segurança
Corrida contra objeto estacionado e características desse objeto
Características do objeto lançado contra a cabeça
Sintomas pós-trauma
Amnésia: duração
Perda de consciência: < 5 s, 5 a 60 s, 1 a 5 min, > 5 minutos
Convulsão pós-traumática
Cefaleia: intensidade, localização
Vômitos: número de episódios e momento pós-trauma
Comportamento comparado ao habitual
Exame físico
Escala de cama de Glasgow (adaptada para faixa etária)
Sinais de alteração do estado mental: agitação, sonolência, fala lentificada
Abaulamento de fontanela
Fratura craniana palpável
Sinais de fatura de base de crânio: hematoma de mastoide ou sinal de Battle, hematoma periorbitário ou sinal de guaxinim, hemotímpano, perda de liquor, otorreia ou rinorreia
Hematoma subgaleal: local, tamanho
Déficit neurológico focal
Sinais de intoxicação: medicações, álcool, drogas ilícitas

Fonte: Kuppermann et al., 2009.

O hematoma extradural (HED) resulta da laceração de um vaso meníngeo, seio venoso ou de um sangramento diploico. Em crianças, o HED muitas vezes se desenvolve na ausência de fraturas, decorrente do sangramento causado pelo descolamento da dura-máter. Indicações para limpeza cirúrgica do hematoma epidural incluem déficit neurológico focal, paralisia do terceiro par craniano, aumento significativo da letargia ou sinais de desvio e/ou compressão do fluxo vascular. O hematoma subdural (HSD) deve-se principalmente ao sangramento de veias corticais, as características radiológicas variam com o tempo em que o sangue se encontra no espaço subdural. Em crianças, o HSD está mais associado a acometimento intraparenquimatoso subjacente do que o HED. A indicação de abordagem está relacionada à gravidade dos sintomas neurológicos associados.

As fraturas de crânio ocorrem em 8 a 41% dos graves TCE na faixa etária pediátrica, sendo as lineares as mais comuns (75% do total). A disjunção traumática de suturas tem o mesmo significado das fraturas e ocorre com maior frequência em crianças no primeiro ano de vida. As convulsões pós-traumáticas são provavelmente causadas por lesão do córtex cerebral no momento do trauma. As convulsões pós-traumáticas precoces podem ser tratadas com anticonvulsivantes por curto período (7 dias) em crianças.

Hipertensão intracraniana

A pressão intracraniana (PIC) é mantida por três compartimentos: cérebro (fixo), liquor e sangue. Quando há uma lesão expansiva, há uma tentativa de manter a PIC estável por meio da diminuição do liquor intracraniano para o espaço espinhal e do aumento da drenagem venosa pelas jugulares. Quando esses mecanismos se esgotam, pequenos aumentos na lesão expansiva levam a aumento da PIC. Os sinais e os sintomas de hipertensão craniana e herniação cerebral, como nível de consciência, pupilas, fraqueza muscular e tríade de Cushing (hipertensão, bradicardia e respiração irregular), devem ser reavaliados continuamente. Os sinais de herniação cerebral variam de acordo com sua localização (Tabela 3 e Figura 1).

A hipertensão intracraniana refratária ocorre em cerca de 42% dos casos de TCE grave em crianças e está associada a uma mortalidade de 29 a 100%.

ESTUDO DE IMAGEM

A tomografia computadorizada (TC) de crânio sem contraste é o exame padrão na avaliação do TCE, pois é excelente para avaliar hemorragia, fratura e herniação, além de ser um exame rápido.

A realização de nova TC para pacientes que foram diagnosticados com uma lesão craniana no primeiro exame fica reservada para pacientes que evoluíram com mudança ou piora do padrão neurológico. A ressonância magnética (RM) pode ser indicada

TABELA 3 Síndrome de herniação cerebral

Localização	Pupilas	Reação motora	Respiração
Uncal (transtentorial lateral)	Dilatação fixa ipsilateral e ptose	Hemiparesia contralateral	Irregular
Diencefálica (subfalcínea)	Miótica bilateral, mas reativa à luz	Postura de decorticação de hipertonia	Cheyne-Stokes (episódios de apneia e taquipneia)
Mesencefálica (central)	Mióticas fixas	Postura de descerebração	Hiperventilação
Medular (tonsilar)	Dilatadas e fixas	Sem resposta à dor	Irregular ou gasping

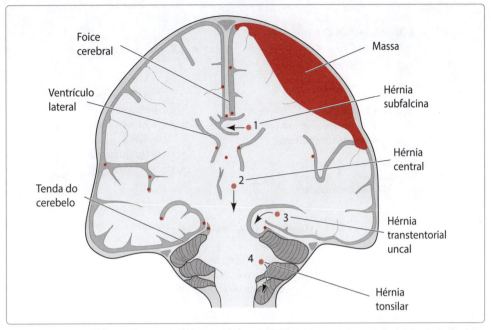

FIGURA 1 Sinais de herniação cerebral. Fonte: Blumenfeld H. Neuroanatomy through clinical cases. Oxford: Sinauer; 2002.

em pacientes com sintomas neurológicos não explicados pela TC ou com a intenção de minimizar a exposição à radiação ionizante em um segundo exame. O paciente deve ser avaliado e novas imagens indicadas em conjunto com o neurocirurgião.

A população pediátrica é particularmente sensível à radiação ionizante presente na TC, o que pode levar ao desenvolvimento de doenças malignas. Visto que a maior parte dos TCE é classificada como leve, Kuppermann et al. realizaram um estudo com mais de 40 mil crianças com o objetivo de identificar indivíduos que sofreram TCE leve, mas apresentam muito baixo risco de desenvolver acometimentos clínicos significativos, dispensando assim a realização da TC. Segue o algoritmo sugerido para indicação de TC de crânio no TCE leve em crianças (Figuras 2 e 3).

TRATAMENTO

Atendimento inicial no pronto-socorro

O atendimento inicial das crianças com TCE segue as diretrizes do *Advanced Trauma Life Support* (ATLS) e do *Pediatric Advanced Life Support* (PALS):

A. Abordagem das vias aéreas com imobilização da coluna cervical.
B. Ventilação e oxigenação adequadas, visando à normocapnia.
C. Abordagem da circulação e controle de sangramentos externos.
D. Exame neurológico: Glasgow, pupilas, movimento dos quatro membros.
E. Exposição e avaliação de todo o corpo.

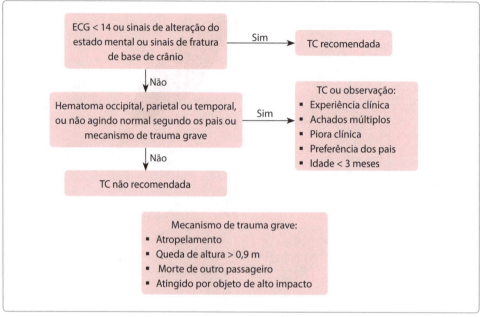

FIGURA 2 Indicação de tomografia computadorizada (TC) de crânio em crianças menores de 2 anos com traumatismo cranioencefálico leve.

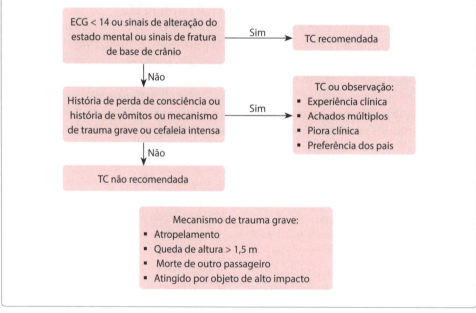

FIGURA 3 Indicação de tomografia computadorizada de crânio em crianças de 2 anos ou mais com traumatismo cranioencefálico leve.

É importante obter informações sobre o mecanismo de trauma e o tempo decorrido entre o trauma e a consulta no pronto-socorro.

As crianças com TCE necessitam de monitorização contínua do nível de consciência, do padrão respiratório e do controle hemodinâmico. Na maioria das vezes, não há necessidade de intervenção cirúrgica, uma vez que o TCE leve é predominante na população pediátrica. Basicamente, o manejo dessas crianças visa controlar os componentes intracranianos (cérebro, liquor e sangue); isso significa manter estável o fluxo sanguíneo cerebral e garantir boa oxigenação para proporcionar uma recuperação do tecido cerebral, evitando a herniação cerebral.

Nos casos de TCE moderado e grave, a TC de crânio deve ser realizada o mais rapidamente possível, para avaliação de edema cerebral e possíveis lesões que necessitem de intervenção cirúrgica imediata, e o neurocirurgião deve ser contactado de imediato. Alguns estudos sugerem que edema cerebral difuso pós-TCE, que decorre do edema citotóxico e vasogênico, é mais comum em crianças que em adultos.

Após estabilização inicial da criança, devem ser colhidos exames laboratoriais para identificar função renal, principalmente se houver necessidade do uso de terapia hiperosmolar, distúrbios hidroeletrolíticos e acidobásicos, presença de anemia e coagulopatia.

A coluna cervical deve ser imobilizada de forma adequada com o auxílio de um colar cervical durante a fase inicial de ressuscitação. Deve ser realizada, o mais rapidamente possível, uma radiografia em posição lateral para a visualização das sete vértebras cervicais e pelo menos do ápice da primeira vértebra torácica.

MEDIDAS GERAIS

Posição da cabeça

A cabeça deve ser mantida em posição neutra, elevada a 30° para otimizar o retorno venoso.

Manejo respiratório

A hipoxemia deve ser evitada, pois é um dos principais mecanismos de lesão secundária após TCE. Deve ser realizada a intubação traqueal quando houver sinais clínicos de hipertensão intracraniana, Glasgow ≤ 8 ou queda do Glasgow > 3 pontos, independentemente da pontuação inicial, anisocoria > 1 mm, lesão da medula cervical com comprometimento da respiração, hipoxemia refratária ou insuficiência respiratória.

A laringoscopia é um procedimento que leva ao aumento da pressão intracraniana, devendo-se seguir os passos da sequência rápida de intubação. O uso de lidocaína como pré-medicação com o intuito de reduzir PIC é controverso. A intubação orotraqueal é preferida, devendo ser evitada a intubação nasotraqueal em consequência da possibilidade de fratura de base do crânio e pela necessidade de maior movimentação da coluna cervical.

Em pacientes intubados, deve ser utilizada a capnografia contínua. A pressão arterial de CO_2 ($PaCO_2$) deve ser mantida inicialmente em 35 a 40 mmHg. A hiperventilação profilática não é recomendada pelo risco de vasoconstrição arterial e consequente isquemia cerebral.

Monitorização hemodinâmica

A hipotensão deve ser imediatamente identificada e corrigida por meio de expansão volêmica e, se necessário, uso de drogas vasoativas. A principal causa de choque, compensado ou descompensado, em pacientes traumatizados é a hipovolemia. Nos casos de TCE grave, é recomendada a instalação de um cateter arterial para medida da PAM contínua, na tentativa de manutenção adequada da pressão de perfusão cerebral (PPC = PAM – PIC). A hipertensão arterial leve deve ser tolerada, pois pode ser mecanismo compensatório para manutenção da PPC. Se houver perda da autorregulação cerebral, qualquer mudança na pressão arterial pode ser transmitida diretamente aos vasos cerebrais, com maior risco de sangramento e isquemia. Uma pressão de perfusão cerebral entre 40 e 50 mmHg é sugerida para a manutenção de um fluxo minimamente adequado.

Sedação e analgesia

A sedação e a analgesia têm sido amplamente utilizadas tanto para a realização de intubação orotraqueal quanto para o tratamento da hipertensão intracraniana.

O paciente deve ser mantido sem dor e agitação, evitando estímulos sempre que possível. Foi demonstrado em modelos animais que estímulos dolorosos ou estressantes aumentam em 2 a 3 vezes a taxa metabólica cerebral. A escolha do sedativo/analgésico varia de acordo com a experiência de cada serviço; a dose utilizada deve ser a menor possível, evitando efeitos adversos, como hipotensão.

O midazolam e o fentanil são, respectivamente, o sedativo e o analgésico mais usados na pediatria, inclusive em crianças com TCE, apesar da falta de evidência. Um estudo recente em crianças com TCE grave questiona a efetividade dessas drogas em reduzir a hipertensão intracraniana. Deve-se evitar a utilização em *bolus*, pressupondo que a necessidade foi decorrente de algum período de agitação (esse tipo de tratamento pode levar à redução da pressão de perfusão cerebral), sendo preferencial a manutenção de uma sedação contínua adequada.

O etomidato e o tiopental são sedativos que reduzem comprovadamente a hipertensão intracraniana, e devemos atentar para os efeitos colaterais de cada um, principalmente o risco de supressão adrenal relacionada ao etomidato e o risco de hipotensão associado ao tiopental. O propofol pode ser utilizado em *bolus*, mas sua infusão contínua não está recomendada em crianças. A cetamina foi evitada por muito tempo pelo seu efeito vasodilatador, o possível impacto na PIC, mas recentemente a segurança de seu uso em crianças com hipertensão intracraniana vem sendo rediscutida. Não há evidência de benefícios com o uso de bloqueador neuromuscular no TCE pediátrico.

Controle de temperatura

O paciente deve ser mantido normotérmico, evitando-se agressivamente a hipertermia (temperatura corpórea > 38,0ºC), pois esta pode aumentar o metabolismo cerebral e contribuir com piora da lesão pós-traumática. A ideia da hipotermia terapêutica é de reduzir os mecanismos de lesão secundária, diminuindo o metabolismo cerebral. A hipotermia em crianças com TCE grave iniciada dentro de 8 horas pós-trauma e mantida por 24 horas não deve ser realizada, pois está associada com aumento de mortalidade. A hipotermia terapêutica moderada (32-33ºC) iniciando logo após ou em até 8 horas pós-trauma, com manutenção por 48 horas, ainda pode ser considerada.

Aporte hídrico

A restrição de fluido no cérebro injuriado não reduz nem previne o edema cerebral. O objetivo é a manutenção do paciente normovolêmico, garantindo a PPC adequada. Dessa forma, o aporte hídrico após o TCE deve ser de 100% das necessidades diárias. Os eletrólitos e a osmolaridade devem ser verificados regularmente. Soluções hipotônicas devem ser evitadas.

Aporte nutricional

Iniciar a alimentação do paciente o mais precocemente possível (preferencialmente nas primeiras 72 horas de internação), de preferência por via enteral. Nenhuma dieta se mostrou melhor em relação a outra no paciente pediátrico. Dietas imunomoduladoras não são recomendadas.

A hiperglicemia está associada a maior mortalidade, mas não há evidência de que seu tratamento estrito possa mudar esse desfecho.

Controle de crises convulsivas

O uso de profilaxia para crises convulsivas pode ser feito com fenitoína em crianças com TCE grave. Outras medicações, como *levetiracetam*, ainda não mostraram evidência com vantagem comprovada.

TRATAMENTO ESPECÍFICO DA HIPERTENSÃO INTRACRANIANA

Monitorização da PIC

A monitoração da PIC pode ser recomendada em lactentes e crianças com escala de Glasgow menor que 8. A presença de fontanela aberta ou a ausência de suturas fechadas não excluem a possibilidade de hipertensão intracraniana e a necessidade de monitoração da PIC. A pressão limiar para tratamento é de 20 mmHg. Em crianças menores de 3 anos ou lactentes, pode ser necessário o tratamento com valores entre 10 e 15 mmHg. Não há estudos randomizados avaliando se a monitoração da pressão intracraniana realizada sistematicamente pode reduzir as complicações ou a letalidade nos casos de TCE, mas há tendência na literatura favorecendo o procedimento nas situações mais graves. A interpretação e o tratamento dos níveis da pressão intracraniana devem ser corroborados por exames clínicos sequenciais e de imagem, e monitoração da pressão de perfusão cerebral (PPC), medida pela diferença entre a pressão arterial média (PAM) e a PIC. A PPC deve ser mantida entre 40 e 65 mmHg em crianças, já que uma PPC menor de 40 mmHg está associada a pior prognóstico.

Em crianças com TCE grave que inicialmente não foram monitorizadas com monitor de PIC, mas que estão sob risco de desenvolver hipertensão intracraniana, o Doppler transcraniano pode ser usado como ferramenta para identificar aumento da PIC nas primeiras 24 horas após o trauma. Durante a internação em UTI, o Doppler transcraniano também pode ser utilizado para avaliar a integridade da autorregulação cerebral.

Drenagem liquórica

Pode ser utilizada em pacientes com cateter de ventriculostomia para reduzir a PIC. A punção lombar do líquido cefalorraquidiano pode ser realizada em pacientes com HIC refratária. Porém, o paciente deve ter ventriculostomia funcionante, cisternas basais abertas e ausência de efeito de massa em TC de crânio.

Terapêutica osmótica

Solução salina hipertônica

Deve ser considerada no tratamento do TCE grave associado com hipertensão intracraniana. A dose efetiva de cloreto de sódio a 3% para ser realizada em infusão rápida varia de 2 a 5 mL/kg em 10 a 20 minutos ou infusão contínua variando de 0,1 a 1 mL/kg/h. Deve ser mantida a mínima dose necessária para que a PIC permaneça < 20 mmHg. A osmolaridade sérica deve ser mantida < 360 mOsm/L e o sódio sérico, tolerado até 160 mmol/L.

A penetração do sódio através da barreira hemato-liquórica é baixa. Tanto a mudança na viscosidade sanguínea, o que promove uma vasoconstrição nas arteríolas pela autorregulação, como a diferença no gradiente osmótico são mecanismos envolvidos na redução da PIC após infusão da solução salina hipertônica. Efeitos colaterais possíveis incluem aumento rebote da hipertensão intracraniana, mielinólise pontina, insuficiência renal, hemorragia subaracnoide, aumento da perda urinária de água, natriurese, acidose hiperclorêmica e mascarar o desenvolvimento de *diabetes insipidus*.

Manitol

Em um primeiro momento, causa diminuição da viscosidade sanguínea, o que promove uma vasoconstrição das arteríolas pela autorregulação, levando à diminuição do volume sanguíneo cerebral com consequente diminuição da PIC. Esse mecanismo é rápido e transitório, durante cerca de 75 minutos, e necessita que a autorregulação esteja intacta. Em um segundo momento, há aumento da osmolaridade sérica, desidratando o parênquima cerebral e reduzindo ainda mais a PIC, o que pode durar de 4 a 6 horas. O manitol ultrapassa a barreira hematoencefálica quando esta não está íntegra, podendo acumular-se em regiões lesadas, levando a um efeito osmótico inverso, principalmente se utilizado por períodos longos na circulação. Deve ser utilizado em *bolus*, a 20%, na dose de 0,25 a 1 g/kg.

Como leva à diurese osmótica, deve-se corrigir a volemia após sua administração. É metabolizado pelos rins e excretado na urina, podendo ocorrer desenvolvimento de necrose tubular aguda e insuficiência renal, o que pode ser exacerbado pela desidratação. É contraindicado na insuficiência renal ou quando a osmolaridade sérica for maior que 320 mOsm/mL.

Apesar de ser usado na prática clínica há muitos anos como terapia hiperosmolar, há falta de evidência na literatura avaliando o efeito do manitol na PIC em população pediátrica e sua repercussão no desfecho neurológico.

Hiperventilação

A hiperventilação profilática deve ser evitada em virtude da vasoconstrição e possível isquemia cerebral; além disso, a alcalose respiratória desvia a curva da hemoglobina para a esquerda, diminuindo a liberação de oxigênio para os tecidos. Nos casos de hipertensão intracraniana refratária ou herniação cerebral incipiente, pode-se utilizar a hiperventilação moderada ($PaCO_2$ entre 30 e 35 mmHg). É o método inicial mais eficaz em crianças com iminência de herniação.

A hiperventilação agressiva, com $PaCO_2$ < 30 mmHg, deve ser utilizada como terapêutica de segunda linha na HIC refratária.

Barbitúricos

O uso de barbitúricos, em especial o tiopental, em altas doses, pode ser considerado em pacientes com hipertensão intracraniana refratária. Deve haver monitorização hemodinâmica e suporte cardiovascular para manutenção de uma pressão de perfusão cerebral adequada. Não há evidência de administrar barbitúricos para prevenir a hipertensão intracraniana ou visando efeito neuroprotetor em crianças.

Corticosteroides

Seu uso não está indicado rotineiramente em virtude da falta de evidências de efeito benéfico e do risco de potenciais complicações.

Craniectomia descompressiva

O procedimento pode ser considerado em pacientes com TCE no início do tratamento que evoluem com deterioração neurológica rápida, sinais de herniação ou que desenvolvem hipertensão intracraniana refratária ao tratamento clínico. Não há evidência suficiente para determinar as características do paciente que irá se beneficiar ou não do procedimento.

CONCLUSÃO

O TCE é uma das causas mais comuns de lesão grave e sequela neurológica em crianças. O atendimento inicial segue as diretrizes do ATLS e PALS. No tratamento específico, é de fundamental importância o manejo da hipertensão intracraniana por meio da monitoração criteriosa da pressão intracraniana, mantendo fluxo sanguíneo cerebral e pressão de perfusão cerebral, prevenindo hipotensão e hipóxia, que exacerbam a lesão secundária, e implementando tratamento agressivo da hipertensão intracraniana.

SUGESTÕES DE LEITURA

1. Adelson PD, Bratton SL, Carney NA, Chesnut RM, duCoudray HE, Goldstein B, et al. Guidelines for the acute medical management of severe traumatic brain injury in infants, children, and adolescents. Pediatr Crit Care Med. 2003;4:(Suppl3):S1-S75.
2. Almeida AA, Lorincz MT, Hashikawa AN. Recent advances in pediatric concussion and mild traumatic brain injury. Pediatr Clin North Am. 2018;65(6):1151-1166.
3. Arbuthnot MK, Mooney DP, Gleen IC. Head and cervical spine evaluation for the pediatric surgeon. Surg Clin North Am. 2017;97(1):35-58.
4. Dewan MC, Mummareddy N, Wellons JC3rd, Bonfield CM. Epidemiology of global pediatric traumatic brain injury: qualitative review. World Neurosurg. 2016;91:497-509.
5. Emerlaud G, Pettersen G, Ozanne B. Pediatric traumatic brain injury: an update. Curr Opin Anaesthesiol. 2011;24(3):307-13.
6. Huh JW, Raghupathi R. New concepts in treatment of pediatric traumatic brain injury. Anesthesiol Clin. 2009;27(2):213-40.
7. Khoshyomn S, Tranmer BI. Diagnosis and management of pediatric closed head injury. Semin Pediatr Surg. 2004;13(2):80-6.
8. Klig JE, Kaplan CP. Minor head injury in children. Curr Opin Pediatr. 2010;22(3):257-61.

9. Kochanek PM, Carney N, Adelson PD, et al. Guidelines for the acute medical management of severe traumatic brain injury in infants, children, and adolescents. 2.ed. Pediatr Crit Care Med. 2012;13(Suppl 1):S1-S82.
10. Kochanek PM, Tasker RC, Carney N, Totten AM, Adelson PD, Selden NR, et al. Guidelines for the Management of Pediatric Severe Traumatic Brain Injury, Third Edition: Update of the Brain Trauma Foundation Guidelines, Executive Summary. Pediatr Crit Care Med. 2019;20(3):280-289.
11. Kuppermann N, Holmes JF, Dayan PS, Hoyle JD Jr, Atabaki SM, Holubkov R, et al. Identification of children at very low risk of clinically-important brain injuries after head trauma: a prospective cohort study. Lancet. 2009;374(9696):1160-70.
12. LaRovere KL, O'Brien NF, Tasker RC. Current opinion and use of transcranial doppler ultrasonography in traumatic brain injury in the pediatric intensive care unit. J Neurotrauma. 2016;33(23):2105-2114.
13. Nishikuni K, Almeida JFL, Poetscher AW, Ribas GC. Traumatismo cranioencefálico na infância. Em: Stape A, Troster EJ, Pinus J, Waksman RD, Carrera RM, Abramovici S. Trauma na criança - da prevenção à reabilitação. São Paulo: Rocca, 2013. p.89-96.
14. O'Brien NF, Maa T, Reuter-Rice K. Noninvasive screening for intracranial hypertension in children with acute, severe traumatic brain injury. J Neurosurg Pediatr. 2015;16(4):420-5.
15. Pearce MS, Salotti JA, Little MP, McHugh K, Lee C, Kim KP, et al. Radiation exposure from CT scans in childhood and subsequent risk os leukaemia and brain tumors: a retrospective cohort study. Lancet. 2012;380(9840):499-505.
16. Robson N, Clancy M. In patients with head injury undergoing rapid sequence intubation, does pretreatment with intravenous lidocaine lead to an improved neurological outcome? A review of the literature. Emerg Med J. 2001;18(6):453-7.
17. Traumatic Brain Injury & Concussion: Assessing TBI Data and Statistics. Disponível em: https://www.cdc.gov/traumaticbraininjury/data/index.html.
18. Walker PA, Harting MT, Baumgartner JE, Fletcher S, Strobel N, Cox CS Jr. Modern approaches to pediatric brain injury therapy. J Trauma. 2009;67(2Suppl):S120-7.
19. Welch TP, Wallendorf MJ, Kharasch ED, Leonard JR, Doctor A, Pineda JA. Fentanyl and midazolan are ineffective in reducing episodic intracranial hypertension in severe pediatric traumatic brain injury. Crit Care Med. 2016;44(4):809-18.

17
Abordagem da violência na criança e no adolescente

Juliana Martins Monteiro
Juanna Elisa Oliveira
Natalia Rose

PONTOS-CHAVE DESTE CAPÍTULO

- Identificar as principais formas de violência contra crianças e adolescentes.
- Reconhecer os casos com suspeita de violência (física, sexual, psicológica, negligência e Münchausen por transferência) com base na anamnese, exames físico e subsidiários.
- Abordar adequadamente os casos suspeitos de violência infantojuvenil, tanto na interpretação dos achados clínicos e solicitação de exames complementares quanto nos procedimentos legais, profiláticos e terapêuticos.
- Oferecer subsídios e proporcionar condições para identificação, notificação e encaminhamentos necessários no acompanhamento e proteção de crianças e adolescentes.

INTRODUÇÃO

A violência contra crianças e adolescentes, de acordo com o Ministério da Saúde, pode ser definida como qualquer ato ou omissão dos pais, parentes, responsáveis, instituições e, em última instância, da sociedade em geral, que redundam em danos físico, emocional, sexual e moral às crianças e aos adolescentes. Trata-se de um fenômeno mundial, presente em todas as culturas, classes sociais e sistemas políticos, com grande impacto na morbidade e mortalidade infantojuvenil.

Por não ser uma questão típica do campo médico, e sim um problema social que afeta a saúde, muitas vezes, os profissionais sentem dúvidas quanto à maneira mais correta de agir.

O Estatuto da Criança e do Adolescente (ECA) tem uma formulação muito clara sobre o papel do setor saúde e do setor educacional, tratando-os como esferas públicas privilegiadas de proteção que recebem incumbências específicas: a de identificar, notificar a situação de maus-tratos e buscar formas (e parceiros) para proteger a vítima e dar apoio à família.

O primeiro passo para o cuidado de crianças e adolescentes em situação de violência é o acolhimento, atentando para o fato de que eles poderão se encontrar com grande ansiedade e medo ou, especialmente, nos casos crônicos, desamparados e em estado de sofrimento. O acolhimento não é um espaço ou um local, mas um posicionamento ético que não pressupõe hora nem especificidade de um profissional para fazê-lo. Implica compartilhamento de saberes, angústias e criatividade nos modos de fazer, e é quando o profissional toma para si o compromisso de abrigar e aconchegar a criança e o adolescente em suas demandas, com responsabilidade e resolutividade, de acordo com cada situação.

Os serviços da rede de saúde devem esgotar todos os recursos para oferecer os cuidados e a proteção de crianças, adolescentes e suas famílias em situação de violência nas dimensões do acolhimento, atendimento, notificação e acompanhamento na rede de cuidados e de proteção social. O atendimento dos casos de violência não deve ser uma ação solitária do profissional. É, desde o princípio, uma ação multiprofissional, no próprio serviço, e articulada com a rede de cuidado e de proteção social do território de referência.

A participação de profissionais com formações diversas na abordagem dos casos de violência contra crianças e adolescentes pode ajudar a evidenciar as marcas e sequelas que não se encontram na pele ou nos órgãos, mas que, muitas vezes, podem ser desastrosas. Desde o início do atendimento, muitas vezes, é necessária a avaliação multidisciplinar para diagnosticar o nível de gravidade da situação, determinado pela análise de vários fatores, pois a ausência de lesão física não afasta a possibilidade de violência.

A conduta a ser tomada é sempre singularizada. Deve-se considerar a idade do paciente, a situação familiar, a proximidade do autor da agressão, a existência da rede de apoio, o tipo de violência (suspeito ou confirmado), as informações disponíveis na rede de cuidados e de proteção social, inclusive o risco de revitimização ou mesmo de morte.

Se a equipe envolvida no atendimento não tiver esses elementos para compor a ação da violência, corremos o risco de limitarmos nossa percepção acerca desse complexo fenômeno social.

Segundo os dados epidemiológicos mundiais e brasileiros, os casos de violência contra crianças e adolescentes têm aumentado significativamente, em especial no recente contexto da pandemia da Covid-19. Por outro lado, inúmeros estudos apontam a triste realidade brasileira das subnotificações. Tais fatos exigem que, como profissionais de saúde ou da educação, familiares ou cidadãos brasileiros, desenvolvamos um olhar atento à questão para que possamos identificar crianças e adolescentes com suspeita de violência e tomar as medidas protetivas cabíveis para cada situação.

FORMAS DE VIOLÊNCIA

A Organização Mundial da Saúde (OMS) classifica a violência infantojuvenil em extrafamiliar (com destaque para a violência urbana, *bullying* e *cyberbullying*); doméstica ou intrafamiliar (abuso físico, sexual, emocional ou psicológico, Münchausen por procuração e negligência) e autoagressão.

DICAS PRÁTICAS

Atitudes positivas:

- Garantir o direito à individualidade e à singularidade de cada família e de cada vítima.
- Ouvir, atenta e exclusivamente, a criança ou o adolescente. Evitar interrupções, para não fragmentar todo o processo de confiança adquirido.
- Demonstrar segurança durante o atendimento, a fim de fortalecer a confiança.
- Utilizar linguagem simples e clara para que a criança ou o adolescente entenda o que está sendo dito.
- Confirmar com a criança ou o adolescente se você, como profissional, está, de fato, compreendendo o que ela está relatando.
- Explicar à criança/adolescente o que irá acontecer em seguida, como a equipe irá proceder, ressaltando sempre que ela estará protegida.

Atitudes não recomendadas:

- Perguntar diretamente se um dos pais foi responsável pelo ocorrido.
- Insistir em confrontar informações contraditórias.
- Demonstrar sentimentos de desaprovação, raiva e indignação.
- Assumir postura de policial ou detetive.
- Tentar resolver o caso sozinho e fazer promessas que não poderão ser cumpridas.
- Desconsiderar os sentimentos da criança ou do(a) adolescente com frases do tipo "isso não foi nada", "não precisa chorar" e tratá-lo(a) como um(a) "coitadinho(a)".

Todas elas são multifatoriais e podem resultar em danos físicos, psicológicos e do desenvolvimento e maturação das crianças e adolescentes.

Vale ressaltar que a forma de violência mais prevalente em nosso meio é a negligência (57%), seguida da física (25%), sexual (11%) e outras (7%) (Quadro 1).

VIOLÊNCIA FÍSICA

O abuso físico caracteriza-se pelo uso da força física de forma intencional, não acidental, praticada por pais, responsáveis, familiares ou pessoas próximas à criança ou adolescente, deixando ou não marcas evidentes no corpo; pode ferir, lesar, provocar dor ou sofrimento e, em casos graves, causar a morte.

Essa violência acomete todas as faixas etárias, porém predomina nos menores de 3 anos e é responsável por aproximadamente 25% de todas as formas de abuso contra a criança. Proporcionalmente, a maior parte das mortes por abuso físico (80%) ocorre em crianças menores de 4 anos.

QUADRO 1 Tipos de violência infantojuvenil

Violência extrafamiliar
Violência institucional
Violência social
Violência urbana
Macroviolência
Formas específicas: *bullying* e violência virtual; cultos ritualísticos
Violência doméstica ou intrafamiliar
Violência física
Violência sexual
Violência psicológica
Negligência
Formas esepcíficas: síndrome de Münchausen por procuração, violência química, intoxicações e envenenamentos, violência virtual e filicídio
Autoagressão, atividades de risco, provocar lesões em si mesmo, suicídio

Os principais fatores de risco para esse tipo de violência são história de violência doméstica, famílias disfuncionais, uso de álcool ou drogas ilícitas, baixa renda, baixo nível de escolaridade, doenças psiquiátricas (tanto dos agressores quanto das vítimas); crianças com doenças crônicas ou déficits intelectuais.

Roteiro diagnóstico

A suspeita clínica de abuso físico se baseia em dados de anamnese, exame físico e exames laboratoriais. Na maioria das vezes, o diagnóstico é difícil, necessitando de experiência profissional e da devida atenção de toda a equipe de saúde.

Anamnese

As informações obtidas por meio de uma história clínica detalhada associadas à observação do comportamento da criança, dos pais e da relação entre eles são fundamentais para a suspeita diagnóstica de violência.

Alguns dados da anamnese podem sugerir violência física, embora a ausência deles não afaste a hipótese. São eles:

- Incompatibilidade entre dados da história e os achados clínicos.
    - Omissão total ou parcial da história de trauma.
    - Pais que mudam a história a cada vez que dão informações.
    - Histórias diferentes quando os membros da família são questionados isoladamente.
    - Demora inexplicável da procura de recursos médicos na presença evidente de trauma.
    - Crianças maiores que não querem relatar o que aconteceu, com medo de represálias, em especial quando os agentes agressores são os pais
- Condições socioculturais da família (famílias desestruturadas, pais alcoólatras ou usuários de drogas ilícitas, história de maus-tratos na infância dos pais, padrões familiares de disciplina, recursos ou estressores sociais ou financeiros).
- Relato de alterações no comportamento, mau rendimento escolar de aparecimento repentino, distúrbios de sono, alimentares, psicossomáticos ou autoagressão.

Exame físico

Aspecto geral:

- Comportamento agressivo: a criança pode apresentar-se temerosa, arredia, agressiva e, com frequência, adotar posições de defesa.
- Comportamento apático: pode apresentar-se apática, excessivamente tímida ou passiva; sonolenta ou triste.

- Mudanças abruptas e inexplicáveis de comportamento.
- Aspecto desnutrido: não raramente a desnutrição acompanha essas situações, algumas vezes com atraso importante do desenvolvimento neuromotor.

Achados do exame físico geral que sugerem abuso:

- Qualquer lesão em crianças jovens que ainda não deambulam (equimoses, lesões na boca, fraturas e lesões intracranianas ou abdominais).
- Lesões em múltiplos sistemas orgânicos.
- Múltiplas lesões em diferentes estágios de cicatrização.
- Marcas de objetos.
- Lesões em localizações não usuais, tais como tronco, orelhas, face, pescoço ou parte superior dos braços.
- Lesões significativas inexplicadas.
- Evidência de negligência.

Exame físico específico

Pele

- Hematomas: são os sinais mais frequentemente encontrados. Deve-se dar especial atenção quando aparecem em dorso, nádegas, região genital e dorso das mãos, já que são locais menos frequentes de lesões acidentais. Observar quando estão em fases distintas de evolução, sugerindo traumas repetidos.
- Escoriações: podem acompanhar os hematomas.
- Queimaduras: podem estar presentes em até 10% das crianças que sofreram abuso físico. Deve-se dar especial atenção quando são de extremidades e simétricas, principalmente se predominam em regiões de extensão das articulações, sugerindo algum esboço de defesa pelo agredido. As lesões cicatriciais de forma numular de mãos ou pés podem sugerir queimaduras por cigarro.

Cabeça e pescoço

Aproximadamente 30% das crianças agredidas apresentam traumatismo na cabeça, e até 50% destas sofrem alterações neurológicas permanentes. Na região ocular (por ser uma região de tecido frouxo), há o aparecimento de edemas e hematomas. Algumas vezes, pode haver comprometimento de cristalino ou mesmo retina, causando amaurose. A "orelha de lata" acontece em traumas repetitivos na região, que levam a deformidades. Já na cavidade oral são frequentes as lesões em mucosa e as alterações dos dentes (amolecimento, escurecimento etc.).

Tórax e abdome

Traumatismos nessas regiões são causas importantes de morte na criança. O mecanismo pode ser agressão direta, geralmente pelo punho do adulto, ou por brusca desaceleração após a criança ser empurrada. No tórax, pode haver hemotórax ou pneumotórax secundários às fraturas de costelas (bastante raras em traumas acidentais). No abdome, os traumas fechados (socos ou pontapés) causam perfurações de vísceras ocas ou rupturas de fígado ou baço, podendo levar a um quadro característico de abdome agudo. Até 6% de crianças submetidas a abuso físico e que não exibem sinais sugestivos de lesão abdominal no exame físico apresentam lacerações hepáticas na tomografia.

Ossos

As fraturas podem aparecer em até 40% das crianças vítimas de abuso físico. São mais sugestivas de trauma intencional quando são distais e têm características de fraturas por "arrancamento". As fraturas espiraladas, especialmente de membros inferiores em crianças que ainda não andam, são também bastante sugestivas de abuso. As fraturas de crânio que sugerem abuso costumam ser múltiplas, complexas, da região occipital ou parietal posterior.

São também altamente sugestivas de violência as fraturas múltiplas bilaterais em diferentes estágios de consolidação e o achado de fraturas sem história clínica que as justifique.

Considerando que algumas fraturas em crianças podem não ser clinicamente detectáveis, a avaliação radiológica completa do esqueleto é considerada mandatória para toda criança com suspeita de trauma, especialmente para os menores de 2 anos. Como a avaliação radiológica inicial pode ser normal para algumas fraturas que são altamente específicas de abuso (fraturas de costela e lesões metafisárias), recomenda-se nova avaliação após 10 a 14 dias.

QUADRO 2 Fraturas sugestivas de trauma intencional

Metafisárias por arrancamento
Múltiplas, bilaterais, em diferentes estágios de consolidação
Em costelas posteriores e escápulas
De crânio: múltiplas, complexas, de região occipital ou parietal posterior
De apófises espinhosas
Espirais em membros superiores
Espirais em membros inferiores em crianças que ainda não andam

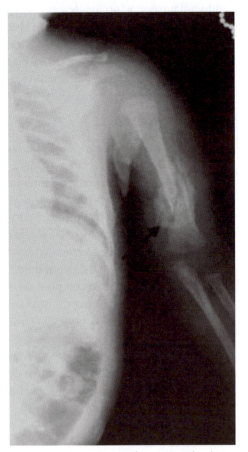

FIGURA 1 Fratura espiralar com calo ósseo exuberante, por torção do membro superior esquerdo, em menino de dois meses. Fonte: Waksman e Hirschheimer, 2018.

SISTEMA NERVOSO CENTRAL

A frequência de traumas cranianos acidentais em crianças até o seu segundo ano de vida é relativamente alta. Porém, somente os decorrentes de acidentes automobilísticos ou de quedas de grandes alturas costumam provocar lesões significativas no sistema nervoso central. As quedas com traumas cranianos em superfícies lisas de altura inferior a 150 cm podem provocar hematomas subgaleais, pequenas fraturas lineares e labirintite traumática, mas excepcionalmente causam lesões importantes no SNC.

Crianças abaixo de 3 anos, especialmente aquelas com menos de 1 ano, que apresentam o exame neurológico alterado (diminuição do nível de consciência; irrita-

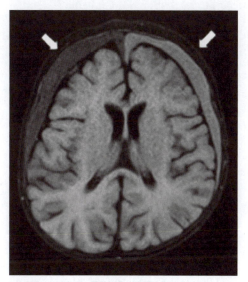

FIGURA 2 Hematomas subdurais bilaterais e diferentes fases de evolução.

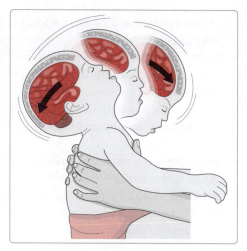

FIGURA 3 Criança vítima de chacoalhamento.

bilidade; diminuição da aceitação alimentar; vômitos; convulsões; alteração da respiração até apneia; coma e postura em opistótono) podem apresentar hemorragia intracraniana e necessitam realizar uma tomografia de urgência. Se apresentarem sinais de hemorragia intracraniana, é fundamental realizar um exame de fundo de olho que, quando mostra hemorragias retinianas, caracteriza a síndrome do bebê sacudido (*shaken baby syndrome*).

Síndrome do bebê sacudido – *shaken baby syndrome*

A síndrome do bebê sacudido caracteriza-se por lesões do sistema nervoso central e hemorragias oculares provocadas por chacoalhamento de crianças pequenas. Mais recentemente, o termo "traumatismo encefálico por abuso" tem sido adotado, o qual é recomendado pela Academia Americana de Pediatria e usado para descrever lesão na cabeça secundária a chacoalhamento, traumatismo de impacto, ou uma combinação de ambos.

O ato de chacoalhar pode ser bastante breve e ocorrer apenas uma vez, ou repetidas vezes. A vítima típica costuma ter menos de 1 ano e, frequentemente, tem menos de 6 meses de vida; em geral é do sexo masculino e cuidada por apenas uma pessoa no período da agressão. Geralmente são homens que sacodem ou chacoalham a criança, sendo mais comum que o pai biológico o faça; quando o agressor é do sexo feminino, é mais provável que esta seja uma cuidadora (babá). Os sintomas do traumatismo encefálico por abuso podem ser leves ou graves, mas inespecíficos: diminuição do nível de consciência; sonolência; irritabilidade; diminuição da aceitação alimentar; vômitos; convulsões; alteração do ritmo respiratório, incluindo apneia; coma e postura em opistótono. Em decorrência do ato de sacudir o bebê podem ocorrer:

- Lesões esqueléticas: aparecem em até 50% dos casos, mas a sua presença não é requerida para o diagnóstico. Fratura

em arco posterior da costela reforça o diagnóstico da síndrome.
- Fraturas de ossos longos: embora não sejam típicas da síndrome, podem estar presentes.
- Hemorragia subdural: consequente da ruptura das veias-ponte no espaço subdural.
- Hemorragia retiniana: a hemorragia de retina ocorre em 78% das crianças que sofreram trauma craniano por abuso e em 5% dos traumas cranianos acidentais. Quando as hemorragias resultam de pequenos acidentes, como quedas de crianças saudáveis em casa, são unilaterais, pequenas em número e confinadas à região.

Embora nenhuma lesão seja exclusivamente patognomônica da síndrome, a combinação das hemorragias retiniana e subdural em um lactente ou em criança pequena, na ausência de uma adequada justificativa, aumenta o grau de suspeita de lesão abusiva. Estima-se que menos de 20% dos pacientes com síndrome do bebê sacudido têm evolução favorável. Cerca de 1/3 deles morre rapidamente. Os demais sobreviventes apresentam importantes sequelas neurológicas (lesões encefálicas; atraso do desenvolvimento neuropsicomotor – DNPM; convulsões; lesões da medula espinal) ou oculares (hemorragias oculares; cegueira).

Exames complementares

Devem ser direcionados pelo quadro clínico:

- Principais exames hematológicos: hemoglobina, hematócrito, plaquetas, coagulograma.
- Principais exames bioquímicos: CPK, amilase, enzimas hepáticas, eletrólitos, intoxicação exógena.
- Principais exames urinários: urina tipo I, pesquisa para intoxicação exógena.
- Principais exames de imagem: radiografia de corpo inteiro (Rx de crânio – frente e perfil; coluna cervical; tórax – frente e perfil; membros superiores, incluindo cintura escapular; membros inferiores; coluna lombar inferior e pelve) em crianças menores de dois anos e seletiva em crianças que já conseguem relatar fatos, como traumas anteriores em determinada região.
- Ultrassonografia: transfontanela ou de abdome (direcionada pelo quadro clínico)
- Tomografia computadorizada: crânio, tórax ou abdome (a depender do quadro clínico)
- Ressonância magnética: crânio (para pequenos hematomas subdurais, lesões axonais difusas, contusões corticais e hematomas inter-hemisféricos).

Diagnóstico diferencial

- Equimoses, hematomas: podem ser manifestação de traumas acidentais, leucoses, distúrbios de coagulação ou doenças vasculares, mesmo aparecendo em regiões não sugestivas de traumas acidentais.
- Outras lesões de pele: podem resultar de impetigo bolhoso, fitofotodermatose, síndrome da pele escaldada, meningococcemia (púrpura).
- Alterações ósseas: podem ser manifestações de osteomielite, osteogênese imperfeita, hiperostose cortical, escorbuto, intoxicação por vitamina A, sífilis congênita, ou, ainda, traumas ósseos.

- Hemorragias retinianas: trauma de parto (geralmente tem resolução rápida).
- Alterações neurológicas: podem ser decorrentes de trauma de parto, meningites, sepse, envenenamento por monóxido de carbono, erros inatos do metabolismo.

NEGLIGÊNCIA

Responsável por mais da metade dos casos de violência e das denúncias sobre violações de direitos fundamentais de crianças e adolescentes no país segundo o Sistema de Informação para a Infância e Adolescência (SIPIA), a negligência constitui o não atendimento das necessidades básicas da criança, com variados níveis de gravidade. É a submissão a atos ou atitudes de omissão de forma crônica, intencional ou não, com prejuízos à higiene, nutrição, saúde, educação, estímulo ao desenvolvimento, proteção e afetividade da criança. Existem diversas formas dessa violência, como a negligência médica, a inadequação na supervisão ou descuido, a inadequação no provimento, a negligência física, educacional e emocional. O abandono é a sua forma extrema.

Vale ressaltar que a negligência (também chamada de "omissão do cuidar") engloba tanto a forma sociocultural (não intencional) como intencional do descuido, desproteção ou desafeto – o que muitas vezes dificulta o seu diagnóstico. As duas formas merecem notificação e acompanhamento, mas necessitam de abordagens completamente diferenciadas.

As consequências dessas formas de maus-tratos podem ser variadas, com danos à saúde física (desnutrição, anemia, obesidade, erros posturais, déficits metabólicos, carências de vitaminas, déficits visuais, baixa estatura, infecções de repetição), saúde emocional (baixa autoestima, distúrbios de comportamento e de personalidade, dificuldade de socialização, transtornos psiquiátricos, drogadição, alcoolismo, risco de suicídio, atraso do DNPM) e danos à educação, afetividade e coletividade (Quadro 3).

QUADRO 3 Padrões de comportamento da criança sugestivos de negligência

Criança e pais raramente se olham ou se tocam como forma de atenção e carinho.
Apreensão e desconfiança ou apatia e sonolência em relação ao meio e às pessoas.
Dores e queixas psicossomáticas.
Comportamentos extremos: agressivos, destrutivos, tímidos, passivos, submissos, retraídos.
Irritabilidade frequente, choro excessivo ou desmotivado.

Fonte: adaptado de: Waksman e Hirschheimer, 2018.

QUADRO 4 Sinais de alerta para o diagnóstico de negligência (intencional) em qualquer nível socioeconômico

Crianças e adolescentes que:
Não recebem dos pais o mínimo de atenção e/ou afeto.
São deixados aos cuidados de terceiros, ou a seu próprio, sem interesse dos adultos responsáveis em conhecer suas necessidades, ansiedades ou desejos.
Passam os dias com companhias que os pais desconhecem, fazendo escolhas sem orientação, argumentação ou contraposição.
Não recebem acompanhamento adequado à saúde, apenas em emergências, muitas vezes adiando-se tratamentos indispensáveis.
Sofrem descaso diante da proteção a doenças ou traumas não intencionais (ditos "acidentais").
Não conseguem incentivo nem supervisão do desempenho escolar, lembrados apenas em situações de grande dificuldade ou fracasso.

VIOLÊNCIA SEXUAL

Trata-se de qualquer tipo de atividade erótica ou sexual que desrespeita o direito de escolha de um dos envolvidos. O direito de escolha pode ser suprimido por coação, ascendência ou imaturidade. Pode envolver contato genital ou atividade sexual explícita, estupro, prostituição, exploração sexual ou outras práticas (como carícias, beijos, pornografia, exibicionismo ou voyeurismo).

De forma didática, podemos dividir a violência sexual em aguda e crônica.

Violência aguda

- Acomete mais frequentemente mulheres adultas e adolescentes.
- O agressor geralmente é desconhecido.
- É mais frequente a associação com ameaças ou violência física.
- Demanda atendimento em serviço médico de urgência.

Violência crônica

- Acomete mais frequentemente crianças.
- O agressor é próximo da criança, em geral dentro da família.
- Atos sexuais aumentam de intensidade com o passar do tempo.
- É mais frequente a associação com sedução, gerando sentimento de culpa na criança.
- Raramente demanda atendimento em pronto-socorro.

A complexidade das situações de abuso sexual demanda o atendimento por profissionais de diversas áreas de atuação (equipe multiprofissional), cada qual com seu papel, foco de intervenção, linguagem e metodologia próprios. Embora as situações de violência sexual também sejam alvo da atenção de setores investigativos, jurídicos e sociais, a prioridade do atendimento em qualquer ocasião é sempre do setor de saúde, em especial da área médica. Com frequência, podemos encontrar infecções sexualmente transmitidas (IST), destacando-se aquelas causadas por *Neisseria gonorrhoeae*, *Chlamydia trachomatis*, *Trichomonas vaginalis*, *Treponema pallidum* (sífilis), papilomavírus humano (HPV), herpes simples, vírus da imunodeficiência humana (HIV), entre outras. São também frequentes as lesões da região anal, principalmente em pré-adolescentes de ambos os sexos.

Diagnóstico

Anamnese: a suspeita do abuso pode ser levantada por relatos verbais de familiares ou do próprio paciente, mudanças de comportamentos (sexualizados e às vezes inapropriados para a idade). A obtenção das informações deve levar em consideração a fragilidade e o constrangimento da situação e ser registrada da forma mais fidedigna possível, evitando-se o julgamento moral do que está sendo exposto e respeitando-se a privacidade dos pacientes. O profissional deve mostrar-se acolhedor e compreensivo. Deve anotar o relato o mais fielmente possível, transcrevendo aquilo que foi dito, da forma como foi dito e registrando quem o disse. Não fechar diagnóstico nesse momento e lembrar que a confidencialidade e o sigilo devem ser preservados.

Exame físico: deve-se realizar o exame físico completo (geral, ginecológico e da região anal) em todos os casos suspeitos ou confirmados de violência sexual, independentemente das providências legais tomadas.

O exame físico deve ser realizado de maneira cuidadosa e abrangente. Todo o corpo da criança deve ser examinado para a identificação de lesões indicativas de violência física (hematomas, queimaduras e marcas de mordidas). Embora seja obrigatório, o exame físico não deve constituir uma nova experiência traumática para a criança. Atenção especial para cabeça e pescoço, cavidade oral e para a diurese do paciente (excluir hematúria).

O exame ginecológico, que pode ser realizado sob narcose para evitar nova violência à paciente, tem como objetivo detectar a presença de lacerações sangrantes, que demandam intervenção cirúrgica imediata, e diagnosticar eventuais IST, lesões do trato urinário ou gestação. A avaliação himenal tem importância apenas do ponto de vista médico-legal. Hímen de diâmetro alargado ou de bordas finas não tem significado diagnóstico. Mesmo para as roturas himenais ou lacerações perineais recentes deve ser feito o diagnóstico diferencial com traumatismos acidentais. O exame da região anal também deve ser realizado em todos os casos, seguindo-se os mesmos cuidados com o bem-estar do paciente observados no exame ginecológico. É importante estar atento para a presença de materiais que potencialmente indiquem o abuso (pelos, sangue, secreções ou outros) e, se possível, devem ser colhidos materiais para provas forenses.

Procedimentos

Após anamnese e exames físicos detalhados, preconiza-se no atendimento às vítimas de violência sexual:

- Realização de exames complementares: laboratoriais (hemograma, urina I, sorologias para HIV, sífilis e hepatites B e C; se necessário, função hepática e renal); radiológicos (ultrassonografia pélvica e de abdome total).
- Coleta de provas forenses (de acordo com as normas técnicas do Ministério da Saúde de 2015).
- Profilaxia para infecções sexualmente transmissíveis (não virais e virais), incluindo quimioprofilaxia para HIV.
- Anticoncepção de emergência/encaminhamento para abortamento legal se gestação confirmada.

QUADRO 5 Coleta de provas forenses

1. Colher material em papel filtro estéril.
2. Secar e colocar em envelope lacrado (não utilizar sacos plásticos, pelo risco de transpiração e contaminação do material, e não utilizar fixadores).
3. Guardar sob refrigeração para eventual uso pela autoridade judicial.
4. Arquivar em condições adequadas à disposição da Justiça, preservando a cadeia de custódia do material.

Norma técnica, Ministério da Saúde, 2015.

As profilaxias devem ser realizadas, de preferência, nas primeiras 72h após o abuso sexual e seguem documento constantemente revisado e atualizado do Ministério da Saúde (*Prevenção e tratamento dos agravos resultantes da violência sexual contra mulheres e adolescentes*, 3ª edição).

Profilaxia de emergência da gestação (em pacientes que já menstruam): tem indicação de anticoncepção de emergência (levonorgestrel, via oral, em uma única tomada).

Profilaxia das IST não virais: sífilis, clamidiose, cancro mole, gonorreia e tricomoníase podem ser prevenidas pelo uso de: penicilina benzatina intramuscular em dose única (para alérgicos a essa medicação: eritromicina por 15 dias); azitromicina via oral em dose única; ceftriaxona intramuscular em dose única; e metronidazol via oral por 7 dias.

Profilaxia da hepatite B: pacientes que não foram vacinadas contra hepatite B ou

TABELA 1 Profilaxia das infecções sexualmente transmissíveis em crianças e adolescentes

Droga	Dose	Via	Posologia
Penicilina G benzatina	50.000 UI/kg (dose máx.: 2,4 milhões UI)	IM	Dose única
Ceftriaxone	250 a 500 mg/kg	IM	Dose única
Azitromicina	20 mg/kg (dose máx. 1 g)	VO	Dose única
Metronidazol	15 mg/kg/dia (dose máx. 2 g)	VO	8/8h por 7 dias

com situação vacinal desconhecida devem receber imunoglobulina específica anti-hepatite B, além da complementação do esquema vacinal.

Quimioprofilaxia antirretroviral: as medicações antirretrovirais devem ser utilizadas criteriosamente, pois devem ser tomadas por um período relativamente longo (28 dias) e não são isentas de efeitos colaterais. Geralmente são usados zidovudina, lamivudina e nelfinavir. Os critérios para a administração de antirretrovirais incluem casos agudos com penetração anal ou vaginal, com intervalo inferior a 72 horas com *status* sorológico desconhecido do agressor.

O acompanhamento multiprofissional do paciente deve prosseguir independentemente das medidas legais adotadas, incluindo acompanhamento médico, social e de saúde mental. As famílias devem ser orientadas em relação às medidas legais (Boletim de Ocorrência) e os profissionais de saúde envolvidos devem notificar os casos às autoridades competentes (Conselho Tutelar, Vara da Infância e Juventude e Vigilância Epidemiológica).

VIOLÊNCIA PSICOLÓGICA

Trata-se de palavras, atitudes, comportamentos e/ou ambientes negativos criados por adultos e/ou crianças e adolescentes em torno destes, de caráter repetitivo, extensivo e deliberado. Vale ressaltar que certo grau de violência psicológica sempre acompanha as outras formas de violência. Pode se manifestar de várias maneiras e provocar danos para o desenvolvimento global da criança e do adolescente. As principais formas de violência psicológica conhecidas são:

- Rejeição afetiva.
- Alto grau de expectativa e exigência.
- Terrorismo.
- Isolamento.
- Corrupção ou exploração.
- Omissão.
- Alienação parental.

Na avaliação clínica, podemos identificar alguns sinais de alerta para suspeita da violência psicológica. Dentre eles, merecem destaque: baixo ganho pondero-estatural de origem não orgânica (estagnação do desenvolvimento), atrasos psicomotores, distúrbios alimentares (perda de apetite, bulimia, anorexia ou obesidade), distúrbios da excreção (enurese e encoprese), distúrbios cognitivos (dificuldades de aprendizagem, desinteresse pelo saber, atraso intelectual) e distúrbios do comportamento (apatia, passividade/agressividade, hiperatividade/sofrimento depressivo/desconfiança paranoica ansiedade/falta de empatia).

SÍNDROME DE MÜNCHAUSEN POR PROCURAÇÃO

Nessa forma de violência, o cuidador "fabrica" ou induz uma doença na criança ou adolescente, com o objetivo de manter e prolongar o contato com o sistema de saúde. Pode se manifestar por três formas principais:

- Mentira: o responsável agressor relata sinais ou sintomas de enfermidade inexistentes, como convulsão, vômitos, febre, intolerância ou alergia alimentar, justificando a privação de uma série de alimentos e atividades de lazer, bem como a procura do médico para indicar exames invasivos e prescrever medicamentos desnecessários.
- Simulação: o responsável agressor apresenta queixas e falsas comprovações de sinais e sintomas inexistentes, sem agressão direta à criança, como aquecer o termômetro para simular febre, acrescentar sangue (geralmente do próprio responsável) à urina ou fezes para simular hemorragia, fraudar anotações de enfermagem ou resultados de exames.
- Indução: o responsável agressor cria sinais e sintomas na criança ou adolescente, como dar catárticos para provocar diarreia, dar soníferos para simular estado pós-crise convulsiva, atritar a pele para provocar erupções ou aquecer a criança para elevar sua temperatura. Trata-se de uma violência que pode levar ao risco de morte, por induzir situações potencialmente graves nas vítimas, tais como desidratação, síndromes hemorrágicas, intoxicações exógenas/envenenamentos, rebaixamento do nível de consciência/coma, distúrbios metabólicos e hidroeletrolítico e outros. Respondem por 50% dos casos da síndrome.

É uma forma complexa de violência contra a criança, de difícil diagnóstico, composta por violência física e psíquica, causada pelo desencadeamento de sintomas e pelas investigações laboratoriais, tratamentos e internações hospitalares invasivas e desnecessárias, privando a criança de um cotidiano normal, além de submetê-la à sensação contínua de fragilidade e vulnerabilidade, por ser portadora de uma suposta doença crônica ou cíclica. Ao contrário das outras formas de abuso ou violência contra crianças, as mães agressoras na síndrome de Münchausen por procuração costumam se mostrar extremamente interessadas no bem-estar do filho e incansáveis no cuidar. Agem de forma sedutora com pessoas que entendem como de maior autoridade na saúde, como médicos graduados ou líderes de equipes, e são intolerantes e grosseiras com outras pessoas menos graduadas. Costumam trazer queixas dos atendimentos anteriores por outros profissionais, mas se tornam extremamente agressivas quando são colocadas dúvidas sobre suas queixas ou mesmo sobre as doenças nas quais querem fazer todos crerem. A mortalidade pode chegar a 9%.

O diagnóstico da síndrome de Münchausen por procuração é essencialmente clínico, com tempo médio de 3 a 6 meses para ser realizado, ou seja, difícil e demorado. As queixas mais frequentes são neurológicas (cerca de 45% do total), como convulsões, hiperatividade, déficit de atenção, apneia e surtos alucinatórios. Outros sintomas e sinais comuns são os gastrintestinais (vômitos e diarreias), erupções cutâneas, sangramentos, febre, eventos aparentemente fatais (ALTE) ou inexplicáveis resolvidos (BRUE). Geralmente, o agressor é a mãe, que costuma ser da área da saúde, e mostra-se inteligente, sedutora, cordial e comunicativa, parecendo ser cuidadosa com a criança. Apesar de não querer se afastar da criança e parecer esmerada em cuidar dela, a agressora não demonstra preocupação com a gravidade da doença nem com seu prognóstico. De forma direta ou dissimulada, sugere condutas, manifestando entusiasmo com novos exames e esquemas terapêuticos. O pai é omisso e, raramente, a criança recebe outras visitas.

O Quadro 6 sintetiza os principais sinais sugestivos da síndrome, que podem auxiliar no seu diagnóstico.

OUTROS TIPOS DE VIOLÊNCIA

- *Bullying*: forma de agressão física ou psicológica, intencional, feita de maneira repetitiva, de forma individual ou coletiva (também por crianças e adolescentes). *Bully* = intimidar, amedrontar, tripudiar.
- *Cyberbullying*: uso de ferramentas tecnológicas (como a internet) para executar o *bullying*. Exemplos: e-mails, mensagens de texto, divulgação de fotos e vídeos ofensivos, manipulação de imagens, insultos em salas de bate-papo ou redes sociais.
- Autoagressão: busca, de forma frequente ou constante, objetiva, inconsequente e progressiva, de causar danos e dor a si mesmo. São crianças e adolescentes que se colocam em situações de risco, executando atividades rotineiras de maneira a correr perigo ou indo ao seu encontro, ou, ainda, causando lesões a si mesmo, sendo o suicídio seu grau máximo.

NOTIFICAÇÕES

Segundo o Estatuto da Criança e do Adolescente (ECA), no art. 13, os casos de suspeita ou configuração de maus-tratos devem ser obrigatoriamente comunicados ao Conselho Tutelar da respectiva localidade de moradia da vítima.

Além de notificar o Conselho Tutelar, faz-se necessário também preencher a ficha de notificação e investigação de violência/Sinan. Essa ficha deve ser encaminhada para a Supervisão de Vigilância em Saúde do território.

No art. 245, o ECA define como infração administrativa a não comunicação de tais eventos por médicos, professores ou responsável por estabelecimento de atenção à saúde e de Ensino Fundamental, pré-escola ou creche à autoridade competente, sujeita a multa de 3 a 20 salários mínimos de referência.

CRITÉRIOS PARA INTERNAÇÃO HOSPITALAR

Quando as lesões são leves e, na avaliação da equipe multidisciplinar, o risco de le-

QUADRO 6 Sinais de alerta para síndrome de Münchausen por procuração

Doença prolongada, inexplicável para equipes médicas experientes
Quadros repetitivos, cíclicos ou contínuos, difíceis de caracterizar
Sintomas e sinais que parecem impróprios, inverossímeis e incongruentes, que só ocorrem na presença da agressora
O tratamento é ineficaz, não tolerado ou deixa de funcionar após algum tempo
A doença piora quando se cogita alta hospitalar
Mães extremamente atenciosas, com conhecimento da área da saúde; mas, quando confrontadas, mostram-se agressivas e arrogantes
Entusiasmo materno com novos exames diagnósticos
Testes laboratoriais sem alterações
Desaparecimento dos sintomas quando paciente é monitorizado
Inconsistências (febre sem aumento de FC e FR; sangramentos importantes sem anemia)
Múltiplas queixas
História familiar de doenças graves em outros membros da família, inclusive com mortes súbitas e inexplicáveis
Busca por diferentes serviços de saúde para investigação dos sintomas

sões graves ou mesmo de morte for pequeno com o retorno para a casa, basta notificar o Conselho Tutelar da região de moradia do paciente mediante relatório médico, social e/ou psicológico encaminhado no primeiro dia útil após o ocorrido.

Por outro lado, se as lesões forem graves e na avaliação da equipe multidisciplinar for analisado um risco alto ao paciente se retornar para sua residência, o paciente deve ser internado, pois assim ele ficará sob a proteção da instituição hospitalar, e faz-se necessária a notificação à Vara da Infância e Juventude da referência de moradia do paciente, solicitando decisão judicial para a alta. Dessa forma, a alta do paciente ficará condicionada à decisão judicial.

As Figuras 4 e 5 são algoritmos de atendimento dos casos suspeitos de violência.

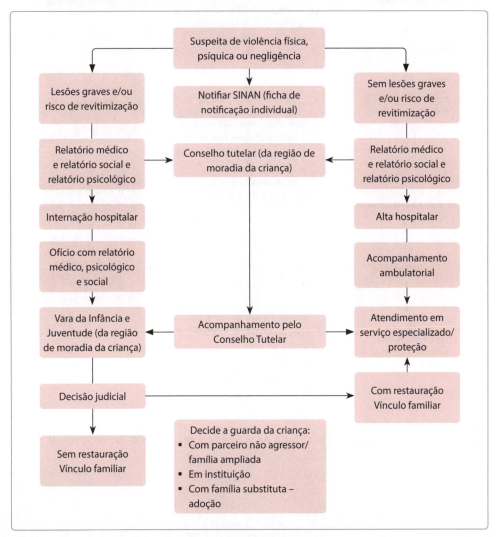

FIGURA 4 Fluxo de atendimento às crianças e aos adolescentes vítimas de violência não sexual.

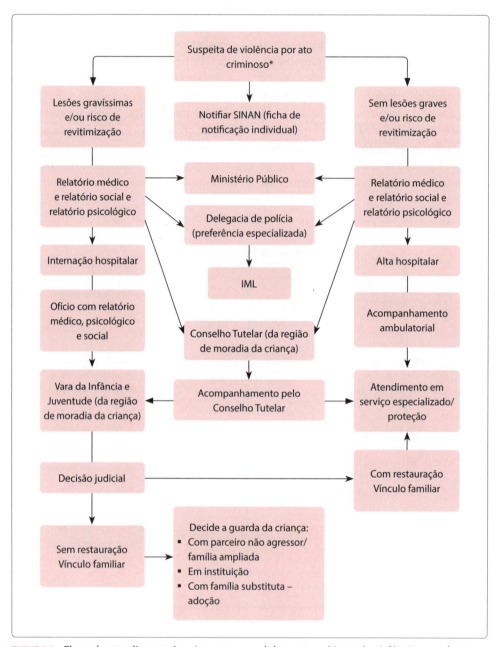

FIGURA 5 Fluxo de atendimento às crianças e aos adolescentes vítimas de violência sexual.

CONCLUSÃO

- A violência contra crianças e adolescentes é um fenômeno mundial, de crescente incidência (em especial no contexto de pandemia da Covid-19), com grande impacto na morbidade e mortalidade. Geralmente é uma "demanda oculta" nos atendimentos de urgência e emergência, exigindo dos profissionais de Saúde envolvidos um olhar atento à questão.
- As principais formas de violência doméstica que acometem crianças e adolescentes são a negligência (a mais prevalente), os abusos físico, sexual, psicológico e a síndrome de Münchausen por procuração.
- Existem sinais sugestivos que podem ser encontrados tanto na anamnese quanto em exames físicos e subsidiários das crianças e adolescentes vítimas de violência.
- A suspeita de violência exige que o profissional de saúde aborde de maneira adequada o caso, tanto nos cuidados com o paciente quanto nas medidas protetivas, encaminhamentos legais e notificação.

PARA SABER MAIS

- Manual de atendimento às crianças e adolescentes vítimas de violência/ Núcleo de Estudos da Violência Doméstica contra a Criança e o Adolescente. 2. ed. Brasília: SPSP, CFM, 2018.
- Estatuto da Criança e do Adolescente (ECA) Brasil. Presidência da República. Lei n. 8.069, de 13 de julho de 1990.

SUGESTÕES DE LEITURA

1. Assis SG. Aspectos conceituais da violência na infância e adolescência. In: Brasil. Ministério da Saúde (MS). Violência faz mal à saúde. Brasília, DF: Ministério da Saúde; 2004.
2. Berkowitz CD. Pediatric abuse. New patterns of injury. Emerg Med Clin North Am. 1995;13(2):321-41.
3. Brasil. Ministério da Saúde (MS). Viva Inquérito 2017: Vigilância de Violência e Acidentes. Brasília: Ministério da Saúde; 2019. Disponível em: https://bvsms.saude.gov.br/bvs/publicacoes/viva_inquerito_2017_1ed_2019.pdf.
4. Brasil. Ministério da Saúde. Prevenção e tratamento dos agravos resultantes da violência sexual contra mulheres e adolescentes: norma técnica. 3.ed. Brasília: Ministério da Saúde; 2012.
5. Brasil. Presidência da República. Lei n. 8.069, de 13 de julho de 1990. Estatuto da Criança e do Adolescente (ECA). 3.ed. São Paulo: Saraiva; 1998.
6. Cardoso ACA. Maus-tratos infantis: estudos clínico, social e psicológico de um grupo de crianças internadas no Instituto da Criança do Hospital das Clínicas da FMUSP [tese]. São Paulo: Faculdade de Medicina da Universidade de São Paulo; 2002.
7. Carvalho HMB. Violência doméstica contra crianças e adolescentes [tese de doutorado]. São Paulo: Faculdade de Saúde Pública da Universidade de São Paulo; 2010.
8. Christian CW, Block R, Committee on Child Abuse and Neglect, American Academy of Pediatrics. Abu-

sive head trauma in infants and children. Pediatrics. 2009;123(5):1409-11.
9. David GP, Cid KE. Síndrome del niño sacudido. Rev Chil Pediatr. 1993;64:381-3.
10. Fortin K, et al. Characteristics of children reported to child protective services for medical neglect. Hosp Pediatr. 2016;6(4):204-10.
11. Harper NS, Lewis T, Eddleman S, Lindberg DM. Followup skeletal survey use by child abuse pediatricians. Child Abuse Neglect. 2016;51:336-42.
12. Lima CA (coord.). Violência faz mal à saúde. Brasília: Ministério da Saúde, 2006. 298 p. Disponível em: https://bvsms.saude.gov.br/bvs/publicacoes/violencia_faz_mal.pdf.
13. Marques ES, et al. A violência contra mulheres, crianças e adolescentes em tempos de pandemia pela COVID19: panorama, motivações e formas de enfrentamento. Rio de Janeiro: Caderno Saúde Pública; 2020.
14. Organização Mundial da Saúde (OMS). Classificação Estatística Internacional de Doenças e Problemas relacionados à Saúde. 10ª revisão. São Paulo: Centro Brasileiro de Classificação de Doenças; 1996, vol. 1. 2.
15. Organização Mundial da Saúde (OMS). Relatório mundial sobre violência e saúde. Genebra: OMS; 2002.
16. Organização Mundial da Saúde. Biblioteca Virtual em Saúde. Descritores em Ciência da Saúde. Síndrome de Munchausen causada por terceiro. [citado em 2017 out. 2017].
17. Petska HW, Sheets LK. Sentinel Injuries: subtle findings of physical abuse. Pediatr Clin North Am. 2014; 61(5):923-35.
18. Pfeiffer L, Waksman R. Síndrome de Munchausen por transferência ou procuração: diagnóstico da apresentação da violência na infância e adolescência. In: Campos Júnior D, Burns DAR. Tratado de Pediatria. 3.ed. Barueri: Manole; 2014. p.152.
19. Pfeiffer L, Waksman RD. Diagnóstico das apresentações da violência na infância e adolescência. In: Burns DAR, Campos Júnior D, Silva LR, Borges WG (orgs.). Tratado de Pediatria. 4.ed. Barueri: Manole; 2017. Seção 3; p. 92-9.
20. Pfeiffer L. Síndrome de Munchausen por procuração. Pronap. Sociedade Brasileira de Pediatria. Barueri: Manole; 2014.
21. Platta Borges V, Guederta JM, Coelho EBS. Violence against children and adolescents: notification and alert in times of pandemic. Rev Paul Pediatr. 2021; 39:e2020267.
22. Sheets LK, Leach ME, Koszewski IJ, Lessmeier AM, Nugen M, Simpson P. Sentinel injuries in infants evaluated for child physical abuse. Pediatrics. 2013; 131(4):701-7.
23. Sociedade Brasileira de Pediatria (SBP). Guia de Atenção frente a maus-tratos na infância e adolescência: orientações para pediatras e demais profissionais de saúde. Rio de Janeiro: SBP/Fiocruz/Ministério da Justiça; 2001.
24. Waksman RD, Hirschheimer MR (orgs.). Manual de atendimento às crianças e adolescentes vítimas de violência/Núcleo de Estudos da Violência Doméstica contra a Criança e o Adolescente, 2.ed. Brasília: SPSP, CFM; 2018.

18
Intoxicações exógenas

Claudio Schvartsman
Thomaz Bittencourt Couto

PONTOS-CHAVE DESTE CAPÍTULO

- Reconhecer a criança intoxicada e identificar as principais síndromes tóxicas.
- Iniciar tratamento de suporte.
- Realizar as etapas básicas do atendimento específico, incluindo medidas de descontaminação e eliminação.
- Prescrever antídotos mais comuns.

INTRODUÇÃO

Intoxicações exógenas agudas podem ser definidas como as consequências clínicas e/ou bioquímicas da exposição aguda a substâncias encontradas no ambiente (ar, água, alimentos, plantas, animais peçonhentos ou venenosos etc.) ou isoladas (pesticidas, medicamentos, produtos de uso industrial, produtos de uso domiciliar etc.).

EPIDEMIOLOGIA

Dados do Sistema Nacional de Informações Tóxico-Farmacológicas (Sinitox) demonstram que a intoxicação aguda constitui importante problema de saúde pública no Brasil, sendo mais frequente na faixa etária pediátrica entre 1 e 4 anos. Medicamentos são a primeira causa de intoxicações na pediatria, seguidos de acidentes com animais peçonhentos, substâncias destinadas à higienização domiciliar (domissanitários) e cosméticos. A Tabela 1 reproduz a distribuição de intoxicações em crianças e adolescentes notificadas ao Sinitox no ano de 2017. O próprio Sinitox, porém, alerta sobre o alto índice de subnotificação de intoxicações no país.

As intoxicações exógenas são especialmente comuns em crianças pré-escolares, que têm idade suficiente para buscar de forma ativa possíveis tóxicos, porém não têm discernimento para avaliar os riscos relacionados à exposição a estes. Além da

TABELA 1 Casos registrados de intoxicação humana por agente tóxico e faixa etária pediátrica – Brasil, 2017

Faixa etária	< 1	1 a 4	5 a 9	10 a 14	15 a 19	Total	
Agente	n	n	n	n	n	n	%
Medicamentos	247	1.557	477	468	736	3.485	36,9%
Agrotóxicos/uso agrícola	6	58	28	24	77	193	2,0%
Agrotóxicos/uso doméstico	15	79	5	6	13	118	1,2%
Produtos veterinários	6	83	5	10	13	117	1,2%
Raticidas	8	86	8	9	40	151	1,6%
Domissanitários	55	736	79	28	56	954	10,1%
Cosméticos	43	195	12	10	9	269	2,8%
Produtos químicos industriais	31	286	38	26	28	97	1,0%
Metais	0	6	4	0	3	13	0,1%
Drogas de abuso	4	9	5	36	112	166	1,8%
Plantas	13	102	36	8	5	164	1,7%
Alimentos	11	46	29	22	35	143	1,5%
Animais peç./serpentes	3	39	57	96	121	316	3,3%
Animais peç./aranhas	18	61	43	43	62	227	2,4%
Animais peç./escorpiões	56	405	488	497	705	2.151	22,8%
Outros animais peç./venenosos	25	143	145	108	103	524	5,5%
Animais não peçonhentos	9	68	56	49	49	231	2,4%
Desconhecido	10	20	12	9	10	61	0,6%
Outro	9	37	8	5	7	66	0,7%
Total	569	4.016	1.535	1.454	2.184	9.446	100,0%
%	6,0%	42,5%	16,3%	15,4%	23,1%	100,0%	

Fonte: Sistema Nacional de Informações Tóxico-Farmacológicas (SINITOX), 2019.

idade, outros fatores de risco para intoxicação são estar em ambiente não seguro, com cuidadores não habituais, o horário próximo à refeição, a presença de domissanitários em embalagem não identificada (como a água sanitária em garrafa de refrigerante) e o excesso de medicações no domicílio. Mais detalhes sobre estatística de intoxicação nacional estão disponíveis nas Tabelas A e B do material complementar.

PATOGÊNESE

A patogênese das diversas intoxicações está intrinsecamente ligada à substância a que a criança é exposta, assim como a resposta de cada paciente a essa exposição, que é variável de acordo com a idade, doença aguda ou crônica prévia, quantidade de substância a que a criança é exposta, tempo e local de exposição.

MANIFESTAÇÕES CLÍNICAS

A apresentação clínica da criança intoxicada depende da substância tóxica, podendo variar de assintomática a criticamente doente. Intoxicação aguda deve entrar no diagnóstico diferencial de qualquer criança ou adolescente apresentando alteração aguda do *status* mental, convulsão recente, comprometimento cardiorrespiratório, acidose metabólica inexplicada ou apresentação clínica estranha e complexa, especialmente na faixa etária de maior risco (1 a 4 anos), se houver preocupação dos acompanhantes em relação a essa possibilidade e fatores de risco presentes.

Dica prática relevante: intoxicação aguda deve entrar no diagnóstico diferencial de qualquer criança ou adolescente apresentando alteração aguda do *status* mental ou apresentação clínica atípica ou multissistêmica.

DIAGNÓSTICO E TRATAMENTO

Conduta na intoxicação aguda

O atendimento do paciente intoxicado segue uma série de etapas em geral, mas não necessariamente sequenciais, conforme o Quadro 1 e Figura 1.

QUADRO 1	Condutas na intoxicação aguda
Avaliação clínica inicial e estabilização	
Reconhecimento da toxíndrome e identificação do agente causal	
Descontaminação	
Eliminação	
Antídotos	

Avaliação clínica inicial

No atendimento inicial, história e exame clínico excessivamente detalhados são menos prioritários que a estabilização do paciente. Entretanto, mesmo um exame rápido e direcionado pode trazer informações importantes. Na avaliação inicial, deve-se analisar permeabilidade de vias aéreas (A), adequada respiração (B) e circulação (C).

O manejo da via aérea e o suporte respiratório visam corrigir hipoxemia e acidemia e prevenir aspiração. Distúrbios respiratórios que representam risco de morte e que exigem atenção imediata incluem obstrução das vias aéreas, apneia, bradipneia ou taquipneia intensa, edema pulmonar e insuficiência respiratória aguda. Retificação de vias aéreas, aspiração de secreções e oferta de oxigênio devem ser iniciadas, especialmente em pacientes com rebaixamento do nível de consciência, desconforto respiratório ou cianose.

Monitorizações cardíaca, da pressão arterial não invasiva e com oxímetro de pulso devem ser instaladas em qualquer paciente instável ou com risco de deteriorar. Condições circulatórias que exigem atenção imediata são alterações extremas da pressão arterial ou da frequência cardíaca, arritmias, insuficiência cardíaca congestiva, estado de choque e parada cardíaca.

Uma vez avaliados os ABCs, deve-se prosseguir com um exame sumário neurológico, avaliando responsividade grosseiramente por meio da escala AVDI (Alerta, respondendo a estímulo Verbal, a Dor ou Inconsciente) e escala de coma de Glasgow e avaliando pupilas, fasciculações, rigidez, tremores ou distonia. Condições neurológicas emergenciais incluem estado de mal convulsivo, pressão intracraniana aumentada e coma.

A pele deve ser exposta, removendo roupas e avaliando cor, temperatura e presença de pele seca ou diaforese. A presença de mordidas ou outras lesões pode indicar acidentes com animais peçonhentos. É importante também procurar sinais de uso de drogas injetáveis e medicações transdérmicas, especialmente em crianças escolares e adolescentes.

A estabilização consiste na realização de uma série de medidas visando correção de distúrbios que representam risco iminente e em manter o paciente em condições adequadas até o estabelecimento do diagnóstico definitivo e tratamento específico. Essas medidas são idênticas às realizadas em outras situações clínicas críticas na emergência, com suporte respiratório e hemodinâmico se necessário. Ressalta-se que a mortalidade por intoxicação aguda é baixa, menor que 1% dos casos e, portanto, na maioria das ocorrências de intoxicação, essas medidas serão suficientes.

Dica prática relevante: medidas de suporte clínico são suficientes na maioria das intoxicações agudas.

Reconhecimento da toxíndrome e identificação do agente causal

Toxíndrome ou síndrome tóxica é um complexo de sinais e sintomas produzido por doses tóxicas de substâncias químicas, que, apesar de diferentes, têm um efeito semelhante. O reconhecimento da síndrome permite a identificação do agente causal e, consequentemente, a realização do tratamento específico. É importante notar, porém, que nem sempre todos os componentes de uma toxíndrome se manifestam e que intoxicações mistas podem gerar quadros clínicos que não se encaixam em nenhuma síndrome. A Tabela 2 inclui

TABELA 2 Principais toxíndromes, manifestações clínicas e agentes causais

Toxíndrome	Manifestações clínicas	Agentes
Anticolinérgica	Midríase, rubor cutâneo, mucosas secas, hipertermia, taquicardia, retenção urinária, agitação psicomotora, alucinações e delírios	Anti-histamínicos H1, atropina, escopolamina, fenotiazídicos, antidepressivos tricíclicos, vegetais beladonados (como "saia branca")
Síndrome colinérgica	Miose, sudorese, lacrimejamento, salivação, broncoespasmo, bradicardia, diarreia e fasciculações musculares	Inseticidas organofosforados e carbamatos, prostigmina, alguns cogumelos
Síndrome simpatomimética	Midríase, rubor cutâneo, sudorese, taquicardia, hipertensão, hipertermia, agitação psicomotora	Cocaína, anfetaminas e derivados (como *ecstasy*), descongestionantes nasais, cafeína, teofilina
Narcótica	Miose, depressão respiratória, depressão neurológica bradicardia, hipotermia, hipotensão, hiporreflexia	Opioides (como codeína, fentanil, heroína, morfina, oxicodona, metadona)
Depressiva	Depressão neurológica (sonolência, torpor, coma), depressão respiratória, cianose, hiporreflexia, hipotensão	Barbitúricos, benzodiazepínicos, etanol
Extrapiramidal (distonia aguda)	Hipertonia, espasmos musculares, sinal da roda denteada, parkinsonismo, mímica facial pobre, choro monótono	Metoclopramida, domperidona, butiferonas (como haloperidol), fenotiazídicos, feniciclidina, lítio
Metemoglobinêmica	Cianose, palidez, confusão mental, depressão neurológica	Azul de metileno, dapsona, doxorrubicina, fenazopiridina, furazolidona, nitratos, nitritos, nitrofurantoína, piridina, sulfametoxazol

as principais toxíndromes, manifestações clínicas e agentes causais.

Quando o tóxico ao qual a criança foi exposta é conhecido, é importante estabelecer qual produto foi envolvido, a via de exposição, a dose estimada, se a exposição foi acidental ou intencional, onde ocorreu a exposição, quem supervisionava a criança, o tempo da exposição e o que foi feito a partir da descoberta dessa exposição.

O reconhecimento da síndrome tóxica agiliza a identificação do agente causal e permite tratamento mais adequado. A confirmação laboratorial da intoxicação é de valor relativamente pequeno no atendimento de emergência, em virtude da escassez de métodos adequados de detecção e da demora dos resultados. Exames como glicemia capilar e eletrocardiograma podem auxiliar no manejo e diagnóstico inicial. Além disso, exames de função renal, eletrólitos, enzimas hepáticas e coagulograma podem ser necessários, a depender da apresentação clínica e do tóxico suspeito.

Os exames laboratoriais específicos podem ser diretos (qualitativos ou quantitativos) ou indiretos. Exames diretos qualitativos ou semiquantitativos, como o *screening* urinário para drogas de abuso, podem ser úteis no esclarecimento do diagnóstico, detectando acetona, anfetaminas, anticolinérgicos, barbitúricos, cafeína, canabinoides, cocaína, codeína, etanol, fenotiazínicos, heroína, morfina e nicotina. Além disso, podem detectar antidepressores tricíclicos, betabloqueadores, cloroquina, diquat, disopiramida, estricnina, glicóis, herbicidas fenoxiclorados, isopropanol, metanol, metoclopramida, paracetamol, paraquat, salicilatos e teofilina.

Os exames quantitativos, geralmente realizados no sangue, são importantes no controle da intoxicação decorrente sobretudo dos seguintes agentes: acetaminofeno (> 20 mg/L), chumbo (> 25 mg/dL), digitálicos (> 2 ng/mL), etanol (> 100 mg/dL), etilenoglicol (> 20 mg/dL), fenobarbital (> 30 mg/mL), ferro (> 300 mg/dL), salicilato (> 30 mg/dL) e teofilina (20 mg/mL).

Os exames indiretos consistem na dosagem de marcadores sugestivos de intoxicações. São exemplos a dosagem da atividade da colinesterase sanguínea e a dos níveis de metemoglobinemia. No primeiro caso, queda superior a 50% é altamente sugestiva de intoxicação por inseticidas organofosforados e carbamatos. Metemoglobinemia superior a 15% é acompanhada por sintomatologia tóxica.

Apesar de a morbidade e a mortalidade de intoxicações em geral serem baixas, com apenas 0,19% das intoxicações causando efeitos mais sérios segundo estatística da Associação Americana de Centros de Controle de Intoxicação, é importante atentar-se na história da possível ingesta de fármacos que, mesmo em dose baixa ou única, podem ser tóxicos ou letais. A Tabela C do material complementar lista os principais agentes com essa característica.

Descontaminação

Descontaminação é a etapa em que se procura diminuir a exposição do organismo ao tóxico, reduzindo tempo, superfície de exposição, ou quantidade do agente em contato com o organismo. A conduta varia de acordo com a via da possível absorção do tóxico. As principais vias de exposição aguda humana são digestiva, respiratória, cutânea e percutânea. Em crianças, a via mais comum é a digestiva.

A descontaminação gastrointestinal foi usada rotineiramente por décadas, mas seu uso agora é bem restrito. Medicações emetizantes como xarope de ipeca são contraindicadas, pois não há evidente benefício em seu uso, que em contrapartida gera sintomas por vezes mais desagradáveis que a própria intoxicação.

A lavagem gástrica está restrita a casos de ingestão recente de medicações não adsorvidas pelo carvão ativado (como lítio ou ferro) em pacientes sintomáticos. Seu uso rotineiro é contraindicado pela alta chance de aspiração de conteúdo gástrico para via respiratória.

O carvão ativado, na dose de 0,5 a 1,0 g/kg (até um máximo de 25 a 100 g em adolescentes e adultos), pode ser usado após ingestão de medicamentos adsorvidos por ele. Em pacientes com rebaixamento de nível de consciência é necessário intubação, a fim de prevenir aspiração. Caso o paciente não tolere sua administração oral ou esteja inconsciente, pode ser usado via sonda nasogástrica. Sua maior eficácia ocorre em até uma hora da ingestão. Múltiplas doses podem ser consideradas em pacientes que ingeriram quantidades elevadas de carbamazepina, dapsona, fenobarbital, quinino ou teofilina. Ele pode ser benéfico quando utilizado em intoxicações por amitriptilina e dextropropoxifeno.

Não há indicação para laxantes após ingestão de tóxicos. A irrigação intestinal total com polietilenoglicol (PEG) pode ser considerada somente em casos de ingestão de doses potencialmente tóxicas de drogas com revestimento entérico ou mal adsorvidas pelo carvão ativado.

Descontaminação respiratória consiste em retirar a vítima do ambiente contaminado, com atenção especial à segurança do socorrista ao fazê-lo. A descontaminação ocular ou cutânea deve ser feita com lavagem corporal com água corrente, com atenção especial a sítios comuns de depósito, como região periungueal, cabelos, orelhas, axilas e região genital. Esse procedimento é indispensável em caso de tóxicos bem absorvidos pela pele, como organofosforados.

Eliminação

Consiste em medidas que visam promover excreção mais rápida ou mais intensa de um tóxico já absorvido pelo organismo. Uma das quatro seguintes medidas pode ser utilizada:

- Diurese forçada, com hiper-hidratação (20 a 30% a mais que necessidade basal) e uso de diurético como furosemida (1 a 3 mg/kg oral ou 0,5 a 1,0 mg/kg endovenoso), que pode ser útil em intoxicações por metabólitos com baixo volume de distribuição e excreção renal.
- Diurese alcalina, com o objetivo de eliminar tóxicos ácidos, de baixa ligação proteica, baixo volume de distribuição e eliminação renal. Incluem-se nessa lista salicilatos, fenobarbital e antidepressivos tricíclicos. É obtida pela administração de 1 a 2 mEq/kg de bicarbonato de sódio em 3 a 4 horas, controlando a cada hora o pH urinário, objetivando um valor de 7,5 ou mais. Concomitante a isso, é necessário monitorizar eletrólitos, notavelmente o potássio que, por vezes, precisa ser reposto.
- Medidas dialisadoras, como diálise peritoneal, hemodiálise e hemofiltração, que consistem em eliminar metabólitos tóxicos do sangue através de membranas dialisadoras. Tóxicos de baixo peso molecular, ligação proteica, lipossolúveis e volume de distribuição baixo são os que podem ser tratados dessa maneira, conforme Tabela D do material complementar.

- Exsanguineotransfusão consiste em remoção do sangue do paciente e reposição de sangue fresco, e tem como principal indicação a metemoglobinemia tóxica na falha do antídoto (azul de metileno).

Antídoto

São poucos os antídotos seguros e eficazes. Em geral, devem ser dados após estabilização do paciente, idealmente nas primeiras horas de tratamento, e podem ser necessárias múltiplas doses em razão do curto mecanismo de ação. O ideal é que o médico consulte o centro de controle de intoxicações antes de aplicar um antídoto, a não ser que disponha de ampla experiência em seu uso. A Tabela 3 resume diversos agentes com antídotos com evidência de eficácia.

Alguns dos antídotos mais comumente utilizados na prática clínica:

- Acetilcisteína: previne a formação de metabólitos hepatotóxicos do acetaminofeno. Sua principal indicação terapêutica é a intoxicação por esse medicamento. A dose usual de ataque é de 140 mg/kg, por via oral e, a seguir, 70 mg/kg de manutenção a cada 4 horas por 17 doses, por via oral, completando 3 dias de tratamento.
- Atropina: é um antagonista dos estímulos colinérgicos nos receptores muscarínicos com pouco efeito nos nicotínicos. É indicada no tratamento da intoxicação por inseticidas organofosforados e carbamatos. As doses usuais para crianças são de 0,01 a 0,05 mg/kg, preferencialmente por via intravenosa, repetidas em intervalos de minutos até a melhora do quadro clínico ou o aparecimento de sinais de intoxicação atropínica.

TABELA 3 Agentes tóxicos com antídotos com evidência de eficácia

Agente tóxico	Antídotos/antagonistas
Acetaminofeno	N-acetilcisteína
Antidepressivos tricíclicos	Bicarbonato de sódio
Arsênico	BAL/Penicilamina
Benzodiazepínicos	Flumazenil
Betabloqueadores	Glucagon
Chumbo	DMSA/EDTA/BAL
Cianeto	Nitrito de amila + nitrito de sódio + tiossulfato de sódio
Dicumarínicos	Vitamina K (fitonadiona)
Digoxina	Ac antidigoxina (Fab)
Hipoglicemiantes orais (sulfonilureias)	Octreotida
Inibidores da acetilcolinesterase (organofosforados e carbamatos)	Atropina
Isoniazida	Piridoxina
Kelocyanor	Hidroxicobalamina
Mercúrio	BAL/Penicilamina/DMSA
Metanol/etilenoglicol	Etanol/fomepizol
Metemoglobinizantes	Azul de metileno
Metoclopramida, haloperidol	Difenidramina, biperideno
Monóxido de carbono	O_2 a 100%, 1-3 atm
Opioides	Naloxone
Organofosforados Oximas	Pralidoxima, obidoxima
Sais de ferro	Deferoxamina
Tiroxina	Propranolol

- Etanol: age bloqueando a metabolização pela desidrogenase alcoólica de outros alcoóis, particularmente metanol e etilenoglicol, impedindo a formação dos derivados que são tóxicos. As doses usuais têm por objetivo manter uma alcoolemia em torno de 100 mg/dL, geralmente obtida com 50 g de álcool, por via oral ou, se necessário, por via intravenosa. Em virtude da incerteza sobre seus resultados, buscam-se alternativas terapêuticas.

- Flumazenil: medicamento que antagoniza a ação de benzodiazepínicos por inibição competitiva no complexo receptor GABA-benzodiazepina. A dose usual inicial é de 0,01 mg/kg (máximo de 0,2 mg), por via intravenosa, em 15 segundos. Doses repetidas podem ser dadas a cada minuto até a dose máxima acumulada de 1 mg. Uma contraindicação desse antídoto é usá-lo em paciente que recebeu benzodiazepínico para controle de condições graves, como estado de mal epiléptico.
- Naloxona: é considerado medicamento de primeira escolha no tratamento da intoxicação por opiáceos. Atua como antagonista puro, podendo ser usada mesmo quando houver dúvida diagnóstica. As doses utilizadas são de 0,1 mg/kg para crianças com menos de 5 anos e 2,0 mg para crianças maiores de 5 anos ou de 20 kg, de preferência por via intravenosa, mas podendo também ser dada por via subcutânea, intramuscular ou via cânula de intubação.

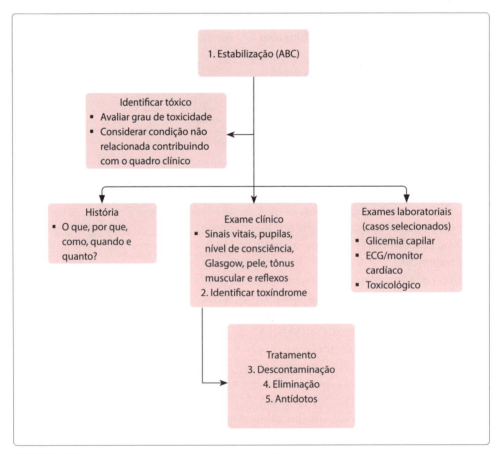

FIGURA 1 Algoritmo para manejo de intoxicação aguda.

- Pralidoxima: é um reativador de colinesterase utilizado na intoxicação por inseticidas organofosforados no tratamento das manifestações nicotínicas. Não deve ser usada na intoxicação por inseticidas carbamatos, apesar de estes serem também inibidores da colinesterase. Deve ser usado em conjunto com atropina. A dose recomendada inicial é de 20 a 50 mg/kg para crianças (máximo 2.000 mg), preferencialmente por via intravenosa, seguida de infusão contínua na dose de 10 a 20 mg/kg/h ou repetir ataque após 1 hora e a cada 10 a 12 horas. Pode ser dada também por via intramuscular (dose de 15 mg/kg, podendo ser repetida mais duas vezes) ou subcutânea. Em adolescentes e adultos, as doses são de 1.000 a 2.000 mg como dose inicial, podendo repetir depois de 1 hora e a cada 10 a 12 horas após essa dose, enquanto persistir fraqueza muscular ou, alternativamente, 8 mg/kg/h em infusão contínua.
- Vitamina K1: é utilizada para restaurar o tempo de protrombina e interromper o sangramento na intoxicação por medicamentos ou pesticidas anticoagulantes. A dose usualmente recomendada para crianças é de 0,03 mg/kg/dose endovenosa ou 2 a 5 mg subcutânea em pacientes que não estão sangrando ativamente e 5 mg em paciente com sangramentos significativos.

CONCLUSÃO

- A maioria das intoxicações exógenas é acidental e de baixa gravidade.
- Para o manejo dessas situações é essencial rápida avaliação e suporte eficaz.
- Em casos seletos, serão necessárias medidas de descontaminação e antídotos.

CONTEÚDO COMPLEMENTAR

Este capítulo contém conteúdo complementar disponibilizado em uma plataforma digital exclusiva.

Utilize o QR code abaixo para ingressar no ambiente virtual (senha: icrpsmanole):

PARA SABER MAIS

- *Site* do Sistema Nacional de Informações Tóxico-Farmacológicas (Sinitox)
  https://sinitox.icict.fiocruz.br/
- Associação Americana de Centros de Controle de Intoxicações
  https://aapcc.org/

SUGESTÕES DE LEITURA

1. Barrueto F Jr, Gattu R, Mazer-Amirshahi M. Updates in the general approach to the pediatric poisoned patient. Pediatr Clin North Am. 2013;60(5):1203-20.
2. Benson BE, Hoppu K, Troutman WG, Bedry R, Erdman A, Höjer J, et al; American Academy of Clinical Toxicology; European Association of Poisons Centres and Clinical Toxicologists. Position paper update: gastric lavage for gastrointestinal decontamination. Clin Toxicol (Phila). 2013;51(3):140-6.
3. Borkan, SC. Extracorporeal therapies for acute intoxications. Critical Care Clinics. 2002;18(2):92.
4. Bucaretchi F, Baracat EC. Exposições tóxicas agudas em crianças: um panorama. J Pediatr (Rio J). 2005;81(5 Suppl):S212-22.
5. Chyka PA, Seger D, Krenzelok EP, Vale JA; American Academy of Clinical Toxicology; European Association of Poisons Centres and Clinical Toxicologists. Position paper: Single-dose activated charcoal. Clin Toxicol (Phila). 2005;43(2):61-87.
6. Frithsen IL, Simpson WM Jr. Recognition and management of acute medication poisoning. Am Fam Physician. 2010;81(3):316-23.
7. Hanhan UA. The poisoned child in the pediatric intensive care unit. Pediatr Clin North Am. 2008;55(3):669-86.
8. Höjer J, Troutman WG, Hoppu K, Erdman A, Benson BE, Mégarbane B, et al; American Academy of Clinical Toxicology; European Association of Poison Centres and Clinical Toxicologists. Position paper update: ipecac syrup for gastrointestinal decontamination. Clin Toxicol (Phila). 2013;51(3):134-9.
9. Riordan M, Rylance G, Berry K. Poisoning in children 1: general management. Arch Dis Child. 2002; 87(5):392-6.
10. Schvartsman C, Schvartsman S. Intoxicações exógenas agudas. J Pediatr (Rio J). 1999;75 Suppl 2:S244-50.
11. Sistema Nacional de Informações Tóxico-Farmacológicas (SINITOX). Casos Registrados de Intoxicação Humana e Envenenamento. Brasil. Disponível em: http://www.fiocruz.br/sinitox/cgi/cgilua.exe/sys/start.htm?tpl=home. Acesso em: 13 ago.2019.
12. Thanacoody R, Caravati EM, Troutman B, Höjer J, Benson B, Hoppu K, Erdman A, Bedry R, Mégarbane B. Position paper update: whole bowel irrigation for gastrointestinal decontamination of overdose patients. Clin Toxicol (Phila). 2015;53(1):5-12.

19
Escorpionismo e araneísmo

Eliana Paes de Castro Giorno
Vitor Emanoel de Lemos Carvalho
Carina de Barros Paes

PONTOS-CHAVE DESTE CAPÍTULO

- Conhecer a epidemiologia do acidente escorpiônico e aracnídeo.
- Diferenciar o acidente escorpiônico e aracnídeo entre leve, moderado e grave.
- Propor tratamento adequado para o acidente escorpiônico e aracnídeo.

ESCORPIONISMO

Introdução

O acidente escorpiônico é um problema mundial de saúde pública, principalmente na faixa etária pediátrica. As regiões de maiores relatos de acidentes escorpiônicos são aquelas de baixas condições socioeconômicas e de clima tropical, como Índia, África e os países da América Latina.

O efeito tóxico do veneno do escorpião sobre o corpo humano é conhecido há milhares de anos. No momento, já foram descritas mais de 2.500 espécies de escorpião pertencentes a 23 famílias distintas. Na América do Sul, em particular no Brasil, as espécies que causam envenenamento com possíveis danos graves à saúde humana são: *Tityus serrulatus* (escorpião amarelo), *Tityus bahiensis* (escorpião-marrom), *Tityus obscurus* (escorpião-preto-da-amazônia) e *Tityus stigmurus* (escorpião-amarelo-do-nordeste), pertencentes à família *Buthidae*.

O escorpionismo responde pela principal causa de acidentes e óbitos por animais peçonhentos no Brasil. A mortalidade é concentrada na faixa etária pediátrica, e os acidentes acontecem com maior prevalência nos interiores dos estados e municípios, em especial nas áreas rurais e nas periferias das cidades. Áreas com maiores depósitos de lixos e entulhos constituem um habitat favorável para o desenvolvimento do escorpião.

Compreender os efeitos tóxicos do veneno do escorpião e os seus possíveis efeitos deletérios ao organismo é fundamental para conduzir o tratamento e promover melhor prognóstico ao paciente.

Epidemiologia

No Brasil, conforme dados da Secretaria de Vigilância do Ministério da Saúde (2021), os números de notificações dos acidentes escorpiônicos avançaram nos últimos anos pré-pandemia de Covid-19. De 2014 a 2018, os casos de envenenamento por escorpião aumentaram de 87.104 para 156.833, respectivamente. Os estados com maior número de casos em 2018, em ordem decrescente, são: Minas Gerais (35.720), São Paulo (30.118), Bahia (19.009) e Pernambuco (17.082). O número de óbitos também aumentou, foi de 70 em 2014 para 94 em 2018, sendo Minas Gerais e São Paulo os estados com maior número de óbitos.

No estado de São Paulo, segundo fonte SINAN e divisão de Zoonoses, os acidentes por escorpião lideram os casos dos animais peçonhentos. De 2016 a 2020, os acidentes por escorpião quase dobraram, de 18.769 para 36.109 casos. O acidente aracnídeo foi o segundo mais frequente, com 4.582 casos em 2016 e 4.763 em 2020. Já o número de óbitos por acidente escorpiônico ficou estável, sendo de seis óbitos em 2016 e sete em 2020. As cidades com maior incidência de acidentes por escorpião, no Estado de São Paulo, são as da região de Araçatuba e São José do Rio Preto.

Fisiopatologia

O veneno do escorpião é uma mistura complexa de proteínas de baixo peso molecular, aminoácidos e sais, que possuem propriedades inflamatórias e enzimáticas. A toxina do escorpião estimula a cascata inflamatória por meio da liberação de citocinas (interleucinas IL-1β, IL-6, IL-8 e fator de necrose tumoral – TNF), as quais vão regular e amplificar a resposta inflamatória do paciente.

Essas toxinas do veneno do escorpião, também chamadas de neurotoxinas, atuam nos canais de sódio, potássio, cloro e cálcio. As neurotoxinas são classificadas entre alfatoxina e betatoxina. As alfatoxinas inibem a inativação dos canais de sódio e as betatoxinas aumentam a ativação dos canais de potássio. Como efeito, as neurotoxinas provocam a despolarização prolongada das membranas das células excitáveis do organismo, de modo a liberar catecolaminas e acetilcolina pelas terminações nervosas pós-ganglionares do sistema nervoso simpático, parassimpático e da medula suprarrenal, causando uma síndrome neuroexcitatória mista. Essa excitação do sistema nervoso simpático e liberação de catecolaminas irá causar efeitos sistêmicos mais severos no organismo do paciente, como injúria do miocárdio, edema pulmonar, choque cardiogênico e morte.

Os efeitos locais da picada do escorpião são causados por enzimas do veneno do escorpião, como hialuronidase e metaloprotease, as quais degradam a matriz extracelular da pele, promovendo dor, edema e vermelhidão local.

Manifestações clínicas e classificação

As manifestações clínicas do acidente por escorpião irão depender da gravidade do acidente em questão. É importante frisar que, quanto menor a superfície corpórea do paciente, mais rápido ele pode deteriorar e, por isso, a população infantil é a mais vulnerável.

No geral, a maioria das picadas de escorpião vai apresentar somente quadro clínico local, caracterizado pela dor local, de intensidade variável, com sinais inflamatórios pouco evidentes. A maioria dos casos é de evolução benigna, considerada acidente leve, tem duração de algumas horas e não requer terapia específica com soroterapia. É o tipo de acidente escorpiônico mais comum na faixa etária adulta (93% dos casos).

Quando há descarga de catecolaminas abundante, com desbalanço entre o sistema simpático e o parassimpático, há o início dos sintomas sistêmicos que irão caracterizar o acidente de moderado a grave. As manifestações clínicas dos sintomas sistêmicos são: sudorese profunda, agitação psicomotora, taquicardia, hipertensão e priapismo. Também é possível prevalecerem as manifestações resultantes da excitação parassimpática, como sonolência, bradicardia, arritmias, náuseas, miose, vômitos, sialorreia e aumento de secreções lacrimal, pancreática, gástrica, brônquica e sudorípara. As manifestações clínicas podem evoluir para insuficiência cardíaca, edema pulmonar, choque e óbito.

Dessa forma, os acidentes escorpiônicos são classificados como: leves (sintomas locais) moderados e graves (envolvimento de sintomas sistêmicos), conforme mostrado na Tabela 1.

A presença de vômitos abundantes é sinal da potencial gravidade do envenenamento.

Exames complementares

Alterações laboratoriais estão presentes nos casos moderados a graves, com retorno à normalidade em até 10 dias do acidente. Dentre as alterações estão: hiperglicemia, leucocitose, hipopotassemia, hiperamilasemia, aumento da transaminase glutâmico oxalacética (TGO), da creatinoquinase (CK-MB), da troponina I, do peptídeo natriurético (BNP) e da lactato desidrogenase (LDH). Na urina, podem ocorrer glicosúria, e às vezes, cetonúria.

As alterações que podem ser encontradas no eletrocardiograma (ECG) são: taquicardia ou bradicardia sinusal, alterações de repolarização ventricular como inversão da onda T em várias derivações, presença de ondas U proeminentes, alterações semelhantes a infarto agudo do miocárdio (supra ou infradesnivelamento do segmento ST e presença de onda Q). Na radiografia de tórax é possível encontrar área cardíaca normal ou aumentada e sinais de congestão (edema agudo de pulmão) uni ou bilateral.

Recentemente, o uso do ecocardiograma (ECO) a beira-leito tem sido importante no cuidado do paciente com acidente escorpiônico. Seus achados podem ser disfunção sistólica do ventrículo esquerdo (VE) com diminuição da fração de ejeção (FE) em diversos graus, reversível, com alteração da mobilidade regional ou global. Além disso, podem ser encontradas dilatação de câmaras cardíacas e regurgitação de valva mitral. Pacientes com quadro clínico grave de acidente escorpiônico têm maior risco de acometimento cardíaco. Dessa forma, é recomendado o acompanhamento com ecocardiograma seriado a beira-leito durante o tratamento emergencial do paciente com acidente escorpiônico grave.

Tratamento

O tratamento do acidente escorpiônico é dividido conforme a gravidade do quadro clínico.

Para os quadros leves (sem sintomas sistêmicos), o tratamento baseia-se no uso de sintomáticos como analgésico oral ou parenteral. Dependendo da intensidade da dor, é possível realizar o bloqueio anestésico sem vasoconstritor no local da picada ou apenas a infiltração local (cloridrato de bupicaíva 0,5% ou lidocaína 2%), podendo ser repetido por até três vezes com intervalo de 1 hora.

Para o tratamento dos casos moderado a grave, será imprescindível o uso do soro antiescorpiônico ou soro antiaracnídico (SAAr). Trabalhos mostram que o uso dos soros, nos casos indicados, após 3 horas do acidente escorpiônico é sinal de mau prognóstico. Para casos moderados é preconizado o uso de três ampolas de soro antiescorpiônico ou antiaracnídico e, para os casos graves, seis ampolas, conforme a Tabela 1. O SAV deve ser infundido em 15 a 20 minutos sem necessidade de diluição padrão. Para os vômitos repetitivos é recomendado o uso de antiemético, como a ondansetrona.

Durante o tratamento, é fundamental que seja realizado balanço hídrico rigoroso para evitar sobrecarga de volume e hipovolemia. Em casos de choque, pode-se administrar uma expansão de 5 mL/kg de cristaloide e observar melhora da volemia. Os casos de distúrbio hidroeletrolítico raramente requerem correção.

Para os pacientes que evoluírem para choque cardiogênico, insuficiência cardíaca ou respiratória, o tratamento segue as diretrizes do Suporte Avançado de Vida em Pediatria.

ARANEÍSMO

As aranhas de importância clínica no Brasil pertencem aos gêneros *Phoneutria*, *Loxosceles* e *Latrodectus*.

Phoneutria

Introdução

Com cerca de 4.000 notificações/ano, o Brasil é o país onde ocorre a maioria dos

TABELA 1 Tratamento do acidente escorpiônico

Classificação	Manifestações clínicas	Tratamento
Leve	Apenas manifestações locais: dor local ou irradiada, edema, eritema, sudorese, parestesia, frialdade. Pode ser observado ponto de inoculação	Observação clínica por 4 horas Analgesia via oral/parenteral e/ou anestesia local
Moderado	Quadro local associado a alguns episódios de vômito, sudorese fria, hipertensão arterial, taquicardia (ou eventualmente bradicardia) e agitação leve	Em crianças ≤ 10 anos: soro antiescorpiônico ou soro antiaracnídico 3 ampolas EV, em 15-20 minutos Em crianças > 10 anos e adultos: tratar primeiro a dor; não havendo melhora em até 30-40 minutos, está indicada soroterapia Internação hospitalar por 24 horas Analgesia via oral/parenteral e/ou anestesia local
Grave	Além das manifestações acima: vários episódios de vômito, sudorese intensa, taquicardia ou bradicardia, hiper ou hipotensão, taquipneia, priapismo, agitação intensa alternada com sonolência ou torpor. Pode evoluir para choque e edema agudo de pulmão. Mais raramente, convulsões e contraturas	Soro antiescorpiônico ou soro antiaracnídico 6 ampolas EV, em 15-20 minutos Medidas de suporte vital/cuidados intensivos Analgesia via oral/parenteral e/ou anestesia local

acidentes clinicamente importantes por *Phoneutria* spp. Os acidentes ocorrem principalmente de março a maio, sendo mais comuns nas regiões Sul e Sudeste.

As aranhas pertencentes a esse gênero são popularmente conhecidas como armadeiras, possuem comportamento agressivo e capacidade de levantar as pernas dianteiras quando ameaçadas. São aranhas de médio a grande porte, variando de 1,7 a 4,8 cm de comprimento total do corpo, podendo atingir 18 cm com as patas esticadas. Uma das maneiras de identificação é a presença de uma mancha linear e escura que vai da região dos olhos até o início do abdome, além de uma sequência de manchas em formato de folha ou coração.

Manifestações clínicas

O veneno da *P. Nigriventer*, espécie mais estudada, causa liberação de neurotransmissores, incluindo acetilcolina e catecolaminas, e pode induzir tanto contração da musculatura lisa vascular quanto aumento da permeabilidade vascular.

A picada cursa com dor imediata e excruciante, edema, sudorese e fasciculação no membro. A dor geralmente dura de 24 a 48 horas. Os sintomas locais são semelhantes aos que ocorrem no acidente escorpiônico, porém o edema e a dor parecem ser ainda mais proeminentes nos acidentes por *Phoneutria* spp, com necessidade de maiores doses de analgésicos. Em contrapartida, os sintomas sistêmicos são menos frequentes do que no acidente escorpiônico, ocorrendo em cerca de 3 a 8% dos casos.

Os sintomas sistêmicos consistem em: hipertensão, hipotermia, sialorreia, vômitos, diaforese, palidez, priapismo, cianose e diarreia. Choque e edema agudo pulmonar são as complicações mais graves associadas à picada por *Phoneutria* spp.

Exames complementares

Poucos estudos avaliaram as alterações laboratoriais. Os achados mais comuns descritos são: leucocitose e hiperglicemia por ativação simpática e inflamação e acidose metabólica por choque.

Tratamento

O tratamento é sintomático, com indicação de soroterapia em crianças com qualquer manifestação sistêmica (quadros moderado ou grave) e em adultos com quadros graves (Tabela 2). O controle da dor pode ser feito com infiltração anestésica

TABELA 2 Classificação quanto à gravidade e tratamento geral do acidente por *Phoneutria*

Classificação	Manifestações clínicas	Tratamento geral	Tratamento específico
Leve	Dor local na maioria dos casos, eventualmente taquicardia e agitação	Observação até 6 horas	
Moderada	Dor local intensa associada a: sudorese e/ou vômitos ocasionais e/ou agitação e/ou hipertensão arterial	Internação	Em crianças: 2-4 ampolas de SAAr endovenoso
Grave	Além das anteriores, apresenta uma ou mais das seguintes manifestações: sudorese profusa, sialorreia, vômitos frequentes, hipertonia muscular, priapismo, choque e/ou edema pulmonar agudo	Unidade de cuidados intensivos	5-10 ampolas de SAAr endovenoso

SAAr: soro antiaracnídico: uma ampola = 5 mL (1 mL neutraliza 1,5 dose mínima mortal).

troncular à base de lidocaína a 2%, sem vasoconstritor (3 a 4 mL em adultos; 1 a 2 mL em crianças), ou com analgesia sistêmica. Nos casos de choque, arritmias ou edema agudo, o manejo segue as diretrizes do Suporte Avançado de Vida em Pediatria.

Loxosceles

As aranhas pertencentes a esse gênero, também conhecidas como aranhas-marrom, respondem pela forma mais grave de araneísmo no Brasil. Apesar de o gênero *Loxosceles* spp estar presente em todo o território nacional, as principais espécies causadoras de acidentes clinicamente importantes se encontram nas regiões Sul e Sudeste do país. A aranha-marrom tem cerca de 1,5 cm de corpo ou 4 cm incluindo as pernas e apresenta coloração marrom ou avermelhada. Possui uma marca semelhante a um violino em seu cefalotórax.

São aranhas que constroem teias densas e irregulares, que se assemelham a algodão desfiado. Não apresentam comportamento agressivo, mas, ao se refugiarem em vestimentas, causam acidentes quando comprimidas junto ao corpo.

Manifestações clínicas

O veneno loxoscélico contém enzimas ricas em fosfolipase-D e esfingomielinase, que induzem apoptose dos queratinócitos, ativam o complemento e as cascatas do sistema de coagulação. A ativação desses sistemas desencadeia um intenso processo inflamatório no local da picada e, possivelmente, é também a desencadeante da hemólise intravascular observada nas formas mais graves de envenenamento.

Após a picada, um dos quatro eventos a seguir pode ocorrer:

- Nenhum efeito.
- Dor e eritema sem sequelas ou sinais sistêmicos.
- Injúria dermatonecrótica.
- Manifestações sistêmicas.

De modo geral, o quadro clínico dos pacientes sintomáticos é dividido em duas formas, descritas a seguir.

Forma cutânea

A picada é inicialmente indolor, com evolução após algumas horas para eritema, prurido e sensação de queimação. A área central pode ficar pálida e, ao redor, hiperemiada e edemaciada. Nos dias subsequentes, vesículas hemorrágicas podem aparecer e progredir para úlceras centrais e necrose. Pode ocorrer também infecção secundária por bactérias Gram-positivas e Gram-negativas. Pelo fato de a picada não ser prontamente notada, o acidente loxoscélico é frequentemente confundido com infecção cutânea ou celulite.

A forma cutânea é dividida em três fases:

- Incaracterística: bolha de conteúdo seroso, edema, calor e rubor, com ou sem dor em queimação.
- Sugestiva: enduração, bolha, equimoses e dor em queimação.
- Característica: dor em queimação, lesões hemorrágicas focais, mescladas com áreas pálidas de isquemia (placa marmórea) e necrose.

Sintomas como febre, cefaleia, exantema, petéquias, mialgia, náusea, vômito, visão turva, diarreia e sonolência podem acompanhar o quadro local nas primeiras 24 horas.

Forma cutânea visceral

A apresentação cutânea visceral ocorre em 1 a 13% dos casos, é mais comum em pacientes pediátricos e causada principalmente pela *L. laeta*. Cursa com hemólise intravascular, rabdomiólise e insuficiência renal aguda, acompanhada ou não de coagulação intravascular disseminada. O início pode ser já nas primeiras 24 horas ou tardio, aparecendo do terceiro ao quinto dia e podendo durar por semanas.

Exames complementares

Os exames laboratoriais podem mostrar as seguintes alterações:

- Anemia, leucocitose importante, plaquetopenia.
- Elevação discreta das enzimas hepáticas.
- Hipercalemia.
- Aumento de bilirrubinas, lactato desidrogenase.
- Elevação de reticulócitos.
- Queda dos níveis séricos de haptoglobina.
- Hemoglobinúria.
- Elevação de ureia e creatinina.
- Alteração do coagulograma.

Tratamento

Até o presente, não existem intervenções definidas ou diretrizes bem estabelecidas de tratamento do acidente loxoscélico, além do suporte clínico. A indicação de soroterapia é controversa na literatura e a eficácia parece ser reduzida após 36 horas da inoculação do veneno. As indicações vigentes no país estão mostradas na Tabela 3.

O tratamento local consiste em aplicação de compressas frias para alívio da dor local, antisséptico local, limpeza periódica da ferida e lavar a úlcera cinco a seis vezes por dia com sabão neutro. Antibiótico está indicado se houver indícios de infecção secundária e deve cobrir bactérias gram-positivas e negativas.

As indicações de debridamento e o momento correto de realizá-lo variam na literatura médica. O Ministério da Saúde indica remoção da escara após delimitação da área de necrose, o que ocorre, em geral, após uma semana do acidente.

TABELA 3 Classificação quanto à gravidade e tratamento geral do acidente por *Loxosceles*

Classificação	Manifestações clínicas	Tratamento
Leve	*Loxosceles* identificada como agente causador do acidente Lesão característica Sem comprometimento do estado geral Sem alterações laboratoriais	Sintomático. Acompanhamento até 72 horas após a picada*
Moderada	Com ou sem identificação da *Loxosceles* no momento da picada Lesão sugestiva ou característica Alterações sistêmicas (*rash* cutâneo, petéquias) Sem alterações laboratoriais sugestivas de hemólise	Soroterapia: cinco ampolas de SAAr IV e/ou Prednisona: adultos: 40 mg/dia; crianças: 1 mg/kg/dia durante 5 dias
Grave	Lesão característica Alteração no estado geral: anemia aguda, icterícia Evolução rápida Alterações laboratoriais indicativas de hemólise	Soroterapia: dez ampolas de SAAr IV e Prednisona: adultos: 40 mg/dia; crianças: 1 mg/kg/dia durante 5 dias

SAAr: soro antiaracnídico. * Pode haver mudança de classificação durante esse período.

A resposta ao corticoide e/ou imunoglobulina é pouco estabelecida na literatura médica. Séries de casos reportam menor necessidade de transfusão sanguínea. O Ministério da Saúde recomenda prednisona por via oral durante, pelo menos, 5 dias.

O tratamento do quadro sistêmico consiste em suporte, com transfusão de concentrados de hemácias nos quadros de anemia sintomática.

Latrodectus

As aranhas pertencentes a esse gênero são conhecidas como viúvas-negras. Os acidentes significantes são causados pelas fêmeas, que podem ser reconhecidas pela coloração preta intensa, com abdome globular contendo um desenho vermelho ou laranja no ventre em forma de ampulheta. Constroem teias irregulares entre vegetações. Os acidentes ocorrem principalmente nas regiões Nordeste e Sudeste.

Manifestações clínicas

A principal toxina presente nas espécies do gênero *Latrodectus* é a alfa-latrotoxina, que se liga aos terminais nervosos pré-sinápticos, resultando em exocitose de acetilcolina, glutamato e norepinefrina por mecanismos tanto cálcio-dependentes quanto cálcio-independentes.

A picada cursa com dor local de pequena intensidade, que evolui para sensação de queimação. Na área da picada aparece uma lesão em alvo, pálida no centro, com borda eritematosa ao redor; pode ocorrer hiperestesia, placa urticariforme e enfartamento ganglionar regional.

O quadro de envenenamento cursa com dor, espasmo muscular local ou difuso, acometendo outros membros, tórax e/ou abdome, por vezes simulando um quadro de abdome agudo. A rigidez muscular é descrita em até 60% dos casos.

Outros sintomas que podem ocorrer são: opressão precordial, com sensação de morte iminente, cardiomiopatia, taquicardia e hipertensão, movimentos incessantes, náuseas e vômitos, sialorreia, ptose e edema bipalpebral, hiperemia conjuntival, midríase, priapismo, parestesias e fáscies latrodectísmica, causada por trismo do músculo masseter, edema palpebral e blefaroespasmo.

De forma geral, a dor e a parestesia ocorrem na primeira hora, os sintomas sistêmicos em 2 horas com pico em 48 horas, e a melhora, após 3 a 7 dias.

Exames complementares

As alterações laboratoriais que podem ser encontradas são:

- Leucocitose, linfopenia, eosinopenia.
- Hiperglicemia, hiperfosfatemia.
- Albuminúria, hematúria, leucocitúria.

Tratamento

O tratamento consiste em analgésico oral nos casos leves; nos casos moderados e graves está indicada administração de benzodiazepínicos para os espasmos musculares e opioide para o controle da dor. A administração de gluconato de cálcio consta no manual do Ministério da Saúde, mas não é mais recomendada em literatura internacional.

O soro antilatrodéctico tem como potenciais eventos adversos anafilaxia (5 a 9%) e doença do soro. Nos Estados Unidos, não foi reportada nenhuma morte pelo gênero *Latrodectus*, porém ocorreram mortes por soro antilatrodéctico e, por isso, ele é considerado nos casos moderados e graves que não respondem a analgésicos e sedativos. Na Austrália, cerca de 1.000 pacientes/ano recebem soro, sem relatos de fatalidades.

No Brasil, o tratamento proposto pelo Ministério da Saúde, incluindo as indicações do soro antilatrodéctico, está mostrado na Tabela 4. Nos cenários em que o soro for administrado, é importante ter medicações e recursos preparados para reverter anafilaxia, caso ela ocorra.

TABELA 4 Classificação quanto à gravidade e tratamento geral do acidente por *Latrodectus* sp

Classificação	Manifestação clínica	Tratamento
Leve	Dor local Edema local discreto Sudorese local Dor nos membros inferiores Parestesia em membros Tremores e contraturas	Sintomático: analgésicos, gluconato de cálcio, observação
Moderada	Além dos já referidos: - Dor abdominal - Sudorese generalizada - Ansiedade/agitação - Mialgia - Dificuldade de deambulação - Cefaleia e tontura - Hipertemia	Sintomático: analgésicos, sedativos Específico: SALatr* uma ampola, intramuscular
Grave	Todos os já referidos e: - Taquicardia/bradicardia - Hipertensão arterial - Taquipneia/dispneia - Náuseas e vômitos - Priapismo - Retenção urinária - Fáscies latrodectísmica	Sintomático: analgésicos, sedativos Específico: SALatr* uma ampola, intramuscular

* SALatr: soro antilatrodético.

SUGESTÕES DE LEITURA

1. Brasil. Ministério da Saúde. Secretaria de Vigilância em saúde. Departamento de Vigilância epidemiológica. Manual de controle de escorpiões / Ministério da Saúde, Secretaria de Vigilância em saúde, Departamento de Vigilância epidemiológica. Brasília: Ministério da Saúde, 2009.
2. Lourenço WR. Scorpions and life-history strategies: from evolutionary dynamics toward the scorpionism problem. J Ven Animals Toxins including Trop Dis. 2018;24:19.
3. Lacerda AB, Lorenz C, De Azevedo TS, Cândido DM, Wen FH, Eloy LJ, et al. Scorpion envenomation in the state of São Paulo, Brazil: spatiotemporal analysis of a growing public health concern. 2022.
4. Abroug F, Ouanes-Besbes L, Tilouche N, et al. Scorpion envenomation: state of the art. Intensive Care Med. 2020;46:401-10.
5. Pucca MB, Cerni FA, Pinheiro Jr EL, Bordon KCF, Amorim FG, Cordeiro FA, et al. Tityus serrulatus venom: a lethal cocktail. Toxicon. 2015;108:272-284.
6. Isbister GK, Bawaskar HS. Scorpion envenomation. N Engl J Med. 2014;371(5):45.
7. Reis MB, Zoccal KF, Gardinassi LG, Faccioli LH. Scorpion envenomation and inflammation: Beyond neurotoxic effects. Toxicon. 2019;167:174-9.
8. Godoy DA, Badenes R, Seifi S, Salehi S, Seifi A. Neurological and systemic manifestations of severe scorpion envenomation. Cureus. 2021;13(4):e14715.
9. Hospital das Clínicas da Faculdade de Medicina de Ribeirão Preto (HC-FMRP-USP). Protocolo Emergên-

cias pediátricas: acidentes escorpiônicos. Ribeirão Preto: HC-FMRP-USP; 2022.
10. Puorto G, Sant'anna SS, Grego KF, Antoniazzi MM, Jared C, Candido DM, et al. Animais venenosos: serpentes, anfíbios, aranhas, escorpiões, insetos e lacraias. Repositório do Instituto Butantan; 2017. Disponível em: https://repositorio.butantan.gov.br/handle/butantan/3398. Acesso em: 14 dez.2022.
11. Bucaretchi F, Bertani R, De Capitani EM, Hyslop S. Envenomation by wandering spiders (genus Phoneutria). Clin Tox. 2016;63:1-49.
12. Nguyen N, Pandey M. Loxoscelism: cutaneous and hematologic manifestations. Advances in Hematology. 2019.
13. Levine M. Pediatric envenomations: don't get bitten by an unclear plan of care. Pediatric Emergency Medicine Practice. 2014;11(8):1-2.
14. Martins R, Bertani R. The non-Amazonian species of the Brazilian wandering spiders of the genus Phoneutria Perty, 1833 (Araneae: Ctenidae), with the description of a new species. Zootaxa. 2007;1526.
15. Toledo SS. Georreferenciamento das Aranhas Recebidas no Instituto Butantan (*Loxosceles gaucho* e *Phoneutria nigriventer*). São Paulo, 2019. 27 p.: il. Trabalho de Conclusão de Curso (Especialização) – Secretaria de Estado Saúde, Centro de Formação de Recursos Humanos para o SUS/SP "Doutor Antônio Guilherme de Souza" desenvolvido no Instituto Butantan para o Curso de Especialização Animais de Interesse em Saúde: Biologia Animal.

20
Corpo estranho em vias aéreas

Carlos Renato Yatuhara
Vitor Emanoel de Lemos Carvalho

PONTOS-CHAVE DESTE CAPÍTULO

- Reconhecer sinais e sintomas relacionados à ingestão e à aspiração de corpo estranho.
- Reconhecer e tratar pacientes que necessitam de cuidados agudos.
- Encaminhar os pacientes que necessitam de cuidados especializados.
- Orientar pais e profissionais que lidam com crianças sobre a prevenção desse tipo de acidente.

INTRODUÇÃO

A aspiração de corpo estranho (CE) é um evento potencialmente grave e fatal, sendo importante causa de morbidade e mortalidade não intencional em crianças.

Cerca de 80% dos acidentes ocorrem nos pré-escolares, com o pico de incidência entre 1 e 3 anos, já que nesse período, além da dificuldade para mastigar alimentos sólidos pela falta dos dentes molares, as crianças começam a se locomover e a explorar o mundo, tendo a boca como um dos seus principais instrumentos. Nos Estados Unidos a aspiração de corpo estranho é responsável por cerca de 7.500 atendimentos no departamento de emergência por ano. Do total de mortes relacionadas a acidentes em menores de 4 anos de idade, 5% são causados pela aspiração de corpo estranho.

A maior parte dos corpos estranhos são alimentos e objetos pequenos como feijão, milho, amendoim, pipoca, botões, brincos, tampa de canetas etc. Deve-se dar atenção especial aos balões e bexigas, principalmente na orientação aos pais como medida de prevenção, já que as aspirações por esses materiais são quase sempre fatais.

ETIOLOGIA E FISIOPATOLOGIA

Fatores como a imaturidade no reflexo de fechamento da laringe, o controle inadequado da deglutição, o menor diâmetro das vias aéreas e uma maior frequência respiratória aumentam o risco de aspiração e obstrução por corpo estranho na infância.

ACHADOS CLÍNICOS

A apresentação clínica pode ser bem variável e vai depender do tipo de objeto aspirado, do local de impactação e da idade da criança. O diagnóstico nem sempre é fácil quando o episódio de aspiração não é testemunhado por familiares ou responsáveis. A história clássica é o engasgo, acompanhado de sintomas com início súbito como tosse, dispneia ou cianose.

Achados mais comuns:

- História de engasgo/aspiração (22 a 88%).
- Sibilância (40 a 82%).
- Estridor (8 a 71%).
- Tosse (42 a 54%).
- Diminuição do murmúrio vesicular na auscultação (51%).
- Roncos/rouquidão (29%).
- Desconforto respiratório (18%).
- Cianose (3 a 29%).
- Febre (17%).
- Parada respiratória (3%).

Frente à suspeita de aspiração de CE, é de extrema importância a avaliação cuidadosa da história. Mesmo sem o relato de engasgo, a hipótese deve ser aventada em crianças com doença pulmonar inexplicável.

Alguns pacientes podem ser assintomáticos após uma aspiração, levando a um atraso no diagnóstico, com o aumento do risco de evoluir com pneumonias, atelectasias e sequelas permanentes.

Por sua vez, a obstrução completa das vias aéreas é um episódio grave e potencialmente fatal. Em crianças conscientes, pode ser reconhecida na forma de insuficiência respiratória aguda, acompanhada de incapacidade de tossir ou falar.

O CE pode se alojar em vários locais do trato respiratório. O mais comum é o ramo principal direito do brônquio, e os mais associados à mortalidade são a laringe e a traqueia:

- Laringe: 3%.
- Traqueia/carina: 13%.
- Pulmão direito: 60%.
- Pulmão esquerdo: 23%.
- Bilateral: 2%.

EXAMES COMPLEMENTARES

A radiografia é o primeiro passo a ser realizado para os pacientes estáveis, embora a sensibilidade e a especificidade desse exame sejam baixas.

Para objetos radiotransparentes, os achados na radiografia são indiretos, como hiperinsuflação (38 a 63%), atelectasia (8 a 25%), consolidação pulmonar (1 a 5%) e barotrauma (7%).

Outros métodos diagnósticos utilizados são a fluoroscopia e radiografias durante as fases inspiratória e expiratória, em que se pode apresentar um aprisionamento de ar – sinal indicativo da presença de CE.

A tomografia computadorizada pode ser considerada como complementação diagnóstica nos casos suspeitos, mas tem papel limitado no diagnóstico.

A broncoscopia, como método diagnóstico, é utilizada quando – mesmo sem confirmação diagnóstica com os outros exames complementares – há forte suspeita de aspiração de CE.

DIAGNÓSTICO DIFERENCIAL

São incluídas como diagnóstico diferencial para aspiração de CE as entidades clínicas que podem apresentar-se com história de dispneia súbita e desconforto respiratório:

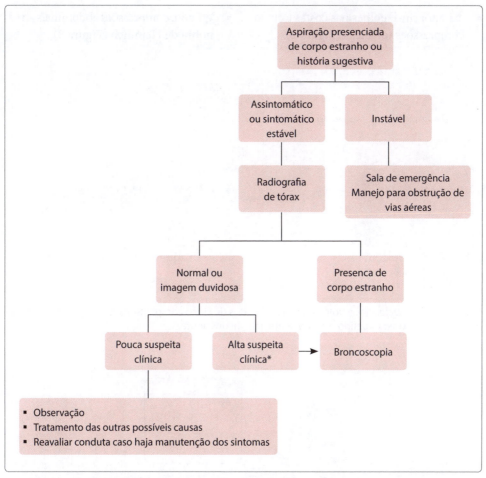

FIGURA 1 Sugestão de manejo do paciente com suspeita de aspiração de corpo estranho (CE).
*A tomografia computadorizada (CT) pode ser considerada para ajudar a esclarecer o diagnóstico.

- Laringites agudas.
- Crupe.
- Asma.
- Bronquiolite.
- Pneumonia.
- Pneumotórax espontâneo.

TRATAMENTO

Os principais objetivos do tratamento da aspiração de CE no pronto-socorro são o suporte ventilatório e a prevenção da obstrução total das vias aéreas. A rápida avaliação cardiopulmonar realizada pelo médico é um ponto-chave na abordagem inicial do paciente.

Se o paciente estiver estável, não se deve tomar nenhuma atitude para desobstruir as vias aéreas, devendo-se encaminhá-lo para um centro com broncoscopia. Nos casos de obstrução de vias aéreas que causam sufocamento, e quando o paciente ainda está consciente, o médico deve tentar acalmar a criança e seus pais e avisá-los sobre as manobras que realizará. Técnicas manuais apropriadas para cada idade devem ser utilizadas:

- < 1 ano: cinco golpes nas costas e cinco compressões torácicas (Figura 2).
- ≥ 1 ano: compressões abdominais – manobra de Heimlich (Figura 3).

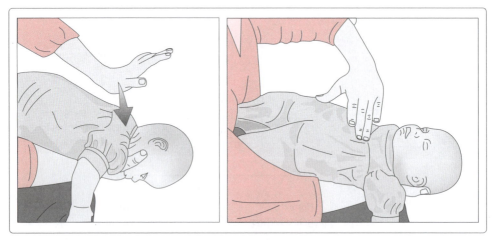

FIGURA 2 Cada ciclo: cinco golpes dorsais seguidos de cinco compressões torácicas. Continuar até o corpo estranho ser expelido ou o paciente ficar inconsciente.

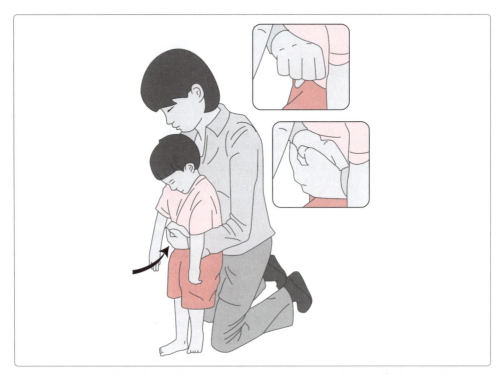

FIGURA 3 Compressões sobre região superior de abdome, entre apêndice xifoide e cicatriz umbilical. Continuar até o corpo estranho ser expelido ou o paciente ficar inconsciente.

Se a criança ficar inconsciente, deve-se iniciar manobras de ressuscitação cardiopulmonar (RCP), com o cuidado de observar em sua boca se há algum objeto que possa ser retirado, mas somente sob visualização direta.

A broncoscopia está indicada nos casos de aspiração presenciados ou com alta suspeita clínica, sendo o método de escolha para diagnóstico e tratamento.

PREVENÇÃO

A prevenção é de crucial importância em qualquer tipo de acidente na população pediátrica. As principais medidas preventivas nos acidentes com CE são:

- Oferta alimentar adequada de acordo com a idade da criança e supervisionada pelos pais no caso de crianças pequenas.
- Orientação ativa quanto ao risco de aspiração fatal por objetos de borracha e látex, como bexigas e balões.
- Manter objetos pequenos longe do alcance das crianças.
- Atenção às crianças mais velhas, que podem dar objetos perigosos para as mais novas.
- Ensinar a mastigar bem seus alimentos.
- Desencorajar gritar, correr, rir, falar e brincar enquanto come.
- Treinamento dos pais e profissionais que lidam com crianças em suporte básico de vida.

CONCLUSÃO

A suspeita de aspiração e ingestão de CE é uma queixa comum na prática pediátrica. É importante educar a população sobre os aspectos preventivos desse tipo de acidente, pois o número de acidentes fatais vem diminuindo nas últimas décadas, porém sua morbidade permanece significativa. Diante da suspeita de tal episódio, deve-se valorizar a história e direcionar o exame físico às queixas mais comuns em cada caso (aspiração ou ingestão), com o intuito de firmar o diagnóstico e encaminhar o paciente à melhor terapia disponível.

SUGESTÕES DE LEITURA

1. American Heart Association (AHA): Guidelines for cardiopulmonary resuscitation and emergency cardiovascular care – Part 4: Pediatric basic and advanced life support. 2020.
2. Bittencourt PF FA. Acidente cáustico, ingestão e aspiração de corpo estranho. Man Segurança da Criança e do Adolesc da Soc Bras Pediatr Belo Horizonte. 2003;152-9.
3. Canadian Paediatric Society (CPS): Position statement on preventing choking and suffocation in children. 2012, reaffirmed 2020.
4. Centers for Disease Control and Prevention. Web-based Injury Statistics Query and Reporting System (WISQARS): Leading causes of death reports, 1981-2020. Disponível em: https://wisqars.cdc.gov/fatal-leading. Acesso em: Maio 2022.
5. Chiba EKI JM. Broncoscopia rígida na retirada de corpos estranhos de vias aéreas. In: Pedreira Jr. Broncoscopia diagnóstica e terapêutica. 2005;125-31.
6. de Sousa ST, Ribeiro VS, de Menezes Filho JM dos SA, Barbieri MA de FNJ. Foreign body aspiration in Center, children and adolescents: experience of a Brazilian referral. Bras Pneumol. 2009;35(7):653-9.
7. Eren S, Balci AE, Dikici B, Doblan M EM. Foreign body aspiration in children: experience of 1160 cases. Ann Trop Paediatr. 2003;23(1):31.
8. Gausche-Hill M, Fuchs S YL. Foreign body aspiration. Pediatr Emerg Med Resour. 4.ed. Sudbury Jones Bartlett Publ. 204AD;64–6.

9. Heimlich HJ. A life-saving maneuver to prevent food-choking. JAMA. 1975;234:398-401.
10. Hitter A, Hullo E, Durand C RC. Diagnostic value of various investigations in children with suspected foreign body aspiration: review. Eur Ann Otorhinolaryngol Head Neck Dis. 2001;128(5):248-52.
11. Laks Y BZ. Foreign body aspiration in childhood. Pediatr Emerg Care. 1988;4(2):102.
12. Lemberg PS, Darrow DH HL. Aerodigestive tract foreign bodies in the older child and adolescent. Ann Otol Rhinol Laryngol. 1996;105(4):267.
13. Lima JA. Laryngeal foreign bodies in children: a persistent, life-threatening problem. Laryngoscope. 1989;99(4):415.
14. National Association of EMS Physicians (NAEMSP), American Academy of Pediatrics (AAP), American College of Surgeons Committee on Trauma (ACS COT), EMS for Children Innovation and Improvement Center (EIIC), Emergency Nurses Association (ENA), National Association of State EMS Officials (NASEMSO): Recommended essential equipment for basic life support and advanced life support ground ambulances 2020: a joint position statement. 2021.
15. Rimell FL, Thome A Jr, Stool S, Reilly JS, Rider G, Stool D WC. Characteristics of objects that cause choking in children. JAMA. 1995;274(22):1763.
16. Rovin JD RB. Pediatric foreign body aspiration. Pediatr Rev. 2000;21(3):86-90.
17. Tan HK, Brown K, McGill T, Kenna MA, Lund DP HG. Airway foreign bodies (FB): a 10-year review. Int J Pediatr Otorhinolaryngol. 2000;56(2):91.
18. Zhijun C, Fugao Z, Niankai Z JC. Therapeutic experience from 1428 patients with pediatric tracheobronchial foreign body. J Pediatr Surg. 2008; 43(4):718.

21
Corpo estranho em trato gastrointestinal

Carlos Renato Yatuhara
Vitor Emanoel de Lemos Carvalho

PONTOS-CHAVE DESTE CAPÍTULO
- Reconhecer os objetos que causem mais risco de obstrução/perfuração.
- Indicar endoscopia de forma correta e em tempo hábil.
- Avaliar a necessidade de casos para internação e intervenção cirúrgica.

INTRODUÇÃO

Crianças comumente são levadas ao serviço de emergência com a queixa de terem ingerido algum corpo estranho. Nos Estados Unidos, em 2021, a American Association of Poison Control Centers registrou cerca de 83 mil episódios de ingestão de corpo estranho, sendo a população pediátrica 83%. Os episódios de ingestão de corpo estranho ocorrem, comumente, na faixa etária entre 6 meses e 3 anos, sendo brinquedos (e suas partes), moedas e dessecantes (sílica em gel) os principais objetos ingeridos pelos pacientes. Alguns países descrevem a espinha de peixe como importante corpo estranho relacionado aos alimentos.

Identificar o objeto ingerido pela criança, o tempo da ingestão, a localização no trato gastrointestinal e a avaliação clínica do paciente é de suma importância para conduzir o tratamento e indicar a intervenção necessária em momento adequado.

A grande maioria dos objetos, quando ingeridos, passará pelo trato gastroesofágico sem causar nenhum dano à saúde do paciente. Porém, objetos que se alojam ou causam traumatismo na mucosa (por exemplo, lesão química causada por baterias) podem levar a sérias consequências, aumentando morbidade e mortalidade entre as crianças.

A ingestão de produtos que apresentam constituintes químicos, como o caso da bateria e outros objetos magnéticos, deve ser analisada com rapidez e de forma mais invasiva, pois os danos causados à saúde da criança serão maiores.

ACHADOS CLÍNICOS

Os achados clínicos da ingestão de corpo estranho são bem variados e dependem da idade da criança, da natureza do objeto, da região anatômica envolvida e do tempo transcorrido desde a ingestão.

Cerca de 40% das ingestões de corpo estranho não são testemunhadas e, em 50% dos casos, não aparecem sintomas. Objetos que ultrapassam o esôfago geralmente não causam sintomas, mas pode ocorrer perfuração, erosão ou obstrução na evolução. Objetos com mais de 2,5 cm ou pontiagudos causam impacto com mais facilidade.

Devemos ter muita atenção com dois tipos de objetos: ímãs e baterias. A ingestão de dois ímãs aumenta o risco de perfuração ou fístula. As baterias (principalmente as de lítio), quando em contato íntimo com a paredes de vísceras, promovem a alcalinização súbita do local (pH de até 13) com risco de perfuração.

Pacientes com corpo estranho no esôfago podem ser assintomáticos ou apresentar sintomas como:

- Sialorreia.
- Vômitos.
- Saliva com sangue.
- Disfagia/odinofagia.
- Engasgo.
- Recusa alimentar.
- Tosse.
- Baixo ganho de peso.
- Febre.
- Irritabilidade.
- Dor cervical ou torácica.
- Pneumonias aspirativas.
- Taquipneia/dispneia.
- Estridor.
- Sibilância.

Os locais mais comuns de obstrução são: área cricofaríngea, terço médio do esôfago, esfíncter esofágico inferior, piloro e válvula ileocecal.

Os sintomas correlacionados à obstrução, erosão ou perfuração em estômago ou intestino são: dor abdominal, náuseas, vômitos, febre, hematoquezia ou melena. Nas radiografias, podemos observar pneumoperitônio e distribuição inadequada de gases e/ou distensão de alças com nível líquido.

É importante lembrar também que o tempo médio de trânsito de um corpo estranho é de 3,6 dias, e o tempo de ingestão de um objeto pontiagudo até a perfuração, de 10,4 dias. Portanto, se o objeto permanecer no indivíduo por mais de 3 dias, podemos considerar remoção.

EXAMES COMPLEMENTARES

Radiografias anteroposterior/posterior (AP/P) e perfil do pescoço, do tórax e do abdome são indicadas em todos os pacientes com suspeita de ingestão de corpo estranho. Felizmente, a maioria dos corpos estranhos é radiopaca e o diagnóstico não é difícil. No caso de ingestão de bateria botão, o sinal do duplo halo na radiografia AP ajuda no diferencial da imagem de ingestão de moeda (halo único).

Para objetos radiotransparentes, devemos avaliar a suspeita de lesão esofágica por meio dos sintomas clínicos. Caso exista essa suspeita, a endoscopia estará indicada (Figura 1).

Para os casos de objetos radiopacos, a endoscopia digestiva como método diagnóstico fica reservada aos pacientes sintomáticos em que o corpo estranho não foi identificado, objetos impactados em esôfago e a depender de tamanho e consistência do objeto, conforme o fluxograma da Figura 2.

Em raras situações, podemos considerar a realização de exames contrastados, tomografia computadorizada (TC), ultrassonografia (USG) ou ressonância magnética (RM) para identificação do corpo estranho.

Trabalhos recentes têm sugerido o uso de mel e sucralfato, previamente à endoscopia,

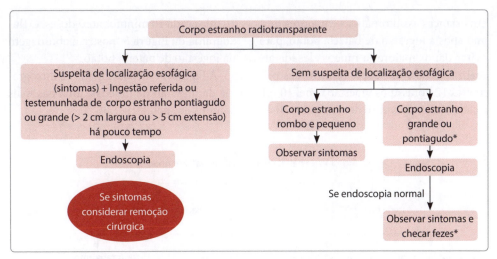

FIGURA 1 Sugestão de manejo do paciente com suspeita de ingestão de corpo estranho radiotransparente. * Considerar radiografia contrastada, ressonância magnética, tomografia computadorizada ou ultrassonografia se não observar objeto nas fezes em duas semanas.

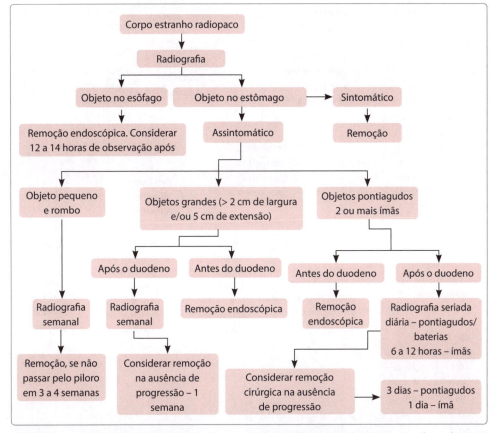

FIGURA 2 Sugestão de manejo do paciente com suspeita de ingestão de corpo estranho radiopaco.

em crianças assintomáticas e maiores de 1 ano após a ingestão de bateria botão, para evitar danos maiores à mucosa lesada até realização da endoscopia (dentro das primeiras 12 horas após ingestão): mel 10 mL a cada 10 minutos até 6 doses ou sucralfato 10 mL a cada 10 minutos até 3 doses. O fluxograma da Figura 3 mostra a abordagem na ingestão de bateria botão.

A Figura 4 está relacionada ao fluxograma da ingestão de moedas, uma das mais comuns em pediatria.

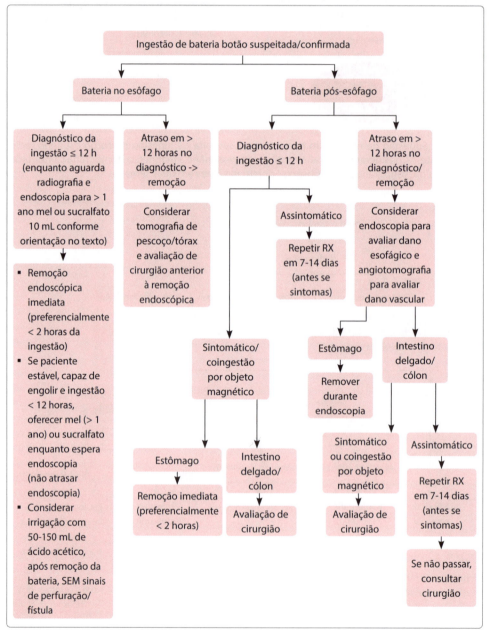

FIGURA 3 Sugestão de manejo do paciente com suspeita de ingestão de bateria.

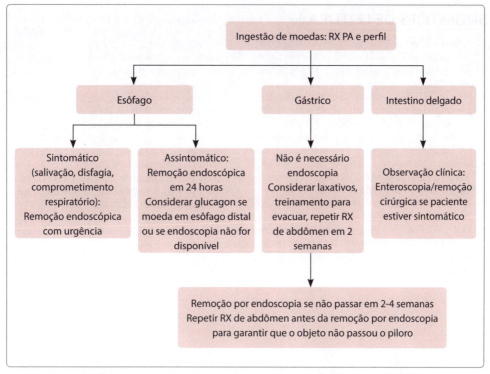

FIGURA 4 Sugestão de manejo do paciente com suspeita de ingestão de moeda. PA: posteroanterior; RX: radiografia.

QUADRO 1 Critérios para intervenção de urgência

Sinais de comprometimento de vias aéreas.
Evidências de obstrução esofágica, inabilidade de manejar secreções.
Baterias no esôfago.
Objetos pontiagudos, longos (> 5 cm) no esôfago ou estômago.
Objetos magnéticos – ímã.
Sinais e sintomas de inflamação ou obstrução intestinal, como febre, vômitos, dor abdominal.
Objeto impactado no esôfago por mais de 24 horas ou tempo desconhecido.

CONCLUSÃO

A suspeita de ingestão de corpo estranho é uma prática frequente em pronto-socorro de pediatria. É importante orientar os pais no sentido de prevenção desses casos, evitando procedimentos invasivos, submissão à anestesia e possíveis consequências deletérias e irreversíveis ao trato gastrointestinal.

Ao pediatra cabe uma detalhada avaliação clínica, de modo a realizar a indicação assertiva da endoscopia em tempo hábil e seguro, evitando, assim, graves complicações.

SUGESTÕES DE LEITURA

1. Anfang RR, Jatana KR, Linn RL, et al. pH-neutralizing esophageal irrigations as a novel mitigation strategy for button battery injury. Laryngoscope. 2019;129:49.
2. Chandler MD, Ilyas K, Jatana KR, et al. Pediatric battery-related emergency department visits in the United States: 2010-2019. Pediatrics. 2022;150.
3. Conners G, Bhimji S. Foreign body ingestion. Pediatric. Updated 2017 Apr 16.
4. Gummin DD, Mowry JB, Beuhler MC, Spyker DA, Rivers LJ, Feldman R, et al. 2021 Annual Report of the National Poison Data System© (NPDS) from America's Poison Centers: 39th Annual Report. Clin Toxicol. 2022;60(12):1381-643.
5. Khalaf RT, Ruan W, Orkin S, et al. Gastric injury secondary to button battery ingestions: a retrospective multicenter review. Gastrointest Endosc.2020;92:276.
6. Management of ingested foreign bodies and food impactions – ASGE Guidelines. Gastrointestinal Endoscopy. 2011;73(6).
7. Management of ingested foreign bodies in children: A clinical report of the NASPGHAN Endoscopy Committee. JPGN. 2015;60(4).
8. Mubarak A, Benninga MA, Broekaert I, Dolinsek J, Homan M, Mas E, et al. Diagnosis, management, and prevention of button battery ingestion in childhood: a European Society for Paediatric Gastroenterology Hepatology and Nutrition Position Paper. J Pediatr Gastroenterol Nutr. 2021;73(1):129-36.
9. Quitadamo P, Battagliere I, Del Bene M, et al. Sharp-pointed foreign body ingestion in pediatric age. J Pediatr Gastroenterol Nutr. 2023;76:213.
10. Updates in Pediatric Gastrointestinal Foreign Bodies Pediatric Clinics of North America. 2013;60(Issue 5):1221-39.

Seção III

Doenças Cardiovasculares

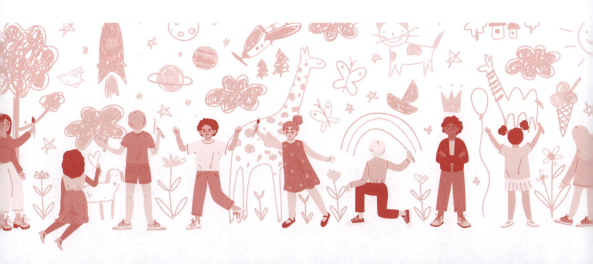

22
Insuficiência cardíaca

Gustavo Foronda
Nara Vasconcelos Cavalcanti

PONTOS-CHAVE DESTE CAPÍTULO

- Reconhecer as principais causas de insuficiência cardíaca na infância.
- Identificar as diferentes manifestações clínicas e propor investigação diagnóstica inicial.
- Descrever os princípios do tratamento na insuficiência cardíaca aguda e crônica.

INTRODUÇÃO

A insuficiência cardíaca em crianças pode estar presente ao nascimento ou se desenvolver em qualquer momento durante a infância. Esta é uma condição não tão comumente observada, o que leva profissionais na atenção primária e no departamento de emergência a terem menos experiência em sua condução. As manifestações clínicas da insuficiência cardíaca pediátrica variam de acordo com sua etiologia e faixa etária e podem ser diferentes das que ocorrem em adultos.

DEFINIÇÃO

A insuficiência cardíaca acontece quando o débito cardíaco é incapaz de suprir a demanda metabólica do corpo. Em crianças (0 a 18 anos), pode ser definida de forma geral como a falência do coração em suprir um fluxo de sangue adequado tanto para o território pulmonar como para o território sistêmico, ou a falência em receber o retorno venoso com uma pressão de enchimento adequada.

EPIDEMIOLOGIA

A incidência e a prevalência globais da insuficiência cardíaca pediátrica são desconhecidas, principalmente porque não há uma classificação universal que defina suas diferentes formas. As cardiopatias congênitas são a principal causa de insuficiência cardíaca na infância. Estima-se que a incidência de malformações congênitas cardíacas na população seja de aproximadamente 8 a 10 em 1.000 nascidos vivos (0,8 a 1%), e cerca de um terço dessas crianças apresenta um defeito congênito grave o suficiente para levar à insuficiência cardíaca. As cardiomiopatias são relativamente raras, porém são a causa mais comum de indicação de transplante cardíaco em pediatria, sendo responsáveis por 41% das indicações em menores de um ano e por 65% das indicações em pacientes entre 11 e 17 anos.

Hospitalizações por insuficiência cardíaca acontecem em 11 mil a 14 mil crianças anualmente nos Estados Unidos. Mais da metade desses pacientes têm menos de um ano de idade. Entre as causas de insuficiência cardíaca, a cardiopatia congênita está presente entre 60 e 69% dos pacientes, cardiomiopatia entre 12,8 e 13,6%, arritmias de 12,2 a 15,2% e miocardite de 1,7 a 2,1%.

FISIOPATOLOGIA

Nas síndromes que cursam com insuficiência cardíaca, tanto em adultos como em crianças, existe um mecanismo fisiopatológico comum: uma lesão cardíaca (congênita ou adquirida) ativa e vias compensatórias, normalmente deletérias, que determinam a progressão da doença.

A redução do débito cardíaco resulta na ativação do sistema renina-angiotensina-aldosterona, do sistema nervoso simpático e da inflamação induzida por citocinas, levando ao quadro final de caquexia cardíaca.

Um ciclo vicioso começa quando a diminuição do débito cardíaco leva ao aumento de produção de metabólitos pelos órgãos mal perfundidos. Esses metabólitos, por sua vez, estimulam a vasodilatação local e diminuem a pressão arterial. Com a queda na pressão arterial, há um estímulo para maior liberação de angiotensina e mineralocorticoide, induzindo mecanismos de retenção de líquidos e estimulando o aumento da resistência vascular. A estimulação do sistema nervoso simpático e a liberação de catecolaminas causam taquicardia e aumento da contratilidade miocárdica.

Inicialmente, a ativação desses sistemas ajuda a melhorar o débito cardíaco e a manter a pressão arterial. No entanto, a insuficiência cardíaca acontece em doenças que não são rapidamente corrigidas, e os sistemas compensatórios ativados por longo prazo aumentam o trabalho e o consumo de oxigênio do miocárdio, levando, assim, a uma piora dos sintomas e a uma fase crônica que envolve o remodelamento cardíaco.

Existem mecanismos cardíacos endógenos de proteção aos estímulos deletérios. Dentre eles, está a secreção dos peptídeos natriuréticos atrial e cerebral – *atrial natriuretic peptides* (ANP) e *brain natriuretic peptide* (BNP). Esses peptídeos são hormônios secretados pelo coração em resposta à sobrecarga de volume e pressão, o que aumenta a vasodilatação e a diurese agudamente e, do ponto de vista crônico, previnem a inflamação, a fibrose cardíaca e a hipertrofia.

MANIFESTAÇÕES CLÍNICAS

Características clínicas da insuficiência cardíaca específicas da criança são:

- Possível existência de lesões cardíacas congênitas estruturais que levam simultaneamente ao hiperfluxo pulmonar e à hipoperfusão sistêmica (quando as duas circulações são ligadas por um *shunt* intracardíaco).
- Uma mudança nas manifestações clínicas ao longo do tempo. Em lactentes e crianças pequenas, os sintomas são primariamente respiratórios e de dificuldade alimentar (o que equivale à

demanda metabólica de um exercício em crianças mais velhas).

A Tabela 1 lista características típicas da insuficiência cardíaca na criança.

TABELA 1 Sintomas característicos de insuficiência cardíaca em crianças

	Comum	Menos comum
Lactentes e crianças pequenas	Taquipneia	Cianose
	Dificuldade alimentar (refluxo, vômitos, recusa alimentar)	Palpitação
	Sudorese	Síncope
	Palidez	Edema facial
		Edema posicional
		Ascite
Crianças mais velhas e adolescentes	Fadiga	Palpitação
	Intolerância ao exercício	Dor torácica
	Dispneia	Edema posicional
	Ortopneia	Ascite
	Dor abdominal	
	Náusea e vômitos	

Fonte: Kantor et al., 2013.

Dificuldades alimentares são comuns na apresentação da insuficiência cardíaca em lactentes (0 a 2 anos). As manifestações variam desde um aumento no tempo para se alimentar, com diminuição do volume ingerido, até uma franca intolerância com vômitos após mamadas. Irritabilidade após a alimentação, sudorese e até recusa alimentar são queixas frequentes. Quando a insuficiência cardíaca já está estabelecida em um lactente por mais de 1 mês, o baixo ganho de peso se torna evidente, e em longo prazo também pode haver prejuízo no crescimento. O baixo ganho pôndero-estatural é um achado clássico em várias formas de insuficiência cardíaca não diagnosticadas e pode coexistir com outras doenças não cardíacas que devem ser excluídas.

A classificação funcional da insuficiência cardíaca crônica é bem estabelecida em adultos que seguem a classificação da New York Heart Association. Em crianças, a classificação de Ross (Tabela 2) tem sido usada com o mesmo intuito, mas não apresenta correlação clara com o prognóstico. Foram propostas diferentes escalas para avaliação de gravidade, incluindo estratificação por idade, uso de medicações e dados laboratoriais, mas ainda aguardam validação. Em 2004, a International Society for Heart and Lung Transplantation propôs um sistema de estadiamento (Tabela 3) classificando os pacientes pediátricos de acordo com a causa da doença e com os sintomas. Esse sistema estratifica lactentes e crianças pelos seus riscos e estágios iniciais da insuficiência cardíaca e permite que os médicos diferenciem doença estável de desconpensada.

TABELA 2 Classificação funcional de Ross

Classe	
I	Assintomático
II	Lactentes com taquipneia e sudorese leves às mamadas, sem déficit de crescimento. Crianças maiores com dispneia ao exercício moderado.
III	Lactentes com taquipneia e sudorese acentuadas às mamadas, déficit de crescimento presente. Crianças maiores com dispneia ao exercício leve ou mínimo.
IV	Taquipneia, sudorese e desconforto respiratório ao repouso.

Fonte: Kantor et al., 2013.

TABELA 3 Estadiamento da insuficiência cardíaca na doença cardíaca pediátrica pela International Society for Heart and Lung Transplantation

Estágio	Interpretação	Exemplo clínico
A	Sob risco para IC	Defeitos cardíacos congênitos, exposição a cardiotóxicos, história familiar de cardiomiopatia
B	Estrutura ou função cardíaca anormal. Ausência de sintomas de IC.	Corações univentriculares, cardiomiopatia assintomática, cardiopatia congênita corrigida.
C	Estrutura ou função cardíaca anormal. Sintomas de IC atuais ou no passado.	Cardiopatias congênitas corrigidas ou não. Cardiomiopatias.
D	Estrutura ou função cardíacas anormais. Infusão endovenosa contínua de inotrópicos ou prostaglandina E1 para manter a patência do ducto arterioso. Necessidade de ventilação mecânica e/ou assistência circulatória.	Cardiopatias congênitas corrigidas ou não. Cardiomiopatias.

Fonte: Madriago e Silberbach, 2010.

CAUSAS COMUNS DE INSUFICIÊNCIA CARDÍACA

A insuficiência cardíaca pode resultar de causas cardíacas congênitas ou adquiridas e de causas não cardíacas (Tabelas 4 e 5).

O débito cardíaco é constituído pelo volume sistólico e pela frequência cardíaca. O volume sistólico, por sua vez, depende de três fatores: a pré-carga, a contratilidade e a pós-carga cardíaca (Figura 1). A insuficiência cardíaca pode estar relacionada a alterações em um ou mais desses fatores.

Malformações cardíacas associadas ao aumento da pré-carga

Entre as malformações cardíacas, aquelas que causam *shunt* esquerda-direita em câmaras de alta pressão são as mais associadas à insuficiência cardíaca. O sangue recircula pelos pulmões e o lado esquerdo do coração sofre sobrecarga por excesso de volume que retorna pelas veias pulmonares.

TABELA 4 Malformações cardíacas que levam à insuficiência cardíaca

Lesões com presença de *shunt*
Comunicação interventricular
Canal arterial patente
Janela aortopulmonar
Defeito do septo atrioventricular
Comunicação interatrial
Drenagem anômala de veias pulmonares
Regurgitação valvar
Regurgitação mitral
Regurgitação aórtica
Obstrução ao fluxo de entrada no ventrículo esquerdo
Cor triatriatrum
Estenose mitral
Estenose de veia pulmonar
Obstrução ao fluxo de saída do ventrículo esquerdo
Estenose subaórtica/valva aórtica/supravalvar
Coartação de aorta

Fonte: Madriago e Silberbach, 2010.

TABELA 5 Causas de insuficiência cardíaca em crianças

Cardiopatia congênita	Ver Tabela 4
Cardiomiopatia (primária)	Cardiomiopatia dilatada Cardiomiopatia hipertrófica Cardiomiopatia restritiva Miocárdio não compactado
Arritmia	Taquicardia (p. ex.: taquicardia supraventricular) Bradicardia (p. ex.: bloqueio atrioventricular total)
Infecção	Miocardite Febre reumática aguda HIV
Isquemia	Coronária anômala Doença de Kawasaki
Toxina	Quimioterapia Uso de drogas pela mãe durante a gestação
Outros	Diabetes mellitus Hipertensão arterial Sepse Anemia Hipoglicemia Hipotireoidismo Insuficiência renal Fístula arteriovenosa

Fonte: Madriago e Silberbach, 2010; Hinton e Ware, 2017.

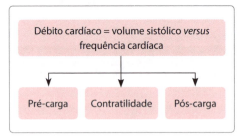

FIGURA 1 Componentes do débito cardíaco.

As malformações que causam *shunt* em câmaras de alta pressão são classicamente comunicação interventricular, defeito septo atrioventricular e canal arterial patente. A sobrecarga de volume no coração esquerdo causa o aumento da pressão de enchimento cardíaco e edema pulmonar. Geralmente, acomete pacientes durante o segundo e o terceiro mês pós-natal, após a queda fisiológica da resistência vascular pulmonar. Quando a resistência vascular pulmonar diminui significativamente em relação à resistência vascular sistêmica, há um aumento do fluxo de sangue para os pulmões em relação ao fluxo para o território sistêmico. O retorno venoso pulmonar excessivo para o coração esquerdo leva à sobrecarga de volume, que distende as fibras dos miócitos e diminui em longo prazo a contratilidade cardíaca.

Sobrecarga de volume no coração direito raramente leva à insuficiência cardíaca no início da vida. A sobrecarga pode ocorrer em patologias como comunicação interatrial, drenagem anômala de veias pulmonares e malformações da valva pulmonar, com insuficiência ou estenose pulmonar. O ventrículo direito apresenta maior complacência e acomoda volumes maiores sem aumentar a pressão de enchimento.

Condições relacionadas à redução da pré-carga

A pericardite constritiva é uma das poucas causas cardíacas que pode levar à insuficiência cardíaca por redução de pré-carga. O baixo enchimento cardíaco leva à redução do débito cardíaco. Podemos encontrar como causas a pericardite bacteriana ou a lesão induzida por radiação após radioterapia.

Malformações cardíacas associadas ao aumento da pós-carga

Lesões obstrutivas do coração esquerdo, como a estenose aórtica e a coarctação de aorta, induzem insuficiência cardíaca aguda ou arritmias quando causam aumento significativo na pós-carga. Os pacientes costumam apresentar sintomas na primeira semana pós-natal, quando o canal arterial se fecha. Nessas patologias também pode ocorrer perfusão coronariana inadequada, pela redução do gradiente entre a aorta e o ventrículo esquerdo no final da diástole. O aumento da pós-carga, em conjunto com a isquemia subendocárdica, leva à hipertrofia cardíaca mal-adaptativa, remodelamento ventricular e insuficiência cardíaca.

Arritmias associadas à insuficiência cardíaca pediátrica

Arritmia causa insuficiência cardíaca quando a frequência cardíaca está rápida ou lenta demais para suprir a demanda metabólica dos tecidos. Nas taquiarritmias, o tempo de enchimento diastólico ventricular diminui e pode levar à redução do débito cardíaco. A taquiarritmia mais comum na infância é a taquicardia paroxística supraventricular. Nas bradicardias crônicas, o ventrículo esquerdo aumenta para acomodar um volume sistólico maior. A insuficiência cardíaca ocorre quando a dilatação da câmara cardíaca atinge seu limite e não pode ser compensada pelo aumento da frequência cardíaca. Condições febris, nas quais há aumento da demanda metabólica, são particularmente estressantes em corações com bradicardia.

Distúrbios de contratilidade

As cardiomiopatias (dilatada, hipertrófica, constritiva ou restritiva) são doenças de causa genética ou adquirida que incidem em cerca de 1,13 por 100 mil crianças anualmente. A insuficiência cardíaca (associada ou não a arritmias) é a característica marcante (Figura 2).

A cardiomiopatia dilatada é o fenótipo de cardiomiopatia mais comum na infância, caracterizada pela dilatação das câmaras ventriculares e pelo acometimento nas funções sistólicas e diastólicas. Em geral, a causa é desconhecida (idiopática), mas pode ser consequência de infecções (miocardites), sofrimento operatório, uso de quimioterápico (principalmente antracíclicos), doenças degenerativas ou metabólicas (distrofias musculares, mitocondriopatias, hipertireoidismo) e outras (doença de Kawasaki, Covid-19).

A cardiomiopatia restritiva geralmente é idiopática, mas pode ser causada por doenças de depósito (hemocromatose, doença de Pompe), sendo caracterizada pela disfunção diastólica dos ventrículos. A cardiomiopatia hipertrófica na infância pode ter várias causas, incluindo síndromes genéticas, enzimopatias lisossomais ou relacionadas ao glicogênio miocárdico, anormalidades da fosforilação oxidativa e mutações sarcoméricas. As crianças podem ter sintomas relacionados à doença metabólica de base e desenvolver a insuficiência cardíaca posteriormente. Aqueles com hipertrofia grave podem desenvolver sintomas de disfunção diastólica.

A miocardite pode estar presente desde a vida fetal até em adultos, sendo as infecções virais responsáveis pela maioria das causas definidas. Os sintomas clínicos mais comuns na apresentação são respiratórios (56%), hipoatividade (17%), dor torácica (7%), síncope (5%) e não específicos (14%). Na infância, o desfecho desses pacientes costuma ser bom, com 66% de recuperação total, 10% com recuperação parcial e 24% evoluem de forma progressiva para o transplante cardíaco ou óbito.

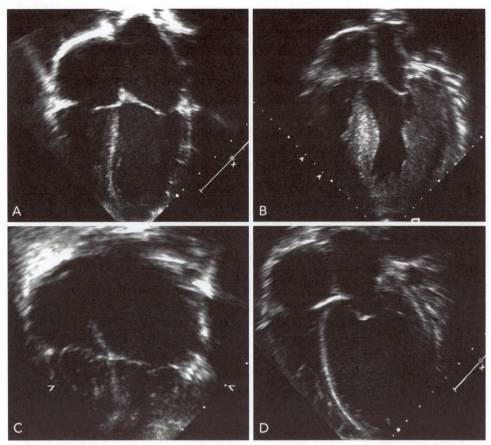

FIGURA 2 Achados ecocardiográficos dos subtipos de cardiomiopatias. A: Normal; B: hipertrófica – espessamento concêntrico do miocárdio do ventrículo esquerdo; C: restritiva: dilatação atrial com ventrículos compactos dando a aparência de "orelha de Mickey Mouse"; D: dilatada – paredes finas, cavidades ventriculares dilatadas. Fonte: Madriago e Silberbach, 2010.

Na população pediátrica, o envolvimento cardíaco decorrente da Covid-19 tem um amplo espectro de apresentação clínica e de gravidade, podendo resultar em insuficiência cardíaca. A fisiopatologia é multifatorial e envolve agressão viral à célula miocárdica, injúria endotelial e desregulação da resposta imune em razão de tempestade de citocinas. Particularmente na síndrome inflamatória multissistêmica pediátrica temporalmente associada à Covid-19 (SIM-P), foram observados os seguintes acometimentos cardíacos: disfunção miocárdica aguda (mais comumente ventricular esquerda), choque cardiogênico, elevação de troponina e peptídeo natriurétrico atrial, alterações ecocardiográficas (disfunção ventricular esquerda, aneurisma ou dilatação de artéria coronária, derrame pericárdico) e alterações eletrocardiográficas (arritmias, mudanças no segmento ST e onda T, prolongamento do intervalo QT e PR). Consultar capítulo "Covid-19" para mais detalhes a respeito da SIM-P.

DIAGNÓSTICO

A criança que apresenta sinais e sintomas de insuficiência cardíaca necessita de cuidados imediatos para estabelecer o diagnóstico, determinar sua condição hemodinâmica e identificar possíveis causas reversíveis de insuficiência cardíaca.

Atenção a dados da história clínica como antecedentes perinatais, ganho ponderal, padrão e hábito alimentar, infecções pregressas, presença de palidez, cianose e síncope, bem como história familiar de doenças genéticas, cardiopatias ou morte súbita.

O exame clínico deve contemplar peso, estatura, aspecto fenotípico, palpação de pulsos e aferição da pressão arterial em quatro membros, avaliação do tempo de enchimento capilar, inspeção do tórax e precórdio, pesquisa do *ictus*, de frêmitos, ausculta de bulhas e sopros cardíacos.

A radiografia de tórax está indicada como parte dos exames iniciais durante a suspeita de insuficiência cardíaca. É importante a avaliação do formato e da silhueta cardíacas, trama vascular pulmonar, presença de congestão, infiltrados, derrame pleural e atelectasias. O índice cardiotorácico pode ser calculado e, quando maior que 0,6 em neonatos e maior que 0,55 em crianças, sugere cardiomegalia (Figura 3). Cardiomegalia evidenciada em radiografia de tórax é um sinal altamente sugestivo de que há dilatação ventricular ao ecocardiograma, porém a sensibilidade do exame é baixa.

Exames laboratoriais devem ser solicitados: eletrólitos (sódio, potássio, cloreto, cálcio iônico), glicose, gasometria, função renal, transaminases hepáticas, hemograma e função tireoidiana.

O eletrocardiograma de 12 derivações deve ser realizado rapidamente com o intuito de excluir características de doença

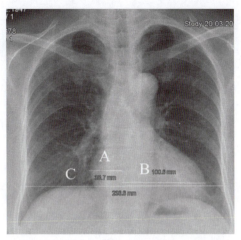

FIGURA 3 Cálculo do índice cardiotorácico. A linha média é definida como uma linha vertical que desce pelos processos espinhosos. "A" é a distância máxima da linha média até a margem cardíaca direita, "B" é a distância máxima da linha média até a borda cardíaca esquerda e "C" é a distância entre as margens internas das costelas na altura do diafragma direito. O índice cardiotorácico = A + B/C. Fonte: Zhu et al., 2014.

isquêmica, arritmia e pré-excitação. O Holter não é indicado de rotina na investigação inicial da insuficiência cardíaca, a não ser em suspeitas diagnósticas específicas.

Todos os pacientes devem realizar um ecocardiograma transtorácico assim que possível para excluir doença cardíaca congênita, investigar características compatíveis com cardiomiopatia e avaliar as funções sistólica e diastólica ventriculares. Em crianças, ocorre disfunção sistólica do ventrículo esquerdo quando a fração de encurtamento é menor do que 25% e/ou a fração de ejeção é menor do que 55%.

A dosagem dos peptídeos natriuréticos BNP (*brain natriuretic peptide*) e seu precursor aminoterminal (NT-proBNP) é util para ajudar a distinguir sintomas de insuficiência cardíaca de sintomas respiratórios causados por outras doenças não cardíacas, e deve ser usada na avaliação de sintomas agudos em crianças. A queda de seus níveis está relacionada com a melhora clínica da disfunção cardíaca.

O diagnóstico de miocardite deve ser considerado em todas as crianças, independentemente da idade, com quadro clínico de insuficiência cardíaca de início recente sem história de piora gradual da capacidade funcional e, de forma mais específica, se na avaliação ecocardiográfica a dilatação de ventrículo for menor do que a esperada pela disfunção sistólica e gravidade clínica. Deve-se realizar esforços em isolar o agente etiológico por meio de PCR (*polymerase chain reaction*) ou do método disponível no serviço. Entre os mais comuns estão: enterovírus, adenovírus, parvovírus, hepatite C e o grupo dos herpes-vírus (EBV, CMV, HSV, HHV6/7, VZV). A biópsia endomiocárdica é um procedimento invasivo que pode confirmar o diagnóstico, mas envolve uma série de riscos, sendo indicada no diagnóstico de miocardite se seu resultado for decisivo em uma mudança de conduta terapêutica.

A ressonância nuclear magnética de coração não é recomendada na investigação inicial da criança com insuficiência cardíaca, mas o exame pode corroborar no diagnóstico de miocardite e na avaliação de pacientes com cardiomiopatia por meio da caracterização do tecido e cicatrizes do miocárdio.

TRATAMENTO

Terapia na descompensação aguda da insuficiência cardíaca

Durante a avaliação inicial, os pacientes podem apresentar sinais e sintomas de sobrecarga hídrica, baixa perfusão tecidual ou ambos. Nohria et al. propõem uma classificação inicial dos pacientes em quatro perfis clínicos que auxilia na tomada de decisão quanto à terapêutica a ser iniciada (Figura 4). É importante ressaltar que a ressuscitação volêmica deve ser realizada com cautela e de forma individualizada. Quando feita indiscriminadamente, pode piorar a condição da criança com sintomas de insuficiência cardíaca.

Como ferramenta na avaliação inicial do paciente grave, o ultrassom cardíaco focado (*Focused cardiac ultrasound* – FoCUS) é um ecocardiograma simplificado (funcional), realizado a beira-leito por médicos, não necessariamente cardiologistas com formação em ecocardiografia, mas devidamente treinados em cursos específicos, e seu uso tem sido de extrema importância, sobretudo em unidades de emergência e em unidades de terapia intensiva. Os pontos que podem ser avaliados durante a realização do FoCUS são: dimensão e função sistólica de ventrículo esquerdo, função sistólica de ventrículo direito, *status* volêmico, presença de derrame pericárdico com sinais de tamponamento, sinais grosseiros de doença cardíaca crônica, sinais grosseiros de alterações valvares e presença de grandes massas intracardíacas. O objetivo do FoCUS é trazer informações para auxiliar na tomada de decisão durante o tratamento inicial do paciente grave. Outra ferramenta de avaliação à beira-leito é o ultrassom de tórax realizado por clínicos treinados, que apresenta uma boa sensibilidade para identificar sinais de congestão pulmonar.

Diuréticos

Os diuréticos de alça, como a furosemida, têm um papel importante no tratamento de pacientes com insuficiência cardíaca sintomática e sobrecarga volêmica, promovendo a diurese e a natriurese pela inibição da

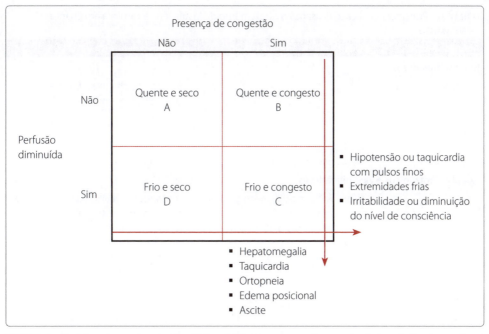

FIGURA 4 Padrões de apresentação clínica da descompensação aguda da insuficiência cardíaca.
Fonte: Kantor et al., 2013.

TABELA 6 Principais medicações usadas no tratamento da insuficiência cardíaca em crianças

Agente	Dose e via de administração	Efeitos colaterais
Diuréticos		
Furosemida	VO, IV, IM 0,5-2,0 mg/kg a cada 6-24 horas	Excreção de Na, K e Cl Alcalose metabólica hipoclorêmica Hiperuricemia Ototoxicidade, nefrocalcinose
Hidroclorotiazida	VO 1–4 mg/kg/dia a cada 12-24 horas	Excreção de Na, K e Cl
Antagonista da aldosterona		
Espironolactona	VO 1–3 mg/kg/dia a cada 12 horas	Hipercalemia Anorexia, gastrite, diarreia, tontura
Inibidores da enzima de conversão da angiotensina (vasodilatadores)		
Captopril	VO Lactentes 0,3-2,5 mg/kg/dia a cada 8-12 horas Crianças 0,3-6 mg/kg/dia a cada 8-12 horas Titular dose gradualmente	Hipotensão, tontura, *rash*, tosse, broncoespasmo, angioedema, cefaleia, hipercalemia
Enalapril	VO 0,1-0,5 mg/kg/dia a cada 12 horas	Semelhantes ao captopril

(continua)

TABELA 6   Principais medicações usadas no tratamento da insuficiência cardíaca em crianças (*continuação*)

Agente	Dose e via de administração	Efeitos colaterais
Betabloqueadores		
Carvedilol	VO 0,1-1,0 mg/kg/dia em duas doses Titular dose gradualmente	Broncoespasmo, tosse, bradicardia, bloqueio atrioventricular, hipotensão arterial
Metoprolol	VO 0,2-1,0 mg/kg/dia Titular dose gradualmente	
Agentes inotrópicos e vasodilatadores		
Digoxina	Crianças < 2 anos: 10 mcg/kg/dia em 2 tomadas. Crianças > 2 anos: 5-10 mcg/kg/dia em 2 tomadas Elixir 50 mcg/mL; comp. 0,25 mg	Extrassístoles, fibrilação ventricular, bloqueio atrioventricular. Náusea, vômito, diarreia Letargia, cefaleia, vertigem, Hipercalemia, alterações visuais
Adrenalina	IV Efeito beta: 0,01-0,3 mcg/kg/min Efeito alfa: > 0,3 mcg/kg/min	Taquiarritmia, hipertensão
Noradrenalina	IV Efeito beta: 0,05-0,1 mcg/kg/min Efeito alfa: 0,1-1,0 mcg/kg/min	Taquiarritmia, hipertensão
Dopamina	IV Efeito dopa: 2–5 mcg/kg/min Efeito beta: 5–10 mcg/kg/min Efeito alfa: > 10 mcg/kg/min	Taquiarritmia, hipertensão
Dobutamina	IV Efeitos beta e alfa: 2-20 mcg/kg/min	Taquiarritmia, hipotensão
Milrinone	IV 0,25-0,75 mcg/kg/min	Arritmia, hipotensão, cefaleia
Levosimendana	IV Dose de ataque: 8-12 mcg/kg Dose de manutenção: 0,1- 0,2 mcg/kg/min	Taquiarritmia, hipotensão, cefaleia, náusea
Vasodilatador		
Nitroprussiato	IV 0,3-4,0 mcg/kg/min	Hipotensão, taquiarritmia, bradiarritmia, metahemoglobinemia

Fonte: Rossano et al., 2016.

reabsorção de sódio, potássio e cloro pelos cotransportadores Na$^+$/K$^+$/2Cl$^-$ presentes na porção ascendente da alça de Henle. O diurético tiazídico inibe a reabsorção de sódio no túbulo distal renal, aumentando assim a excreção de sódio, água, potássio e hidrogênio. Podem ser usados como monoterapia, mas geralmente são associados aos diuréticos de alça, aumentando seu efeito.

O objetivo é tirar o paciente de uma condição clínica crítica (como edema agudo de pulmão) de forma mais imediata e fazer com que ele retorne ao seu estado euvolêmico em um período de dias a semanas. A monitorização de pressão arterial, eletrólitos e função renal deve ser realizada. Restrição hídrica pode ser necessária em muitos pacientes. A redução da água livre e o aumento calórico na dieta também são desejados.

Agentes inotrópicos

As crianças com perfusão diminuída e queda do débito cardíaco com disfunção de órgão-alvo podem se beneficiar do uso de inotrópicos. Deve-se realizar monitorização rigorosa do ritmo cardíaco e da pressão arterial.

As catecolaminas promovem suporte inotrópico e são os agentes usados há mais tempo na prática clínica. Sua ação ocorre por meio da estimulação dos receptores adrenérgicos. Os receptores α1 no sistema circulatório estão localizados na musculatura lisa dos vasos e, quando ativados, promovem a vasoconstrição. Os receptores α2 estão localizados na fenda pré-sináptica dos neurônios que liberam noradrenalina, e sua estimulação inibe a liberação dessa amina. Os receptores β1 estão localizados nos cardiomiócitos, e sua estimulação leva ao aumento da contratilidade e pode elevar a frequência cardíaca. A ativação dos receptores β2, localizados no músculo liso vascular, leva à vasodilatação. Catecolaminas com ação β1 levam ao aumento do cálcio intracelular, responsável por seu efeito inotrópico e cronotrópico e, por consequência, aumentam a demanda miocárdica por oxigênio, elevando o risco de taquiarritmias.

A dopamina é um neurotransmissor endógeno precursor da noradrenalina. Em doses baixas e moderadas (< 10 mcg/kg/min), promove inotropismo moderado e aumento da frequência cardíaca, já em altas doses promove vasoconstrição. A dobutamina é uma catecolamina sintética com afinidade pelos receptores β1 e β2, e seu uso gera inotropismo, cronotropismo e vasodilatação arterial e venosa. A epinefrina é uma catecolamina endógena com afinidade pelos receptores β1, β2 e α1. Em baixas doses promove o suporte inotrópico e o aumento da frequência cardíaca, e também pode levar à vasodilatação por meio da estimulação de β2 (< 0,05 a 0,10 mcg/kg/min). A norepinefrina é um neurotransmissor com efeito hemodinâmico similar ao da epinefrina, porém ela aumenta de forma significativa a resistência vascular sistêmica a partir da infusão de doses baixas.

Milrinone é um inibidor da fosfodiesterase III, e sua ação leva a um aumento do cálcio intracelular independentemente dos beta-receptores da parede celular do miocárdio. Promove ação inotrópica, vasodilatadora venosa e arterial, tanto em território pulmonar como sistêmico, e capacidade de relaxamento miocárdico (ação lusotrópica). Sua meia-vida é mais longa do que a dos outros agentes (1 a 2 horas) e sua excreção se dá em 80% por via renal, o que leva à necessidade de ajuste de dose em pacientes com insuficiência renal. Deve ser usado com cautela em pacientes hipotensos.

A levosimendana é um sensibilizador do cálcio intracelular na ligação à troponina C, independentemente da participação dos receptores na membrana celular ou dos canais de cálcio, mas com ação direta na estimulação do complexo contrátil actina-miosina. Além do inotropismo, promove vasodilatação sistêmica e coronariana, sem elevação do consumo miocárdico. Outra propriedade única da levosimendana é a presença de um metabólito ativo com meia-vida de 70 a 80 horas.

Vasodilatadores

A utilização de agentes vasodilatadores sistêmicos puros com o intuito de reduzir a pós-carga na insuficiência cardíaca aguda pode ser considerada, mas seu uso rotineiro não é comum em crianças como é em adultos, nos quais a hipertensão arterial é uma comorbidade frequente. Em crianças, o agente mais usado é o nitroprussiato de sódio, administrado de forma contínua e com ação vasodilatadora arterial efetiva. Seu uso prolongado (acima de 72 horas), especialmente em pacientes com insuficiência renal, pode resultar em intoxicação por cianeto.

Manutenção do canal arterial

Recém-nascidos com cardiopatias congênitas dependentes de canal arterial (estenose grave ou atresia pulmonar, estenose aórtica grave, coartação de aorta grave, síndrome da hipoplasia de coração esquerdo, transposição de grandes artérias) podem apresentar quadro clínico de grave hipofluxo pulmonar e/ou sistêmico na primeira semana de vida, período em que ocorre o fechamento do canal arterial. O quadro clínico pode se confundir com choque séptico ou hipovolêmico, mais comuns na faixa etária, mas se o paciente apresentar hipoperfusão grave e houver suspeita de defeito cardíaco congênito, deve-se manter a patência do canal arterial pela infusão contínua de prostaglandina E1 de 0,01 a 0,1 mcg/kg/min mesmo antes da realização de ecocardiograma confirmatório. Monitorizar apneia, hipertermia e retenção hídrica nesses pacientes.

Suporte ventilatório

A optimização ventilatória, com manutenção de oxigenação e ventilação adequadas, deve ser sempre objetivada. Se possível, realizada de maneira não invasiva (máscaras, cateteres, cateteres de alto fluxo), mas se necessário de maneira invasiva, com intubação orotraqueal e ventilação pulmonar mecânica. O suporte adequado não deve ser postergado, pois pode ter um impacto significativo na evolução de quadros de insuficiência cardíaca aguda.

Terapêutica na insuficiência cardíaca crônica

Superada a fase aguda, as condutas são direcionadas à transição das medicações endovenosas para orais.

Inibidores da enzima conversora de angiotensina

Os inibidores da enzima conversora de angiotensina (iECA) são agentes vasodilatadores indicados após a estabilização dos sintomas de insuficiência cardíaca durante a retirada de agentes inotrópicos e ajuste de diuréticos. Devem ser iniciados com dose baixa e aumentados de forma gradual, ao longo de 3 a 10 dias, em pacientes internados e, mais lentamente, em pacientes em regime ambulatorial. O captopril costuma ser de primeira escolha em lactentes e o enalapril, mais usado em maiores de 2 anos. A piora da função renal com o uso da medicação é mais comum em crianças até os 4 meses de vida. Se houver aumento em 50% do valor basal de creatinina, deve-se reavaliar a possibilidade de reduzir ou suspender a terapia com iECA.

Betabloqueadores

Os betabloqueadores agem como antagonistas da ação do sistema nervoso simpático, reduzindo a resposta simpática mal-adaptativa cardíaca e a frequência cardíaca e melhorando o enchimento ventricular na diástole. Podem ser introduzidos no tratamento da disfunção moderada a grave do ventrículo esquerdo. Não devem ser iniciados na fase aguda, em períodos de bradicardia ou na presença de bloqueio atrioventricular.

Antagonistas da aldosterona

A espironolactona, além de diurética, promove a inibição do sistema renina-angiotensina-aldosterona (SRAA) e remodelação miocárdica, e seu uso é bem estabelecido em adultos. Apesar da falta de evidência confirmando os benefícios encontrados em adultos na população pediátrica, a espironolactona pode ser usada em pacientes com insuficiência cardíaca sistólica crônica com função renal normal ou discretamente alterada. Monitorização rigorosa dos níveis da função renal e dos níveis de potássio deve ser realizada, principalmente quando a medicação é administrada em associação de iECA.

Digoxina

A digoxina é um glicosídeo cardíaco pouco potente que inibe a bomba Na-K-ATPase na membrana celular, elevando o nível de cálcio intracelular e melhorando a contratilidade cardíaca. Estudos em adultos na década de 1990 evidenciaram redução na taxa e hospitalização, mas não na taxa de mortalidade em pacientes com insuficiência cardíaca e fração de ejeção do ventrículo esquerdo (FEVE) reduzida que usaram a medicação. Seu nível tóxico é próximo ao seu nível terapêutico, e valores séricos entre 0,5 e 0,9 ng/mL estão dentro da faixa terapêutica. A digoxina deve ser usada com atenção especial em pacientes com insuficiência renal, pacientes que estejam recebendo medicações que podem alterar a função do nó sinoatrial ou atrioventricular ou recebendo medicações que influenciam no nível sérico da digoxina, como amiodarona e betabloqueadores.

Em crianças, a associação entre diuréticos e digoxina era tradicionalmente usada em lactentes com grandes defeitos de septo interventricular e hiperfluxo pulmonar. Porém, não há evidência relatando melhora da contratilidade ou dos sintomas nesse cenário. Seu uso não deve ser rotineiro em crianças com insuficiência cardíaca.

Entresto

O entresto é a combinação de sacubitril, inibidor da neprilisina, e valsartana, bloqueador do receptor da angiotensina II. O sacubitril tem recomendação classe I no tratamento da insuficiência cardíaca (IC) no adulto. A neprilisina, alvo do sacubitril, é uma enzima amplamente expressa, cujo principal efeito no sistema cardiovascular é quebrar os peptídeos natriuréticos. Com a inibição da neprilisina, os níveis circulantes de peptídeos natriuréticos aumentam, principalmente do peptídeo natriurético tipo B (BNP). Os efeitos hemodinâmicos desse aumento do BNP incluem vasodilatação e diurese. A inibição da neprilisina também ativa a via do sistema renina-angiotensina-aldosterona (SRAA) e, portanto, a combinação de neprilisina com um antagonista clássico dos receptores da angiotensina é uma escolha lógica para uma combinação de agentes. O ensaio clínico PARADIGM-HF, maior estudo prospectivo realizado para avaliação de uma droga em IC, demonstrou menor mortalidade e admissões hospitalares comparado com o uso de terapia tradicional com iECA na população adulta. O estudo clínico PANORAMA-HF foi desenhado em duas partes sequenciais para comparação do sacubitril-valsartana *versus* enalapril em crianças portadoras de IC com fração de ejeção ventricular reduzida. A primeira para avaliação de dados de farmacocinética e farmacodinâmica, e a segunda envolvendo os pacientes elegíveis para comparação, tendo sido aprovado em outubro de 2019 pela FDA norte-americana para crianças maiores de 1 ano.

Ivabradina

A ivabradina é um bloqueador dos canais If do nó sinusal, que age diminuindo a frequência cardíaca, sem efeitos na contratilidade miocárdica, pressão arterial e resistência vascular. Estudos randomizados controlados em adultos com IC secundária à doença coronariana isquêmica têm demonstrado resultados diferentes. No estudo clínico SHIF, o grupo da ivabradina mostrou 18% de redução nas mortes cardiovasculares e admissões hospitalares secundárias à piora da IC. Bonnet et al. investigaram o uso de ivabradina em 116 crianças de 6 meses a 18 anos com IC secundária à cardiomiopatia dilatada observando melhora da FEVE, da classificação da NYHA/Ross e da qualidade de vida.

Anticoagulação

Pode ser considerada em pacientes com dilatações significativas de cavidades cardíacas, ou com disfunção crônica severa, com o intuito de evitar formação de trombos, secundário à estase venosa, que leva a possíveis embolias, com piora do quadro basal, ou comorbidades graves.

Assistência circulatória mecânica

Diferentes técnicas de assistência circulatória mecânica têm sido cada vez mais usadas como suporte em pacientes com disfunções cardíacas graves aguardando recuperação miocárdica ou transplante cardíaco. Dentre elas, estão *extracorporeal membrane oxygenation* (ECMO) e *ventricular assist device* (VAD).

Transplante cardíaco

O transplante cardíaco é uma opção terapêutica quando a expectativa de sobrevida é menor que dois anos, com qualidade de vida inaceitável, progressão da disfunção ventricular, hipertensão pulmonar e arritmias malignas. Cardiomiopatias, principalmente a forma dilatada e as cardiopatias congênitas complexas, são as principais indicações do transplante cardíaco pediátrico.

CONCLUSÃO

A insuficiência cardíaca na criança é uma entidade complexa pelas suas diferentes causas e manifestações clínicas, a depender da doença de base e faixa etária. O reconhecimento e o diagnóstico adequado da sua apresentação aguda ou crônica direcionam a terapêutica adequada.

SUGESTÕES DE LEITURA

1. Alsaied T, Tremoulet AH, Burns JC. Review of cardiac involvement in multisystem inflammatory syndrome in children. Circulation. 2021;143:78-88.
2. Bonnet D, Berger F, Jokinen E, Kantor PF, Daubeney PEF. Ivabradine in children with dilated cardiomyopathy and symptomatic chronic heart failure. J Am Coll Cardiol. 2017;70:1262-72.
3. Boucek MM, Aurora P, Edwards LB, Taylor DO, Trulock EP, Christie J, et al. Registry of the International Society for Heart and Lung Transplantation: tenth official pediatric heart transplantation report - 2007. J Heart Lung Transplant. 2007;26(8):796-807.
4. Connolly D. Rutkowski M, Auslender M, Artman M. The New York University Pediatric Heart Failure Index: A new method of quantifying chronic heart failure severity in children. J Pediatr. 2001;138(5):644-8.
5. Digitalis Investigation Group: The effect of digoxin on mortality and morbidity in patients with heart failure. New Engl J Med. 1997;336:525-33.
6. Gournay V, Hauet Q. Mechanical circulatory support for infants and small children. Arch Cardiovasc Dis. 2014;107(6-7):398-405.
7. Hew M, Tay TR. The efficacy of bedside chest ultrasound: from accuracy to outcomes. Eur Respir Rev. 2016;25(141):230-46.
8. Hinton RB, Ware SM. Heart failure in pediatric patients with congenital heart disease. Circ Res. 2017;120(6):978-94.
9. Jayaprasad N. Heart failure in children. Heart Views. 2016;17(3):92.99.
10. Kantor PF, Lougheed J, Dancea A, McGilliom M, Barbosa N, Chan C, et al. Presentation, diagnosis, and medical management of heart failure in children: Canadian Cardiovascular Society guidelines. Can J Cardiol. 2013;29(12):1535-52.
11. Kantor PF, Mertens LL. Heart failure in children. Part II: Current maintenance therapy and new therapeutic approaches. Eur J Pediatr. 2010;169(4):403-10.
12. Kay JD, Colan SD, Graham TP Jr. Congestive heart failure in pediatric patients. Am Heart J. 2001:142(5):923-8.
13. Lipshultz SE, Sleeper LA, Towbin JA, Lowe AM, Orav EJ, Cox GF, et al. The incidence of pediatric cardiomyopathy in two regions os United States. N Engl J Med. 2003;348(17):1647-55.
14. Loss KL, Shaddy RE, Kantor PF. Recent and upcoming drug therapies for pediatric heart failure. Front Pediatr. 2021;9:681224.
15. Madriago E, Silberbach M. Heart failure in infants and children. Pediatr Rev. 2010;31(1):4-21.
16. McCammond AN, Axelrod DM, Bailly DK, Ramsey EZ, Costello JM. Pediatric Cardiac Intensive Care Society 2014 Consensus statement: Pharmacotherapies in cardiac critical care fluid management. Pediat Crit Care Med. 2016;17(3 suppl1):S35-48.
17. Nohria A, Lewis E, Stevenson LW. Medical management of advanced heart failure. JAMA. 2002;287(5):628-40.
18. Rosenthal D, Chrisant MR, Edens E, Mahony L, Center C, Colan S, et al. International Society for Heart and Lung Transplantation: practice guideline for management of heart failure in children. J Heart Lung Transplant. 2004;23(12):1313-33.
19. Ross RD. The Ross classification for heart failure in children after 25 years: a review and an age-stratified revision. Pediatr Cardiol. 2012;33:1295-300.
20. Rossano JW, Cabrera AG, Jefferies JL, Naim MP, Humlicek T. Pediatric Cardiac Intensive Care Society 2014 Consensus Statement: Pharmacotherapies in Cardiac Critical Care Chronic Heart Failure. Pediatr Crit Care Med. 2016;17(3 Suppl1):S20-34.
21. Rossano JW, Kim JJ, Decker JA, Price JF, Zafar F, Graves DE, et al. Prevalence, morbidity, and mortality of heart failure-related hospitalizations in children in the United States: a population-based study. J Card Fail. 2012;18(6):459-70.
22. Teitel D. Recognition os undiagnosed neonatal heart disease. Clin Perinatol. 2016;43(1):81-98.
23. Thrush PT, Hoffman TM. Pediatric hear transplantation-indications and outcomes in the current era. J Thorac Dis. 2014;6(8):1080-96.
24. Tume SC, Goldberg J, Molossi S, Bronicki RA. Pharmacologic approach to heart failure in children. Curr Cardiol Rev. 2016;12(2):117-20.
25. Tume SC, Schawartz SM, Bronicki RA. Pediatric Cardiac Intensive Care Society 2014 Consensus Statement: Pharmacotherapies in Cardiac Critical Care Treatment of Acute Heart Failure. Pediatr Crit Care Med. 2016;17(3 Suppl1):S16-9.
26. Valverde I, Miller O. Acute cardiovascular manifestations in 286 children with multisystem inflammatory syndrome associated with COVID-19 infection in Europe. Circulation. 2021;143:21-32.
27. Via G, Hussain A, Wells M, Readon R, ElBarbary M, Noble VE, et al. International evidenced-based recommendations for focused cardiac ultrasound. J Am Soc Echocardiogr. 2014;27(7):683.e-683.e33.
28. Webber SA, McCurry K, Zeevi A. Heart and lung transplantation in children. Lancet. 2006;368(9529):53-69.
29. Zhu Y, Xu HAI, Zhu X, Wei Y, Yang G, Xu Y, et al. Association between cardiothoracic ratio, left ventricular size and systolic function in patients undergoing computed tomography coronary angiography. Exp Ther Med. 2014;8(6):1757-63.

23
Miocardite aguda

Fernanda Paixão Silveira Bello
Deipara Monteiro Albellan

PONTOS-CHAVE DESTE CAPÍTULO

- Entender o que é miocardite aguda.
- Identificar sinais do exame clínico significativos para suspeita diagnóstica.
- Definir os exames para confirmação da hipótese de miocardite.
- Instituir o tratamento adequado para controle clínico da insuficiência cardíaca.

INTRODUÇÃO

A miocardite é uma doença inflamatória do miocárdio associada à degeneração e à necrose de origem não isquêmica. Apesar de rara, tem grande importância na pediatria por cursar com alta taxas de morbidade e mortalidade e ser considerada a principal causa de cardiomiopatia dilatada em crianças.

O diagnóstico é desafiador, porque os estudos mostram que a apresentação clínica mais comum envolve sintomas respiratórios, seguidos de queixas gastrointestinais, e não necessariamente os clássicos sintomas cardiovasculares. Sinais frequentemente observados no exame físico de adultos como hepatomegalia, ritmo de galope e estertoração pulmonar podem estar ausentes na maioria das crianças.

EPIDEMIOLOGIA

A verdadeira incidência de miocardite na criança é difícil de ser estimada em decorrência da variedade de apresentações clínicas, desde os pacientes assintomáticos até os que não têm diagnóstico confirmado por métodos subsidiários, seja ressonância magnética ou biópsia endomiocárdica, solicitados em pequeno número de casos e sob interpretação nem sempre criteriosa das equipes médicas.

Com incidência anual estimada ao redor de 0,26 a 2 casos a cada 100 mil crianças, a miocardite continua sendo responsável por 12% das mortes súbitas entre adolescentes e adultos jovens, além de ter significativa contribuição para morte súbita em lactentes maiores de um ano.

ETIOLOGIA

A grande maioria das miocardites é secundária a infecções virais, mas outros agentes infecciosos, doenças sistêmicas ou imunológicas, medicações, toxinas e radiações podem desencadear processos inflamatórios miocárdicos.

O vírus Coxsackie B, particularmente sorotipos 1 a 6, é o agente mais comumente encontrado em crianças, seguido por influenza A e B, adenovírus, Epstein-Barr, herpes e rubéola, além do SARS-CoV-2 relatado na recente pandemia. Outro vírus relacionado à etiologia da miocardite é o parvovírus, descrito em estudos por meio de biópsias que demonstraram a presença do vírus em até 80% dos pacientes após 7 meses do início do quadro. Na Tabela 1 são apresentados os agentes etiológicos mais frequentes de miocardite em crianças.

TABELA 1 Agentes etiológicos de miocardite mais frequentes

Vírus	Bactérias	Fungos	Protozoários, parasitas e outros	Imunológicos e sistêmicos	Drogas
Coxsackie A e B	Brucella	Actinomyces	Entamoeba	Diabetes mellitus	Antracíclicos
Adenovírus	Clostridia	Aspergillus	Leishmania	Doença de Kawasaki	Amitriptilina
Citomegalovírus	Difteria	Blastomyces	Trypanosoma	Granulomatose de Wegener	Catecolaminas
Echovírus	Gonococcus	Candida	Toxoplasma gondii	Lúpus eritematoso	Cefalosporinas
Dengue	Haemophilus influenzae	Coccidioides	Ascaris	Miastenia gravis	Ciclofosfamida
Hepatites A e C	Legionella	Cryptococcus	Schistosoma	Polimiosite	Cocaína
Herpes simples	Leptospira	Histoplasma	Trichinella spiralis	Sarcoidose	Cobre
Herpes-zóster	Meningococcus	Nocardia	Rickettsia	Tireotoxicose	Etanol
Imunodeficiência	Mycobacterium		Coxiella	Síndrome de Schurg-Strauss	Fenitoína
Influenzas A e B	Mycoplasma				Ferro
Caxumba	Pneumococo				Furosemida
Parvovírus B19	Salmonella				Isoniazida
Poliomielite	Serratia marcescens				Lidocaína
Sincicial respiratório	Staphylococcus				Lítio
Rubéola	Streptococcus				Metildopa
Varicela	Treponema pallidum				Penicilina
Febre amarela	Vibrio cholerae				Tetraciclina
SARS-CoV-2					Tiazida
					Toxoide tetânico

PATOGÊNESE

O vírus que invade o miocárdio determina uma série complexa de reações inflamatórias e imunológicas que resultam em danos diretos aos miócitos e liberação de citocinas inflamatórias e anti-inflamatórias, com subsequente ação inotrópica negativa e comprometimento do desempenho ventricular.

Na fase inicial aguda, até o sétimo dia após entrada do vírus no miócito através de receptores específicos, ocorre rápida replicação viral. A invasão e a replicação viral no miocárdio determinam uma resposta imune com citotoxicidade direta, necrose focal dos miócitos, ativação de macrófagos e linfócitos T e ampla produção e liberação de citocinas, com ação inotrópica negativa e levando à disfunção miocárdica.

Na segunda fase (subaguda ou de resposta autoimune), secundária à replicação viral e resposta imune do hospedeiro, que ocorre entre o 7º e 14º dia, a ativação inicial de macrófagos e a produção de citocinas da fase aguda estimulam o aparecimento de infiltrado inflamatório mononuclear. Células *natural killer* (NK) e linfócitos T citotóxicos são recrutados para o local da inflamação, juntamente com linfócitos B produtores de anticorpos que passam a ter importante papel no clareamento viral com ação contra o vírus e contra proteínas celulares, como a miosina exposta pela agressão inicial. A fase mais destrutiva ocorre em razão da invasão de linfócitos T, que atacam os vírus e as células infectadas de maneira não seletiva. Ocorre também uma complexa interação entre citoquinas pró-inflamatórias e anti-inflamatórias nesse período.

Após o 15º até 90º dia do quadro, já na fase crônica, o miocárdio pode sofrer remodelação por alteração estrutural e funcional e caminha para uma cardiomiopatia dilatada crônica, com disfunções sistólica e diastólica e falência cardíaca progressiva.

QUADRO CLÍNICO

O quadro clínico é muito variável, desde assintomático, leve, até evidente colapso cardiovascular nas situações de miocardite fulminante.

A apresentação clínica depende, em geral, da faixa etária. Recém-nascidos e lactentes podem apresentar sinais e sintomas inespecíficos incluindo apatia, sudorese, irritabilidade, palidez, febre e hipoxemia, podendo chegar a choque cardiogênico.

As crianças maiores podem ter queixas também inespecíficas que incluem febre e sintomas respiratórios e gastrointestinais, como cansaço, rinorreia, tosse, dor abdominal, náuseas e vômitos em geral não acompanhados de diarreia. Esses sintomas, comumente interpretados pelos pediatras como infecções respiratórias ou gastroenterites, costumam levar ao atraso do diagnóstico e da adoção de condutas terapêuticas iniciais que podem agravar o quadro como hidratação rápida endovenosa.

Outros sintomas como letargia, palidez, palpitação e dispneia também podem ser observados com a progressão da doença, ocasião em que os sintomas cardiovasculares se tornam mais evidentes.

Adolescentes podem referir dor torácica como sinal de processo inflamatório pleural ou pericárdico associado à miocardite. Queixas de palpitações, também não específicas, podem ser sinal de alerta à presença de arritmias como taquicardia, *flutter* ou fibrilação atriais, taquicardia supraventricular ou ventricular.

Durani et al. relataram a necessidade de mais de uma consulta pediátrica em 15 dias e atraso diagnóstico em 84% das crianças atendidas com miocardite em setores de emergência.

EXAME FÍSICO

Ao exame físico, a criança pode se apresentar febril e manifestar sinais clássicos de insuficiência cardíaca, como taquicardia, taquipneia e hepatomegalia, sugerindo comprometimento cardiovascular. No entanto, a ausência desses sinais clássicos não afasta o diagnóstico de miocardite, como bem demonstrado no mesmo estudo de Durani et al., em que 66% das crianças apresentavam frequência cardíaca dentro da faixa de normalidade.

Um primeiro sinal de retenção hídrica secundária à insuficiência cardíaca é o edema palpebral, seguido por hepatomegalia e edema generalizado com a evolução do processo.

O atrito pericárdico e o abafamento de bulhas cardíacas podem ser sugestivos de derrame pericárdico, e o ritmo de galope produzido pela terceira bulha, melhor auscultado no ápice, pode ser sinal de disfunção ventricular. A presença de sopro de regurgitação de alta frequência no ápice pode alertar para insuficiência mitral coexistente.

Em quadros mais graves, no entanto, a palidez, a lentificação de enchimento, a hipotensão arterial e os sinais de choque são sinais evidentes de disfunção cardíaca.

DIAGNÓSTICO

A avaliação inicial da criança com suspeita de miocardite aguda deve incluir a história detalhada e o exame físico minucioso para caracterização da insuficiência cardíaca, estratificação de risco, formulação de hipóteses etiológicas e repercussões.

O diagnóstico da insuficiência cardíaca em si é fundamentalmente clínico. No entanto, exames subsidiários são importantes para avaliação do ritmo, função cardíaca, confirmação do processo inflamatório miocárdico, esclarecimento etiológico e diagnóstico diferencial em relação a outras cardiomiopatias não infecciosas ou inflamatórias.

A avaliação subsidiária sequencial deve ser iniciada por eletrocardiograma, radiografia de tórax, ecocardiograma Doppler e avaliação laboratorial necessária. As avaliações posteriores, solicitadas em conjunto com o cardiologista pediátrico, são direcionadas à investigação de isquemia miocárdica, confirmação do processo inflamatório e eventual necessidade de estratificação de risco e controle evolutivo da insuficiência cardíaca.

Em função das manifestações clínicas e dos achados laboratoriais muito heterogêneos, o diagnóstico de miocardite pediátrica continua sendo um desafio para o emergencista. Chong et al. identificaram em estudo de caso-controle alguns achados clínicos significativos na diferenciação de casos confirmados de miocardite e suspeitas dessa doença com outro diagnóstico final após investigação: desconforto respiratório, alteração de perfusão periférica, hipotensão arterial, alteração radiológica torácica e eletrocardiográfica. Durani et al. também acrescentam a hepatomegalia como achado importante na identificação de miocardite em crianças.

Na Tabela 2 são enumeradas as principais avaliações subsidiárias indicadas na suspeita de miocardite.

Radiografia de tórax

A cardiomegalia global é a alteração radiológica mais frequente em crianças com

TABELA 2   Principais exames para avaliação subsidiária
Avaliação cardiológica básica
▪ Radiografia de tórax
▪ Eletrocardiograma
▪ Ecocardiograma
Avaliação laboratorial
▪ Hemograma
▪ Eletrólitos séricos (principalmente Na, K, Ca, Mg e Cl)
▪ Glicemia
▪ Ureia e creatinina
▪ Gasometria arterial e/ou venosa
▪ Lactato sérico
▪ AST/ALT
▪ Coagulação
▪ Proteínas totais e frações
▪ Marcadores inflamatórios (PCR e VHS), antiestreptolisina O
Pesquisa de lesões isquêmicas ou necrose miocárdica
▪ Troponinas séricas T e I
Estratificação de risco e controle evolutivo da insuficiência cardíaca
▪ Peptídeos natriuréticos – BNP (*brain natriuretic* ou *B-type natriuretic peptide*) e o precursor NT pró-BNP
Pesquisa de processos inflamatórios miocárdicos
▪ Cintilografia radioisotópica com gálio
▪ Ressonância magnética cardíaca com gadolínio
Biópsia endomiocárdica

miocardite, observada em 56 a 60% dos casos pela dilatação ventricular ou derrame pericárdico. Ainda podem ser observados infiltrados pulmonares em porções basais ou inferiores pela congestão ou estase, principalmente se houver disfunção sistólica moderada ou grave.

Eletrocardiograma

Várias alterações eletrocardiográficas podem ser observadas em crianças com miocardite aguda, nenhuma delas patognomônica para o diagnóstico.

O achado eletrocardiográfico mais comum é a taquicardia sinusal associada a alterações inespecíficas da onda ST-T. Outros achados eletrocardiográficos significativos na miocardite são: presença de depressão do segmento PR, tanto nas derivações precordiais quanto nas clássicas, atrasos na condução intraventricular, complexos QRS de baixa voltagem, supradesnivelamento do segmento ST ou inversão da onda T.

As características eletrocardiográficas de pior prognóstico são onda Q patológica, complexo QRS largo, ângulo QRS-T acima de 100°, intervalo QT prolongado, bloqueio atrioventricular total e taquiarritmia ventricular maligna. Ao contrário, a elevação do segmento ST com padrão típico de repolarização precoce está associada com melhor prognóstico.

O aparecimento de bloqueio atrioventricular, taquicardia supraventricular, fibrilação ou *flutter* atrial, taquicardia ou fibrilação ventricular, de início recente ou agudo, são sinais de alerta ao pediatra para o diagnóstico de miocardite.

Ecodopplercardiografia

A avaliação ecocardiográfica é relevante para análise anatômica, funcional global e segmentar, estimativa das frações de encurtamento e de ejeção, pressões intracavitárias, pressão pulmonar e débito cardíaco.

As principais alterações ecocardiográficas em crianças com miocardite são: redução na função sistólica ventricular esquerda, direita ou regionais, aumento variável do diâmetro diastólico ventricular esquerdo, espessamento da parede livre ou do septo por edema, aumento do diâmetro valvar mitral e regurgitação funcional por dilatação do anel, derrame pericárdico e presença de trombo intracavitário.

Avaliação laboratorial

A solicitação de avaliação laboratorial tem por objetivo o esclarecimento de um processo infeccioso ou inflamatório e a investigação em relação às repercussões sistêmicas decorrentes da insuficiência cardíaca. No entanto, ainda existem dúvidas quanto à especificidade de marcadores de um processo inflamatório no miocárdio. A alteração na velocidade de hemossedimentação e a taxa de proteína C-reativa (PCR) são inespecíficas para miocardite, embora presentes em 27 a 56% dos pacientes. A elevação da aspartato aminotransferase (AST ou TGO), observada em 85% dos pacientes com miocardite, também foi considerada como marcador sensível por Freedman et al.

Avaliação de isquemia e necrose miocárdica

As troponinas séricas T e I, subunidades proteicas do aparelho contrátil actina-miosina, liberadas para a circulação poucas horas após isquemia ou necrose miocárdica são marcadores específicos de lesão miocárdica. Têm alta especificidade e são importantes na investigação, controle evolutivo e estratificação de risco, mas não são sensíveis em miocardite leve ou subclínica.

Estratificação de risco e controle evolutivo da insuficiência cardíaca

Os peptídeos natriuréticos BNP (*brain natriuretic peptide* ou *B-type natriuretic peptide*) e seu precursor NT pro-BNP são proteínas sintetizadas pelo miocárdio ventricular em resposta à elevação de volume ou de pressão, com aumento de natriurese, diurese e promoção de inibição do SRAA. Níveis séricos de BNP e NT pro-BNP são, dessa maneira, preditivos de morbidade e mortalidade e podem ser correlacionados à eficácia terapêutica, especialmente em pacientes crônicos. Em situações graves, a dosagem de BNP e pro-BNP, aliada às troponinas e proteína C-reativa são biomarcadores que auxiliam na estratificação de risco, embora nem sempre incorporados à prática clínica rotineira.

Pesquisa de processos inflamatórios miocárdicos

Atualmente, podemos considerar a ressonância magnética cardíaca (RMC) o exame de imagem mais útil para o diagnóstico de miocardite pela alta especificidade e sensibilidade.

O gadolínio, usado como contraste na RMC, tem capacidade de penetração intracelular em situações de ruptura da membrana celular, o que ocorre no processo inflamatório pela miocardite. A captação de gadolínio pelo miocárdio demarca as áreas acometidas e pode facilitar a biópsia e o controle evolutivo durante o tratamento.

Desde a série inicial de crianças com miocardite estudadas por Gagliardi et al., comparando RMC com biópsia endomiocárdica, e o estudo controlado de Friedrich et al., vários outros seguiram demonstrando a relevância da RMC na investigação da miocardite.

Biópsia endomiocárdica

A biópsia endomiocárdica (BEM) para análise histológica, de acordo com os critérios de Dallas, ainda é considerada de excelência para o diagnóstico da miocardite pela sua capacidade diagnóstica e elucidação etiológica. No entanto, recebe críticas pelo fato de ser procedimento de risco pelas complicações como instabilidade hemodinâmica, arritmias, perfuração miocárdica, hemotórax, pneumotórax e óbito. A biópsia também tem considerável taxa de falsos negativos, porque o processo inflamatório heterogêneo, tipo colcha de retalhos, acomete principalmente a parede livre do ventrículo esquerdo, e não do ventrículo direito ou septo, regiões que são biopsiadas. Além disto, a avaliação histológica depende da interpretação subjetiva dos patologistas.

A biópsia, indicada em conjunto com cardiopediatra, pode ser recomendada em algumas situações:

- Insuficiência cardíaca de início recente, inferior a duas semanas, com comprometimento hemodinâmico, independentemente da dilatação do ventrículo esquerdo.
- Insuficiência cardíaca entre duas semanas e três meses de duração, com ventrículo esquerdo dilatado, presença de arritmias ventriculares e bloqueio AV de alto grau.
- Falta de resposta ao tratamento dentro de 1 a 2 semanas.
- Expectativa de evolução para complicações.

DEFINIÇÕES DIAGNÓSTICAS

Segundo a American Heart Association (AHA), atualmente a miocardite aguda pode ser definida por meio de informações da ressonância nuclear magnética associadas a critérios clínicos e laboratoriais, e não necessariamente por avaliação histológica. Quatro definições diagnósticas podem ser levantadas:

- Possível: miocardite subclínica, sem sintomas cardiovasculares, que preenche pelo menos um dos seguintes critérios:
  - Biomarcadores de lesão miocárdica aumentados.
  - ECG com alteração sugestiva de lesão miocárdica.
  - Função ventricular reduzida em avaliação por ECO ou RMC.
- Provável: miocardite aguda com sintomas cardiovasculares, que preenche pelo menos um dos seguintes critérios:
  - Biomarcadores de lesão miocárdica aumentados.
  - ECG com alteração sugestiva de lesão miocárdica.
  - Função ventricular reduzida em avaliação por ECO ou RMC.
- Confirmada: pela RMC, por meio dos critérios específicos de Lake-Louis.
- Definitiva: pela histologia ou pela imuno-histoquímica de material de biópsia endomiocárdica.

DIAGNÓSTICOS DIFERENCIAIS

No recém-nascido ou lactente com grave comprometimento hemodinâmico, a miocardite deve ser diferenciada principalmente de sepse, desidratação, anemia, distúrbios metabólicos graves ou lesão estrutural anatômica que comprometa a perfusão aórtica ou coronariana, como estenose aórtica grave, coartação de aorta ou origem anômala da artéria coronária esquerda com origem na artéria pulmonar.

Em crianças maiores, a miocardite aguda costuma manifestar-se por quadros sugestivos de infecções gastrointestinais ou respiratórios a serem diferenciados. Além disto, a cardiomiopatia dilatada crônica e a fibroelastose endocárdica em fase de descompensação podem apresentar quadro clínico semelhante à miocardite.

TRATAMENTO

A meta primordial para tratamento de uma criança com miocardite é a estabilização hemodinâmica, principalmente se houver disfunção sistólica ou presença de arritmias. É importante que a equipe pediátrica analise o quadro clínico, previna as complicações e seja oportuno nas condutas pertinentes.

A grande maioria das crianças tem recuperação do processo inflamatório sem necessidade de terapêutica específica e o suporte temporário é fundamental até a recuperação.

Assim, as principais recomendações sistematizadas incluem:

- Internação hospitalar, se houver expectativa de deterioração da função miocárdica.
  Repouso.
- Monitorização cardíaca, se houver arritmias presentes ou potenciais.
- Monitorização respiratória para manter oxigenação esperada (SatO$_2$ > 90%) e ventilação pulmonar não invasiva ou invasiva se necessário. A manutenção de pressão positiva em vias aéreas é uma estratégia terapêutica importante no controle da insuficiência cardíaca, porque reduz a pós-carga ventricular esquerda e, consequentemente, melhora o débito cardíaco.
- Níveis de hemoglobina e hematócrito corrigidos para 12 g/dL e 35%, respectivamente.
- Ajuste da volemia por meio de balanço hídrico adequado e, se necessário, administração de diuréticos.
- Suporte inotrópico e vasodilatador como em outras situações de baixo débito cardíaco, seja para suporte diante da disfunção ventricular ou controle da hipotensão arterial e choque cardiogênico.
- Controle das arritmias atriais e ventriculares.

- Transferência para centros especializados ou terciários quando a equipe não se sentir abrangente ou diante da progressão clínica desfavorável.

No grupo pediátrico, o polimorfismo clínico da insuficiência cardíaca, na fase aguda ou descompensada, pode dificultar as condutas imediatas em unidades de emergência pediátricas. Por essa razão, muitos centros cardiológicos pediátricos têm sugerido a adoção do algoritmo proposto por Grady et al. para adultos, com base em dois aspectos clínicos fundamentais: presença de congestão venosa sistêmica e/ou pulmonar e adequação da perfusão periférica. A avaliação clínica inicial da criança deve permitir sua inclusão em um dos quatro grupos sugeridos pelo algoritmo, com estratificação de A a D, conforme a Tabela 3.

De acordo com o algoritmo, as condutas terapêuticas são direcionadas à recuperação da função cardíaca e à redução da congestão venosa, de acordo com as características de cada grupo identificado.

TABELA 3 Algoritmo para avaliação clínico-hemodinâmica da insuficiência cardíaca

Perfusão	Congestão sistêmica e/ou pulmonar	
	Sem congestão ("seco")	Com congestão ("congesto")
Perfusão adequada ("quente")	A "Quente e seco"	B "Quente e congesto"
Perfusão inadequada ("frio")	D "Frio e seco"	C "Frio e congesto"

Grupo A: perfusão adequada e ausência de congestão venosa

Manutenção da estabilidade e prevenção de situações que possam levar à descompensação cardíaca, tais como sobrecarga hídrica, hipertermia, alterações eletrolíticas ou metabólicas. Nessa fase, a suspeita de miocardite é pouco frequente e o diagnóstico, em geral, é mais tardio, quando os pacientes já se encontram nos grupos subsequentes.

Grupo B: perfusão adequada e congestão venosa

Ajuste da volemia, balanço hídrico adequado e, se necessário, administração de diuréticos como furosemida.

Grupo C: perfusão inadequada e congestão venosa

As indicações têm sido ajuste contínuo de volemia aliado aos agentes com potencial inotrópico e vasodilatador, como os inodilatadores, especialmente a milrinona, ou os agentes inotrópicos, como dobutamina ou adrenalina em dose baixa, associados ao nitroprussiato de sódio. A levosimendana, também inodilatador, é outra opção terapêutica em casos de choque cardiogênico refratário. Dopamina ou vasopressores como adrenalina em dose mais elevada, noradrenalina ou vasopressina somente se houver hipotensão arterial refratária. A evolução para choque cardiocirculatório em crianças deste grupo pode ocorrer nas primeiras 24 horas, sobretudo se não diagnosticadas prontamente ou em miocardite fulminante.

Grupo D: perfusão inadequada e ausência de congestão venosa (baixo débito ou choque cardiocirculatório)

Agentes inodilatadores ou associação de inotrópicos e vasodilatadores (se disfunção), ou vasopressores, como adrenalina ou noradrenalina (se hipotensão arterial). Já nos pacientes com pressão arterial adequada, a associação de vasodilatadores está indicada quando possível.

OUTRAS TERAPIAS

Embora agentes antivirais e imunomoduladores tenham sido propostos, ainda não existem evidências em relação ao benefício dessas terapêuticas em crianças com miocardite.

Durante a fase de replicação viral, a imunoglobulina intravenosa tem sido indicada por pediatras como agente antinflamatório e imunomodular. Alguns estudos demonstraram aumento da sobrevivência em crianças que utilizaram imunoglobuina. Entretanto, o real benefício dessa terapia ainda é controverso e continua necessitando de estudos que demonstrem o impacto terapêutico.

O mesmo acontece com a corticoterapia, isolada ou associada à azatioprina, indicada após a fase viral. Os estudos ainda são controversos na literatura e não consensuais para recomendação.

Agentes antivirais têm sido indicados para pacientes com quadros infecciosos virais identificados e que evoluem com miocardite associada, não necessariamente confirmada. Nessa situação, têm sido indicados em infecções por herpes, citomegalovírus, influenza e adenovírus.

Na miocardite por SARS-CoV-2, responsável pela Covid-19, vários esquemas foram publicados incluindo agentes antivirais, imunoglobulina e corticoterapia, com experiências muito diversas ao longo da pandemia e melhor conhecimento da própria doença.

No entanto, a indicação de suporte cardiovascular mecânico por meio de oxigenação por membrana extracorpórea (ECMO) ou o dispositivo de assistência ventricular

(DAV, ou coração artificial), em crianças com quadros graves, progressivos ou não responsivos, têm sido recursos até a recuperação miocárdica ou captação de doação para o transplante cardíaco. A ECMO, segundo referência recente da AHA, tem tido sobrevida entre 69 e 76%.

PROGNÓSTICO

A miocardite tem um prognóstico reservado em recém-nascidos, principalmente se decorrente de infecção pelo Coxsackievírus B. Em crianças maiores, a evolução costuma ser mais favorável, com mortalidade inferior a 25% e evolução para quadro crônico de cardiomiopatia dilatada em outros 25%. No estudo de Foerster et al., a redução da fração de ejeção ventricular esquerda inicial (z-score ≤ 2) foi fator preditivo de maior mortalidade e o maior espessamento septal (z-score $> 2,0$) esteve relacionado à maior necessidade de transplante cardíaco.

TABELA 4 Principais agentes inotrópicos e vasodilatadores indicados na insuficiência cardíaca

Agente	Dose e via de administração	Principais efeitos colaterais
Adrenalina	EV Efeito dose-dependente: ▪ Efeito beta: 0,01 a 0,3 mcg/kg/min ▪ Efeito alfa: > 0,3 mcg/kg/min Amp. 1 mg/mL	TV HAS Hipertensão pulmonar Vasoconstrição coronariana Gangrena
Noradrenalina	EV Efeito dose-dependente: ▪ Efeito beta: 0,05 a 0,1 mcg/kg/min ▪ Efeito alfa: 0,1 a 1 mcg/kg/min Amp. 1 mg/mL	Semelhantes à adrenalina
Dopamina	EV Efeito dose-dependente: ▪ Efeito dopa: < 5 mcg/kg/min ▪ Efeito beta: 5 a 10 mcg/kg/min: ▪ Efeito alfa: > 10 mcg/kg/min Amp. 5 mg/mL (10 mL = 50 mg)	TSV, TV HAS Insuficiência renal aguda Vasoconstrição periférica Gangrena
Dobutamina	EV Efeito alfa e beta – 2 a 20 mcg/kg/min Amp. 12,5 mg/mL (20 mL = 250 mg)	Taquicardia moderada Hipotensão em dose elevada
Milrinona	EV ▪ Ataque: 25 a 50 mcg/kg/min ▪ Manutenção: 0,25 a 0,75 mcg/kg/min Amp. 1 mg/mL (20 mL = 20 mg)	Hipotensão arterial sistêmica Angina Hepatotoxicidade, icterícia Trombocitopenia Hipopotassemia
Levosimendana	EV ▪ Ataque: 5 a 25 mcg/kg em 10 min ▪ Manutenção: 0,05 a 0,4 mcg/kg/min Amp. 2,5 mg/mL (5 mL = 12,5 mg)	

CONCLUSÃO

A miocardite é uma doença inflamatória do miocárdio associada à degeneração e à necrose não isquêmica que pode evoluir para insuficiência cardíaca aguda.

O diagnóstico é clínico e exames subsidiários como eletrocardiograma, ecocardiograma, radiografia de tórax, dosagem de biomarcadores e ressonância nuclear magnética cardíaca são importantes para confirmação da suspeita clínica.

O diagnóstico e o início do tratamento, no entanto, devem ser rápidos e efetivos, já que a miocardite em crianças pode ter prognóstico reservado se as repercussões não forem prontamente controladas. Os pediatras em setores de emergência devem estar alertas a sintomas e sinais sugestivos de miocardite, nem sempre clássicos ou relacionados ao sistema cardiovascular, o que induz a diagnósticos equivocados, atraso na tomada de decisões e piora de prognóstico.

SUGESTÕES DE LEITURA

1. Bohn D, Benson L. Diagnosis and management of pediatric myocarditis. Pediatr Drugs. 2002;4(3):171-181.
2. Buttà C, Zappia L, Laterra G, Roberto M. Diagnostic and prognostic role of electrocardiogram in acute myocarditis: A comprehensive review. Annals of Noninvasive Electrocardiology. 2020;25(3):e12726.
3. Canter CE, Simpson KE. Diagnosis and treatment of myocarditis in children in the current era. Circulation. 2014;129(1):115-28.
4. Chong SL, Bautista D, Ang ASL. Diagnosing paediatric myocarditis: what really Matters? Emerg Med J. 2015;32:138-143.
5. Cooper LT, Baughman KL, Feldman AM, et al. The role of endomyocardial biopsy in the management of cardiovascular disease: A scientific statement from the American Heart Association, American College of Cardiology, and the European Society of Cardiology. J Am Coll Cardiol. 2007;50(19):1914-31.
6. Dancea AB. Myocarditis in infants and children: a review for the paediatrician. Paediatr Child Health. 2001;343:1388-98.
7. Danti M, Sbarbati S, Alsadi N, et al. Cardiac magnetic resonance imaging: diagnostic value and utility in the follow-up of patients with acute myocarditis mimicking myocardial infarction. Radiol Med. 2009;114:229-38.
8. Durani Y, Egan M, Baffa J, et al. Pediatric myocarditis: presenting clinical characteristics. Am J Emerg Med. 2009;27:942-947.
9. Feldman AM, McNamara D. Myocarditis. N Engl J Med. 2000;343:1388-98.
10. Freedman SB, Haladyn JK, Floh A, Kirsh JA, Taylor G, Thull-Freedman J. Pediatric myocarditis: emergency department clinical findings and diagnostic evaluation. Pediatrics. 2007;120:1278-85.
11. Friedrich MG, Sechtem U, Schulz-Menger J et al. Cardiovascular magnetic resonance in myocarditis: a JACC White Paper. J Am Coll Cardiol. 2009;53:1475-87.
12. Friedrich MG, Strohm O, Schulz-Menger J, et al. Contrast media-enhanced magnetic resonance imaging visualizes myocardial changes in the course of viral myocarditis. Circulation. 1998;97:1802-9.
13. Gagliardi MG, Polletta B, Di Renzi P. MRI for the diagnosis and follow-up of myocarditis. Circulation. 1999;99(3):458-9.
14. Grady KL, Dracup K, Kennedy G, et al. Team management of patients with heart failure: A statement for healthcare professionals from The Cardiovascular Nursing Council of the American Heart Association. Circulation. 2000;102(19):2443-56.
15. Hsu DT, Pearson GD. Heart failure in children part II: Diagnosis, treatment, and future directions. Circ Heart Fail. 2009;2:490-8.
16. I Diretriz Brasileira de Miocardites e Pericardites. Arquivos Brasileiros de Cardiologia. 2013;100(4 Supl. 1):1-36.
17. Jefferies JL, Hoffman TM, Nelson DP. Heart failure treatment in the intensive care unit in children. Heart Failure Clin. 2010;6:531-58.

18. Kantor PF, Mertens LL. Heart failure in children. Part I: clinical evaluation, diagnostic testing, and initial medical management. Eur J Pediatr. 2010;169:269-79.
19. Kantor PF, Mertens LL. Heart failure in children. Part II: current maintenance therapy and new therapeutic approaches. Eur J Pediatr. 2010;169:403-10.
20. Law YM, Lal AK, Chen S, et al. Diagnosis and management of myocarditis in children: A scientific statement from the American Heart Association. Circulation. 2021;144(6):e123-e135.
21. Levine MC, Klugman D, Teach SJ. Update on myocarditis in children Current Opinion in Pediatrics. 2010;22:278-283.
22. Chong SL, Bautista D, Ang ASY. Diagnosing paediatric myocarditis: what really matters. Emerg Med J. 2015;32(2):138-143.
23. Namachivayam P, Crossland DS, Butt WW, Shekerdemian LS. Early experience with Levosimendan in children with ventricular dysfunction. Pediatr Crit Care Med. 2006;7:445-8.
24. Noren GR, Staley NA, Bandt CM, et al. Occurrence of myocarditis in sudden death in children. J Forensic Sci. 1977;22(1):188-96.
25. Putschoegl, A and Auerbach, S. Diagnosis, evaluation, and treatment of myocarditis in children. Pediatric Clinics North Am. 2020;67(5):855-874.
26. Renko M, Leskinen M, Kontiokari T, et al. Cardiac troponin-I as a screening tool for myocarditis in children hospitalized for viral infection. Acta Paediatr. 2010;99(2):283-5.
27. Shaddy RE, Boucek MM, Hsu DT, Boucek RJ, Canter CE, Mahony L, et al. Carvedilol for children and adolescents with heart failure. JAMA. 2007;29:1171-9.
28. Shekerdemian L, Bohn D. Cardiovascular effects of mechanical ventilation. Arch Dis Child. 1999;80(5):475-80.
29. Skouri HN, Dec GW, Friedrich MG, Cooper LT. Noninvasive imaging in myocarditis. J Am Coll Cardiol. 2006;48(10):2085-93.
30. Soongswang J, Durongpisitkul K, Nana A, Laohaprasittiporn D, Kangkagate C, Punlee K, Limpimwong N. Cardiac troponin T: a marker in the diagnosis of acute myocarditis in children. Pediatr Cardiol. 2005;26(1):45-9.
31. Sparrow PJ, Merchant N, Provost YL, et al. MR imaging findings in patients with acquired heart disease at risk for sudden cardiac death. Radiographics. 2009;29:805-23.
32. Towbin JA, Lowe AM, Colan SD, et al. Incidence, causes, and outcomes of dilated cardiomyopathy in children. JAMA. 2006;296:1867-1876.
33. Vashist S, Singh GK. Acute myocarditis in children: current concepts and management. Curr Treat Options Cardiovasc Med. 2009;11:383-91.
34. Why HJ, Meany BT, Richardson PJ, et al. Clinical and prognostic significance of detection of enteroviral RNA in the myocardium of patients with myocarditis or dilated cardiomyopathy. Circulation. 1994;89(6):2582-9.

24
Pericardite aguda

Camila Lúcia Dedivitis Tiossi Wild
Fernanda Paixão Silveira Bello

PONTOS-CHAVE DESTE CAPÍTULO

- A pericardite é um processo inflamatório do pericárdio que pode ter múltiplas causas, mas na maioria dos casos pode ser considerada idiopática ou de origem viral.
- Deve-se pensar nesse diagnóstico quando o paciente apresenta-se com dor precordial, podendo estar associado a outros sintomas como tosse, dispneia, dor abdominal, vômitos e febre.
- Para o diagnóstico, o paciente precisa ter pelo menos dois dos seguintes achados: dor torácica, fricção pericárdica, alterações de ECG e agravamento de antigo ou recente derrame pericárdico.
- Os anti-inflamatórios não esteroides (AINE) são medicações de primeira linha, sendo o ibuprofeno a droga de escolha. Podem ser usados ainda colchicina, corticoides e até antibióticos em alguns casos.
- O prognóstico da pericardite é geralmente benigno e autolimitado, embora possam ocorrer complicações.

INTRODUÇÃO

O pericárdio é um saco fibroelástico constituído por duas camadas, a visceral e a parietal, separadas por um espaço (potencial), a cavidade pericárdica, que, nos indivíduos saudáveis, contém 15 a 35 mL de um ultrafiltrado de plasma que auxilia a lubrificação durante a contração cardíaca.

Assim, essa estrutura tem várias funções: fixar o coração no mediastino, agir como uma barreira à propagação de infecções dos pulmões para o coração, impedir a dilatação extrema do coração durante o aumento súbito de volume, igualar a complacência entre o coração direito e o esquerdo e reduzir o atrito entre o coração e as estruturas circundantes.

A pericardite é um processo inflamatório do pericárdio que tem múltiplas causas e se apresenta tanto como doença primária quanto secundária. Geralmente benigna e autolimitada, pode cursar com derrame ou constrição, o que aumenta sua morbidade.

A incidência estimada é de 3,3 casos/100.000 pessoas por ano. Não existem dados epidemiológicos oficiais no Brasil referentes ao comprometimento pericárdico. Mesmo os disponíveis na literatura internacional são escassos e, certamente, sofrem a influência das características de cada centro.

Entretanto, estudos demonstram que a pericardite é responsável por cerca de 5% de todas as crianças com dor torácica em serviços de emergência pediátrica e 0,2% de todas as internações cardiovasculares hospitalares.

ETIOLOGIA

As causas de pericardite podem ser divididas em duas categorias: infecciosa e não infecciosa (Tabela 1). As não infecciosas incluem as metabólicas, imunorreativas, neoplásicas e traumáticas. Segundo a literatura, 40 a 86% dos casos de pericardite não têm etiologia esclarecida e acredita-se que muitos desses casos sejam de origem viral. A causa viral pode ser presumida se o paciente apresenta uma infecção respiratória superior recente, responde a tratamento com anti-inflamatórios e não apresenta recorrência.

A pericardite bacteriana ou purulenta responde por 5% dos casos de pericardite. As bactérias podem infectar o pericárdio por via hematogênica, propagação ou extensão direta de estruturas adjacentes, principalmente os pulmões. Muitas vezes, o início dos sintomas é rápido e fatal se não diagnosticados e tratados. Antes do uso generalizado de antibióticos e vacinas, o *Streptococcus pneumoniae* e o *Haemophilus* eram patógenos com frequência identificados, mas atualmente o *Staphylococcus aureus* é a causa mais comum de pericardite bacteriana. Além disso, o meningococo é um patógeno que também deve ser considerado nas pericardites purulentas, já que corresponde a 6 a 16% dos casos dessa doença, enquanto o *Mycobacterium tuberculosis* corresponde a 4% deles.

As neoplasias podem causar pericardite por meio de disseminação hematogênica ou linfática, ou mesmo por invasão tumoral. Raramente, a pericardite é causada por um câncer primário. Efusão sanguinolenta, falha ao tratamento com anti-inflamatórios não esteroides (AINE) e recorrência de pericardite ou tamponamento na apresentação devem levantar a suspeita de doença pericárdica neoplásica. O tratamento com radiação de uma massa mediastinal também pode provocar pericardite aguda com progressão para constritiva.

Além de todas essas causas, ainda podemos ter a pericardite traumática, que pode ser provocada por qualquer lesão direta ou penetrante no pericárdio. Intervenções percutâneas, como cateterismo, colocação de marca-passo, ablação cirúrgica e pós-operatório de comunicação interatrial, e corpos estranhos esofágicos também podem causar lesão pericárdica. A pericardite traumática também deve ser considerada em crianças com doenças renais e oncológicas.

QUADRO CLÍNICO

A dor torácica é um dos primeiros sintomas em casos de pericardite. Está localizada sobre o precórdio e é, muitas vezes, descrita como em esfaqueamento, com piora quando

TABELA 1	Causas de pericardite
Infecciosa	
Viral: Coxsackie, echovírus, EBV, CMV, adenovírus, parvovírus B19, herpes 6	
Bacterianas: *Mycobacterium tuberculosis*, *Coxiella Burnetti*, pneumococo, meningococo, *Gonocococo* spp, *Haemophilus Influenzae* spp, *Estafilococcus* spp, *Chlamydia* spp, *Mycoplasma* spp, *Legionella* spp, *Leptospira* spp, *Listeria* spp	
Fúngicas: Histoplasma spp, *Aspergillus*, *Candida* spp, *Blastomyces*	
Parasitas: toxoplasma, *Echinococcus*	
Não infecciosa	
Autoimune	
Doenças autoimunes e autoinflamatórias: LES, síndrome de Sjögren, artrite reumatoide, esclerose sistêmica, vasculite sistêmica, síndrome de Behcet, sarcoidose, febre familiar mediterrânea	
Síndromes de injúria pericárdica: pós-traumática, pós-pericardiotomia, pós-infarto miocárdico	
Neoplásica	
Metabólica: uremia, mixedema	
Tumores primários	
Metástase tumoral (pulmão, câncer, linfoma)	
Injúria direta: trauma torácico penetrante, perfuração esofágica	
Relacionada a drogas: procainamida, hidralazina, isoniazida, fenitoína, penicilina, doxorrubicina	
Pós-intervenções: intervenção coronariana percutânea, inserção de marca-passo, ablação por radiofrequência	

em decúbito dorsal e aliviada ao sentar-se ou inclinar-se para a frente. Os sintomas associados em crianças incluem tosse, dispneia, dor abdominal, vômitos e febre.

Nenhuma característica clínica específica é útil para diferenciar as várias causas e o diagnóstico baseia-se principalmente na história clínica.

O achado do exame físico patognomônico de pericardite é a fricção ou atrito pericárdico, descrita como arranhado áspero, que ocorre em 85% dos pacientes com pericardite durante o curso de sua doença.

Ele é melhor auscultado na borda esternal esquerda no final da expiração, com o paciente inclinado para a frente. Como os atritos pericárdicos variam a intensidade de minuto a minuto, pacientes com suspeita dessa doença devem ser examinados repetidamente. Dispneia, dor torácica, tosse, dor abdominal e febre inexplicada são sintomas de derrame pericárdico. A presença de hipotensão arterial sistêmica, taquicardia, elevação da pressão venosa jugular e pulso paradoxal (diminuição de 10 mmHg da pressão sistólica com inspiração) sugerem tamponamento cardíaco, uma complicação da pericardite potencialmente fatal.

EXAMES SUBSIDIÁRIOS

Para o diagnóstico de pericardite, são úteis o eletrocardiograma, a radiografia de tórax, o ecocardiograma e marcadores laboratoriais de agressão inflamatória.

Eletrocardiograma

Eletrocardiogramas (ECG) são anormais em 90% dos pacientes com doença pericárdica. As mudanças ocorrem em fases à medida que a doença progride.

Estágios da pericardite no ECG de 12 derivações

- Estágio 1: primeiras horas a dias: consiste em aumento do segmento ST com concavidade voltada para cima em todas as derivações, exceto AVR e V1, não respeitando a anatomia coronariana. Raramente o supradesnivelamento é superior a 5 mm. Nesse estágio, as ondas T podem ser altas e pontiagudas. Em geral, o eixo ST situa-se entre +30 e +60 graus.

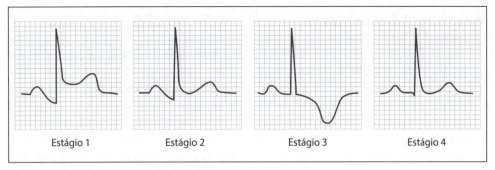

FIGURA 1 Estágios da pericardite no eletrocardiograma.

- Estágio 2: alguns dias a várias semanas: ocorre retorno do ST à linha de base e a onda T achata-se. Em alguns casos, há depressão de PR, achado muito sugestivo de pericardite.
- Estágio 3: há inversão de onda T sem perda de voltagem do QRS.
- Estágio 4: pode durar até 3 meses: existe retorno à normalidade, porém a onda T pode ficar invertida por um grande período. A Figura 1 mostra essas alterações.

A baixa amplitude do QRS pode ser observada na presença de derrame pericárdico, com melhora após pericardiocentese. A alternância na morfologia ou amplitude do QRS está associada à pericardite com derrame pericárdico volumoso e sinais de tamponamento cardíaco.

Radiografia de tórax

A radiografia de tórax é frequentemente normal na pericardite aguda. Um grande derrame pericárdico deve estar presente para causar cardiomegalia observada em radiografia de tórax.

Se houver aumento de área cardíaca, esta pode apresentar-se como silhueta cardíaca em forma de garrafão de água.

Ecocardiograma

O ecocardiograma é a modalidade de escolha para o diagnóstico de derrame pericárdico associado à pericardite, mas pode ser normal se houver fluido mínimo ou se o acúmulo de fluido estiver em uma área que não é visualizada. Assim, um ecocardiograma normal não exclui completamente a pericardite. Em casos de pericardite constritiva, o ecocardiograma é utilizado para avaliar a espessura do pericárdio e fornecer informações dinâmicas sobre as variações de movimento durante a respiração e diferencia a pericardite constritiva da miocardite restritiva.

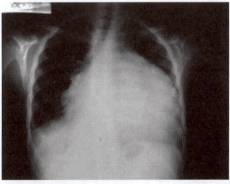

FIGURA 2 Radiografia de tórax mostrando aumento da área cardíaca em forma de moringa ou garrafão de água.

Marcadores laboratoriais de agressão inflamatória

- Inespecíficos: VHS, PCR e leucometria costumam estar elevados.
- Enzimas cardíacas: elevação de troponinas ocorre com frequência, e tendem a se manter elevadas quando há miocardite associada à pericardite.

Outros exames de imagem

A tomografia computadorizada (TC) cardíaca e a ressonância magnética cardíaca (RMC) podem ser necessárias quando os achados do ecocardiograma são inconclusivos ou não diagnósticos. Elas são indicadas quando o derrame pericárdico for localizado, hemorrágico ou na suspeita de espessamento pericárdico. A RMC também é útil na diferenciação da pericardite com uma pequena efusão, pericardite constritiva e cardiomiopatia restritiva.

CRITÉRIOS DIAGNÓSTICOS

As únicas diretrizes internacionais disponíveis sobre doenças pericárdicas foram publicadas em 2004 pela Sociedade Europeia de Cardiologia e atualizadas em 2015.

São necessários pelo menos dois dos seguintes critérios clínicos laboratoriais:

- Dor torácica (tipicamente em pontada e pleurítica, que melhora ao sentar ou com inclinação para a frente).
- Atrito pericárdico.
- Alterações sugestivas na eletrocardiografia (elevação do segmento ST ou depressão de PR).
- Agravamento de derrame pericárdico antigo ou recente.

TRATAMENTO

A maioria dos pacientes com doença pericárdica aguda tem curso clínico autolimitado e o tratamento busca controlar a inflamação e diminuir a dor.

Os AINE são medicações de primeira linha, sendo o ibuprofeno a droga de escolha. A colchicina pode ser adicionada à terapia em casos recorrentes ou em pacientes que não toleram AINE.

Os corticosteroides também podem ser utilizados, mas devem ser reservados para casos graves e refratários, pelo risco de reativação da infecção e pericardite recorrente crônica.

A pericardite bacteriana está associada a elevadas morbidade e mortalidade, especialmente se o diagnóstico e o tratamento forem retardados. Na suspeita de pericardite bacteriana, o tratamento inicial deve envolver um agente antiestafilocócico.

Na maioria dos pacientes, a pericardite aguda tem curso clínico benigno, com sintomas de duração inferior a duas semanas e resposta satisfatória à administração de AINE. Quando o derrame é pequeno ou médio, a resolução geralmente ocorre em poucas semanas e a internação para avaliação ou tratamento é desnecessária na maioria dos casos.

Entretanto, deve-se considerar a internação hospitalar quando o paciente apresentar indicadores de mau prognóstico, dentre eles temperatura acima de 38°C, início subagudo (desenvolvimento dos sintomas ao longo de semanas), imunossupressão, pericardite associada a trauma, história de uso de anticoagulante oral, miopericardite ou grande efusão pericárdica (> 20 mm) ou tamponamento cardíaco.

Medidas específicas

Pericardiocentese
- Indicada na investigação etiológica e no tamponamento.
- Líquido pericárdico.
- Bacterioscopia e culturas (aeróbios, anaeróbios, fungos e bacilo de Koch).
- Citologia:
  – Células neoplásicas e leucócitos.
  – Neutrófilos ↑ viral e tuberculose (fase inicial).
  – Mononucleares ↑ (fase tardia).
  – Piócitos – purulenta.
- Bioquímica
  – Glicose ↓ nas infecções.
  – Adenosinadeaminase ↑ TB.
- Aspecto do líquido
  – Amarelo-citrino: virais e TB.
  – Purulento: bacterianas inespecíficas.
  – Hemorrágico: neoplasias.

Tratamento da pericardite
- Derrame discreto/sem derrame: tratamento medicamentoso.
- Derrame moderado a importante:
  – Sinais de tamponamento ou infecção-punção; ou
  – Drenagem cirúrgica.
- Derrame pericárdico moderado sem restrição: tratamento medicamentoso.
- Derrame pericárdico importante: durante menos de 1 mês ou sinais de restrição diastólica ao ECO: drenagem pericárdica. Caso contrário: tratamento medicamentoso.

PROGNÓSTICO

O curso clínico da pericardite aguda é geralmente benigno e autolimitado. Aproximadamente 60% dos pacientes se recuperam em 1 semana e 80% em 3 semanas. As complicações incluem derrame pericárdico, constrição pericárdica e pericardite recorrente.

PERICARDITE E COVID-19

A pandemia de Covid-19 promoveu o surgimento de pericardite e miocardite decorrentes tanto da infecção viral quanto da vacinação por RNA mensageiro – Pfizer-BioNTech, Modena e Janssen/Johnson.

Na infecção por Covid, o vírus pode atuar diretamente no tecido cardiovascular por sua ligação à enzima conversora de angiotensina 2 (ECA2) ligada à membrana expressa no revestimento viral (denominada Spike), seguida por seu *priming* pela serina protease (TMPRSS2), mediando a captação do vírus. A ECA2 é uma peptidase ligada à membrana e expressa em todos os tecidos, especialmente no pulmão, coração, vasos, rins, cérebro e intestino. Na Figura 3 encontramos o esquema de infiltração do SARS-CoV-2.

A associação de doença cardíaca aguda pode ocorrer em 8 a 22% dos casos de Covid-19, podendo levar ao óbito em cerca de 59% dos casos ou mais. Falência cardíaca e síndromes coronarianas são as complicações mais frequentes no acometimento do órgão cardíaco (incidência ao redor de 50%). Arritmias cardíacas, miocardite e doenças pericárdicas também são vistas, porém com menor frequência, sendo que, geralmente, a pericardite é acompanhada de derrame pericárdico e é mais rara. A elevação da troponina acontece na grande maioria dos casos e decorre de diferentes causas: hipóxia importante, sepses, ativação do sistema inflamatório, estresse miocárdico, miocardite e por isquemia miocárdica.

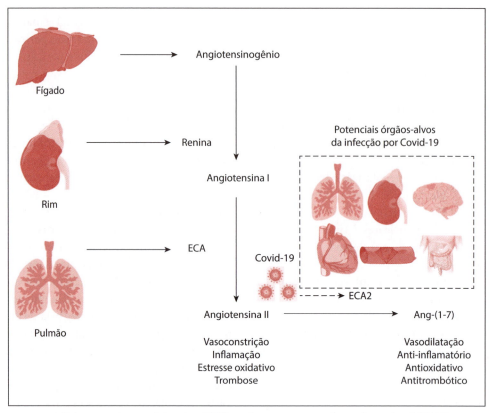

FIGURA 3 Sistema renina-angiotensina (SRA), enzima conversora da angiotensina II (ECA2) potencial alvo da Covid-19 e com repercussão nos órgãos: pulmão, rim, cérebro, coração, vasos e intestino. Fonte: Imazio, 2021.

Nas doenças pericárdicas, podemos ter dois cenários: (a) paciente com pericardite e que, posteriormente, se infecta com SARS-CoV-2; (b) paciente com Covid-19 que desenvolve pericardite ou derrame pericárdico. Em ambas as condições, há dúvidas quanto à segurança do uso de anti-inflamatórios não hormonais (AINHs), corticoides, colchicina e agentes biológicos como anti-IL1, que são a base do tratamento dos casos refratários de pericardite. O uso de AINEs deve ser evitado (risco de trombose) e ainda não há uma definição. Quanto ao restante, não parece haver contraindicação.

CONCLUSÃO

A pericardite é um processo inflamatório do pericárdio que pode ter múltiplas causas, mas na maioria dos casos pode ser considerado idiopático ou de origem viral.

Deve-se pensar nesse diagnóstico quando o paciente apresenta-se com dor torácica localizada sobre o precórdio, podendo estar associada a outros sintomas como tosse, dispneia, dor abdominal, vômitos e febre.

O eletrocardiograma, a radiografia de tórax e o ecocardiograma são úteis no diagnóstico da pericardite.

O tratamento da pericardite é indicado para controle da inflamação e diminuição da dor, geralmente com medicamentos como os AINEs, e o curso clínico da pericardite é geralmente benigno e autolimitado, embora possam ocorrer complicações.

SUGESTÕES DE LEITURA

1. Adler Y, et al. 2015 ESC Guidelines for the diagnosis and management of pericardial disease. Eur Heart J. 2015;36:2921-2964.
2. Durani Y, Giordano K, Goudie BW. Myocarditis and pericarditis in children pediatric clinics of North America. Pediatr Clin North Am. 2010;57(6):1281-303.
3. Farahmand R, Trottier CA, Kannam JP, Ho KKL. Incidence of myopericarditis and myocardial injury in Coronavirus disease 2019 vaccinated sujects. Am J Cardiol. 2022;164:123-130.
4. I Diretriz Brasileira de Miocardites e Pericardites. SBC 2013. Arq Bras Cardiol. 2013;100(4 Supl 1):1-36.
5. Imazio M, Gaita F, LeWinter M. Evaluation and treatment of pericarditis: A systematic review. JAMA. 2015;314:1498.
6. Imazio M. Contemporary management of pericardial diseases. Curr Opin Cardiol. 2012;27:308.
7. Imazio M. COVID-19 as a possible cause of myocarditis and pericarditis. Am Col Cardiol. 2021.
8. Lange RA, Hillis LD. Clinical practice. Acute pericarditis. N Engl J Med. 2004;351:2195.D
9. Little WC, Freeman GL. Pericardial disease. Circulation. 2006;113:1622.
10. Montera MW, et al. I Diretriz brasileira de miocardites e pericardites. Arq Bras Cardiol. 2013;100(4 supl. 1):1-36.
11. Ratnapalan S, Brown K, Benson L. Children presenting with acute pericarditis to the emergency department. Pediatr Emerg Care. 2011;27(7):581-5.
12. Shankar B. Pediatric pericarditis. American College of Cardiology. 2016.

25
Síncope

Ana Carolina Amarante Souza
Carolina Silva Palha Rocha

PONTOS-CHAVE DESTE CAPÍTULO
- Realizar a avaliação inicial do paciente pediátrico com história de síncope.
- Identificar fatores de risco e sinais de alarme para investigação de causas potencialmente graves ou fatais.
- Conhecer as principais causas e diagnósticos diferenciais para os casos de síncope.

INTRODUÇÃO

Queixa comum no pronto-atendimento pediátrico, a síncope pode ser bastante assustadora para familiares e para o próprio paciente, apesar de, na maioria das vezes, os sintomas já terem se resolvido espontaneamente na chegada ao hospital.

O desafio principal do atendimento na emergência é a identificação dos pacientes que apresentam a síncope como uma manifestação ou sintoma de doença cardíaca ainda não diagnosticada e, por essa razão, com potencial risco para gravidade.

Assim, o médico emergencista deve realizar uma avaliação completa em busca de possíveis causas, cuidar de qualquer lesão resultante da queda e tranquilizar emocionalmente paciente e familiares, de maneira focada e eficaz.

DEFINIÇÕES

A síncope se define por um episódio de perda súbita e transitória da consciência e do tônus postural decorrente de hipoperfusão cerebral, que evolui com recuperação rápida, completa e espontânea dos sinais e sintomas apresentados.

A pré-síncope é a sensação de que está prestes a desmaiar, com perda transitória do tônus postural, mas mantendo nível de consciência preservado. A pré-síncope pode ou não refletir a mesma patologia da síncope, porém a abordagem no departamento de emergência deve ser a mesma.

Quando o episódio apresentado pelo paciente não inclui perda de consciência ou ela não está relacionada à hipoperfusão cerebral, pode-se afastar o diagnóstico de síncope. Entre os possíveis diagnósticos diferenciais estão causas neurológicas, intoxicações e transtornos conversivos.

EPIDEMIOLOGIA

Trata-se de queixa relativamente comum no pronto-atendimento pediátrico, chegando até cerca de 1 a 3% dos atendimentos realizados, com estudos identificando incidências de até 20% da população pediátrica com pelo menos um episódio de síncope até a segunda década de vida.

A prevalência é maior em pacientes do sexo feminino e, dentro da população pediátrica, em adolescentes entre 15 e 19 anos. É bastante incomum em pacientes menores de 6 anos, e quando acontece geralmente está associada a doenças neurológicas ou cardiovasculares, ou ainda em pacientes hígidos, mas associada à perda de fôlego.

FISIOPATOLOGIA

A síncope ocorre quando há um decréscimo de 30 a 50% do fluxo sanguíneo cerebral basal decorrente de uma redução transitória do débito cardíaco, que pode ser causada por redução do retorno venoso por alterações vasomotoras ou comprometimento do tônus vascular, ou também por arritmias cardíacas primárias.

CAUSAS

Um grande espectro de doenças pode se manifestar com síncope no paciente pediátrico, mas nessa faixa etária a maioria das causas é benigna e, diferentemente da população adulta, a maior parte das síncopes pediátricas é de origem vasovagal (até 80% dos casos).

A síncope vasovagal ou neurorreflexa ocorre por alterações indevidas na frequência cardíaca e pressão arterial, mediadas por reflexos neurais que podem estar relacionados a estímulos como a posição ortostática prolongada ou a fatores emocionais que, se não retirados a tempo, podem ser desencadeantes para síncope. O mecanismo neural é a ativação do sistema simpático, seguida de hiperativação parassimpática (vagal). Na maioria das vezes, é precedida por um pródromo, que são sintomas premonitórios que podem durar poucos segundos a minutos, com turvação ou escurecimento visual, tontura, náuseas, hipotonia, sensação de frio ou calor, sudorese e palidez.

As síncopes podem ser, ainda, de natureza ortostática ou cardíacas, sendo a última a mais preocupante, pois está relacionada a altas morbidade e mortalidade. As causas cardíacas representam cerca de 2 a 6% dos casos pediátricos e são comuns entre as mortes súbitas pediátricas não traumáticas. Em até 40% dos casos não se encontra uma etiologia.

Outros possíveis diagnósticos diferenciais estão descritos na Tabela 1.

DIAGNÓSTICO

Avaliação inicial

A anamnese detalhada e o exame físico completo são essenciais ao médico emergencista para o raciocínio diagnóstico da síncope pediátrica. Em alguns casos estão indicados exames complementares, discutidos adiante.

Para a anamnese completa, muitas vezes serão necessárias as impressões de testemu-

TABELA 1 Diagnósticos diferenciais para síncope na população pediátrica

Cardíacos	Não cardíacos
Arritmias	**Síncope vasovagal**
▪ Taquicardia ventricular	Hipotensão postural
▪ Congênita	Síndrome da taquicardia ortostática postural
▪ Adquirida (IAM, induzida por drogas)	Síncope relacionada ao exercício
▪ Taquicardia supraventricular	Perda de fôlego
▪ Síndrome de Wolff-Parkinson-White	Disautonomia
▪ Anormalidades dos canais iônicos	Hipersensibilidade do seio carotídeo
▪ Síndrome do QT longo congênita	**Síncope situacional**
▪ Síndrome do QT longo induzido por drogas	Tosse
▪ Síndrome de Brugada	Micção
▪ Bloqueios atrioventriculares	Deglutição
▪ Congênitos	Evacuação
▪ Adquiridos (doença de Lyme)	Risada/gargalhada
▪ Disfunção do nó sinusal	**Neuropsiquiátricas**
▪ Disfunção de marca-passo	Convulsão
▪ *Commotio cordis*	Enxaqueca
Lesões obstrutivas	Hiperventilação
Cardiomiopatia hipertrófica	Transtorno conversivo
Estenose de valva aórtica	Tumores de sistema nervoso central
Hipertensão pulmonar primária	**Metabólicas**
Síndrome de Eisenmenger	Hipoglicemia
Disfunção miocárdica	Distúrbios eletrolíticos
Cardiomiopatia dilatada	Desnutrição
Doenças neuromusculares	Doenças endocrinológicas
Miocardite aguda	Intoxicações exógenas
Doença de Kawasaki	**Outras**
Coronária anômala	Gestação tópica ou ectópica
Tumores intracardíacos	Tromboembolismo pulmonar
Musculares, trombos, vegetações	Pneumotórax espontâneo

Fonte: Fischer e Cho, 2010.

nhas presentes no momento do episódio, que possam relatar sinais de pródromo e sinais associados com a perda de consciência, já que a criança talvez não consiga se comunicar adequadamente e, muitas vezes, não tenha percebido as alterações que familiares ou outros acompanhantes possam relatar.

Caracterização da síncope

É importante definir características da síncope, como duração da perda de consciência, duração de sintomas pré ou pós-síncope, presença de alterações de coloração cutânea (palidez, cianose, hiperemia), atividade motora ou liberação esfincteriana.

Diferentemente do episódio convulsivo, na síncope movimentos mioclônicos podem ocorrer depois da perda de consciência, nunca antes. A presença de lesões traumáticas orais e a liberação de esfincter anal são incomuns e sugestivas de crise convulsiva.

Pródromo

Sintomas premonitórios com duração de segundos a minutos como turvação ou escurecimento visual, tontura, náuseas, hipotonia ou fraqueza, sensação de frio ou calor, sudorese, palidez, cefaleia, zumbido, salivação, hiperventilação, bradicardia e hipotensão são comuns na síncope reflexa.

Palpitações, ausência de pródromo, ou sintomas premonitórios com duração de menos de 5 segundos podem sugerir causas cardíacas para a síncope.

Pós-síncope

Eventos possíveis após a síncope incluem fraqueza, fadiga, incontinência urinária, náuseas e vômitos e são compatíveis com síncope reflexa.

Palpitações e dor torácica sugerem causas cardíacas, e confusão mental (pós-ictal) sugere crise convulsiva.

Posição e atividade pré-síncope

É importante identificar se antes do episódio de síncope o paciente estava em posição ortostática, sentado, em decúbito, em repouso ou durante alguma atividade. A síncope vasovagal ocorre comumente após mudança de posição (decúbito-ortostase) ou após exercício físico.

Síncopes que ocorrem durante esforço físico ou com o paciente em posição supina são sinais de alarme para síncope de origem cardíaca.

Desencadeantes

A presença de possíveis fatores desencadeantes para a síncope deve ser investigada.

A ocorrência dos sintomas após ingestão de bebida gelada, tosse, náuseas ou vômitos, esforço para evacuar ou urinar, banho quente ou de banheira, esforço físico intenso, choro com perda de fôlego ou presença em locais apertados, abafados ou em altitudes elevadas são desencadeantes comuns de síncope situacional.

A síncope ocorrida após emoção forte ou medo (como injeção e punção venosa) pode desencadear síncope reflexa ou de origem psiquiátrica.

Deve ainda ser investigado o uso de drogas prescritas, ilícitas e chás ou ervas medicinais que podem ter sido usadas. Deve-se questionar sobre qualquer medicação a qual o paciente possa ter tido acesso no domicílio, assim como demais possíveis agentes tóxicos.

Para pacientes do sexo feminino em idade fértil, deve-se investigar a possibilidade de gravidez, com caracterização da data da última menstruação, histórico de relações sexuais e ciclo menstrual.

Perda de fôlego – com incidência em até 5% da população, ocorre tipicamente após desencadeantes emocionais que provocam pausas respiratórias em crianças de 6 meses a 2 anos, podendo seguir-se de cianose e hipotonia, com resolução espontânea.

> **Hipoglicemia** – não é causa comum de síncope, a não ser em pacientes com antecedentes que favoreçam o quadro, como diabetes mellitus e hiperplasia adrenal congênita.

Antecedentes pessoais e familiares

Histórico pessoal de episódios prévios de síncope, cardiopatias congênitas corrigidas ou não, restrições alimentares ou hídricas e uso de medicações contínuas ou episódicas podem auxiliar no direcionamento do caso. O uso de anti-hipertensivos, betabloqueadores, diuréticos, antiarrítmicos ou medicações que prolongam o intervalo Q-T pode ser causa da síncope quando em superdosagem ou mesmo quando em dose adequada.

Antecedentes familiares de doenças neurológicas, cardíacas e casos de morte súbita não traumática podem contribuir para a suspeita de causas hereditárias.

> **Sinais de alarme** – dor torácica, ausência de pródromo, síncope induzida por esforço físico, histórico familiar de cardiopatias com necessidade de marca-passo, morte súbita em menores de 30 anos, afogamentos ou morte súbita neonatal.

Exame físico

Realizar o exame físico completo do paciente, como em qualquer outra queixa pediátrica, é importante e pode evidenciar possíveis sinais ou doenças relacionadas à ocorrência da síncope. Especificamente, o exame do aparelho cardiovascular deve ser feito com maior cuidado.

Deve ser realizada busca ativa de desvios de ictus, sopro cardíaco, ritmo de bulhas, bulhas cardíacas acessórias, pulsos nos quatro membros e presença de sinais de desconforto respiratório.

A palpação de pulso nos quatro membros, se alterada, indica aferição de pressão arterial nos quatro membros, e a presença de um gradiente de 20 mmHg na pressão sistólica entre membros inferiores e superiores sugere coarctação de aorta.

Deve ser realizada aferição de pressão arterial e frequência cardíaca em posição supina e ortostática (após 3 a 5 minutos), se houver queda de pressão arterial sistólica de 20 mmHg ou da pressão arterial diastólica de 10 mmHg (considerar queda de 20% em crianças menores), caracteriza-se a hipotensão postural.

Fraqueza muscular e alterações neurológicas sugerem doença neurológica ou disautonomia.

> **Hipotensão ortostática** – o episódio de hipotensão pode ocorrer até 3 minutos após a mudança de postura. Pode resultar de hipovolemia (desidratação e hemorragia), anemia, anorexia nervosa e vasodilatação (gravidez, diuréticos e bloqueadores de canais de cálcio).

Eletrocardiograma

Após a realização do exame físico, o eletrocardiograma deve ser feito para documentação e diferencial em todos os pacientes, na busca de alterações de ritmo cardíaco, alterações morfológicas das ondas, desvios de eixo ou sinais de sobrecarga.

Em conjunto com uma anamnese detalhada e exame físico completo, o eletrocardiograma chega a ter sensibilidade de até 96% para síncopes de origem cardíaca.

Para diagnóstico da síncope decorrente de arritmias cardíacas, o padrão-ouro é o eletrocardiograma realizado no momento da síncope, que é bastante raro, pois, na maior parte das vezes, no momento do atendimento médico o paciente já se encontra assintomático. Ainda assim, algumas alterações eletrocardiográficas podem sugerir etiologias específicas para a síncope e estão descritas na Tabela 2.

Exemplos

- Taquicardia supraventricular – arritmia sintomática mais comum na pediatria, com frequências cardíacas maiores de 180 bpm (maiores de 220 bpm em lactentes), com RR regular, QRS estreito e ausência de onda P (Figura 1).
- Síndrome do QT longo – arritmia decorrente de alterações em canais iônicos miocárdicos (congênita ou adquirida) que gera prolongamento da repolarização ventricular, com risco considerável de evolução para arritmia ventricular fatal (*torsades de pointes*), com QT prolongado (> 450 ms) – QTc = QT / $\sqrt{RR}$ (Figura 2).

TABELA 2 Alterações eletrocardiográficas na avaliação da síncope

Alterações eletrocardiográficas	Arritmias
RR	
▪ RR aumentado	Bradicardia sinusal
▪ RR curto	
– P ausente ou polimórfico	Taquicardia supraventricular
– QRS alargado	Taquicardia ventricular
Intervalo PR	
▪ PR alargado	
– PR fixo	Bloqueio atrioventricular 1º grau
– PR progressivo	Bloqueio atrioventricular 2º grau Mobitz 1
– Alteração da condução AV	Bloqueio atrioventricular 2º grau Mobitz 2
– Alteração da condução AV + QRS alargado	Bloqueio atrioventricular 3º grau
– Bloqueio bifascicular	Bloqueio atrioventricular 3º grau
▪ PR curto	
– Onda delta	Síndrome de Wolff-Parkinson-White
Complexo QRS	
QRS alargado (> 120 ms)	Alterações no sistema de condução AV
Intervalo QT	
QTc curto (< 300 ms)	Síndrome do QT curto
QTc prolongado (> 450 ms)	Síndrome do QT longo
Torsades de pointes	Síndrome do QT longo
Onda T	
▪ Inversão de onda T	
– Anormalidade ST + ondas Q sem R	Cardiomiopatia hipertrófica
Outros	
Bloqueio de ramo direito + supra ST V1 a V3	Síndrome de Brugada
Bradicardia sinusal + pausa > 3 s	Doença do nó sinusal

AV: atrioventricular. Saiba mais: www.qtdrugs.org (drogas que podem causar alteração de QT).

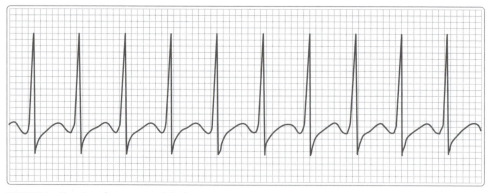

FIGURA 1 Taquicardia supraventricular.

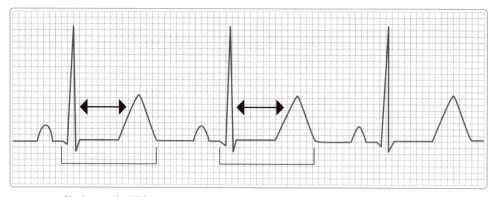

FIGURA 2 Síndrome do QT longo.

- Síndrome de Brugada – arritmia congênita decorrente de alterações em canais de sódio miocárdicos, com risco considerável de evolução para taquicardia ventricular polimórfica e degeneração para fibrilação ventricular, com ST elevado característico nas derivações precordiais V1 a V3 (Figura 3).
- Síndrome de Wolff-Parkinson-White – taquiarritmia reentrante causada pela existência de via acessória de excitação, com intervalo PR curto e onda delta no início do QRS (Figura 4).

Avaliação complementar

Quando a avaliação inicial não encontra sinais de alerta, incluindo anamnese, exame físico e eletrocardiograma, não há necessidade de exames complementares.

Quando há suspeita de causa cardíaca para o quadro, sugere-se avaliação cardiológica com especialista, possivelmente sendo necessários ecocardiograma, Holter 24 horas, *tilt-test* e estudos eletrofisiológicos. Ainda, pode ser necessária avaliação com outros especialistas, como neurologista ou psiquiatra para síncopes com suspeitas diferenciais.

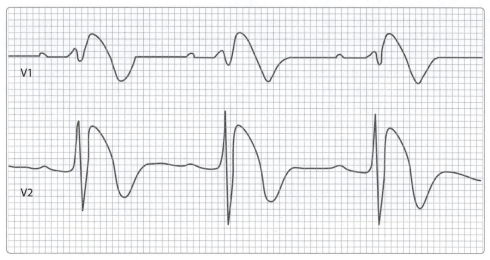

FIGURA 3 Síndrome de Brugada.

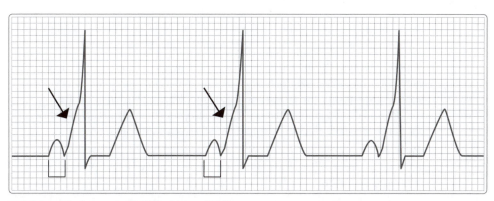

FIGURA 4 Síndrome de Wolff-Parkinson-White.

Exames complementares devem ser solicitados de acordo com a suspeita diagnóstica. Alguns dos exames que podem auxiliar no diagnóstico diferencial estão listados na Tabela 3.

TRATAMENTO

O tratamento da síncope deve ser específico e guiado pela causa de base do quadro.

No caso da síncope reflexa ou vasovagal, o tratamento se baseia em medidas educacionais e mudanças de hábitos para evitar

TABELA 3 Exames complementares para investigação diferencial da síncope

Exame	Suspeita clínica
Hemoglobina	Anemia
Glicemia	Hipoglicemia, diabetes mellitus
Gasometria	Distúrbios ácido-básicos (hiperventilação)
Função renal, eletrólitos	Intoxicações, distúrbios hidroeletrolíticos
Dosagem de beta-HCG	Gravidez
Exame toxicológico	Intoxicação exógena
Radiografia de tórax	Doenças cardíacas ou pulmonares

a recorrência do quadro. Deve-se orientar plena hidratação, ingestão de alimentos com sal antes de exercícios físicos e exposição ao calor, e movimentação das pernas quando por muito tempo sentado ou em posição ortostática, evitando mudanças súbitas de posição. É também importante a educação familiar quanto à benignidade do quadro e ausência de relação com episódios convulsivos ou cardíacos.

Caso haja manutenção de sintomas e episódios de síncope vasovagal, os pacientes devem ser encaminhados para acompanhamento com cardiologista e, se necessário, início de terapia farmacológica.

Tratamentos específicos devem ser prescritos por especialistas e podem incluir procedimentos cirúrgicos para ablação, implante de marca-passo ou desfibriladores automáticos e medicações. Betabloqueadores, agonistas alfa-adrenérgicos, anticolinérgicos, mineralocorticoides e inibidores seletivos da recaptação de serotonina estão entre as opções terapêuticas.

CONCLUSÃO

Por se tratar de causa comum de busca ao atendimento de emergência pediátrico, o médico emergencista deve saber iniciar a avaliação adequada do caso.

A principal causa de síncope na população pediátrica é benigna e a avaliação deve focar no reconhecimento de sinais de alarme para excluir causas potencialmente fatais. A anamnese e o exame físico completos e sem sinais de alarme, associados ao eletrocardiograma sem alterações, excluem potenciais gravidades e são suficientes para elucidação diagnóstica na maior parte dos casos.

Pacientes com sinais de alarme e alterações sugestivas de causas cardíacas ou neurológicas devem ser avaliados por especialistas para completa investigação e condução do quadro.

SUGESTÕES DE LEITURA

1. Angaran P, Klein GJ, Yee R, Skanes AC, Gula LJ, Leong-Sit P, Krahn AD. Syncope. Neurol Clin. 2011;29(4):903-25.
2. Brignole M, Alboni P, Benditt DG, Bergfeldt L, Blanc JJ, Bloch Thomsen PE, et al.; Task Force on Syncope, European Society of Cardiology. Guidelines on management (diagnosis and treatment) of syncope-update 2004. Europace. 2004;6(6):467-537.
3. Fischer JW, Cho CS. Pediatric syncope: cases from the emergency department. Emerg Med Clin North Am. 2010;28(3):501-16.
4. Lewis DA, Dhala A. Syncope in the pediatric patient. The cardiologist's perspective. Pediatr Clin North Am. 1999;46(2):205-19.
5. Massin MM, Bourguignont A, Coremans C, Comté L, Lepage P, Gérard P. Syncope in pediatric patients presenting to an emergency department. J Pediatr. 2004;145(2):223-8.
6. McHarg ML, Shinnar S, Rascoff H, Walsh CA. Syncope in childhood. Pediatr Cardiol. 1997;18(5):367-71.
7. Strickberger SA, Benson DW, Biaggioni I, et al. AHA/ACCF Scientific Statement on the evaluation of syncope: from the American Heart Association Councils on Clinical Cardiology, Cardiovascular Nursing, Cardiovascular Disease in the Young, and Stroke, and the Quality of Care and Outcomes Research Interdisciplinary Working Group; and the American College of Cardiology Foundation: in collaboration with the Heart Rhythm Society: endorsed by the American Autonomic Society. Circulation. 2006;113(2):316-27.
8. Von Alvensleben JC. Syncope and palpitations: A review. Pediatr Clin North Am. 2020;67(5):801-10.

26
Crise hipertensiva

Karina Burckart
Fernanda Viveiros Moreira de Sá
Maria Beatriz de Moliterno Perondi

PONTOS-CHAVE DESTE CAPÍTULO

- Aferir corretamente a pressão arterial de crianças.
- Diagnosticar crises hipertensivas e classificá-las em urgência ou emergência hipertensiva.
- Realizar o tratamento adequado das crises hipertensivas.

INTRODUÇÃO

A hipertensão arterial (HA) tem prevalência mundial estimada de 0,5 a 14%, sendo em sua maioria de causa secundária. A incidência de HA primária vem aumentando gradativamente em crianças, acompanhando a incidência de síndrome metabólica nessa faixa etária (obesidade, aumento da resistência à insulina e hipertensão) e outros fatores de risco, como consumo excessivo de sal, sedentarismo, baixo consumo de vegetais e frutas e prematuridade. A atual prevalência de HA em crianças e adolescentes gira em torno de 3,5%. Em crianças obesas, a prevalência de HA varia de 3,8 a 24,8%; nas com distúrbio do sono, pode variar de 3,6 a 14% e a prevalência de HA é de aproximadamente 50% nas crianças com doença renal crônica. Na faixa etária pediátrica, faltam dados sobre a incidência de crise hipertensiva, que é em torno de 1% em adultos hipertensos.

A aferição da pressão arterial (PA) na pediatria pode ser tecnicamente difícil, mas é essencial o correto posicionamento do paciente para valores fidedignos. No departamento de emergência, as crianças muitas vezes estão irritadas e chorando, sendo sempre aconselhável repetir a aferição em momento propício para resultados mais confiáveis.

A PA deve ser aferida no membro superior direito (MSD – exceto em crianças com anormalidades anatômicas do arco aórtico), preferencialmente por auscultação (método utilizado para definição dos valores de referência). A criança deve estar sentada com os pés não cruzados no chão e as costas apoiadas, assim como o MSD, com a fossa cubital na altura do coração, após 5 minutos de descanso e sem a ingestão prévia de drogas ou alimentos estimulantes. A largura da câmara de ar deve ter pelo menos 40% e seu comprimento, 80 a 100% da circunferência do membro, que é medida no seu ponto médio entre o olécrano e o acrômio. Manguitos pequenos para o tamanho do membro podem fornecer valores superestimados e manguitos grandes, subestimados. O manômetro com maior acurácia é o de mercúrio, cada vez menos utilizado pela sua toxicidade, substituído por manômetros aneroides, que exigem calibração frequente. O estetoscópio deve ser posicionado sobre o pulso da artéria braquial, proximal e medial à fossa cubital, e abaixo da borda inferior da câmara de ar. Aparelhos com métodos oscilométricos podem ser utilizados, mas resultados alterados devem ser confirmados com método auscultatório.

Se a primeira aferição resultar em PA elevada (≥ p90), duas novas medidas (oscilométrica ou auscultatória) devem ser tomadas na mesma visita e considerada a média delas.

A PA deve ser aferida anualmente em crianças com mais de 3 anos, ou em todas as consultas de crianças com as seguintes condições: obesidade, diabetes, prematuridade, baixo peso ao nascimento, cardiopatia congênita, infecção urinária de repetição/proteinúria/hematúria, malformação ou doença nefrourológica, história familiar de nefropatia congênita, transplante de órgãos ou medula óssea, malignidades, aumento de pressão intracraniana, uso de medicação com efeito sobre a PA e doenças sistêmicas associadas à HA.

CLASSIFICAÇÃO

O *Clinical practice guideline for screening and management of high blood pressure in children and adolescents*, publicado em 2017, classifica a hipertensão em crianças e adolescentes conforme a Tabela 1.

TABELA 1 Classificação da hipertensão arterial

Crianças de 1 a < 13 anos	Crianças ≥ 13 anos
PA normal: < p90	PA normal: < 120 × 80 mmHg
PA elevada: ≥ p90 a < p95 ou 120 × 80 mmHg a < p95 (o que for menor)	PA elevada: 120 × < 80 mmHg a 129 × < 80 mmHg
HA estágio 1: ≥ p95 a < p95 + 12 mmHg ou 130 × 80 mmHg a 139 × 89 mmHg (o que for menor)	HA estágio 1: 130 × 80 mmHg a 139 × 89 mmHg
HA estágio 2: ≥ p95 + 12 mmHg ou ≥ 140 × 90 mmHg (o que for menor)	HA estágio 2: ≥ 140 × 90 mmHg

HA: hipertensão arterial; mmHg: milímetros de mercúrio; p90: percentil 90; p95: PA: pressão arterial; percentil 95.
Fonte: adaptada de Flyn et al., 2017.

Os percentis de altura utilizados nas tabelas de PA são referentes aos gráficos do Centers for Disease Control and Prevention (CDC – www.cdc.gov/growthcharts), e a tabela de limites de PA de acordo com o percentil de altura pode ser encontrada no site da American Academy of Pediatrics (https://publications.aap.org/view-large/7674617 e https://publications.aap.org/view-large/7674618, respectivamente para sexo masculino e feminino). Nessa atualização do *guideline* de 2017 foi publicada também uma nova tabela simplificada de PA (disponível em https://publications.aap.org/view-large/7674623).

Crise hipertensiva é o termo utilizado para caracterizar o aumento agudo da pressão arterial (PA) que pode subitamente provocar sintomas e/ou lesão de órgãos-alvo. Pode ser a primeira manifestação da HA ou ocorrer em crianças sabidamente hipertensas. Divide-se em:

- Urgência hipertensiva: é a elevação aguda sintomática da PA sem lesão de órgão-alvo, na qual os pacientes podem apresentar sintomas menos intensos, como cefaleia e náuseas.
- Emergência hipertensiva: elevação aguda da PA com lesão de órgão-alvo (mais frequentemente sistema nervoso central, rins e sistema cardiovascular) ou hipertensão associada a evento com ameaça à vida que requer intervenção imediata para redução da PA. A encefalopatia hipertensiva ocorre quando o aumento da PA ultrapassa a capacidade autorregulatória da vasculatura cerebral e o paciente apresenta hipertensão grave com sintomas neurológicos.

Em geral, pacientes que se apresentam com crise hipertensiva têm hipertensão acima do estágio 2 (PA > percentil 95 + 12 mmHg ou ≥ 140 × 90 mmHg – o que for menor).

Qualquer aumento de PA acima de 30 mmHg além do percentil 95 deve preocupar para ocorrência de sintomas decorrentes de lesão de órgão-alvo, suas possíveis sequelas e mortalidade.

ETIOLOGIA

É importante destacar que as principais causas de HA secundária são decorrentes de problemas renais.

A crise hipertensiva pode ser a primeira manifestação de hipertensão arterial (HA) em crianças ou ocorrer em pacientes já sabidamente hipertensos. As principais causas de HA variam de acordo com a idade:

- Lactentes: trombose/estenose de artéria renal, coarctação da aorta, malformação congênita.
- Pré-escolares: doenças do parênquima renal, estenose de artéria renal, coarctação de aorta. Apresentações agudas nessa faixa etária devem levantar a suspeição de síndrome hemolítico-urêmica e glomerulonefrite aguda.
- Escolares: doença do parênquima renal, estenose de artéria renal.
- Adolescentes: hipertensão primária, abuso de substâncias.

Quanto maior a criança, mais provável que a hipertensão seja primária, principalmente associada a sobrepeso. Noventa por cento dos adolescentes hipertensos (com mais de 15 anos) são portadores de hipertensão primária. Nessa faixa etária, as causas de crise hipertensiva incluem suspensão abrupta de medicações anti-hipertensivas, abuso de drogas ilícitas como cocaína e anfetaminas, medicações orais como anticoncepcionais, efedrina ou pseudoefedrina e doenças autoimunes.

Em todas as faixas etárias, uso de corticoide, hipertensão intracraniana e doenças endocrinológicas como feocromocitoma e hipertireoidismo podem estar relacionados à crise hipertensiva.

PATOGÊNESE

Na fase aguda, o aumento rápido da resistência vascular sistêmica pode ser decorrente do aumento de substâncias vasoconstritoras circulantes, como norepinefrna, angiotensina II ou hormônio antidiurético, com envolvimento do sistema renina-angiotensina-aldosterona. A injúria endotelial subsequente leva ao depósito de fibrina e plaquetas. A hipoperfusão libera mais substâncias vasoativas, piorando a vasoconstrição e levando à necrose fibrinoide arteriolar e proliferação miointimal, com quebra da função autorregulatória normal. Essa redução do fluxo arteriolar leva à isquemia do órgão-alvo. A Figura 1 ilustra o mecanismo da crise hipertensiva.

MANIFESTAÇÕES CLÍNICAS

A clínica é variável de acordo com a causa de base e o órgão-alvo acometido (Tabela 2).

Podem ter manifestações inespecíficas como tontura, cefaleia (mais presentes em escolares e adolescentes), dor torácica ou sensação de aperto, náusea e vômito (mais frequentes em pré-escolares), além de alterações da acuidade visual e papiledema. Recém-nascidos podem se apresentar com apneia, cianose, inapetência e irritabilidade. Convulsão pode estar presente em até 25% dos casos.

HISTÓRIA E EXAME FÍSICO

A história deve buscar a etiologia do quadro e incluir passado de trauma, infecções do trato urinário, cateterização de veia umbilical no período neonatal, roncos e problemas relacionados ao sono, uso de drogas (lícitas e ilícitas) e suplementos alimentares, história familiar de cardiopatias e endocrinopatias, disúria, hematúria, suspensão abrupta de anti-hipertensivos, febre, sudorese, perda de peso, entre outros.

O exame físico deve ser completo e incluir todos os sinais vitais, aferição da PA e palpação de pulsos nos quatro membros e índice de massa corporal (Tabela 2). Também deve-se realizar fundo de olho e exame neurológico completo.

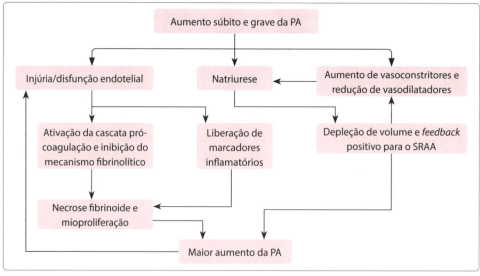

FIGURA 1 Mecanismo da crise hipertensiva. PA: pressão arterial; SRRA: sistema renina-angiotensina-aldosterona.

TABELA 2   Exame físico

Sistema	Alteração	Sintomas/exame físico
Cardiovascular	Insuficiência ventricular esquerda	Aumento do esforço respiratório, respiração superficial, dor torácica, palpitações, redução do volume urinário, inapetência, alteração de ritmo e murmúrios cardíacos, hepatomegalia, desvio do ictus, turgência jugular
Cardiovascular	Coarctação da aorta	Ausência de pulsos femorais, alteração de ritmo e murmúrios cardíacos
Neurológico	Desbalanço da oferta de oxigênio, edema, micro-hemorragias	Convulsões, alteração do nível de consciência, PRES (*posterior reversible encephalopathy syndrome*), vômitos, hipertensão intracraniana, déficits focais, cefaleia
Renal	Injúria e insuficiência renal	Hematúria, dor em flancos, oligúria, sopro abdominal, massas uni/bilaterais, palidez, edema
Olhos		Sangramento retiniano, papiledema, perda de acuidade visual (pode ser permanente), neuropatia óptica isquemia aguda

DIAGNÓSTICO/EXAMES COMPLEMENTARES

Na emergência, devem ser solicitados exames simples e direcionados à procura de lesão de órgão-alvo e determinação de etiologia, quando possível. Devem incluir:

- Renal: urina 1, ureia, creatinina, gasometria, eletrólitos, hemograma, ultrassonografia renal com Doppler.
- Cardíaco: eletrocardiograma, radiografia de tórax, ecocardiograma.
- Neurológico: tomografia computadorizada de crânio se alterações neurológicas ao exame.

A investigação etiológica minuciosa é indispensável, mas deve ser realizada em momento mais oportuno. Esta inclui perfil lipêmico, dosagem urinária de catecolaminas, complemento C3, anticorpo antinuclear, ecocardiograma, renina, aldosterona, cortisol, TSH e T4 livre, perfil toxicológico urinário, beta-HCG, hemoglobina glicada, entre outros.

TRATAMENTO

Emergência hipertensiva exige a redução imediata da PA a fim de minimizar lesão de órgãos-alvo. O objetivo é o decréscimo da pressão arterial média (PAM) ≤ 25% nas primeiras 8 horas de tratamento e deve ser realizado com medicação intravenosa, que permite titulação de doses para queda mais controlada, em unidade de terapia intensiva. A redução não pode ser abrupta, pois isso levaria à piora da isquemia do órgão-alvo por redução do fluxo sanguíneo. Ao atingir o objetivo inicial de PA, a meta é atingir PA em torno de p95 nas 12 a 24/48h seguintes, o que pode ser feito com medicação oral mediante tolerância do paciente. É importante, durante o tratamento da crise hipertensiva, manter o paciente euvolêmico, visto que a adequada volemia permite melhor perfusão tecidual do órgão que está sofrendo injúria. As drogas para tratamento da crise hipertensiva estão listadas na Tabela 3.

- Esmolol: bloqueador seletivo de receptores beta-1, com ação ultrarrápida e

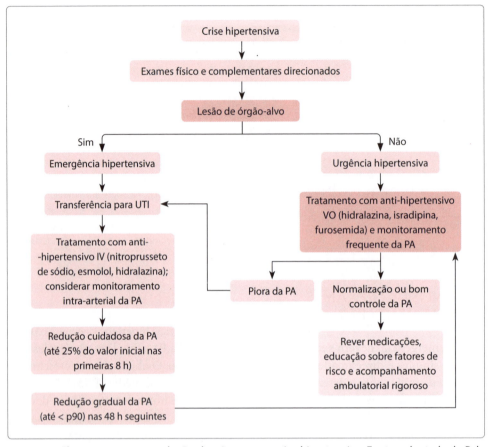

FIGURA 2 Fluxograma para condução da criança com crise hipertensiva. Fonte: adaptada de Pakniyat et al., 2016.

metabolização em hemácias, é uma boa escolha para crianças criticamente doentes com falência de múltiplos órgãos, particularmente útil na crise hipertensiva por correção de doença cardíaca congênita.

- Nitroprussiato de sódio: vasodilatador da musculatura lisa arterial e venosa. Muito usado por fácil titulação com curta meia-vida e, consequentemente, início e término rápido do efeito. Pelo risco de intoxicação por cianeto e tiocianeto, deve-se tomar cuidado em crianças com doença renal ou hepática e uso prolongado (> 24 horas) ou coadministrar com tiossulfato de sódio na proporção nitroprussiato 1 mg : 10 mg tiossulfato. Pode causar hipertensão intracraniana.
- Hidralazina: potente vasodilatador arterial, com início de ação em 5 a 30 minutos e duração da ação entre 4 e 12 horas. Sua administração em *bolus* dificulta a titulação, mas continua tendo sua aplicabilidade em neonatos e adolescentes grávidas, além de poder ser administrada IM.
- Labetalol (não disponível no Brasil): bloqueador alfa e beta-adrenérgico que reduz resistência vascular. Início de ação em 2 a 5 minutos, porém meia-vida de 3 a 5 horas que dificulta sua titulação.

TABELA 3 Drogas utilizadas no tratamento da emergência hipertensiva disponíveis no Brasil

Útil para pacientes com emergência hipertensiva com sintomas ameaçadores à vida					
Droga	**Classe**	**Dose**	**Via**	**Comentários**
Esmolol	Betabloqueador adrenérgico	100-500 µg/kg/min	IV	Muito curta ação, preferir infusão contínua. Pode causar bradicardia severa
Nitroprussiato de sódio	Vasodilatador	Inicial: 0-3 mcg/kg/min Máx.: 10 mcg/kg/min	IV contínuo	Monitorar cianeto se uso prolongado (> 72 h) ou insuficiência renal
Hidralazina	Vasodilatador	0,1-0,2 mg/kg/dose até 0,4 mg/kg/dose	IV, IM	A cada 4 horas quando feita em *bolus*. Causa taquicardia
Útil para pacientes com emergência hipertensiva com sintomas menos significativos					
Droga	**Classe**	**Dose**	**Via**	**Comentários**
Hidralazina	Vasodilatador	0,25 mg/kg/dose até 2 5 mg/dose a cada 6-8 h	VO	Meia-vida varia com determinação genética de taxas de acetilação
Isradipina	Bloqueador de canal de cálcio	0,05-0,1 mg/kg/dose até 5 mg/dose a cada 6-8 h	VO	Queda exagerada de PA pode ocorrer em pacientes recebendo antifúngicos imidazólicos
Clonidina	Alfa-agonista central	2-5 mcg/dose até 10 mcg/kg/dose a cada 6-8h	VO	Sonolência e secura de mucosa oral
Minoxidil	Vasodilatador	0,1-0,2 mg/kg/dose até 10 mg/dose a cada 8-12 h	VO	Vasodilatador oral mais potente, longa ação
Fenoldopam	Agonista de receptor dopaminérgico	0,2-0,5 µg/kg/min até 0,8 µg/kg/min	IV	Doses altas pioram taquicardia sem concomitante redução da PA

IM: intramuscular; IV: intravenoso; VO: via oral. Fonte: adaptada de Flyn et al., 2017.

- Nicardipina (não disponível no Brasil): bloqueador de canal de cálcio que reduz resistência vascular periférica com efeitos cardíacos limitados. Pode ser usada em pacientes em broncoespasmos, com insuficiência renal e hepática. Início de ação em 15 minutos e meia-vida de 10 a 15 minutos. Pode aumentar pressão intracraniana e deve ser usada com cautela em pacientes com lesões expansivas. Necessita de diluição em grande volume, podendo restringir seu uso pela hipervolemia. Associada a grande número de tromboflebites, devendo ser preferencialmente utilizada em acesso venoso central. Pode ser usada por longos períodos sem toxicidade e deve ser considerada como primeira linha para o tratamento de crise hipertensiva em crianças.
- Outras drogas: fenoldopam, clonidina, isradipina, minoxidil.

As crianças com urgência hipertensiva têm tempo para redução mais gradual da PA e podem ser tratadas em sua maioria com medicações orais, ou endovenosas de acordo com a intensidade da sintomatologia e tolerância ao tratamento enteral. O alvo de PA no tratamento desses pacientes deve ser em torno do p95.

CONCLUSÃO

A crise hipertensiva em crianças é um evento raro, mas geralmente grave, devendo ser prontamente diagnosticada. Seu tratamento correto e precoce evita a morbidade e a mortalidade decorrentes de lesões de órgãos-alvo, por meio de redução segura dos níveis de PA.

SUGESTÕES DE LEITURA

1. Chandar J, Zilleruelo G. Hypertensive crisis in children. Pediatr Nephrol. 2012;27:741-745.
2. Flynn JT, Kaelber DC, Baker-Smith CM, Blowey D, Carroll AE, Daniels SR, et al. Subcommittee on Screening and Management of High Blood Pressure in Children. Clinical practice guideline for screening and management of high blood pressure in children and adolescents. Pediatrics. 2017;140(3):e20171904.
3. Jackson SL, et al. Hypertension among youths: United States, 2001–2016. Am J Transplantation. 2018;18(9):2356-60.
4. Lee GH, Lee IR, Park SJ, Kim JH, Oh JY, Shin JL. Hypertensive crisis in children: an experience in a single tertiary care center in Korea. Clin Hypertens. 2016;22:10.
5. Pakniyat A, Yousefichaijan P, Parvizrad R, Qaribi M. Hypertension in children in emergency department. J Renal Inj Prev. 2016;5(3):171-173.
6. Partigiani N, et al. Management of hypertensive crises in children: A review of the recent literature. Frontiers in Pediatrics. 2022;15;10:880678.
7. Patel NH, Romero SK, Kaelber DC. Evaluation and management of pediatric hypertensive crises: hypertensive urgency and hypertensive emergencies. Open Access Emergency Medicine. 2012:85-92.
8. Singh D, Akingbola O, Yoyypiv I, El-Dahr S. Emergency management of hypertension in children. Int J Nephrol. 2012.
9. Stein DR, Ferguson MA. Evaluation and treatment of hypertensive crises in children. Integr Blood Press Control. 2016;9:49-58.
10. Yang L, Magnussen CG, Yang L, Bovet P, Xi B. Elevated blood pressure in childhood or adolescence and cardiovascular outcomes in adulthood: a systematic review. Hypertension. 2020;75(4):948-55.
11. Yang W, Lin M, Chen C, Wu H. Clinical overview of hypertensive crisis in children. World J Clin Cases. 2015;3(6):510-513.
12. Yang W, Wu H. Clinical analysis of hypertension in children admitted to the emergency department. Pediatr Neonatol. 2010;51(1):44-51.
13. Yang W, Zhao L, Chen C, Wu Y, Chang Y, Wu H. First-attack pediatric hypertensive crisis presenting to the pediatric emergency department. BMC Pediatrics. 2012;12:200.

27
Evento inexplicável breve resolvido (BRUE)

Leonardo Cavallari Bielecki
Thomaz Bittencourt Couto

PONTOS-CHAVE DESTE CAPÍTULO

- Reconhecer a situação clínica conhecida atualmente como evento inexplicável breve resolvido (BRUE).
- Realizar o diagnóstico diferencial por meio de anamnese e exame físico.
- Fazer a diferenciação entre os casos de baixo e alto risco.
- Conduzir de maneira racional os casos de BRUE de baixo e alto risco.

INTRODUÇÃO

O termo ALTE (*apparent life-threatening event*, ou evento com risco aparente de morte), criado em 1986, era definido como "um episódio assustador para o observador e que é caracterizado pela combinação de apneia (central ou ocasionalmente obstrutiva), mudança de cor da pele (em geral, cianose ou palidez, mas ocasionalmente eritema ou pletora), alteração significativa do tônus muscular (em geral, hipotonia), engasgo ou sufocação. Em alguns casos, o observador acredita que o lactente tenha quase morrido". Apesar de ter tido seu papel ao tentar diferenciar esses eventos da situação conhecida como síndrome da morte súbita do lactente (SMSL), o termo trazia alguns desafios para a aplicação clínica: a definição era imprecisa, subjetiva, não diferenciava pacientes sintomáticos dos assintomáticos no momento da avaliação e, sutilmente, associava esses episódios a um risco aumentado de morte. Hoje é sabido que, para a maioria das crianças que se apresentam assintomáticas e em bom estado geral na avaliação inicial, o risco de uma doença grave ou de episódios recorrentes é extremamente baixo.

A Academia Americana de Pediatria (AAP), em 2016, passou a encorajar o uso de um novo termo – BRUE (*brief resolved unexplained event*, ou evento inexplicável breve resolvido) – que reflete melhor a natureza transiente e benigna da maioria dessas situações. A utilização é restrita a crianças de até 1 ano, quando os observadores relatam um evento súbito, breve (até 1 minuto, mas, em geral, com cerca de 20 a 30 segundos) e já resolvido com pelo menos uma das seguintes características:

- Cianose ou palidez.
- Esforço respiratório ausente, diminuído ou irregular.
- Alteração do tônus muscular.
- Alteração da responsividade.

O diagnóstico de BRUE só pode ser realizado se uma causa para o evento não puder ter sido encontrada após anamnese e exame físico detalhados. Para as situações em que uma causa provável for identificada na avaliação inicial, a AAP encoraja o uso de um diagnóstico específico associado aos achados relacionados ao evento. Por exemplo: ao se deparar com um lactente com um quadro sugestivo de bronquiolite associada a um episódio de cianose, o pediatra deve dar preferência ao diagnóstico de bronquiolite associada à cianose, em vez de BRUE ou ALTE.

Existem diferenças marcantes nas duas definições. Uma vez que o termo ALTE admitia muitos diagnósticos diferentes, o estudo dessa condição e de suas várias etiologias era dificultado. A definição de BRUE é propositalmente mais restrita que a de ALTE, de modo a permitir uma real caracterização do evento. A Tabela 1 apresenta um comparativo entre ambas.

EPIDEMIOLOGIA E PATOGÊNESE

Ainda faltam estudos sobre a real incidência de BRUE, tendo em vista introdução recente do conceito na literatura médica. Os estudos que utilizavam a definição mais ampla e imprecisa de ALTE estimavam a ocorrência em lactentes com até 1 ano entre 3 e 40 para cada 10 mil na população norte-americana. Os dados referentes à população brasileira são escassos.

O BRUE, por ser uma apresentação clínica e não um diagnóstico específico, apresenta diversos diagnósticos diferenciais (Tabela 2). Com história e exame físico detalhados, espera-se, quando não caracterizado BRUE, que haja direcionamento para diagnóstico ou investigação específicos. Os diagnósticos graves mais frequentes nessas situações são: crises epilépticas, anormalidades das vias aéreas e traumatismo cranioencefálico por maus-tratos.

Anteriormente, os principais fatores de risco para gravidade em casos de ALTE/BRUE, usando como referência a literatura

TABELA 1 Diferenças entre definições de BRUE e ALTE

Classificação	BRUE	ALTE
Idade do lactente	< 1 ano	Não definida
Quem caracteriza o evento	Médico	Familiares
Cor	Palidez ou cianose	Qualquer mudança de cor
Respiração	Qualquer irregularidade respiratória	Apneia
Tônus	Mudança expressiva de tônus	Qualquer mudança de tônus
Sufocamento ou engasgo	Não é sintoma	É sintoma
Responsividade	Alterada	Não é sintoma

ALTE: *apparent life-threatening event*, ou evento com risco aparente de morte; BRUE: evento inexplicável breve resolvido.

TABELA 2 Diagnósticos diferenciais associados ao BRUE

Eventos considerados normais no lactente	Respiração periódica, pausas respiratórias de curta duração, tosse ou engasgo rápido durante a alimentação, crise de perda de fôlego
Infecções	Bronquiolite, coqueluche, sepse, meningite, encefalite
Cardiopulmonares	Apneia central ou obstrutiva, cardiomiopatias, arritmias
Neurológicos	Epilepsia, doenças neurológicas crônicas, hemorragias intracranianas
Metabólicos	Erros inatos do metabolismo, distúrbios hidroeletrolíticos
Abuso infantil	Sufocamento, trauma, intoxicação intencional
Gastrointestinais	Doença do refluxo gastroesofágico, distúrbios da deglutição
Outros	Intoxicação não intencional, obstrução de via aérea superior (disfunção de cordas vocais, laringomalácia, anel vascular), obstrução intestinal (volvo, intussuscepção), distúrbio central de hipoventilação

BRUE: evento inexplicável breve resolvido.

antes da introdução do novo conceito, eram: dificuldades de alimentação, sintomas de infecção das vias aéreas superiores, idade abaixo de 2 meses e história pessoal de episódios prévios. Fatores menos importantes eram: prematuridade, baixo peso ao nascer e tabagismo materno. Mais recentemente, já utilizando o conceito de BRUE, foi observado que pacientes com eventos recorrentes, eventos com mais de 1 minuto, histórico médico anormal (p. ex., internação ou infecções recentes) e/ou alteração de responsividade tinham aumento da chance de eventualmente serem diagnosticados com doença grave. Também foi demonstrada a associação entre prematuridade e aumento de chance de eventos recorrentes.

É interessante notar que não foi possível estabelecer uma relação clara entre esses eventos e a SMSL: os episódios de BRUE/ALTE costumam ocorrer no período diurno, os óbitos relacionados à SMSL, no período noturno; medidas com grande impacto na diminuição da SMSL, particularmente as campanhas para o sono em posição supina, não causaram diminuição de BRUE/ALTE; e o principal fator de risco para SMSL é a posição supina durante o sono.

MANIFESTAÇÕES CLÍNICAS

Os lactentes que apresentaram episódio de BRUE devem ser avaliados de maneira objetiva e detalhada. É importante ressaltar que esses episódios, por definição, ocorrem em crianças de até 1 ano e que chegam no pronto-socorro assintomáticas e em bom estado geral, sem esclarecimento da etiologia após anamnese e exame físico. Deve-se investigar ativamente a possibilidade de maus-tratos, os detalhes referentes aos momentos antes, durante e após o episódio, se há dados sugestivos de doença aguda que justifique o evento, os antecedentes pessoais e familiares, os detalhes referentes ao ambiente em que a criança estava, à moradia e ao ambiente social. Devem ser incluídos no exame físico as medidas antropométricas (comprimento, peso e circunferência cefálica), os sinais vitais (frequências cardíaca e respiratória, temperatura, pressão arterial e oximetria), o exame da genitália e o exame neurológico. Qualquer alteração sugestiva de doença aguda ou crônica deve ser valorizada.

DIAGNÓSTICO E EXAMES COMPLEMENTARES

Por meio da revisão da literatura, a AAP identificou um subgrupo de pacientes que não apresenta risco significativo de doença grave oculta ou recorrência do episódio. Esses pacientes, portanto, são considerados de baixo risco e podem ser conduzidos sem investigação extensa e sem necessidade de hospitalização. Para ser considerado BRUE de baixo risco, todos os critérios a seguir devem ser preenchidos:

- Idade superior a 60 dias.
- Se prematuro: ter nascido com idade gestacional de pelo menos 32 semanas e ter idade pós-concepção de pelo menos 45 semanas.
- Primeiro episódio de BRUE.
- Duração do evento menor que 1 minuto.
- Sem necessidade de reanimação cardiopulmonar por pessoa com treinamento adequado.
- Ausência de achados significativos na anamnese.
- Ausência de achados significativos no exame físico.

Para o grupo de baixo risco, a literatura mostra que a maior parte dos exames complementares anteriormente realizados em casos de ALTE, tanto laboratoriais quanto de imagem, não é necessária. Esses exames aumentam os custos associados ao atendimento, a ansiedade dos acompanhantes/responsáveis, o risco de infecção associada à hospitalização e o risco de ampliação da investigação diante de um resultado falso-positivo. Além disso, a rotina de investigação anteriormente empregada não aumenta a chance de se diagnosticar uma doença grave oculta de forma significativa. Manter a criança internada somente para observação, iniciar terapia empírica para doença do refluxo gastroesofágico, iniciar uso de anticonvulsivantes ou recomendar monitorização domiciliar também são condutas com mais riscos que benefícios, não sendo, portanto, encorajadas.

Algumas doenças cardíacas (síndrome do QT longo, síndrome do QT curto, síndrome de Brugada, taquicardia ventricular polimórfica catecolaminérgica, síndrome de Wolff-Parkinson-White e cardiomiopatias, principalmente) aumentam significativamente o risco de morte súbita e sequelas neurológicas e podem apresentar-se inicialmente como um episódio de BRUE. O eletrocardiograma de 12 derivações é um exame não invasivo, amplamente disponível e com alto valor preditivo negativo, podendo ser considerado na avaliação inicial dos casos de baixo risco. Além disso, diferentemente de outras doenças respiratórias no lactente, a infecção por *Bordetella pertussis* pode manifestar-se como um episódio de BRUE antes que os sintomas respiratórios se tornem evidentes, sendo importante uma anamnese dirigida para a identificação de fatores de risco para a doença. Em serviços nos quais a identificação de *B. pertussis* é rápida (p. ex., por reação em cadeia da polimerase), a alta é segura após resultado negativo. Caso a liberação de resultados seja demorada ou não haja disponibilidade de exames para a identificação do agente, é prudente manter hospitalizados os pacientes considerados de risco para a infecção até que se possa garantir que não houve progressão dos sintomas.

Nos casos de baixo risco, a AAP recomenda curto período de observação (1 a

4 horas, com oximetria contínua e exame físico e sinais vitais seriados), com alta hospitalar se a criança se mantiver assintomática, desde que seja garantida reavaliação em 24 horas.

Publicações recentes reforçam a segurança e a custo-efetividade das recomendações da AAP para os pacientes de baixo risco.

Até 87% dos pacientes, no entanto, apresentam pelo menos uma característica associada a alto risco[6]. Para os pacientes em que uma causa específica não foi determinada na avaliação inicial e que são considerados de alto risco não há ainda uma conduta definitiva e validada. No entanto, a AAP, por meio de revisão da literatura e opinião de especialistas, publicou em 2018 uma recomendação sobre a abordagem inicial e acompanhamento desses casos, com monitorização (oximetria contínua e exame físico e sinais vitais seriados) por pelo menos 4 horas, avaliação de hematócrito, glicemia, gasometria venosa, lactato, pesquisa de vírus respiratórios (com inclusão de pesquisa para vírus respiratório sincicial), exames específicos para a identificação de *B. pertussis* (pacientes com risco para a infecção) e revisão da triagem neonatal de cada paciente. Sugere-se, principalmente em pacientes com alteração neurológica, ênfase durante a anamnese na identificação de casos de ingestão acidental ou intencional de medicamentos e outras substâncias, com solicitação de exames laboratoriais para *screening* quando apropriado. Na suspeita de maus-tratos, considerar avaliação de serviço social, exames de imagem (tomografia computadorizada ou ressonância nuclear magnética de crânio e radiografias de ossos longos) e exame de fundo de olho. Por último, se houver disponibilidade, considerar avaliação da deglutição por especialista.

O objetivo da avaliação inicial de pacientes de alto risco é a identificação de condições em que não pode haver atraso no diagnóstico, tendo em vista o risco associado. Os pacientes que permanecem bem durante a observação/monitorização e com exames normais podem ter alta se o acompanhamento ambulatorial frequente puder ser garantido. Sugere-se internação nas seguintes situações: impossibilidade de realização dos exames iniciais no pronto-socorro, se surgir suspeita de doença que necessite de investigação específica em ambiente hospitalar ou se não houver esclarecimento da causa com a investigação inicial. Um período de internação de pelo menos 24 horas pode permitir melhor caracterização dos eventos, além de tornar a alta mais segura caso não haja repetição do quadro.

Finalmente, recomenda-se a educação a respeito do diagnóstico para que os acompanhantes/responsáveis participem ativamente das tomadas de decisão, além da disponibilização de recursos em instituições de ensino e saúde para o treinamento de reanimação cardiopulmonar para os cuidadores.

TRATAMENTO

Não existe um tratamento que seja recomendado para todos os pacientes. O tratamento específico dependerá das alterações encontradas e do diagnóstico etiológico provável, tanto para os casos de baixo risco quanto para os de alto risco.

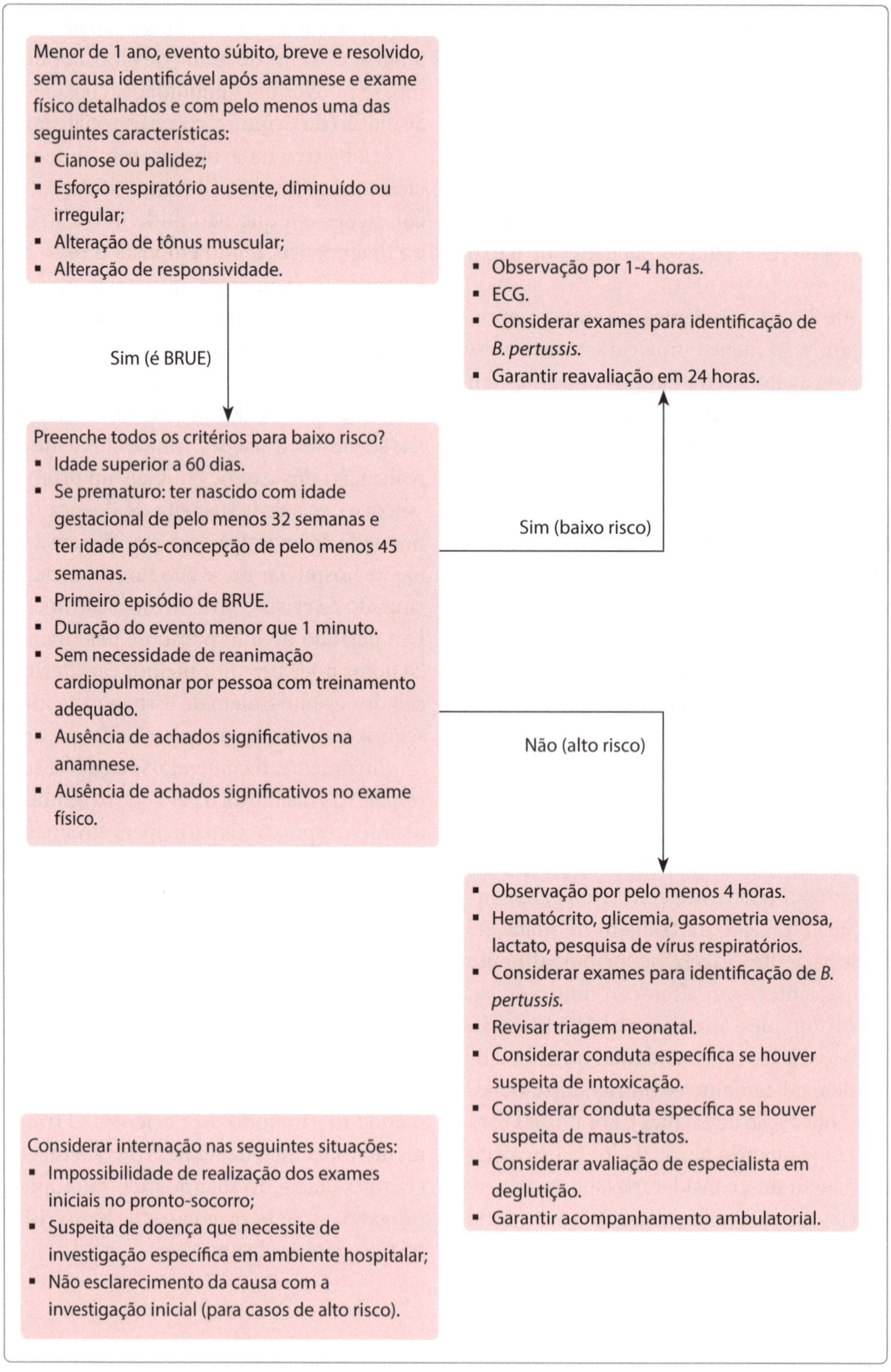

Menor de 1 ano, evento súbito, breve e resolvido, sem causa identificável após anamnese e exame físico detalhados e com pelo menos uma das seguintes características:
- Cianose ou palidez;
- Esforço respiratório ausente, diminuído ou irregular;
- Alteração de tônus muscular;
- Alteração de responsividade.

Sim (é BRUE) ↓

Preenche todos os critérios para baixo risco?
- Idade superior a 60 dias.
- Se prematuro: ter nascido com idade gestacional de pelo menos 32 semanas e ter idade pós-concepção de pelo menos 45 semanas.
- Primeiro episódio de BRUE.
- Duração do evento menor que 1 minuto.
- Sem necessidade de reanimação cardiopulmonar por pessoa com treinamento adequado.
- Ausência de achados significativos na anamnese.
- Ausência de achados significativos no exame físico.

Sim (baixo risco) →
- Observação por 1-4 horas.
- ECG.
- Considerar exames para identificação de *B. pertussis*.
- Garantir reavaliação em 24 horas.

Não (alto risco) →
- Observação por pelo menos 4 horas.
- Hematócrito, glicemia, gasometria venosa, lactato, pesquisa de vírus respiratórios.
- Considerar exames para identificação de *B. pertussis*.
- Revisar triagem neonatal.
- Considerar conduta específica se houver suspeita de intoxicação.
- Considerar conduta específica se houver suspeita de maus-tratos.
- Considerar avaliação de especialista em deglutição.
- Garantir acompanhamento ambulatorial.

Considerar internação nas seguintes situações:
- Impossibilidade de realização dos exames iniciais no pronto-socorro;
- Suspeita de doença que necessite de investigação específica em ambiente hospitalar;
- Não esclarecimento da causa com a investigação inicial (para casos de alto risco).

FIGURA 1 Algoritmo de evento inexplicável breve resolvido.

CONCLUSÃO

Os eventos inexplicáveis breves resolvidos não são, na imensa maioria dos casos, manifestação de doença grave e a chance de recorrência é baixa. É possível identificar casos de baixo e alto risco e utilizar os recursos hospitalares de maneira racional, sem a necessidade de hospitalização na maioria dos casos. O termo ALTE não deve mais ser utilizado.

SUGESTÕES DE LEITURA

1. Arane K, Claudius I, Goldman RD. Brief resolved unexplained event: new diagnosis in infants. Can Fam Phys. 2017;63(1):39-41.
2. Brand DA, Fazzari MJ. Risk of death in infants who have experienced a brief resolved unexplained event: a meta-analysis. J Pediatr. 2018;197:63.
3. Colombo M, Katz ES, Bosco A, Melzi ML, Nosetti L. Brief resolved unexplained events: retrospective validation of diagnostic criteria and risk stratification. Pediatric Pulmonology. 2019;54:61-65.
4. Delaroche AM, Haddad R, Farooqi A, Sapién RE, Tieder JS. Outcome prediction of higher-risk brief resolved unexplained events. Hosp Pediatr. 2020;10:303-10.
5. McGovern MC, Smith MB. Causes of apparent life threatening events in infants: a systematic review. Arch Dis Child. 2004;89(11):1043-8.
6. Merrit J Lawrence, Quinonez RA, Bonkowsky JL, et al. A framework for evaluation of the higher-risk infants after a brief resolved unexplained event. Pediatrics. 2019;144(2):e20184101.
7. National Institutes of Health. Consensus Development Conference on Infantile Apnea and Home Monitoring, 1986. Pediatrics. 1987;79(2):292-9.
8. Polberger S, Svenningsen NW. Early neonatal sudden death and near death of full term infants in maternity wards. Acta Paediatr Scand. 1985;74(6):681-6.
9. Ramgopal S, Noorbakhsh KA, Callaway CW, et al. Changes in the management of children with brief resolved unexplained events (BRUEs). Pediatrics. 2019;144(4):e20190375.
10. Tieder JS, Bonkowsky JL, Etzel RA, Franklin WH, Gremse DA, Herman B, et al.; Subcommittee on Apparent Life Threatening Events. Brief resolved unexplained events (formerly apparent life-threatening events) and evaluation of lower-risk infants. Pediatrics. 2016;137(5):e20160590.
11. Tieder JS, Sullivan E, Stephans S, et al. Risk factors and outcomes after a brief resolved unexplained event: a multi center study. Pediatrics. 2021;148(1):e2020036095.
12. Wennergren G, Milerad J, Lagercrantz H, Karlberg P, Svenningsen NW, Sedin G, et al. The epidemiology of sudden death infant syndrome and attacks of lifelessness in Sweden. Acta Paediatr Scand. 1987;76(6):898-906.

Seção IV

Doenças Respiratórias

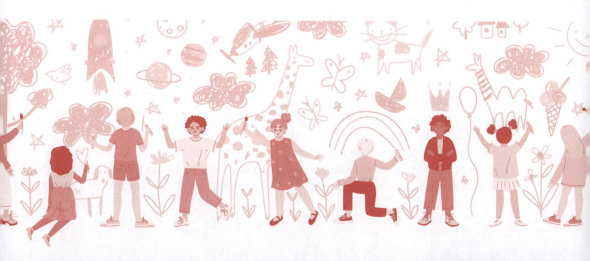

28
Afecções das vias aéreas superiores

Marcela Preto Zamperlini
Danilo Yamamoto Nanbu

PONTOS-CHAVE DESTE CAPÍTULO

- Reconhecer as doenças infecciosas mais frequentes que acometem o trato respiratório superior em crianças.
- Diagnosticar causas infecciosas de obstrução de vias aéreas inferiores.
- Instituir terapêutica de emergência das principais afecções de vias aéreas de acordo com recomendações atualizadas.

INTRODUÇÃO

As infecções de vias aéreas superiores (IVAS) constituem causa frequente de atendimento em prontos-socorros pediátricos. Uma criança tem, em média, 8 a 10 quadros de IVAS por ano, com morbidade especialmente alta em virtude das seguintes razões:

- Geralmente é o primeiro contato com o microrganismo agressor.
- A falta de imunidade faz com que elas transmitam agentes patogênicos em grande quantidade e por mais tempo.
- O menor calibre das vias aéreas das crianças associado à reação inflamatória provoca um estreitamento destas, que pode levar a quadros de desconforto respiratório e até de insuficiência respiratória.
- Em média, as crianças têm, entre si, mais contato social e contatos mais próximos, o que faz com que a taxa de prevalência das IVAS seja mais alta.

Neste capítulo, serão abordadas as doenças que mais frequentemente acometem o trato respiratório superior em crianças.

OTITE MÉDIA AGUDA

Introdução

A otite média aguda (OMA) é caracterizada por uma rápida instalação de sinais e sintomas inflamatórios da orelha média.

OMA é a principal causa de prescrição de antibióticos na faixa etária pediátrica, sendo estimado que 42% dos antibióticos prescritos para crianças abaixo de 10 anos seja decorrente de OMAs. É também bastante incidente: cerca de 70% das crianças apresentarão ao menos um episódio de OMA antes dos 2 anos, chegando a uma taxa de 90% antes dos 5 anos.

Epidemiologia

A epidemiologia da otite média aguda acompanha a das infecções de vias aéreas superiores, por ser importante fator predisponente, sendo mais comum nos meses de outono e inverno.

Os fatores de risco mais importantes são frequentar creche, predisposição familiar e tabagismo passivo. Outros fatores de risco incluem: desmame precoce, baixo nível socioeconômico, menores de 2 anos, sexo masculino, alterações anatômicas e uso de chupeta. A situação vacinal desde a introdução da vacina conjugada antipneumocócica e influenza tem modificado a epidemiologia da OMA, sendo recomendada em sua prevenção.

Patogênese

A OMA é frequentemente desencadeada por uma infecção de vias aéreas altas: quando o aumento de produção de muco em nasofaringe decorrente da infecção viral está associado a algum grau de disfunção da tuba auditiva, ocorre o acúmulo de líquido purulento em orelha média, levando a aumento de pressão e abaulamento da membrana timpânica (MT). Enquanto houver apenas líquido purulento em orelha média, mas sem sinais de inflamação (hiperemia), essa condição é chamada de otite média com efusão ou otite média serosa, podendo ocorrer antes ou depois de uma OMA. Caso haja evolução para inflamação da orelha média, ocorre a instalação dos sinais e sintomas da otite média aguda.

Um estudo norte-americano com 2.807 casos de OMA demonstrou presença de bactérias em 84% dos aspirados de orelha média por timpanocentese. Os três agentes bacterianos mais comuns na OMA são *Streptococcus pneumoniae* (25 a 50%), *Haemophilus influenzae* não tipável (15 a 30%) e *Moraxella catarrhalis* (3 a 20%), contudo tal proporção tem sido modificada após a introdução da vacina antipneumocócica.

Estudo em pacientes que já possuíam tubos de ventilação demonstrou detecção de vírus (por PCR, antígeno ou cultura) em secreção de aspirado em até 70% dos casos de OMA, porém a real proporção de otites virais é de difícil determinação, tendo em vista as taxas de coinfecção e os novos métodos diagnósticos, cada vez mais sensíveis.

Quadro clínico

A otalgia é o sintoma mais comum e o melhor preditor de OMA. Outros sintomas frequentes são: manipulação excessiva da orelha em lactentes, irritabilidade, choro excessivo e diminuição do apetite, assim como vômito e diarreia. Febre está presente em cerca de um quarto dos casos.

Na otoscopia, observa-se membrana timpânica com opacidade, abaulamento, perda da mobilidade à otoscopia pneumática (pouco realizada no Brasil), hiperemia e aumento da vascularização. Outros achados incluem nível líquido em orelha média e presença de otorreia.

Diagnóstico

A última atualização da Academia Americana de Pediatria (AAP) para o diagnóstico e o manejo da otite média aguda foi em 2013. Para o diagnóstico de OMA, é necessário ao menos um dos seguintes critérios:

- Abaulamento moderado ou grave de membrana timpânica (MT); ou
- Presença de otorreia recente não atribuível a otite externa; ou
- Abaulamento leve de MT e mais:
  - Início recente (< 48 h) de otalgia; ou
  - Hiperemia importante de MT.

Atenção deve ser tomada no caso da otoscopia em vigência de febre ou criança chorosa, pois são causas de hiperemia de MT, podendo falsear o exame.

Tratamento

Para a decisão pela introdução de antibioticoterapia ou pela observação cuidadosa (*watchful waiting*), leva-se em consideração a idade do paciente, comorbidades, lateralidade (uni ou bilateral), sinais e sintomas.

São indicações de antibioticoterapia na OMA: pacientes menores de 6 meses, sinais de gravidade (otalgia moderada/grave, otalgia > 48 h ou febre ≥ 39ºC) independentemente da idade, imunodeficientes ou com implantes cocleares.

A antibioticoterapia de primeira escolha é a amoxicilina na dose de 50 a 90 mg/kg/dia, dividida de 12 em 12 horas. A recomendação da AAP na dose de 90 mg/kg/dia se baseia no perfil de resistência elevado do pneumococo nos Estados Unidos (Tabela 1). Uma vez que no Brasil sua prevalência é baixa, a Sociedade Brasileira de Pediatria (SBP) recomenda a dose de 50 mg/kg/dia.

Pode-se optar por amoxicilina-clavulanato se criança apresentar fatores de risco para agentes produtores de betalactamase:

- Recebeu tratamento com antibiótico betalactâmico 30 dias anteriores.

TABELA 1 Recomentações da Academia Americana de Pediatria para tratamento da otite média alta (OMA)

Idade	Sinais e sintomas	Lateralidade da OMA	Conduta
Menores de 6 meses	Otalgia moderada/grave; ou Otalgia > 48 horas; ou Febre ≥ 39°C (critérios de gravidade)	Uni ou bilateral	Antibiótico e sintomáticos
6 meses a 2 anos	Otalgia leve e menos de 48 horas, febre < 39ºC	Bilateral	Antibiótico e sintomáticos
6 meses a 2 anos	Otalgia leve e menos de 48 horas, febre < 39ºC	Unilateral	Antibiótico ou observar por 48 a 72 horas se piora de febre ou otalgia e nova otoscopia para então considerar antibiótico
Maiores de 2 anos	Otalgia leve e menos de 48 horas, febre < 39ºC	Uni ou bilateral	Antibiótico ou observar por 48 a 72 horas se piora de febre ou otalgia e nova otoscopia para então considerar antibiótico

- Presença de conjuntivite purulenta bilateral concomitante.
- História de OMA recorrente não responsiva a amoxicilina.
- Morador de local com alta prevalência de vacina antipneumocócica.

No caso de falha terapêutica ou uso de amoxicilina nos últimos 30 dias, são opções:

- Amoxicilina (altas doses): 90 mg/kg/dia via oral de 12/12 h por 10 dias.
- Amoxicilina (altas doses) + clavulanato: 90 mg/kg/dia de amoxicilina e 6,4 mg/kg/dia de clavulanato via oral de 12/12 h por 10 dias (visando cobrir cepas produtoras de beta-lactamase, como *H. influenzae* e *M. catarrhalis*).
- Axetilcefuroxima: 30 mg/kg/dia via oral de 12/12 h por 10 dias.
- Ceftriaxone: 50 mg/kg intramuscular uma vez ao dia por 3 dias (sendo opção também na impossibilidade de ingestão de antibiótico via oral).

Em caso de alergia a penicilinas é possível utilizar cefuroxima ou cefriaxone se o paciente não tiver apresentado reação alérgica grave à penicilina nem evento alérgico recente. Nesses casos graves, deve ser prescrita clindamicina 30 a 40 mg/kg/dia de 8/8 h ou eritromicina 50 mg/kg/dia de 8/8 h, ou claritromicina 15 mg/kg/dia de 12/12 h por 10 dias.

Complicações

Ao reavaliar um paciente com OMA, atentar para possíveis complicações, como: mastoidite, abscessos subperiosteais, trombose de seio venoso, abscesso epidural, paralisia do nervo facial e baixa acuidade auditiva.

FARINGITE E TONSILITE AGUDAS

A infecção da faringe e das tonsilas pode ser de etiologia viral ou bacteriana. A incidência é predominante em crianças de 5 a 11 anos, declina na vida adulta e é rara em menores de 2 anos. Ocorre durante o ano todo, com maior frequência no inverno e na primavera.

Etiologia

A maioria das tonsilites e faringites é de etiologia viral. Dentre os agentes bacterianos, o principal é o estreptococo beta-hemolítico do grupo A (SBHGA), correspondendo a até 30% dos casos. O SBHGA é colonizador da orofaringe em portadores assintomáticos e pode causar amigdalite aguda, escarlatina e outras doenças invasivas, além de ser agente desencadeador de febre reumática e glomerulonefrite aguda (GNA).

Apresentação clínica

A faringite estreptocócica tem início súbito e os sinais e sintomas característicos são odinofagia, disfagia e febre. Outros sintomas podem incluir cefaleia, dor abdominal, náusea ou vômito, especialmente entre crianças. Ao exame clínico, os pacientes usualmente apresentam eritema e exsudato amigdaliano, hiperemia e edema de faringe e úvula, petéquias em palato e linfadenite cervical anterior. Essas características clínicas muitas vezes também estão presentes nas faringites virais, sendo impossível diferenciá-las clinicamente em algumas situações.

Sinais e sintomas como tosse, coriza, diarreia, rouquidão, conjuntivite e lesões aftosas sugerem fortemente faringite viral.

Pacientes com faringite estreptocócica podem apresentar *rash* cutâneo escarlatiniforme, e a síndrome resultante é chamada de escarlatina.

Exames complementares

Segundo as diretrizes da Sociedade Americana de Doenças Infecciosas e do CDC norte-americano, o diagnóstico de faringoamigdalite estreptocócica deve ser sempre confirmado antes de iniciar tratamento, quando os testes estão disponíveis. O tratamento sem confirmação da etiologia é fortemente desencorajado, já que somente 20 a 30% das faringites são causadas por *Streptococcus* do grupo A em crianças, sendo o restante de etiologia viral.

O teste rápido tem sensibilidade de 80 a 90%, variável com o método. O diagnóstico exclusivamente clínico está autorizado somente em locais onde o teste laboratorial específico não é disponível.

O paciente com forte suspeita clínica de amigdalite por SBHGA e teste rápido negativo necessita de confirmação por meio de cultura de orofaringe (padrão de referência), que tem sensibilidade de 90 a 95%.

Pacientes com sintomas evidentes de etiologia viral, como tosse, rinorreia, rouquidão, úlceras orais e conjuntivite, não necessitam ser testados para SBHGA. A realização não criteriosa de teste rápido e/ou cultura em pacientes com sintomas típicos de infecção viral pode resultar em diagnóstico errôneo de tonsilite aguda estreptocócica em portadores crônicos assintomáticos de SBHGA com doença viral aguda e, consequentemente, uso desnecessário de antibióticos. Portadores assintomáticos de SBHGA em orofaringe geralmente não desenvolvem infecção aguda ou sequela imunológica (febre reumática ou GNA), sendo desnecessária uma terapia específica. A Tabela 2 diferencia sintomas típicos de faringite viral e faringite estreptocócica.

Tratamento

O objetivo principal do tratamento específico da faringite e da tonsilite por SBHGA é a prevenção da febre reumática, mas a prescrição de antibiótico apropriado também reduz tempo de duração dos sintomas e transmissão. Complicações locais, como abscessos e mastoidite, também são mais prováveis em pacientes não tratados.

TABELA 2   Características clínicas de faringite viral e estreptocócica

Faringite estreptocócica	Faringite viral
Dor de garganta de início súbito	Conjuntivite
Idade de 5 a 15 anos	Coriza
Febre	Tosse
Cefaleia	Diarreia
Náusea, vômito e dor abdominal	Rouquidão
Hiperemia de amígdalas e retrofaringe	Úlceras orais
Exsudato amigdaliano e retrofaríngeo	Exantema viral
Petéquias em palato	
Adenite cervical anterior	
Mais frequente no inverno e primavera	
História de exposição à faringite estreptocócica	
Rash escarlatiniforme	

Fonte: Infectious Diseases Society of America, 2012.

O tratamento de suporte consiste em analgésicos e antitérmicos e deve ser prescrito para todas as faringites.

Após confirmação da etiologia estreptocócica, o antibiótico de escolha para o tratamento da amigdalite é a penicilina ou a amoxicilina. Não existem relatos de resistência a esses antibióticos pelo SBHGA, portanto, na vigência de falha terapêutica, deve-se pensar em infecção combinada com outros agentes etiológicos não suscetíveis à terapia, complicações locais como abscesso periamigdaliano e retrofaríngeo, nova exposição ao SBHGA ou etiologia viral.

Nas Tabelas 3 e 4, estão listados os antimicrobianos recomendados para pacientes com e sem histórico de alergia à penicilina.

Pacientes com diagnóstico de faringite estreptocócica devem permanecer isolados até que estejam sem febre e tenham pelo menos 12 horas de início da antibioticoterapia.

SINUSITES BACTERIANAS

Introdução

Sinusite é todo processo inflamatório que acomete a mucosa que reveste as cavidades dos seios paranasais. O termo rinossinusite é também utilizado na literatura, visto que rinite (acometimento da mucosa do nariz) e sinusite geralmente coexistem.

TABELA 3 Tratamento da faringite estreptocócica em pacientes SEM histórico de reação alérgica à penicilina

Medicamento	Dosagem	Duração	Nível de recomendação, qualidade de evidência
Penicilina V oral	Crianças: 250 mg de 8 em 8 horas ou 12 em 12 horas Adultos: 250 mg de 6 em 6 horas ou 500 mg de 12 em 12 horas	10 dias	Forte, alta
Amoxicilina	50 mg/kg (máximo 1.000 mg) uma vez ao dia; ou 25 mg/kg (máximo 500 mg de 12 em 12 horas)	10 dias	Forte, alta
Penicilina G benzatina, intramuscular	< 27 kg: 600.000 U > 27 kg: 1.200.000 U	Dose única	Forte, alta

TABELA 4 Tratamento da faringite estreptocócica em pacientes COM histórico de reação alérgica à penicilina

Cefalexina oral*	20 mg/kg por dose de 12 em 12 horas (máximo 500 mg/dose)	10 dias	Forte, alta
Cefadroxila oral*	30 mg/kg uma vez ao dia (máximo 1 g)	10 dias	Forte, alta
Clindamicina oral	7 mg/kg por dose de 8 em 8 horas (máximo 300 mg dose)	10 dias	Forte, moderada
Azitromicina oral**	12 mg/kg uma vez ao dia (máximo 500 mg)	5 dias	Forte, moderada
Claritromicina oral**	7,5 mg/kg por dose de 12 em 12 horas (máximo 250 mg dose)	10 dias	Forte, moderada

*Evitar em indivíduos com reação prévia anafilática à penicilina. **Resistência conhecida do Streptococcus a esses agentes, pode variar geograficamente. Fonte: Infectious Diseases Society of America, 2012.

Existem quatro seios paranasais: maxilar, etmoidal, frontal e esfenoidal. Ao nascimento, estão presentes apenas os seios etmoidal e maxilar, aerando-se progressivamente com o crescimento da criança. O seio esfenoidal se desenvolve nos primeiros 2 anos e está aerado apenas aos 5 anos, enquanto o seio frontal é o último a se desenvolver, aerando-se aos 16 anos em média.

Anatomicamente, a drenagem do seio maxilar é a mais difícil, pois sua via de drenagem está localizada na porção superior da cavidade nasal. Ou seja, o batimento ciliar precisa vencer a gravidade para esvaziar seu muco.

A sinusite pode ser classificada de acordo com sua etiologia: infecciosa, alérgica ou mista, ou pelo seu tempo de evolução: aguda ou crônica, cujo corte é de 12 semanas.

Dentre as etiologias agudas infecciosas, a rinossinusite viral é a forma mais comum. Cerca de 90 a 95% das rinossinusites bacterianas são precedidas de episódio de infecção viral de vias aéreas superiores, mas apenas 5 a 10% dos resfriados comuns em crianças irão complicar com uma rinussinusite bacteriana. Sendo assim, a diferenciação de sinusite viral de bacteriana é essencial para evitar a prescrição inadequada de antibióticos.

Epidemiologia

A rinossinusite aguda bacteriana (RAB) é mais comum em crianças entre 4 e 7 anos, com queda significativa em sua incidência após os 8 anos. Nos pacientes menores de 2 anos, sua frequência é muito baixa, pois apresentam o óstio dos seios paranasais proporcionalmente grande, dificultando sua obstrução.

A maioria das rinossinusites agudas bacterianas é precedida de infecção viral de via aérea superior, e o pico de incidência das RAB acompanha a distribuição do resfriado comum e da síndrome gripal: mais comuns no outono e inverno. Os principais fatores de risco para a população geral são frequentar creche, tabagismo passivo e antecedente pessoal de rinite alérgica.

Patogênese

A patogênese da sinusite envolve três fatores: (1) obstrução do óstio do seio paranasal; (2) disfunção ciliar de algum grau; e (3) espessamento do muco.

A obstrução do seio paranasal pode ocorrer por edema de mucosa ou por alguma obstrução mecânica, como desvio de septo, corpo estranho ou pólipos nasais. Infecções virais podem levar à morte de células ciliares da mucosa respiratória, assim como a um espessamento de muco, afetando a capacidade de transporte de secreção do aparato mucociliar, que só consegue bater em meio líquido.

Sendo assim, as infecções virais têm o potencial de afetar os três fatores que levam ao desenvolvimento de sinusite bacteriana.

O óstio normalmente permite a aeração e a drenagem de secreção dos seios paranasais. A disfunção ciliar associada ao aumento da secreção contribui para a obstrução do óstio e, quando isso ocorre, a pressão de dentro do seio inicialmente aumenta, pois sua mucosa mantém a produção de muco em seu interior. Conforme a mucosa absorve o oxigênio de dentro do seio, a pressão diminui, levando a uma "pressão negativa" em relação à atmosférica, "aspirando" secreção da cavidade nasal em direção ao interior dos seios da face, levando também bactérias para dentro da cavidade.

Etiologia

Os principais agentes bacterianos em crianças e adultos são *Streptococcus pneumoniae*, *Haemophilus influenzae* não tipável e *Moraxella catarrhalis*. Os *Streptococcus* sp, *Neisseria* sp e *Staphylococcus aureus* são agentes possíveis, porém infrequentes. A vacina antipneumocócica tem reduzido a incidência de pneumococo e aumentado a de *Haemophilus*, porém estudos microbiológicos são bastante difíceis, visto que a aspiração dos seios da face de crianças é um procedimento invasivo, complexo e raramente realizado. A cultura de *swabs* nasais correlaciona muito pouco com a cultura dos aspirados, não sendo substituto válido.

Pacientes imunocomprometidos podem ter infecções fúngicas, sendo o principal agente o *Aspergillus* sp.

Quadro clínico

É muito importante a diferenciação de um quadro de infecção viral não complicada e sinusite bacteriana.

No episódio de infecção viral não complicada, a febre, quando presente, se apresenta no início do quadro e cessa dentro de 1 a 2 dias, podendo estar acompanhada de sintomas sistêmicos como cefaleia e mialgia. Os sintomas respiratórios de tosse, coriza e congestão nasal ficam mais proeminentes em torno do terceiro ao quinto dia e demoram 5 a 10 dias para se resolver (Figura 1).

O quadro clínico da sinusite bacteriana aguda é muito semelhante, porém o curso clínico da persistência dos sintomas e sua gravidade auxilia nessa diferenciação e, portanto, em seu diagnóstico.

Diagnóstico

A Academia Americana de Pediatria (AAP) recomenda que o diagnóstico de sinusite bacteriana seja realizado com base na história e no exame físico do paciente, não sendo necessários exames complementares de rotina. Pela AAP, existem três maneiras de se fazer o diagnóstico de sinusite bacteriana aguda em pacientes que se apresentam com infecção de via aérea superior:

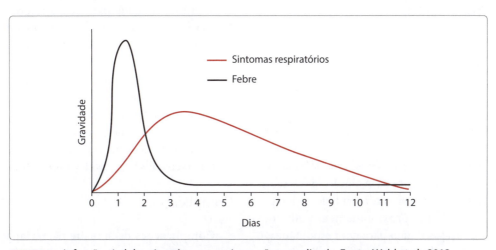

FIGURA 1 Infecção viral das vias aéreas superiores não complicada. Fonte: Wald et al., 2013.

- "Sintomas persistentes": sintomas por mais de 10 dias sem melhora de tosse diurna e/ou secreção nasal de qualquer característica.
- "Piora da evolução": após melhora inicial dos sintomas, ocorre piora ou novo início da secreção nasal ou tosse diurna ou febre, geralmente no sexto ou sétimo dia de doença.
- "Sintomas graves": pelo menos 3 dias consecutivos de temperatura ≥ 39°C e secreção nasal purulenta.

É contraindicada a realização de exames radiológicos para distinguir infecção viral de bacteriana. Isso porque, nas infecções virais, a radiografia e a tomografia de seios da face estão significativamente alterados, com os mesmos achados da sinusite bacteriana. Já um exame de imagem sem alterações praticamente exclui o diagnóstico de sinusite, porém não deve ser realizado.

Exames de imagem (tomografia ou ressonância de seios da face) devem ser obtidos em caso de suspeita de complicação orbitária ou de sistema nervoso central decorrente de sinusite bacteriana.

Tratamento

O tratamento depende de como foi realizado o diagnóstico de sinusite bacteriana aguda.

No caso de "sintomas persistentes", deve-se ou ser prescrito antibioticoterapia ou oferecer observação dos sintomas por mais 3 dias para reavaliação e considerar, então, antibioticoterapia. Já nos casos de "sintomas graves" ou "piora da evolução", deve-se necessariamente prescrever antibioticoterapia.

Embora aproximadamente 50% das crianças evoluam para cura espontânea, o objetivo do tratamento é reduzir o tempo de duração da doença, prevenir complicações orbitárias e intracranianas e minimizar exacerbações de asma nos pacientes predispostos.

Recomendações para o tratamento antimicrobiano segundo a SBP:

- Amoxicilina 50 mg/kg/dia via oral de 12/12 h: indicada para crianças que não frequentam creche, que não tenham recebido amoxicilina nos últimos 30 dias e que são maiores de 2 anos.
- Amoxicilina 90 mg/kg/dia + clavulanato 6,4 mg/kg/dia via oral de 12/12 h: indicados para os pacientes que frequentam creche ou que usaram amoxicilina nos últimos 30 dias ou nos menores de 2 anos (atenção deve ser tomada na dose do clavulanato, uma vez que no Brasil a disponibilidade dessa posologia é limitada).
- Ceftriaxone 50 mg/kg intramuscular ou venosa dose única: indicado para pacientes que não estão conseguindo aceitar medicação via oral, para reavaliação em 24 horas e avaliação da possibilidade de transicionar para via oral ou necessidade de novas doses parenterais.
- Cefuroxima 30 mg/kg/dia via oral de 12/12 h: indicada para crianças com alergia à amoxicilina, que não tenham apresentado reação de hipersensibilidade tipo I.
- Claritromicina 15 mg/kg/dia via oral de 12/12 h ou azitromicina via oral 10 mg/kg/dia no primeiro dia e 5 mg/kg/dia nos 4 dias subsequentes uma vez ao dia: indicada para pacientes com reação de hipersensibilidade tipo I à amoxicilina.

Complicações

Complicações da sinusite bacteriana aguda, embora não sejam frequentes, são graves, necessitando de diagnóstico precoce para tratamento adequado.

São possíveis complicações a celulite orbitária pré ou pós-septal, abscesso orbitário, abscesso subperiosteal e trombose de seio cavernoso. A complicação mais frequente é a celulite pré-septal e a pós-septal (também conhecidas como peri e intraorbitárias, respectivamente). A celulite pós-septal deve ser suspeitada quando houver borramento de visão, diminuição da acuidade visual, diplopia, oftalmoplegia, reflexos pupilares anormais, proptose ou edema conjuntival. Em sua suspeita, deve-se considerar exame de imagem e, em sua confirmação, prosseguir com internação hospitalar para antibioticoterapia endovenosa, assim como avaliação de um oftalmologista se possível.

CRUPE VIRAL

A maioria das crianças com crupe desenvolve sintomas leves e autolimitados, com menos de 1% dos casos evoluindo de forma grave. No entanto, crupe é um motivo frequente de procura em departamentos de emergência em todo o mundo. Menos de 6% dos casos requerem hospitalização, em geral de curta permanência. Raramente cursa com necessidade de intubação (0,4 a 1,4% das hospitalizações) e a mortalidade é baixa (ao redor de 0,5% dos casos que necessitam de intubação).

Etiologia e fisiopatologia

O crupe é causado por infecções virais, sendo os vírus parainfluenza 1, 2 e 3 os mais frequentes. Outros vírus que podem estar envolvidos são influenza A e B, adenovírus, vírus sincicial respiratório e metapneumovírus.

A infecção viral se inicia na nasofaringe e se dissemina através do epitélio respiratório da laringe, da traqueia e da árvore broncoalveolar. De acordo com o grau de extensão da lesão do epitélio respiratório, haverá diferentes achados no exame físico. Há inflamação difusa, eritema e edema das paredes da traqueia e alteração de mobilidade das cordas vocais. A mucosa da região subglótica é pouco aderente, e permite a formação de um edema significativo, com comprometimento potencial das vias aéreas. Em lactentes, 1 mm de edema na região subglótica causa 50% de diminuição do calibre da traqueia.

O edema da região subglótica da traqueia (porção mais estreita da via aérea superior na criança) restringe o fluxo de ar significativamente, gerando estridor inspiratório.

Apresentação clínica

Classicamente, o crupe cursa com início súbito de tosse ladrante, estridor inspiratório, rouquidão e desconforto respiratório. Sintomas inespecíficos de infecção de vias aéreas superiores, como coriza e espirros, usualmente precedem o quadro que, com frequência, surge no período noturno.

O crupe típico costuma acometer crianças entre 6 meses e 3 anos. Os sintomas são autolimitados, durando entre 3 e 7 dias. Menos de 5% das crianças experimentam mais de um episódio de crupe na infância. Quando a criança com crupe tem quadros recorrentes da doença, outras etiologias devem ser afastadas, como refluxo gastroesofágico, papilomatose recorrente de laringe, estenose laringotraqueal e anormalidades congênitas.

Na prática, as manifestações clínicas podem sofrer variação de acordo com o grau de extensão do acometimento das vias aéreas pelos vírus respiratórios. Assim, se for restrita à laringe, denomina-se laringite, e é caracterizada principalmente por rouquidão e tosse ladrante. Se a inflamação comprometer laringe e traqueia, têm-se os sintomas característicos de síndrome do crupe descritos previamente. Se houver comprometimento bronquiolar associado ao de laringe e traqueia, além dos sintomas de crupe, haverá tempo expiratório prolongado e sibilos, caracterizando laringotraqueobronquite.

Diagnóstico diferencial

Crianças menores de 6 meses que se apresentam com crupe ou aquelas com sintomas recorrentes, prolongados ou graves, necessitam ampliar investigação para descartar estreitamentos congênitos ou adquiridos de via aérea. Duração prolongada associada à febre pode sugerir etiologia bacteriana. Menos de 1% das crianças com crupe evolui de forma grave, mas existe uma série de outras condições ameaçadoras à vida que podem cursar com estridor. Toxemia, hipersalivação e disfagia são importantes sinais de alerta para maior gravidade (Tabela 5).

TABELA 5 Diagnóstico diferencial de crupe

Diagnóstico	Características
Traqueíte bacteriana	Febre alta, toxemia, baixa resposta à nebulização com adrenalina
Abscesso retrofaríngeo e periamigdaliano	Febre alta, dor cervical, odinofagia e disfagia. Pode estar acompanhado de torcicolo, hipersalivação, desconforto respiratório e estridor

(continua)

TABELA 5 Diagnóstico diferencial de crupe (continuação)

Diagnóstico	Características
Epiglotite	Ausência de tosse ladrante, início súbito de febre alta, disfagia, hipersalivação, ansiedade e "posição de cheirar"
Aspiração ou ingestão de corpo estranho	Tosse áspera, episódio de engasgo na história, estridor bifásico, dispneia e diminuição da entrada de ar
Anafilaxia e angioedema	Início súbito de disfagia, sibilância, estridor e possivelmente *rash* urticariforme

Diagnóstico

O diagnóstico é baseado nos achados clínicos. Os achados clássicos de radiografia cervical com estreitamento da traqueia subglótica (sinal da ponta de lápis ou torre de igreja) são de pouco valor, já que podem estar presentes em uma criança saudável apenas pelo estreitamento anatômico da região subglótica, e 50% das crianças com crupe viral clínica têm radiografia cervical normal. Assim, o exame radiológico cervical se reserva à investigação diagnóstica de outra etiologia para os sintomas de crupe (aspiração de corpo estranho) ou para casos em que a evolução da doença é atípica. Além disso, a realização de radiografia com manipulação do pescoço da criança para obtenção de uma imagem radiológica adequada pode colocar em risco a patência da via aérea do paciente com obstrução moderada ou grave.

A realização de oximetria de pulso é pouco útil, sendo encontrada pouca correlação do estado clínico e frequência respiratória com hipoxemia. A oximetria de pulso não é sensível em detectar a gravidade do crupe viral, sendo útil para tal a avaliação do estado mental, do trabalho respiratório e da entrada de ar.

O isolamento do vírus por métodos imunológicos é útil em casos de etiologia duvidosa ou em protocolos de estudo, e não deve fazer parte da avaliação laboratorial rotineira.

Tratamento

A gravidade do desconforto respiratório é que deve guiar o manejo terapêutico no crupe (Tabela 6). Na prática, o desconforto respiratório pode ser caracterizado como leve, moderado, grave e falência respiratória iminente. Crianças que se apresentem com crupe e desconforto grave ou falência respiratória devem ser encaminhadas à unidade de terapia intensiva caso não haja resposta à terapêutica inicial ou ela não seja sustentada.

De forma geral, o tratamento para crupe envolve as seguintes medidas:

- Cuidados gerais: a criança deve se sentir confortável na medida do possível e os profissionais de saúde devem evitar ao máximo ocasionar agitação e choro durante a avaliação e o tratamento. A nebulização com soro fisiológico costuma ser prescrita com o intuito de umidificar as vias aéreas, tornando as secreções mais fluidas e fáceis de serem eliminadas, reduzindo inflamação. Apesar de usual e classicamente prescrito no crupe, existem poucos estudos randomizados controlados que examinaram o efeito do ar umidificado no crupe. Uma revisão sistemática da Cochrane publicada em 2006 concluiu que não há evidência de melhora substancial do desconforto respiratório com a inalação de soro fisiológico. A nebulização pode ser uma opção na prática, mas é fortemente desencorajada se a criança se tornar mais agitada com o procedimento.
- Corticosteroides: o benefício do corticoide no crupe é bem estabelecido na literatura e deve ser prescrito para tratamento de todas as crianças que se apresentem com sintomas de leves a graves. Observa-se melhora entre 2 e 3 horas após dose única oral de dexametasona e os efeitos persistem por 24 a 48 horas. A

TABELA 6 Gravidade do crupe

Sinal/sintoma	Leve	Moderado	Grave	Falência respiratória iminente
Tosse ladrante	Ocasional	Frequente	Frequente	Não intensa pela fadiga
Estridor	Nenhum ou mínimo ao repouso	Audível ao repouso	Inspiratório evidente e ocasionalmente expiratório	Audível ao repouso, pode ser fraco
Tiragens	Nenhuma ou leve	Visível ao repouso	Acentuadas	Podem não estar presentes
Agitação ou letargia (hipoxia de SNC*)	Nenhuma	Nenhuma ou discreta	Letargia significativa	Letargia ou rebaixamento de nível de consciência
Cianose	Nenhuma	Nenhuma	Nenhuma	Presente

*SNC: sistema nervoso central.

dexametasona é o corticoide mais estudado no tratamento do crupe. Em uma revisão sistemática da Cochrane ela foi testada em 31 dos 38 estudos incluídos. O uso de dexametasona oral, em doses que variam de 0,15 a 0,6 mg/kg (dose máxima de 10 mg), e intramuscular não mostra diferença em relação à resolução dos sintomas, frequência da admissão hospitalar e necessidade de tratamento adicional da doença. Somente dois estudos compararam dexametasona oral com prednisolona. Em um deles, a dexametasona foi superior e no outro, ambas foram igualmente efetivas, porém o uso de prednisolona 1 mg/kg em dose única está associado à maior taxa de retorno ao hospital. Budesonide inalatório reduz os sintomas de gravidade do crupe, quando comparado ao placebo, e é semelhante à dexametasona nos casos de crupe leve ou moderado. Deve ser utilizado 2 mg/dose, 2 vezes/dia, por 5 dias. Não há utilidade no uso de doses maiores de budesonide. Seu uso deve ser considerado se a criança for incapaz de tomar medicações orais ou estiver vomitando.

- Epinefrina inalatória: tem efeito dramático nos sintomas do crupe, diminuindo o estridor e os sintomas de falência respiratória. Seu mecanismo de ação ocorre pelo estímulo de receptores alfa-adrenérgicos, com subsequente constrição de capilares arteriolares. Como o efeito da medicação é breve, de 2 horas, o paciente pode voltar ao estado de desconforto respiratório inicial após o fim da ação dessa droga, assim, após o uso de epinefrina, o paciente deve permanecer no departamento de emergência por 3 a 4 horas. Estudos controlados e randomizados em crianças mostram que não há efeitos colaterais com o uso de uma dose de epinefrina inalatória, como aumento significativo da pressão arterial ou da frequência cardíaca. Embora a experiência clínica sugira que as doses da epinefrina inalatória devam ser repetidas nos casos de falência respiratória, a cada reavaliação do paciente, há relato de criança saudável, com crupe grave, que desenvolveu taquicardia ventricular e infarto do miocárdio após uso de epinefrina inalatória. As indicações de epinefrina incluem crupe moderado ou grave e crianças com procedimento ou manipulação prévios da via aérea superior. Deve ser utilizada na dose padrão de 3 a 5 mL (3 a 5 ampolas) da formulação 1:1.000, independentemente da idade e peso. A repetição da dose varia de acordo com a necessidade do paciente e sua potencial evolução para falência respiratória. O uso da dose única de epinefrina se mostrou seguro quanto à elevação de pressão arterial e frequência cardíaca, no entanto, atenção especial a essas complicações deve ser dada nos casos de administração repetida.
- Intubação: a maioria das crianças com laringotraqueíte não requer intubação após o uso de epinefrina e dexametasona. A manipulação dessa via aérea é complicada, por já se tratar de uma via doente, pela dificuldade anatômica da faixa etária do paciente, por haver agitação psicomotora da criança e pelo risco de obstrução total das vias aéreas. Assim, é de consenso geral que, no paciente em que a obstrução da via aérea é iminente, o procedimento seja realizado em ambiente bem controlado, com protocolos bem definidos, por profissionais experientes, na presença de anestesista, otorrinolaringologista ou cirurgião pe-

diátrico. Na escolha do material de intubação, o tamanho da cânula traqueal deve ter 0,5 mm a menos de diâmetro interno do que o diâmetro ideal calculado para a idade da criança.
- Outras terapias: o uso de antibióticos em crianças com quadro típico de crupe está raramente indicado pela baixa incidência de doença bacteriana associada. Broncodilatadores devem ser prescritos se houver evidência de acometimento de vias aéreas inferiores com presença de sibilos expiratórios à ausculta. Avaliação otorrinolaringológica de urgência está indicada quando os sintomas de crupe são persistentemente graves apesar do tratamento, e ambulatorial para casos de episódios recorrentes ou fora da faixa etária típica.

Os critérios de alta incluem ausência de estridor em repouso ou tiragens. Internação deve ser considerada se a criança recebeu corticoide há mais de 4 horas e continua com sinais de desconforto respiratório, estridor ao repouso e tiragens ou se existe suspeita de sepse ou desidratação associadas. Se o paciente apresentar episódios recorrentes de agitação ou letargia, solicitar internação em unidade de terapia intensiva.

SUPRAGLOTITE

Supraglotite é uma infecção grave da epiglote e das estruturas supraglóticas, com resultante obstrução da via aérea superior, de letalidade elevada. A terminologia anterior da doença a definia como epiglotite, mas foi alterada por se tratar de uma doença que não envolve apenas a epiglote, mas também os tecidos ariepiglótico e aritenoide.

Etiologia e epidemiologia

Antes do final de 1980, o principal agente etiológico da supraglotite era o *H. influenzae* tipo b (Hib), isolado de cultura direta da epiglote ou hemocultura. Com a introdução da vacina contra esse agente, a incidência de todas as doenças pelo Hib caiu substancialmente. A média de incidência anual de supraglotite caiu, antes de 1990, de 41 casos para cada 100 mil admissões hospitalares para menos de 1,3 caso para 100 mil admissões em 1997.

Houve também mudança no padrão de acometimento etário. Antes de 1990, a média de idade para crianças com supraglotite era de 3 anos. A partir de 1990, subiu para 7 anos, com adolescentes e adultos sendo mais afetados.

Atualmente, o Hib responde por cerca de 25% dos casos, e outros agentes etiológicos incluem *S. pyogenes*, *S. aureus*, vírus e cândida. Esses agentes são especialmente comuns em crianças imunocomprometidas.

Patogênese

O microrganismo invade diretamente o tecido supraglótico e causa celulite da região. O edema aumenta e a epiglote se curva em direções posterior e inferior, promovendo obstrução da via aérea. Não é comum a doença se estender à região subglótica ou ao sistema linfático laríngeo. Em alguns casos de supraglotite, a epiglote pode estar poupada, mas o comprometimento das outras estruturas supraglóticas é responsável pela obstrução das vias aéreas superiores.

Apresentação clínica

Início abrupto, com duração dos sintomas por menos de 24 horas e toxemia precoce. Menos da metade dos pacientes tem sintomas respiratórios pregressos. Tipicamente, ocorre odinofagia e disfagia intensas, com desconforto respiratório progressivo, sensação de engasgo, salivação profusa, irritabilidade, agitação e ansiedade. Há sinais respiratórios de fadiga, estridor inspiratório e voz abafada. É incomum a presença de rouquidão e tosse ladrante. A temperatura atinge até 40°C e as manifestações respiratórias são acompanhadas de manifestações circulatórias (sepse). A criança assume uma postura corporal de defesa das vias aéreas, tentando mantê-las permeáveis, sentando e inclinando o corpo para a frente, hiperestendendo o pescoço, promovendo protrusão do queixo e colocando a língua para fora (posição tripoide).

Diagnóstico

Nenhum exame laboratorial deve ser feito em detrimento da segurança das vias aéreas se há suspeita clínica de supraglotite infecciosa. O diagnóstico é confirmado pela visualização direta da epiglote (epiglote em cereja). A visualização da epiglote deve ser feita de forma indireta com o uso de laringoscópio flexível. Em pacientes com desconforto respiratório leve ou moderado e colaborativos, a visualização da epiglote pode ser feita por meio da compressão da porção anterior da língua com espátula. Esses métodos, apesar de não haver registros documentando que sejam inseguros, podem gerar ansiedade e exacerbar desconforto respiratório.

O diagnóstico etiológico pode ser feito por meio de cultura direta do tecido supraglótico ou de hemocultura com positividade de até 70%. Podem ser feitas pesquisas de antígenos de cápsula de Hib nos fluidos corpóreos. A radiografia lateral de pescoço evidencia dilatação da hipofaringe, aumento da epiglote e espessamento ariepiglótico com estreitamento da valécula (sinal radiológico do dedo de luva).

Tratamento

Aproximadamente 7% das crianças que não têm a via aérea assegurada progridem para óbito. Com o reconhecimento precoce da doença e a intubação eletiva, esse valor se aproxima de zero; portanto, uma vez feita a hipótese diagnóstica de supraglotite, a criança deve ser assistida constantemente por médicos treinados em intubação infantil. A orofaringe não deve ser examinada, o paciente não deve ser deitado e nenhum exame laboratorial ou de imagem deve ser realizado.

Como houve desvio da faixa etária de crianças para adultos na era pós-vacinal, é possível tratar esses pacientes de forma mais conservadora, em casos selecionados, em UTI.

A intubação deve ser feita em local controlado, como no crupe viral, por equipe experiente, com anestesista, otorrinolaringologista ou cirurgião pediátrico. Na escolha do material para o procedimento, a cânula traqueal deve ser 0,5 a 1,0 mm menor do que a predita para a idade, e deve-se usar lâmina curva, para não causar dano adicional à epiglote.

Tratamento com antibiótico endovenoso para cobertura do Hib inclui cefalosporinas de segunda (cefuroxime) e terceira gerações: ceftriaxona ou cefotaxime. Se houver isolamento de S. pyogenes, a droga de escolha é a penicilina; se houver isolamento de S. aureus, oxacilina ou cefalosporina de primeira geração (cefalotina).

Não há recomendação para uso de corticosteroides ou epinefrina inalatória.

Avaliar necessidade de suporte cardiocirculatório pelo quadro séptico associado.

TRAQUEÍTE BACTERIANA

A traqueíte bacteriana é a denominação autoexplicativa da infecção de partes moles da traqueia. Pode se estender até laringe e brônquios, sendo também denominada laringotraqueobronquite. Sua apresentação clínica é muito semelhante ao crupe viral pela obstrução de vias aéreas superiores, porém levando à maior gravidade e a mais sintomas sistêmicos. São sinônimos da doença: crupe bacteriano, crupe membranoso, crupe pseudomembranoso ou laringotraqueobronquite membranosa, pois a ulceração e a formação de pseudomembrana são características da doença.

Pode acometer pacientes previamente hígidos, porém é mais frequente naqueles com traqueostomia, por apresentarem porta de entrada para bactérias, assim como o fato de a imunidade inata da mucosa ser afetada pela presença do tubo.

Etiologia e epidemiologia

Acomete crianças entre 6 meses e 12 anos, com média de 5 anos e com predomínio do sexo masculino (mesma epidemiologia do crupe viral).

Estudo norte-americano publicado no Pediatrics analisou retrospectivamente 107 pacientes internados por Crupe, demonstrando que a traqueíte bacteriana foi responsável por 48% das internações de pacientes com obstrução potencialmente fatal de vias aéreas superiores em UTI, seguida por crupe viral (46% dos casos) e supraglotite.

Esse mesmo estudo encontrou o *Staphylococcus aureus* em 60% das culturas positivas de aspirado de broncoscopia. Os principais agentes envolvidos após o *S. aureus* incluem *Haemophilus influenzae*, *Streptococcus* alfa-hemolítico, e *Streptococcus pyogenes*. Há evidência de coinfecção viral, sendo isolados vírus influenza A e B, parainfluenza, enterovírus, vírus respiratório sincicial (VRS) e sarampo.

Patogênese

O fato de um grande número de vírus ser detectado nos casos de traqueíte bacteriana sugere que há uma primeira lesão de vias aéreas, liderada por uma infecção viral e uma posterior infecção bacteriana.

A invasão bacteriana da mucosa traqueal causa processo inflamatório difuso da laringe, traqueia e brônquios, com produção de exsudato mucopurulento e formação de membranas semiaderentes dentro da traqueia. Essas membranas contêm neutrófilos e restos celulares, causando a obstrução das vias aéreas tão marcante do quadro.

Apresentação clínica

A doença combina manifestações clínicas de crupe viral e epiglotite. Após o pródromo viral breve, há aparecimento de tosse ladrante, rouquidão, estridor inspiratório e insuficiência respiratória. A esses sinais de síndrome do crupe grave associam-se febre alta (> 38,5°C) e toxemia. O paciente com traqueíte bacteriana tem sintomas respiratórios mais prolongados que na supraglotite. O desconforto respiratório pode progredir rapidamente, com obstrução total da via aérea.

Em um estudo retrospectivo canadense, dos 500 pacientes internados com o diagnóstico de crupe, 2% tiveram diagnóstico de traqueíte bacteriana e todos estes necessitaram de intubação orotraqueal. Os principais sintomas nesse estudo foram: tosse, tiragens, estridor laríngeo, rouquidão e toxemia.

Na traqueíte bacteriana não há resposta terapêutica ao tratamento inicial com epinefrina inalatória e corticosteroides, ajudando a diferenciar o crupe bacteriano do viral.

A taxa de mortalidade varia de 18 a 40% de acordo com o estudo, sendo a principal causa de morte a insuficiência respiratória por obstrução de via aérea alta.

Diagnóstico

Em geral, a suspeita diagnóstica é realizada frente aos sinais e sintomas e o diagnóstico definitivo é feito por meio da visualização da traqueia via broncoscopia rígida.

A radiografia cervical anteroposterior pode ser similar ao crupe, mostrando afunilamento da passagem de ar (sinal do campanário ou, do inglês, *Steeple sign*, porque se assemelha a um "V" invertido ou uma ponta de lápis) e esfumaçamento da parede da traqueia, que correspondem às pseudomembranas. Essas irregularidades aparecem em 20 a 82% das radiografias.

Na laringoscopia, evidencia-se a presença de exsudato purulento malcheiroso, que pode bloquear a luz da traqueia, de fácil remoção sem hemorragia, e que pode ser enviado para cultura. Geralmente, os resultados de hemocultura são negativos.

Tratamento

O foco do tratamento é garantir a permeabilidade das vias aéreas do paciente. Pela sua alta mortalidade, é indicada a admissão em UTI, pois a intubação frequentemente é necessária. Se possível, realizar intubação em centro cirúrgico por endoscopia. O procedimento promove o diagnóstico e define o tratamento da traqueíte bacteriana, permitindo a coleta de secreção para análise microbiológica. A intubação geralmente é necessária por 3 a 7 dias. Ocasionalmente são necessárias endoscopias repetidas para remoção das pseudomembranas.

É importante iniciar antibioticoterapia o mais precocemente possível. Em casos graves, iniciar administração de antibiótico por via endovenosa: oxacilina e cefalosporina de terceira geração ou nos casos de suspeita de bactéria resistente é indicada a vancomicina.

Conforme já discutido, o uso de corticosteroides ou epinefrina inalatória não tem benefícios em seu manejo.

As complicações mais frequentes são falência respiratória, obstrução das vias aéreas, pneumotórax e síndrome do choque tóxico. Esses pacientes frequentemente têm outros sítios de infecção, como pneumonia.

SUGESTÕES DE LEITURA

1. Aitken M, Taylor JA. Prevalence of clinical sinusitis in young children followed up by primary care pediatricians. Arch Pediatr Adolesc Med. 1998;152(3):244-8.
2. Bank DE, Krug SE. New approaches to upper airway disease. Emerg Med Clin North Am. 1995;13(2):473-8.
3. Bjornson C, Russell KF, Vandermeer B, Durec T, Klassen TP, Johnson DW. Nebulized epinephrine for croup in children. Cochrane Database Syst Rev. 2013;10:CD006619.
4. Block SL, Hedrick J, Harrison CJ, et al. Community-wide vaccination with the heptavalent pneumococcal conjugate significantly alters the microbiology of acute otitis media. Pediatr Infect Dis J. 2004;23(9):829-33.
5. Bluestone CD, Klein JO. Microbiology. In: Bluestone CD, Klein JO (eds.). Otitis media in infants and children. 4.ed. Hamilton, Canada: BC Decker; 2007. p.101-26.
6. Bluestone CD. Studies in otitis media: Children's Hospital of Pittsburgh-University of Pittsburgh Progress Report-2004. Laryngoscope. 2004;114(S105):1-26.
7. Castagno LA, Lavinsky L. Otitis media in children: seasonal changes and socioeconomic level. Int J Pediatr Otorhinolaryngol. 2002;62(2):129-34.
8. Centers for Disease Control and Prevention. Pharyngitis (Strep Throat): Information for Clinicians. Centers for Disease Control and Prevention, 27 June 2022. Disponível em: https://www.cdc.gov/groupastrep/diseases-hcp/strep-throat.html#.

9. Cressman WR. Diagnosis and management of croup and epiglottitis. Pediatr Clin North Am. 1994;41:256-76.
10. Demuri G, Wald ER. Acute bacterial sinusitis in children. Pediatrics in Review. 2013;34:429-37.
11. Fokkens WJ, Lund VJ, Wormald PJ. EPOS 2012: European position paper on rhinosinusitis and nasal polyps 2012. A summary for otorhinolaryngologists. Rhinology. 2012;50(1):1-12.
12. Gordts F, Abu Nasser I, Clement PA, et al. Bacteriology of the middle meatus in children. Int J Pediatr Otorhinolaryngol. 1999;48:163.
13. Hauser A, Fogarasi S. Periorbital and orbital cellulitis. Pediatrics in Review. 2010;31(6):242-9.
14. Hopkins A, Lahiri T, Salermo R. Changing epidemiology of life-threatning upper airway infections: the reemergence of bacterial tracheitis. Pediatrics. 2006;118(4):1418-21.
15. Infectious Diseases Society of America (IDSA). IDSA Updates guideline for managing group A streptococcal pharyngitis. Clinical Infectious Diseases. 2012.
16. Kuo CY, Parikh SR. Bacterial tracheitis. Pediatrics in Review. 2014;35(11):497-99.
17. Lerner DL, Fontan JPP. Prevention and treatment of upper airway obstruction in infants and children. Curr Opin Pediatr. 1998:10(3);265-70.
18. Lieberthal AS, Carroll AE, Chonmaitree T, Ganiats TG, Hoberman A, Jackson MA, et al. The diagnosis and management of acute otitis media. Pediatrics. 2013;131(3):e964-99.
19. Moore M, Little P. Humidified air inhalation for treating croup. Cochrane Database Syst Rev. 2006;(3):CD002870.
20. Rafey K, Lichenstein R. Airway infectious disease. Emergency. Pediatr Clin N Am. 2006;53(2):215.
21. Rhinosinusitis: evidence and experience. Brazilian J Otorhinolaryngol. 2015;81.
22. Ruohola A, Meurman O, Nikkari S, Skottman T, Salmi A, Waris M, et al. Microbiology of acute otitis media in children with tympanostomy tubes: Prevalences of bacteria and viruses. Clinical Infectious Diseases. 2006;43(11):1417-22.
23. Russell KF, Liang Y, O'Gorman K, Johnson DW, Klassen TP. Glucocorticoids for croup. Cochrane Database Syst Rev. 2011;(1):CD001955.
24. Schappert SM, Rechtsteiner EA. Ambulatory medical care utilization estimates for 2007. Vital Health Stat. 2011;13:1-38.
25. Schwartz RH, Rodriguez WJ, Brook I, Grundfast KM. The febrile response in acute otitis media. JAMA. 1981;245(20):2057-8.
26. Shah S, Sharieff GQ. Pediatric respiratory infections. Emerg Med Clin North Am. 2007;25(4):961-79.
27. Sih TM. Acute otitis media in Brazilian children: Analysis of microbiology and antimicrobial susceptibility. Ann Otol Rhinol Laryngology. 2001;110(7):662-6.
28. Sobol SE, Zapata S. Epiglottitis and croup. Otolaryngol Clin North Am. 2008;41(3):551-6.
29. Wald ER, Applegate KE, Bordley C, et al. Clinical practice guideline for the diagnosis and management of acute bacterial sinusitis in children aged 1 to 18 years. Pediatrics. 2013;132:e262.
30. Wald ER, Milmoe GJ, Bowen A, Ledesma-Medina J, Salamon N, Bluestone CD. Acute maxillary sinusitis in children. N Engl J Med. 1981;304(13):749-54.
31. Wolf G, Anderhuber W, Kuhn F. Development of the paranasal sinuses in children: Implications for paranasal sinus surgery. Ann Otol Rhinol Laryngol. 1993;102:705-11.

29
Bronquiolite

Eliana Paes de Castro Giorno
Amélia Gorete Reis

PONTOS-CHAVE DESTE CAPÍTULO

- Definir bronquiolite.
- Citar os principais vírus envolvidos.
- Descrever as manifestações clínicas.
- Analisar criticamente a indicação dos exames complementares.
- Citar os diagnósticos diferenciais.
- Discorrer sobre os princípios terapêuticos.
- Listar as indicações de internação.

INTRODUÇÃO

Bronquiolite é uma doença frequente na infância, mais comumente causada pelo vírus respiratório sincicial (VRS) e responsável por alta morbidade e elevadas taxas de hospitalização. Estimativas globais demonstram que o VRS causou 3,4 milhões de admissões hospitalares e 199 mil mortes em 2005 em crianças menores de 5 anos, com número desproporcionalmente maior nos países com recursos limitados.

Trata-se de um acometimento inflamatório primário das vias aéreas de pequeno calibre, identificado clinicamente como episódio de sibilância em uma criança com idade inferior a 2 anos, com sinais de infecção respiratória viral e sem antecedentes de atopia. Várias definições de bronquiolite têm sido propostas, sendo que alguns autores limitam o termo ao primeiro episódio de sibilância em lactentes com menos de 1 ano.

É tipicamente causada por vírus respiratórios, sendo o VRS o mais importante agente etiológico por sua frequência, seguido do rinovírus. Outros agentes relevantes são: metapneumovírus humano, parainfluenza tipo 3, influenza, adenovírus, coronavírus e bocavírus humano, sendo a proporção relativa de cada agente específico variável conforme a área geográfica, o ano e a estação do ano.

Coinfecção por mais de um desses agentes tem sido foco de pesquisa e parece ocorrer em cerca de um terço dos casos de bronquiolite. Embora não haja consenso, a coinfecção viral pode estar associada à hipoxemia mais grave, maior tempo de hospitalização e maior chance de recaída.

EPIDEMIOLOGIA

A epidemiologia dessa doença espelha o comportamento do VRS, que circula predominantemente nos meses de inverno nos países de clima temperado. A faixa etária mais acometida concentra-se entre 2 e 8 meses de idade, embora ainda seja frequente até o segundo ano de vida. Com relação ao sexo, ela parece acometer e ser motivo de hospitalização preferencialmente em indivíduos do sexo masculino.

Dados epidemiológicos nacionais também mostram o VRS como o principal agente etiológico, detectado em 46 a 63% das crianças com acometimento do trato respiratório inferior. O pico ocorre no outono, com extensão para os meses de inverno, característica já observada em outras regiões de clima subtropical.

Embora existam variações na sazonalidade entre os diferentes países, na mesma região o VRS faz picos anuais ou bianuais de forma consistente, ano a ano.

A transmissão do vírus é mais elevada em aglomerações fechadas e em áreas de maior densidade populacional. O ar seco e frio, pelo prejuízo à função ciliar e à resposta antiviral, também exerce influência na transmissão e na gravidade da doença. Outros fatores de risco são a poluição e a exposição ao tabaco, sendo que este último implica maior risco de doença grave.

PATOGÊNESE

A bronquiolite é uma doença das vias aéreas de pequeno calibre causada por vírus que, primeiramente, invadem as células epiteliais da nasofaringe e que, na evolução, espalham-se célula a célula por toda a mucosa do trato respiratório inferior. A invasão viral cursa com dano e morte celular, infiltração peribrônquica de células brancas, predominantemente mononucleares, edema da submucosa e adventícia e produção de muco. A presença de epitélio necrótico, fibrina e muco dentro do lúmen diminui o diâmetro dos brônquios, principalmente durante a expiração, tornando o fluxo de ar turbulento. Em razão da presença de obstrução parcial ou total, surgem áreas de hiperinsuflação e aprisionamento de ar. A absorção desse ar produz áreas de atelectasias, processo que pode ser acelerado pela ausência de canais colaterais em lactentes e, também, pela oferta frequente de altas concentrações de oxigênio, mais facilmente absorvido nos alvéolos que o ar ambiente.

Os mecanismos implicados na patogênese da bronquiolite por conta do VRS refletem uma resposta imune exagerada, assim como lesão celular provocada pela replicação viral. A contração da musculatura lisa das vias aéreas parece não participar efetivamente na fisiopatologia da bronquiolite. Em contrapartida, infecções por rinovírus parecem cursar com um mecanismo de inflamação das vias aéreas mais semelhante ao que ocorre na asma.

MANIFESTAÇÕES CLÍNICAS

A bronquiolite inicia como infecção trivial das vias aéreas superiores, febre baixa, tosse leve, rinorreia e congestão nasal, com progressão nos dias subsequentes para acometimento das vias aéreas inferiores, cursando com esforço respiratório e aumento da frequência respiratória. O pico de gravidade ocorre por volta do 3º ou 4º dia após o início dos sintomas. À propedêutica pulmonar, são observados tempo expiratório prolongado, sinais de desconforto respiratório em graus variados, sibilos e estertores grossos e finos. A depender da gravidade do quadro, podem ocorrer tiragem subdiafragmática, intercostal, supraclavicular, batimento de asa nasal, gemência, cianose e sinais de comprometimento cardiovascular. A febre está presente em aproximadamente 50% dos casos. O tempo médio de resolução dos sintomas é de 15 dias, embora 10 a 20% dos acometidos ainda apresentem sintomas além do vigésimo dia de doença.

Os achados clínicos de diferentes vírus eram tidos como indistinguíveis, mas essa teoria foi recentemente contestada em um estudo que sugere que infecção por VRS pode ser distinta da infecção por rinovírus em termos de patogênese, apresentação clínica e resposta aos tratamentos. A bronquiolite por VRS é mais frequente nos lactentes mais jovens e na ausculta predominam estertores, enquanto a bronquiolite por rinovírus acomete crianças um pouco mais velhas e, mais frequentemente, cursa com sibilos bilaterais.

A bronquiolite também pode cursar com apneia, por vezes até na ausência de outros achados típicos da doença. Os estudos são controversos com relação à prevalência. São mais suscetíveis a essa apresentação potencialmente grave os lactentes de termo com menos de um mês e os pré-termos com idade gestacional corrigida inferior a 48 semanas.

O conjunto de achados clínicos da bronquiolite é mutável durante o curso da infecção, por vezes até minuto a minuto, pois a agitação influencia o grau de desconforto e a tosse pode clarear *mucus* e debris das vias aéreas. Sendo assim, são necessárias avaliações clínicas frequentes para acessar a real gravidade do quadro. Marcadores clínicos têm sido propostos para identificar risco de doença grave, entretanto todos apresentam baixo poder de discriminação. Alguns potenciais indicadores de gravidade são:

- Desidratação.
- Frequência respiratória elevada, retrações, gemência, batimento de asa de nariz.
- Cianose ou hipoxemia.
- Letargia.

A maioria dos lactentes hospitalizados com VRS tem idade inferior a 5 meses, é nascida a termo e sem fatores de risco, sendo a idade cronológica menor de 3 meses o fator preditor de gravidade mais importante. Os prematuros são mais propensos ainda a evoluir de forma grave, provavelmente porque essas crianças recebem menor quantidade de anticorpos neutralizantes, já que a maior transferência transplacentária de imunoglobulinas ocorre no terceiro trimestre da gravidez. Pacientes com atelectasias ao exame radiológico, portadores de doença pulmonar obstrutiva crônica, cardiopatia congênita com repercussão hemodinâmica, neuropatias e/ou imunodeficiências também apresentam maior associação com gravidade.

A bronquiolite pode complicar com insuficiência respiratória em cerca de 10 a 20% dos casos. Podem ocorrer também desidratação, infecção bacteriana secundária, pneumotórax ou pneumomediastino. Embora seja frequente na prática clínica a introdução de antibiótico, a infecção bacteriana secundária além da otite média aguda é rara, ocorrendo bacteremia em menos de 1% dos casos.

EXAMES COMPLEMENTARES

O diagnóstico da bronquiolite é essencialmente clínico e a pesquisa de vírus respiratório raramente altera o manejo individual, embora possa ser considerada em um contexto epidemiológico sugestivo de influenza.

A solicitação rotineira de radiografia de tórax não é recomendada para os casos típicos, sem evidências clínicas de complicações. Além de não alterar a conduta, pode levar ao uso indevido de antibiótico e à exposição desnecessária à radiação. Em uma série retrospectiva com 232 pacientes, a radiografia de tórax solicitada sistematicamente para todos que internaram implicou mudança de conduta em apenas 3% dos casos. Alguns fatores, entretanto, foram associados à presença de infiltrado compatível com pneumonia: hipoxemia (saturação < 92%), alteração focal na ausculta e febre > 39°C. A radiografia está, portanto, bem indicada quando outro diagnóstico é considerado, em casos inicialmente moderados a graves ou quando a evolução é desfavorável. As alterações radiológicas da bronquiolite são variáveis, sendo observados hiperinsuflação, espessamento peribrônquico e, eventualmente, atelectasias.

O hemograma é inespecífico e não é preditivo de infecção bacteriana, tendo pouca utilidade no manejo da bronquiolite. Entretanto, pode estar bem indicado no contexto de investigação do quadro febril no lactente jovem. A gasometria deve ser solicitada nos casos mais graves, em que se faz necessário melhor avaliação da presença de insuficiência respiratória.

DIAGNÓSTICO

O diagnóstico é baseado nos sinais e sintomas clínicos. Tipicamente, a história é de uma criança com idade inferior a 2 anos que apresenta um pródromo gripal, seguido de esforço respiratório e sibilância, notados ao exame físico.

TRATAMENTO

Não há tratamento disponível que reduza a duração da bronquiolite, sendo a conduta basicamente de suporte respiratório e hídrico. Caso o paciente não atenda indicação de internação, é fundamental que seja mantido seguimento ambulatorial com reavaliações frequentes. A intensidade da terapia nas crianças hospitalizadas tem revelado pouca associação com a gravidade da doença.

As indicações de internação são as descritas a seguir:

- Toxemia, letargia, baixa aceitação alimentar.
- Desidratação.
- Desconforto respiratório: retração intercostal, supraclavicular ou batimento de asa de nariz; cianose; frequência respiratória (FR) > 70.
- Hipoxemia: valores persistentemente abaixo de 90%; episódios de queda de saturação são frequentes nessa patologia, mesmo nos quadros leves.
- Impossibilidade de a criança ser observada pelos pais em casa.
- Apneia.

Pacientes prematuros (< 35 semanas), menores de 12 semanas ou portadores de doenças crônicas (pulmonar, cardíaca com repercussão hemodinâmica ou imunodeficiências) carregam um risco maior de evolução desfavorável, e isso deve ser ponderado no momento de definir a necessidade de internação.

O tratamento daqueles que forem hospitalizados consiste em suporte clínico: alimentação e hidratação assistidas, mínima manipulação, aspiração nasal leve e superficial e oxigenoterapia conforme necessidade.

A oxigenoterapia em pacientes hígidos, com boa aceitação alimentar e desconforto respiratório leve tem pouco benefício quando a saturação é superior a 90%. Entretanto, no momento de definir a saturação acima da qual será ofertado oxigênio, é prudente considerar a margem de erro do oxímetro e a presença de patologias de base e de fatores que possam influir na curva de dissociação da hemoglobina, como febre e acidose. Com o objetivo de elevar a saturação para valores acima de 90%, podem ser utilizadas cânula nasal, máscara facial, oxitenda ou cânula nasal de alto fluxo (CNAF).

A CNAF (1 a 2 L/kg/min) é uma modalidade segura de tratamento que oferta altos fluxos de oxigênio, em uma cânula desenhada para aumentar a tolerância do paciente. Estudos observacionais documentaram melhora nos parâmetros clínicos e diminuição na taxa de intubação com o uso da CNAF. Entretanto, tais benefícios não foram confirmados em uma metanálise que comparou a CNAF com os dispositivos convencionais de oxigênio ou o CPAP (do inglês, *continuous positive airway pressure*). Em um estudo multicêntrico randomizado controlado, a CNAF, como suporte respiratório inicial em pacientes com bronquiolite moderada à grave, apresentou maior taxa de falha comparada ao CPAP e entre os pacientes que apresentaram intolerância ao CPAP, a mudança para CNAF teve 82% de sucesso. Com essa intercambialidade entre as modalidades, a taxa de intubação foi baixa e equivalente entre os grupos.

Hidratação endovenosa pode ser necessária, em razão do aumento das perdas insensíveis por taquipneia e febre e da diminuição da ingesta nos pacientes com desconforto respiratório, obstrução nasal e/ou FR acima de 60 ipm. Pelo risco elevado de hiponatremia nesses pacientes, hidratação com fluidos isotônicos é preferencial. Especial atenção deve ser dada para os sinais de congestão, uma vez que pacientes com bronquiolite têm aumento do hormônio antidiurético e, portanto, retêm mais fluidos. Como alternativa à via parenteral, é possível alimentar e hidratar o paciente via sonda nasogástrica.

O uso de broncodilatadores não é mais recomendado pela Academia Americana de Pediatria (AAP). Apesar do potencial de melhora do escore clínico, eles não afetaram a evolução da doença, a necessidade de internação e o tempo de permanência no hospital. O custo da medicação, associado ao potencial de eventos adversos como taquicardia e tremores, faz com que os malefícios não suplantem os potenciais benefícios. Embora as recomendações vigentes não façam diferenciação de manejo com base no patógeno identificado, a bronquiolite por rinovírus parece ter alguma associação com predisposição à atopia e risco subsequente de asma e, por isso, teria maior potencial de resposta ao tratamento com broncodilatadores e corticosteroides. A inalação com epinefrina não está indicada rotineiramente.

A inalação com solução hipertônica (solução salina a 3 ou 5%) tem poucos efeitos colaterais relatados e pode reduzir o edema e diminuir a impactação de muco nas vias aéreas, por meio da melhora na limpeza mucociliar. Os estudos são controversos e a recomendação da AAP de 2014 é de que ela pode ser administrada aos pacientes hospitalizados. Metanálises publicadas após essa última revisão da AAP, no entanto, não mostraram benefícios claros da inalação com hipertônica. No cenário mundial, a prática é heterogênea: alguns países não recomendam, outros recomendam para todos os internados e outros, somente nos casos moderados a graves.

O uso de corticosteroides não é recomendado rotineiramente em pacientes sem doença de base pulmonar e apresentando a primeira crise de sibilância por VRS. Não diminui taxa de admissão hospitalar ou tempo de hospitalização. A associação da dexametasona com a epinefrina mostrou algum efeito sinérgico, que não foi significante quando os resultados foram ajustados para múltiplas variáveis.

O heliox pode diminuir o tempo de tratamento e contribuir com melhora do desconforto respiratório, quando administrado por máscara facial não reinalante adequadamente ajustada à face ou por CPAP.

Nos estudos que embasaram as recomendações da AAP, a fisioterapia respiratória, como medida de suporte, aumentou o risco de vômitos e instabilidade respiratória e não foi eficaz em reduzir o tempo de internação, a necessidade de oxigênio suplementar e não contribuiu com melhora clínica significativa. Alguns estudos mais recentes, no entanto, mostraram algum benefício nas técnicas de vibração, percussão e expiração passiva, mas a heterogenicidade dos estudos em termos de técnica utilizada e gravidade dos pacientes incluídos não permite que seja feita alguma recomendação consistente.

Anti-histamínicos, descongestionantes e antitussígenos não devem ser utilizados.

PREVENÇÃO

Medidas gerais como aleitamento materno, lavagem de mãos e não exposição ao tabaco devem sempre ser incentivadas. O risco de transmissão nosocomial do vírus respiratório sincicial pode ser reduzido com medidas como isolamento de contato, máscara e proteção ocular quando houver risco de exposição a aerossol e isolamento em quartos privativos.

Alguns grupos têm indicação de imunoprofilaxia, visando à prevenção específica contra formas graves de infecção por vírus respiratório sincicial. O palivizumab é um anticorpo monoclonal humano contra a glicoproteína F do VRS, que, de acordo com a Portaria Conjunta SAS-SCTIE/MS n. 23, de 23 de outubro de 2018, está indicado para as crianças que preenchem pelo menos um dos seguintes critérios:

- Crianças com menos de 1 ano que nasceram prematuras com idade gestacional menor ou igual a 28 semanas.
- Crianças com até 2 anos com doença pulmonar crônica da prematuridade ou doença cardíaca congênita com repercussão hemodinâmica demonstrada.

No segundo ano de vida, deve ser considerada a indicação de profilaxia durante a sazonalidade do VSR nas seguintes condições:

- Crianças com cardiopatia congênita que permanece com repercussão hemodinâmica com necessidade de uso de medicamentos específicos.
- Crianças que preenchem critério de doença pulmonar crônica da prematuridade e continuam em uso de oxigênio ou de corticoide durante os seis últimos meses.

CONCLUSÃO

A bronquiolite é uma doença autolimitada das vias aéreas de pequeno calibre, mas que ganha relevância pela morbidade e pela prevalência significativa nas crianças com menos de 2 anos. A evolução posterior para um quadro de hiper-reatividade das vias aéreas é comumente observada, mas esse mecanismo é pouco conhecido, podendo ser decorrente da infecção viral grave ou de características intrínsecas do hospedeiro.

O tratamento é basicamente de suporte, não sendo recomendado o uso rotineiro de medicação específica contra o agente etiológico. Diversas intervenções terapêuticas que potencialmente poderiam reduzir o curso e a gravidade da bronquiolite não se mostraram suficientemente efetivas nos estudos realizados até o presente. Trata-se de uma doença em que a redução das intervenções pode ser mais benéfica para o paciente.

PARA SABER MAIS

Sociedades médicas:

- Canadian Paediatric Society (CPS): Position statement. Bronchiolitis: recommendations for diagnosis, monitoring and management of children one to 24 months of age. Disponível em: https://cps.ca/en/documents/position/bronchiolitis
- Canadian Paediatric Society (CPS): Practice point. Use of high-flow nasal cannula oxygen therapy in infants and children. Disponível em: https://cps.ca/en/documents/position/nasal-cannula
- Joan L Robinson, Nicole Le Saux; Canadian Paediatric Society, Infectious Diseases and Immunization Committee. Preventing hospitalizations for respiratory syncytial virus infection. Paediatr Child Health. 2015;20(6): 321-6.
- Diretriz assistencial do Hospital Israelita Albert Eisntein. Disponível em: https://medicalsuite.einstein.br/pratica-medica/Paginas/diretrizes-assistenciais.aspx?busca=bronquiolite%20&Especialidade=Pediatria

Artigos do *Jornal de Pediatria*:

- https://www.jped.com.br/pt-bronquiolite-viral-aguda-um-articulo-X2255553698028590
- https://jped.elsevier.es/pt-bronchiolitis-asthma-next-step-articulo-S2255553616301501

SUGESTÕES DE LEITURA

1. Brooks CG, Harrison WN, Ralston SL. Association between hypertonic saline and hospital length of stay in acute viral bronchiolitis: a reanalysis of 2 meta-analyses. JAMA Pediatr. 2016;170:577–84.
2. Carsin A, Gorincour G, Bresson V, et al. La radiographie de thorax chez le nourrisson hospitalisé pour bronchiolite aiguë: réelle information ou simple irradiation? Archives de Pédiatrie. 2012;19:1308-1315.
3. Chowdhury MM, McKenzie SA, Pearson CC, et al. Heliox therapy in bronchiolitis: Phase III Multicenter Double-Blind Randomized Controlled Trial. Pediatrics.2 013;131:661.
4. Fernandes RM, Bialy LM, Vandermeer B, et al. Glucocorticoids for acute viral bronchiolitis in infants and young children. Cochrane Database Syst Rev. 2013;6:CD004878.
5. Fleisher GR, Ludwig S. Textbook of pediatric emergency medicine. 6.ed. Philadelphia: Lippincott, Williams & Wilkins; 2010. p. 916-917.
6. Florin TA, Plint AC, Zorc JJ. Viral bronchiolitis. Lancet. 2017;389:211-24.
7. Jartti T, Smits HH, Bonnelykke K, et al. Bronchiolitis needs a revisit: virus entities and their treatments. Allergy. 2019;74:40-52.
8. Kneyber MC, Brandenburg AH, de Groot R, et al. Risk factors for respiratory syncytial virus associated apnoea. Eur J Pediatr. 1998;157:331.
9. Lin J, Zhang Y, Xiong L, et al. High-flow nasal cannula therapy for children with bronchiolitis: a systematic review and meta-analysis. Archives of Disease in Childhood. 2019;104:564-576.
10. Maguire C, Cantrill H, Hind D, Bradburn M, Everard ML. Hypertonic saline (HS) for acute bronchiolitis: systematic review and meta-analysis. BMC Pulm Med. 2015;15:148.
11. Mansbach JM, Piedra PA, Teach SJ et al. Prospective multicenter study of viral etiology and hospital length of stay in children with severe bronchiolitis. Arch Pediatr Adolesc Med. 2012;166(8):700-6.
12. Meissner HC. Viral bronchiolitis in children. N Engl J Med. 2016;374(1):62-72.
13. Milési C, Essouri S, Pouyau R, et al. High flow nasal cannula (HFNC) versus nasal continuous positive airway pressure (nCPAP) for the initial respiratory management of acute viral bronchiolitis in young infants: a multicenter randomized controlled trial (TRAMONTANE study). Intensive Care Med. 2017;43:209-216.
14. Nair H, Nokes DJ, Gessner BD, et al. Global burden of acute lower respiratory infections due to respiratory syncytial virus in young children: a systematic review and meta-analysis. Lancet. 2010;375:1545–55.
15. Nascimento MS, Souza AV, Ferreira AVS, et al. High rate of viral identification and coinfections in infants with acute bronchiolitis. Clinics (Sao Paulo). 2010;65(11):1133-1137.
16. Petruzella FD, Gorelick MH. Duration of illness in infants with bronchiolitis evaluated in the emergency department. Pediatrics. 2010;126:285-290.
17. Piedra PA, Stark AR. Bronchiolitis in infants and children: treatment, outcome, and prevention. Uptodate, online. Disponível em: www.uptodate.com. Acesso em: 10 abr.2017.
18. Plint AC, Johnson DW, Patel H, et al. Epinephrine and dexamethasone in children with bronchiolitis. N Engl J Med. 2009;360:2079-2089.
19. Ralston SL, Lieberthal AS, Meissner HC, et al. Clinical practice guideline: the diagnosis, management, and prevention of bronchiolitis. Pediatrics. 2014;134:e1474.
20. Roqué i Figuls M, Giné-Garriga M, Granados Rugeles C, et al. Chest physiotherapy for acute bronchiolitis in paediatric patients between 0 and 24 months old. Cochrane Database Syst Rev. 2016;2:CD004873.
21. Shaw KN, Bell LM, Sherman NH. Outpatient assessment of infants with bronchiolitis. Am J Dis Child. 1991;145:151.
22. Silver AH, Nazif JM. Bronchiolitis. Pediatrics in Review. 2019;40;568.
23. Stempel HE, Martin ET, Kuypers J, et al. Multiple viral respiratory pathogens in children with bronchiolitis. Acta Paediatr. 2009;98:123.
24. Uso do anticorpo monoclonal Palivizumabe durante a sazonalidade do Vírus Sincicial Respiratório – VSR [recurso eletrônico]. Ministério da Saúde, Secretaria de Ciência, Tecnologia, Inovação e Insumos Estratégicos em Saúde, Departamento de Assistência Farmacêutica e Insumos Estratégicos. Brasília: Ministério da Saúde, 2022.
25. Vieira SE, Stewien KE, Queiroz DAO, et al. Clinical patterns and seasonal trends in respiratory syncytial virus hospitalizations in São Paulo, Brazil. Rev Inst Med Trop S. Paulo. 2001;43(3):125-131.
26. Wang EE, Law BJ, Stephens D. Pediatric Investigators Collaborative Network on Infections in Canada (PICNIC) prospective study of risk factors and outcomes in patients hospitalized with respiratory syncytial viral lower respiratory tract infection. J Pediatr. 1995;126:212.
27. Wright AL, Taussig LM, Ray CG, et al. The Tucson Children's Respiratory Study II. Lower respiratory tract illness in the first year of life. Am J Epidemiol. 1989;129(6):1232-1246.
28. Zorc JJ, Hall CB. Bronchiolitis: Recent evidence on diagnosis and management. Pediatrics. 2010;125;342-349.

30
Pneumonias agudas e complicações

Joaquim Carlos Rodrigues
Michelle Marcovici

PONTOS-CHAVE DESTE CAPÍTULO

- Identificar os prováveis agentes etiológicos das pneumonias agudas adquiridas na comunidade e das complicações, baseando-se em critérios epidemiológicos e clínicos.
- Estabelecer um diagnóstico etiológico presuntivo, baseando-se na prevalência dos agentes nas diferentes faixas etárias.
- Indicar corretamente os métodos laboratoriais para identificação do agente etiológico.
- Iniciar tratamento empírico inicial para as pneumonias agudas nas diferentes faixas etárias, bem como para as complicações.
- Organizar um roteiro para o manejo terapêutico sequencial e evolutivo das pneumonias agudas.

INTRODUÇÃO

Nas últimas duas décadas, dados da Organização Mundial da Saúde (OMS) mostram que cerca de um terço da mortalidade mundial infantil foi causada por infecções respiratórias agudas. Mais recentemente, houve redução na incidência de pneumonia em países de baixa e média renda e, também, na mortalidade por pneumonia (entre 2000 e 2013). Já nos países em desenvolvimento, as pneumonias na infância continuam sendo comuns, mais graves e com maior mortalidade.

No Brasil, as pneumopatias agudas são responsáveis por 11% das mortes em menores de 1 ano e 13% entre 1 e 4 anos. Nas duas faixas etárias, houve redução progressiva da média anual dos coeficientes de mortalidade por pneumonia das últimas décadas. Desde a introdução das vacinas conjugadas pneumocócicas 10 e 13 valentes, verificou-se a diminuição significativa da incidência de infecção invasiva por esse agente.

EPIDEMIOLOGIA

Pneumonias adquiridas na comunidade (PAC)

O *Streptococcus pneumoniae* continua sendo uma causa importante de PAC em todas as faixas etárias, particularmente nos lactentes e pré-escolares, tanto em países desenvolvidos quanto naqueles em desenvolvimento. Mais recentemente, *Mycoplasma pneumoniae* e *Chlamydophila pneumoniae* têm sido reconhecidos como agentes importantes, especialmente em crianças com mais de 4 a 5 anos.

A vacina contra *Haemophilus influenzae* tipo b teve grande impacto, com queda importante da frequência de pneumonias e outras infecções por esse agente. Algumas bactérias previamente consideradas não patogênicas no trato respiratório, como *Haemophilus influenzae* não tipável e *Moraxella catarrhalis*, ocasionalmente têm sido implicadas nas pneumonias agudas de crianças.

O diagnóstico etiológico de PAC em menores de 2 anos oferece maior dificuldade, pelo maior número de agentes e ocorrência de infecções mistas (virais e bacterianas). Nessa faixa etária, o vírus sincicial respiratório (VSR) também é um agente importante de pneumonias agudas.

O *Staphylococcus aureus* e as enterobactérias são agentes etiológicos a serem considerados nas pneumonias de aquisição intra-hospitalar e nos pacientes imunodeprimidos.

Por faixa etária

Diferentemente das outras faixas etárias pediátricas, as bactérias representam a principal causa de pneumonia entre os recém-nascidos. Os agentes mais comuns incluem *Streptococcus agalactiae* (cerca de 70%) e bacilos Gram-negativos (sobretudo *Escherichia coli*, mais raramente *Pseudomonas aeruginosa* e *Klebsiella* sp). Com menor prevalência, a *Chlamydia trachomatis* pode ser adquirida por meio do canal vaginal durante o parto, sendo que 10 a 20% poderão manifestar pneumonia nos dois primeiros meses de vida. *Ureaplasma urealyticum* também é transmitido de forma vertical e é uma causa frequente (até 25%) de pneumonia no recém-nascido criticamente enfermo. Em lactentes jovens, entretanto, representa apenas 4% dos casos de pneumonia, sobretudo no inverno.

Nos primeiros dois anos de vida, as pneumonias representam 13% das doenças infecciosas e os vírus respiratórios são os principais agentes. O VSR é responsável por 50 a 70% dos casos. Outros vírus comuns são adenovírus; parainfluenza tipos 1 e 3; rinovírus; enterovírus; e influenza, principalmente tipo A. O parainfluenza tipo 3 é responsável pelas doenças durante a primavera (especialmente em lactentes com menos de 6 meses), e os tipos 1 e 2, no outono. *Bordetella pertussis* é mais comum nos lactentes, sendo que 50% dos casos ocorrem em crianças menores de 1 ano e 80% em menores de 5 anos. A pneumonia estafilocócica é mais importante nos dois primeiros anos de vida. A Tabela 1 resume as principais diferenças entre pneumonias virais, bacterianas e por outros agentes em lactentes.

Durante todo o período pré-escolar, pneumococo e *Haemophilus influenzae* são causas importantes de PAC, já o *Mycoplasma pneumoniae* é responsável por cerca de 5% das pneumonias de crianças de 2 a 5 anos.

Na faixa etária escolar, as causas bacterianas comuns de PAC incluem *Mycoplasma pneumoniae*, *Chlamydophila pneumoniae*

TABELA 1 Diferenças clínicas, radiológicas e diagnóstico laboratorial entre pneumonias virais, bacterianas e outros agentes entre os lactentes

Pneumonia em lactentes	Virais	Bacterianas	Outros agentes (pneumonia afebril)
Achados clínicos	Febre baixa < 38,5ºC Tosse seca ou produtiva Sibilância frequente Sinais de desconforto respiratório e hipoxemia	Febre alta > 38ºC Tosse produtiva Sibilância pouco frequente Insuficiência respiratória Toxemia Hipoxemia	Afebril ou subfebril Tosse coqueluchoide Taquipneia leve ou moderada, com ou sem sibilância Hipoxemia discreta
Aspectos radiológicos	Hiperinsuflação pulmonar Atelectasias lobares ou subsegmentares	Sinais de consolidação com ou sem atelectasias Pode ocorrer derrame pleural	Infiltrado intersticial bilateral Atelectasias subsegmentares
Diagnóstico laboratorial	Imunofluorescência: VSR, influenza A e B, adenovírus, parainfluenza 1, 2 e 3 PCR para rinovírus, metapneumovírus e bocavírus	Hemocultura Análise microbiológica do líquido pleural quando existente (cultura, bacterioscopia, aglutinação pelo látex)	Sorologia por técnica imunoenzimática Detecção de IgM específica para *Chlamydia*, *Pneumocystis*, *Ureaplasma* e CMV

Fonte: adaptada de Rodrigues et al., 2002.

e pneumococo, sendo que o primeiro é a causa mais comum após a idade pré-escolar, com pequenas epidemias no inverno. A *Chlamydophila pneumoniae* tem pico de incidência ao redor dos 8 aos 9 anos e é responsável por 6 a 10% das pneumonias de crianças hospitalizadas. Pneumonias virais também podem ser vistas nessa faixa etária, geralmente em epidemias de inverno por influenza A e B, sendo que mudanças antigênicas dos vírus influenza podem causar infecções repetidas em um mesmo indivíduo, em estações sucessivas. Por fim, a *Bordetella pertussis* também é um agente etiológico nesses pacientes.

A Tabela 2 apresenta os principais agentes etiológicos das pneumonias agudas adquiridas na comunidade, distribuídos segundo a importância relativa nas diversas faixas etárias.

Dica prática relevante: para recém-nascidos, pense mais em *Streptococcus* grupos A e B, *Staphylococcus aureus* e enterobactérias. Depois desse período, vírus e pneumococo são os principais agentes para considerar. Após os 5 anos, lembre-se também dos atípicos.

PATOGÊNESE

As PAC decorrem de aspiração de agente infeccioso que colonizam a orofaringe e a nasofaringe, penetrando o espaço alveolar. Nesse momento, a depender da imunidade, da virulência do agente e da quantidade inoculada, ocorre a quebra da barreira imune da criança, com disseminação pelo tecido pulmonar.

Especificamente no período neonatal, a pneumonia pode fazer parte de um

TABELA 2 Principais agentes etiológicos das pneumonias agudas adquiridas na comunidade e a importância nos diferentes grupos etários

Agentes	< 1 mês	1-3 meses	3 meses-2 anos	2-5 anos	> 5 anos
Streptococcus pneumoniae	+	++	+++	++++	++++
Haemophilus influenzae	+	++	++++	+++	+
Staphylococcus aureus	+++	++++	++++	+	+
Enterobactérias	+++	++	++	+	-
Streptococcus grupos A e B	++++	+	+	++	-
Chlamydia trachomatis	++	++++	++	-	-
Chlamydophila pneumoniae	-	-	+	++	+++
Mycoplasma pneumoniae	-	+	++	+++	++++
Ureaplasma urealyticum	++	++++	++	-	-
Pneumocystis jirovecci	++	++++	++	-	-
Citomegalovírus	++	++++	++	-	-
Vírus respiratórios	+	++++	+++	++	-

++++: muito frequente; +++: frequente; ++: pouco frequente; +: ocasional; -: raro. Fonte: adaptada de Rodrigues et al., 2002.

processo septicêmico generalizado, muitas vezes decorrente de ruptura prematura de membranas e corioamnionite materna, manifestando-se logo após o nascimento. Após as primeiras 48 horas de vida, o parto prematuro e a ventilação mecânica são fatores de risco importantes para pneumonia nessa faixa etária.

MANIFESTAÇÕES CLÍNICAS

Identificar e separar as pneumonias virais das bacterianas ou de outras formas de pneumonia somente pelo quadro clínico é muito difícil. Frequentemente, as pneumonias têm um pródromo de infecção viral de vias aéreas superiores, sendo a tosse e a febre inespecíficas. As crianças com pneumonia bacteriana podem apresentar febre alta, dor abdominal e dor torácica, prostração, dificuldade para se alimentar e tosse produtiva. As pneumonias virais podem ter início mais gradativo com cefaleia, mal-estar, tosse não produtiva e febre.

No exame físico, é preciso avaliar com cuidado o grau de desconforto respiratório pela presença de taquipneia, tiragem intercostal e subdiafragmática (mais frequente nos lactentes) e batimento de asa de nariz. Toxemia, sepse ou choque séptico, prostração, palidez e cianose associadas ao desconforto respiratório são sinais de gravidade da doença. Na ausculta pulmonar, estertores finos, médios ou grossos, localizados ou disseminados em ambos os lados, além de respiração soprosa são achados frequentes.

Dica prática relevante: sinais de gravidade (< 2 meses): frequência respiratória > 60 irpm, tiragem subcostal, febre alta ou hipotermia, recusa persistente de mamadas, sibilância, letargia, sonolência ou irritabilidade anormais. Sinais de gravidade (> 2 meses): tiragem subcostal, recusa de líquidos, convulsão, alteração de nível de consciência e vômitos incoercíveis.

DIAGNÓSTICO E EXAMES COMPLEMENTARES

O diagnóstico deve ser feito, basicamente, diante da suspeita clínica compatível com o quadro.

Diagnóstico radiológico

A radiografia de tórax serve para confirmar os achados clínicos, avaliar a extensão do processo pneumônico e verificar a presença de complicações associadas. O achado de derrame pleural extenso indica a etiologia bacteriana como mais provável, sendo que pequenos derrames pleurais podem ser observados em infecções por *Mycoplasma pneumoniae*, *Chlamydophila pneumoniae* e até infecções virais.

As pneumonias agudas classicamente resultam em opacidades alveolares de extensão variável, podendo acometer mais de um segmento pulmonar e resultar ainda em consolidação lobar (Figura 1). Não existe padrão radiológico típico de determinada etiologia, mas condensações lobares habitualmente são decorrentes de infecção bacteriana. São frequentes as opacidades associadas a espessamentos de paredes brônquicas e a fenômenos atelectásicos, principalmente quando há associação com infecção viral ou por *Mycoplasma pneumoniae* e *Chlamydophila pneumoniae* (Figura 2).

Nos casos de *Chlamydia trachomatis* e *Bordetella pertussis*, pode-se ainda encontrar um padrão de alvéolo intersticial de distribuição radial e com opacidades paracardíacas, conferindo um aspecto chamado de "coração felpudo" (Figura 3).

A tomografia computadorizada de tórax raramente está indicada na avaliação das pneumonias agudas na infância, exceto quando há suspeita de malformações pulmonares ou de complicações, como abscesso pulmonar, pneumonia necrosante e empiemas complicados.

O ultrassom *point-of-care* à beira do leito tem ganhado importância. No contexto da PAC, a sensibilidade e a especificidade de ultrassom de pulmão são comparáveis às de uma tomografia computadorizada,

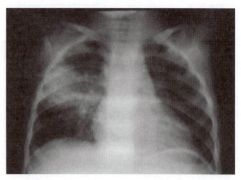

FIGURA 1 Pneumonia aguda em paciente de 3 anos com opacidade mal delimitada em lobo superior direito com hemocultura positiva para pneumococo.

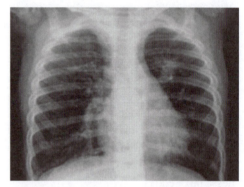

FIGURA 2 Pneumonia aguda em lactente de 1 ano com hiperinsuflação, espessamento brônquico difuso e opacidades mal delimitadas em lobo superior esquerdo, inferior direito e língula com sorologia positiva para pneumococo.

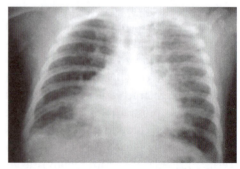

FIGURA 3 Pneumonia aguda em lactente de 2 meses, sem febre, com tosse seca persistente com opacidades paracardíacas difusas e sorologia positiva para *Chlamydia trachomatis*.

sem necessidade de expor crianças à radiação. Os achados de ultrassom sugestivos de pneumonia são consolidação, associada à presença de linhas B difusas ou localizadas e broncograma aéreo dinâmico. É possível também observar derrame pleural, inclusive os pequenos e laminares, muitas vezes não visíveis na radiografia simples de tórax.

Diagnóstico diferencial entre pneumonia viral e bacteriana

Na tentativa de diferenciar pneumonias virais e bacterianas, marcadores inflamatórios, como proteína C-reativa (PCr), interleucina 6 (IL-6) e procalcitonina (PCT), foram testados em certos estudos, uma vez que essa distinção não é possível somente com base em critérios clínicos. Os três marcadores (IL-6, PCr e PCT) demonstraram ter pouca utilidade para diferenciar infecções bacterianas e virais. Observou-se, porém, que valores de PCT ≥ 2 ng/mL e PCr ≥ 150 mg/mL podem estar associados com a presença de infecção bacteriana.

Diagnóstico etiológico específico

Na prática, o isolamento dos agentes etiológicos das infecções do trato respiratório inferior é relativamente complexo pela dificuldade de coleta de material adequado. A presença de exsudato parapneumônico aumenta consideravelmente a chance de isolar o agente em hemocultura, que é um método confiável, porém de baixa positividade, com limitação ainda maior pela pouca ocorrência de bacteremia entre os pacientes com PAC. Novos métodos diagnósticos, como sorologias, detecção rápida de antígenos por métodos imunológicos (aglutinação pelo látex e testes imunoenzimáticos) e reação da polimerase em cadeia (PCR), têm sido desenvolvidos e utilizados em estudos epidemiológicos e, futuramente, deverão ser incorporados à prática clínica.

A sorologia é muito utilizada em estudos epidemiológicos, porém pouco disponível. Representa um recurso valioso para o diagnóstico de infecções por *Mycoplasma pneumoniae* e *Chlamydophila pneumoniae*, e, atualmente, técnicas de Elisa para identificação de IgM anti-*Mycoplasma pneumoniae* (imunoglobulina do tipo M anti-*Mycoplasma pneumoniae*) podem dispensar a necessidade de uma segunda coleta.

Além dos antígenos bacterianos, a identificação de antígenos virais em vias aéreas superiores é útil para o diagnóstico das infecções virais. A imunofluorescência direta, para detecção de vírus em *swab* ou lavado nasal, apresenta sensibilidade mínima de 85% para VSR, parainfluenza, influenza A e B e adenovírus. A alta prevalência de infecções mistas por vírus e bactérias deve ser considerada na decisão terapêutica. Os métodos de amplificação do DNA estão em crescente uso e são rápidos, porém complexos e ainda indisponíveis em diversos serviços. Oferecem a grande vantagem do aumento da sensibilidade para identificação de patógenos virais, bacterianos e fúngicos.

TRATAMENTO

Diante de uma criança com diagnóstico de PAC, é preciso decidir se há ou não necessidade de internação hospitalar e, também, qual antibioticoterapia empírica a ser introduzida.

Critérios para internação hospitalar

Os critérios de internação variam entre as diferentes instituições e, no geral, incluem toxemia ou quadro séptico, hipoxemia, insuficiência respiratória, incapacidade de tolerar medicação por via oral, fatores sociais que impossibilitem a reavaliação se piora clínica, menores de 2 meses, doença de base (anemia falciforme, síndrome nefrótica e imunodeficiências congênitas ou adquiridas) e complicações (derrame pleural, abscesso pulmonar, pneumatoceles e pneumotórax).

Antibioticoterapia inicial

Diante da dificuldade de identificação do agente etiológico, a decisão do antimicrobiano é empírica e deve ser baseada em aspectos epidemiológicos locais. Quando possível, coletar material antes da administração do antibiótico, como hemocultura, secreções, líquido pleural e outros para posterior ajuste de terapia em caso de identificação de microrganismos. Os antimicrobianos sugeridos para início de tratamento de PAC acima de 2 meses são apresentados nas Tabelas 3 e 4.

Situações especiais

- Lactentes de 3 semanas a 3 meses, com quadros febris e infiltrados heterogêneos sem opacidades lobares (suspeita de *Chlamydia trachomatis*): eritromicina 30 a 50 mg/kg/dia via oral de 6/6 horas, ou cla-

TABELA 3   Antibioticoterapia para tratamento domiciliar

Faixa etária	Escolha inicial	Escolha opcional (falha terapêutica)
2 meses a 5 anos	Amoxicilina 50 mg/kg/dia, VO, 12/12 horas	Amoxicilina + clavulanato 50 mg/kg/dia (amoxicilina), 12/12 horas, ou axetilcefuroxima 30 mg/kg/dia, 12/12 horas
> 5 anos*	Amoxicilina 50 mg/kg/dia, VO, 12/12 horas ou claritromicina 15 mg/kg/dia, VO, 12/12 horas ou azitromicina 10 mg/kg/dia, 1x ao dia	Amoxicilina + clavulanato 50 mg/kg/dia (amoxicilina), 12/12 horas, ou Axetilcefuroxima 30 mg/kg/dia, 12/12 horas

VO: via oral. *Para os maiores de 5 anos inicialmente tratados com amoxicilina, a falha terapêutica deve ser abordada com macrolídeo (claritromicina ou azitromicina). Fonte: adaptada de Requejo, 2007.

TABELA 4   Antibioticoterapia para tratamento hospitalar

Faixa etária	Escolha inicial	Escolha opcional (falha terapêutica)
< 2 meses	Ampicilina 200 mg/kg/dia, EV, 6/6 horas + amicacina 15 mg/kg/dia, EV, 12/12 horas, ou gentamicina 3-7,5 mg/kg/dia, EV, 8/8 horas	Cefotaxima 100 a 200 mg/kg/dia, EV, 6/6 ou 8/8 horas, ou ceftriaxone 100 mg/kg/dia, EV, 12/12 horas
2 meses-5 anos	Penicilina cristalina 100.000 UI/kg/dia, EV, 4/4 horas, ou ampicilina 200 mg/kg/dia, EV, 6/6 horas	Cefuroxima 100 a 150 mg/kg/dia, EV, 8/8 horas, ou ceftriaxone 100 mg/kg/dia, EV, 12/12 horas
> 5 anos	Penicilina cristalina 100.000 UI/kg/dia, EV, 4/4 horas, ou ampicilina 200 mg/kg/dia, EV, 6/6 horas	Cefuroxima 100 a 150 mg/kg/dia, EV, 8/8 horas, ou ceftriaxone 100 mg/kg/dia, EV, 12/12 horas + claritromicina 15 mg/kg/dia, VO ou EV, 12/12 horas

VO: via oral; EV: endovenoso; aminoglicosídeos (amicacina e gentamicina) podem ser administrados em dose única diária. Fonte: adaptada de Requejo, 2007.

ritromicina 15 mg/kg/dia via oral de 12/12 horas por 10 dias.
- Tosse coqueluchoide (suspeita de *Bordetella pertussis*): eritromicina 30 a 50 mg/kg/dia via oral de 6/6 horas, ou claritromicina 15 mg/kg/dia via oral de 12/12 horas por 10 a 14 dias.
- Pneumonias afebris com evidência de obstrução de via aérea inferior ou traqueobronquite: claritromicina 15 mg/kg/dia via oral de 12/12 horas por 10 a 14 dias, ou azitromicina 10 mg/kg/dia via oral 1x ao dia por 5 dias.

Complicações

Derrames pleurais parapneumônicos

O termo derrame parapneumônico é utilizado para designar as coleções pleurais associadas às PAC e, eventualmente, aos abscessos pulmonares e bronquiectasias. São exsudatos decorrentes da reação inflamatória pleural causada pelo processo infeccioso. O empiema, por definição, é o derrame parapneumônico com acúmulo de líquido purulento na cavidade pleural com grande quantidade de leucócitos polimorfonucleares e de fibrina. Usualmente, é visto como complicação das PAC, no entanto, pode também resultar de infecções originárias de outros sítios (disseminação hematogênica) e pós-trauma, cirurgia torácica ou perfuração do esôfago.

Podem ocorrer em cerca de 1,5 a 7% das crianças com PAC bacterianas, com mortalidade relativamente elevada, mesmo na vigência de terapêutica adequada (6 a 12% dos casos), sendo maior abaixo dos 2 anos, nas infecções causadas pelo *Staphylococcus aureus* e em empiemas de aquisição intra-hospitalar.

Os agentes etiológicos envolvidos nos derrames parapneumônicos são, em geral, semelhantes aos causadores das PAC. No primeiro ano, pneumococos, *Staphylococcus aureus* e *Haemophilus influenzae*, em proporções semelhantes, têm maior importância; no segundo ano, pneumococo e *Haemophilus influenzae*; nos maiores de 2 anos há maior prevalência do pneumococo. Nos locais onde as vacinas conjugadas pneumocócicas são utilizadas na rotina vacinal, observa-se aumento dos sorotipos de *Streptococcus pneumoniae* não utilizados na vacina e aumento na incidência de *Staphylococcus aureus*, incluindo as cepas resistentes à meticilina.

O quadro clínico se sobrepõe ao das pneumonias, com acentuação de sintomas como febre diária persistente, queda do estado geral, toxemia e dispneia. Os sintomas adicionais estão relacionados ao acometimento pleural e incluem dor torácica que piora com a tosse e a inspiração profunda, que pode ser modificada com mudança de posição e decúbito do paciente e que, por irradiação, pode ser referida no ombro ou no abdome, além de distensão abdominal em consequência de íleo infeccioso. Na semiologia torácica dos pequenos derrames, inicialmente pode-se observar a presença de atrito pleural audível na inspiração ou na expiração. À medida que aumenta o derrame, o atrito pleural desaparece e surgem sinais que caracterizam os derrames moderados e graves: diminuição de frêmito toracovocal, diminuição ou abolição do murmúrio vesicular, diminuição das pectorilóquias áfona e fônica e, eventualmente, abaulamento dos espaços intercostais.

Quando há suspeita de derrame pleural (opacidade na topografia de seios costofrênicos e linha de pleura), uma radiografia em decúbito lateral com raios horizontais pode ajudar a avaliar a presença e a extensão (Fi-

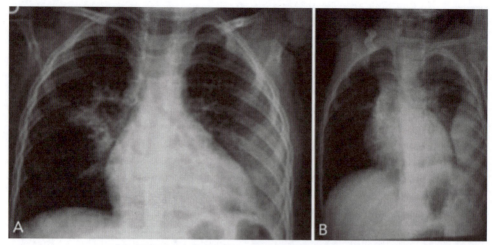

FIGURA 4 Pneumonia aguda por pneumococo em paciente de 5 anos. A: opacidade mal delimitada em lobo inferior esquerdo e obliteração de seio costofrênico ipsilateral; B: imagem com derrame pleural encistado no decúbito lateral com raios horizontais.

gura 4). A ultrassonografia de tórax é outra ferramenta de grande valor como método diagnóstico complementar na avaliação do derrame pleural, pois avalia a quantidade de líquido, a localização e as características ecográficas (presença de grumos e traves), bem como orienta o local ideal para a toracocentese. A tomografia computadorizada pode ser realizada nos casos em que houver dúvida no diagnóstico diferencial com abscesso pulmonar, mediastinal e de derrames encistados.

A toracocentese é fundamental para investigação diagnóstica e medida terapêutica, com controle radiológico posterior para detectar possíveis complicações, como pneumotórax. O líquido pleural deve ser encaminhado para estudo bacteriológico (identificação do agente etiológico de 50 a 70% dos casos) e bioquímico. Se o líquido pleural for de aspecto purulento, o diagnóstico é de empiema e deve ser enviado apenas para análise microbiológica (bacterioscopia pelo método de Gram, cultura para bactérias aeróbias e anaeróbias e, quando possível,

contraimunoeletroforese e/ou aglutinação pelo látex). Se o líquido pleural for de aspecto seroso (amarelo-citrino), deve ser enviado para determinação do pH, glicose e desidrogenase láctica (DHL).

Dica prática relevante: pH > 7,1, glicose > 60 mg/dL e DHL < 1.000 UI/L → derrame benigno em fase exsudativa (sem necessidade inicial de drenagem). pH < 7,1, glicose < 40 mg/dL e DHL > 1.000 UI/L, com bacterioscopia e/ou cultura e/ou testes imunológicos positivos → derrame infectado em evolução para empiema (proceder à drenagem pleural).

Os objetivos da drenagem pleural são permitir a completa reexpansão pulmonar, reduzir o desconforto respiratório e prevenir a formação de uma camada pleural que restringe a expansão pulmonar. Os derrames de aspecto seroso devem ser completamente esvaziados e analisados.

Nos derrames purulentos, exceto quando muito pequenos, o método de escolha é a drenagem fechada contínua sob selo d'água com dreno preferencialmente tubular, siliconizado e multiperfurado de tamanho adequado para cada idade. Alguns autores utilizam substâncias fibrinolíticas na abordagem de derrames loculados. Estudos recentes utilizaram a instilação intrapleural de uroquinase, que não causa reações febris ou alérgicas. Quando há presença de empiema multisseptado e loculado, é possível o uso de fibrinolíticos e drenagem ou emprego de toracoscopia videoassistida, e esta última técnica é superior à drenagem pleural quando se avalia o aspecto da morbidade.

A antibioticoterapia inicial deve considerar o exame bacterioscópico do líquido pleural, faixa etária, estado geral do paciente, presença de toxemia, doenças de base, outras infecções prévias recentes e concomitantes e as condições imunológicas do hospedeiro. A duração é variável e depende do agente isolado, da resposta inicial à terapêutica empregada, da presença de outros focos infecciosos concomitantes (meningite, pericardite, diarreia ou septicemia) e da ocorrência de complicações (empiema septado ou abscesso pulmonar). Em geral, os derrames estafilocócicos não complicados devem ser tratados por período mínimo de 3 a 4 semanas, enquanto aqueles causados por *Haemophilus influenzae*, pneumococo e outros estreptococos por 10 a 14 dias.

Abscesso pulmonar

É raro, com grande morbidade, mortalidade e longo período de internação hospitalar. Pode ocorrer como complicação de uma pneumonia, disseminação hematogênica (raro), extensão de abscesso da faringe e coleções intra-abdominais ou de fenômeno aspirativo, que é o mais comum, especialmente em portadores de encefalopatia, doenças neuromusculares e refluxo gastroesofágico.

Em situações após PAC, os agentes mais frequentes são *Streptococcus pneumoniae* e *Staphylococcus aureus*. Nos casos intra-hospitalares, *Pseudomonas aeruginosa* e *Klebsiella sp.* podem ser isoladas. Quando decorrente de aspiração, deve-se pensar em anaeróbios como agentes causadores do abscesso pulmonar.

O diagnóstico é radiológico, com imagem característica de formação arredondada, parede espessada e nível hidroaéreo. Outras lesões cavitárias ou condensações podem ser confundidas como pneumonia com área de aeração, piopneumotórax, pneumatocele infectada e outros.

Os abscessos pulmonares tratados com antibioticoterapia têm resolução clínica em 80 a 90% dos casos. Quando não há resposta ao tratamento clínico e o abscesso está em localização periférica e acessível, a punção aspirativa transtorácica pode ser realizada guiada por ultrassom, objetivando esvaziar o material purulento, identificar o agente etiológico, abreviar o tempo de doença e internação.

A escolha terapêutica inicial para os abscessos pulmonares é, em geral, empírica e deve ter cobertura adequada para *Streptococcus pneumoniae*, *Staphylococcus aureus* e anaeróbios. A duração recomendada é de 2 a 3 semanas parenteral, seguida de 4 a 8 semanas via oral. Em caso de infecção hospitalar, ampliar cobertura para *Pseudomonas* sp.

Pneumonia necrosante (PN)

A PN é uma complicação grave das PAC com necrose e cavitações do tecido pulmonar. As crianças que geralmente manifestam essa forma de pneumonia não possuem comorbidades ou imunodeficiências ou histórico de infecções prévias. Tem sido observado um aumento na detecção de PN em crianças, sendo o *Streptococcus pneumoniae* o agente mais relevante, seguido por *Staphylococcus aureus* e *Streptococcus* sp. Os sorotipos 3 e 14 do pneumococo são mais associados ao desenvolvimento de PN, sendo que a maioria apresenta empiema associado e um terço evolui com fístula broncopleural.

O quadro clínico mais clássico envolve histórico agudo de febre e tosse; após 48 a 72 horas da identificação da pneumonia, ocorre o aparecimento de imagens radiológicas hiperlucentes sugestivas de necrose. A tomografia de tórax pode identificar imagens irregulares de necrose e cavitações pulmonares, geralmente múltiplas sem limitação de parede (diferença de abscesso e pneumatoceles).

Em geral, o tratamento é conservador, com antibioticoterapia e drenagem do empiema, se houver. A escolha empírica inicial deve ser dirigida aos agentes predominantes e reavaliada conforme investigação etiológica. Quando possível, deve-se tentar identificação do agente em hemoculturas, análise microbiológica do líquido pleural e pesquisa de antígenos bacterianos por métodos imunológicos. Alguns empiemas septados podem indicar videotoracoscopia.

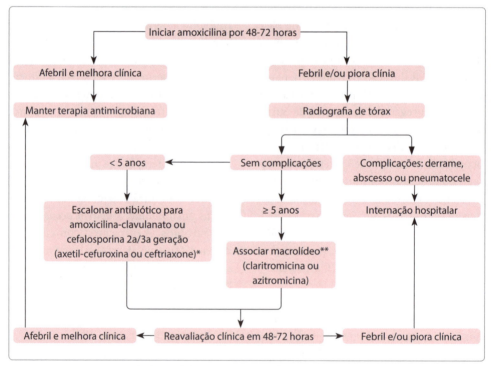

FIGURA 5 Tratamento ambulatorial de pneumonias adquiridas na comunidade (PAC). * As cefalosporinas de segunda ou terceira geração e a associação de amoxicilina-clavulanato por via oral são ativas contra *Haemophilus influenzae* e, ocasionalmente, podem ser utilizadas nas pneumonias agudas. ** Em maiores de 5 anos que não respondem à amoxicilina inicial, com quadros insidiosos, sem piora radiológica do processo, pode-se optar por associar administração de azitromicina ou claritromicina via oral para o tratamento de *Mycoplasma pneumoniae* ou *Chlamydophila pneumoniae*.

Ressecções pulmonares não estão indicadas de rotina pela evolução favorável dos casos. Apesar da importante morbidade, a mortalidade é relativamente baixa e a resolução clinicorradiológica costuma ser completa, sem sequelas funcionais ou radiológicas.

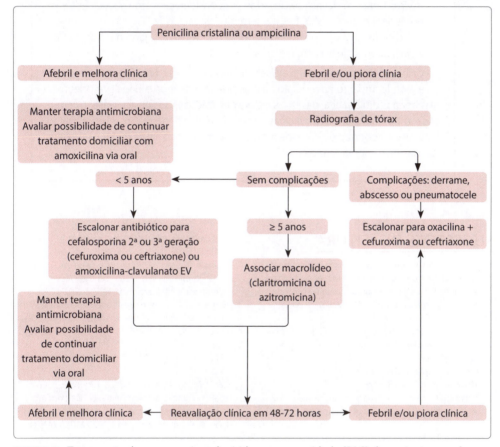

FIGURA 6 Tratamento de pneumonias adquiridas na comunidade (PAC) de paciente sem doença de base em regime hospitalar.

CONCLUSÃO

Com base em estudos epidemiológicos, o *Streptococcus pneumoniae* continua sendo o principal agente bacteriano em todas as faixas etárias, tanto em países desenvolvidos quanto naqueles em desenvolvimento. A resistência bacteriana à penicilina e cefalosporinas é um fator de preocupação, porém os dados do Sireva são consistentes em demonstrar que a resistência do pneumococo no Brasil segue praticamente inexistente.

> Agentes atípicos como *Mycoplasma pneumoniae* e *Chlamydophila pneumoniae* também são importantes nas PAC, especialmente nos países desenvolvidos, que podem corresponder a um terço dos casos. Nos países em desenvolvimento, não há ainda importância epidemiológica bem definida.
>
> Os vírus também devem ser levados em consideração, em especial entre os menores de 2 anos. O VSR é frequentemente associado às PAC e pode determinar quadros mais graves nos lactentes, devendo ser investigado nas hospitalizações com doença de via aérea inferior.
>
> Por fim, a imunização contra *Haemophilus influenzae* tipo B e pneumococo teve grande impacto na redução da morbidade e da mortalidade por pneumonias agudas em criança, das taxas de hospitalização e dos custos em saúde pública. A procura por novas vacinas, especialmente contra o VSR, é um trabalho dinâmico e contínuo e que pode representar um avanço ainda maior na prevenção das pneumonias agudas.

SUGESTÕES DE LEITURA

1. Andrés Martín A, Moreno-Pérez D, Alfayate Miguélez S, Couceiro Gianzo J A, García García M L, et al. Etiología y diagnóstico de la neumonía adquirida en la comunidad y sus formas complicadas. Anales de Pediatría. 2012;76(3):162.e1-162.e18.
2. Boyd K. Back to the basics: Community-acquired pneumonia in children. Pediatr Ann. 2017;46(7):e257-e26.
3. de Benedictis FM, Kerem E, Chang AB, Colin AA, Zar HJ, Bush A. Complicated pneumonia in children. Lancet. 2020;12;396(10253):786-798.
4. Marangu D, Zar HJ. Childhood pneumonia in low--and-middle-income countries: An update. Paediatr Respir Rev. 2019;32:3-9.
5. Mathew JL. Etiology of childhood pneumonia: What we know, and what we need to know!: Based on 5th Dr. IC Verma Excellence Oration Award. Indian J Pediatr. 2018;85(1):25-34.
6. Nguyen TK, Tran TH, Roberts CL, Graham SM, Marais BJ. Child pneumonia - focus on the Western Pacific Region. Paediatr Respir Rev. 2017;21:102-110.
7. Requejo HI. Community-ecquired pneumonia in the childhood: analysis of the diagnostic methods. Braz J Infec Dis. 2007;11(2):246-8.
8. Rodrigues JC, da Silva Filho LV, Bush A. Etiological diagnosis of pneumonia: a critical view. J Pediatr (Rio J). 2002;78(Suppl 2):S129-40.
9. Zar H, Moore D, Andronikou S, Argent A, Avenant T, et al. Prevention of community-acquired pneumonia in children: South African Thoracic Society guidelines (part 4). South African Med J. 2020;110(8):741-746.

31
Síndrome gripal

Ana Luiza Rangel Chaves de Oliveira
Danilo Yamamoto Nanbu

PONTOS-CHAVE DESTE CAPÍTULO

- Reconhecer o potencial de transmissão do vírus Influenza.
- Diagnosticar os casos de síndrome gripal e diferenciá-la do resfriado comum.
- Reconhecer precocemente sinais de síndrome respiratória aguda grave.
- Instituir o tratamento adequado de acordo com fatores de risco e apresentação clínica.
- Discutir sobre a importância da vacinação anual em sua prevenção.

INTRODUÇÃO

A síndrome gripal é uma infecção viral aguda sistêmica que acomete principalmente o trato respiratório. É causada pelo vírus Influenza, que tem como características a alta transmissibilidade e a distribuição global, sendo estimado pela OMS que 5 a 10% da população mundial sejam infectados anualmente. Possui tendência a epidemias sazonais, mais marcadas em locais de clima temperado, tendo sido historicamente relacionada a pandemias.

Em crianças previamente hígidas, é geralmente uma doença autolimitada, porém tem seu curso clínico muito variável, podendo se apresentar desde assintomática até ser causa de importantes morbidade e mortalidade.

Tem ainda alto impacto social dentro da pediatria, sendo grande responsável por absenteísmo escolar e aumento de procura ao pronto-socorro.

Apesar de seu diagnóstico ser clínico e ser uma doença muito incidente, é muitas vezes subdiagnosticada pelos profissionais de saúde, que acabam por não diferenciar resfriado comum de síndrome gripal.

EPIDEMIOLOGIA

O vírus da Influenza é frequente durante todo o ano, porém ocorre mais comumente durante os meses de outono e inverno, em especial nas regiões Sul e Sudeste do Brasil, onde a sazonalidade é mais marcada.

Segundo a Organização Mundial da Saúde, 3 a 5 milhões de casos graves por

Influenza ocorrem anualmente, com 290 a 650 mil óbitos ao ano. Na faixa etária pediátrica, o vírus Influenza é responsável por cerca de 10% das hospitalizações por quadros respiratórios: 6% em menores de 1 ano, 7% em menores de 5 anos e 16% entre 5 e 17 anos. Estudos indicam que 99% dos casos de óbitos por Influenza em menores de 5 anos ocorrem em países em desenvolvimento, onde há carência de nutrição, saneamento básico e vacinação adequados.

Um recurso bastante interessante para visualização de vigilância epidemiológica no Brasil e no mundo é o *Global Influenza Programme*, uma iniciativa da Organização Mundial da Saúde que, por meio do portal FluNet (https://www.who.int/tools/flunet), atualiza e publica semanalmente o número de casos de Influenza por país, assim como os sorotipos circulantes. Para dados do Brasil, a FioCruz mantém a InfoGripe (http://info.gripe.fiocruz.br), iniciativa para monitorização dos casos reportados de gripe por Influenza no Sinan (Sistema de Informação de Agravos de Notificação). É notável como a pandemia de Covid-19 afetou o padrão de circulação do vírus da Influenza em 2021 e 2022, demonstrando a importância da vigilância epidemiológica dos vírus circulantes.

Casos graves e óbitos podem ocorrer em pacientes de qualquer faixa etária, porém são mais comuns em crianças menores de 5 anos, em pacientes com doenças crônicas, idosos, gestantes e obesos. A Tabela 1 mostra os principais fatores de risco associados à gravidade em quadros de Influenza.

PATOGÊNESE

A transmissão se dá geralmente por meio de três mecanismos: aerossol, gotícula e contato. A proporção de cada um deles é muito debatida, não sendo estabelecido o principal.

A transmissão via gotículas se dá principalmente quando dispersadas por espirros e tosse de pessoas infectadas. Já a transmissão por aerossóis se dá por partículas menores, de até 5 micrômetros, em ambientes onde ocorrem procedimentos aerossolizantes ou pela rápida evaporação de água de gotículas menores. Já a transmissão por meio de fômites ocorre pela contaminação de superfícies e posterior contato com a mucosa do indivíduo.

O período de incubação é, em média, de 2 dias, mas pode variar de 1 a 4 dias. A transmissão viral ocorre desde o período de incubação, com pico nos 2 primeiros dias de sintomas, podendo durar até uma semana, com tendência de duração de um

TABELA 1 Condições associadas à maior gravidade em quadros de Influenza

Crianças menores de 5 anos, especialmente menores de 2 anos
Condições cardíacas crônicas (incluindo hipertensão)
Asma e doenças pulmonares cônicas (p. ex., fibrose cística)
Doença renal crônica
Distúrbios metabólicos
Distúrbios endocrinológicos
Distúrbios neurológicos e de desenvolvimento
Doença hepática
Doenças hematológicas (p. ex., anemia falciforme)
Gestantes e puérperas até 2 semanas pós-parto
Idosos acima de 65 anos
Pessoas abaixo de 19 anos em uso prolongado de ácido acetilsalicílico ou medicações contendo salicilato
Pessoas com índice de massa corpórea acima de 40

Adaptada de: Ministério da Saúde, 2018.

período maior de até 14 dias em crianças e imunossuprimidos.

São três os tipos de vírus Influenza que acometem os seres humanos: A, B e C. Cada um desses tipos sofre constantes mutações, resultando em diferentes cepas.

O tipo A é classificado em subtipos, sendo H1N1 e H3N2 os conhecidamente circulantes entre humanos atualmente. Por sua característica de variações antigênicas (*shifts* e *drifts*), é grande responsável por epidemias e pandemias, tornando a imunização um desafio por surgirem novas cepas com bastante frequência.

O tipo B não é classificado em subtipos, mas em duas linhagens diferentes, B/Yamagata e B/Victoria, com menor capacidade de variações antigênicas.

O tipo C pode infectar humanos e porcos, causando ocasionalmente quadros em crianças pequenas, apesar de ter sido descrito como causador de infecções graves tanto em crianças como em adultos em algumas ocasiões. Existe também o vírus Influenza D, porém infecta exclusivamente gado, não tendo importância em humanos.

MANIFESTAÇÕES CLÍNICAS E DIAGNÓSTICO

Segundo o Ministério da Saúde, fazemos o diagnóstico clínico de síndrome gripal quando o indivíduo preenche os três critérios:

- Febre de início súbito, mesmo que referida MAIS;
- Tosse OU dor de garganta MAIS;
- Mialgia OU artralgia OU cefaleia.

Portanto, para o diagnóstico de síndrome gripal temos não apenas o acometimento de vias aéreas, mas necessariamente febre e sintomas sistêmicos, ao contrário do resfriado comum. Em geral, o resfriado é causado pelo Rinovírus, mas pode ocorrer por diversos outros vírus. A diferenciação entre síndrome gripal e resfriado comum é importante para estratificar riscos e considerar tratamento a depender do quadro.

Visto que os pacientes menores de 2 anos geralmente não são capazes de referir sintomas como dor de garganta ou sistêmicos, o diagnóstico é mais simples, visando também uma maior inclusão dessa faixa etária, que é grupo de risco.

Sendo assim, o diagnóstico para os pacientes menores de 2 anos é mais abrangente, feito na presença de:

- Febre de início súbito, mesmo que referida MAIS;
- Tosse OU coriza OU congestão nasal.

A síndrome gripal é, na maioria dos casos, leve e autolimitada. A febre é o sintoma mais comum, em geral de início súbito, com defervescência a partir do terceiro dia. Crianças, especialmente as menores de 3 anos, podem apresentar febre mais prolongada. Os sintomas respiratórios mais comuns são tosse não produtiva, coriza, odinofagia e disfonia (rouquidão), que se mostram progressivos durante o período da doença e costumam durar por 3 a 4 dias após o desaparecimento da febre. Os sintomas sistêmicos frequentes são mialgia, artralgia, cefaleia, prostração, calafrios e linfonodomegalias. Os sintomas podem persistir por 1 a 2 semanas, sobretudo a tosse, podendo se estender, raramente, por mais de 6 semanas. Pode haver acometimento do sistema gastrointestinal em 10 a 30% das crianças.

Alguns casos podem evoluir para complicações que exigem tratamentos específicos, sendo as mais comuns pneumonia bacteriana, sinusite, otite média aguda, desidratação, laringotraqueíte e descompensação de doenças preexistentes (como asma e fibrose cística). Em quadros de síndrome gripal em que a febre persiste por mais de 3 a 5 dias, deve-se considerar reavaliação para descartar complicações. Raros casos complicam com quadros extrarrespiratórios, como miosite e insuficiência renal, caso haja rabdomiólise, miocardite, encefalite, meningite viral, mielite transversa e polirradiculoneurite (síndrome de Guillain-Barré).

A síndrome gripal pode, por vezes, evoluir para síndrome respiratória aguda grave (SRAG), condição crítica que pode levar a óbito. Segundo o Ministério da Saúde, a SRAG é definida como indivíduo de qualquer idade, com síndrome gripal (conforme definição anterior) e que apresente dispneia ou os seguintes sinais de gravidade:

- Oximetria de pulso abaixo de 95% em ar ambiente.
- Sinais de desconforto respiratório ou aumento da frequência respiratória avaliada de acordo com a idade.
- Piora nas condições clínicas de doença de base.
- Hipotensão em relação à pressão arterial habitual do paciente.
- Indivíduo de qualquer idade com quadro de insuficiência respiratória aguda, durante período sazonal.

Em pediatria, outros sinais de gravidade incluem: batimentos de asa de nariz, cianose, tiragem intercostal, desidratação e inapetência.

EXAMES COMPLEMENTARES

O diagnóstico de síndrome gripal é clínico, não sendo necessários exames complementares na maioria dos casos em que o paciente não apresenta síndrome respiratória aguda grave (SRAG).

É possível fazer a identificação do vírus Influenza por meio da detecção de RNA viral pelo método RT-PCR, colhido de amostra de secreção de vias aéreas. O exame tem grande sensibilidade, no entanto, é recomendado apenas em pacientes com risco de SRAG, em pacientes hospitalizados, ou quando seu resultado apresentar alguma influência no manejo do tratamento, como, por exemplo, para evitar uso indevido de antibióticos.

O Influenza pode também ser identificado por meio de teste rápido que visa a detecção de antígenos por imnunoensaio, porém este apresenta sensibilidade menor (variando de 59 a 93%) em relação ao RT-PCR (cerca de 100%), e deve ser interpretado com cautela em razão do risco de resultado falso negativo, especialmente durante as épocas de pico do vírus.

A radiograffia de tórax é indicada, segundo protocolo do Ministério da Saúde, aos pacientes que apresentam SRAG ou na suspeita de pneumonia, que pode se apresentar como febre mais prolongada ou piora dos sintomas respiratórios após o início dos sintomas.

Demais exames como hemograma, enzimas cardíacas, musculares e hepáticas podem ser úteis de acordo com a suspeita de complicação.

TRATAMENTO

O tratamento da síndrome gripal é de suporte, com hidratação, repouso, oxigenoterapia e controle das condições de saúde de base do paciente.

A medicação antiviral só está indicada nos casos de síndrome respiratória aguda grave ou nos pacientes que pertencem aos grupos de risco citados na Tabela 1.

O principal medicamento é o oseltamivir, um inibidor da enzima viral neuroaminidase. O zanamivir tem o mesmo mecanismo, porém a via de administração é inalatória, liberada apenas para crianças acima de 7 anos e indicada para quem apresenta intolerância gastrointestinal muito grave ao oseltamivir.

As medicações agem de modo a impedir que os vírus saiam da célula hospedeira e se proliferem em novas células. Por isso, o uso de oseltamivir, quando indicado, deve ser realizado o mais precocemente possível, com maior eficácia dentro das primeiras 48 horas desde o início do primeiro sintoma.

A intenção do uso do antiviral é reduzir a duração dos sintomas e o risco de complicações. Não há necessidade da identificação prévia do vírus Influenza para a indicação do uso de oseltamivir. As doses indicadas segundo CDC e Ministério da Saúde estão descritas na Tabela 2.

TABELA 2 Posologia do oseltamivir de acordo com idade e peso

Faixa etária	Dose indicada de oseltamivir
Adulto	75 mg, 12/12 h, por 5 dias
Crianças maiores de 1 ano	
< 15 kg	30 mg, 12/12 h, por 5 dias
15–23 kg	45 mg, 12/12 h, por 5 dias
23–40 kg	60 mg, 12/12 h, por 5 dias
> 40 kg	75 mg, 12/12 h, por 5 dias
Menores de 1 ano	
0-8 meses	3 mg por kg, 12/12 h, por 5 dias
9-11 meses	3,5 mg por kg, 12/12 h, por 5 dias

Adaptada de Ministério da Saúde, 2018.

No Brasil, não temos a apresentação em xarope do oseltamivir, sendo necessária a diluição do comprimido para sua administração na faixa etária pediátrica. As apresentações disponíveis em comprimidos são de 30, 45 e 75 mg, sendo a apresentação de 75 mg a mais disponível no mercado e no SUS (Sistema Único de Saúde).

É importante explicar para os cuidadores como realizar a diluição quando necessária. Por exemplo, para uma criança acima de 1 ano de 12 quilos para quem deveremos administrar 30 mg de oseltamivir, orientamos diluir o comprimido de 75 mg em 5 mL de água e oferecer 2 mL da solução a ela. É importante frisar que a solução resultante tem péssima palatabilidade, sendo um desafio a administração na faixa etária pediátrica.

Os efeitos colaterais mais comuns do oseltamivir envolvem o sistema gastrointestinal, sendo os vômitos os mais frequentes, acometendo cerca de 5% das crianças tratadas. Após a pandemia de H1N1 de 2009, mais estudos foram publicados sobre a eficácia do oseltamivir frente aos custos e efeitos colaterais, com a última metanálise da Cochrane de 2014 colocando em questionamento seus riscos e benefícios.

O uso de corticosteroides, macrolídeos, imunoglobulinas, peramivir endovenoso e laninamivir inalatório não apresenta benefícios no tratamento da síndrome gripal e não é recomendado.

PREVENÇÃO

Assim como muitas das infecções virais, a principal medida de combate à contaminação é a prevenção, sendo a vacinação o melhor método para seu controle. O CDC possui uma rede que monitoriza a eficácia das vacinas de Influenza (*Flu Vaccine Effectiveness Network*), com estudos demonstrando redução de cerca de 40 a 60% no risco de síndrome gripal na população geral vacinada e de 75% nos casos graves em crianças. Estudo multicêntrico publicado no *Pediatrics* de 2020 demonstrou que a vacina reduziu em 41% a hospitalização e em 40 a 60% as visitas ao pronto-socorro.

No Brasil, as vacinas em uso são todas de vírus inativados, ou seja, mortos e sem a capacidade de causar a doença. Fora do país existe a vacina de vírus vivo atenuado, porém de menor eficácia.

Pela grande capacidade de mutação do vírus Influenza, é indicada a vacinação anual de crianças entre 6 meses e 5 anos ou com comorbidades (Tabela 1), com o início da campanha geralmente no mês de abril. Na primovacinação de crianças abaixo de 9 anos, são necessárias duas doses, com intervalo de 4 semanas entre elas.

Anualmente, a OMS e a Anvisa atualizam quais são as cepas virais mais prováveis de circularem no ano seguinte, e indicam para as indústrias farmacêuticas quais as cepas virais a serem incluídas nas vacinas.

São produzidas então as vacinas na forma trivalente ou tetravalente. Ambas incluem duas cepas de Influenza A (H1N1 e H3N2) e mais uma cepa de Influenza B (Yamagata ou Victoria) na versão trivalente ou duas cepas (Yamagata e Victoria) na tetravalente.

Pacientes com alergia a ovo podem receber a vacina, porém o Programa Nacional de Imunizações sugere precaução nos casos de anafilaxia após ingestão de ovo.

Visto que profissionais de saúde estão em constante exposição ao vírus da Influenza, também devem ser vacinados anualmente, visando tanto sua proteção quanto a redução da transmissão de Influenza para outros pacientes.

Outras medidas para prevenção da transmissão incluem a educação da população geral em relação às "Etiquetas de Higiene" e "Etiquetas respiratórias", que foram bastante divulgadas durante a pandemia de Covid-19. Algumas dessas medidas incluem:

- Higienizar corretamente as mãos (com álcool gel ou lavagem com água e sabão).
- Evitar aglomerações e locais fechados em períodos de grande circulação de vírus.
- Evitar levar as mãos à boca e aos olhos.
- Ao tossir ou espirrar, colocar o nariz e a boca na dobra do cotovelo.
- Limpeza de superfícies com alto risco de contaminação.

A prevenção secundária, também conhecida como prevenção pós-exposição, é realizada com o oseltamivir e está indicada aos pacientes do grupo de risco (Tabela 1) e que ou não foram vacinados ou foram vacinados há menos de 2 semanas, e que tiveram contato íntimo com caso suspeito ou confirmado durante o período de transmissão. A profilaxia deve ter duração de 10 dias após a exposição e deve ser iniciada até 48 horas após o contato. A dose é a mesma que a do tratamento (Tabela 2), porém por um período mais prolongado, de até 10 dias.

CONCLUSÃO

A síndrome gripal possui três componentes principais: é doença necessariamente febril, que acomete vias aéreas superiores e apresenta sintomas sistêmicos nos pacientes maiores de 2 anos.

É altamente transmissível e grande causa de procura ao pronto-socorro pediátrico e, apesar de ter curso geralmente autolimitado, é grande causa de hospitalização e óbitos em crianças.

Diferenciar um paciente com síndrome gripal de um com resfriado comum é de suma importância para justamente indicarmos tratamento adequado nos pacientes de risco ou com síndrome respiratória aguda grave.

Por ter seu comportamento sazonal, a vigilância epidemiológica é ferramenta extremamente útil para o pediatra, disponível em forma de boletins eletrônicos.

O tratamento com o oseltamivir está indicado em casos específicos e deve ser iniciado o mais rápido possível, porém tem os vômitos como principal efeito colateral.

A principal arma no combate ao vírus da Influenza é a vacinação adequada, assim como em muitas das doenças em pediatria, sendo de extrema importância a orientação da população sobre os benefícios da vacinação, assim como estratégias de prevenção da transmissão, com foco nos hábitos de higiene.

SUGESTÕES DE LEITURA

1. Campbell AP, Ogokeh C, Lively JY, Staat MA, Selvarangan R, Halasa NB, et al. Vaccine effectiveness against pediatric Influenza hospitalizations and emergency visits. Pediatrics. 2020;146(5):e20201368.
2. Centers for Disease Control and Prevention (CDC). CDC's Influenza Vaccine Effectiveness Networks. Disponível em: https://www.cdc.gov/flu/vaccines-work/vaccine-effectiveness-networks.htm.
3. Committee on Infectious Diseases. Recommendations for prevention and control of influenza in children, 2021-2022. Pediatrics. 2021;148(4):e2021053745.
4. Ferdinands JM, et al. Waning vaccine effectiveness against Influenza-associated hospitalizations among adults, 2015-2016 to 2018-2019, United States Hospitalized Adult Influenza Vaccine Effectiveness Network. Clin Infect Dis. 2021;73(4):726-729.
5. Fundação Oswaldo Cruz (FioCruz). Monitoramento de casos de síndrome respiratória aguda grave (SRAG) notificados no SIVEP-Gripe. Disponível em: http://info.gripe.fiocruz.br.
6. Glezen WP. Prevention and treatment of seasonal influenza. N Engl J Med. 2008;359(24):2579-85.
7. Grijalva C, Poehling K, Edwards K, Weinberg G, Staat M, Iwane M, et al. Accuracy and interpretation of rapid influenza tests in children. Pediatrics. 2007;119(1):e6-e11.
8. Grohskopf LA, Blanton LH, Ferdinands JM, Chung JR, Broder KR, Talbot HK, et al. Prevention and control of seasonal Influenza with vaccines: Recommendations of the Advisory Committee on Immunization Practices - United States, 2022-23 Influenza Season. MMWR Recomm Rep. 2022;71(1):1-28.
9. Jefferson T, Jones MA, Doshi P, Del Mar CB, Hama R, Thompson MJ, et al. Neuraminidase inhibitors for preventing and treating influenza in adults and children. Cochrane Database Syst Rev. 2014;2014(4):CD008965
10. Olson SM, Newhams MM, Halasa NB, Feldstein LR, Novak T, Weiss SL, et al.; Pediatric Intensive Care Influenza Investigators. Vaccine effectiveness against life-threatening influenza illness in US Children. Clin Infect Dis. 2022;75(2):230-8.
11. Paules C, Subbarao K. Influenza. Lancet. 2017; 390(10095):697-708.
12. Poehling KA, Edwards KM, Weinberg GA, Szilagyi P, Staat MA, Iwane MK, et al. The underrecognized burden of influenza in young children. N Engl J Med. 2006;355(1):31-40.
13. Programa Nacional de Imunizações (PNI). 24ª campanha nacional de vacinação contra Influenza, Brasília, março de 2022 [recurso eletrônico]. Disponível em:

https://www.gov.br/saude/pt-br/assuntos/saude-de-a-a-z/c/calendario-nacional-de-vacinacao/arquivos/informe-da-24a-campanha-nacional-de-vacinacao-contra-a-influenza.pdf.
14. Protocolo de tratamento de Influenza: 2017 [recurso eletrônico] / Ministério da Saúde, Secretaria de Vigilância em Saúde, Departamento de Vigilância das Doenças Transmissíveis. – Brasília: Ministério da Saúde, 2018.
15. Simonsen L, Clarke MJ, Williamson GD, Stroup DF, Arden NH, Schonberger LB. The impact of influenza epidemics on mortality: introducing a severity index. Am J Public Health. 1997;87(12):1944-50.
16. Troeger C, Blacker B, Khalil IA, Rao PC, Cao J, Zimsen SRM, et al. Estimates of the global, regional, and national morbidity, mortality, and aetiologies of lower respiratory infections in 195 countries, 1990-2016: a systematic analysis for the Global Burden of Disease Study 2016. The Lancet Infectious Diseases. 2018.
17. Uyeki TM, Bernstein HH, Bradley JS, Englund JA, File TM Jr, Fry AM, et al. Clinical Practice Guidelines by the Infectious Diseases Society of America: 2018 Update on diagnosis, treatment, chemoprophylaxis, and institutional outbreak management of seasonal influenza. Clin Infect Dis. 2019;68(Issue 6):e1-e47.
18. World Health Organization (WHO). Guidelines for the clinical management of severe illness from influenza virus infections. Geneva: World Health Organization, 2021. Licence: CC BY-NC-SA 3.0 IGO
19. World Health Organization (WHO). The Global Influenza Programme of WHO. Disponível em: http://www.who.int/Influenza/surveillance_monitoring/en/.
20. World Health Organization (WHO). FluNet is a global web-based tool for influenza virological surveillance first launched in 1997 The Global Influenza Programme of WHO. Disponível em: https://www.who.int/tools/flunet.

Seção V

Doenças Gastrointestinais

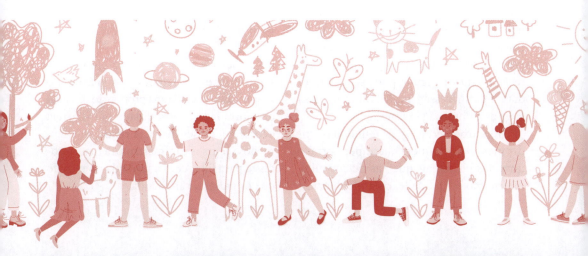

32
Diarreia aguda

Nara Vasconcelos Cavalcanti

PONTOS-CHAVE DESTE CAPÍTULO

- Reconhecer a criança com diarreia aguda e identificar os sinais de desidratação.
- Avaliar a indicação de exames complementares.
- Escolher a forma de hidratação mais apropriada para o paciente.
- Analisar eficácia e indicação da terapia medicamentosa na diarreia aguda.

INTRODUÇÃO

A diarreia aguda é definida pela Organização Mundial da Saúde (OMS) como uma diminuição na consistência das fezes (líquidas ou amolecidas), geralmente associada a um aumento na frequência das evacuações (pelo menos três vezes em um período de 24 horas). No entanto, é a mudança na consistência das fezes, e não o número de evacuações, que é mais importante. A duração do quadro agudo pode ser de até 14 dias, a partir desse tempo a diarreia passa a ser denominada persistente.

A gastroenterite aguda é uma das síndromes mais frequentes em pediatria, e uma das principais queixas de consulta, internação e letalidade, cuja incidência e perfil etiológico variam de acordo com a localização geográfica e os fatores de risco. A gravidade está diretamente relacionada à desidratação, pois a perda de líquidos pelas fezes pode levar à hipovolemia, choque e morte, especialmente em crianças menores de 5 anos.

EPIDEMIOLOGIA

A diarreia é um problema global presente em todas as regiões e populações do mundo. Entretanto, uma proporção desigual de morbidade e mortalidade por diarreia ocorre em países de baixa renda, que têm menos recursos e infraestrutura menos robusta para lidar com o fardo da doença do que os países de alta renda.

A epidemiologia da doença diarreica está mudando e, nas últimas duas décadas, observou-se um declínio na mortalidade, particularmente em crianças menores de 5 anos. Nessa faixa etária, a diarreia deixou de ocupar o incômodo posto de segunda causa de morte em 2000, passando a ser a quinta causa de óbito em 2016, sendo responsável por cerca de 450 mil mortes por ano na ocasião. Os motivos mais relevantes para o declínio da mortalidade em crianças são: maior acesso a saneamento adequado, melhorias na nutrição infantil e ampliação do uso da solução de reidratação oral (SRO).

Há vários fatores de risco para desidratação, sendo os principais listados no Quadro 1.

QUADRO 1 Fatores de risco para desidratação

Crianças < 1 ano, particularmente < 6 meses
Lactentes com passado de baixo peso ao nascer
Mais de cinco episódios diarreicos e/ou mais de dois vômitos em 24h
Crianças às quais não foi ofertado ou não foram capazes de aceitar líquidos antes da chegada ao serviço de saúde
Crianças que pararam de aceitar leite materno durante a doença
Crianças desnutridas ou portadoras de doenças crônicas

Fonte: adaptado de National Institute for Health and Care Excellence (NICE).

A identificação dos agentes etiológicos pode variar, a depender da população estudada e dos métodos laboratoriais utilizados. Os principais patógenos estão listados no Quadro 2. Estudo multicêntrico que incluiu amostras de crianças menores de 5 anos de 16 países distribuídos em quatro continentes observou, por meio da técnica de Reação em Cadeia da Polimerase (PCR), os seguintes patógenos mais frequentemente identificados: rotavírus, *E. coli* enteroagregativa,

QUADRO 2 Principais agentes etiológicos da diarreia aguda

Vírus	Rotavírus, norovírus, adenovírus, coronavírus, astrovírus
Bactérias	*E. coli* enteroagregativa, *E.coli* enteroinvasiva, *E. coli* enteropatogênica clássica, *E. coli* enterotoxigênica, *E. coli* entero-hemorrágica, *Shigella*, *Salmonella enterica*, *Campylobacter jejuni*, *Vibrio cholera*, *Yersinia enterocolitica*
Parasitas	*Cryptosporidium parvum*, *Giardia lamblia*, *Entamoeba histolytica*, *Isospora belli*, *Balantidium coli*
Fungos	*Candida albicans*

Fonte: adaptado de Shane et al., 2017.

norovírus, *Cryptosporidium*, *Shigella/E.coli* enteroinvasiva e *Giardia*.

Além dos agentes descritos, pacientes imunossuprimidos podem ter diarreia causada por outros patógenos: *Cyclospora*, *Cytoisospora*, microsporidia, complexo *Mycobacterium avium*, citomegalovírus, *Klebsiella*, *Pseudomonas*. Crianças em uso de antibioticoterapia prolongada apresentam maior risco de desenvolver colite pseudomembranosa pelo *Clostridium difficile*.

PATOGÊNESE

Há dois mecanismos fisiopatológicos principais na diarreia aguda: osmótico e secretório (Figura 1). Menos frequentemente, pode haver mecanismo inflamatório envolvido ou alterações na motilidade intestinal.

MANIFESTAÇÕES CLÍNICAS

As principais manifestações clínicas incluem diarreia, vômitos, febre, anore-

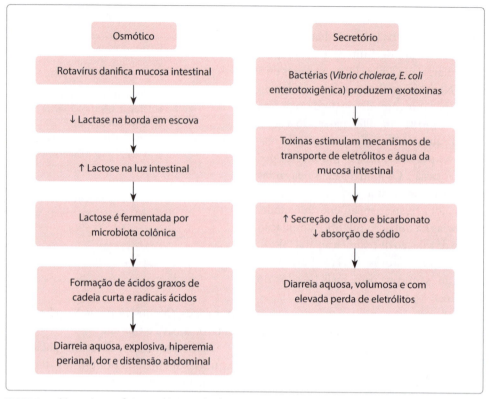

FIGURA 1   Mecanismos fisiopatológicos da diarreia aguda. Fonte: adaptado de Brandt et al., 2015[1].

xia, dor abdominal, cefaleia e mialgia. Tais sintomas podem ser observados em quadros diarreicos causados por diferentes patógenos, porém alguns deles são mais comumente relacionados a agentes etiológicos específicos.

Dica prática relevante: a diarreia viral habitualmente se apresenta de forma aquosa e abundante, sem sangue ou muco, podendo estar associada a vômitos e sintomas respiratórios, enquanto a diarreia bacteriana cursa com dor abdominal de forte intensidade, fezes com sangue e/ou muco e pode haver tenesmo.

A anamnese deve contemplar informações relevantes acerca do quadro diarreico e história pregressa, enquanto o exame físico deve avaliar sinais de desidratação de forma sistemática e rigorosa, visando a obter dados com a maior precisão possível (Quadro 3).

A classificação da desidratação pode ser feita de duas formas, pela porcentagem de peso perdido ou por dados clínicos. Porém, em razão da dificuldade de se obter com precisão a informação sobre o peso anterior, torna-se mais prático utilizar outras variáveis clínicas.

- Pela porcentagem de peso perdido:
  - Grau 1 ou leve: < 5%.
  - Grau 2 ou moderada: de 5 a 10%.
  - Grau 3 ou grave: > 10%.
- Pela avaliação clínica inicial, com base em parâmetros clínicos (Tabela 1).

QUADRO 3	Avaliação clínica da criança com diarreia: sinais e sintomas que devem ser pesquisados
Pergunte	**Pesquise**
Presença de sangue nas fezes	Estado de alerta (ativo, irritado, letárgico)
Duração da diarreia	Presença de olhos encovados
Número de evacuações e vômitos	Avidez por líquidos
Presença de outros sintomas	Turgor cutâneo (sinal da prega)
Tipo e quantidade de líquidos e alimentos recebidos	Peso e estado nutricional
Práticas alimentares vigentes antes da doença	Hidratação das mucosas
Diurese (horário da última micção)	Presença de lágrimas
Peso recente	Fontanela (se aberta, avaliar se está deprimida)
Outros casos de diarreia em casa ou na escola	Sinais vitais (FC, PA, temperatura, FR)
Medicamentos utilizados	Tempo de enchimento capilar
Doenças preexistentes	Características dos pulsos periféricos

Fonte: adaptado de Organização Mundial da Saúde, 2005.

TABELA 1 Escala de desidratação clínica

Características	0	1	2
Aparência geral	Normal	Sedenta, inquieta ou letárgica, mas irritada quando tocada	Sonolenta, hipotônica, fria ou sudorética ± comatosa
Olhos	Normal	Levemente encovados	Extremamente encovados
Mucosas	Úmidas	Saliva espessa	Secas
Lágrimas	Presentes	Diminuídas	Ausentes

Escore = 0, nenhuma desidratação; escore = 1-4, alguma desidratação; escore = 5-8, desidratação grave. Fonte: adaptada de Friedman et al., 2004.

- Hidratado: escore 0.
- Desidratado de algum grau: escore 1 a 4.
- Desidratado grave: escore 5 a 8.

DIAGNÓSTICO E EXAMES COMPLEMENTARES

Como a maioria dos casos de diarreia aguda é autolimitada e de etiologia viral, não há necessidade de realizar exames complementares. Entretanto, em pacientes < 3 meses, portadores de doenças crônicas, desnutridos, com quadros graves e/ou prolongados, devem ser considerados exames para identificação etiológica. Os seguintes exames podem ser solicitados:

- Coprocultura: particularmente útil nos pacientes com sinais de infecção bacteriana (diarreia com sangue, dor abdominal, sinais de sepse), para isolamento de possível agente etiológico e direcionamento da terapêutica antimicrobiana.
- Teste rápido para pesquisa viral nas fezes (p. ex., rotavírus e adenovírus): quando há necessidade de conhecer agente etiológico específico, como, por exemplo, em surtos em hospitais, berçários e escolas.
- Teste para C. difficile (pesquisa de toxina A e B ou PCR): uso recente de antimicrobianos (8 a 12 semanas antes do início da diarreia) ou em indivíduos com diarreia associada aos cuidados em saúde.

- Hemocultura: deve ser considerada na presença de sinais de sepse, em lactentes < 3 meses, imunocomprometidos e portadores de anemia hemolítica.
- Outros exames, como hemograma, proteína C-reativa e procalcitonina, não são efetivos em distinguir entre infecção bacteriana e viral. Da mesma forma, não há evidência suficiente para indicar o uso de marcadores fecais, tais como número de leucócitos, lactoferrina ou calprotectina.

A avaliação bioquímica não está indicada rotineiramente, mas pode auxiliar na classificação da desidratação, sobretudo em casos mais graves. Baixos níveis de bicarbonato sérico (< 15 mEq/L) e elevados níveis de ureia (> 60 mg/dL) têm um bom valor preditivo positivo para desidratação moderada a grave. Em crianças com desidratação grave e naquelas que serão submetidas à hidratação intravenosa, está indicada coleta de eletrólitos, pelo risco de distúrbios do sódio. O exame deve ser coletado antes e, se possível, durante a infusão, ou ao término, a depender do resultado.

Dica prática relevante: a maioria dos casos de diarreia aguda não necessita de exames complementares.

TRATAMENTO

Hidratação

A reposição volêmica é a principal medida terapêutica na diarreia e objetiva o restabelecimento de eletrólitos e líquidos perdidos nos vômitos e nas evacuações diarreicas, com o objetivo de restaurar o volume circulatório efetivo, evitando, assim, possíveis lesões isquêmicas teciduais. A modalidade de hidratação deve ser usada de acordo com a gravidade da desidratação:

1. Crianças com diarreia, mas sem sinais de desidratação:
- Tratamento domiciliar.
- Oferecer líquidos após cada evacuação diarreica, na seguinte quantidade:
    i. < 2 anos: 50-100 mL
    ii. 2-10 anos: 100-200 mL
    iii. > 10 anos: volume livre, de acordo com aceitação
- Líquidos adequados: SRO, água, suco natural ou chá não adoçados, água de coco, sopa, água de arroz. SRO de osmolaridade reduzida (245 mmol/L) e menor concentração de sódio (60 a 75 mmol/L) mostrou-se mais eficaz na redução de vômitos, perdas fecais, duração da diarreia e necessidade de hidratação venosa.
- Líquidos inadequados: refrigerante, café, suco industrializado, chá adoçado.
2. Crianças com alguma desidratação, sem gravidade:
- A criança deve permanecer em observação clínica até finalizar a reidratação.
- Oferecer SRO 75 mL/kg em 4 horas.
- Se a criança não aceitar bem SRO, deve ser passada uma sonda nasogástrica.
- Se a criança apresentar vômitos, é possível adotar uma das seguintes condutas: fazer uma pausa de 10 minutos e retomar mais lentamente, ou passar uma sonda nasogástrica, ou migrar para hidratação venosa (ver a seguir). O uso de antiemético será discutido adiante.
- Limitações ao tratamento da desidratação com SRO (por via oral ou nasogástrica): íleo paralítico, sonolência,

desidratação grave ou limitação da absorção intestinal.
3. Crianças com desidratação grave:
- Deve ser utilizada a via parenteral. Não há consenso a respeito do volume, velocidade e tipo de fluido a ser administrado. Soluções isotônicas como soro fisiológico a 0,9% e Ringer lactato são preferíveis em razão do menor risco de hiponatremia. A European Society for Paediatric Gastroenterology, Hepatology and Nutrition (ESPGHAN) recomenda o volume de 20 mL/kg/h por 2 a 4 horas, enquanto a OMS orienta 100 mL/kg em 3 a 6 horas, a depender da idade. Deve-se reavaliar o grau da desidratação a cada 30 minutos inicialmente e depois a cada 1 hora.
- É recomendado que a oferta oral de líquidos seja mantida durante a hidratação parenteral, de acordo com a aceitação da criança.
- Uma vez que a criança esteja hidratada, poderá receber SRO e/ou soro de manutenção por via parenteral, a depender da aceitação oral e do volume de perdas. O soro de manutenção deve ser feito com solução isotônica (ver capítulo "Fluidoterapia de manutenção"), o qual deverá ser suspenso o mais precocemente possível, assim que a via oral for suficiente para repor as perdas e manter a hidratação.

Dieta

Assim que a criança estiver hidratada, a alimentação habitual deve ser oferecida. A alimentação adequada durante quadro diarreico auxilia a regeneração da mucosa intestinal, reduzindo o risco de desnutrição e de ocorrência de novos episódios. Pacientes em aleitamento materno não devem ter a amamentação interrompida, mesmo na criança com alguma desidratação.

Para a maioria dos casos, não está recomendado nenhum tipo de restrição dietética. Porém, crianças desnutridas e com desidratação grave podem se beneficiar da restrição de lactose da dieta.

Terapia medicamentosa

Sintomáticos

Para pacientes que apresentem febre ou dor abdominal, está recomendado o uso de analgésicos comuns, como paracetamol ou dipirona. Não há indicação de outros medicamentos para alívio da dor abdominal, tais como antiespasmódico (escopolamina) ou antifisiótico (simeticona).

Antieméticos

É importante destacar que a desidratação pode ocasionar vômitos e que, na maioria dos casos, os vômitos cedem com a correção da desidratação. Dentre os antieméticos, a ondansetrona é o único capaz de reduzir o risco de desidratação e de hospitalização, particularmente em pacientes que apresentam alta frequência de vômitos. A dose de ondansetrona é de 0,1 mg/kg. Não há evidências científicas para indicar o uso da metoclopramida e do dimenidrinato.

Zinco

O uso do zinco reduz a duração e a gravidade do episódio diarreico, assim como o número de novos episódios nos 2 a 3 meses subsequentes. Os benefícios foram mais observados em estudos realizados em regiões pobres, com crianças sob maior risco de desenvolver diarreia grave. Portanto, a indicação deve ser considerada para crianças pertencentes a grupos de risco: menores de 5 anos, desnutridas ou com história recente de diarreia ou de hospitalização. A dose diária é de 10 mg para crianças < 6 meses e 20 mg para > 6 meses de vida, durante 10 a 14 dias.

Probióticos

Algumas cepas de probióticos têm sido estudadas para o tratamento da diarreia, sobretudo o *Lactobacillus GG* e o *Saccharomyces boulardii*, com poucos estudos analisando o *Lactobacillus reuteri*. Revisão sistemática da Cochrane publicada em 2020, ao analisar os estudos com baixo risco de viés, não observou diferença entre os grupos quanto ao risco de a diarreia durar mais do que 48 horas. A duração da hospitalização foi 18 horas mais curta no grupo de pacientes que usou probióticos, mas os estudos eram muito heterogêneos. Portanto, os autores concluíram que os probióticos fazem pouca ou nenhuma diferença no tratamento da diarreia aguda. A dose do *Saccharomyces boulardii* é de 250 a 750 mg/dia por 5 a 7 dias.

Antissecretório

A racecadotrila atua reduzindo a secreção de água e eletrólitos e pode ter algum benefício nas diarreias secretórias. Revisão sistemática da Cochrane publicada em 2019 analisou estudos realizados com crianças < 5 anos e observou que a racecadotrila pode reduzir o risco de falha da hidratação oral. Não foi possível observar benefício quanto a outros desfechos estudados. A dose de racecadotrila é de 1,5 mg/kg, três vezes ao dia, enquanto houver diarreia.

Outros

O uso de compostos antidiarreicos, como adsorventes e anticolinérgicos, não tem eficácia comprovada. A loperamida, droga antimotilidade, foi banida do uso pediátrico em razão de efeitos adversos no sistema nervoso central e risco de íleo paralítico.

Antimicrobianos

Não há indicação do uso de antimicrobianos na maioria dos casos de diarreia aguda em crianças previamente hígidas, pois o quadro é habitualmente curto e autolimitado.

O uso de antibióticos está indicado nas seguintes situações:

- Diarreia com sangue/muco (particularmente na presença de febre alta e comprometimento do estado geral).
- Diarreia aquosa apenas se houver exposição à cólera.
- Pacientes imunodeprimidos.
- Portadores de próteses.
- Sinais de disseminação extraintestinal.

São considerados imunodeprimidos: lactentes menores de 3 meses de idade, desnutridos graves, portadores de imunodeficiências primárias ou secundárias, uso de imunossupressores, portadores de asplenia anatômica ou funcional, portadores de doença inflamatória intestinal e acloridia.

Antiparasitários devem ser usados nas infecções comprovadas por *G. lamblia* e *E. histolytica*, além da criptosporidíase em imunodeprimidos. A Tabela 2 apresenta os antimicrobianos indicados na diarreia aguda.

TABELA 2 Antibioticoterapia para diarreia aguda bacteriana

Patógeno	Indicação de antibioticoterapia	Droga de escolha
Shigella spp	Infecção suspeita ou comprovada	Azitromicina (12 mg/kg por 1 dia, seguido de 6 mg/kg por 4 dias)
Salmonella spp (não tifoide)	Indicado para crianças de alto risco*, para reduzir a possibilidade de bacteremia e infecções extraintestinais	Ceftriaxona (50-100 mg/kg/dia)
Campylobacter spp	Recomendado nos casos de disenteria, é mais eficaz quando iniciado até o terceiro dia de doença	Azitromicina (10 mg/kg/dia por 3 dias ou dose única de 30 mg/kg)
Escherichia coli (produtora de Shiga toxina)	Antibioticoterapia não recomendada (risco de evolução para síndrome hemolítico-urêmica)	-
Escherichia coli enterotoxigênica	Recomendado, principalmente na diarreia do viajante	Azitromicina (10 mg/kg/dia por 3 dias)
Vibrio cholerae	Recomendado para casos confirmados ou suspeitos por conta de histórico de viagem	Azitromicina (10 mg/kg/dia por 3 dias ou dose única de 20 mg/kg)
Clostridium difficile	Recomendado para casos moderados ou graves	Metronidazol (30 mg/kg/dia por 10 dias)

* Grupos de risco: lactentes menores de 3 meses de idade, desnutridos graves, portadores de imunodeficiências primárias ou secundárias, uso de imunossupressores, portadores de asplenia anatômica ou funcional, portadores de doença inflamatória intestinal e acloridria. Fonte: adaptada de ESPGHAN, 2014.

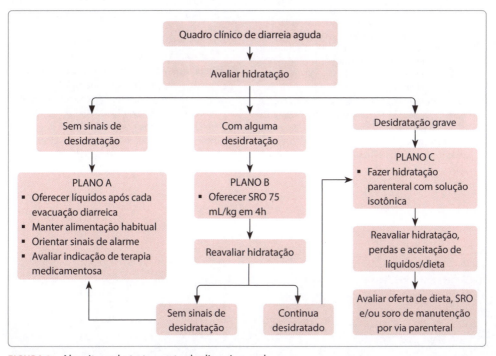

FIGURA 2 Algoritmo do tratamento de diarreia aguda.

CONCLUSÃO

A gastroenterite aguda é uma das síndromes clínicas mais frequentes em pediatria e está presente em todas as regiões e populações do mundo. A maioria dos casos é autolimitada e de pouca gravidade, e a desidratação é a principal preocupação. Fatores de alerta são a ocorrência de desidratação grave ou choque, a presença de produtos patológicos nas fezes (sangue ou muco), febre alta ou prostração. O tratamento preconizado é por meio do uso de SRO e restabelecimento da dieta habitual o mais breve possível. Alguns casos necessitam de hidratação venosa e antibioticoterapia.

SUGESTÕES DE LEITURA

1. Brandt KG, de Castro Antunes MM, da Silva GA. Acute diarrhea: evidence-based management. J Pediatr (Rio J). 2015;9:S36-43.
2. Collinson S, Deans A, Padua-Zamora A, Gregorio GV, Li C, Dans LF, Allen SJ. Probiotics for treating acute infectious diarrhoea. Cochrane Database Syst Rev. 2020;12(12):CD003048.
3. Friedman JN, Goldman RD, Srivastava R, Parkin PC. Development of a clinical dehydration scale for use in children between 1 and 36 months of age. J Pediatr. 2004;145(2):201-7.
4. GBD 2016 Diarrhoeal Disease Collaborators. Estimates of the global, regional, and national morbidity, mortality, and aetiologies of diarrhoea in 195 countries: a systematic analysis for the Global Burden of Disease Study 2016. Lancet Infect Dis. 2018;18(11):1211-1228.
5. Guarino A, Ashkenazi S, Gendrel D, Lo Vecchio A, Shamir R, Szajewska H. European Society for Pediatric Gastroenterology, Hepatology, and Nutrition/European Society for Pediatric Infec- tious Diseases evidence-based guidelines for the management of acute gastroenteritis in children in Europe: update 2014. J Pediatr Gastroenterol Nutr. 2014;59:132-52.
6. Liang Y, Zhang L, Zeng L, Gordon M, Wen J. Racecadotril for acute diarrhoea in children. Cochrane Database Syst Rev. 2019;12(12):CD009359.
7. NICE. Review of Clinical Guideline (CG84) - Diarrhoea and vomiting caused by gastroenteritis: diagnosis, assessment and management in children younger than 5 years. Disponível em: https://www.nice.org.uk/guidance/cg84. Acesso em: 07 maio 2022.
8. Operario DJ, Platts-Mills JA, Nadan S, Page N, Seheri M, Mphahlele J, et al. Etiology of severe acute watery diarrhea in children in the global rotavirus surveillance network using quantitative polymerase chain reaction. J Infect Dis. 2017;216(2):220-227.
9. Shane AL, Mody RK, Crump JA, Tarr PI, Steiner TS, Kotloff K, et al. 2017 Infectious Diseases Society of America Clinical Practice Guidelines for the Diagnosis and Management of Infectious Diarrhea. Clin Infect Dis. 2017;65(12):1963-1973.
10. World Health Organization. The treatment of diarrhea: a manual for physicians and other senior health workers. 4 rev. Genebra: WHO, 2005.

33
Abdome agudo

Ana Cristina Aoun Tannuri

PONTOS-CHAVE DESTE CAPÍTULO

- Reconhecer os principais sintomas e sinais relacionados ao abdome agudo na criança.
- Reconhecer as principais doenças responsáveis pelo abdome agudo nas diferentes faixas etárias pediátricas.
- Conduzir corretamente em termos diagnósticos e terapêuticos os casos de abdome agudo.

INTRODUÇÃO

O abdome agudo nas crianças pode representar um desafio diagnóstico para o pediatra e para o cirurgião. Muitas vezes, há dificuldade na obtenção de informações acerca da sintomatologia do paciente, em especial nas faixas etárias mais precoces. Dessa forma, para o diagnóstico das afecções abdominais agudas, é de essencial importância o conhecimento dos sinais clínicos de alarme indicativos de afecção cirúrgica (Quadro 1):

- Vômitos repetidos, corados de bile ou fecaloides devem ser considerados sintomas de obstrução intestinal. Pode-se

QUADRO 1 Sinais clínicos de alerta indicativos de afecção cirúrgica

- Vômitos repetidos, biliosos ou fecaloides
- Parada de eliminação de gases e fezes
- Distensão abdominal
- Massa abdominal palpável
- Sangramento intestinal
- Peristaltismo visível

afirmar que não há obstrução intestinal sem vômitos. Em lactentes, é preciso lembrar que vômitos em jato podem ser indicativos de obstrução pilórica.
- Parada de eliminação de gases e fezes, de modo geral, ocorre em crianças com

- obstrução intestinal, peritonites ou íleo adinâmico decorrente de processos infecciosos a distância.
- Distensão abdominal: pode ocorrer em consequência da distensão de alças abdominais, decorrente de obstruções das porções baixas do tubo digestivo ou em casos de íleo infeccioso adinâmico. Nas peritonites causadas pela perfuração de víscera oca, também pode ocorrer distensão abdominal em virtude do acúmulo de líquido na cavidade peritoneal e do íleo paralítico consequente.
- Massa abdominal palpável: a presença desse sinal em crianças com abdome agudo pode selar um diagnóstico definitivo. Em recém-nascidos com distensão abdominal, por exemplo, vômitos e sangramento digestivo baixo e a presença de tumor abdominal palpável podem sugerir o diagnóstico de volvo intestinal ou enterite necrosante. Em lactentes, a presença de massa abdominal em conjunto com vômitos e enterorragia sugere o diagnóstico de invaginação intestinal.
- Sangramento intestinal: a eliminação de sangue pelo ânus ocorre toda vez que há sofrimento da mucosa nas porções mais baixas do tubo digestivo. Volvo, invaginação intestinal e enterite necrosante são as moléstias que mais frequentemente causam enterorragia.
- Peristaltismo visível: em recém-nascidos pré-termo ou crianças desnutridas, sem afecção digestiva, pode haver peristaltismo intestinal porque a parede abdominal é muito delgada. No entanto, em qualquer outra situação, o peristaltismo visível constitui o selo da presença de obstrução em alguma porção do tubo digestivo. A presença de ondas peristálticas no epigástrio em lactentes com vômitos sugere o diagnóstico de estenose hipertrófica do piloro ou suboclusão duodenal.

Na anamnese da criança, deve-se verificar a presença e o tipo de vômito, da diarreia e da evolução e as características da dor abdominal, do trauma na região abdominal, do sangramento digestivo, do uso de medicações orais, da história menstrual, do sangramento vaginal e dos sintomas urinários. Finalmente, é importante verificar a concomitância de afecções hematológicas e infecções a distância, sobretudo de vias respiratórias.

No exame físico geral, deve-se atentar para a presença de toxemia, alterações cutâneas e petéquias; no abdome, investigar a existência de tensão abdominal, dor à palpação ou à descompressão brusca, rechaço e defesa muscular, massas e "plastrões", além das características à ausculta dos ruídos intestinais. O toque retal permite verificar as características das fezes e a presença de massas ou bloqueios comprimindo o reto.

A radiografia simples de abdome é o principal exame subsidiário para o diagnóstico do abdome agudo e, na maioria dos casos, fornece dados que permitem o diagnóstico sindrômico. O pneumoperitônio que acompanha as síndromes perfurativas é visualizado habitualmente sobre a cúpula hepática. O diagnóstico radiológico da obstrução intestinal é feito por meio de duas características básicas: a distribuição irregular das alças intestinais pelos quadrantes abdominais e a diferença de calibre entre elas. Os sinais radiológicos das peritonites baseiam-se no edema de alças intestinais e na presença de líquido na cavidade peritoneal. Em meninas ou nas adolescentes com suspeita de abdome agudo inflamatório, deve-se solicitar a ultrassonografia abdominal para a diferenciação diagnóstica de afecções ginecológicas.

A Figura 1 apresenta o diagnóstico e a conduta indicada nas afecções agudas abdominais não traumáticas.

A seguir, são detalhadas as principais doenças associadas ao abdome agudo na criança.

ESTENOSE HIPERTRÓFICA DO PILORO

É a obstrução quase completa do canal pilórico, em decorrência de hipertrofia da musculatura circular do piloro. Forma-se um verdadeiro tumor no nível do piloro, duro, quase sempre palpável através da parede abdominal. Em decorrência da obstrução pilórica, o estômago dilata-se e suas paredes tornam-se espessadas e edemaciadas, particularmente na camada muscular.

Os meninos são mais frequentemente afetados que as meninas, na proporção de 4:1. A moléstia ocorre sobretudo em primogênitos.

O sintoma clínico fundamental é o vômito de leite não digerido, não corado de bile, com início na 2ª ou 3ª semana de vida, e piora progressiva em 7 a 10 dias. Mais raramente, o quadro inicia-se na 5ª ou 6ª semana de vida. Apesar dos vômitos intensos e repetidos, a criança apresenta apetite voraz. Frequentemente a criança torna-se obstipada. Alterações hidreletrolíticas e do equilíbrio acidobásico (alcalose hipoclorêmica hipocalêmica) podem ocorrer durante a evolução do quadro.

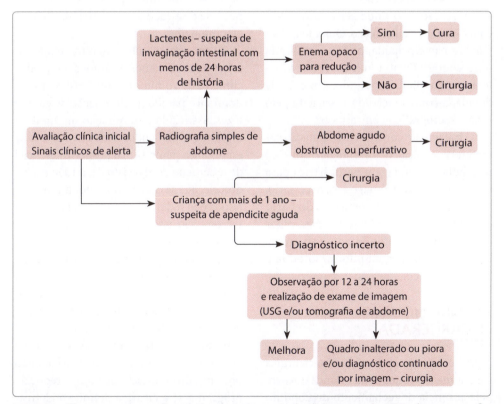

FIGURA 1 Fluxograma para o diagnóstico e o tratamento do abdome agudo. USG: ultrassonografia.

O exame físico revela ondas peristálticas visíveis no epigástrio e à palpação do tumor pilórico (oliva). As ondas peristálticas ocorrem em razão do peristaltismo gástrico. Originam-se no quadrante superior esquerdo e progridem em direção à direita. Em alguns casos, há icterícia com hiperbilirrubinemia indireta, em virtude de um menor teor de glucoroniltransferase no fígado.

Os diagnósticos diferenciais são refluxo gastroesofagiano, obstruções do duodeno em diafragma, duplicação gástrica, pâncreas anular e vício de rotação, além de afecções clínicas como erros alimentares, alergia à proteína do leite, gastroenterocolite, infecção urinária, insuficiência suprarrenal, erros inatos do metabolismo (particularmente do metabolismo dos aminoácidos) ou lesões do sistema nervoso central (SNC).

O diagnóstico pode ser estabelecido com história e exame físico. Quando a oliva pilórica não é palpada, pode ser realizada ultrassonografia abdominal, que revela a imagem do piloro espessado. Em caso de dúvida, a confirmação deve ser feita pelo exame radiográfico contrastado.

O tratamento consiste em hidratação parenteral e correção dos eventuais distúrbios metabólicos, sondagem nasogástrica para esvaziamento do estômago e, se necessário, lavagem gástrica para remoção do bário utilizado durante a radiografia, para evitar a aspiração de vômitos durante a anestesia. A cirurgia consiste na piloromiotomia à Fredet-Ramstedt.

HÉRNIA INGUINAL ENCARCERADA

A hérnia inguinal é a doença cirúrgica eletiva mais frequente da criança. Ocorre pela ausência de fechamento do conduto peritoneovaginal, o que permite a passagem de estruturas intra-abdominais para a região inguinal. Quando o conteúdo do saco herniário é apenas líquido, forma-se a hidrocele comunicante.

Há grande predominância do sexo masculino sobre o feminino. O lado direito é mais acometido (60%), e há maior incidência durante o primeiro ano de vida. A incidência em prematuros chega a 30% e em recém-nascidos de termo, de 1 a 4%. O encarceramento é a complicação mais frequente da hérnia inguinal, e consiste na exteriorização e permanência de alças intestinais (e/ou ovário e trompa) no saco herniário, com difícil redução. Há progressiva dificuldade de retorno venoso, levando ao edema de alças e à diminuição de fluxo sanguíneo, podendo ocasionar necrose de alça, o que caracteriza a hérnia estrangulada.

O encarceramento é mais frequente em crianças com menos de 2 anos. O quadro clínico é de vômitos biliosos, distensão abdominal e parada na eliminação de gases e fezes, associada à tumoração inguinal ou inguinoescrotal endurecida que não reduz espontaneamente. O diagnóstico diferencial deve ser feito com o cisto de cordão e a hidrocele, que se caracterizam por tumoração cística não redutível na região inguinal e/ou escrotal não associada aos outros sintomas descritos.

O tratamento da hérnia encarcerada é a redução incruenta ou cirúrgica. É muito raro não se conseguir a redução manual incruenta. Os dedos indicador e polegar de uma mão devem fixar o anel inguinal externo, enquanto a outra mão comprime progressivamente o saco herniário habitado procurando esvaziá-lo. Se houver redução, programa-se a cirurgia definitiva eletivamente. Se não houver redução manual, a herniorrafia de urgência está indicada. Quando há sofrimento de alças, a redução incruenta geralmente não é possível.

DIVERTÍCULO DE MECKEL

Durante a vida intrauterina, o conduto onfalomesentérico comunica o saco vitelínico com a luz intestinal, na união do intestino médio com o posterior. Entre as 5ª e 7ª semanas, ele se oblitera, formando um cordão fibroso que posteriormente é reabsorvido.

O divertículo de Meckel é a anomalia congênita do trato gastrointestinal mais frequente (ocorre em 2% da população). Ele decorre da persistência apenas da porção proximal do conduto onfalomesentérico junto à alça intestinal, no bordo antimesentérico, podendo ou não estar ligado à parede por um cordão fibroso. Há predominância do sexo masculino (na proporção de 3:1). Trata-se de um divertículo verdadeiro, pois apresenta todas as camadas da parede intestinal, e pode ter tecidos ectópicos, como mucosa gástrica, pancreática, cólica e duodenal, entre outras.

O risco de os portadores dessa anomalia apresentarem alguma manifestação clínica é de aproximadamente 4%. As possíveis complicações do divertículo de Meckel são hemorragia, obstrução intestinal, inflamação (diverticulite) e perfuração com peritonite (Tabela 1). Raramente sofrem degeneração benigna ou maligna.

A enterorragia é a complicação mais frequente do divertículo de Meckel, acometendo principalmente crianças com menos de 2 anos. Em 90% dos casos, está associada à presença de mucosa gástrica ectópica. Em geral, o início é súbito, indolor e pode

TABELA 1 Complicações do divertículo de Meckel

Hemorragia	Complicação mais frequente, ocorre em crianças com menos de 2 anos, tem início súbito, é indolor e pode ser de pequena ou grande quantidade
Obstrução intestinal	Divertículo atua como cabeça de invaginação ou como herniação ou volvo em torno do cordão fibroso
Diverticulite	Manifestações iguais às da apendicite aguda; mais frequente em adultos
Perfuração	Mais frequente em adultos

ser em pequena ou grande quantidade. O diagnóstico pode ser confirmado por cintilografia com tecnécio marcado, captado pelas células da mucosa gástrica.

O divertículo de Meckel pode causar obstrução intestinal por dois mecanismos: atuando como cabeça de uma invaginação intestinal ou por herniação ou volvo intestinal em torno do cordão fibroso que se estende do divertículo à parede abdominal.

A diverticulite tem manifestações clínicas idênticas às da apendicite aguda, o que justifica a exploração do íleo terminal no ato cirúrgico quando o apêndice for normal. Essa é a complicação do divertículo de Meckel mais frequente no adulto.

A perfuração também ocorre com maior frequência no adulto, e decorre de úlcera péptica associada à mucosa gástrica ectópica ou de inflamação e necrose.

O tratamento do divertículo de Meckel complicado é essencialmente cirúrgico, consistindo em diverticulectomia ou ressecção segmentar da alça adjacente se esta estiver envolvida, seguida de anastomose terminoterminal (Figura 2).

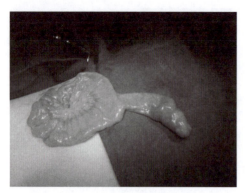

FIGURA 2 Divertículo de Meckel: achado cirúrgico. (Veja imagem colorida no encarte.)

INTUSSUSCEPÇÃO OU INVAGINAÇÃO INTESTINAL

É a causa mais comum de obstrução intestinal no lactente. Consiste na invaginação de um segmento intestinal, com seu mesentério, para a luz do segmento a jusante. Incide mais frequentemente entre 4 e 12 meses de idade, em geral é idiopática e inicia-se na válvula ileocecal. Em crianças maiores, pode ser decorrente de pólipos, divertículo de Meckel, linfoma, afecções hematológicas (púrpura de Henoch-Schönlein) e doença inflamatória intestinal. Raramente a invaginação é do tipo ileoileal, jejunojejunal ou colocólica.

O quadro clínico consiste em dores abdominais, cólicas intermitentes, com flexão dos membros inferiores, vômitos biliosos e eliminação de sangue pelo ânus misturado com muco (aspecto de "geleia de morango"). Algumas crianças apresentam quadro neurológico caracterizado por torpor, apatia ou convulsões, simulando meningite ou encefalite.

O exame físico revela massa palpável em forma de "salsicha", em geral no quadrante superior direito. No toque retal, nota-se a presença de sangue no reto e, em alguns casos, a presença da "cabeça" da invaginação.

Em geral, o diagnóstico é feito apenas com o quadro clínico. A radiografia simples do abdome evidencia a obstrução do intestino delgado e a ausência de gás no colo ascendente. A ultrassonografia revela imagem de uma alça dentro de outra (imagem em "alvo"). O enema baritado, indicado quando a ultrassonografia não confirma o diagnóstico, revela parada súbita de progressão do contraste em algum nível do intestino grosso, com a evidência das pregas da mucosa do intestino delgado invaginado (imagem em "casca de cebola").

A princípio, pode-se tentar redução incruenta com enema, utilizando-se bário, solução salina ou ar, desde que não existam fatores que imponham um tratamento cirúrgico inicial. A laparotomia deve ser indicada primariamente nas seguintes situações, em que a redução por meio do enema é contraindicada:

- Tempo de evolução da moléstia superior a 48 horas.
- Sinais de obstrução intestinal.
- Sinais de perfuração intestinal com peritonite.
- Comprometimento do estado geral.
- Invaginação crônica ou recorrente, o que indica a presença de algum fator causal como pólipo intestinal ou linfoma.
- Crianças recém-nascidas ou > 2 anos.
- Quando houver falha na tentativa de redução por meio do enema.

A via de acesso é a laparotomia transversa infraumbilical direita, e é realizada "ordenha retrógrada" da "cabeça" da invaginação até a completa redução (Figura 3). Se houver necrose intestinal, realiza-se ressecção do

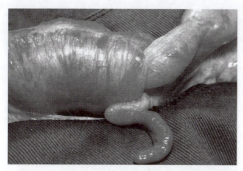

FIGURA 3 Aspecto intraoperatório da invaginação ileocecocólica. (Veja imagem colorida no encarte.)

segmento comprometido com anastomose primária.

APENDICITE AGUDA

A apendicite aguda é a causa mais comum de abdome agudo a partir dos 2 anos. O diagnóstico da doença nas fases iniciais é baseado no quadro clínico, e a evolução do paciente será melhor se o diagnóstico e a conduta cirúrgica forem precoces.

A causa é desconhecida, embora se acredite que seja decorrente da obstrução da luz apendicular por fecalito.

O quadro clínico caracteriza-se por dor de início insidioso, no epigástrio ou região periumbilical, vômitos (ou apenas náuseas) e febre entre 37,5 e 38°C. A seguir, a dor se localiza na fossa ilíaca ou no flanco direito. Temperaturas mais altas (38,5 a 39°C) são pouco frequentes no início, ocorrendo apenas nas fases tardias, com peritonite difusa ou grandes abscessos.

Ao exame clínico, observa-se que a criança tende a se movimentar pouco, e a marcha é lenta e cautelosa. O paciente pode assumir postura álgica, com encurvamento do tronco para o lado direito. Há dor na fossa ilíaca ou no flanco direito à palpação. Alguns sinais sugestivos de apendicite são:

- Sinal de Blumberg: consiste na dor após compressão profunda da fossa ilíaca direita com a retirada súbita da mão.
- Sinal de Rovsing: dor na fossa ilíaca direita quando da compressão da fossa ilíaca esquerda, deslocando gases em direção ao cólon D e ao ceco.
- Sinal de psoas: nos casos de apendicite retrocecal com psoíte, o paciente voluntariamente flete a coxa para sua maior comodidade e, ao ser executada extensão da coxa, há estiramento das fibras musculares, com dor intensa.
- Sinal do obturador: pode ocorrer nos casos de apendicite pélvica, em que o músculo obturador, componente do assoalho pélvico, está em contato com o processo inflamatório. Quando se realiza a rotação interna passiva da coxa flexionada, o paciente queixa-se de dor intensa no hipogástrio.

Nos casos de peritonite difusa, há rigidez de parede abdominal e dor intensa à percussão e à descompressão brusca. Nos casos de dúvida diagnóstica, deve-se aguardar a evolução e repetir o exame clínico em 12 a 18 horas.

Comentários importantes:

- A medida da temperatura retal e a diferença axilar-retal não têm importância prática. A ausência desse diferencial não afasta o diagnóstico de apendicite aguda na criança.
- É comum haver diarreia, puxo ou tenesmo na evolução da apendicite, em virtude do processo irritativo do peritônio pélvico.
- Sintomas urinários baixos (disúria), inclusive com alterações no exame do sedimento urinário, são indicativos de peritonite pélvica e induzem ao errôneo

diagnóstico de infecção urinária. Lembrar que em crianças sem alterações prévias do trato urinário, principalmente nos meninos, a ocorrência de infecção urinária não é habitual, tampouco esperada.
- Nas crianças com menos de 4 a 5 anos, em virtude da dificuldade de informação, é comum o diagnóstico de apendicite aguda ser feito em fases adiantadas.

Os exames subsidiários podem auxiliar nos casos de dúvida diagnóstica. Radiografia simples do abdome, hemograma e exame de urina têm pouco valor para diagnóstico. A ultrassonografia pode ser útil nas fases iniciais da doença em meninas e adolescentes para o diagnóstico diferencial com afecções ginecológicas, como cisto de ovário torcido, rotura de folículo ovariano ou prenhez ectópica rota. Achados ultrassonográficos, como presença de líquido livre na cavidade abdominal ou pelve e alças paréticas, são inespecíficos. Medidas da parede do apêndice muito acima do normal (0,6 a 0,8 cm) e presença de fecalito intraluminal são dados de maior especificidade para o diagnóstico de apendicite. Um exame ultrassonográfico duvidoso pode ser complementado pela realização de tomografia computadorizada de abdome. Os exames de imagem são úteis nos casos em que o quadro clínico é duvidoso e o diagnóstico clínico, incerto, e contribuem, nesse contexto, para aumentar a sensibilidade e a especificidade do diagnóstico.

O diagnóstico diferencial inclui peritonite primária, gastroenterocolite aguda, constipação intestinal, infecção urinária, adenite mesentérica, diverticulite de Meckel, pneumonia, derrame pleural, epilepsia abdominal, rotura de folículo ovariano ("dor do meio"), cisto de ovário torcido, prenhez ectópica rota em adolescentes, colecistite aguda, inflamação pélvica em meninas, crise de falcização, púrpura de Henoch-Schönlein, síndrome hemolítico-urêmica e contratura da parede abdominal após traumatismos. Deve-se lembrar que pode ser difícil diferenciar apendicite aguda de colite neutropênica em crianças com leucemia ou outras neoplasias.

O tratamento é cirúrgico, feito em caráter de urgência. Em casos de peritonite, deve-se administrar antibióticos de amplo espectro.

Nas últimas décadas, surgiram alguns estudos advogando um tratamento conservador, com antibioticoterapia endovenosa, sem a realização de apendicectomia. No entanto, ensaios clínicos randomizados e metanálises recentes evidenciam que o tratamento conservador muitas vezes não evita o procedimento cirúrgico, podendo inclusive retardá-lo, o que leva ao agravamento do quadro.

CONCLUSÃO

O diagnóstico de abdome agudo pode representar um desafio para o pediatra e para o cirurgião. Os dados da anamnese e do exame físico são de essencial importância. São sinais clínicos de alarme indicativos de problema cirúrgico: vômitos repetidos (principalmente se biliosos ou fecaloides), parada da eliminação de gases e fezes, distensão abdominal, massa abdominal palpável, sangramento intestinal e peristaltismo visível. Entre as principais doenças associadas ao abdome agudo na criança encontram-se estenose hipertrófica de piloro, hérnia inguinal encarcerada, divertículo de Meckel, intussuscepção intestinal e apendicite aguda.

SUGESTÕES DE LEITURA

1. Ashcraft KW, Holder TH. Pediatric surgery. 2nd ed. Philadelphia: WB Saunders; 1994.
2. Aspelund G, Langer JC. Current management of hypertrophic pyloric stenosis. Semin Pediatr Surg. 2007;16(1):27-33.
3. Ayaz UY, Dilli A, Ayaz S, Api A. Ultrasonographic findings of intussusception in pediatric cases. Med Ultrason. 2011;13(4):272-6.
4. Blevrakis E, Partalis N, Seremeti C, Sakellaris G. Meckel's diverticulum in paediatric practice on Crete (Greece): a 10-year review. Afr J Paediatr Surg. 2011;8(3):279-82.
5. Bundy DG, Byerley JS, Liles EA, Perrin EM, Katznelson J, Rice HE. Does this child have appendicitis? JAMA. 2007;298(4):438-51.
6. Epelman M, Chikwava KR, Chauvin N, Servaes S. Imaging of pediatric ovarian neoplasms. Pediatr Radiol. 2011;41(9):1085-99.
7. Fike FB, Mortellaro V, Juang D, St Peter SD, Andrews WS, Snyder CL. Neutropenic colitis in children. J Surg Res. 2011;170(1):73-6.
8. Gardikis S, Giatromanolaki A, Kambouri K, Tripsianis G, Sivridis E, Vaos G. Acute appendicitis in preschoolers: a study of two different populations of children. Ital J Pediatr. 2011;37:35.
9. Justice FA, Auldist AW, Bines JE. Intussusception: trends in clinical presentation and management. J Gastroenterol Hepatol. 2006;21(5):842-6.
10. Kaiser AD, Applegate KE, Ladd AP. Current success in the treatment of intussusception in children. Surgery. 2007;142(4):469-75.
11. Körner H, Söndenaa K, Söreide JA, Andersen E, Nysted A, Lende TH, et al. Incidence of acute nonperforated and perforated appendicitis: age-specific and sex-specific analysis. World J Surg. 1997;21(3):313-7.
12. Lau ST, Lee YH, Caty MG. Current management of hernias and hydroceles. Semin Pediatr Surg. 2007; 16(1):50-7.
13. Macksoud-Filho JG, Eichelberger MR. Traumatismo abdominal. In: Maksoud JG. Cirurgia pediátrica. 2a ed. Rio de Janeiro: Revinter; 2003. p.232-40.
14. Maksoud JG. Apendicite aguda e hérnia inguinal encarcerada. In: Schvartsman S, Schvartsman C. Pronto-socorro de pediatria. 2a ed. São Paulo: Sarvier; 1999.
15. Malik AA, Shams-ul-Bari, Wani KA, Khaja AR. Meckel's diverticulum – revisited. Saudi J Gastroenterol. 2010; 16(1):3-7.
16. Salminen P, Paajanen H, Rautio T, Nordström P, Aarnio M, Rantanen T, et al. Antibiotic therapy vs. appendectomy for treatment of uncomplicated acute appendicitis: the APPAC randomized clinical trial. JAMA. 2015;313(23):2340-8.
17. Samad L, Marven S, El Bashir H, Sutcliffe AG, Cameron JC, Lynn R, et al. Prospective surveillance study of the management of intussusception in UK and Irish infants. Br J Surg. 2012;99(3):411-5.
18. Stephen AE, Segev DL, Ryan DP, Mullins ME, Kim SH, Schnitzer JJ, et al. The diagnosis of acute appendicitis in a pediatric population: to CT or not to CT. J Pediatr Surg. 2003;38(3):367-71.
19. Wilms IM, de Hoog DE, de Visser DC, Janzing HM. Appendectomy versus antibiotic treatment for acute appendicitis. Cochrane Database Syst Rev. 2011; (11):CD008359.
20. Zamakhshary M, To T, Guan J, Langer JC. Risk of incarceration of inguinal hernia among infants and young children awaiting elective surgery. CMAJ. 2008;179(10):1001-5.

34
Hemorragia digestiva

Fernanda Paixão Silveira Bello
Maria Beatriz de Moliterno Perondi
Sylvia Costa Lima Farhat

PONTOS-CHAVE DESTE CAPÍTULO

- A hemorragia digestiva pode ter diversas apresentações, desde sangramentos em pequena quantidade e autolimitados até perdas maciças.
- Suas causas variam de acordo com a idade da criança.
- A reposição volêmica é fundamental na estabilização do paciente grave.
- A endoscopia digestiva é o principal exame utilizado para o diagnóstico e, frequentemente, para o tratamento.

INTRODUÇÃO

A hemorragia digestiva não é uma intercorrência rara em crianças e pode ter diversas apresentações, desde sangramentos em pequena quantidade e autolimitados até perdas maciças, podendo significar uma situação de extrema gravidade para essa população.

Embora muitas das causas de hemorragia digestiva sejam comuns entre adultos e crianças, sua frequência difere muito conforme a faixa etária.

Anatomicamente, a hemorragia digestiva alta é definida como o sangramento no trato gastrointestinal em que a fonte de sangramento é proximal ao ligamento de Treitz, e a baixa, com sangramentos abaixo desse ponto.

EPIDEMIOLOGIA

Os dados referentes à epidemiologia da hemorragia digestiva são limitados, já que existem poucos estudos multicêntricos referentes ao assunto. Naqueles envolvendo pequenos centros, existe uma dificuldade de extrair conclusões gerais, em razão de diferenças entre os hospitais estudados, tipo de sangramento gastrointestinal investigado e objetivo do estudo.

Em um estudo multicêntrico realizado nos Estados Unidos, a incidência de sangramento gastrointestinal em pacientes hospitalizados foi de 0,5%.

Com relação ao local de sangramento, existe relato em literatura de que aproximadamente 20% das crianças com hemorragia digestiva apresentam-se com sangramento gastrointestinal alto.

Em estudo prospectivo em terapia intensiva, foi relatada uma incidência de 6,4% de hemorragia digestiva alta (HDA), mas apenas 0,4% dos episódios foram considerados clinicamente graves. Outros estudos mostraram incidência de até 25% para pacientes criticamente doentes que não tinham recebido profilaxia.

Em relação à hemorragia digestiva baixa (HDB), um estudo com mais de 40 mil pacientes mostrou que o sangramento retal foi a queixa principal em um departamento de emergência em 0,3% dos pacientes, sendo que mais de 50% tinham menos de 1 ano. Nesse mesmo estudo, apenas quatro pacientes apresentaram doenças graves, com risco de morte, em decorrência da hemorragia digestiva baixa.

PATOGÊNESE

Hemorragia digestiva alta

As principais causas de hemorragia digestiva alta estão relacionadas no Quadro 1, e são classificadas de acordo com a idade e a frequência.

No período neonatal

É comum a ingestão de sangue materno durante o parto ou posteriormente, por causa das mamadas, se a mãe apresentar fissuras mamárias. Podem também ocorrer em prematuros ou recém-nascidos (RN) de termo sangramentos causados por esofagites, gastrites ou úlceras. A coagulopatia por deficiência de vitamina K, levando à hemorragia digestiva alta, praticamente não existe mais, por causa da rotina de administração dessa vitamina em todos os recém-nascidos. Raros casos de falha de tratamento com vi-

QUADRO 1 Principais causas de hemorragia digestiva alta em crianças

0 a 30 dias	1 mês a 2 anos	3 a 5 anos	> 5 anos
Ingestão de sangue materno	Úlcera péptica	Úlcera péptica	Varizes
Gastrinte/esofagite	Corpo estranho	Gastrites	Esofágicas
Estresse	Duplicações tubulares	Medicações	Gástricas
Sepse	Úlcera de estresse	Esofagite	Duodenais
Intolerância ao leite de vaca	Esofagite de refluxo	Varizes	Úlcera péptica
Trauma pela sonda nasogástrica	Gastrites	Esofágicas	Úlcera de estresse
Úlceras gastroduodenais	Estresse	Gástricas	Gastropatia da hipertensão portal
Coagulopatias	Medicações	Duodenais	Coagulopatias
Associadas à infecção	Ingestão cáustica	Gastropatia da hipertensão portal	Púrpura trombocitopênica
Doença hemorrágica do recém-nascido	Estenose hipertrófica de piloro	Epistaxe	Quimioterapia
Malformações	Síndrome de Mallory-Weiss	Síndrome de Mallory-Weiss	Síndrome de Mallory-Weiss
Duplicações		Ingestão cáustica	Hemobilia
Idiopáticas		Malformações vasculares	
		Hemobilia	

tamina K, uso de antibióticos modificando a flora ou má absorção de gorduras por fibrose cística ainda são fatores de risco para essa doença. A hematêmese também pode ocorrer em pacientes com alergia à proteína do leite de vaca. Em neonatos criticamente doentes, outras causas de sangramento alto são descritas, tais como uso de medicações, principalmente anti-inflamatórios não hormonais (indometacina); distúrbios de coagulação decorrentes de insuficiência hepática por sepse; doenças metabólicas; ou lesões isquêmicas. Causas mais raras de sangramento alto nessa faixa etária incluem duplicações intestinais, estenose hipertrófica do piloro, faixa de constrição duodenal ou antral e tecido pancreático ectópico no estômago.

Período pós-neonatal

Em lactentes, a esofagite erosiva decorrente do refluxo gastroesofágico patológico, geralmente associado a doenças neuromusculares (paralisia cerebral) ou hérnia de hiato, é a causa mais frequente de hemorragia digestiva alta. Outras causas de esofagite em crianças que podem levar a sangramentos são lesão traumática por corpo estranho (CE), lesão química por agentes cáusticos ou medicamentos e infecções por *Candida albicans*, *Aspergillus*, herpes simples ou citomegalovírus.

Gastropatias

A criança pode apresentar úlcera péptica por várias causas. Sua incidência na faixa etária pediátrica ainda é pouco estudada, mas é uma causa importante de hemorragia digestiva alta. As úlceras de estresse são comuns nos pacientes em unidade de terapia intensiva (UTI) com lesões no sistema nervoso central (SNC), trauma raquimedular, qualquer tipo de choque, sepse e ventilação mecânica por mais de 48 horas. Também ocorre com mais frequência em grandes queimados, politraumatizados e em pós-operatório, situações em que ocorre diminuição da perfusão da mucosa gástrica ou desbalanço na produção acidopéptica. Ulcerações e erosões gástricas também podem ocorrer em crianças ao usar algumas medicações, como corticosteroides e anti-inflamatórios não hormonais. Existem ainda relatos de gastrite causada por trauma constante pela sonda gástrica. Embora a infecção por *Helicobacter pylori* possa causar úlcera gastroduodenal em crianças, a gastrite nodular difusa é o achado mais comum nessa faixa etária. Raramente, os nódulos agregados linfocitários policlonais da mucosa tornam-se um linfoma de baixo grau, com sua superfície ulcerada e irregular. Outros tumores gástricos ulcerativos são muito raros em crianças e incluem leiomiossarcomas, teratomas e hemangiopericitomas.

A síndrome de Mallory-Weiss é definida por laceração da mucosa gástrica, logo abaixo da junção gastroesofagiana, podendo se estender até a mucosa esofágica. Ocorre classicamente depois de vários episódios de vômito, a princípio com conteúdo gástrico e, depois, hematêmese. A gastropatia hipertensiva é responsável por 10 a 50% das hemorragias digestivas altas em pacientes com hipertensão portal.

Varizes gastroesofágicas

O sangramento decorrente das varizes gastroesofágicas corresponde de 10 a 15% do total das hemorragias digestivas na faixa etária pediátrica. Resultam da hipertensão portal decorrente de lesões intra ou extra-hepáticas, mas raramente podem ocorrer associadas a malformações vasculares ou cardiopatias congênitas.

Geralmente, os pacientes com hipertensão portal têm cirrose hepática, que deve ser considerada sobretudo em doenças como a atresia de vias biliares, fibrose cística, colangite esclerosante, hepatite autoimune, hepatite viral, deficiência de alfa-1-antitripsina, doenças de depósito de glicogênio e esteatoses. A atresia de vias biliares é a principal causa de insuficiência hepática na faixa etária pediátrica, requer procedimento precoce e, mesmo com tratamento adequado, as varizes esofágicas requerem cirurgia em 50 a 60% dos casos. Os episódios de sangramento podem ocorrer no primeiro ano de vida, e a plaquetopenia em decorrência do hiperesplenismo (que ocorre em 10% dos pacientes) pode tornar o quadro ainda mais grave.

As causas não cirróticas de hipertensão portal intra-hepáticas são bem menos frequentes, e incluem fibrose hepática congênita, doenças veno-oclusivas e esquistossomose.

Entre as causas de hipertensão portal extra-hepáticas, a trombose de veia porta é a mais comum e representa causa importante de hemorragia digestiva alta, sendo identificada em 40% de crianças e adolescentes com hemorragia por varizes. Outras causas são a trombose de veia esplênica e a obstrução de veia supra-hepática (síndrome de Budd-Chiari).

Outras causas

A causa de sangramento gastrointestinal alto ainda pode ser consequência de sangue deglutido em situações como epistaxe, infecções de orofaringe, manipulação dentária ou tonsilectomia.

Algumas parasitoses, como a estrongiloidíase e a giardíase, que são comuns no Brasil, podem levar à hemorragia digestiva alta.

As anomalias vasculares são raras em crianças e podem ser focais, como o hemangioma gástrico, a fístula aortoesofágica e a lesão de Dieulafoy (variação congênita de artéria calibrosa que apresenta trajeto até a submucosa gástrica). Ou, ainda, podem ser difusas, como a telangiectasia hemorrágica hereditária, hemangiomatose neonatal ou a síndrome de Kasabach-Merritt. Outras causas mais raras incluem as duplicações intestinais no TGI alto, as vasculites (púrpura de Henoch-Schönlein), gastrite varioliforme, ruptura de pseudocisto pancreático, pólipos gástricos, síndrome de Munchausen e CE.

Hemorragia digestiva baixa

As principais causas de hemorragia digestiva baixa estão relacionadas no Quadro 2, e são classificadas de acordo com a idade e a frequência.

No período neonatal

O diagnóstico mais importante que deve ser excluído na presença de hemorragia digestiva baixa é a enterocolite necrotizante, que ocorre principalmente nos RN pré-termo hospitalizados. A enterocolite necrotizante é uma doença grave, associada à necrose intestinal, que apresenta taxas de mortalidade de até 40%.

Quando o RN se encontra em bom estado geral, o diagnóstico mais provável é a alergia ao leite de vaca ou a deglutição de sangue materno. Outras possibilidades diagnósticas são má rotação intestinal, doença de Hirschsprung, coagulopatias e fissuras anorretais.

No período pós-neonatal

Em lactentes, as causas mais comuns de hemorragia digestiva baixa são as fissuras anorretais. Outras causas importantes são:

QUADRO 2	Principais causas de hemorragia digestiva baixa em crianças			
0 a 30 dias	**1 mês a 2 anos**	**3 a 5 anos**	**> 5 anos**
Ingestão de sangue materno	Fissuras anorretais	Enterocolite infecciosa	Enterocolite infecciosa
Enterocolite necrotizante	Intolerância ao leite de vaca (colite alérgica)	Fissuras anorretais	Doença inflamatória intestinal
Intolerância ao leite de vaca (colite alérgica)	Intussuscepção	Intussuscepção	Pólipos juvenis
Coagulopatias	Má rotação intestinal	Divertículo de Meckel	Síndrome hemolítico-urêmica
Associadas a infecções	Divertículo de Meckel	Síndrome hemolítico-urêmica	Hemorroidas
Doença hemorrágica do recém-nascido	Síndrome hemolítico-urêmica	Púrpura de Henoch-Schönlein	Fissuras anorretais
Fissuras anorretais	Púrpura de Henoch-Schönlein	Doença inflamatória intestinal	Anomalias vasculares
Má rotação intestinal	Duplicações gastrointestinais	Anomalias vasculares	Hemorragia gastrointestinal alta
Doença de Hirschsprung	Enterocolite infecciosa	Duplicações gastrointestinais	
Hemorragia gastrointestinal alta	Hemorragia gastrointestinal alta	Hemorragia gastrointestinal alta	
	Anomalias vasculares		

- Enterocolite inflamatória ou alérgica causada pela intolerância ao leite de vaca, que tem uma prevalência de até 7,5%.
- Divertículo de Meckel, que é a parte persistente do ducto onfalomesentérico, ocorrendo no íleo terminal, encontrado em 2% da população. É a causa mais comum de hemorragia digestiva baixa maciça na criança até os dois anos. O sangramento, geralmente indolor, é decorrente da ulceração da mucosa gástrica ectópica.
- Intussuscepção, em geral, ocorre até os 3 anos de idade, usualmente idiopática ou associada à hiperplasia linfoide do íleo terminal; acomete com frequência a região ileocecal. O paciente tem dor abdominal importante e pode apresentar sangue misturado nas fezes, com aspecto de "geleia de framboesa".
- Vasculites, como a púrpura de Henoch-Schönlein ou a síndrome hemolítico-urêmica, também podem causar sangramentos por causa da ulceração da mucosa intestinal decorrente da isquemia.

Em crianças pré-escolares (2 a 5 anos), as principais causas de hemorragia digestiva baixa são as enterocolites infecciosas e os pólipos. A enterocolite infecciosa deve ser considerada em qualquer criança que apresente diarreia com sangue. Os principais agentes envolvidos são *Salmonella*, *Shigella*, *Yersinia enterocolitica*, *Campylobacter jejuni*, *Escherichia coli*, *Entamoeba histolytica* e *Clostridium difficile*. Ocasionalmente, agentes como herpes simples, *Chlamydia trachomatis* e *Neisseria gonorrhoeae* também podem causar sangramentos.

Em pacientes imunodeprimidos, citomegalovírus, *Mycobacterium avium* e aspergilos são agentes possíveis de causar hemorragia digestiva baixa. A tiflite, nesses pacientes, pode também ser considerada.

A polipose intestinal também pode ser causa de sangramento intestinal baixo nessa faixa etária. As doenças inflamatórias intestinais, como a doença de Crohn e a colite ulcerativa, aparecem em crianças maiores e adolescentes, podendo ocorrer diarreia sanguinolenta e estado geral comprometido.

Outras causas que devem ser lembradas são as raras lesões vasculares (principalmente hemangiomas), ingestão de CE e síndrome de Münchausen.

MANIFESTAÇÕES CLÍNICAS

O sangramento gastrointestinal pode apresentar-se de várias formas, e são muitos os diagnósticos possíveis. Assim, a história e o exame físico são essenciais para a realização do diagnóstico preciso e da terapêutica adequada.

A HDA caracteriza-se pelo aparecimento de hematêmese e/ou melena. A hematêmese apresenta-se por meio de vômitos com sangue vivo ou em "borra de café", que são geralmente relacionados a sangramentos mais lentos que entraram em contato com o suco gástrico.

A melena (fezes enegrecidas e com odor característico) pode ocorrer em sangramentos ativos ou pregressos, entre 50 e 100 mL em 24 horas. Também pode ocorrer a hematoquezia (fezes vermelho-escuro), principalmente em lactentes, por causa do trânsito intestinal mais acelerado.

Na HDB, pode ocorrer tanto o sangramento vivo (misturado nas fezes ou não) quanto a melena.

Na avaliação inicial, deve-se questionar sobre sangramentos anteriores, história familiar de desordens sanguíneas, medicações que podem induzir a ulcerações ou afetar a função plaquetária e/ou a coagulação. A coloração do sangramento (vermelho vivo ou escuro), o fato de o sangue estar misturado nas fezes, além do tempo e da quantidade estimada de sangramento também são dados importantes.

Sintomas associados, principalmente dispepsia, dor abdominal, disfagia, perda de peso, crescimento inadequado, febre, fadiga, dor para evacuar, diarreia, obstipação, icterícia e aparecimento de hematomas, devem ser pesquisados. Não se deve esquecer de questionar sobre alimentos ou medicações que podem mimetizar sangramentos, como suco de beterraba ou ferro.

Ao exame físico, deve-se avaliar o estado hemodinâmico do paciente, observando a presença de pulsos finos, enchimento capilar lento, taquicardia, alterações da pressão arterial ou alteração do nível de consciência. Lembrar-se de que, geralmente, o paciente apresentará hipotensão apenas com perdas de mais de 25% da volemia.

Com um exame físico mais detalhado, podem-se obter mais informações para auxiliar no diagnóstico etiológico. Assim, o exame da orofaringe pode revelar úlceras e lesões pigmentadas, enquanto o exame da cavidade nasal pode descartar epistaxe. Achados de hepatoesplenomegalia, icterícia, ascite ou sinais de circulação colateral evidenciam comprometimento hepático e hipertensão portal. Petéquias, hematomas, sangramento de mucosas ou sangramento no local de punção podem evidenciar coagulopatias ou plaquetopenia. A epigastralgia é passível de sugerir úlcera ou gastrite hemorrágica, e ruídos abdominais ausentes ou diminuídos podem significar doenças cirúrgicas. No exame retal, é possível evidenciar fissuras, obstipação e pólipos.

Uma sonda gástrica pode ajudar a evidenciar o sangramento, mas deve ser lembrado que o trauma em varizes esofágicas pode piorar o sangramento, assim é necessário avaliar em cada caso o benefício do procedimento.

DIAGNÓSTICO

Na suspeita de hemorragia digestiva, deve-se primeiro checar se o sangramento realmente ocorreu, pois existem situações que podem mimetizar a doença. No período neonatal, por exemplo, é muito frequente a deglutição de sangue materno. Nesses casos, o teste de Apt-Downey, que diferencia a hemoglobina fetal da materna, pode ser útil.

Outras possibilidades são a ingestão de alimentos de coloração avermelhada ou substâncias como ferro e bismuto, que podem falsear o diagnóstico. Existem também relatos de sangramento que são fictícios, caracterizando a síndrome de Münchausen por procuração.

Confirmada a hemorragia digestiva, é necessário diferenciar se ela é alta ou baixa. Grande quantidade de sangue vivo no aspirado gástrico sugere fortemente o diagnóstico de hemorragia digestiva alta.

Sangue vivo eliminado pelo reto com frequência ocorre por hemorragia digestiva baixa. Deve-se lembrar que um trânsito intestinal aumentado também pode causar hematoquezia em quadros de sangramento digestivo alto.

A identificação precisa do local do sangramento e sua etiologia são a última etapa do diagnóstico. Alguns exames ajudam a identificar a doença de base e, assim, inferir a gravidade da hemorragia.

Exames laboratoriais

Deve ser realizada avaliação laboratorial seriada. São poucos os exames necessários na avaliação inicial, incluindo:

- Tipagem sanguínea e prova cruzada: para a necessidade de transfusões sanguíneas.
- Hemograma: para quantificação do hematócrito, da hemoglobina e de plaquetas.
- Atividade da protrombina e tempo de tromboplastina parcial ativado: para avaliação da função de coagulação.
- Transaminases (TGO e TGP), bilirrubinas totais e frações, glicemia, proteína total e frações e amônia: para avaliação da função hepática, hepatite e presença de encefalopatia em pacientes portadores de hepatopatia crônica.
- Ureia e creatinina: para avaliação da função renal.

Exames radiológicos e medicina nuclear

Na hemorragia digestiva, a radiografia só está indicada na suspeita de ingestão de CE, perfuração gastrointestinal, obstrução ou para visualização de espessamento de alças intestinais sugerindo isquemia.

A ultrassonografia para diagnóstico na hemorragia digestiva alta pode ser utilizada na suspeita de doença hepática, hipertensão portal ou grandes malformações vasculares. Na hemorragia digestiva baixa, é útil nos casos de intussuscepção intestinal.

A tomografia computadorizada e a ressonância magnética ficam reservadas para suspeitas de massas abdominais ou anomalias vasculares complexas.

A cintilografia está indicada para pesquisa de duplicação intestinal, divertículo de Meckel ou sangramentos ocultos, utilizando hemácias marcadas com tecnécio-99m. Também pode ser utilizado o trânsito intestinal para o diagnóstico de divertículo de Meckel, embora o método seja menos sensível.

A angiografia pode ser utilizada em casos eletivos de hemorragia maciça, na qual a realização da endoscopia é impossível, ou em casos de suspeita de anomalias vasculares ou hemobilia.

Endoscopia

A endoscopia digestiva alta (EDA) é o método diagnóstico de escolha para a HDA, já que é um procedimento relativamente seguro e tem a capacidade de identificar o foco do sangramento, estratificar o risco do paciente e permite a intervenção terapêutica no momento do exame por meio de ligadura elástica ou escleroterapia, nas varizes esofágicas ou hemostasia por métodos térmicos e não térmicos. Geralmente, a endoscopia é realizada em pacientes que apresentam grandes sangramentos, ou pequenos, porém recorrentes e inexplicáveis.

A colonoscopia é a modalidade diagnóstica de escolha para hemorragia digestiva baixa, sendo o principal procedimento diagnóstico nos casos de enterorragia.

Além de ser uma possibilidade terapêutica em alguns casos, sua sensibilidade e especificidade são maiores do que os exames radiológicos contrastados. Muitas vezes, apenas a retossigmoidoscopia é suficiente para o diagnóstico adequado, como na colite alérgica ou infecciosa. Em outras ocasiões, a colonoscopia completa deve ser realizada, como na presença de sangramento indeterminado, pólipos, úlceras ou doença inflamatória intestinal.

TRATAMENTO

Abordagem inicial

A abordagem terapêutica do paciente com hemorragia digestiva deve começar com a estabilização clínica do paciente. Primeiro, devem-se garantir a monitoração, a permeabilidade das vias aéreas e a oferta de oxigênio.

Em seguida, conseguir uma estabilidade hemodinâmica, quantificando as perdas sanguíneas, obtendo acesso venoso de grosso calibre e reposição volêmica adequada. A reposição volêmica deve ser feita com soro fisiológico ou ringer-lactato. Em casos de grandes sangramentos (muitas vezes, levando ao choque hemorrágico) que necessitem de transfusão de concentrado de hemácias em um volume maior do que 50% da volemia do paciente, devem ser considerados plasma fresco e concentrado de plaquetas. Além disso, a transfusão de plaquetas também é recomendada se a criança apresentar plaquetopenia abaixo de 50 mil, porém deve ser ponderada nos casos de hipertensão portal com hiperesplenismo. Plasma fresco deve ser considerado em casos de coagulopatia.

Medidas terapêuticas específicas para cada doença devem ser consideradas. Podemos dividir essa abordagem de acordo com o local de sangramento e classificação da HDA em varicosa e não varicosa.

Hemorragia digestiva alta

Varicosa

Drogas vasoativas

O uso de agentes vasoativos foi associado a um menor risco de mortalidade em 7 dias, melhoria significativa na hemostase, menores taxas de transfusão e diminuição do tempo de hospitalização.

Sabe-se que essas drogas devem ser administradas logo após a admissão do paciente, ainda na sala de emergência, combinadas com endoscopia. Alguns estudos norte-americanos apontam o octreotide como a droga de escolha para a HDA. Entretanto, fora desse país são utilizadas outras drogas, como a somatostatina e a terlipressina, e a escolha do medicamento utilizado é baseada principalmente no custo e nos efeitos adversos.

A terlipressina, com ação mais longa e mais segura e com menos efeitos sistêmicos, com eficácia semelhante ao octreotide em adultos, ainda é pouco utilizada em crianças.

A somatostatina ou seu análogo sintético, o octreotide, atuam seletivamente na circulação esplâncnica. Ocorre então uma vasoconstrição esplâncnica, com alta eficácia no controle do sangramento e menores efeitos colaterais. O octreotide apresenta vida média mais longa que a somatostatina, podendo ser utilizado de forma intermitente a cada 8 horas e por via subcutânea. A infusão da droga é mantida em média por 48 a 72 horas. Vinte e quatro horas após o controle do sangramento, seu desmame é iniciado. Este deve ser progressivo, reduzindo à metade da dose a cada 12 horas.

As recomendações para doses variam muito, sendo descritas doses do octreotide em *bolus* de 1 mcg/kg (até um máximo de 50 mcg) seguidas de infusão contínua de 1 mcg/kg/h, que pode ser aumentada para até 4 mcg/kg por h. A somatostatina pode ser prescrita na dose de 1 a 20 mcg/kg/h, ou 250 a 500 mcg/h para adolescentes e adultos. Os efeitos colaterais da somatostatina são hipertensão, hiperglicemia, desconforto abdominal, rubor, náuseas, bradicardia, esteatorreia e dispepsia, e o mais importante efeito colateral do octreotide descrito em estudos é a hiperglicemia.

Tratamento endoscópico

A endoscopia é fundamental no tratamento dos pacientes com hemorragia varicosa, pois permite a confirmação do local de sangramento concomitante ao tratamento, sendo esta a terapia de escolha na maioria dos casos. Atualmente existem diretrizes, baseadas em opinião de especialistas, que orientam a realização de EDA o mais rapidamente possível dentro de, no máximo, 12 horas após admissão do paciente com HDA clinicamente importante no serviço de emergência. Em contrapartida a essa orientação, um estudo recente realizado no Instituto da criança demonstrou que, em pacientes pediátricos portadores de hipertensão portal na vigência de HDA, a endoscopia pode ser realizada após 12 horas sem prejuízo ao paciente, facilitando a melhor estabilização/tratamento inicial clínico e otimização dos recursos.

A escleroterapia de varizes esofágicas é um procedimento bem estabelecido e eficaz em crianças; estudos demonstram índice de sucesso em mais de 90% dos pacientes. A substância mais utilizada para a esclerose é a etanolamina, com injeções intra e paravasais. As varizes gástricas, geralmente, são mais calibrosas e apresentam sangramentos mais intensos. Os melhores resultados na escleroterapia gástrica ocorrem com a utilização de cianocrilato, mas ainda assim apresentam maior taxa de mortalidade e de recidiva de sangramento. Em relação às complicações decorrentes da escleroterapia, é possível citar o estreitamento esofágico, que é a complicação mais comum, ocorrendo em 5 a 20% dos estudos, e a ulceração superficial, que também é frequente. Por outro lado, a ulceração profunda ou a perfuração são complicações raras.

A ligadura das varizes esofágicas é o método endoscópico de escolha para o tratamento de sangramento de varizes. Ao contrário da indução de inflamação e trombose, que ocorrem após a escleroterapia, a ligadura do anel elástico, que cobre as áreas das camadas mucosa e submucosa do esôfago na região de varizes, causa estrangulamento e fibrose. Entretanto, quanto menor a criança, maior a dificuldade técnica de realização de ligadura elástica pela própria característica do aparelho utilizado para o procedimento.

Tratamento mecânico

A indicação do tamponamento com o balão de Sengstaken-Blakemore está cada vez mais restrita, sugerida apenas nos casos de hemorragia maciça não controlada com a endoscopia e/ou o tratamento farmacológico ou quando não houver possibilidade de realização de endoscopia. Produz uma hemostasia temporária por meio da compressão direta das varizes. As principais complicações são a perfuração esofágica e a insuficiência respiratória por aspiração pulmonar ou migração do balão.

Shunt portossistêmico transjugular intra-hepático

Conhecido também como TIPS, é uma prótese que liga a veia hepática à veia porta, colocada por meio da radiologia intervencionista. Está indicado principalmente nas crianças com hipertensão portal de etiologia intra-hepática quando o procedimento endoscópico não for eficaz, ou seja, há recorrência do sangramento após duas intervenções endoscópicas na mesma internação. As principais complicações são encefalopatia hepática e estenose do *shunt*. Não compromete a realização do transplante hepático posteriormente.

Tratamento cirúrgico

As indicações do tratamento cirúrgico também são bastante restritas por causa do sucesso da terapêutica endoscópica e farmacológica. A cirurgia torna-se necessária nos casos de falha das alternativas terapêuticas já citadas. As opções cirúrgicas são *shunts* portossistêmicos, transecção e desvascularização esofágica e, finalmente, transplante hepático – que consiste no tratamento definitivo para as crianças com hemorragia varicosa e doença hepática avançada, e deve ser considerado em todos os casos.

Não varicosa
Tratamento farmacológico

Como as lesões pépticas predominam, são indicados os agentes citoprotetores, os bloqueadores de H2, os antiácidos e, principalmente, os inibidores da bomba de próton, que apresentam a vantagem teórica de serem mais potentes na supressão ácida do que os anteriores. Alguns estudos demonstram que o omeprazol é mais efetivo no controle do sangramento proveniente de úlceras hemorrágicas. O risco de sangramento de úlceras e gastrites aumenta quando existe associação com infecção por *Helicobacter pylori*, assim crianças e adolescentes com a infecção devem ser tratados erradicando o agente com antibioticoterapia específica.

Tratamento endoscópico

A endoscopia deve ser realizada o mais precocemente possível, a fim de diagnosticar e, se necessário, tratar a lesão encontrada. Nos casos de úlcera hemorrágica, os estigmas de sangramento vão definir a necessidade da hemostasia endoscópica por meio de uma classificação realizada durante o exame, a classificação de Forrest, a qual ajuda na previsão do índice de recidiva das lesões. Assim, a hemostasia endoscópica é indicada para lesões que apresentam sinais endoscópicos com alto índice de recidiva, como o sangramento ativo ou vaso visível. São várias as técnicas endoscópicas para a realização da hemostasia: as térmicas, as mecânicas, as tópicas e as injeções. A mais utilizada, por ser eficaz, de baixo custo e de fácil manuseio, ainda é a técnica da injeção, na qual se utiliza, principalmente, a epinefrina. Por outro lado, nenhuma conclusão pode ser feita sobre a melhor técnica, pois não existem estudos suficientes.

Os pacientes com sangramentos importantes e com tratamento endoscópico bem-sucedido devem ficar em jejum por 48 horas e internados por, pelo menos, 72 horas, em virtude do risco de recidiva nesse período.

Radiologia intervencionista

A arteriografia para fins terapêuticos é potencialmente útil para o controle dos sangramentos de úlceras, síndrome de Mallory-Weiss, esofagites, gastrites e anomalias vasculares em que houve falha terapêutica no procedimento endoscópico. A injeção intra-arterial com vasopressina é o método mais aceito. Também são utilizadas a embolização com Geofoam ou microesferas.

Tratamento cirúrgico

O tratamento cirúrgico fica reservado para sangramentos importantes que não puderam ser resolvidos com o tratamento medicamentoso, endoscópico ou arteriográfico. É associado a muitas complicações e alta taxa de mortalidade. Nas crianças, as principais indicações são hemorragias por rompimento arterial, perfurações ou obstruções gastrointestinais.

Hemorragia digestiva baixa

Tratamento farmacológico

O tratamento medicamentoso dependerá da etiologia do sangramento. Nos casos de sangramento decorrente de colite alérgica, é indicada apenas a mudança da dieta. Antibióticos específicos podem ser utilizados no tratamento de colites infecciosas, e imunossupressores e anti-inflamatórios, nas doenças inflamatórias intestinais. Para hemangiomas proliferativos, podem ser úteis os corticosteroides e o interferon-alfa.

Tratamento endoscópico

A terapia endoscópica geralmente tem como objetivo a retirada de pólipos, mas também pode ser feita escleroterapia, *laser* e ligadura de banda elástica para anomalias vasculares no cólon.

Tratamento cirúrgico

A cirurgia é mais frequentemente indicada para pacientes com intussuscepção não redutível, divertículo de Meckel, duplicações intestinais ou malformações vasculares.

Nos casos em que ocorre perfuração ou obstrução intestinal, a cirurgia também é indicada.

CONCLUSÃO

A hemorragia digestiva em crianças necessita de abordagem terapêutica imediata. A reposição volêmica é fundamental na estabilização do paciente grave. As possibilidades diagnósticas são muitas, sendo necessária, na maioria das vezes, a utilização de exames subsidiários. A endoscopia digestiva é o principal exame utilizado para o diagnóstico e, frequentemente, para o tratamento. Com o advento de novas técnicas endoscópicas e drogas mais eficazes, o tratamento cirúrgico é cada vez menos utilizado.

SUGESTÕES DE LEITURA

1. Bello FPS, et al. Acute upper gastrointestinal bleeding due to portal hypertension in children: What is the best timing of endoscopy?. Digestive and Liver Disease. 2022;54(1):63-68.
2. Berezin SH, Bostwick HE, Halata MS, Feerick J, Newman LJ, Medow MS. Gastrointestinal bleeding in children following ingestion of low-dose ibuprofen. J Pediatr Gastroenterol Nutr. 2007;44(4):506-8.
3. Bittencourt P, Rocha G, Penna F, Queiroz D. Gastroduodenal peptic ulcer and Helicobacter pylori infection in children and adolescents. J Pediatr (Rio J). 2006;82(5):325-34.
4. Boyle JT. Gastrointestinal Bleeding in Infants and Children. Pediatrics Rev. 2008;29(2):39-52.
5. Boyle JT. Gastrointestinal Bleeding in Infants and Children. Pediatrics Rev. 2008;29(2):39-52.
6. Cárdenas A. Management of acute variceal bleeding: emphasis on endoscopic therapy. Clin Liver Dis. 2010;14(2):251-26.
7. Carvalho E, Nita M, Paiva L, Silva A. Hemorragia digestiva. J Pediatr (Rio J). 2000;76(2):135-46.
8. Cochran EB, Phelps SJ, Tolley EA, Stidhan GL. Prevalence of, and risk factors for, upper gastrointestinal tract bleeding in critically ill pediatric patients. Crit Care Med. 1992;20(11):1519-23.
9. Colle I, Wilmer A, Le Moine O, et al. Upper gastrointestinal tract bleeding management: Belgian guidelines for adults and children. Acta Gastroenterol Belg. 2011;74:45-66.
10. de Franchis R. Evolving Consensus in Portal Hypertension Report of the Baveno IV Consensus Workshop on methodology of diagnosis and therapy in portal hypertension. J Hepatol. 2005;43(1):167-176.
11. Dehghani SM, et al. Upper gastrointestinal bleeding in children in Southern Iran. The Indian J Pediatrics. 2009;76(6):635-638.
12. Flynn DM, Booth IW. Investigation and management of gastrointestinal bleeding in children. Current Paediatrics. 2004;14(7):576-85.
13. Fox VL. Gastrointestinal bleeding in infancy and childhood. Gastroenterol Clin North Am. 2000;29(1):37-66.
14. Garbuzenko DV. Current approaches to the management of patients with liver cirrhosis who have acute esophageal variceal bleeding. Curr Med Res Opinion. 2016;32(3):467-475.
15. Hamoui N, Docherty S, Crookes P. Gastrointestinal hemorrhage: is the surgeon obsolete? Emerg Med Clin North Am. 2003;21(4):1017-56.
16. Lacroix J, Nadeau D, Laberge S, Gauthier M, Lapierre G, Farrell CA. Frequency of upper gastrointestinal bleeding in a pediatric intensive care unit. Crit Care Med. 1992;20(1):35-42.
17. Miller T, Lang P, Liberthson R, Grillo H, Israel E. Upper gastrointestinal hemorrhage as a late complication of congenital heart disease [case report]. J Pediatr Gastroenterol Nutr. 1996;23(4):452.
18. Neidich GA, Cole SR. Gastrointestinal bleeding. Pediatrics in review.2014;35(6):243-254.
19. Owensby S, Taylor K, Wilkins T. Diagnosis and management of upper gastrointestinal bleeding in children. J Am Board Family Med. 2015;28(1):134-145.
20. Pant C, Sankararaman S, Deshpande A, Olyaee M, Anderson MP, Sferra TJ. Gastrointestinal bleeding in hospitalized children in the United States. Curr Med Res Opin. 2014;30(6):1065-9.
21. Pearl R, Irish M, Caty M, Glick P. The approach to common abdominal diagnoses in infants and children Part II. Pediatr Clin North Am. 1998;45(6):1287-326.
22. Poddar U. Diagnostic and therapeutic approach to upper gastrointestinal bleeding. Paediatrics and International Child Health. 2018.
23. Rollhauser C, Fleischer DE. Nonvariceal upper gastrointestinal bleeding: An update. Endoscopy. 1997; 29:91-5.
24. Romano C, Oliva S, Martellossi S, Miele E, Arrigo S, Graziani MG, et al. Pediatric gastrointestinal bleeding: perspectives from the Italian Society of Pediatric Gastroenterology. World J Gastroenterol. 2017; 23(8):1328.
25. Ryckman F, Alonso M. Portal hypertension: causes and management of portal hypertension in the pediatric population. Clin Liver Dis. 2001;5(3):789-818.
26. Schettino GC, Fagundes ED, Roquete ML, Ferreira AR, Penna FJ. Portal vein trombosis in children and adolescents. J Pediatr (Rio J). 2006;82:171-8.
27. Singhi S, et al. Approach to a child with upper gastrointestinal bleeding. Indian J Pediatrics. 2013; 80(4):326-333.
28. Teach S, Fleisher G. Rectal bleeding in the pediatric emergency department. Ann Emerg Med. 1994; 23(6):1252-8.
29. Wells M, et al. Meta-analysis: vasoactive medications for the management of acute variceal bleeds. Alimentary Pharmacol Ther. 2012;35(11):1267-1278.
30. Wyllie R. Clinical manifestations of gastrointestinal disease. In: Behrman R, Kliegman R, Jenson H (eds.). Nelson textbook of pediatrics, 17.ed. Philadelphia: Saunders; 2004.

35
Peritonite bacteriana espontânea

Gabriel Nuncio Benevides
Pedro Henrique Magalhães Mendes

PONTOS-CHAVE DESTE CAPÍTULO

- Suspeitar de peritonite bacteriana espontânea (PBE) em crianças.
- Realizar o diagnóstico sindrômico e confirmatório da PBE.
- Iniciar o tratamento específico.
- Atentar-se com as possíveis complicações.
- Propor tratamento profilático.

INTRODUÇÃO

A peritonite bacteriana espontânea (PBE) é definida pela infecção bacteriana do líquido ascítico sem evidência de uma causa cirúrgica intra-abdominal. Essa definição esclarece dois pontos práticos importantes: é necessário ascite para suspeitar de PBE (não se deve suspeitar de PBE em uma criança com cirrose hepática e febre sem sinais localizatórios e sem ascite) e descartar uma causa cirúrgica (uma apendicite supurada ou uma perfuração intestinal com ascite não são, e não devem ser tratadas como uma PBE).

Dica: no pronto-socorro, a ultrassonografia *point-of-care* pode ajudar a determinar rapidamente a presença de ascite.

EPIDEMIOLOGIA

A prevalência de PBE em pacientes com cirrose é de 1,5 a 3,5% no ambiente ambulatorial e de 10% no hospitalar. Porém, é importante saber que aproximadamente um quarto dos diagnósticos de PBE ocorre durante a internação hospitalar não sendo este o motivo que levou a internação. A mortalidade de pacientes com doença hepática crônica e PBE se encontra ao redor de 20 a 30%, sendo pior o prognóstico quando associado à síndrome hepatorrenal ou hiponatremia.

PATOGÊNESE, FATORES DE RISCO E MICROBIOLOGIA

Os mecanismos que levam à PBE incluem translocação bacteriana; motilidade intestinal reduzida levando ao supercrescimento bacteriano intestinal; barreira de defesa da mucosa intestinal alterada e deficiência nos sistemas de resposta imune local.

Ocorre maior translocação bacteriana do lúmen intestinal para a circulação sistêmica através dos linfonodos mesentéricos e ducto torácico determinando a colonização do líquido ascítico e aumentando significativamente o risco de infecção.

Qualquer situação que leve à ascite é fator de risco para PBE, portanto não é uma complicação apenas da criança com cirrose descompensada. Logo, cirrose e ascite, síndrome nefrótica e ascite, cardiopatias com congestão sistêmica que leva à ascite ou desnutrição grave com hipoalbuminemia e ascites são fatores de risco para PBE. Essas patologias citadas levam à ascite com baixa concentração de albumina (gradiente de albumina soro-ascite – GASA < 1,1), que por si só é fator de risco para PBE. Podemos acrescentar que ascite associada a algum grau de imunodeficiência, como na criança com cirrose ou síndrome nefrótica, é um fator de risco adicional.

Diversos estudos demonstram que as principais bactérias causadoras de PBE em crianças são *E. coli* e pneumococo e, em alguns estudos, *E. coli* é mais prevalente e em outros, pneumococo. Outras bactérias importantes são a *Klebsiella pneumoniae* e os estafilococos.

> **Dica:** a PBE não é uma doença exclusiva do paciente com cirrose hepática, podendo estar presente em qualquer doença que leve à ascite, como síndrome nefrótica, insuficiência cardíaca congestiva, esquistossomose, entre outras.

QUADRO CLÍNICO

Devemos sempre suspeitar de PBE em uma criança com sinais clínicos de ascite (aumento do volume abdominal, ganho de peso, semicírculo de Skoda, macicez móvel ou sinal do piparote) associada a sinais de infecção abdominal (febre, dor abdominal ou alteração do estado mental). A PBE geralmente é complicação de cirrose avançada em crianças, logo, esperamos que elas apresentem sinais e sintomas de cirrose (esplenomegalia, circulação colateral abdominal, hiperemia palmar, telangiectasias e desnutrição).

O sintoma mais comum de PBE em crianças é febre, seguida por sintomas abdominais, como dor abdominal ou dor à palpação abdominal. Porém, a criança pode ter outros sintomas inespecíficos que são sugestivos de PBE, como: alteração do estado mental, diarreia, íleo paralítico, hipotensão ou hipotermia. A PBE também pode ocorrer em pacientes assintomáticos, logo o grau de suspeição deve ser alto e a paracentese diagnóstica deve ser considerada mesmo na ausência de sintomas mais específicos.

MÉTODOS DIAGNÓSTICOS

Sempre na suspeita de PBE deve-se realizar a paracentese diagnóstica. O ideal é realizar o procedimento assim que possível, para não postergar o início da antibioticoterapia e não realizar o procedimento depois de seu início.

Realizar a paracentese diagnóstica com ou sem auxílio de ultrassonografia beira-leito e solicitar as seguintes análises no líquido ascítico: cultura aeróbia e anaeróbia, bacterioscópio (Gram), contagem total de células e diferencial, bioquímica (albumina, proteínas, glicose, DHL, amilase e, em alguns casos, bilirrubina).

A PBE é diagnosticada na presença de mais de 250 polimorfonucleares (PMN – basófilos, eosinófilos e neutrófilos). Como os neutrófilos são maioria dos PMN, pode-se considerar a presença de neutrófilos > 250 células. Porém, a interpretação dos demais exames pode ajudar na análise.

O gradiente de albumina soro-ascite (GASA) é definido pela diferença da concentração de albumina no soro e no líquido ascítico. Caso o valor seja maior que 1,1, é indicativo de transudato. Caso seja menor que 1,1, é indicativo de produção peritoneal de albumina (p. ex., tumor intraperitoneal) e raramente esses pacientes têm PBE.

A dosagem de proteína total no líquido ascítico menor que 1,0 g/dL, eleva o fator de risco para PBE. Níveis maiores que 1,0 g/dL são indicativos de peritonite bacteriana secundária.

Os leucócitos polimorfonucleares consomem grande quantidade de glicose, logo esperamos níveis baixos de glicose no líquido ascítico em pacientes com PBE e ainda menores em pacientes com peritonite bacteriana secundária.

O nível de DHL aumenta por conta da lise de leucócitos, logo esperamos um nível de DHL elevado em pacientes com PBE.

A amilase pode vir aumentada na ocorrência de pancreatite ou perfuração intestinal, qualquer perfuração intestinal (com exceção da vesícula biliar) leva a aumento de amilase.

A elevação de bilirrubina total é indicativa de perfuração das vias biliares para o peritônio, porém deve-se dosar a bilirrubina apenas se a coloração do líquido ascítico for amarronzada, alaranjada ou esverdeada. Geralmente, na perfuração de vias biliares, a bilirrubina no líquido ascítico é maior que a sérica ou maior que 6,0 mg/dL.

Na análise de exames séricos, a PBE pode levar a alterações discretas de leucocitose, aumento de PCR/VHS, acidose metabólica e uremia (já que a PBE é gatilho para síndrome hepatorrenal na criança cirrótica).

DIAGNÓSTICOS DIFERENCIAIS

A PBE é diagnosticada quando há evidência de pelo menos 250 polimorfonucleares no líquido ascítico e confirmada se há cultura positiva, na ausência de uma causa cirúrgica intra-abdominal tratável. Por isso, é importante, no momento do diagnóstico, colher cultura do líquido ascítico e de sangue periférico antes do início da antibioticoterapia.

A peritonite bacteriana secundária ocorre por conta de complicações cirúrgicas intra-abdominais. Nela também há presença de mais de 250 PMN e cultura positiva. Porém, o que a diferencia da PBE é: cultura polimicrobiana, proteínas totais no líquido ascítico maior que 1,0 g/dL, glicose no líquido ascítico menor que 50 mg/dL e DHL no líquido ascítico maior que o sérico. Crianças com suspeita de peritonite bacteriana secundária devem ser submetidas a exames de imagem (radiografia de abdome, ultrassonografia de abdome e/ou tomografia de abdome) e avaliação da cirurgia pediátrica.

Caso haja a presença de bactérias na cultura ou no bacterioscópico do líquido ascítico, mas a contagem de PMN for menor que 250, estamos frente a uma bacteriascite. Na maioria dos casos, a resolução da bacteriascite é espontânea no paciente sem sintomas de infecção. Porém, atenção aos pacientes com sinais de infecção (febre), porque eles podem progredir rapidamente para uma PBE. Logo, há uma discussão se é necessário realizar a cultura na punção ascítica em pacientes sem sinais de infecção.

Caso na cultura haja presença polimicrobiana, devemos sempre suspeitar de perfuração intestinal. A perfuração pode ocorrer no contexto da PBE ou de causa cirúrgica abdominal, principalmente se a contagem de PMN for maior que 250. Ou na bacteriascite polimicrobiana, que é decorrente de perfuração intestinal durante a paracentese diagnóstica.

Dica: o diagnóstico inicial da PBE não depende de resultado de cultura ou de exame bacterioscópico. O diagnóstico é definido pela contagem de polimorfonucleares maior que 250.

TRATAMENTO

Na suspeita de PBE, deve-se iniciar a antibioticoterapia o quanto antes, mas de preferência realizar a coleta do líquido ascítico antes da primeira dose de antibiótico. O antibiótico de escolha depende da flora causadora de PBE que depende do país, da região e do tipo de hospital (secundário, terciário). Porém, de modo geral as cefalosporinas de terceira geração (cefotaxima ou ceftriaxone) são opções razoáveis para tratamento empírico de PBE. A duração do tratamento é de 5 a 10 dias, sendo que ela deve ser mais prolongada na infecção por organismos não habituais (p. ex., estafilococos). No quinto dia do tratamento, o paciente deve ser reavaliado e, caso apresente grande melhora, a antibioticoterapia pode ser descontinuada, considerando o agente isolado sensível e a contagem de PMN < 250 células nesse momento. Caso o paciente não apresente melhora ou a melhora seja parcial, uma opção é reanalisar o líquido ascítico para controle de tratamento.

Nos consensos em adultos, tanto o norte-americano (AASLD) quanto o europeu (EASL), recomenda-se uma paracentese de controle de tratamento 48 horas após o início da antibioticoterapia para avaliar se houve queda de pelo menos 25% dos níveis de PMN; caso não haja queda, é recomendado modificar a antibioticoterapia e rever o diagnóstico (p. ex., suspeitar de peritonite bacteriana secundária). Porém, até o momento não há estudos que comprovem o benefício dessa recomendação em crianças.

Caso o paciente tenha diagnóstico de PBE após 72 horas da admissão hospitalar, deve-se suspeitar de germes hospitalares e a antibioticoterapia deverá ser guiada conforme o perfil microbiano de cada hospital.

Assim que disponível o resultado da cultura com antibiograma é recomendado ajustar a antibioticoterapia.

Durante o tratamento da PBE, devemos suspender betabloqueadores (p. ex., propranolol ou carvedilol), porque seu uso é associado a pior prognóstico no tratamento da PBE, tanto na mortalidade quanto na probabilidade de evoluir para síndrome hepatorrenal.

A PBE é um grande fator de risco para a evolução de síndrome hepatorrenal em pacientes cirróticos (30 a 40% dos pacientes cirróticos com PBE). Recomenda-se infundir 1,5 g/kg de albumina nas primeiras 6 horas de tratamento e repetir a infusão com 1,0 g/kg de albumina no terceiro dia para se prevenir a lesão renal.

Caso o paciente tenha bacteriascite (cultura positiva e contagem de PMN menor que 250) com sintomas sugestivos de infecção (p. ex., febre) o tratamento deve ser realizado como se fosse para PBE.

> **Dica:** a PBE é grande fator de risco para síndrome hepatorrenal, sendo que o controle de função renal, gasometria e eletrólitos é recomendado para todos os pacientes com essa suspeita diagnóstica.

PROFILAXIA

Profilaxia de PBE com antibióticos é indicada em pacientes com fator de risco para PBE: após um episódio de PBE ou se proteína total no líquido ascítico for menor que 1,5 g/dL. Sugerimos iniciar a profilaxia com sulfametoxazol-trimetoprima; outras opções são as quinolonas (ciprofloxacina).

CONTEÚDO COMPLEMENTAR

Este capítulo contém conteúdo complementar disponibilizado em uma plataforma digital exclusiva.

Utilize o QR code abaixo para ingressar no ambiente virtual (senha: **icrpsmanole**):

SUGESTÕES DE LEITURA

1. Biggins SW, Angeli P, Garcia-Tsao G, et al. Diagnosis, evaluation, and management of ascites, spontaneous bacterial peritonitis and hepatorenal syndrome: 2021 practice guidance by the American Association for the Study of Liver Diseases. Hepatology. 2021;74(2):1014-1048.
2. Carrion AF, Martin P. Keeping patients with end-stage liver disease alive while awaiting transplant: Management of complications of portal hypertension. Clin Liver Dis. 2021;25(1):103-120.
3. Ding X, Yu Y, Chen M, Wang C, Kang Y, Lou J. Causative agents and outcome of spontaneous bacterial peritonitis in cirrhotic patients: community-acquired versus nosocomial infections. BMC Infect Dis. 2019;19(1):463.
4. European Association for the Study of the Liver. EASL Clinical Practice Guidelines for the management of patients with decompensated cirrhosis [published correction appears in J Hepatol. 2018;69(5):1207]. J Hepatol. 2018;69(2):406-460.
5. Iogna Prat L, Wilson P, Freeman SC, et al. Antibiotic treatment for spontaneous bacterial peritonitis in people with decompensated liver cirrhosis: a network meta-analysis. Cochrane Database Syst Rev. 2019;9(9):CD013120.
6. Orman ES, Hayashi PH, Bataller R, Barritt AS 4th. Paracentesis is associated with reduced mortality in patients hospitalized with cirrhosis and ascites. Clin Gastroenterol Hepatol. 2014;12(3):496-503.e1.
7. Srivastava A, Malik R, Bolia R, Yachha SK, Poddar U. Prevalence, clinical profile, and outcome of ascitic fluid infection in children with liver disease. J Pediatr Gastroenterol Nutr. 2017;64(2):194-199.

36
Insuficiência hepática aguda e hepatites agudas

Regina Maria Rodrigues
Karina Burckart

PONTOS-CHAVE DESTE CAPÍTULO

- Compreender o mecanismo da insuficiência hepática aguda e identificar suas principais causas.
- Fazer o diagnóstico de insuficiência hepática aguda e suas principais complicações.
- Realizar o tratamento específico da insuficiência hepática aguda e de suas principais complicações.

INTRODUÇÃO

A insuficiência hepática aguda (IHA) é uma condição clínica rara, de evolução rápida e muitas vezes devastadora, que resulta de uma agressão hepática que pode decorrer de inúmeras causas, reversíveis e irreversíveis, desenvolvida quando a morte celular supera a capacidade de regeneração hepática. Os pontos críticos do seu manejo são a indicação e o momento da realização do transplante hepático, tratamento que melhorou muito a sobrevida dos pacientes.

Em adultos, a IHA é definida como o aparecimento de encefalopatia hepática (EH) em até 8 semanas do início dos sintomas. Porém, na faixa etária pediátrica essa caracterização da EH torna-se difícil, e algumas vezes ela ocorre só na fase final do processo de evolução da doença ou, ainda, não é evidente em nenhum momento. Por essa razão, recentemente o Pediatric Acute Liver Failure Study Group definiu os seguintes critérios para IHA em crianças até 18 anos:

- Ausência de doença hepática crônica conhecida.
- Evidência bioquímica de lesão hepática (os níveis de aminotransferases são quase sempre acima de 1.000 UI/L, podendo chegar a valores tão elevados quanto 80.000 UI/L).

- Coagulopatia não corrigível pela administração de vitamina K.
- *International normalized ratio* (INR) > 1,5 ou tempo de protrombina (TP) prolongado ≥ 15 segundos na presença de qualquer grau de encefalopatia clínica, ou INR > 2 ou TP ≥ a 20 segundos na ausência de encefalopatia clínica.

EPIDEMIOLOGIA

Cerca de 30 a 35% das crianças que evoluem para IHA têm menos de 3 anos, e aproximadamente 50% dos casos são de causa não identificada. Nos Estados Unidos, a IHA é responsável por 10 a 15% dos transplantes de fígado realizados por ano em crianças. As causas que levam à insuficiência hepática variam conforme a faixa etária e a distribuição geográfica, tendo as causas infecciosas maior importância em países subdesenvolvidos e em desenvolvimento. Em recém-nascidos e lactentes, as principais causas são desordens metabólicas, embora a possibilidade de causa infecciosa nesse grupo não possa ser descartada até o final da investigação completa, e em crianças maiores e adolescentes prevalecem intoxicações exógenas, doenças autoimunes e infecciosas. A Tabela 1 mostra as diferentes etiologias conforme faixa etária.

A intoxicação por paracetamol é comum e responsável por 20% dos casos de IHA em maiores de 3 anos nos Estados

TABELA 1 Causas de insuficiência hepática aguda conforme faixa etária

Idade	Doenças infecciosas	Drogas/toxinas	Cardiovascular	Metabólico/autoimune
< 1 ano	Herpes simples Echovírus Adenovírus EVB Hepatite B Parvovírus Varicela Enterovírus	Acetaminofeno	Hipoplasia coração esquerdo Asfixia Miocardite	Galactosemia Tirosinemia Hemocromatose neonatal Intolerância à frutose Defeitos de ácidos graxos Defeitos mitocondriais Síndrome hematofagocítica Neimann-Pick Disfunção de células NK
Crianças	Hepatite A, B, C, D, E Leptospirose EBV	Ácido valproico Isoniazida Halotano Acetaminofeno AAS Toxicidade por vitamina A	Cirurgia cardíaca Cardiomiopatia Síndrome de Budd-Chiari Miocardite	Defeito na oxidação de ácidos graxos Leucemia Doença autoimune Síndrome hematofagocítica Disfunção de células NK Doença de Wilson Defeitos mitocondriais
Adolescentes	Hepatites A, B, C, D, E Febre amarela Dengue Febre de Lassa	Envenenamento por cogumelos Acetaminofeno Inibidores MAO Tetraciclina Ecstasy	Síndrome de Budd-Chiari Insuficiência cardíaca Choque	Doença de Wilson Doença autoimune Protoporfiria Defeito de oxidação de ácidos graxos Esteatose da gravidez

Fonte: adaptada de Squires, 2008.

Unidos, sendo menos comum no Brasil, provavelmente por conta do uso de outros analgésicos e antitérmicos. Para crianças, a dose tóxica em ingestão única é > 150 a 200 mg/kg, enquanto para os adolescentes, a dose aguda tóxica é considerada maior de 7,5 g em dose única, embora existam diferenças étnicas nessa dosagem. No caso de dosagem repetida, quadros de intoxicação são observados após aplicação de mais de 75 mg/kg por dia em crianças menores de 6 anos. N-acetilcisteína, oral ou endovenosa, pode reverter a hepatotoxicidade e deve ser introduzida o mais precocemente possível após a ingestão, preferencialmente nas primeiras horas (Figura 1). Intoxicações por outras drogas (lícitas ou ilícitas) que não o paracetamol são raras e identificadas em menos de 3% das crianças, em geral maiores de 10 anos.

Em nosso serviço, de 1989 a 2014, 115 crianças apresentaram IHA e preencheram critérios para transplante hepático de urgência. Destas, 54,8% não tiveram a etiologia determinada. As causas identificadas foram: 16,5% por infecção por hepatite A; 9,6% por hepatite autoimune; 6,1% por doença de Wilson; 3,5% por desordens metabólicas; 2,6% relacionadas à intoxicação por drogas; 2,6% por infecção por hepatite B; 1,7% por trauma; 1,7% por infecção por hepatite E; 0,9% por infecção por herpes simples.

PATOGÊNESE

O mecanismo de agressão que leva à injúria hepática e, por conseguinte, à sua insuficiência, varia de acordo com o agressor. Ao sofrer injúria, alguns hepatócitos serão destruídos por apoptose e outros por necrose. As células necrosadas liberam substâncias que estimulam as células de Kupfer, liberando citocinas pró-inflamatórias e ativando neutrófilos. Além disso, em muitas situações ocorre liberação de radicais de oxigênio, que perpetuam a lesão celular.

Isquemia hepática induz à liberação de citocinas e quimiocinas pró e anti-in-

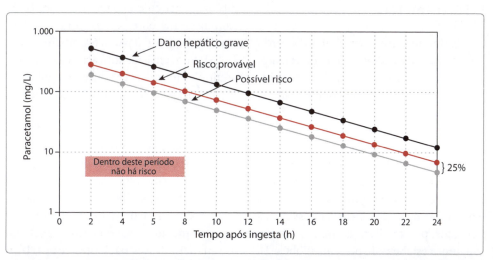

FIGURA 1 Normograma de Rumack-Matthew. Utilizado para indicar a administração do antídoto n-acetilcisteína segundo a concentração plasmática de paracetamol relacionada com o intervalo transcorrido desde a ingesta do medicamento até a coleta de sangue. Fonte: adaptada de American Academy on Pediatrics, 2001.

flamatórias, ativação do complemento, da resposta imune inata e adaptativa, com lesão mitocondrial e liberação de radicais de oxigênio.

A intoxicação por drogas, que pode ocorrer por superdosagem, reação idiossincrásica ou sinergismo com outras substâncias, também pode ter como mecanismo injúria mitocondrial, inibição de enzimas do citocromo P450, inibição de RNA polimerase II com interrupção da síntese proteica e morte celular.

Hepatites infecciosas causam lesão não por ação direta do vírus nos hepatócitos, mas pela vigorosa resposta imune na tentativa de eliminar o vírus do fígado. Já nas doenças autoimunes, o desbalanço da liberação de fatores pró e anti-inflamatórios contribui para pior prognóstico.

O fígado é um órgão com ótima capacidade de regeneração, que pode ocorrer de forma satisfatória quando o tratamento específico é instituído precocemente.

MANIFESTAÇÕES CLÍNICAS E TRATAMENTO

Os sintomas clínicos variam de acordo com a causa da IHA e a idade da criança. Recém-nascidos, no geral, apresentam sintomas inespecíficos como vômitos, inapetência e letargia e, às vezes, apenas relacionados à alteração do estado geral, má aceitação alimentar e pouco ganho de peso. Nessa faixa etária, a icterícia é variável e, muitas vezes, não está presente quando a etiologia é uma doença metabólica. A encefalopatia é particularmente de difícil diagnóstico nos neonatos, porém alteração na coagulação sanguínea está sempre presente (Tabela 2).

Neonatos que apresentem coagulopatia devem ser investigados para IHA.

Em lactentes, crianças e adolescentes podem ocorrer sintomas inespecíficos como mal-estar, mialgia, artralgia, febre, fadiga, dor abdominal e náuseas. Evidências de injúria hepática como icterícia (alteração mais comum, presente em 68% dos casos), alteração do nível de consciência, surgimento de equimoses/hematomas, *flapping*, além de prurido, ascite, hepatoesplenomegalia isoladas ou em associação, edema periférico, eritema palmar e circulação colateral (nos casos de doença hepática crônica agudizada evoluindo para insuficiência) também podem ser encontradas.

Uma vez que se faça a suspeita de IHA, as primeiras medidas devem ser o contato com um centro especializado e cuidar da transferência nas melhores condições clínicas possíveis para um centro terciário com unidade de terapia intensiva e equipe de transplante hepático (Figura 2). A realização de transplante hepático pode ser necessária a qualquer momento e, quando indicada, deve ser feita precocemente, sendo uma estratégia que apresentou grande impacto no prognóstico dos pacientes com IHA, com taxas de sobrevida que foram de 30% na década de 1970 para 76% atualmente.

Mesmo sem a identificação da etiologia, múltiplas linhas de condução simultâneas devem orientar o manejo na esperança de que a função hepática se recupere ou que o transplante hepático seja realizado nas melhores condições possíveis. Essas linhas de condução incluem: minimizar estímulos externos (luz, barulho), restrição proteica, tratamento de possível sepse associada e suspensão de sedativos (que podem alterar o *status* mental). Outro ponto importante no manejo desses pacientes com IHA é evitar a administração de drogas que não promovam benefício algum.

TABELA 2   Estágios da encefalopatia hepática

Grau	Sinais clínicos		Sinais neurológicos	Eletroencefalograma
	Lactentes e crianças pequenas	Crianças maiores e adultos		
0	Nenhum	Nenhum	Normal	Normal
1	Choro inconsolável Inversão do sono Desatenção Alteração de comportamento	Confusão Alteração de humor Inversão de sono Esquecimento	Dificuldade ou impossibilidade de realizar teste Reflexos normais ou aumentados Tremor Apraxia Alteração da caligrafia	Normal ou ondas lentas Ritmo teta Ondas trifásicas
2	Choro inconsolável Inversão do sono Desatenção Alteração de comportamento	Letargia Comportamento inadequado Desinibição	Dificuldade ou impossibilidade de realizar teste Reflexos normais ou aumentados Disartria Ataxia	Alentecimento generalizado Ondas trifásicas
3	Sonolência Estupor Agressividade	Estupor Resposta a comandos simples	Dificuldade ou impossibilidade de realizar teste Reflexos aumentados Babinski presente Rigidez	Alentecimento generalizado Ondas trifásicas
4	Coma Resposta a estímulos dolorosos: Sim (4a) Não (4b)	Coma Resposta a estímulos dolorosos: Sim (4a) Não (4b)	Descerebração ou decorticação Reflexos ausentes	Ondas delta

Fonte: adaptada de Squires et al., 2022.

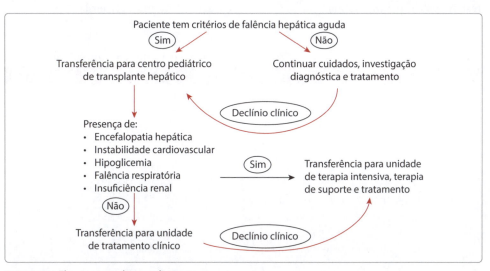

FIGURA 2   Fluxograma de atendimento.

O paciente deve ser mantido sob monitorização contínua e com reavaliações periódicas de seu estado neurológico, das condições cardiocirculatórias e respiratórias. Exames laboratoriais devem ser realizados periodicamente, no geral a cada 6 a 12 horas, para avaliação de parâmetros metabólicos, infecciosos, de coagulação e homeostasia e das funções hepática e renal. Posteriormente, conforme evolução e julgamento clínico, o intervalo das coletas pode ser revisto.

De forma geral, o paciente deve ser mantido normovolêmico e receber expansões com solução cristaloide se necessário. Deve ser mantido com oferta hídrica endovenosa restrita a 85 a 95% e, em casos de hipotensão/choque persistentes mesmo após restituição de volume intravascular, droga vasoativa (noradrenalina) deve ser iniciada. Se choque refratário, considerar uso de hidrocortisona pela possibilidade de síndrome hepatoadrenal associada à IHA. Suplementação de fósforo, magnésio e potássio muitas vezes se faz necessária. Nutrição enteral, quando possível, deve ser mantida, e o aporte proteico deve ser restrito pela hiperamonemia.

O tratamento de causas específicas deve ser instituído precocemente de acordo com a patologia de base, conforme mostrado na Tabela 3.

DIAGNÓSTICO/EXAMES COMPLEMENTARES

Quando um diagnóstico etiológico é feito, o tratamento e o desfecho podem ser completamente diferentes. Portanto, história e exame físico completos e minuciosos são indispensáveis, e devem incluir dados sobre início de sintomas, possível exposição à hepatite infecciosa, histórico de transfusões de hemoderivados, uso de medicamentos ou acesso a medicações, uso de drogas injetáveis, convulsões e atraso de desenvolvimento e história familiar (doença de Wilson, deficiência de alfa-1-antitripsina, óbitos infantis, doenças autoimunes).

Os exames diagnósticos podem ser agrupados conforme mostrado nas Tabelas 4 e 5. É importante reforçar que as aminotransferases são enzimas intra-hepáticas que refletem injúria celular, enquanto a função hepática é avaliada pela dosagem de bilirrubinas, coagulograma, proteína total e frações, amônia e glicemia.

TABELA 3   Algumas etiologias de insuficiência hepática aguda com tratamento específico

Infecção		Intervenção
Herpes símples vírus		Aciclovir
Drogas e toxinas	Induzida por medicamento	Retirada do medicamento
	Intoxicação por acetaminofeno	N-acetilcisteína
	Intoxicação por *Amanita phalloides*	Penicilina
Doenças metabólicas	Tirosinemia tipo 1	Nitisona + dieta
	Galactosemia	Retirada da galactose da dieta
Doenças imunológicas	Síndrome hematofagocítica	Quimioterapia
	Doença hepática aloimune gestacional	Imunoglobulina endovenosa + exsanguineotransfusão
	Hepatite autoimune	Corticoterapia

TABELA 4 Avaliação básica laboratorial da insuficiência hepática aguda

Bioquímica	Bilirrubinas
	Enzimas hepáticas
	Albumina
	Ureia, creatinina
	Sódio, potássio, cloro
	Cálcio, fósforo, magnésio
	Bicarbonato
	Glicose
	Lactato
	Gasometria arterial
	Amônia
Hematológica	Hemograma
	Coagulograma
	Atividade do fator V
	Tipagem sanguínea
	Hemocultura
Radiológica	Radiografia de tórax
	Ultrassonografia de abdômen com Doppler
Neurofisiológica	Eletroencefalograma

TABELA 5 Avaliação etiológica

Sangue/soro	Sorologias (ou biologia molecular/PCR)
	Nível sérico de paracetamol
	Análise toxicológica
	Alfa-1-antitripsina
	Ferritina
	Ferro
	Beta-hCG
	Aminoácidos
Urina	Análise toxicológica
	Metabólitos tóxicos
	Aminoácidos
	Ácidos orgânicos
	Açúcares redutores
	Urocultura
	Succinilacetona
Radiológica	Tomografia computadorizada de abdômen
Biópsia hepática*	Histopatológico

* A biópsia hepática deve ser reservada a casos específicos, pois o risco de hemorragias é grande e, na maioria das vezes, a histologia não acrescenta muito ao diagnóstico, exceto nas suspeitas de doença de Wilson ou hepatite autoimune. A biópsia realizada transvenosa (transjugular) é mais segura e cada vez mais realizada, mas ainda com indicações restritas.

A priorização dos exames deve considerar o estabelecimento da gravidade da insuficiência hepática, exames que auxiliem no diagnóstico de causas reversíveis e exames que auxiliem na indicação ou contraindicação de transplante hepático, visto que muitas vezes não se consegue, em apenas uma coleta, todo o volume necessário para o diagnóstico diferencial, principalmente em crianças pequenas.

É importante lembrar que a queda acentuada dos níveis de enzimas hepáticas (aminotransferases) pode refletir recuperação da função hepática quando acompanhada de melhora dos demais parâmetros (coagulação, redução da encefalopatia etc.), ou estar relacionada à falência hepática iminente quando associada à piora funcional, refletindo pior prognóstico.

COMPLICAÇÕES E TRATAMENTO

As complicações associadas à IHA podem ser pouco evidentes e o paciente deve ser sempre reavaliado, pois o diagnóstico precoce dessas complicações e seus tratamentos imediatos têm grande impacto na sobrevida, além de poder alterar o *status* de indicação do transplante de fígado.

Icterícia por predomínio de bilirrubina indireta

Na fase inicial da IHA, há elevação da bilirrubina direta (forma conjugada) pelo prejuízo mais precoce da função excretora dos hepatócitos viáveis. Progressivamente, há perda da função de conjugação, ocorrendo então predomínio de bilirrubina indireta. Aproximadamente 1% da capacidade de conjugação normal é suficiente para a manutenção dos níveis séricos de bilirrubina normais, assim a inversão com predomínio de bilirrubina indireta não conjugada reflete perda maciça de função hepática com prognóstico reservado.

Distúrbios de coagulação

Como na IHA ocorre redução abrupta na produção hepatocelular tanto de fatores pró-coagulantes (fatores II, V, VII, X e fibrinogênio) como de proteínas anticoagulantes (antitrombina, proteínas S e C), os pacientes não costumam cursar com sangramento clinicamente significante sem que outro evento externo o precipite. O paciente pode apresentar equimoses, petéquias e hematomas. INR ou TP estão alterados por prejuízo da função hepática, mas não se relacionam com maior risco de sangramento. Pela alteração de produção/consumo, existe invariavelmente um grau de coagulação intravascular na IHA, podendo, em casos graves, evoluir com CIVD (coagulação intravascular disseminada), principalmente quando associado à infecção ou sangramento. A lesão hepática aguda provoca uma redução precoce de fatores de coagulação que possuem uma meia-vida biológica curta, como os fatores V e VII. Esses fatores, em conjunto com os II e X, têm a produção dependente de vitamina K, que deve ser administrada precocemente na coagulopatia decorrente da IHA. A trombocitopenia pode estar presente por redução na produção de plaquetas, pelo aumento na sua destruição e/ou seu sequestro esplênico. A transfusão de hemocomponentes não deve ser realizada no paciente estável para não interferir na avaliação evolutiva da gravidade da doença, com base na melhora/piora do coagulograma. Correção com plasma fresco está indicada antes de procedimentos invasivos ou se houver sangramento ativo. Outros produtos pró-coagulantes, como fator VII recombinante ativado, podem ser indicados em sangramentos com risco de morte. Transfusão de plaquetas é indicada se contagem for < 50.000 com sangramento ativo. Inibidor de bomba de prótons ou sucralfato são preferíveis a antagonistas H2 na prevenção de hemorragia digestiva.

Encefalopatia hepática

A encefalopatia hepática (EH) é uma condição neuropsiquiátrica associada à disfunção hepática, sendo sua patogênese bastante complexa e não completamente conhecida. Nem sempre é clinicamente aparente em crianças pequenas, mas 50% dos pacientes na faixa etária pediátrica podem apresentar EH na admissão por IHA[1]. Em 65% dos casos, a EH surge ao longo dos primeiros 7 dias de internação. Como sua piora pode ser muito rápida e associada a complicações, o paciente deve ser sempre reavaliado quanto ao seu *status* mental. Em alguns casos, a intubação orotraqueal pode ser necessária para manutenção da via aérea. A classificação da encefalopatia hepática pode ser vista na Tabela 2.

A hiperamonemia está diretamente relacionada à EH e os níveis de amônia não são totalmente proporcionais à sua gravidade, embora níveis superiores a 150 a 200 μmol/L (255 a 340 μg/dL) sejam um fator de risco conhecido para hipertensão intracraniana em pacientes com IHA.

Lactulose tem efeito laxativo e altera a microbiota intestinal para bactérias não produtoras de urease, reduzindo, assim, a produção intestinal de amônia. L-ornitina L-aspartato pode ser utilizado em pacientes sem resposta ao uso de lactulona, fornecendo outro substrato para o ciclo da ureia.

Descontaminação intestinal com neomicina ou rifaximina pode ser utilizada associada à lactulose nos pacientes cirróticos, mas sem evidência clara de benefício na redução dos níveis de amônia.

A EH, independentemente do grau, pode evoluir com edema cerebral e hipertensão intracraniana, que estão entre as principais causas de morte no paciente com IHA e são mais frequentes em graus mais avançados de EH. Seu mecanismo é complexo e envolve a interação da hiperamonemia, cujo metabólito atua como potente osmol intracelular, inflamação sistêmica e neurológica associada à ativação da microglia e desbalanço vasogênico. Seu tratamento, além das medidas para EH, inclui restrição hídrica, Sat O_2 > 95%, posição neutra da cabeça com inclinação da cabeceira a 20 a 30°, correção de hiponatremia com tendência à hipernatremia e, se necessário, infusão de manitol ou solução salina hipertônica 3%. Tomografia de crânio é recomendada para avaliação do edema cerebral e, em alguns casos, pode ser necessária monitorização invasiva da pressão intracraniana, apesar do risco de sangramento associado ao procedimento, ou avaliação do fluxo arterial cerebral com Doppler transcraniano seriado.

Também é possível ocorrer convulsão nesse contexto, que pode ser tratada inicialmente com fenitoína, ou com outros esquemas anticonvulsivantes, dependendo da necessidade. Eletroencefalografia contínua pode ser útil nesse contexto. Além disso, é aconselhável evitar a hipertermia e tratar a dor, que pode ser decorrente de procedimentos invasivos efetuados, passíveis de aumentar a pressão intracraniana.

A recuperação espontânea (sem transplante hepático) de paciente com EH grave permanece em torno de 25%.

Hipoglicemia

Uma das funções do fígado é a manutenção da glicemia pela gliconeogênese. Porém, com a injúria hepática, há redução dos depósitos de glicogênio, com prejuízo dessa função e episódios de hipoglicemia. Outro fator que contribui para a hipoglicemia é o hiperinsulinismo presente nesses pacientes. Para evitar essa complicação, eventualmente grave e associada a crises convulsivas, pode ser necessária a infusão contínua de glicose em altas taxas (até 10 a 15 mg/kg/min), que, por vezes, exige um acesso venoso central para uso de altas concentrações em pequeno volume.

Infecção

A função imunológica do fígado é relacionada à atividade de polimorfonucleares, células de Kupffer, capacidade de opsonização, produção de citocinas e de componentes do sistema complemento. Sua deficiência relacionada à IHA aumenta a susceptibilidade a infecções e sepse, sendo uma das principais causas de morbidade e mortalidade nesses pacientes, associada principalmente com infecções bacterianas e fúngicas. O tratamento com antibiótico de amplo espectro deve ser instituído precocemente nos casos suspeitos ou confirmados, que podem ter como manifestação apenas piora da EH sem febre ou leucocitose. Seu uso profilático é questionável. Culturas precisam ser coletadas preferencialmente antes do início da antibioticoterapia, mas não devem atrasar o início do tratamento.

Falência renal

Pode ocorrer pela toxicidade direta de drogas e toxinas, além da hipovolemia associada a quadros hemorrágicos. Também pode decorrer de necrose tubular aguda secundária a outras complicações da IHA, como sepse, sangramentos e/ou hipotensão. A síndrome hepatorrenal ocorre em razão de mediadores vasoativos que causam vasoconstrição, levando a um aumento da resistência vascular renal e a um decréscimo do coeficiente de ultrafiltração dos capilares glomerulares. Alguns pacientes com essas complicações podem necessitar de terapia renal substitutiva/hemodiálise.

Outras complicações que podem ocorrer nesses pacientes são ascite, hemorragia digestiva, pancreatite, edema pulmonar e desordens metabólicas múltiplas.

TRANSPLANTE DE FÍGADO DE URGÊNCIA

Sua utilização em casos refratários oferece sobrevida que varia de 52% em lactentes a 79% em crianças maiores. A indicação do transplante está atrelada ao potencial de recuperação espontânea do órgão, como hepatite A, existência de tratamentos específicos efetivos, como N-acetil-cisteína para intoxicação por paracetamol, ou comorbidades, como risco de dano neurológico permanente.

Com os testes e escores disponíveis atualmente, ainda é difícil diferenciar com precisão as crianças que terão maior chance de recuperação espontânea das que evoluirão desfavoravelmente com indicação de transplante hepático. O momento de indicação do transplante é ponto crucial no tratamento, pois quando realizado muito precocemente pode induzir às complicações e à imunossupressão a longo prazo de forma desnecessária, caso houvesse regressão da doença, enquanto o transplante tardio pode agravar o prognóstico pelas complicações inerentes à progressão da falência hepática.

HEPATITES VIRAIS

Podem se apresentar com um pródromo de febre, náuseas, vômitos e desconforto abdominal. A evolução das hepatites virais para IHA só costuma ocorrer em locais onde a infecção é endêmica ou em surtos.

Hepatite A

Vírus transmitido por via fecal-oral, cuja incidência em países em desenvolvimento chega a 80%. No Brasil, 75% dos casos de hepatite A são em menores de 15 anos, sendo 54,7% em menores de 9 anos, e sua incidência vem decrescendo desde 2006. Entre 1999 e 2015, 31,4% de todos os casos de hepatite notificados no Brasil foram por vírus A. Após advento da vacinação, menos de 1% das crianças com hepatite A evolui para IHA, taxas que podem chegar a 40% em países endêmicos.

Hepatite B

Em áreas endêmicas, a infecção pelo vírus B pode evoluir para IHA em 40 a 70% dos casos, sendo rara em locais não endêmicos para esse vírus. O risco de morte é maior em pacientes mais velhos e naqueles infectados após transfusão sanguínea. Entre 1999 e 2015, 38,2% de todos os casos de hepatite notificados no Brasil foram por vírus B. Em crianças, a maioria se manifesta de forma aguda (59,9% em crianças entre 5 e 9 anos), aumentando a proporção de casos crônicos com o aumento da idade. Apenas 0,2% de todos os pacientes com hepatite B evolui para IHA no Brasil, o que pode ocorrer em forma de reativação em pacientes imunocomprometidos e no momento da infecção aguda, sendo muito importante a transmissão vertical. Pode também ser transmitida por contato com sangue/outros fluidos infectados.

Hepatite C

Raramente associada à IHA, especialmente na infecção isolada (sem associação com vírus A ou B).

Entre 1999 e 2015, 29,7% de todos os casos de hepatite notificados no Brasil foram por vírus C. Dentre as hepatites virais, é a com maior taxa de óbito. É transmitida por via vertical ou contato com sangue/outros fluidos infectados.

Hepatite D

Entre 1999 e 2015, 0,7% de todos os casos de hepatite notificados no Brasil foi por vírus D.

Hepatite E

Na Índia, é responsável por 38% das IHA em pediatria, em infecções isoladas pelo vírus E ou em associação com o tipo A, e também é transmitida por via fecal-oral.

Outros vírus

Outros vírus podem estar implicados na ocorrência de hepatite e sua evolução para IHA, como vírus da família herpes, CMV e EBV, tanto em imunocomprometidos como em imunocompetentes. Herpes simples é mais frequente em recém-nascidos e lactentes, que na evidência de IHA devem receber aciclovir empírico até resultados de sorologias, e EBV em adolescentes. Parvovírus também pode estar relacionado a hepatites moderadas na infância, e seu papel na progressão para IHA é incerto. Adenovírus, dengue, enterovírus e coxsackie são outros vírus relacionados à hepatite com possibilidade de progressão para IHA.

CONCLUSÃO

Em crianças, a IHA é um evento raro, mas que deve ser prontamente diagnosticado e tratado pela sua gravidade, velocidade de progressão para desfecho desfavorável e grande mudança de prognóstico quando o tratamento adequado é instituído precocemente, sendo de suma importância a alta suspeição pelo pediatra que realiza o primeiro atendimento. O acompanhamento desses pacientes deve ser realizado em unidade de terapia intensiva com possibilidade de reavaliações frequentes, por equipe multidisciplinar em centro com equipe de transplante hepático, estratégias que, ao longo dos anos, têm melhorado a sobrevida.

SUGESTÕES DE LEITURA

1. Devictor D, Tissieres P, Afanetti M, Debray D. Acute liver failure in children. Clin Res Hepatol Gastroenterol. 2011;35(6-7):430-7.
2. Devictor D, Tissieres P, Durand P, Chevret L, Debray D. Acute liver failure in neonates, infants and children. Expert Rev Gastroenterol Hepatol. 2011;5(6):717-29.
3. Dhawan A. Acute liver failure in children and adolescents. Clin Res Hepatol Gastroenterol. 2012;36(3):278-83.
4. Lutfi R, Abulebda K, Nitu ME, Molleston JP, Bozic MA, Subbarao G. Intensive care management of pediatric acute liver failure. J Pediatr Gastroenterol Nutr. 2017;64(5):660-670.
5. Ministério da Saúde. Boletim epidemiológico hepatites virais. 2016.
6. Mouzaki M, Lee Ng V. Acute liver failure in children. Clinical Pediatric Emergency Medicine. 2010;11(3):198-206.
7. Mund ME, Quarcoo D, Gyo C, Brüggmann D, Groneberg DA. Paracetamol as a toxic substance for children: aspects of legislation in selected countries. J Occup Med Toxicol. 2015;10:43.
8. Newland CD. Acute liver failure. Pediatr Ann. 2016;45(12):e433-e438.
9. Singh T, Gupta N, Alkhouri N, Carey WD, Hanouneh IA. A guide to managing acute liver failure. Cleve Clin J Med. 2016;83(6):453-62.
10. Squires RH. Acute liver failure in children. Semin Liver Dis. 2008;28(2):153-66.
11. Squires JE, Alonso EM, Ibrahim SH, et al. North American Society for Pediatric Gastroenterology, Hepatology, and Nutrition position paper on the diagnosis and management of pediatric acute liver failure. J Pediatr Gastroenterol Nutr. 2022;74:138-158.
12. Squires JE, Alonso EM, Ibrahim SH, Kasper V, Kehar M, Martinez M, et al. North American Society ofr Pediatric Gastroenterology, Hepatology, and Nutrition Position Paper on the Diagnosis and Management of Pediatric Acute Liver Failure. J Pediatr Gastroenterol Nutr. 2022;74(1):138-58.
13. Squires RH Jr, Shneider BL, Bucuvalas J, Alonso E, Sokol RJ, Narkewicz MR, et al. Acute liver failure in children: the first 348 patients in the pediatric acute liver failure study group. J Pediatr. 2006;148(5):652-658.
14. Squires RH, Alonso EM. Acute liver failure in children. In: Suchy FJ, Sokol RJ, Balistreri WF. Liver disease in children. 4.ed. London: Cambridge University Press; 2014. p.32-50.
15. Tannuri AC, Porta G, Kazue Miura I, Santos MM, Moreira DA, Rezende NM, et al. Pediatric acute liver failure in Brazil: Is living donor liver transplantation the best choice for treatment? Liver Transpl. 2016;22(7):1006-13.
16. Wijdicks EFM. Hepatic encephalopathy. N Engl J Med. 2017;376(2):186.

Seção VI

Doenças do Sistema Nervoso

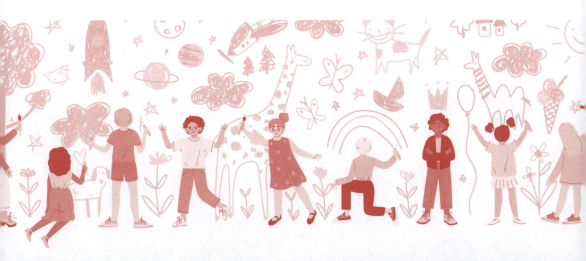

37
Coma na infância

Erasmo Barbante Casella
Lorena Souza de Assis

PONTOS-CHAVE DESTE CAPÍTULO

- Efetuar a avaliação clínica do paciente com depressão de consciência.
- Realizar a abordagem sistemática indicando rapidamente as medidas de maior importância para a estabilização do paciente.
- Iniciar a investigação da etiologia do coma.
- Efetuar o início da terapêutica do paciente.

INTRODUÇÃO

A depressão do nível de consciência é uma situação relativamente frequente em prontos-socorros e unidades de terapia intensiva. É fundamental o conhecimento de como abordar essa situação, procurando proteger o cérebro de eventuais lesões irreversíveis e diagnosticar a doença subjacente.

O coma, no sentido estrito de sua definição, corresponde a uma abolição simultânea da consciência e do despertar comportamental (vigília). É o estado no qual o indivíduo permanece de olhos fechados, parecendo estar dormindo, mas não apresenta nenhuma resposta psicológica compreensível aos estímulos externos ou a necessidades internas. Outros estados de alteração da consciência menos intensos, como letargia, obnubilação e estupor, têm sido referidos na literatura, causando, muitas vezes, confusão pela falta de uniformidade dos seus significados e pela caracterização, na maioria das vezes, pouco elucidativa do quadro clínico real do paciente.

Optou-se pela não utilização dessas denominações porque, do ponto de vista prático, é necessário que o médico tenha em mente que, na maioria das situações agudas de depressão de consciência, para a conduta mais adequada, não é tão importante diferenciar se o paciente apresenta um quadro de coma, no sentido estrito da palavra, já que a depressão aguda da consciência deve ser abordada de modo semelhante ao do coma.

Por não se tratar de uma doença específica, mas sim da manifestação de uma patologia subjacente, neste capítulo vamos procurar fornecer dados para a realização de uma abordagem sistemática do paciente, procurando efetuar o mais rápido possível o diagnóstico e, assim, instituir o manejo inicial.

FISIOPATOLOGIA E DIAGNÓSTICO TOPOGRÁFICO

A abolição da vigília que define o coma é consequência de uma alteração orgânica ou funcional do tronco encefálico, que compromete o sistema reticular ativador ascendente (SRAA). Pequenas lesões no SRAA situadas na região superior da ponte, mesencéfalo e diencéfalo posterior, conduzem ao coma, assim como extensas lesões em ambos os hemisférios cerebrais. A lesão em apenas um hemisfério altera a consciência apenas se houver outro processo qualquer acometendo o hemisfério contralateral, como o aumento da pressão intracraniana (PIC), ou, ainda, um processo de herniação das estruturas supratentoriais, com compressão do SRAA no diencéfalo ou no tronco encefálico superior.

Desse modo, podemos resumir as diferentes situações que conduzem ao coma em três grupos fisiopatológicos gerais.

- Sofrimento cerebral difuso: geralmente precedido de alterações motoras e com sinais motores geralmente simétricos. Mioclonias, tremores e convulsões são comuns.
- Lesões estruturais do SNC infratentorial: história de disfunção cerebelar ou nervos cranianos precedendo o quadro. Padrão respiratório anormal é comum logo na instalação do quadro.
- Lesões estruturais do SNC supratentorial: manifestações motoras geralmente assimétricas e sugerindo disfunção cerebral local.

As Tabelas 1, 2 e 3 destacam as principais etiologias associadas aos três grupos.

TABELA 1 Etiologias mais frequentes dos comas por sofrimento cerebral difuso

Privação de oxigênio, substratos ou cofatores metabólicos
Hipóxia (pO_2 diminuída ou diminuição de O_2 no sangue)
Isquemia (hipofluxo cerebral)
Hipoglicemia
Déficit de fatores (tiamina, piridoxina etc.)
Doenças primárias de outros órgãos
Coma hepático
Coma urêmico
Narcose por elevação de CO_2
Coma diabético
Mixedema
Porfiria
Intoxicações exógenas
Etanol
Drogas sedativas (barbitúricos e benzodiazepínicos)
Psicotrópicos (neurolépticos e antidepressivos)
Metais pesados, metanol, organofosforados, cianeto
Desequilíbrios iônicos ou ácido-básicos
Hipo ou hipernatremia
Acidose respiratória
Infecções e inflamações do SNC
Meningites e encefalites
Hemorragia meníngea
Crises epilépticas e estado pós-crítico

TABELA 2 Etiologias dos comas de origem infratentorial

Lesões intrínsecas
Trombose da artéria basilar
Hemorragia pontina primária
Neoplasias, granulomas, abscessos
Mielinólise pontina central
Lesões extrínsecas
Hemorragia subdural ou extradural da fossa posterior
Hemorragia cerebelar
Infarto cerebelar
Neoplasias, abscessos e granulomas de cerebelo

TABELA 3 Etiologias dos comas originários de lesões supratentoriais

Extracerebrais
Hematoma extra ou subdural
Neoplasias
Empiema subdural
Intracerebrais
Acidente vascular cerebral
Neoplasias
Abscessos
Granulomas

ANAMNESE E EXAME DO PACIENTE EM COMA

Muitas vezes, a causa do coma é óbvia, sendo esclarecida pelos acompanhantes, mas frequentemente o paciente chega ao hospital sem qualquer informação e o médico precisa de conhecimentos mínimos a fim de, além dos cuidados iniciais, poder efetuar uma abordagem clínica tentando localizar e diagnosticar a lesão subjacente e compreender a gravidade da situação.

ANAMNESE

Inicialmente, o examinador deve coletar a anamnese mais adequada possível, seja dos acompanhantes, ou, se necessário, até por meio de contatos telefônicos, procurando identificar o modo de instalação do coma, se abrupto ou lento; os antecedentes do paciente, doenças prévias, uso de medicamentos ou aqueles aos quais o paciente tenha acesso em casa, existência de convulsões ou de traumatismos cranioencefálicos (TCE). Recomenda-se que um membro da equipe seja destacado para realizar essa função, enquanto os demais prestam o atendimento inicial sistematizado ao paciente em sala de emergência.

EXAME GERAL

A necessidade de um adequado exame neurológico no paciente em coma não deve nos impedir de realizar uma avaliação clínica geral, atentando para detectar sinais de lesões viscerais ou endócrinas; presença de odores anormais, amoníaco (uremia), *foetor hepaticus* (coma hepático) etc.; sinais de traumatismos, equimoses, otorragias etc.; sinais de irritação meníngea e verificação da pressão arterial. Mais à frente, detalharemos a avaliação sistematizada com suas respectivas condutas no manejo inicial.

FUNÇÕES VEGETATIVAS

A apreciação das grandes funções vegetativas deve ser prioritária. Caso estejam alteradas, podem causar complicações vitais e impõem condutas terapêuticas imediatas.

Deve-se atentar para o estado circulatório e o sistema respiratório do paciente, procurando avaliar a presença de obstrução das vias aéreas, depressão da ventilação e cianose.

AVALIAÇÃO NEUROLÓGICA

A presença do coma ou de outros estados de grave depressão do nível de consciência e da vigília torna impraticável a realização do exame neurológico tradicional. Assim, é preciso recorrer a uma técnica particular de exame, visando avaliar a motricidade, o exame dos olhos, a respiração e a consciência.

Motricidade

Deve-se primeiro examinar a resposta motora do paciente, que dá indícios da preservação ou não de vias sensitivas, do córtex cerebral e das vias efetoras. Esse exame pode ser realizado por meio da observação, após estímulos nociceptivos (fricção do esterno, compressão do leito ungueal, pressão da região supraorbital).

A resposta à estimulação dolorosa, pela abertura ocular ou por qualquer forma de linguagem, até mesmo sons e grunhidos, sugere que exista algum grau de ativação do SRAA. A fala e/ou os movimentos de localização dos estímulos são sinais de certa preservação das funções corticais.

Em relação aos membros, a atividade motora pode estar categorizada da seguinte forma:

- Respostas motoras apropriadas: dirigidas para a estimulação dolorosa. Necessitam de participação da via corticoespinal e algum grau de integração cortical.
- Respostas motoras assimétricas: a observação de uma resposta motora apropriada de um lado contrastando com a ausência de resposta contralateral constitui um sinal de localização de grande valor e permite o diagnóstico de uma hemiplegia por interrupção unilateral da via corticoespinal.
- Respostas motoras ausentes: a ausência de resposta bilateral pode corresponder à interrupção bilateral das vias corticoespinais, mas, mais frequentemente, traduz uma não ativação do córtex cerebral e indica maior intensidade do coma.
- Respostas motoras inapropriadas ou estereotipadas: inclui as posturas denominadas "em descerebração" e "em decorticação". O padrão dessas respostas motoras varia de acordo com o local e o grau de lesão cerebral. Na maioria das vezes, surgem por causa de estímulos nociceptivos ou são muito exageradas por tais estímulos.

Exame ocular

A avaliação do diâmetro pupilar é fundamental no exame do paciente com depressão da consciência. As áreas do tronco encefálico que controlam a consciência são adjacentes às das vias pupilares. A miose (2 a 3 mm) com preservação da reação fotomotora (RFM) ocorre por lesão do sistema simpático nos processos hemisféricos, podendo ser o primeiro sinal de herniação central. Uma miose acentuada, onde ocorre paralelamente a lesão da via do sistema parassimpático, indica lesão do tegmento pontino. Na midríase arreativa homolateral, como ocorre na hérnia temporal, há lesão apenas do componente parassimpático. Nos comas metabólicos ou tóxicos, de maneira geral, as pupilas são pequenas e reativas, pois as vias pupilares são relativamente resistentes às lesões desse tipo, apesar de existirem exceções em que elas podem estar dilatadas e arreativas (intoxicações por glutetimida, organofosforados, anticolinérgicos e na anóxia cerebral intensa).

A motricidade ocular extrínseca baseia-se na avaliação dos movimentos reflexos e, quando normais, sugerem função preservada do tronco encefálico:

- Reflexos oculocefálicos: são pesquisados por meio de deslocamentos passivos da cabeça do paciente, laterais ou de extensão e flexão, fazendo com que os globos oculares se desviem conjugadamente para o lado oposto do deslocamento da cabeça. São também conhecidos como manobra dos "olhos de boneca". Esse reflexo nunca deve ser testado em pacientes com suspeita de lesão cervical.
- Reflexos oculovestibulares: são obtidos pela irrigação calórica do conduto auditivo externo. Não costumam ser realizados no contexto do atendimento inicial em sala de emergência.

Respiração

O padrão respiratório também deve ser analisado, já que depende de mecanismos integradores centrais localizados no tronco cerebral.

Dica prática relevante: cuidado! Modificações respiratórias também podem representar alterações fisiológicas por estímulos como hipóxia ou acidose, passíveis de estar diretamente ligados à causa do coma.

O controle respiratório metabólico é dirigido principalmente para manter oxigenação normal e equilíbrio acidobásico adequado. É regulado, sobretudo, pelos centros respiratórios, que estão localizados na formação reticular do tronco cerebral inferior. Centros superiores exercem, ainda, algum grau de controle sobre essas estruturas no tronco encefálico.

A seguir, são relatados os principais padrões de alteração respiratória que podem estar relacionados a lesões do SNC, associadas à depressão da consciência.

- Respiração periódica de Cheyne-Stokes: fases de hiperpneia alternadas com outras, mais curtas, de apneia. Geralmente, surge com doenças intracranianas, sugerindo uma localização diencefálica ou mesencefálica superior, mas também pode surgir na hipoxemia grave, no sono, na encefalopatia hipertensiva e na uremia. A patogênese é a combinação de uma resposta aumentada ao CO_2 elevado, levando à hiperpneia, e uma resposta diminuída do prosencéfalo à diminuição do O_2.
- Hiperventilação neurogênica central: hiperpneia mantida, rápida e profunda, que sugere uma localização de lesão em nível do mesencéfalo inferior e da ponte superior. É necessário afastar a presença de hipóxia ou de acidose, de intoxicação por salicilatos ou de encefalopatia hepática.

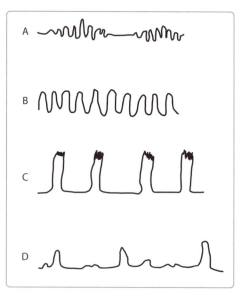

FIGURA 1 Principais padrões de alteração respiratória associados a lesões patológicas em vários níveis do cérebro. A: Respiração de Cheyne-Stokes; B: hiperventilação neurogênica central; C: respiração apnêustica; D: respiração atáxica.

- Respiração apnêustica: é caracterizada por pausas inspiratórias, sendo um sinal de grande valor localizatório, refletindo dano na região entre as porções média e caudal da ponte. Também pode ocorrer em hipoglicemia, anóxia ou meningite grave.
- Respiração atáxica: padrão respiratório irregular, anárquico, com pausas; traduz um sofrimento bulbar e significa a iminência de uma parada respiratória.

Consciência

A avaliação da consciência deve ser realizada obedecendo a parâmetros que permitam a compreensão e a repetição do exame por diferentes pessoas durante a evolução do paciente. A classificação idealizada por Jennet e Teasdale para indivíduos com TCE, conhecida como escala de coma de Glasgow, é a de melhor aplicação em crianças com depressão de consciência pela rapidez e facilidade da aplicação (Tabela 4).

Constam na observação três tipos de respostas: abertura ocular, resposta motora e resposta verbal, para as quais são dados pontos, sendo que a nota mínima total é igual a 3 e a pontuação do indivíduo normal é 15.

Há também uma escala modificada para crianças pequenas, adaptada ao seu desenvolvimento de linguagem.

Em 2018, a 10ª edição do *Advanced Trauma Life Support* (ATLS) sugeriu a substituição em sua avaliação da consciência do item "resposta à dor" por "resposta à pressão", devendo esta ser aplicada sobre a região ungueal ou supraorbitária.

AVALIAÇÃO SISTEMATIZADA E CONDUTAS IMEDIATAS

A seguir, dividiremos o manejo inicial do paciente com depressão do nível de

TABELA 4 Escala de coma de Glasgow

Abertura ocular	Pontos
Espontânea	4
Ao chamado	3
À dor	2
Ausente	1
Resposta verbal	
Orientado	5
Confuso	4
Palavras inapropriadas	3
Palavras incompreensíveis	2
Nenhuma	1
Resposta motora	
Obedece a comando	6
Localiza a dor	5
Retirada inespecífica à dor	4
Flexão à dor	3
Extensão à dor	2
Nenhuma	1

TABELA 5 Escala de coma de Glasgow modificada para crianças, segundo James, 1985

Abertura ocular	Pontos
Espontânea	4
À fala	3
À dor	2
Ausente	1
Verbal	
Balbucio	5
Choro irritado	4
Choro à dor	3
Gemido à dor	2
Ausente	1
Motora	
Movimentos espontâneos normais	6
Retirada ao toque	5
Retirada à dor	4
Flexão anormal	3
Extensão anormal	2
Nenhuma	1

PARA SABER MAIS

Foi publicado pelo Journal of Neurosurgery (Brennan et al., 2018) um estudo que relaciona a resposta pupilar do paciente com lesão encefálica aguda ao prognóstico e mortalidade: a escala de resposta pupilar. O estudo sugere que a adição do escore de resposta pupilar à Escala de Coma de Glasgow auxiliaria a estimar severidade da lesão e mortalidade.

Pupilas não reativas à luz	Escore
Ambas as pupilas	2
Uma pupila	1
Nenhuma pupila	0

consciência no modelo de sistematização para fins didáticos.

A (via aérea)

- Observar se há presença de corpo estranho ou obstrução de via aérea.
- Deve-se garantir uma via aérea segura e, para isso, considerar a obtenção de via aérea avançad (quando escala de Glasgow < 8), caso o tratamento etiológico do coma não possa ser instituído de forma imediata ou não se obtenha o resultado esperado, ou quando há suspeita de hipertensão intracraniana (HIC).

B (boa ventilação)

- Deve-se atentar para alteração do padrão respiratório.
- Garantida a via aérea, uma ventilação adequada minimiza os riscos de piora da lesão neuronal por hipóxia, tendo como alvo uma saturação normal para o indivíduo. Se a hipóxia for a causa do estado comatoso, essa intervenção pode reverter o quadro.
- A hiperventilação em pacientes com HIC promove vasoconstrição arterial, contribuindo para a redução da hipertensão, tendo o cuidado de manter pCO_2 entre 30 e 35 mmHg.

C (circulação)

- A aferição da pressão arterial (PA) associada ao ritmo cardíaco e à frequência cardíaca nos auxilia no diagnóstico diferencial, uma vez que altos valores de PA estão relacionados a HIC, TCE e crises epilépticas não convulsivas, mas a associação com bradicardia e alteração do ritmo respiratório indica HIC grave com risco de herniação.

Dica prática relevante: a hipotensão está relacionada a pior desfecho neurológico em TCE e meningite. O uso de cristaloides ajuda a manter a perfusão cerebral adequada.

D (disfunção neurológica e dextro)

- A medida da glicemia capilar pode ser realizada logo à admissão da criança na sala de emergência, junto à monitorização do paciente. Hipoglicemia é uma causa comum de rebaixamento do nível de consciência em crianças, especialmente em lactentes. Caso haja hipoglicemia ou a glicemia capilar não esteja disponível imediatamente, recomenda-se infusão de glicose intravenosa na dose de 0,5 a 1,0 g/kg de peso corpóreo (2 a 4 mL/kg de glicose a 25%).
- Uma avaliação neurológica direcionada pode ser feita nesse momento, e devemos nos atentar principalmente para alteração pupilar, presença de sinais focais e sinais meníngeos, o que nos auxilia a identificar a causa do coma ou, por vezes, a topografia da lesão.
- Ao se suspeitar de patologia infecciosa bacteriana do SNC, deve-se iniciar antibioticoterapia empírica, bem como o aciclovir, se houver suspeita de encefalite herpética.
- Quando se apresentarem indícios de edema cerebral, elevar a cabeceira a 30°. Podem ser utilizados hiperventilação (manter pCO_2 entre 30 e 35 mmHg), corticosteroides (habitualmente dexametasona), diuréticos osmóticos (manitol) ou solução salina 3%, ou indica-se um procedimento neurocirúrgico, a depender do caso.
- Na suspeita de crise epiléptica não convulsiva, deve ser seguido o algoritmo de estado de mal epiléptico (EME).

> **Dica prática relevante:** no coma mais profundo, há o desaparecimento dos sinais de irritação meníngea, e o atraso no diagnóstico e no início do tratamento está relacionado à maior probabilidade de sequelas e mortalidade.

E (exposição)

- A criança deve ser completamente despida para a avaliação. Deve-se procurar ativamente por equimoses e petéquias que possam sugerir distúrbios de coagulação e menigococcemia. Equimoses, hematomas e fraturas indicam traumatismo. Outras lesões de pele e mucosa podem ser úteis para direcionar a investigação diagnóstica.
- Ao passo que febre sugere causa infecciosa, a elevação da temperatura está também relacionada ao aumento do metabolismo basal e do fluxo sanguíneo cerebral, devendo, portanto, ser tratada com antitérmicos e compressas frias.
- No nosso país, a hipotermia como causa de coma em crianças é rara, mas, especialmente em pacientes portadores de encefalopatia, pode ocorrer. Em geral, a baixa temperatura vem acompanhada de bradicardia, com melhora após reaquecimento do paciente com mantas térmicas.

EXAMES COMPLEMENTARES

Pode ser realizada coleta de sangue para dosagem da glicemia e, também, para triagem laboratorial, mediante dosagens de eletrólitos, creatinina, transaminases, amônia, gasometria e nível sérico de anticonvulsi-

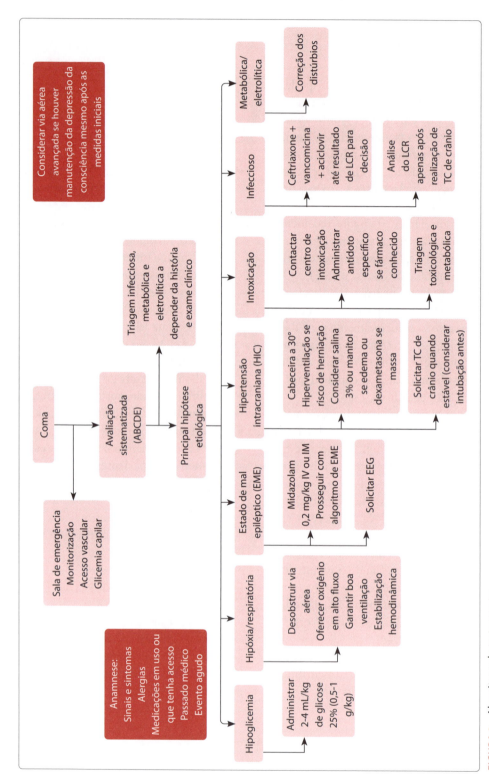

FIGURA 2   Algoritmo de tratamento.

vantes, dependendo da situação. Distúrbios hidroeletrolíticos podem ser causa ou complicação do *status* neurológico e devem ser corrigidos cuidadosamente.

A análise toxicológica da urina deve ser realizada especialmente em casos em que a depressão de consciência ocorreu de forma súbita e inexplicada (mais detalhes no Capítulo "Intoxicações exógenas").

A nosso ver, a coleta de LCR não deverá ser realizada em paciente com depressão do nível de consciência sem a realização prévia de tomografia computadorizada (TC) de crânio. Uma outra possibilidade que, em primeira instância, o médico deve estar alerta para o diagnóstico, é a presença de lesões de massa que apresentem riscos de herniação cerebral. Nesses casos, deve-se realizar TC de crânio e iniciar medidas antiedema cerebral conforme descrito anteriormente. Vale a pena salientar o risco de enviar um paciente não "preparado" para o exame de TC, sendo necessário, nesses casos com depressão acentuada do SNC, a intubação prévia, com hiperventilação e oxigenação adequadas.

Eletroencefalograma (EEG) está indicado em situações em que haja suspeita de estado de mal não convulsivo ou em pacientes que, após o controle clínico da crise epiléptica, não recuperam grau razoável de consciência.

As outras possibilidades diagnósticas na etiologia do coma, apesar de apresentarem gravidade e risco de morte, permitem maior tempo de raciocínio ao médico no seu manejo, e uma avaliação de especialista pode ser necessária.

A abordagem terapêutica pode ser vista na Figura 2.

CONCLUSÃO

Os quadros de depressão da consciência em crianças são relativamente frequentes no pronto-socorro pediátrico. É fundamental que o médico adquira os conhecimentos necessários para uma abordagem adequada e rápida, evitando, assim, a deterioração clínica, garantindo a perfusão cerebral adequada e o equilíbrio metabólico até a instituição do tratamento específico direcionado à patologia causadora da disfunção.

SUGESTÕES DE LEITURA

1. Bragatti JA. Considerations for the pediatric coma patient: not just small adults. Pediatric Health. 2010;4(6):581-589.
2. Brennan PM, Murray GD, Teasdale GM. Simplifying the use of prognostic information in traumatic brain injury. Part 1: The GCS-Pupils score: an extended index of clinical severity. J Neurosurg. 2018;128(6):1612-1620.
3. Casella EB. Alteração do nível de consciência e coma. In: Martins HS, Damasceno MCT, Awada SB (eds.). Pronto-socorro: medicina de emergência. 3. rev. ampl. Barueri: Manole; 2013. p.2069-2082.
4. Joffe AR. Lumbar puncture and brain herniation in acute bacterial meningitis: a review. J Intensive Care Med. 2007;22(4):194-207.
5. Kirkham FJ. Non-traumatic coma in children. Arch Dis Child. 2001;85(4):303-12.
6. Stevens RD, Nyquist PA. Coma, delirium, and cognitive dysfunction in critical illness. Crit Care Clin. 2006;22(4):787-804.

38
Déficit motor de instalação aguda

Clarice Semião Coimbra
José Albino da Paz (*in memoriam*)

> **PONTOS-CHAVE DESTE CAPÍTULO**
>
> - Os déficits motores de instalação súbita por causas neurológicas englobam um grupo extenso de patologias, entre elas: acidente vascular encefálico (AVE), doenças desmielinizantes do sistema nervoso central, síndrome de Guillain-Barré (SGB) e mielopatias.
> - Nas crianças que se apresentarem no pronto-atendimento com hemiparesia, afasia e/ou distúrbios de linguagem, o AVE deve ser descartado e, depois disso, seus diferenciais como pós-ictal e enxaqueca também devem ser lembrados.
> - A paralisia flácida aguda é definida como fraqueza súbita nos membros, acompanhada de hipotonia e hiporreflexia ou arreflexia; além da notificação imediata, exige pronto atendimento diferencial entre causas como SGB, poliomielite e mielopatias.
> - As mielopatias em sua fase aguda, pelo "choque medular", apresentam-se com fraqueza flácida e sem sinais de liberação, com síndromes medulares distintas pela topografia medular acometida. A primeira prioridade é descartar uma lesão compressiva, pela ressonância magnética, o que demandaria abordagem neurocirúrgica emergencial.

A queixa de fraqueza aguda no pronto-socorro pediátrico torna-se um desafio, inicialmente, pelas diferentes etiologias possíveis. Entre os primeiros diferenciais às causas neurológicas de déficit motor de instalação aguda estão as etiologias associadas à dor, que por sua vez levaria à diminuição da movimentação de membros, articulações e até mesmo global. Destacam-se causas infecciosas virais (como a miosite), osteomusculares (como entorses, sinovites, fraturas e luxações) e reumatológicas (como artrites). Outro grupo diferencial importante são fraquezas, muitas vezes também relatadas como "cansaço", por origem metabólica, cardiovascular, pulmonar e até mesmo intoxicações exógenas.

Na clínica neurológica, diante de um déficit motor de instalação aguda é relevante a divisão em duas síndromes com semiologias distintas: a síndrome do neurônio motor superior, ou síndrome piramidal, e a síndrome do neurônio motor inferior, ou síndrome da unidade motora. A síndrome do neurônio motor superior decorre de lesão cortical ou em vias centrais da motricidade voluntária (tratos corticoespinhais e reticuloespinhal ou bulbar). Clinicamente, observa-se fraqueza acompanhada de hipertonia elástica, velocidade dependente, na qual, em membros superiores, predominará o tônus dos músculos flexores e em membros inferiores, dos extensores, hiper-reflexia, liberação do reflexo cutaneoplantar em extensão e perda da integração do reflexo superficial cutaneoabdominal. A proporcionalidade, a lateralidade e a extensão do déficit dependerão se o insulto foi no córtex, cápsula interna, tronco ou medula espinhal. São exemplos etiológicos de síndrome do neurônio motor superior aguda os acidentes vasculares encefálicos, mielites e doenças desmielinizantes, como a encefalomielite aguda desmielinizante (ADEM). É importante lembrar, porém, que no momento agudo de instalação do déficit de causa central, pode-se ainda não ser tão perceptível a liberação piramidal, que vai ficando mais evidente com o tempo, a espasticidade crescente e reflexos exaltados.

Uma unidade motora consiste no corpo celular do neurônio motor inferior (sediado no corno anterior da medula), raiz nervosa, nervo periférico, junção neuromuscular e fibras musculares inervadas por esse neurônio motor. O quadro clínico da síndrome da unidade motora terá fraqueza acompanhada de: diminuição ou abolição dos reflexos miopáticos, pois, com o acometimento dos motoneurônios, não existirá a alça eferente do arco reflexo; hipotonia; atrofia mais precoce; fasciculações (se acometimento do corno anterior); e até flutuação dos sintomas (se acometimento da junção neuromuscular). Nesse grupo, cursando com fraqueza aguda, temos patologias como a polirradiculopatia inflamatória aguda (conhecida como síndrome de Guillain-Barré), poliomielite, miopatias, miosite viral e síndromes miastênicas.

Um grupo diferencial aos déficits motores de instalação aguda, que foge ao escopo deste capítulo, são as ataxias agudas, cuja marcha ebriosa e instável pode, por vezes, ser descrita pelos cuidadores, erroneamente, como fraqueza. Entre as ataxias agudas, destacam-se a ataxia aguda pós-infecciosa, as intoxicações exógenas e a cerebelite.

Trataremos a seguir das causas mais relevantes de déficit motor agudo com etiologias neurológicas que o pediatra precisa afastar no pronto-atendimento infantil.

ACIDENTE VASCULAR ENCEFÁLICO (AVE)

Embora mais comum em adultos, o AVE também ocorre na população pediátrica, resultando em morbidade e mortalidade significativas, com incidência aproximada de 1:20 mil crianças e 1:2.500 neonatos. Infelizmente, o reconhecimento na faixa etária pediátrica é mais tardio, em média até 25 horas. Como desafiantes, além da baixa suspeição, temos a apresentação que pode não ser tão aguda, as imagens iniciais das tomografias que, por vezes, não são suficientes para o diagnóstico, e a escolha de tratamentos, pela ausência de protocolos bem estabelecidos.

As crianças podem se apresentar com hemiparesia e fraqueza hemifacial (67 a 90%) e outros sinais neurológicos focais, como afasia ou distúrbios de linguagem (20 a 50%), perdas visuais (10 a 15%) e ataxia (8 a 10%). Quanto menor a idade, maior a incidência de apresentações com crise epiléptica sintomática aguda e encefalopatia. Podem ocorrer ainda sintomas como cefaleia e vômitos. Déficit neurológico focal de instalação aguda ocorre em até 85% dos casos de AVE na infância, e 50% apresentam-se também com alteração do nível de consciência. Pelo caráter topográfico das funções encefálicas, a sintomatologia correlaciona-se com a circulação acometida, conforme mostrado na Figura 1.

Alguns diagnósticos diferenciais para AVE também devem ser lembrados pelo pediatra, uma vez que até um terço das crianças que se apresenta com déficit focal agudo não terá como causa um acidente vascular encefálico. Além disso, comparativamente ao adulto, nas crianças há uma maior porcentagem dos acidentes vasculares que se apresentam com rebaixamento do nível de consciência, o que torna esse discriminante pouco válido. Destacam-se os diagnósticos diferenciais descritos no Quadro 1, sendo a enxaqueca e eventos pós-ictais de crises epilépticas, como a paralisia de Todd, as situações mais comumente confundidas com AVE. Um destaque é o chamado *stroke* metabólico, que pode ocorrer em mitocondriopatias e erros inatos do metabolismo, geralmente precipitados por situações de estresse metabólico, como infecções, cirurgias ou desidratação. Na avaliação por imagem, que pode ser complementada pela ressonância com espectroscopia, tais eventos não respeitam territórios arteriais bem definidos, costumam ser bilaterais e simétricos.

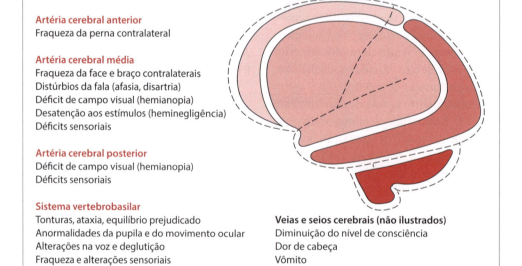

FIGURA 1 Sintomas relacionados a acidente vascular encefálico nas crianças, de acordo com a vascularização do território afetado. Acidente vascular encefálico por trombose sinovenosa cerebral mostrando déficits focais e/ou difusos. Adaptada de Bernson-Leung e Rivkin, 2016.

QUADRO 1	Diagnósticos diferenciais para acidente vascular encefálico na infância
Crise epiléptica e paralisia de Todd	
Enxaqueca	
Tumores de sistema nervoso central (SNC) com efeito de massa	
Neuroinfecção	
Síndrome de encefalopatia posterior reversível (PRES)	
Vasoespasmo e síndrome da vasoconstrição cerebral reversível	
Stroke metabólico por mitocondriopatias ou erros inatos do metabolismo	
Apresentação psicogênica	
Encefalomielite aguda desmielinizante (ADEM) e doenças desmielinizantes adquiridas de SNC	
Paralisias periódicas e distúrbios de movimento paroxísticos	
Paralisia de Bell (paralisia facial de padrão periférico)	
Neurotoxicidade por metotrexato	

Entre os acidentes vasculares encefálicos, 55% dos casos são isquêmicos, podendo ser arteriais embólicos com origem no coração, ou em grandes vasos, ou trombóticos por arteriopatias. Pela altíssima taxa de recorrência, de até 20%, é importante reconhecer os principais fatores de risco: arteriopatias, cardiopatias (aproximadamente um terço dos casos), trombofilias, lúpus eritematoso sistêmico juvenil, vasculites sistêmicas e outras doenças sistêmicas graves. Entre os quadros sistêmicos, como causadores estão a sepse, meningoencefalites e doenças genéticas.

Algumas mutações patogênicas, em quadros monogênicos, também podem ser associadas a risco aumentado de AVE precoce, entre elas mutações patogênicas nos genes *COL4A1*, *ACTA2*, *NOTCH3* – que leva à síndrome de CADASIL (*cerebral autosomal dominant arteriopathy with subcortical infarcts and leukoencephalopathy*) –, HTRA1 – síndrome de CARASIL (*cerebral autosomal recessive arteriopathy with subcortical infarcts and leukoencephalopathy*) – e JAG1 – síndrome de Alagille. Os distúrbios relacionados ao COL4A1 são autossômicos dominantes e abrangem um espectro de doença cerebral de pequenos vasos de gravidade variável, podendo incluir porencefalia, defeitos oculares e achados sistêmicos como cãibras, aumento da creatina quinase (CK), envolvimento renal, aneurismas cerebrais, fenômeno de Raynaud, arritmia cardíaca e até anemia hemolítica.

As arteriopatias representam a principal causa de AVE isquêmico (AVEi) na infância, presentes em aproximadamente metade dos casos. As arteriopatias focais pós-infecciosas são as mais comuns, classicamente associadas a infecções do vírus varicela-zóster, porém podendo ocorrer após infecções virais respiratórias diversas. Depois, em ordem de frequência, estão as arteriopatias no padrão Moyamoya, que ocorrem por estenose progressiva dos ramos proximais da artéria carótida interna intracraniana, podendo ser idiopáticas (conhecidas como doença de Moyamoya) ou secundárias a outras condições, como doença falciforme, infecções pelo vírus HIV e síndromes genéticas, entre elas a trissomia do cromossomo 21 e a neurofibromatose tipo 1. Como causas de arteriopatias, têm-se ainda dissecção de artérias extra ou intracranianas e vasculites.

Rafay et al. avaliaram o espectro das arteriopatias cerebrais em crianças com acidente vascular cerebral isquêmico arterial, em coorte observacional com dados de centros participantes do *International Pediatric Stroke Study*, na tentativa de predizer perfis clínicos específicos e potenciais indicadores. Das 2.127 crianças com AVE isquêmico avaliadas, 725 (34%) apresentavam arteriopatia, cujos subtipos incluíram dissecção (27%), Moyamoya (24,5%), arteriopatia cerebral focal (FCA) da infância (15%), vasculite cerebral difusa (15%) e arteriopatia inespecífica (18,5%). A FCA é caracterizada por estenose aguda, unilateral e segmentar ≥ 1 das grandes artérias da circulação anterior, com origem inflamatória presumida, e o estreitamento arterial não progredirá além de 3 a 6 meses após o insulto. Evidenciou-se que crianças com AVE por arteriopatia têm idades superiores (entre 6 e 9 anos), com presença frequente de cefaleia, infartos múltiplos, anemia falciforme e história de trauma craniano e cervical. Na literatura, as arteriopatias cerebrais na infância estão associadas a um risco até cinco vezes maior de recorrência do AVE e pior prognóstico.

A dissecção arterial craniocervical geralmente se apresenta como AVE ou ataque isquêmico transitório, ocorrendo pela separação entre as camadas íntimas da parede do vaso, que forma uma área de endotélio lesado com exposição de colágeno e fatores de coagulação, gerando adesão secundária de fibrina e plaquetas, levando à propagação do trombo com oclusão do vaso lesado ou a jusante por êmbolos. A dilatação aneurismática pode ocorrer, secundariamente, e é mais frequente na circulação vertebral.

Existem dois tipos de dissecção, a extracraniana e a intracraniana. Os fatores de risco para dissecção em crianças incluem traumas cranianos e cervicais, mais relevantes nas extracranianas, sendo em até 25% dos casos identificados traumas pouco sintomáticos e aparentemente inócuos; e distúrbios do tecido conjuntivo (como síndrome de Ehlers-Danlos). Na apresentação, são comuns queixas de dor no pescoço e cefaleia, e podem ser observadas também alterações em pares cranianos, síndrome de Horner, tontura e queixas vestibulares.

Eventos isquêmicos também podem ser venosos, secundários à trombose venosa cerebral (TVC), incluindo trombose venosa dural, trombose de veias corticais e profundas. Essa drenagem venosa está representada na Figura 2. A trombose venosa cerebral pode se apresentar com déficit motor focal, mas também com cefaleia, em até 90% dos casos, rebaixamento de nível de consciência, crises epilépticas sintomáticas agudas, déficit visual, papiledema, paresias de pares cranianos, náuseas e vômitos. Tais manifestações da TVC podem ser agrupadas em quatro síndromes clínicas distintas: hipertensão intracraniana isolada; síndrome focal; encefalopatia difusa e síndrome do seio cavernoso. Muitas vezes, a TVC é uma complicação de otite ou sinusite, do uso de anticoncepcionais orais ou por coagulopatias. O infarto venoso pode sofrer, ainda, transformação hemorrágica, imprimido maior gravidade e morbidade aos pacientes.

Entre os acidentes vasculares encefálicos hemorrágicos, destacam-se os traumáticos e, em menor proporção, os não traumáticos por hemorragias subaracnóideas ou intraparenquimatosas. Como fatores de risco para eventos hemorrágicos destacam-se, principalmente, as malformações arteriovenosas, sangramentos de tumores e cavernomas, aneurismas, transformação hemorrágica em TVC, doenças reumatológicas, trombocitopenia, hemofilia, distúrbios da coagulação e doenças hepáticas.

A avaliação clínica inicial da criança com suspeita de AVE deve ser similar à de demais emergências, de forma sistematizada, seguindo algoritmos do Suporte Avançado de Vida em Pediatria (PALS) e garantindo suporte respiratório e hemodinâmico, se necessário. Em pacientes com rebaixamento do nível de consciência, comatosos, com escala de coma de Glasgow menor que 8 ou

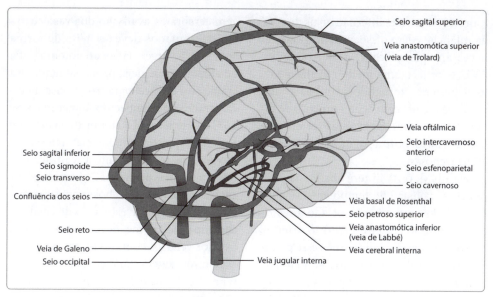

FIGURA 2 Anatomia da drenagem venosa. Adaptada de Silvis, et al., 2017.

com sinais de comprometimento do tronco encefálico a intubação orotraqueal deve ser considerada.

Dentre as informações clínicas, é de extrema importância a definição do horário do início dos sintomas, ictus, se essa informação não estiver precisa, deve ser considerado como ictus o momento em que o paciente foi visto assintomático ou em seu estado usual de saúde. Além disso, é importante uma anamnese direcionada, buscando os fatores mais associados à AVE na infância e a exclusão de diagnósticos diferenciais.

Em relação ao exame neurológico, na suspeita do AVE, é importante que tal avaliação seja sistematizada, capaz de uniformizar a descrição de diferentes profissionais e apta para sugerir a gravidade do insulto e o prognóstico, auxiliando na rápida tomada de decisões, considerando que "tempo é cérebro". A NIHSS (*National Institutes of Health Stroke Scale*) foi criada para avaliação de adultos com AVE e é a escala mais utilizada. Ela enfatiza tópicos mais importantes no exame neurológico, pontuando de 0 a 42 itens como: nível de consciência, melhor olhar conjugado, campos visuais, paralisia facial, motricidade de membros superiores e inferiores, ataxia, sensibilidade, linguagem, disartria e extinção ou desatenção nas modalidades sensoriais.

Em pacientes submetidos à trombólise, suplantando recomendações de protocolos elaborados para adultos, recomenda-se a realização do NIHSS na admissão, a cada 15 minutos durante a infusão do fibrinolítico, a cada hora nas primeiras 6 horas após a infusão, depois a cada 6 horas até 24 horas e diariamente até o décimo dia da internação. Por fim, recomenda-se uma última aplicação da escala na alta hospitalar.

Na investigação por imagem, a ressonância magnética de encéfalo (RNM) é mais sensível para isquemia aguda do que a tomografia computadorizada (TC) de crânio, particularmente com o uso de imagens ponderadas em difusão no momento hiperagudo, por isso segue como padrão-

-ouro em diretrizes internacionais de AVE na infância. Além disso, a RNM pode ser necessária para excluir mimetizantes de AVE, e fornece uma melhor avaliação da fossa posterior, tornando-se útil na avaliação de isquemia com acometimento de ramos provenientes das artérias vertebrais e basilar e na identificação de malformações arteriovenosas.

Na RNM, o AVEi terá aparência diferente na evolução do tempo após o ictus. Um infarto agudo está associado à restrição de difusão em um território arterial, persistindo de 7 a 14 dias. Após esse período, no AVE subagudo, ocorre aumento da difusão, hipersinal em T2 e mesmo realce com gadolínio. No AVE crônico, observa-se perda de volume, gliose e até dilatação compensatória dos ventrículos laterais ou porencefalia.

A despeito da maior sensibilidade e capacidade de detalhamento da RM, pela disponibilidade reduzida em pronto-atendimentos pediátricos e necessidade de sedação, na prática, recomenda-se que a angiotomografia computadorizada do crânio seja realizada na urgência para toda criança que se apresente com déficit motor ou alteração neurológica focal de início agudo. Em diretrizes internacionais e práticas relacionadas ao AVE na população adulta, observa-se que o tempo entre a chegada no pronto-atendimento e a realização de imagem do SNC vem diminuindo, com indicadores menores que 45 minutos associados às melhores práticas.

Podem ser observados na tomografia de crânio, de forma aguda, sinais de infarto recente como hipodensidade do parênquima cerebral, apagamento cortical com perda da diferenciação entre substância cinzenta e branca, perda de discriminação insular e sinal da artéria hiperdensa. Além da imagem cerebral, a avaliação dos vasos extra e intracranianos deve ser feita de forma conjunta, na urgência por angiotomografia ou angiorressonância, principalmente se a criança for elegível para trombólise medicamentosa ou trombectomia mecânica. Se a TC estiver normal ou for insuficiente para excluir diagnósticos diferenciais relevantes, recomenda-se fortemente a realização da RNM ainda nas primeiras 24 horas do déficit. Na suspeita de trombose venosa, como, por exemplo, na investigação de cefaleias com sinal de alarme, devem ser avaliados os seios venosos com uso de contraste.

Outros exames complementares deverão ser realizados na urgência e na investigação subsequente. Recomenda-se a realização de eletrocardiograma na urgência e complementação com ecocardiograma para investigar arritmias, trombo e vegetação. Se suspeita de infecção do sistema nervoso central após TC de crânio, deve-se coletar o liquor, com avaliação quimiocitológica, bacterioscópica, culturas e pesquisas virais, quando disponíveis. A punção lombar também pode ser considerada na suspeita de hemorragia subaracnoide com tomografia de crânio negativa. Além disso, devem ser realizados exames séricos, conforme o Quadro 2.

A trombólise química revolucionou o tratamento do AVEi nos adultos e, durante os últimos anos, diversos grupos se esforçaram para elaborar ensaios clínicos que demonstrassem segurança e benefícios do uso em crianças. Entretanto, por todas as particularidades já descritas do AVEi nessa população e, principalmente, pelo atraso e dificuldades no diagnóstico, muitas perguntas relacionadas a critérios, doses e protocolos de administração seguem ainda indefinidas. O estudo TIPS (2010), do Instituto Nacional de Saúde dos Estados

QUADRO 2 Exames complementares séricos no acidente vascular encefálico isquêmico pediátrico

Hemograma, sódio, potássio e glicemia
Ureia e creatinina
Coagulograma, INR (se estiver em uso de varfarina) e fator anti-Xa (se em uso de enoxaparina)
Fibrinogênio
Proteína C e proteína S
Antitrombina III (repetir fora do período agudo)
Fator V Leiden
Fator II
Homocisteína
Anticorpos antifosfolipídeos e antinucleares
Eletroforese de hemoglobina e porcentagem de hemoglobina S (se não afastada doença falciforme)
Beta HCG (se menacme)
Lipoproteína A
Sorologias de forma individualizada, com atenção para HIV, VDRL e pesquisa do vírus varicela-zóster (considerar PCR e anticorpo a depender do caso)

Unidos, visava estudar a eficácia e segurança da trombólise com RTPA na população pediátrica, porém foi encerrado com 3 anos de estudo, em razão de amostra insuficiente. O TIPSTERS (2020) relatou 26 crianças que receberam alteplase dentro de 4,5 horas do ictus nos centros participantes, sem nenhum caso de hemorragia intracraniana sintomática, com índice de sangramento igual ao da população adulta (< 5%). Diante disso, a segurança foi reforçada e diversos centros criaram protocolos individualizados com o uso do ativador tecidual do plasminogênio (RTPA).

Diversos ensaios clínicos demonstraram benefícios da trombectomia mecânica em adultos, porém em crianças ainda não está bem estabelecido. No estudo retrospectivo e multicêntrico *The Save ChildS Study*, Sporns et al. avaliaram o uso da recanalização endo-

DICAS PRÁTICAS

Trombólise no acidente vascular encefálico isquêmico

- Ponderar realização se *ictus* ≤ a 4,5 horas; idade superior a 2 anos; e exclusão de diagnósticos diferenciais e AVEh.
- Dose RTPA = 0,9 mg/kg (máximo de 90 mg). Correr 10% em *bolus* EV e restante em 60 minutos.
- Suporte clínico com O_2 para sat > 94%, normotermia, euvolemia, prevenir e tratar hipo ou hiperglicemia. Controle rigoroso da PA, mantendo entre percentis 50 e 95%.
- NIHSS Ped periódico nas primeiras 24 horas.
- Se piora súbita ≥ 4 pontos na escala de AVE do NIH e/ou cefaleia intensa, piora do nível de consciência, elevação súbita da pressão arterial, náuseas e vômitos: interromper imediatamente a infusão de alteplase e solicitar tomografia computadorizada de crânio urgente, hemograma, TP, PTTa, plaquetas e fibrinogênio.
- Não utilizar antiagregantes, heparina ou anticoagulante oral nas primeiras 24 horas pós-trombolítico.
- Não realizar CVC e SNE por 24 horas ou SVD por 30 minutos após a infusão do trombolítico.

vascular em 73 pacientes pediátricos, sendo 86% com oclusão na circulação anterior, 14% na posterior e 14% receberam trombólise concomitante. Apenas um paciente desenvolveu complicação hemorrágica e quatro pacientes vasoespasmo transitório, o que sugere a segurança, porém sem conclusões definitivas.

Diante disso, a trombectomia mecânica pode ser uma opção, discutida entre pediatras, neurologista e equipe neurointervencionista, em crianças maiores de 6 anos, com oclusão proximal na artéria cerebral média (segmento denominado M1) e tempo de ictus até 6 horas. É importante, ainda, que sejam excluídas vasculopatias pós-infecciosas que aumentariam a fragilidade vascular.

A craniectomia deve ser considerada de emergência se isquemia com envolvimento de mais de 50% do território da artéria cerebral média, presença de sinais de herniação na neuroimagem ou, ainda, a craniectomia suboccipital em AVE cerebelar com rebaixamento do nível de consciência.

No tratamento das dissecções extracranianas, a American Heart Association (AHA) recomenda anticoagulação por no mínimo 6 semanas, inicialmente com heparina não fracionada (HNF) ou heparina de baixo peso molecular (HBPM), em média de 3 a 6 meses, com reavaliação radiológica. Se AVE com isquemia de tamanho superior a 1/3 o território da artéria cerebral média (ACM) ou risco aumentado de transformação hemorrágica, deve-se usar aspirina na fase aguda. E, independentemente do tratamento nas primeiras semanas ou meses, os pacientes seguem em uso de aspirina por um ano ou mais do evento se apresentarem fatores de risco para recorrência. Procedimentos intervencionistas para dissecção extracraniana são normalmente reservados para pacientes que falham nas terapias médicas. O uso de anticoagulação na dissecção intracraniana é desencorajado pelas diretrizes AHA em razão do risco de hemorragia subaracnóidea.

O tratamento da trombose venosa cerebral envolve cuidados de suporte, tratamento de condições associadas como desidratação e infecção e, principalmente, anticoagulação precoce.

A heparina segue como primeira linha para tratamento da TVC, mesmo nos casos em que há transformação hemorrágica do infarto venoso. Os estudos ainda não demonstram melhor desfecho com a terapia endovascular, não sendo recomendada pelos consensos. Como complicações da TVC podem ocorrer em uma minoria *status* epiléptico sintomático agudo, hidrocefalia, hipertensão intracraniana e até herniação transtentorial.

Uma população de risco para acidentes vasculares cerebrais são os pacientes falciformes, principalmente pelo desenvolvimento de arteriopatias. No manejo agudo desses pacientes, após um AVE isquêmico, é de fundamental importância a redução da porcentagem de hemoglobina S, no geral, sendo indicada a exsanguinotransfusão. No seguimento dos pacientes falciformes, a monitorização da velocidade de condução da ACM com doppler é sensível para predispor risco, e o uso da hidroxiureia contribui nesse manejo.

A investigação da etiologia e do mecanismo do AVE é de extrema importância para a definição da melhor profilaxia, principalmente pelo alto índice de recorrência. De forma geral, a profilaxia secundária será sempre indicada, individualizando-se riscos e benefícios, se prescrito anticoagulante, como em casos de cardiopatias com risco de novos fenômenos cardioembólicos, coagulopatias

DICAS PRÁTICAS RELEVANTES

Acidente vascular encefálico (AVE) na infância:

- Quanto menor a idade do AVE, maior a incidência de apresentações com crise epiléptica sintomática aguda e encefalopatia.
- Até um 1/3 das crianças que se apresenta com déficit focal agudo não terá como causa um acidente vascular encefálico.
- A trombose venosa cerebral pode se apresentar com cefaleia, crises epilépticas, rebaixamento de nível de consciência e déficit motor. São fatores de risco otites, sinusites, uso de anticoncepcionais orais ou coagulopatias.

ou na recorrência de isquemia, por exemplo; ou antiagregante, na dose de 2 a 5 mg/kg/dia, em arteriopatias ou após doenças sistêmicas graves. Em cardiopatias de risco, vasculites sistêmicas e no lúpus eritematoso sistêmico com antifosfolípides positivos, mesmo a profilaxia primária deve ser encorajada.

DOENÇAS DESMIELINIZANTES ADQUIRIDAS DO SISTEMA NERVOSO CENTRAL

Um outro grupo causador de déficits motores decorrentes de síndromes piramidais e outros sintomas neurológicos agudos são as síndromes desmielinizantes adquiridas (SDA), um espectro de condições inflamatórias monofásicas ou recorrentes que afetam o sistema nervoso central. Exemplos de condições monofásicas incluem síndromes clinicamente isoladas, como neurite óptica e mielite transversa, bem como encefalomielite aguda disseminada (ADEM), enquanto distúrbios recorrentes incluem entidades como esclerose múltipla, distúrbio do espectro da neuromielite óptica (NMOSD) e doença associada ao anticorpo contra a proteína da membrana do oligodendrócito (MOGAD). A ADEM é um subtipo mais comum de SDA, correspondendo a 22 a 32%. Porém, após a descoberta do anticorpo MOG, muitos quadros de ADEM multifásica, ADEM associada à mielite ou neurite óptica e até encefalite autoimune se agrupam nesse espectro da MOGAD.

Na avaliação, por exemplo, de uma criança como monoparesia ou hemiparesia de instalação de horas a dias, as SDA devem ser lembradas, porém sempre devem-se excluir causas vasculares, tumores e infecções de SNC, como meningoencefalites virais, bacterianas e de agentes atípicos. Nesse sentido, além da anamnese e exame neurológico, são relevantes características quimiocitológicas, culturas e painéis de PCR virais em liquor; sorologias virais; triagem reumatológica; além da ressonância de encéfalo, com comparativo entre diferentes sequências.

O diagnóstico de ADEM é baseado em uma combinação de características clínicas com déficits neurológicos polifocais e encefalopatia obrigatória, apoiadas por achados de imagem, após exclusão de meningoencefalites infecciosas e causas vasculares, cujos critérios foram revistos pelo International

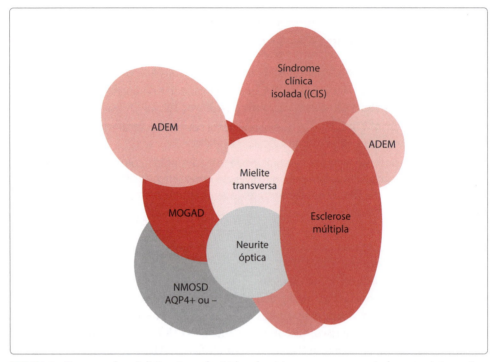

FIGURA 3 Doenças desmielinizantes adquiridas do sistema nervoso central e suas interseções. ADEM: encefalomielite aguda disseminada; MOGAD: doença associada ao anticorpo contra a proteína da membrana do oligodendrócito; NMOSD: distúrbio do espectro da neuromielite óptica. Fonte: adaptada de Neuteboom et al., 2017.

DICAS PRÁTICAS RELEVANTES

Quando pensar em encefalomielite aguda disseminada (ADEM)?

- Encefalopatia, ou seja, alterações comportamentais e/ou alterações da consciência, incluindo irritabilidade, não explicadas por febre ou sintomas pós-ictais.
- Déficits neurológicos e sintomas polifocais.
- Ressonância magnética de encéfalo (RNM) com lesões difusas, mal demarcadas e grandes envolvendo mais a substância branca, sem hipointensidade em T1 (que é mais característica da esclerose múltipla); ou hipersinal T2/FLAIR em tálamo ou gânglios da base.
- Sem novos sintomas, sinais ou achados de RM após três meses.

Pediatric Multiple Sclerosis Study Group (IPMSSG) em 2013. Um quadro infeccioso anterior, na maioria das vezes viral, é identificado em até 80% dos pacientes, seguido de progressão de doença em alguns dias. Os sinais neurológicos incluem fraqueza de padrão piramidal, ataxia, sintomas do tronco cerebral, neurite óptica e mielite transversa, meningismo, febre e crises epilépticas.

O tratamento de fase aguda de surtos para ADEM envolve a imunossupressão, com metilprednisolona EV na dose de 30 mg/kg/dia (máximo de 1.000 mg/dia) por 3 a 5 dias, como primeira linha, seguida por redução gradual da prednisona oral por 4 a 6 semanas. Como segunda linha, tem-se a imunoglobulina intravenosa (IVIG) na dose total de 2 g/kg divididos de 3 a 5 dias, com estudos evidenciando benefícios de uso cada vez mais precoce; e a plasmaférese de 3 a 7 sessões, principalmente em quadros que envolvem tronco encefálico ou refratários. Nos surtos de EM, NMOSD e MOGAD a fase de tratamento agudo também envolverá pulsoterapia, IVIG e/ou plasmaférese, porém a terapia modificadora de doença que busca a prevenção de novos surtos será diferenciada, irá variar de acordo com a patologia, carga lesional e refratariedade prévia.

PARALISIA FLÁCIDA AGUDA

É de extrema relevância que o pediatra, no pronto-atendimento, faça o reconhecimento sindrômico da paralisia flácida aguda como fraqueza súbita nos membros inferiores (paraparesia) ou em membros superiores e inferiores (tetraparesia), acompanhada da redução do tônus muscular e hiporreflexia ou arreflexia; e inicie condutas imediatas, envolvendo desde a notificação compulsória ao Sinan (Sistema de Informação de Agravos de Notificação) à avaliação e oferta de suporte ventilatório para as paralisias que ascendem para musculatura intercostal e diafragmática e condutas relacionadas a diagnósticos diferenciais graves. Nesses casos, ainda, sempre deve ser coletada a pesquisa de poliovírus nas fezes, com vigilância e cuidados para manter a erradicação da poliomielite no Brasil.

As causas de paralisia flácida aguda são: síndrome de Guillain-Barré (SGB), poliomielite, mielite flácida aguda e pólio-*like*, compressão do canal vertebral por tumores ou traumatismo, mielite transversa, mielites desmielinizantes, isquemia medular e até botulismo.

SÍNDROME DE GUILLAIN-BARRÉ (SGB)

A síndrome de Guillain-Barré (SGB) é uma polirradiculopatia monofásica inflamatória autoimune, ou seja, uma doença inflamatória que afeta o sistema nervoso periférico, parte da unidade motora. Trata-se da causa mais comum de paralisia flácida aguda, com incidência entre 1 e 2 pessoas/ano para 100 mil, sendo que dois terços dos pacientes terão como possível gatilho imunomediado uma infecção precedente, até 6 semanas antes. Destacam-se infecções por *Campylobacter* (26%), citomegalovírus (15%), vírus Epstein-Barr, vírus da zika, vírus da hepatite E e *Mycoplasma*. Menos comumente pode haver possível associação com vacinação prévia.

A clínica clássica é uma criança ou adolescente se apresentar no pronto-atendimento com história de fraqueza bilateral ascendente, monofásica, evoluindo em dias, com reflexos osteotendinosos reduzidos ou ausentes. Frequentemente associa-se à dor, queixas sensitivas como parestesias pela predominância da forma sensório-motora e, por vezes, disautonomia. A progressão da doença pode ser rápida e a maioria dos pacientes atinge sua incapacidade máxima em 2 semanas. Cerca de 20% dos pacientes necessitarão de ventilação mecânica. Arritmias cardíacas e disautonomias, como instabilidade da pressão arterial, podem ocorrer pelo envolvimento do sistema nervoso autonômico. Em crianças menores podem estar presentes, ainda, recusa em assumir ortostase e iniciar a marcha, irritabilidade e sinais meníngeos. Após a fase progressiva inicial, os pacientes atingem um platô que pode durar de dias a meses, e depois tendem a se recuperar. Estima-se que 60 a 80% dos pacientes com SGB são capazes de caminhar independentemente 6 meses após o início da doença, até mesmo sem tratamento.

Outras formas de apresentação também podem ocorrer, entre elas: variante motora pura; sensitiva pura; síndrome de Miller-Fisher que cursa com arreflexia, ataxia e oftalmoplegia, responsável por 5 a 25% dos casos; paralisia facial bilateral com parestesia; forma faringo-cervico-branquial; e encefalite de tronco encefálico de Bickerstaff, que cursa com oftalmoplegia, ataxia, alteração da consciência e hiper-reflexia. Pela fisiopatologia, podemos classificar os casos em polirradiculopatia aguda desmielinizante inflamatória (AIDP), que representa até 85% casos, e que pelo dano desmielinizante tende a ter recuperação mais rápida e melhor prognóstico que as formas que envolvem dano axonal, como a neuropatia axonal sensorial motora aguda (AMAN) e a neuropatia axonal sensorial motora aguda (AMSAN).

O diagnóstico da SGB é baseado na história clínica e no exame neurológico, e apoiado pela clássica dissociação albumino-citológica do liquor e pela eletroneuromiografia. Entretanto, desde a divulgação da lista de critérios para diagnóstico, pelo National Institute of Neurological Disorders and Stroke (NINDS) na década de 1990 e, sequencialmente, em consensos internacionais, parte fundamental é a exclusão de características que lançam dúvida no diagnóstico – detalhadas no Quadro 3. A presença de qualquer sinal de alarme para comprometimento medular, por exemplo, disfunção precoce de esfíncteres ou nível sensitivo bem delimitado, exige complementação com ressonância magnética da coluna. Já sintomas infecciosos, celularidade aumentada no liquor ou encefalopatia tornam obrigatória a exclusão de meningoencefalites infecciosas.

QUADRO 3 *Red flags* para diagnósticos diferenciais da síndrome de Guillain-Barré (SGB)

Curso com instalação em menos de 24 horas ou progressão em mais de 4 semanas
Nível sensorial bem delimitado (sugere lesão medular)
Fraqueza assimétrica
Disfunção esficteriana precoce ou persistente
Hiper-reflexia ou espasticidade
Dor abdominal intensa
Disfunção respiratória grave e fraqueza discreta, desproporcional
Celularidade acima de 50 células no líquido cefalorraquidiano

A típica dissociação albumino-citológica no liquor característica da SGB, com celularidade normal e proteinorraquia aumentada, pode estar ausente no início do quadro e não é imprescindível ao diagnóstico. Estima-se que, na primeira semana de sintomas, 30 a 50% dos pacientes têm proteína normal no liquor e, na segunda semana, ainda pode ser normal em até 30% dos pacientes. A eletroneuromiografia não é necessária ao diagnóstico, mas pode contribuir em casos duvidosos e tem relevância no prognóstico, diferenciando padrão desmielinizante de axonal. A ressonância magnética é fundamental se houver sinais de alarme para mielopatias, para afastar compressão medular aguda, isquemia medular e mielites; e, ainda, para diferencial com quadros de suspeita de envolvimento do tronco encefálico. Nos casos de SGB, frequentemente é visto realce das raízes nervosas.

A dosagem de anticorpos antigangliosídeos ainda é limitada, pouco disponível e com reduzida especificidade. Um resultado de teste positivo pode ser útil, especialmente quando o diagnóstico for duvidoso, mas um resultado de teste negativo não exclui a SGB. Entretanto, na suspeita de síndrome de Miller-Fisher pode ser mais útil a dosagem de anticorpos específicos, pois o anti-GQ1b é encontrado em até 90% dos pacientes com tal variante.

No manejo da SGB, são fundamentais suporte clínico e respiratório, vigilância para disautonomias, controle álgico, prevenção de trombose venosa profunda, reabilitação precoce e tratamento com terapia imunomoduladora, com imunoglobulina humana endovenosa e/ou plasmaférese. As evidências sobre o momento de se iniciar a terapia imunomoduladora vêm sendo avaliadas por diferentes estudos. De forma geral, recomenda-se para todo paciente incapaz de deambular independentemente por dez metros, e mesmo para aqueles ainda capazes de deambular, se fraqueza rapidamente progressiva, sinais de disfunção autonômica, insuficiência bulbar ou respiratória. Ensaios clínicos demonstraram um efeito de tratamento para imunoglobulina intravenosa (IVIG) quando iniciado dentro de 2 semanas após o início da fraqueza e para plasmaférese até 4 semanas. Além desses períodos, faltam evidências sobre a eficácia.

Imunoglobulina endovenosa, na dose recomendada no Quadro 4, e plasmaférese são igualmente eficazes, porém, pela menor disponibilidade e potencial superior de riscos desta última, a IVIG acaba sendo primeira linha na maioria dos serviços. Usualmente, a plasmaférese vem sendo indicada para casos mais graves, com envolvimento de tronco ou ausência de resposta efetiva à IVIG. Muitos ensaios clínicos randomizados que avaliaram o uso de glicocorticoides na SGB não demonstraram benefícios, em alguns houve até efeito negativo, por isso não são recomendados.

QUADRO 4 Terapia imunomoduladora para síndrome de Guillain-Barré (SGB)

Imunoglobulina humana endovenosa (IVIG): 0,4 g/kg/dia por 5 dias.
Estudos demonstraram melhor desfecho com a dose total de 2 g/kg fracionada em 5 dias.

Plasmaférese (terapia de troca de plasma): 200-250 mL de plasma/kg em cinco sessões.

Controle de dor e parestesias na SGB

Recomendam-se analgésicos simples, associando AINE, gabapentina, carbamazepina e até opioides, conforme necessidade.

Fonte: Mallick et al., 2014; Rafay, 2020; Stence et al., 2011; Mirsky et al., 2017; Royal College of Paediatrics and Child Health, 2017.

Em relação ao prognóstico, estima-se que, após 6 meses, 80% dos pacientes serão capazes de deambular sem apoio. A mortalidade permanece variável, de 3 a 10%, muito relacionada à insuficiência respiratória e disautonomia, principalmente arritmias, tanto na fase aguda quando na recuperação. Em longo prazo, a maioria dos pacientes poderá se queixar de fadiga e dor neuropática. Tanto para a funcionalidade como para limitar a fadiga, a inserção precoce em programa de reabilitação é fundamental. Em relação à recorrência, é algo raro (2 a 5%), porém mais comum que o risco da população geral. Recomenda-se ponderar vacinação em pacientes com menos de um ano da SGB.

MIELOPATIAS AGUDAS

O termo mielopatia aguda refere-se a uma disfunção da medula espinhal, representando um grupo heterogêneo de distúrbios com etiologias, características clínicas e radiológicas distintas. A apresentação clínica é muitas vezes grave paraparesia ou tetraparesia flácida com reflexos hipoativos ou abolidos, pela fase de choque medular ou mesmo por acometimento do corno anterior, distúrbios sensoriais com nível delimitado e disfunção vesical e/ou intestinal. A primeira prioridade é descartar uma lesão compressiva pela ressonância magnética, o que demandaria abordagem neurocirúrgica emergencial. Ver fluxograma da Figura 4.

Com base na localização, a mielopatia será classificada em síndromes espinhais, como: (1) mielopatia transversa com fraqueza bilateral, alteração sensitiva superficial e profunda, disfunção esfincteriana; (2) síndrome da hemissecção medular, ou Brown-Séquard, classicamente decorrente de traumas, com fraqueza e hipoestesia profunda ipsilaterais, hipoestesia superficial contralateral, sem comprometimento esfincteriano e, por vezes, com hemixerodermia e Horner; (3) síndrome central da medula, com hipoestesia suspensa ou em xale, fraqueza e distúrbio esfincteriano precoce, decorrente de siringomielia, tumores intramedulares ou neuromielite óptica; (4) síndrome coronal posterior, com sensibili-

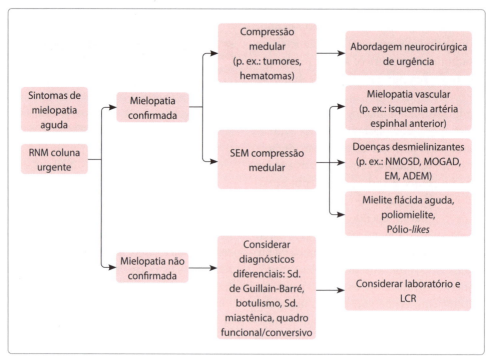

FIGURA 4 Fluxograma mielopatia aguda. ADEM: encefalomielite aguda disseminada; EM: esclerose múltipla; LCR: líquido cefalorraquidiano; MOGAD: doença associada a anticorpos contra a glicoproteína da mielina dos oligodendrócitos; NMOSD: distúrbios do espectro da neuromielite óptica.

dade profunda alterada, sem fraqueza ou alteração na sensibilidade superficial; (5) síndrome medular posterolateral, cursando com fraqueza e alteração de sensibilidade profunda bilaterais, preservando sensibilidade superficial e esfíncteres, podendo ocorrer por deficiências de B12, folato ou cobre; (6) síndrome medular anterolateral, classicamente por isquemia da artéria espinhal anterior, com fraqueza bilateral e hipoestesia superficial bilateral, preservando sensibilidade profunda e esfíncteres; e (7) síndrome do corno anterior, com comprometimento motor isolado, fasciculação e atrofia precoces, porém sensibilidade preservada, podendo ser decorrente de infecções virais, como poliovírus, citomegalovírus e vírus Epstein-Barr.

Em relação à causa, as mielopatias dividem-se inicialmente em traumáticas e não traumáticas. As etiologias não traumáticas incluem causas: isquêmicas, frequentemente hiperagudas com instalação abrupta; infecciosas e pós-infecciosas; inflamatórias e desmielinizantes; nutricionais e metabólicas; e relacionadas a doenças sistêmicas, como lúpus eritematoso sistêmico.

Os tumores medulares pediátricos primários, apesar de representarem menos de 10% dos tumores pediátricos do sistema nervoso central, exigem alto grau de suspeição do pediatra pela gravidade e morbidade significativa secundárias ao comprometimento da medula espinhal, compressão da raiz nervosa, destruição óssea local ou comprometimento vascular. Podem ser extramedulares, mais comumente sarcomas, neuroblastomas, meningiomas e schwannomas; ou intramedulares, como astrocitomas, ependimomas e tumores embrionários. No quadro clínico, a dor é o sintoma mais comum de apresentação, frequentemente descrita em segmentos espinais relacionados ao tumor, intensa o suficiente para acordar a criança à noite ou mesmo irradiar ao abdome. Outros sintomas incluem déficits motores, regressão motora, quedas recorrentes e, menos frequentemente, torcicolo, escoliose, sintomas sensoriais ou esfincterianos. A evolução da mielopatia relacionada ao tumor tende a ser subaguda, porém pode haver hemorragias ou mesmo instabilidade compressiva, confundindo uma agudização. Sempre devem fazer parte dos diferenciais para SGB, quando assimétrica, idade inferior a um ano e dor importante no eixo espinhal. Outro sinal de alarme é uma proteinorraquia muito elevada, que extrapola a dissociação albuminocitológica típica da SGB.

A poliomielite é uma doença causada pelo Poliovírus, que se manifesta com síndrome gripal e gastroenterite, com febre alta no início, e, em alguns pacientes, evolui para formas meníngeas e plégicas. Desde 1989, após o sucesso de um eficiente programa de imunização, o Brasil recebeu o certificado de erradicação da doença. Porém, surtos da patologia em outros países e a redução da cobertura vacinal tornam eminente o risco da recrudescência da doença. O quadro plégico manifesta-se com paralisia flácida arreflexa, instalada em menos de 24 horas, com intensa mialgia. Diferentemente da SGB clássica, a fraqueza é pior em musculatura proximal e assimétrica. Podem ocorrer quadros bulbares dramáticos, levando à necessidade de ventilação respiratória assistida permanente. Infelizmente, não existe tratamento específico.

A mielite flácida aguda é um termo usado para fraqueza de início agudo em um ou mais membros, comumente comprometendo mais os membros superiores e a musculatura proximal, com hiporreflexia ou arrefexia, associada à hiperintensidade da substância cinzenta na medula espinhal (nos cornos anteriores), em T2 na ressonância magnética, e causada por infecções por vírus pólio-*like*. Pode haver fraqueza bulbar, diafragmática e alterações nos núcleos dos nervos cranianos no tronco encefálico. Como agentes associados a pródromo viral febril, destacam-se: enterovírus D68 e A71, identificados em surtos bianuais em países da Europa e nos Estados Unidos, citomegalovírus, vírus Epstein-Barr, herpes-vírus 6, Coxsackie e micoplasma. O liquor, com pleocitose linfomonocitária discreta, e a eletroneuromiografia, com padrão pré-ganglionar axonal, podem auxiliar no diferencial com SGB e insulto vascular. Infelizmente, além da reabilitação, não existe consenso ou evidências para uso de terapêutica medicamentosa específica. A imunoglobulina segue como opção terapêutica, o quanto mais precoce melhor, podendo-se considerar pulsoterapia, plasmaférese e rituximabe. Geralmente, a recuperação é incompleta, com substancial morbidade.

Nas mielites transversas e/ou longitudinalmente extensas, quando afetam três ou mais corpos vertebrais, a investigação deve excluir causas infecciosas agudas, como família herpes-vírus, enterovírus, HIV, HTLV, sífilis, tuberculose e esquistossomose. Afastado as causas infecciosas agudas, as imunomediadas e desmielinizantes devem ser lembradas, uma vez que as mielites representam em média 20% das primeiras síndromes desmielinizantes adquiridas em crianças. Três principais distúrbios desmielinizantes do sistema nervoso central, esclerose múltipla (EM), distúrbios do espectro da neuromielite óptica (NMOSD), principalmente quando presentes anticorpos contra aquaporina 4 (AQP4), e doença associada a anticorpos contra a glicoproteína da mielina dos oligodendrócitos (MOGAD), podem levar à inflamação medular por diferentes mecanismos patogênicos, que se traduzem em características clínicas e de imagem, além de padrões de incapacidade distintos.

O tratamento da fase aguda, como já foi citado, envolve a imunossupressão com pulsoterapia, IVIG e plasmaférese. Para o diagnóstico dessas condições, existem critérios consensuais, que envolvem a clínica e características das imagens, mas também dosagem de autoanticorpos, pesquisa de bandas oligoclonais (BOC) no liquor e, no caso da EM, evidência de progressão no tempo e no espaço. Na Tabela 1, citamos de forma comparativa características mais típicas das mielites na EM, NMOSD e MOGAD.

Por fim, citamos causas menos comuns de inflamação medular, como mielite associada ao lúpus eritematoso juvenil, Behçet, sarcoidose e paraneoplásicas.

TABELA 1 Características das mielites

	EM	MOGAD	NMOSD
Mielites	Mielite com mais sintomas sensitivos tende a ser menos grave. Lesões mais curtas e assimétricas, porém, frequentemente múltiplas. Sinal de McArdle (fraqueza reversível induzida pela flexão cervical).	Mielite inicialmente grave, déficit bilateral e distúrbio esfincteriano. Longitudinalmente extensa, com envolvimento do cone medular. Alteração de sinal em T2 predominante na substância cinzenta (H medular) e menor captação de gadolínio.	Mielite grave, déficit bilateral, distúrbio esfincteriano precoce, longitudinalmente extensa com comprometimento centromedular. Dor nas costas é frequentemente relatada no início do quadro. Na evolução, podem ocorrer espasmos musculares tônicos dolorosos. Lesões centrais com efeito tumefativo em cortes axiais, com realce de gadolíneo, que podem evoluir para captação e necrose.
Espectros clínicos	Síndromes piramidais, sensitivas e atáxicas. Neurite óptica (NO) unilateral com fundo de olho normal. RNM com lesões justacorticais, periventriculares e em tronco encefálico.	ADEM, encefalite, comprometimento de tronco, tálamos e gânglios da base. NO bilateral anterior com mais edema de papila associado.	Síndrome da área postrema com soluços intratáveis, náuseas e vômitos. Síndromes de tronco cerebral ou diencefálica. NO bilateral grave com comprometimento do quiasma e mais posterior.
Anticorpos ou exames	Presença de bandas oligoclonais (BOC) em liquor. Diagnóstico por critérios de McDonalds (2017).	Anti-MOG positivo	Anticorpo antiaquaporina 4 (AQP4) positivo. Se AQP4+, é necessário apenas uma síndrome clínica típica para diagnóstico.

ADEM: encefalomielite aguda disseminada; EM: esclerose múltipla; MOGAD: doença associada a anticorpos contra a glicoproteína da mielina dos oligodendrócitos; NMOSD: distúrbios do espectro da neuromielite óptica.

CONCLUSÃO

O pronto reconhecimento das síndromes citadas é de extrema relevância para melhores terapêuticas e prognósticos nos déficits motores na infância. Na anamnese, o pediatra deve se atentar para instabilidade hemodinâmica e respiratória, que podem se associar ao déficit motor, presença de encefalopatia, contextos infecciosos relacionados, tempo de instalação e velocidade de progressão da fraqueza.

PARA SABER MAIS

- Ichord RN, Bastian R, Abraham L, et al. Interrater reliability of the Pediatric National Institutes of Health Stroke Scale (PedNIHSS) in a multicenter study. Stroke. 2011;42:613.

SUGESTÕES DE LEITURA

1. Amlie-Lefond C, et al. Risk of intracranial hemorrhage following intravenous tPA (tissue-type plasminogen activator) for acute stroke is low in children. Stroke. 2020;51(2):542-8.
2. Amlie-Lefond C. Evaluation and acute management of ischemic stroke in infants and children. Continuum (Minneap Minn). 2018;24:150-70.
3. Asakai H, Cardamone M, Hutchinson D, et al. Arterial ischemic stroke in children with cardiac disease. Neurology. 2015;85:2053.
4. Asbury AK, Cornblath DR. Assessment of current diagnostic criteria for Guillain-Barré syndrome. Ann Neurol. 1990;27:S21-S24.
5. Bernson-Leung ME, Rivkin MJ. Stroke in neonates and children. Pediatr Rev. 2016;37(11):463-77.
6. Bravar G, et al. Acute myelopathy in childhood. Children (Basel, Switzerland). 2021;8(11):1055.
7. Buckowski A, Rose E. Pediatric stroke: diagnosis and management in the emergency department. Pediatr Emerg Med Pract. 2019;16(11):1-20.
8. Campbell WW. DeJong: O exame neurológico. 7.ed. Rio de Janeiro: Guanabara Koogan; 2014.
9. Chatterjee S, Chatterjee U. Intramedullary tumors in children. J Pediatr Neurosci. 2011;6(Suppl 1):S86-90.
10. Chevret S. Plasma exchange for Guillain-Barré syndrome. Cochrane Database Syst. Rev. 2017;2:CD001798.
11. Cho TA, Bhattacharyya S. Approach to myelopathy. Continuum (Minneapolis, Minn.). Spinal Cord Disorders. 2018;24(2):386-406.
12. Fadda G, et al. Myelitis features and outcomes in CNS demyelinating disorders: Comparison between multiple sclerosis, MOGAD, and AQP4-IgG-positive NMOSD. Front Neurol. 2022.
13. Fadda G, et al. Paediatric multiple sclerosis and antibody-associated demyelination: clinical, imaging, and biological considerations for diagnosis and care. Lancet. Neurology. 2021;20(2):136-49.
14. Ferriero DM, Fullerton HJ, Bernard TJ, et al. Management of stroke in neonates and children: A scientific statement from the American Heart Association/American Stroke Association. Stroke. 2019;50:e51.
15. Hsu W, Jallo GI. Pediatric spinal tumors. Handbook of clinical neurology. 2013;112:959-65.
16. Hughes RA, Swan AV, van Doorn PA. Intravenous immunoglobulin for Guillain-Barré syndrome. Cochrane Database Syst Rev. 2014;9:CD002063.
17. Korinthenberg R, et al. Diagnosis and treatment of Guillain-Barré Syndrome in childhood and adolescence: an evidence- and consensus-based guideline. Eur J Paediatric Neurology. 2020;25:5-16.
18. Krupp LB, et al. International Pediatric Multiple Sclerosis Study Group criteria for pediatric multiple sclerosis and immune-mediated central nervous system demyelinating disorders: revisions to the 2007 definitions. Multiple sclerosis (Houndmills, Basingstoke, England). 2013;19(10):1261-7.
19. Lee S, Fox CK. Modified Pediatric ASPECTS: Building tools for future pediatric stroke studies. Neurology. 2021;97(12):570-1.
20. Leonhard SE, et al. Diagnosis and management of Guillain-Barré syndrome in ten steps. Nat Rev Neurol. 2019;15(11):671-83.
21. Mackay MT, Yock-Corrales A, Churilov L, et al. Differentiating childhood stroke from mimics in the Emergency Department. Stroke. 2016;47:2476.
22. Mallick AA, Ganesan V, Kirkham FJ, et al. Childhood arterial ischaemic stroke incidence, presenting features, and risk factors: a prospective population-based study. Lancet Neurol. 2014;13:35.
23. Mariano R, Flanagan EP, Weinshenker BG, et al. A practical approach to the diagnosis of spinal cord lesions. Practical Neurology. BMJ. 2018;18:187-200.
24. Medley TL, Miteff C, Andrews I, et al. Australian Clinical Consensus Guideline: The diagnosis and acute management of childhood stroke. Int J Stroke. 2019;14:94.
25. Mirsky DM, Beslow LA, Amlie-Lefond C, et al. Pathways for neuroimaging of childhood stroke. Pediatr Neurol. 2017;69:11.
26. Murphy OC, Messacar K, Benson L, Bove R, Carpenter JL, Crawford T, et al. Acute flaccid myelitis: cause, diagnosis, and management. Lancet. 2021;397(10271):334-46.
27. Mutarelli EG. Propedêutica neurológica: do sintoma ao diagnóstico. 2. ed. Rio de Janeiro: Sarvier; 2014.
28. Neuteboom R, et al. The spectrum of inflammatory acquired demyelinating syndromes in children. Semin Pediatric Neurol. 2017;24:189-200.

29. Paolilo RB, et al. Acute disseminated encephalomyelitis: Current perspectives. Children (Basel). 2020;7(11):210.
30. Rafay MF, et al. Spectrum of cerebral arteriopathies in children with arterial ischemic stroke. Neurology. 2020;94(23):e2479-e2490.
31. Rivkin MJ, deVeber G, Ichord RN, Kirton A, Chan AK, Hovinga CA, et al. Thrombolysis in pediatric stroke study. Stroke. 2015;46(3):880-5.
32. Royal College of Paediatrics and Child Health. Stroke in childhood: clinical guideline for diagnosis, management and rehabilitation; 2017.
33. Ruts L, Drenthen J, Jacobs BC, van Doorn PA, Dutch Guillain-Barré syndrome Study Group Distinguishing acute-onset CIDP from fluctuating Guillain-Barré syndrome: a prospective study. Neurology. 2010;74:1680-6.
34. Silvis SM, Sousa DA, Ferro JM, Coutinho JM. Cerebral venous thrombosis. Nature Reviews: Neurology. 2017.
35. Sistema de Informação de Agravos de Notificação. Paralisia flácida aguda/poliomielite; 2018. Disponível em: http://www.portalsinan.saude.gov.br/paralisia-flacida-aguda-poliomielite.
36. Sporns PB, et al. Feasibility, safety, and outcome of endovascular recanalization in childhood stroke: The Save ChildS Study. JAMA neurology. 2020;77(1):25-34.
37. Srinivasan J, Miller SP, Phan TG, et al. Delayed recognition of initial stroke in children: need for increased awareness. Pediatrics. 2009;124:e227-e234.
38. Stence NV, Fenton LZ, Goldenberg NA, Armstrong-Wells J, Bernard TJ. Craniocervical arterial dissection in children: diagnosis and treatment. Curr Treat Options Neurol. 2011;13(6):636-48.
39. Uchibori A, Gyohda A, Chiba A. Ca2+-dependent anti-GQ1b antibody in GQ1b-seronegative Fisher syndrome and related disorders. J Neuroimmunol. 2016;298:172-7.
40. Van Koningsveld R, et al. Effect of methylprednisolone when added to standard treatment with intravenous immunoglobulin for Guillain-Barré syndrome: randomised trial. Lancet. 2004;363:192-6.
41. Verboon C, et al. Current treatment practice of Guillain-Barré syndrome. Neurology. 2019;93:e59-e76.
42. Verboon C, van Doorn PA, Jacobs BC. Treatment dilemmas in Guillain-Barré syndrome. J Neurol Neurosurg Psychiatry. 2017;88:346-52.
43. Willison HJ, Jacobs BC, van Doorn PA. Guillain-Barré syndrome. Lancet. 2016;388:717-27.

39
Ataxia aguda

Beatriz Borba Casella
Erasmo Barbante Casella

PONTOS-CHAVE DESTE CAPÍTULO

- Reconhecer os sinais e os sintomas que ocorrem em pacientes com ataxia aguda.
- Diferenciar a localização topográfica das causas mais comuns de ataxia aguda em crianças.
- Identificar as principais etiologias das ataxias agudas em crianças.
- Indicar a terapêutica inicial, quando necessário, em pacientes com quadros agudos de ataxia.

INTRODUÇÃO

A palavra ataxia deriva do grego *a* (sem), *taktos* (ordem), e significa falta de ordem. Corresponde a uma desordem neurológica em que a coordenação motora é prejudicada, ocasionando uma dificuldade na execução fluida dos movimentos.

A ataxia clinicamente se manifesta por desequilíbrio durante a marcha ou incoordenação para a realização de movimentos finos, dificuldade para realizar movimentos alternados, disartria e nistagmo. Nas ataxias agudas, o tempo de progressão dos sintomas até sua maior intensidade ocorre, em geral, de horas a dias, podendo ocorrer com início súbito em alguns casos. Ryan e Engle propuseram como definição uma evolução de sintomas em menos de 72 horas, podendo persistir por semanas.

Ataxias agudas são situações relativamente frequentes de avaliação neurológica na emergência. Comumente, geram sentimentos de angústia e medo nos familiares, felizmente, porém, na maioria das vezes, as etiologias estão relacionadas a uma evolução satisfatória, sem sequelas. Todavia, diante desses sinais e sintomas, o pediatra deve estar alerta para algumas possibilidades, cuja não identificação ou abordagem errônea pode ser de grande prejuízo para o paciente.

Neste capítulo, procurou-se orientar a abordagem desse problema, com o objetivo de permitir que o pediatra disponha de conhecimentos para identificar a etiologia e que possa dar início à terapêutica inicial dessas crianças, por meio da identificação dos sinais e sintomas, assim como das principais etiologias relacionadas às ataxias agudas em crianças.

ATAXIAS AGUDAS

A ataxia é um distúrbio na modulação do movimento e pode estar associada à lesão ou disfunção em diferentes locais do sistema nervoso, como cerebelo, aparelho vestibular, vias relacionadas à sensibilidade profunda, ou, mais raramente, lobo frontal.

As ataxias agudas em crianças geralmente referem-se ao acometimento cerebelar como um fenômeno pós-infeccioso, de ordem imunológica, ou estão associadas a um fenômeno infeccioso agudo. Além dessas causas, que são as mais frequentes, existem inúmeras outras etiologias de ataxia, como intoxicações, doenças vasculares; autoimunes (como esclerose múltipla); metabólicas; paraneoplásicas e doenças genéticas. É fundamental também excluir processos expansivos do sistema nervoso central.

A avaliação de uma criança com ataxia aguda deve ser feita inicialmente com a obtenção de uma história detalhada, abordando o início, a duração e a progressão dos sintomas, que poderá ser muito útil no esclarecimento das possíveis etiologias.

Na Tabela 1, estão indicadas as principais causas de ataxias agudas em crianças, associadamente às pistas da história ou exame físico que possam sugerir o diagnóstico e o modo de investigação.

TABELA 1 Principais etiologias das ataxias agudas em crianças, sinais e sintomas sugestivos e modo de investigação

Etiologia	Pistas diagnósticas	Investigação
Ataxia cerebelar pós-infecciosa aguda	Febre, exantema, sintomas gastrointestinais Vacinação recente Sem depressão de consciência	Exclusão de outras etiologias LCR: celularidade e proteínas normais ou pouco elevadas
Cerebelite	Associada à depressão de consciência	Tomografia ou RM de crânio podem mostrar edema e efeito de massa
Encefalomielite aguda desmielinizante pós-infecciosa (EMAD)	Depressão de consciência e, ainda, por um acometimento mais exuberante de outros locais do sistema nervoso (p. ex.: crises epilépticas, paralisias de nervos cranianos, hemiparesia)	RM de crânio: múltiplas áreas de desmielinização
Processos expansivos	Cefaleia importante, vômitos, alterações visuais. Posição cerimoniosa da cabeça	RM de crânio (TC pode não demonstrar lesões no tronco encefálico)
Intoxicação	Contato com medicamentos, álcool etc. Instalação abrupta	Busca domiciliar Exame toxicológico EEG com aumento de atividade beta
Vertigem paroxística benigna	Crises recorrentes de desequilíbrio com duração de poucos minutos Regressão espontânea Predomina em crianças de 1 a 4 anos	Diagnóstico pela história Pode ser necessário exame de imagem

(continua)

TABELA 1 Principais etiologias das ataxias agudas em crianças, sinais e sintomas sugestivos e modo de investigação (*continuação*)

Etiologia	Pistas diagnósticas	Investigação
Labirintite aguda	Vertigens, vômitos, otalgia Sintomas variam de acordo com alteração posicional Pode haver nistagmo	Otoscopia Se necessário, exame de imagem
Migrânea vestibular	Diagnóstico evolutivo, com a repetição das crises Assintomático nos intervalos	Na primeira crise geralmente é necessária a exclusão de outras causas
Erros inatos do metabolismo	Ataxia em crises Geralmente com depressão da consciência Pistas possíveis: consanguinidade dos pais, desencadeamento por infecções, jejum prolongado, excesso de ingestão proteica	Primeira fase: hemograma, enzimas hepáticas, *anion gap*, amônia, lactato, cetonúria Segunda fase: aminoácidos plasmáticos, ácidos orgânicos urinários, acilcarnitinas, biotinidase Terceira fase: Tandem ou exame molecular
Polirradiculoneurite aguda	Instalação menos abrupta Geralmente fraqueza inicial em membros inferiores e ascensão progressiva dos sinais e sintomas. Abolição de reflexos profundos. Presença do sinal de Lasègue	LCR: dissociação proteinocitológica Eletroneuromiografia
Síndrome de Kinsbourne	Além da ataxia, presença de opsoclônus e mioclonias A irritabilidade exagerada é um sinal exuberante nesses pacientes	Pesquisar neuroblastoma: RM de tórax Ultrassonografia abdominal ou RM de abdome Dosagem de HVA e VMA na urina LCR: leve pleocitose e hiperproteinorraquia em 26 a 50% dos casos Cintilografia com metaiodobenzilguanidina 123
Meningites	Febre, sinais de irritação meníngea, sinais de hipertensão intracraniana	LCR: quimiocitológico, culturas, gram, pesquisa de antígenos
Encefalite do tronco encefálico	Sinais associados decorrentes de lesões de nervos cranianos Podem ocorrer alterações do padrão respiratório, da consciência ou sinais piramidais	RM: áreas de aumento de sinal em T2, no tronco e pedúnculos cerebelares
Dissecção da artéria vertebral	Antecedente com trauma cefálico ou cervical	RM de crânio e ângio-RM

EMAD: encefalomielite aguda disseminada; EMG: eletromiografia; HVA: homovanílico; LCR: líquido cefalorraquidiano; RM: ressonância magnética; TC: tomografia computadorizada; VMA: vanilmandélico.

EPIDEMIOLOGIA

Ataxias agudas são mais comuns na infância, sendo estimado que ocorram em 1 em cada 100 mil crianças. Correspondem a 35 a 60% dos casos de ataxia na idade pediátrica, sendo a forma mais prevalente desse distúrbio na infância. A idade de distribuição varia a depender da causa, mas geralmente a ataxia aguda é mais prevalente em crianças menores de 6 anos.

HISTÓRIA CLÍNICA

Uma boa anamnese é a grande chave de um diagnóstico preciso. É fundamental fazer uma ampla investigação, uma vez que os pacientes e seus cuidadores muitas vezes podem não associar eventos prévios com a apresentação clínica atual. É importante detalhar as características dos sintomas neurológicos observados pelos pais, bem como investigar alterações neurológicas prévias. Deve-se questionar sobre a presença de sintomas infecciosos nas últimas semanas, como febre, queixas respiratórias, alterações gastrointestinais ou urinárias; sobre lesões de pele (como exantemas); contactuantes doentes, além da administração recente de vacinas. É importante verificar as medicações de uso contínuo do paciente, além de afastar a possibilidade de acesso recente a fármacos de outros moradores do domicílio, principalmente medicações para ansiedade e epilepsia. Além disso, deve-se perguntar sobre os últimos alimentos ingeridos pelo paciente e sobre o uso de substâncias tóxicas, como álcool e drogas ilícitas. É importante questionar a família se houve alteração comportamental ou de nível de consciência nos últimos dias. Qualquer trauma cefálico ou do pescoço deve ser valorizado e merece atenção especial, sendo também importante afastar trauma não acidental. Cefaleia, vômitos, alterações visuais e piora dos sintomas ao deitar-se devem ser pesquisados e podem sinalizar aumento de pressão intracraniana. O tempo de início dos sintomas é fundamental. O início súbito deve sinalizar etiologias vasculares, ao passo que neoplasias e doenças autoimunes tendem a se manifestar de forma subaguda. No entanto, uma vez que alterações discretas podem ter passado despercebidas, não se pode descartar de imediato essas etiologias. É importante investigar a história pessoal e familiar de migrânea. Deve-se questionar sobre antecedentes de episódios prévios semelhantes, o que poderia sugerir, entre outras possibilidades, ataxias episódicas. O antecedente de crises epilépticas deve ser pesquisado. A história gestacional, neonatal e antecedentes familiares relevantes (como de consanguinidade) devem ser avaliados, visando afastar também causas genéticas. Se disponível, é interessante checar o teste do pezinho. Deve-se questionar sobre a presença de alterações de movimentação ocular que poderiam sugerir a síndrome opsoclônus-mioclônus. É importante avaliar se há atraso ou regressão de desenvolvimento neuropsicomotor.

EXAME NEUROLÓGICO

O exame físico do paciente com ataxia aguda deve consistir não apenas na avaliação detalhada da coordenação, mas também em um exame neurológico completo.

Os primeiros sinais de ataxia aguda em crianças consistem no fato de que, geralmente, o paciente evita ficar em pé ou andar. Quando consegue permanecer em ortostase, observamos uma base alargada, na qual a criança tende a manter um maior distanciamento entre os pés. No caso de possibilidade de marcha, desvios laterais são observados, bem como instabilidade de tronco e quedas frequentes, a chamada marcha ebriosa. Podem ainda ser observadas falta de coordenação apendicular (dismetria) na manobra de index-nariz ou index-nariz-index do examinador em membros superiores ou manobra do calcanhar-joelho em membros inferiores. Alguns pacientes podem apresentar tremor de ação. Podemos também observar uma alteração na escrita e na realização da espiral de Arquimedes. Por meio da prova das marionetes, podemos evidenciar a presença de disdiadococinesia (lembrando que a criança deve adquirir essa habilidade em torno dos 7 anos). Pode-se observar nistagmo e alterações na fala, caracterizadas por distúrbios no ritmo, no tom e no volume da voz (disartria).

Os pacientes com ataxia de etiologia sensitiva apresentam piora evidente e praticamente instantânea do equilíbrio com o fechamento ocular: o sinal de Romberg, caracterizado por uma queda sem latência e sem lado preferencial. Podem apresentar alteração na sensibilidade vibratória (hipopalestesia): que é avaliada posicionando o diapasão sobre proeminências ósseas e solicitando que o paciente, de olhos fechados, avise ao término da vibração. Podem ser observadas também alterações no reconhecimento da posição dos dedos ou artelhos no espaço (anartrestesia).

As ataxias de origem vestibular ocorrem pela alteração em qualquer lugar da via originada nos labirintos, e que se comunica com os núcleos vestibulares no tronco encefálico. A ataxia de origem vestibular costuma manifestar-se por meio da piora do equilíbrio com o fechar dos olhos, mas de modo mais lento que nos casos originados de alterações nas vias sensitivas, além da queda para o lado lesado (pseudossinal de Romberg). Em alterações no labirinto, o desequilíbrio tende a ocorrer para o lado do labirinto lesado, e essa queda varia com a posição da cabeça. Nesse caso, também é frequente a presença de nistagmo e vertigens.

No exame físico, deve-se também avaliar outros sinais de acometimento neurológico, como alterações de nível de consciência que poderiam ocorrer em casos de cerebelite aguda, intoxicações ou encefalomielite disseminada aguda, por exemplo. Irritabilidade extrema pode estar presente na síndrome de Kinsbourne. Alterações de força e reflexos profundos hipoativos ou abolidos podem ocorrer em pacientes com polirradiculoneurite. As pupilas devem ser avaliadas de forma cuidadosa, e comumente estão alteradas em casos de intoxicações. A motricidade ocular pode ser afetada em processos expansivos do SNC. O reflexo oculocefálico alterado pode direcionar para alterações vestibulares, por exemplo.

As características dos pacientes com ataxia decorrentes de lesões específicas serão abordadas posteriormente, de acordo com cada etiologia.

EXAMES COMPLEMENTARES

Para a investigação da etiologia da ataxia aguda, alguns exames complementares podem fornecer pistas importantes.

A avaliação diagnóstica em crianças com causa indeterminada deve incluir a realização de exame toxicológico.

Em pacientes com febre, sinais meníngeos ou alteração de nível de consciência deve ser realizada punção lombar para excluir infecções de sistema nervoso central. No entanto, é fundamental a realização de exame de imagem previamente à punção, por conta do risco de herniação em algumas patologias. Em crianças com ataxia aguda, o liquor pode ser normal ou apresentar uma pleocitose linfocítica com aumento de proteína em 25 a 50% dos casos. Pode ocorrer aumento de IgG e/ou bandas oligoclonais.

Crianças com opsoclônus ou mioclonias devem realizar imagem torácica e abdominal para afastar a presença de neuroblastoma.

A neuroimagem é mandatória em casos de:

- Alteração de nível de consciência.
- Fraqueza focal assimétrica, alteração de sensibilidade ou reflexos exaltados.
- Cefaleia persistente, principalmente em caso de piora ao deitar-se ou com a realização de manobra de Valsalva, vômitos em jato, turvação visual ou zumbido pulsátil.
- Outros sinais neurológicos como, por exemplo, alteração de motricidade ocular.
- Curso atípico: quadro progressivo, subagudo ou episódios anteriores.
- Traumatismo cefálico ou de pescoço.
- Pode ser considerada em outras situações.

Se possível, deve-se dar preferência para a ressonância magnética de encéfalo, uma vez que a tomografia de crânio não fornece uma avaliação precisa da fossa posterior, além dos efeitos de radiação.

PRINCIPAIS ETIOLOGIAS DE ATAXIAS AGUDAS EM CRIANÇAS

Causas inflamatórias e pós-infecciosas

As três principais situações pós-infecciosas associadas à ataxia são a ataxia cerebelar pós-infecciosa aguda (ACPIA), a cerebelite pós-infecciosa e a encefalomielite aguda desmielinizante pós-infecciosa (EADPI).

Ataxia cerebelar pós-infecciosa aguda

Vários autores têm proposto usar essa terminologia para os quadros de ataxia aguda, evoluindo sem alterações do estado mental, exame neurológico sem sinais de localização e com história recente de infecção.

Os primeiros sinais nos pacientes com ataxias cerebelares agudas geralmente consistem em recusa para andar ou, então, em marcha ebriosa. Não costuma ser frequente a queixa de cefaleia ou a depressão da consciência. Alguns pacientes apresentam náuseas e vômitos (geralmente por vertigem). Predominam na faixa etária de 2 a 4 anos e podem estar associadas a uma desmielinização cerebelar pós-infecciosa, pós-imunização ou, ainda mais raramente, a um processo infeccioso direto do cerebelo.

Em cerca de 70% dos pacientes são encontradas histórias prévias de infecção, no intervalo de 5 a 21 dias. Vários agentes infecciosos podem estar associados ao desencadeamento de cerebelites agudas, como vírus Epstein-Barr, parvovírus, enterovírus, herpes simples, influenza, vírus varicela-zóster e *Mycoplasma pneumoniae*.

Os exames de neuroimagem, como a tomografia computadorizada (TC) ou a ressonância magnética (RM), podem ser necessários para a exclusão de processos expansivos, e o líquido cefalorraquidiano (LCR) pode estar normal ou evidenciar leve pleocitose.

A utilização de corticosteroide não está indicada na maioria dos casos na terapêutica da ataxia cerebelar pós-infecciosa aguda, que, de modo geral, apresentam resolução espontânea. A melhora clínica pode se iniciar ainda na primeira semana, ocorrendo involução completa do quadro após 2 a 4 semanas na maioria dos casos. O prognóstico em geral é excelente. Sequelas leves podem ocorrer em até 10 a 20% dos casos.

A presença de anticorpos do tipo IgM e IgG reagentes contra células de Purkinje, após infecções pelos vírus da varicela, Epstein-Barr e, ainda, para o *Mycoplasma* sugerem fortemente uma base autoimune para a ACPIA.

O estudo de Connolly et al. fortalece ainda mais bases imunológicas como etiologia para a ACPIA. Esses autores avaliaram de modo prospectivo 73 crianças com critérios para ACPIA, sendo que 26% apresentaram previamente varicela, 3% Epstein-Barr e 49% pródromos virais inespecíficos. O período de latência da infecção para o início do quadro atáxico variou de poucos dias a três semanas, com média de 17,5 dias. A tomografia computadorizada de crânio foi normal em todos os pacientes e a ressonância evidenciou apenas hipersinal em T2 em um dos nove pacientes avaliados.

Cerebelite pós-infecciosa

Trata-se de uma situação mais grave e bem mais rara que a do item anterior. O termo cerebelite era utilizado anteriormente sem diferenciar da ACPIA. Em 2002, Sawaishi e Takada, avaliando pacientes com ataxia aguda, alterações do estado mental e neuroimagem demonstrando edema cerebral e efeito de massa, propuseram que o termo cerebelite deveria ser reservado para os casos mais graves, com alterações nos exames de imagem e que poderiam necessitar até de procedimento neurocirúrgico para descompressão de fossa posterior. O risco de herniação pode ser agravado pela punção lombar. O uso de corticosteroide está indicado nesses casos.

Desse modo, devemos estar atentos para a possibilidade de casos de ataxia aguda associados a alterações neurossensoriais que, embora mais raros que as ACPIA, implicam em maior risco aos pacientes e necessitam de atuação mais ativa.

Encefalomielite aguda desmielinizante pós-infecciosa (EADPI)

Corresponde a um processo desmielinizante que ocorre em vários locais do sistema nervoso central (SNC), em geral após um quadro infeccioso. Distingue-se dos dois quadros anteriores pela presença de depressão de consciência ou, ainda, por um acometimento mais exuberante de outros locais do sistema nervoso. Podem ocorrer, além da ataxia, crises epilépticas, paralisias de nervos cranianos, hemiparesias ou acometimento da medula espinal. O diagnóstico é confirmado por meio do exame de RM de crânio, que pode evidenciar alterações na substância branca cerebral, cerebelar, no tronco e medula, bem como mostrar acometimento de tálamo, gânglios da base e, menos frequentemente, córtex cerebral. O envolvimento de estruturas supratentoriais ajuda a diferenciar dos casos de cerebelite aguda. Para o tratamento, está indicada a pulsoterapia com corticosteroide.

Esses casos podem representar uma situação única e isolada, mais comum em crianças, ou, então, um primeiro surto de esclerose múltipla. A presença de bandas oligoclonais no LCR ou a visualização de imagens desmielinizantes mais antigas na ressonância, como lesões perpendiculares ao corpo caloso (dedos de Dawson) podem sugerir uma maior possibilidade de se tratar de esclerose múltipla.

Intoxicações

Várias substâncias, como anticonvulsivantes, álcool e benzodiazepínicos, podem causar quadros de ataxia em crianças e essa possibilidade deve ser considerada nos casos de etiologia não determinada. São mais comuns em pré-escolares (ingestão acidental), mas um segundo pico ocorre na adolescência (abuso de substâncias ou tentativa de suicídio). Uma vez que a história de ingestão nem sempre é contada, um alto índice de suspeição é necessário. De modo geral, além da ataxia, esses pacientes apresentam sonolência e alterações comportamentais. Menos comumente, podem aparecer sinais de incoordenação em pacientes intoxicados com metais pesados, colas ou solventes. O Quadro 1 aponta as principais substâncias capazes de causar ataxia.

Processos expansivos

Os tumores da fossa posterior, que incluem o tronco encefálico e o cerebelo, correspondem de 45 a 60% dos tumores cerebrais em crianças. Esses pacientes, em geral, apresentam quadros de incoordenação de progressão lenta e sinais correspondentes à hipertensão intracraniana (cefaleia e vômitos). Eventualmente, a ataxia pode surgir de modo mais agudo, seja por um sangramento intratumoral, seja por compressão da drenagem liquórica determinando a hidrocefalia.

Vertigem paroxística benigna

Corresponde a episódios de curta duração, variando de segundos a poucos minutos, nos quais o paciente apresenta vertigens e alteração do equilíbrio, sendo que, nos intervalos entre essas manifestações, o paciente permanece totalmente normal. Ocorre sobretudo em crianças na faixa etária de 1 a 4 anos, e o exame neurológico não demonstra nenhuma alteração, com exceção de possível nistagmo.

Além dos sinais de desequilíbrio, a criança pode apresentar palidez, náuseas e vômitos. Geralmente, não é necessária nenhuma terapêutica, ocorrendo espaçamento gradativo das crises, até o desaparecimento. É frequente que esses pacientes venham a apresentar quadros de migrânea na evolução e, por isso, a vertigem paroxística benigna (VPB) é considerada uma variante da enxaqueca em crianças.

Labirintite

Há inflamação do aparelho vestibular de origem bacteriana ou viral. Pode ocorrer na vigência de otite ou mastoidite, e o paciente pode apresentar queixa de vertigem intensa, vômitos e alteração auditiva. As crianças menores, incapazes de verbalizar, podem apenas apresentar marcha atáxica.

Migrânea vertebrobasilar

Nessa situação, também ocorrem episódios de ataxia, em geral associados a outros sinais e sintomas, como cefaleia, vertigem, náuseas, vômitos e alterações de nervos cranianos. O primeiro episódio comumente causa alarme pela preocupação com os diagnósticos diferenciais, podendo ser necessária a exclusão de outras possibilidades. A evolução clínica, com crises intermitentes e normalidade entre os episódios, permite a definição diagnóstica.

QUADRO 1 Principais substâncias que podem causar ataxia

Álcool
Fenitoína
Carbamazepina
Benzodiazepínicos
Antidepressivos tricíclicos
Anti-histamínicos
Fenotiazínicos
Topiramato

Erros inatos do metabolismo

Vários erros inatos do metabolismo (EIM) podem manifestar-se com ataxia de modo agudo, inclusive com crises intermitentes. Esses episódios, de modo geral, têm como fatores desencadeantes quadros infecciosos ou desarranjos da dieta (seja por consumo proteico excessivo ou por períodos prolongados de jejum). Essa possibilidade é muito incomum, mas deve ser considerada sobretudo em pacientes com história de consanguinidade ou casos semelhantes na família, atraso de desenvolvimento sem etiologia definida e que apresentam crises recorrentes.

Os principais EIM que podem cursar com crises de ataxia são: deficiências da piruvato carboxilase, da piruvato desidrogenase, da biotinidase ou da holocarboxilase, além dos distúrbios do ciclo da ureia, da acidemia isovalérica e da leucinose.

Diante da possibilidade do diagnóstico de um EIM, sugere-se inicialmente a coleta de exames que possam demonstrar alterações do meio interno, como gasometria arterial, lactato, eletrólitos, amônia, glicemia e, ainda, a pesquisa de cetonúria. As alterações desses exames, ou ainda de outros mais específicos, como a cromatografia de aminoácidos no plasma, ácidos orgânicos urinários e acilcarnitinas, podem ocorrer apenas durante as crises de descompensação. Resultados normais, coletados nos intervalos assintomáticos, não devem ser considerados definitivos.

Polirradiculoneurite aguda

A polirradiculoneurite (PRN) aguda também é denominada síndrome de Guillain-Barré, e corresponde a um processo inflamatório agudo dos nervos periféricos, geralmente associado a um processo imunológico, resultante de infecção ou vacinação prévia. O acometimento dos nervos motores é a forma mais frequente. Todavia, em 10 a 15% dos pacientes predomina o acometimento de nervos sensitivos, podendo ocorrer sinais de ataxia do tipo sensorial com alargamento da base, piora do equilíbrio com o fechamento ocular (sinal de Romberg) e abolição dos reflexos musculares profundos. Uma pequena porcentagem dos pacientes (< 5%) pode ter reflexos miotáticos presentes. Instabilidade autonômica pode ocorrer, com alterações da frequência cardíaca e da pressão arterial.

Embora as formas mais comuns de PRN compreendam uma paralisia ascendente dos membros, existem variantes como a síndrome de Miller Fisher, quando ocorre um acometimento simultâneo dos nervos periféricos e oculares com ataxia, oftalmoplegia e arreflexia. Geralmente apresenta uma evolução mais rápida e mais grave.

De modo geral, as ataxias associadas às PRN agudas em crianças comumente apresentam um bom prognóstico, ocorrendo sequelas em menos de 20% dos casos.

Síndrome de Kinsbourne (opsoclônus-mioclônus)

A presença de movimentos oculares não controlados, de modo exagerado e sem um padrão específico (opsoclônus), em um paciente com ataxia deve determinar a possibilidade de síndrome de Kinsbourne. Esses pacientes podem apresentar também mioclonias concomitantemente ou durante a evolução clínica. De modo geral, os pacientes encontram-se extremamente irritados e, diante da possibilidade da síndrome de Kinsbourne, deve ser efetuada uma pesquisa exaustiva de neuroblastoma (que está associado em 50% dos casos), sendo que os sinais oculares e da ataxia são resultantes de um processo paraneoplásico de origem imunológica.

Encefalite do tronco encefálico

A encefalite do tronco encefálico, conhecida como encefalite de Bickerstaff, é muito rara em crianças, mas pode ser causa de ataxia por acometer vias eferentes ou aferentes do cerebelo e, geralmente, também ocorrem alterações de nervos cranianos e outros sinais de projeção pelo acometimento de tratos longos ou, ainda, da consciência ou do padrão respiratório.

As etiologias mais frequentes são os vírus, como: Epstein-Barr, enterovírus tipo 71, herpes-vírus ou, ainda, bactérias como a *Listeria monocytogenes*, doença de Lyme.

A suspeita diagnóstica é clínica e a RM demonstra áreas de aumento de sinal em T2, no tronco encefálico e pedúnculos cerebelares.

Diante de tais possibilidades, os pacientes com encefalite de Bickerstaff devem ser submetidos a uma terapêutica empírica inicial com cobertura antibiótica para *Listeria monocytogenes* e aciclovir.

Meningites

Meningites bacterianas raramente apresentam como manifestação inicial um quadro de alteração do equilíbrio e da coordenação. Assim, os pacientes com quadro de febre, sinais de irritação meníngea, com ou sem toxemia, podem apresentar meningite como fator etiológico. Diante dessa possibilidade, torna-se imperiosa a coleta do LCR; todavia, pela presença da ataxia e a fim de evitar riscos desnecessários para o paciente, devem ser excluídas previamente lesões com efeito de massa, por meio de exame de imagem cerebral. Quando a possibilidade de se tratar de meningite bacteriana é real, preconiza-se coleta de hemocultura e introdução de antibioticoterapia antes do encaminhamento do paciente para a realização da TC ou da RM.

Quadros vasculares

Os acidentes vasculares cerebrais em crianças são muito mais raros que nos adultos, principalmente aqueles com acometimento da circulação cerebral posterior, que poderiam ser causas de ataxias agudas. Essa possibilidade deve ser considerada sobretudo em pacientes com traumas cervicais, que às vezes determinam dissecção da artéria vertebral. Eventualmente um quadro de ataxia também pode estar associado a episódios tromboembólicos, que devem ser considerados em pacientes com cardiopatias cianóticas, valvulopatias ou, então, nos portadores de trombofilias (deficiência das proteínas C e S, da antitrombina III, resistência à proteína C ativada, mutação do fator V de Leiden, mutação G20210A do fator II da coagulação, anticoagulante lúpico, homocistinúria etc.).

CONCLUSÃO

Os quadros de ataxia aguda em crianças constituem um desafio diagnóstico para os clínicos. As causas mais comuns dessa situação são a ataxia cerebelar pós-infecciosa aguda, intoxicações ou infecções, todavia é fundamental que o médico esteja alerta também para outras possibilidades, as quais, se não identificadas, podem estar associadas a complicações, quer por atraso diagnóstico ou pelos próprios procedimentos utilizados para a investigação das etiologias mais comuns. É necessário conhecimento da anatomia do sistema nervoso e de bases da semiologia neurológica, que não devem ser exclusivas do especialista e permitem uma classificação adequada do tipo do quadro. História minuciosa e exame neurológico detalhado são a base para um diagnóstico assertivo.

O diagnóstico topográfico da lesão neurológica facilita muito a indicação adequada dos exames subsidiários, a rápida identificação da etiologia e uma terapêutica eficaz.

SUGESTÕES DE LEITURA

1. Arányi Z, Kovács T, Sipos I, Bereczki D. Miller Fisher syndrome: brief overview and update with a focus on electrophysiological findings. Eur J Neurol. 2012;19(1):15-20.
2. Boekholdt SM, Kramer MH. Arterial thrombosis and the role of thrombophilia. Semin Thromb Hemost. 2007;33(6):588-96.
3. Boltshauser E, et al. Acute ataxia in children: Approach to clinical presentation and role of additional investigations. Neuropediatrics. 2013;44(3):127-41.
4. Bonthius DJ. Ataxia and the cerebellum. Semin Pediatr Neurol. 2011;18(2):69-71.
5. Caffarelli M, et al. Acute ataxia in children: A review of the differential diagnosis and evaluation in the emergency department. Pediatric Neurology. 2016;65:14-30.
6. Cimolai N, Mah D, Roland E. Anticentriolar autoantibodies in children with central nervous system manifestations of Mycoplasma pneumoniae infection. J Neurol Neurosurg Psychiatry. 1994;57:638-639.
7. Connolly AM, Dodson WE, Prensky AL, Rust RS. Course and outcome of acute cerebellar ataxia. Ann Neurol. 1994;35(6):673-9.
8. De Bruecker Y, Claus F, Demaerel P, Ballaux F, Sciot R, Lagae L, et al. MRI findings in acute cerebellitis. Eur Radiol. 2004;14(8):1478-83.
9. Fritzler MJ, Zhang M, Stinton LM, Rattner JB. Spectrum of centro - some autoantibodies in childhood varicella and post-varicella acute cerebellar ataxia. BMC Pediatr. 2003;3:11.
10. Groeneveld JH, Sijpkens YW, Lin SH, Davids MR, Halperin ML. An approach to the patient with severe hypokalaemia: the potassium quiz. QJM. 2005;98(4):305-16.
11. Ito H, Sayama S, Irie S, et al. Antineuronal antibodies in acute cerebellar ataxia following Epstein-Barr virus infection. Neurology. 1994;44:1506-1507.
12. Karunarathne S, Udayakumara Y, Fernando H. Epstein-Barr virus co-infection in a patient with dengue fever presenting with post-infectious cerebellitis: a case report. J Med Case Reports. 2012;6(1):43.
13. Miyamoto RC, Miyamoto RT. Pediatric neurotology. Semin Pediatr Neurol. 2003;10(4):298-303.
14. Nussinovitch M, Prais D, Volovitz B, Shapiro R, Amir J. Post-infectious acute cerebellar ataxia in children. Clin Pediatr. 2003;42:581-584.
15. Odaka M, Yuki N, Yamada M, Koga M, Takemi T, Hirata K, et al. Bickerstaff's brainstem encephalitis: clinical features of 62 cases and a subgroup associated with Guillain-Barré syndrome. Brain. 2003;126(Pt 10):2279-90.
16. Overby P, Kapklein M, Jacobson RI. Acute Ataxia in Children. Pediatr Rev. 2019;40(7):332-343.
17. Prasad M, Ong MT, Setty G, Whitehouse WP. Fifteen-minute consultation: the child with acute ataxia. Arch Dis Child Educ Pract Ed 2013;98:217-223.
18. Quane T, Chambers CV, Synderman D. Conversion disorders presenting as gait disturbance in an adolescent. Arch Fam Med. 1995;4(9):805-7.
19. Ryan MM, Engle EC. Acute ataxia in childhood. J Child Neurol. 2003;18(5):309-16.
20. Sawaishi Y, Takada G. Acute cerebellitis. Cerebellum. 2002;1:223-228.

21. Scarff JR, Iftikhar B, Tatugade A, Choi J, Lippmann S. Opsoclonus myoclonus. Innov Clin Neurosci. 2011;8(12):29-31.
22. Tate ED, Allison TJ, Pranzatelli MR, Verhulst SJ. Neuroepidemiologic trends in 105 US cases of pediatric opsoclonus-myoclonus syndrome. J Pediatr Oncol Nurs. 2005;22(1):8-19.
23. Tosta ED, Kuckelhaus CS. GuillainBarre Syndrome in a population less than 15 years old in Brazil. Arq Neuropsiquiatr. 2002;60(2-B):367.
24. Tusa RJ. Bedside assessment of the dizzy patient. Neurol Clin.2005;23(3):655-73.
25. Uchibori A, Sakuta M, Kusunoki S, Chiba A. Autoantibodies in post- infectious acute cerebellar ataxia. Neurology. 2005;65:1114-1116.
26. Ullrich NJ, Pomeroy SL. Pediatric brain tumors. Neurol Clin. 2003;21(4):897-913.
27. Whelan HT, Verma S, Guo Y, et al. Evaluation of the child with acute ataxia: a systematic review. Pediatr Neurol. 2013;49:15-24.

40
Meningites e meningoencefalites

Ariane Guissi dos Santos
Heloisa Helena de Sousa Marques

PONTOS-CHAVE DESTE CAPÍTULO

- Reconhecer a síndrome clínica suspeita para meningite e meningoencefalite na infância e na adolescência.
- Elencar os agentes etiológicos mais importantes e prevalentes de acordo com a faixa etária.
- Iniciar tratamento empírico precoce eficaz para infecções adquiridas na comunidade.
- Conhecer os possíveis desfechos.

INTRODUÇÃO

Meningites são caracterizadas pela inflamação das leptomeninges, tecidos que envolvem o cérebro e a medula espinhal. Quando há acometimento também do parênquima cerebral, ocorre a meningoencefalite. Sua transmissão ocorre por gotículas através de tosse e espirros, e por contato próximo entre as pessoas.

Os agentes infecciosos mais comuns são os vírus, especialmente os enterovírus. Quando a doença é causada por bactérias, a faixa etária e a situação vacinal da criança são os dados epidemiológicos mais importantes para a suspeita etiológica.

Por se tratar de uma doença com altas taxas de letalidade e potenciais morbidade e mortalidade, é essencial que o profissional de saúde atuante em pronto-socorro tenha alta suspeita clínica para o diagnóstico precoce. Os sintomas clássicos são febre, alteração de nível de consciência e rigidez de nuca (sinais de Kernig e de Brudzinski).

Além da relevância clínica, conforme aponta a OMS, a doença é um desafio para os sistemas econômico, de saúde e para a sociedade em si, em razão de sua tendência de causar epidemias. No Brasil, a meningite já é considerada uma doença endêmica, mas ainda ocorre em surtos. No Estado de São Paulo, por exemplo, foi registrado de julho a setembro de 2022 o aumento do número de casos de meningite por meningococo C.

Dessa forma, a abordagem inicial minuciosa é fundamental para a prevenção de sequelas como perda auditiva e atraso do desenvolvimento neuropsicomotor relacionados à meningite bacteriana.

EPIDEMIOLOGIA

De acordo com dados do Sistema de Informação de Agravos de Notificação (Sinan) de 2022, foram notificados 10.739 casos suspeitos de meningite com 54,5% de casos confirmados, sendo 2.172 (37,1%) de etiologia bacteriana e 2.059 (35,2%) de etiologia viral, 1.272 (21,7%) de causas não especificadas e 336 (5,7%) denominados como outras etiologias. Devemos lembrar que os sistemas de vigilância são dependentes da adesão do profissional atuante para tal, sendo um problema comum o negligenciamento das informações mesmo com relação a doenças de notificação compulsória (Figura 1).

As meningites virais são maioria, cursam com quadros clínicos mais leves, acometem mais as crianças e, mais comumente, causam surtos. Os enterovírus são os principais agentes, responsáveis por mais de 70% dos casos. Outros vírus com importância etiológica para meningite estão expostos na Tabela 1.

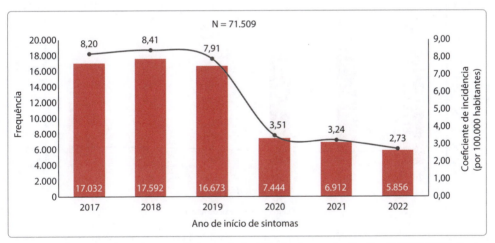

FIGURA 1 Casos confirmados e coeficiente de incidência de meningite, Brasil, 2017-2022. Fonte: SINAN/SVS/MS e Esus-VS. Dados atualizados em 27/9/2022.

TABELA 1 Causas de meningite viral

Comuns	Menos comuns	Raros
Enterovírus A-D (ecovírus, coxsackievírus etc.) Parechovírus humanos Arbovírus	Herpes-vírus simples 2 Vírus da caxumba HIV	Vírus respiratórios (adenovírus, Influenza A e B, parainfluenza, SARS-CoV-2) Outros herpes-vírus (Herpes simplex tipo 1, Herpes-vírus 6, Epstein-Barr, Varicela-Zoster, Citomegalovírus) Vírus do sarampo Outros vírus (parvovírus B19, rotavírus)

Adaptada de: Long, et al., 2022.

Outras causas incomuns seriam:

- Infecciosas: *Mycobacterium tuberculosis*, relevante para a realidade epidemiológica brasileira; fungos (*Cryptococcus, Coccidioides, Histoplasma, Blastomyces*); e, raramente, *Bartonella spp* (arranhadura do gato), Espiroquetas, *Leptospira spp*, *Brucella spp*, parasitas (*Taenia solium, Toxoplasma gondii, Trichinella spiralis*), *Mycoplasma pneumoniae* e *Rickettsia spp*.
- Não infecciosas: drogas, doenças sistêmicas imunomediadas e doenças neoplásicas.

Já as meningites bacterianas têm maior destaque pela gravidade e potenciais morbidade e mortalidade, sendo assim, devem ser tratadas imediatamente. A suspeita e o tratamento antimicrobiano precoces melhoram a chance de cura sem sequelas. A Figura 2 mostra os dados mais recentes de mortalidade disponibilizados pelo Ministério da Saúde.

A etiologia bacteriana varia conforme a faixa etária e condição de saúde prévia do paciente, sendo esses dados descritos na Tabela 2 e na Figura 3.

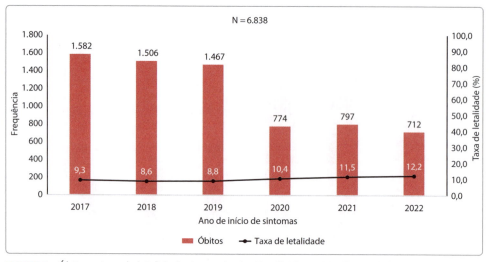

FIGURA 2 Óbitos e taxa de letalidade de meningite, Brasil, 2017-2022. Fonte: SINAN/SVS/MS e Esus-VS. Dados atualizados em 27/9/2022.

TABELA 2 Causas de meningite bacteriana, Brasil, 2022

Etiologia	Casos	%
Streptococcus pneumoniae	601	27,7
Neisseria meningitidis	272	12,5
Mycobacterium tuberculosis	179	8,2
Haemophilus influenzae	88	4,1
Outras bactérias	552	25,4
Não especificadas	480	22,1
Total	2172	100

Adaptada de: SINAN/SVS/MS e Esus-VS. Dados atualizados em: 27/09/22.

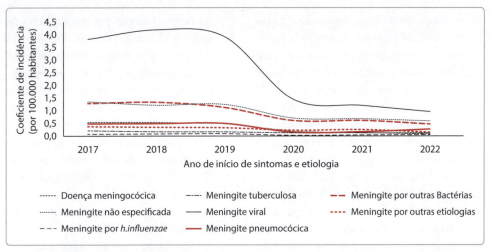

FIGURA 3 Coeficiente de incidência de meningite, por etiologia, Brasil, 2022. Fonte: SINAN/SVS/MS e Esus-VS. Dados atualizados em 27/9/2022.

Em crianças previamente hígidas, os três agentes mais comuns de meningite bacteriana aguda adquirida por via hematogênica em todo o mundo são: *Streptococcus pneumoniae* (pneumococo), *Neisseria meningitidis* (meningococo – sorogrupos A, B, C, X, Y e W-135) e *Haemophilus influenzae* tipo b (Hib), que, antes da vacinação conjugada Hib, era o responsável por quase metade dos casos.

Por ter apresentação clínica inespecífica e considerando alta prevalência em nosso país, a forma meningoencefálica da tuberculose é pertinente para o diagnóstico diferencial, sendo o *Mycobacterium tuberculosis* um agente relevante.

A etiologia varia também de acordo com as diferentes faixas etárias e seus contextos epidemiológicos. Na faixa etária neonatal, por exemplo, é necessário considerar a exposição à flora materna. A Tabela 3 resume as particularidades de cada idade.

A disponibilização de vacinas conjugadas mudou a história epidemiológica das meningites. No Brasil, a vacinação rotineira contra o meningococo está disponível desde 2010 e, a partir de então, observou-se queda significativa das taxas de incidência da

TABELA 3 Causas de meningite bacteriana conforme faixa etária

Faixa etária	Agentes
Neonatal	Enterobactérias (*E. coli*, *Klebsiella* sp, *Proteus* sp, *Serratia marcescens*), *Streptococcus agalactiae* (estreptococo beta-hemolítico do grupo B*) e *Listeria monocytogenes*
1 a 3 meses	Enterobactérias, *L. monocytogenes*, *Streptococcus agalactiae* (estreptococo do grupo B), *Streptococcus pneumoniae* (pneumococo), *Neisseria meningitidis* (meningococo) e *Haemophilus influenzae* tipo b
3 meses a 5 anos	Pneumococo, meningococo, *Haemophilus influenzae* tipo b
> 5 anos	*Neisseria meningitidis*, *Streptococcus pneumoniae*

* *Streptococcus agalactiae* (estreptococo beta-hemolítico do grupo B) – coloniza o trato genital da gestante, sendo fator de risco para sepse e meningite no recém-nascido.

doença meningocócica. As vacinas conjugadas C e ACWY são eficazes na redução da doença meningocócica invasiva, e as conjugadas C monovalentes reduzem inclusive o transporte faríngeo da *N. meningitidis*. Já para vacinas multivalentes MenACWY ou MenB recombinante, não há evidências da redução da colonização. A vacina conjugada antipneumocócica 10-valente, introduzida no calendário também em 2010, foi essencial para a redução da letalidade, morbidade e mortalidade decorrentes de meningites por *Streptococcus pneumoniae*. Da mesma forma, após a introdução da vacina conjugada Hib no calendário de imunizações em 1999, houve redução significativa nas taxas de doença invasiva por *Haemophilus influenzae* tipo b.

PATOGÊNESE

A patogênese da meningite bacteriana envolve diversos fatores relacionados à virulência do patógeno e sua capacidade de invasão da barreira hematoencefálica, assim como à resposta imunológica e inflamatória desencadeada pela infecção. Desse modo, determinadas comorbidades e tipos de imunossupressão podem representar maior risco de adoecimento e susceptibilidade etiológica específica conforme descrito a seguir:

- Há maior risco de meningite pneumocócica para pacientes com infecção pelo HIV, asplenia e condições de quebra de barreira cranioencefálica (como fratura de base de crânio ou fístula liquórica).
- Maior risco para infecção por meningococo relacionada à imunodeficiência do sistema complemento.
- Maior risco de agentes atípicos e germes de pele para pacientes que sofreram traumatismo cranioencefálico penetrante ou neurocirurgia, por exemplo a presença de derivação ventriculoperitoneal (DVP): *Staphylococcus aureus* e estafilococos coagulase-negativos, estreptococos e bacilos gram-negativos entéricos, especialmente *Escherichia coli*, *Klebsiella spp.* e *Pseudomonas aeruginosa*.
- Risco para *Haemophilus influenzae* não tipável nas imunodeficiências humorais.
- Risco para *Listeria monocytogenes* relacionada a imunodeficiências celulares e para pacientes transplantados renais. Lembrando que infecção por *Listeria monocytogenes* ocasionalmente acomete lactentes e crianças imunocompetentes.

De maneira geral, o mecanismo fisiopatológico envolvido na maior parte dos casos é a disseminação hematogênica de um patógeno causador de infecção em outro sítio. Nesse caso, é importante lembrarmos da colonização dos epitélios de mucosas, especialmente nasofaringe, por bactérias.

A infecção do sistema nervoso central (SNC) por contiguidade também pode ocorrer, com menor frequência, a partir de focos infecciosos agudos paramenígeos, como sinusites e mastoidites.

Há ainda a possibilidade da invasão direta do SNC pela bactéria inoculada após traumatismo cranioencefálico, realização de cirurgias invasivas como instalação de DVP, implante coclear ou em razão da presença de malformações que configuram quebra de barreiras naturais.

Após o início do processo, a resposta inflamatória implicará lesão endotelial da barreira hematoencefálica, resultando em perda dos mecanismos autorregulatórios e, consequentemente, edema de parênquima e aumento da pressão intracraniana. Dessa maneira, ocorrem isquemia cerebral, lesões citotóxicas e apoptose neuronal, ocasionando, assim, as complicações clínicas observadas em um quadro de meningite aguda.

MANIFESTAÇÕES CLÍNICAS

Como vimos, a meningite provoca inflamação no cérebro e na medula espinhal. Os principais sintomas decorrentes desse processo são prostração, febre alta ou hipotermia, dor de cabeça grave e persistente, rigidez de nuca, náuseas ou vômitos. Os sinais e sintomas são menos específicos quanto menor a faixa etária e, para crianças menores de 1 ano (principalmente neonatos), a presença de irritabilidade, abaulamento de fontanelas, letargia, recusa alimentar e sinais de sepse é especialmente relevante.

MENINGITE VIRAL

Meningites virais apresentam sintomatologia semelhante às bacterianas na suspeita, mas costumam cursar com quadros menos graves.

Dependendo da etiologia, além do acometimento das leptomeninges, pode haver meningoencefalite e os consequentes sinais característicos, como convulsões e sintomas neurológicos focais.

A faixa etária também é fator crucial para a definição da apresentação clínica. Por exemplo, recém-nascidos com meningoencefalite viral pelo herpes simplex (HSV) têm risco aumentado para doença sistêmica grave, apresentando potencialmente pneumonia, hepatite, miocardite, enterocolite necrotizante e sepse. Já as crianças maiores apresentam um quadro mais brando caracterizado por febre, cefaleia e vômitos, podendo manifestar ao exame clínico a rigidez de nuca e, ainda, manifestações inespecíficas de doenças virais, como exantemas, conjuntivite ou faringite.

MENINGITE BACTERIANA

Nesse caso, os pacientes apresentam também os sinais e sintomas clássicos de irritação meníngea, como febre, náuseas, vômitos, irritabilidade, anorexia, cefaleia, alterações de nível de consciência e rigidez de nuca, mas podem cursar com quadros clínicos mais graves e piores desfechos.

Os sinais de Kernig e Brudzinski são clássicos para irritação meníngea e aparecem mais comumente em crianças acima de 12 a 18 meses:

- Kernig: coloque o paciente em decúbito dorsal com o quadril flexionado a 90 graus. Tente estender a perna na altura do joelho. O teste é positivo quando há resistência à extensão do joelho > 135 graus ou dor na região lombar ou posterior da coxa.
- Brudzinski: coloque o paciente em decúbito dorsal e flexione passivamente a cabeça em direção ao tórax. O teste é positivo quando há flexão dos joelhos e quadris do paciente.

O exantema purpúrico e a evolução para choque são classicamente relacionados à doença meningocócica, mas os demais agentes também podem causar quadros semelhantes. Nesses casos, destaca-se a evolução rápida para septicemia, instabilidade e, por vezes, óbito.

Estima-se que a taxa de letalidade global para a doença varie entre 5 e 30%, a depender da qualidade dos serviços médicos e acesso à saúde da população.

A meningococcemia pode acarretar complicações graves como acometimento neurológico, do miocárdio, abdome agudo inflamatório, coagulação intravascular disseminada (CIVD), púrpura fulminante e choque. Este último pode resultar em infarto da adrenal, que leva à insuficiência do órgão e contribui para hipotensão, caracterizando a chamada síndrome de Waterhouse-Friderichsen.

Frente ao exposto, diante da suspeita clínica para meningite, é essencial investigarmos história infecciosa recente da criança, uso de antibioticoterapia recente, história vacinal e antecedentes pessoais e epidemiológicos (como, p. ex., contato com pessoas sintomáticas e viagens recentes para áreas endêmicas). Assim, após anamnese completa e eficaz, prosseguiremos com a investigação diagnóstica complementar de maneira mais assertiva.

DIAGNÓSTICO

O diagnóstico laboratorial deve ser realizado para todos os casos e pode ser iniciado com a coleta do líquido cefalorraquidiano (LCR) para análise quimiocitológica, microbiológica e de biologia molecular, se disponível. A coleta do LCR não deve atrasar a administração de antibioticoterapia, e quando não é possível esperar, a hemocultura pode ser valiosa para a detecção do microrganismo e o estabelecimento de padrões de susceptibilidade, visto que as taxas de positividade relatadas são de 50 a 90% para *H. influenzae*, 75% para *S. pneumoniae* e 40% para *N. meningitidis*.

O exame por punção lombar é contraindicado se houver condições que ofereçam risco relacionado ao procedimento à criança, como distúrbios de coagulação, hipertensão intracraniana ou infecção de pele e partes moles na topografia da punção.

Quanto à realização de exame de imagem antes da coleta, não há indicação rotineira e é necessária a avaliação caso a caso. A tomografia computadorizada de crânio pode ser indicada em cenários específicos, como a presença de crises convulsivas, déficits neurológicos focais, papiledema, rebaixamento do nível de consciência moderado a grave, doentes portadores de lesões estruturais de SNC previamente conhecidas, traumatismo cranioencefálico recente, distúrbios de coagulação e trombocitopenias.

Os achados da análise de LCR que auxiliam na suspeita etiológica e na definição de conduta estão caracterizados na Tabela 4.

No início da infecção viral, pode haver predomínio celular polimorfonuclear no liquor, sendo essencial a análise das demais variáveis e a associação com a clínica para melhor construção diagnóstica.

Outro viés a se considerar é a ocorrência de acidente de punção, que pode elevar a celularidade e a proteinorraquia (mesmo racional, pode ser estendido a traumatismo cranioencefálico). Nesse caso, pode-se estimar o ajuste de contagem de leucócitos subtraindo uma unidade a cada 500 a 1.500 hemácias encontradas ou individualizar com a quantidade de eritrócitos e leucócitos do hemograma do paciente por meio da fórmula:

Número de leucócitos ajustados no liquor = Número de leucócitos encontrados no liquor − [(Número de leucócitos no sangue × número de eritrócitos no liquor) / (Número de eritrócitos no sangue)]

A contagem de proteína subtraindo 1 mg/dL a cada 1.000 hemácias no liquor.

Exames laboratoriais como hemograma, glicemia para correlação com a glicorraquia e proteínas inflamatórias de fase aguda também são valorizados. A investigação de etiologia viral deve contemplar a solicitação de métodos imunológicos com sorologia e/ou de biologia molecular, quando disponível,

TABELA 4 Exame quimiocitológico do liquor de acordo com etiologia

Laboratório	Valores normais	Vírus	Bactéria	Fungo	Tuberculose
Celularidade [2] Leucócitos/mm^3	Em geral acelular RNT ≤ 15 células < 1 ano até 9 > 1 ano até 5	< 1.000	> 1.000	< 500	< 300
Diferencial	-	20-40% neutrófilos - predomínio linfomonocitário	85-90% neutrófilos - predomínio polimorfonucleares	< 10-20% neutrófilos - predomínio linfomonocitário	< 10-20% neutrófilos - predomínio linfomonocitário
Proteinorraquia* mg/dL	RNPT ≤ 125-150 RNT ≤ 100 Lactentes 15-50	normal ou < 100	> 100-150	> 100-200	> 200-300
Glicorraquia mg/dL	RNPT ≤ 20 RNT ≤ 30 Lactentes 45-100	normal	< 40	< 40	< 40
Cultura positiva	-	-	> 95%	> 30%	< 30%
PCR ou outros métodos	-	PCR vírus neurológicos (enterovírus, herpes-vírus, EBV, CMV)	PCR positivo para meningococo, pneumococo e *Haemophilus*	PCR, cultura para fungos e visualização direta, sorologias	Baciloscopia pBAAR positiva, cultura para micobactérias e teste rápido molecular/PCR para micobactérias. Adenosina deaminase (ADA) elevada

RNPT (recém-nascido pré-termo); RNT (recém-nascido termo). * RNPT apresentam imaturidade da barreira hematoencefálica e, portanto, podem apresentar maiores níveis proteicos e de celularidade. Adaptada de: Long et al., 2022; Ministério da Saúde e UpToDate, 2023.

para a detecção de infecção pelos principais vírus envolvidos: enterovírus, herpes-vírus simplex, vírus da varicela-zóster. Para o paciente imunocomprometido, a investigação deve ser estendida considerando outros agentes menos comuns (expostos na Tabela 1).

Em virtude da sobreposição dos achados clínicos e laboratoriais das meningites de etiologias diversas, foram desenvolvidos alguns sistemas de pontuação para distinguir a etiologia bacteriana da viral para crianças que apresentem pleocitose. O *Bacterial Meningitis Score* (BMS), elaborado nos Estados Unidos, foi validado em um estudo de coorte retrospectivo de 3.295 crianças e objetiva identificar aquelas com muito baixo risco de apresentar meningite bacteriana. Devem estar ausentes todos os critérios a seguir:

- Bacterioscopia positiva (coloração de Gram).
- Contagem de neutrófilos no LCR > 1.000 células/mL.
- Proteinorraquia > 80 mg/dL.
- Neutrófilos no sangue periférico > 10.000 células/mL.
- Presença de crise convulsiva (importante fator prognóstico).

O sistema apresenta sensibilidade de 98,3%, especificidade de 61,5% e valor preditivo negativo de 99,8%. O risco de meningite bacteriana é muito baixo (0,1%) em pacientes que não pontuam critérios. As crianças que pontuaram qualquer um dos critérios foram classificadas como não muito baixo risco para meningite bacteriana e, dessas, 10% apresentaram meningite bacteriana e 90% meningite asséptica.

O isolamento de agente bacteriano no LCR ou em hemocultura de paciente com pleocitose no LCR confirma o diagnóstico de meningite bacteriana. A presença de um ou mais critérios do BMS deve ser interpretada como risco aumentado de meningite bacteriana e tratada como tal até o resultado de culturas.

TRATAMENTO

Após estabilização hemodinâmica, ventilatória e neurológica do paciente, de acordo com a etiologia provável, é possível estabelecer as metas terapêuticas.

Para as meningites virais, indica-se tratamento sintomático sem necessidade de internação hospitalar na maior parte das vezes, exceto para meningoencefalite herpética. Nesse caso, o tratamento é feito com aciclovir 10 a 15 mg/kg/dose EV a cada 8/8 horas por 14 a 21 dias e, idealmente, até negativação do PCR. Para a faixa etária neonatal, a dose adequada é de 60 mg/kg/dia EV 8/8 horas por 21 dias e o tempo de prescrição pode se estender até um ano como manutenção via oral, a depender da gravidade.

Para as meningites bacterianas, o tempo de antibioticoterapia indicado varia de 7 a 21 dias, a depender do microrganismo isolado (Tabela 5). Se necessário tratamento empírico, é prudente a duração de 14 dias para neonatos e de 10 dias para as demais faixas etárias.

Não há indicação de troca para via oral antes do término em qualquer cenário. Para crianças com derivação ventriculoperitoneal, o tempo adequado para infecções não complicadas é de 10 dias e, para complicadas, de 21 dias. Antibióticos intraventriculares estão relacionados a aumento de mortalidade e não são recomendados.

As drogas escolhidas de forma empírica devem ser adequadas a cada hipótese etio-

TABELA 5 Duração da antibioticoterapia em meningites de acordo com o agente isolado

Microrganismo	Duração da terapia
Neisseria meningitidis	5-7 dias
Haemophilus influenzae	7-10 dias
Streptococcus pneumoniae	10-14 dias
Streptococcus agalactiae (grupo B)	14-21 dias
Bacilos Gram-negativos	21 dias
Listeria monocytogenes	21 dias

McMullan et al., 2016.

lógica, portanto variam com a faixa etária e sempre devem penetrar a barreira hematoencefálica.

Período neonatal

A escolha empírica é a associação Aminoglicosídeo (p. ex., gentamicina) + ampicilina 300 a 400 mg/kg/dia a cada 6/6 horas (droga com ação contra *Listeria monocytogenes*) ou cefotaxima 300 mg/kg/dia a cada 6/6 horas (se suspeita de microrganismos resistentes) + ampicilina.

Pós-neonatal

A escolha empírica é uma cefalosporina de 3ª geração (ceftriaxone 100 mg/kg/dia a cada 12/12 horas ou cefotaxima 300 mg/kg/dia a cada 6/6 horas). A associação com vancomicina 60 mg/kg/dia a cada 6/6 horas deve ser considerada em regiões com risco de pneumococo resistente às penicilinas e cefalosporinas. Vale lembrar que a vancomicina nunca será utilizada de maneira isolada, por sua baixa penetração liquórica.

No Brasil, não havia preocupação quanto à circulação de cepas resistentes de pneumococo. Porém, em 2020, o relatório do Projeto SIREVA (projeto de Informação da Vigilância das pneumonias e meningites bacterianas vinculado ao Instituto Adolfo Lutz) identificou três cepas de pneumococo resistentes a ceftriaxone que causaram meningite nas seguintes faixas etárias: 15 a 29 anos; 30 a 49 anos e acima de 60 anos. O último relatório referente a 2021 identificou quatro cepas resistentes que causaram meningite em duas crianças abaixo de 12 meses, uma com idade entre 12 e 23 meses e uma em pessoa idosa acima de 60 anos, nenhuma cepa resistente foi identificada para doenças invasivas não meningite.

Não há consenso para indicação indiscriminada de terapia empírica inicial com cefalosporina de terceira geração já associada à vancomicina. Devemos também considerar o viés de representatividade dos dados do SIREVA, mas fica o alerta para a necessidade de avaliação detalhada caso a caso e a indicação do antibiótico se pertinente.

Além da antibioticoterapia, alguns estudos mostraram que o uso de dexametasona de forma adjuvante teve efeito protetor contra perda auditiva grave e sequelas neurológicas de curto prazo para crianças em países de alta renda, porém nenhum efeito foi observado em países de baixa renda. Os desfechos da terapia também variam dependendo do agente etiológico, e a dexametasona parece ser mais benéfica em crianças com meningite por *Haemophilus influenzae* tipo b (Hib). A decisão sobre o uso deve ser individualizada e, quando indicada, deve ser administrada antes do início do antibiótico ou concomitante à primeira dose na posologia de 0,15 mg/kg/dose EV a cada 6/6 horas por 2 a 4 dias.

Enquanto se aproxima o término do tratamento intra-hospitalar, a equipe assistente deve iniciar também investigação de sequelas decorrentes da doença invasiva. Em neonatos, a avaliação do aumento do

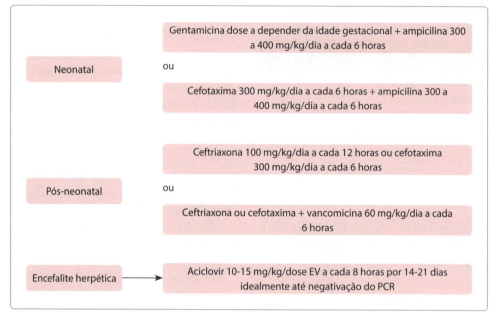

FIGURA 4 Algoritmo de tratamento.

perímetro cefálico e a realização de exames de imagem ao fim da antibioticoterapia podem ser necessárias para assegurar a ausência dessas complicações (p. ex.: eventos trombóticos, abscesso cerebral, hidrocefalia, encefalomalácia e atrofia cortical).

A perda auditiva é a sequela mais comum, e a realização do Exame de Potenciais Evocados Auditivos de Tronco Encefálico (PEATE ou BERA) é mandatória. A perda definitiva pode ser mais tardia, ocorrendo até 6 meses após a alta, o que reflete a necessidade do seguimento ambulatorial horizontal. Outras complicações sequelares possíveis são paresias, epilepsias, hidrocefalia, diabetes insipidus e ataxia.

PROFILAXIA

Em caso de internação, o paciente deve permanecer sob precaução respiratória para gotículas até completar 24 horas de terapia antimicrobiana adequada.

Para contatos de caso índice, a profilaxia antimicrobiana é indicada apenas se infecção por meningococo e *Haemophilus influenzae* tipo b.

Meningococo

A profilaxia é recomendada para contato íntimo (caracterizado por residir em mesmo domicílio; compartilhar mesmo quarto ou secreções – nos 7 dias antecedentes aos sintomas; crianças na mesma escola/creche – nos 7 dias antecedentes; profissional que realizou intubação orotraqueal sem paramentação e passageiros ao lado em um voo com duração superior a 8 horas). Não é recomendada se contato casual ou indireto e, tampouco, para profissionais de saúde sem exposição direta a secreções orais do paciente.

Escolha:
- Rifampicina 20 mg/kg/dia a cada 12/12 horas por 2 dias (para faixa etária neonatal, metade da dose).

Alternativas:
- Ceftriaxone 125 mg IM dose única para crianças abaixo de 15 anos e 250 mg, IM, dose única para faixa etária igual ou superior a 15 anos.
- Ciprofloxacino 20 mg/kg dose única.

Haemophilus influenzae tipo b (Hib)

A profilaxia é recomendada para contatos íntimos de caso índice que preencham os seguintes critérios: criança < 12 meses, vacinada ou não; criança entre 12 e 48 meses, não imunizada ou com imunização incompleta; imunossuprimido, independentemente da idade ou estado vacinal; todos os contatos de creche/instituição, que tenham registrado dois ou mais casos de doença invasiva por Hib nos 60 dias prévios à análise.

Escolha:
- Rifampicina 20 mg/kg/dia a cada 12/12 horas ou uma vez ao dia por 4 dias.

CONCLUSÃO

A meningite é uma doença amplamente evitável com a vacinação. A Organização Mundial da Saúde lidera o desenvolvimento de um roteiro global que estabeleceu, em 2020, a meta de derrotar a meningite até 2030. Para tal objetivo, espera-se reduzir o número de casos de meningite bacteriana evitável por vacina em 50%, a mortalidade em 70% e, ainda, reduzir eventos sequelares, garantindo, assim, melhor qualidade de vida aos afetados. Fazem parte dessas estratégias o diagnóstico e o tratamento adequados, com foco no rápido reconhecimento etiológico, e a cobertura vacinal ideal. Portanto, o reconhecimento clínico do caso suspeito pela equipe de pediatria do pronto-socorro, bem como a condução assertiva do caso são essenciais na construção desse objetivo.

PARA SABER MAIS

- Zainel A, Mitchell H, Sadarangani M. Bacterial meningitis in children: neurological complications, associated risk factors, and prevention. Microorganisms. 2021;9:535.
- Situação Epidemiológica das Meningites no Brasil. Disponível em: https://www.gov.br/saude/pt-br/assuntos/saude-de-a-a-z/m/meningite/publicacoes/situacao-epidemiologica-das-meningites-no-brasil-2022.pdf.

SUGESTÕES DE LEITURA

1. American Academy of Pediatrics. Meningococcal infections. In: Kimberlin DW, Barnett ED, Lynfield R, Sawyer MH (eds.). Red Book: 2021 Report of the Committee on Infectious Diseases. Itasca: American Academy of Pediatrics; 2021. p.519-31.
2. Centro de Vigilância Epidemiológica (CVE), Divisão de Doenças de Transmissão Respiratória. Disponível em: www.cve.saude.sp.gov.br. Acesso em: 25 Jan. 2023.
3. Han JY, Romero JR. Aseptic and viral meningitis. In: Long SS. Principle and practice of pediatric infectious diseases. 6.ed. Philadelphia: Elsevier; 2022. p.301-305.
4. Hasbun R, Tunfel AR. Approach to the patient with central nervous system infection. In: Bennett JE, Dolin R, Blaser MJ (eds.). Mandell, Douglas and Bennett's Principles and practice of infectious diseases, 9th ed. Philadelphia: Elsevier; 2020. p.1176.
5. Kim KS. Acute bacterial meningitis in infants and children. Lancet Infect Dis. 2010;10:32-42.
6. Kumar OS, Nadel S. Acute bacterial meningitis beyond the neonatal period. In: Long SS. Principle and practice of pediatric infectious diseases. 6.ed. Elsevier; 2022. p.278-87.
7. Mc Millan M, et al. Effectiveness of meningococcal vaccines at reducing invasive meningococcal disease and pharyngeal Neisseria meningitidis carriage: A systematic review and meta-analysis. Clinical Infectious Diseases – IDSA. 2021;73(3):e609-19.
8. McMullan BJ, et al. Antibiotic duration and timing of the switch from intravenous to oral route for bacterial infections in children: systematic review and guidelines. Lancet Infect Dis. 2016;16:e139-52.
9. Ministério da Saúde – Brasil. Situação das doenças transmissíveis. Disponível em: https://www.gov.br/saude/pt-br/assuntos/saude-de-a-a-z/m/meningite/publicacoes/situacao-epidemiologica-das-meningites-no-brasil-2022.pdf. Acesso em: 25 Jan. 2023.
10. Teixeira DC, Diniz LMO, Guimarães NS, et al. Risk factors associated with the outcomes of pediatric bacterial meningitis: a systematic review. J Pediatr (Rio J). 2020;96:159-67.
11. Thomson J, Sucharew H, Cruz AT, et al. Cerebrospinal fluid reference values for young infants undergoing lumbar puncture. Pediatrics. 2018;141:e20173405.

41
Hipertensão intracraniana em crianças

Hamilton Matushita

PONTOS-CHAVE DESTE CAPÍTULO

- Quando ocorre uma lesão expansiva, como tumor, em um sistema fixo e "fechado", o volume do tumor é compensado pelo deslocamento de sangue e líquido cefalorraquidiano, resultando em novo equilíbrio com pressão intracraniana normal.
- Durante a infância, com aumento lento e progressivo da pressão intracraniana, a macrocefalia e o abaulamento da fontanela são os sinais mais frequentes.
- O tratamento da hipertensão intracraniana (HIC) segue uma sucessão de procedimentos, que apresentam riscos progressivos de efeitos colaterais.

INTRODUÇÃO

A pressão intracraniana (PIC) elevada pode ocasionar graves consequências neurológicas. Muitas são as causas do aumento da PIC (Tabela 1).

ASPECTOS FISIOLÓGICOS

Pressão intracraniana (PIC)

A variação normal da PIC em crianças é considerada entre 9 e 21 mmHg (12 a 28 cm de H_2O). A PIC apresenta elevações transitórias em eventos fisiológicos, como espirros, tosses e manobras de Valsalva. Em crianças acima de 2 anos, o compartimento intracraniano apresenta volume fixo e é ocupado pelo: parênquima cerebral (80%), líquido cefalorraquidiano (LCR) (10%) e sangue (10%). A PIC é definida e mensurada nos ventrículos cerebrais, determinada pelo fluxo sanguíneo cerebral (FSC) e circulação liquórica. A relação desses componentes é definida pela equação:

PIC = Pressão no seio sagital + (produção de LCR × resistência ao fluxo de LCR)

TABELA 1 Causas de hipertensão intracraniana em função do compartimento craniano afetado e da fisiopatologia

Compartimento afetado	Fisiopatologia	Etiologias
Volume cerebral	Lesões expansivas	Tumores
		Abscesso
		Hematomas intracranianos
		Malfomações vasculares
	Edema cerebral	Encefalites
		Menigites
		Encefalopatias isquêmicas
		Traumatismos
		Encefalopatia hepática
		Síndrome de Reye
Volume de LCR	Aumento de ventrículos	Hidrocefalia
Volume vascular	Aumento do volume sanguíneo	Malformações vasculares
		Tromboses venosas
		Meningite
		Encefalites
Continente dos volumes	Restrição ao crescimento cerebral	Craniostenoses

LCR: líquido cefalorraquidiano.

TABELA 2 Valores normais das variáveis

Pressão no seio sagital	5-8 mmHg
Produção de LCR	0,3 a 0,4 mL/min
Resistência ao fluxo de LCR	6-10 mmHg/mL/min

LCR: líquido cefalorraquidiano.

O componente arterial dessa equação reflete a pulsação da rede arterial, a drenagem venosa, a função cardíaca e o tônus vascular cerebral.

Em condições normais, existe um equilíbrio entre os vários componentes do compartimento intracraniano (volume arterial + volume venoso + LCR + cérebro) (Tabela 2). Quando ocorre uma lesão expansiva, como tumor, em um sistema fixo e "fechado", o volume do tumor é compensado pelo deslocamento de sangue e LCR, resultando em novo equilíbrio com PIC normal. Quando o limite da compensação é alcançado, pequenos incrementos de volume são acompanhados por aumentos significativos da PIC. Em crianças com suturas e fontanelas abertas, o sistema é considerado "aberto" e a compensação inicial ocorre por abaulamento da fontanela e disjunção gradual das suturas, levando à macrocrania. Essa relação entre PIC e volume dos componentes intracranianos é regida pela doutrina de Monro-Kellie (Figura 1).

Pressão de perfusão cerebral (PPC)

A PPC é definida pela diferença entre a pressão arterial média (PAm) e a PIC média.

PPC = PAM − PIC

Em adultos, a PPC varia entre 50 e 70 mmHg, porém, em crianças menores de 5

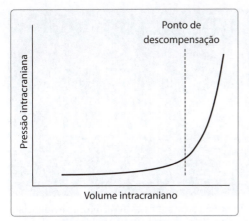

FIGURA 1 Relação PIC × volume intracraniano de Monro-Kellie. (Como os componentes intracranianos não são compressíveis, a adição de volumes extras ocasiona aumento da PIC, que aumenta drasticamente a partir do ponto de descompensação.)

anos, os limites normais não são definidos. Contudo, com base em PIC normal < de 20 mmHg e Pam normal entre 60 e 80 mmHg, a PPC normal em crianças pode ser inferida entre 40 a 60 mmHg. Quando a PPC diminui abaixo dos níveis normais, por conta de hipotensão ou por aumento da PIC, o cérebro recebe níveis inadequados de FSC e consequente lesão isquêmica.

Fluxo sanguíneo cerebral (FSC)

O FSC está diretamente relacionado com PPC e inversamente com a resistência vascular (RVC).

FSC + PPC/RVC

Os fatores que influenciam o FSC, estão na Tabela 3.

TABELA 3 Fatores que influenciam o fluxo sanguíneo cerebral (FSC)

Pressão parcial arterial de O_2 (P_{AO2})	Vasodilatação em níveis abaixo de 50 mmHg
Pressão parcial arterial de CO_2 (P_{ACO2})	Vasodilatação em hipocapnia (resposta rápida do aumento do FSC)
Autorregulação	Mecanismo que ajusta o FSC por meio da alteração da resistência vascular cerebral. A falência da autorregulação pode ocasionar inchaço cerebral

FISIOPATOLOGIA

Edema cerebral

Constitui-se na presença de água fora do compartimento vascular. Os tipos de edema são mostrados na Tabela 4 e na Figura 2.

TABELA 4 Tipos de edema cerebral

Edema citotóxico	Edema intracelular, ocorre em lesões traumáticas e injúria hipóxico-isquêmica. Geralmente, o dano celular é permanente
Edema vasogênico	Ocorre em razão de aumento de permeabilidade capilar, com líquido no espaço extracelular. Não há morte celular. Presente nos tumores, hematomas intracerebrais, infartos, abscessos e infecções. Beneficia-se com uso de esteroide
Edema intersticial	Caracterizado por aumento de líquido na substância branca periventricular. Ocorre nas hidrocefalias por aumento da pressão hidrostática.

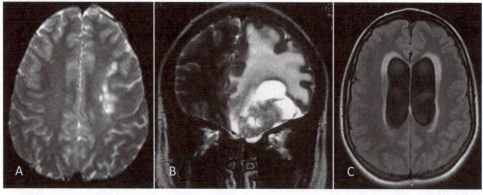

FIGURA 2 Tipos de edema cerebral. A: Imagem de ressonância magnética (RM): difusão evidenciando edema citotóxico subcortical em criança com arterite. B: Imagem de RM-T2 evidenciando tumor cerebral frontobasal associado e grande edema vasogênico. C: Imagem de RM-Flair evidenciando hidrocefalia associada a edema periventricular intersticial ou hidrostático (imagens de pacientes do HCFMUSP).

Síndromes de herniação cerebral

A herniação cerebral pode ocasionar compressões neurais e trações de estruturas vasculares. A mobilização do tecido cerebral ocorre em razão da diferença de pressão entre duas áreas. Locais de herniação cerebral são mostrados na Tabela 5.

TABELA 5 Locais de herniação cerebral

Transtentorial	Local mais frequente. Ocorre deslocamento do tecido cerebral supratentorial para o infratentorial. Ocasiona compressão do III nervo craniano, mesencéfalo e artérias cerebrais posteriores (infarto occipital)
Subfalcina	Ocorre deslocamento de um hemisfério para o lado contralateral, abaixo da foice do cérebro. Ocasiona compressão das artérias cerebrais anteriores e infartos frontal e parietal
Forâmen magno	Ocorre descolamento das tonsilas cerebelares para dentro do forâmen magno, comprimindo a medula oblonga

MANIFESTAÇÃO CLÍNICA

A manifestação clínica da PIC elevada dependerá da idade da criança, se o aumento da pressão é aguda ou gradual e da etiologia.

Durante a infância, com aumento lento e progressivo da PIC, a macrocefalia e o abaulamento da fontanela são os sinais mais frequentes. Irritabilidade, letargia e perda de interesse e de aceitação alimentar são sintomas frequentes. Crianças maiores já expressam cefaleia, distúrbios visuais, mostram anomalias de marcha e detecta-se papiledema. Náuseas e vômitos estão presentes em qualquer idade.

Aumento agudo da PIC – crianças apresentam cefaleia, vômitos, alteração do nível de consciência, papiledema e hipertensão arterial com bradi ou taquicardia. A hipertensão arterial, com bradicardia e depressão respiratória (tríade de Cushing), constitui-se em um sinal tardio de herniação.

Aumento subagudo ou crônico da PIC – cefaleia é o sintoma inicial e persiste durante todo o curso da doença. Vômitos geralmente são matinais ou noturnos por conta da diminuição do retorno venoso. Podem ocorrer anomalias do olhar conjugado vertical (síndrome de Parinaud), alterações visuais (diplopia), papiledema e ataxias de marcha.

DIAGNÓSTICO

O diagnóstico baseia-se na apresentação clínica associada a exames de neuroimagens, eventualmente, dependentes da mensuração da PIC. A presença dos sinais de herniação cerebral e de papiledema é específica para hipertensão intracraniana (HIC). A detecção do papiledema ao exame fundoscópico em crianças tem pouca sensibilidade para HIC. A hemorragia retiniana em eventos não traumáticos de HIC em crianças é pouco prevalente e, em geral, bem limitada.

A medida direta da PIC, por meio de drenos intraventriculares ou sensores intraparenquimatosos, é uma medida invasiva e reservada para crianças gravemente comprometidas do ponto de vista neurológico, como em situações de trauma com escala de coma de Glagow < 8. O uso da monitorização intracraniana invasiva em crianças vítimas de traumatismos graves é parte importante no algoritmo de tratamento do traumatismo cerebral grave. Em crianças com sinais de HIC subaguda ou crônica, sem sinais de localização, com perda periférica da visão e papiledema, como nas HIC idiopáticas, a punção lombar indicando pressão acima de 20 mmHg (ou 27 cm de H2O) confirma o diagnóstico.

A tomografia computadorizada (TC) sem uso de contraste constitui-se no primeiro exame não invasivo realizado, quando em emergências. Nessas condições, a TC pode mostrar a causa e sinais radiológicos da HIC (Tabela 6).

TABELA 6 Sinais tomográficos de hipertensão intracraniana

Desvio de linha média
Apagamento de cisternas
Apagamentos de sulcos
Redução/aumento dos ventrículos
Impressões digitiformes no osso (HIC crônica)
Aumento do diâmetro da bainha dos nervos ópticos (> 6 mm) (também em ultrassom)

A punção lombar somente deve ser realizada em crianças com suspeita de HIC quando os exames de imagem já descartaram qualquer lesão expansiva intracraniana.

A ressonância magnética (RM), embora mais precisa na detecção de HIC, é menos disponível, mais demorada e requer sedação. A RM apresenta maior sensibilidade na diferenciação dos tipos de edema cerebral, comparando imagens em T2, difusão e coeficiente aparente de difusão (ADC).

O ultrassom ocular para mensuração do diâmetro da bainha dos nervos ópticos em crianças com suspeita de HIC apresenta 95% de sensibilidade e 87% de especificidade, embora a correlação entre a mensuração da bainha dos nervos ópticos não tenha sido feita com as medidas de PIC invasivas realizadas em unidades de terapia intensiva pediátrica. O aumento da PIC afeta diretamente o espaço perióptico do nervo, que leva ao aumento do diâmetro do nervo. A sonografia transorbital é um método seguro e rápido para a mensuração desse diâmetro. Estudos mostram que valores maiores de 5 mm corresponderiam a PIC maiores de 20 mmHg. Valores obtidos por Padayachy et al. estão indicados na Tabela 7.

Outros métodos diagnósticos se aplicam na investigação de condições que simulam principalmente a HIC aguda (Tabela 8).

TABELA 7 Valores do diâmetro da bainha dos nervos ópticos em crianças

Idade	Diâmetro da bainha	Sensibilidade/especificidade
< 1 ano ou fontanela aberta	5,2 mm	85%/76%
> 1 ano	5,8 mm	86%/70%

Fonte: Padayachy et al., 2016.

TABELA 8 Diagnóstico diferencial da hipertensão intracraniana aguda

Condições clínicas	Comentários
Hipoglicemia	Determina queda súbita do nível de consciência, crises epilépticas e déficits focais
Intoxicações	Drogas sedativas, agentes anticolinérgicos, salicilatos e cocaína
Quimioterápicos	Determina leucoencefalopatias agudas (metotrexate)
Encefalopatias metabólicas	Cetoacidose, erros inatos, hiper ou hiponatremia, hipocalcemia, hipo ou hipermagnesemia, hipotireoidismo, crise adrenal, insuficiência hepática ou renal, síndrome de Reye
Estado epiléptico não convulsivo	Sintomas variáveis, incluindo queda do nível de consciência
Enxaqueca hemiplégica	Os sintomas podem ser persistentes por horas a dias. O diagnóstico é sugerido pelos antecedentes

TRATAMENTO

O tratamento depende da condição clínica e etiológica da HIC na criança. Em condições de emergência, a estabilização inicial da criança segue os protocolos estabelecidos pelo *Pediatric Advanced Life Support* (PALS).

O tratamento da HIC segue uma sucessão de procedimentos, que apresentam riscos progressivos de efeitos colaterais.

Medidas gerais para todas as crianças

Posicionamento da cabeça

A cabeça deve ser mantida elevada de 15 a 30% e centralizada na linha média, para facilitar o retorno venoso.

Vias aéreas

Assegurar vias aéreas a todas as crianças com rebaixamento do nível de consciência, para evitar hipóxia, hipercarbia e aspiração pulmonar. As indicações de intubação endotraqueal em crianças com HIC incluem: hipóxia refratária, hipoventilação, escala de coma de Glasgow abaixo de 8 (ou abaixo de 12 em declínio rápido), perda dos reflexos protetores das vias aéreas e sinais de herniação cerebral.

A hiperventilação ($PaCO_2$ < 35 mmHg) diminui o FSC e pode ocasionar isquemia cerebral. Deve ser mantida $PaCO_2$ entre 35 e 40 mmHg. Hiperventilação entre 30 e 35 mmHg pode ser mantida temporariamente, enquanto tomam-se medidas definitivas cirúrgicas de controle da HIC. Hiperventilação agressiva com $PaCO_2$ < 30 mmHg somente está indicada em situações de herniações cerebrais agudas.

Pressão arterial

A PPC deve ser mantida para evitar isquemias secundárias. A hipovolemia deve ser combatida, pois diminui a PPC. É preciso corrigir a hipovolemia com solução salina isotônica. O excesso de volume intravascular pode exacerbar edema cerebral. Paciente com choque distributivo, consequente a trauma espinal ou do sistema nervoso, deve ser corrigido com solução isotônica e drogas vasopressoras com efeito adrenérgico (noradrenalina).

Controle da temperatura

Estado febril deve ser combatido com uso de antitérmicos ou colchões térmicos. Em condições de HIC refratária, o uso de hipotermia terapêutica é controvertido em crianças pelo pressuposto do aumento de mortalidade.

Anticonvulsivante

Crises epilépticas estão associadas ao aumento da PIC. Deve-se utilizar medicamentos profiláticos anticonvulsivantes (fenitoína, fenobarbitúrico ou levetiracetam). As indicações são: crianças com anomalias parenquimatosas, fraturas com contusões cerebrais, ou traumatismos cranioencefálicos graves.

Controle de dor

O controle de estímulos nocivos evita picos de HIC.

Medidas clínicas no combate da HIC mantida ou com risco de herniação cerebral em crianças

Essas medidas são baseadas nos princípios do *Emergency Neurological Life Support*. Os objetivos do tratamento são diminuir o aumento da PIC e manter a PPC adequada. Os níveis adequados dependem da idade (Tabela 9).

TABELA 9 Pressão de perfusão cerebral adequada para a idade

Idade	PPC
0 a 5 anos	40-50 mmHg
6 a 17 anos	50-60 mmHg

Terapia com corticoide

O uso de corticoide é muito eficaz em situações clínicas com edema vasogênico (tumores e abscessos). Recomenda-se o uso de dexametasona (0,25 a 0,5 mg/kg por dose a cada 6 horas), com dose máxima de 16 mg/dia. Efeitos colaterais relatados são a retenção de água e sódio e úlcera gástrica. As evidências recomendam o uso de glicocorticoides nas crianças com tumores, porém, sem indicação em infartos, hemorragias ou traumas.

Terapia hiperosmolar

A terapia hiperosmolar objetiva criar um gradiente osmótico na barreira hematoencefálica, e movimento de água livre do espaço extracelular para o intravascular. Esse efeito ocasiona diminuição do volume cerebral e da PIC.

Não existe consenso sobre qual a melhor terapia hiperosmolar em crianças. Entretanto, existem melhores benefícios para soluções salinas hipertônicas a 3%, comparado ao uso de manitol 20%, para situação de HIC secundária a processos infecciosos agudos e traumatismos cranioencefálicos graves. Para a maioria das situações, a terapia hiperosmolar é inicialmente efetiva. O uso da solução salina hipertônica ajuda a compensar a hiponatremia e a hipovolemia que frequentemente seguem o aumento da diurese provocado pelo manitol. Por outro lado, o manitol ajuda a compensar a piora do edema vasogênico cerebral, que pode ocorrer pelo uso prolongado de solução salina hipertônica.

Hiperventilação terapêutica

A hiperventilação terapêutica ($PaCO_2$ entre 30 e 35 mmHg) somente deve ser utilizada temporariamente, enquanto medidas definitivas (cirurgias) são planejadas.

Drenagem de LCR

A instalação de drenos ventriculares externos com intuito de monitorização da PIC também pode ser utilizada para drenagem de LCR em condições de HIC refratária. Nessas circunstâncias, pequenos volumes de LCR removidos refletem-se em grandes decréscimos da PIC.

Coma induzido por barbitúricos

O pentobarbital é o barbitúrico mais utilizado e estudado nas HIC refratárias. O barbitúrico atua na formação reticular, bloqueando os impulsos nervosos para o córtex cerebral, reduzindo as demandas metabólicas e o fluxo sanguíneo cerebral, reduzindo assim a PIC. Outro efeito descrito é o efeito protetor durante períodos de hipóxia ou hipoperfusão. O barbitúrico produz supressão cardíaca e hipotensão arterial. Esses efeitos devem ser antecipados e tratados prontamente com solução salina e com drogas inotrópicas. A utilização profilática dos barbitúricos em crianças com HIC não tem suporte na literatura.

Medicamentos contraindicados em crianças com HIC

Os medicamentos mostrados na Tabela 10 devem ser evitados em crianças com HIC, por diferentes motivos.

TABELA 10 Medicamentos contraindicados em crianças com hipertensão intracraniana

Medicamentos	Motivos
Vasodilatadores (nitroprussiato)	Resposta hipotensora exacerbada
Solução hipotônica	Edema cerebral
Ketamina	Aumenta metabolismo cerebral
Propofol contínuo (> 12 horas)	Acidose metabólica

CONCLUSÃO

A HIC aguda representa situação de risco para a criança. A suspeita clínica dessa situação deve estar presente no atendimento de urgência de todas as crianças com algum grau de comprometimento do nível de consciência. A anamnese e o exame clínico inicial podem descartar muitos outros diagnósticos diferenciais. Exames laboratoriais e de imagens são essenciais para sua definição etiológica e tratamento apropriado.

SUGESTÕES DE LEITURA

1. Biggs A, Lovett M, Moore-Clingenspeel, O'Brien N. Optic nerve sheat diameter does not correlate with intracranial pressure in pediatric neurocritical care patients. Childs Nerv Syst. 2021;37:951-957.
2. Ho ML, Rojas R, Eisenberg RL. Cerebral edema. AJR Am J Roentgenol. 2012;199:W258.
3. Kochanek P, Adelson PD, Rosario BL, Hutchison J, Ferguson NM, Ferrazzano P, et al.; ADAPT investigators. Hyperthonic saline and mannitol in patients with traumatic brain injury: A systematic and meta-analysis. Medinice (Baltimore). 2020;35:e21655.
4. Koziarz A, Sne N, Kegel F, Nath S, Badhiwala JH, Nassiri F, et al. Bedside optic nerve ultrasonography for diagnosing intracranial pressure: A systematic review and Meta-analysis. Ann Intern Med. 2019;171:896-905.
5. Nazir S, O'Brien M, Qureshi NH, Slape L, Green TJ, Phillips PH. Sensitivity of papilledema as a sign of shunt failure in children. J AAPOS. 2009;13:63.
6. Padayachy LC, Padayachy V, Galal U, Pollock T, Fieggen AG. The relationship between transorbital ul-

trasound measurement of the optic nerve sheath diameter (ONSD) and invasively measured ICP in children: Part II: age-related ONSD cut-off values and patency of the anterior fontanelle. Childs Nerv Syst. 2016;32:1779.
7. Schizodimos T, Soulountsi V, Iasonidou C, Kapravelos N. Na overview of management of intracranial hypertension in the intensive care unit. J Anesth. 2020:34:741-757.
8. Shi A, Kulkarni A, Feldman KW, Weiss A, McCourt EA, Schoff S, et al. Retinal findings in young children with increased intracranial pressure from nontraumatic causes. Pediatrics. 2019;143:e20181182
9. Stevens RD, Shoykhet M, Cadena R. Emergency neurological life support: Intracranial hypertension and herniation. Neurocrit Care. 2015;23(Suppl2):S76.
10. Tasker RC, Vonberg FW, Ulano ED, Akhondi-Asl A. Updating evidence for using hypothermia in pediatric severe traumatic brain injury: conventional and Bayesian meta-analytic perspectives. Pediatr Crit Care Med. 2017;18:355.

42
Emergências psiquiátricas na infância e na adolescência

Laura Trevizan Aires Ramos
Maria Teresa Ferreira Côrtes
Márcia Morikawa

PONTOS-CHAVE DESTE CAPÍTULO

- Identificar as principais emergências psiquiátricas na faixa etária pediátrica.
- Iniciar o tratamento de emergência.
- Identificar a necessidade de posterior encaminhamento para acompanhamento em estrutura de saúde especializada.

INTRODUÇÃO

As famílias, de maneira geral, reconhecem o momento de buscar ajuda médica para seu filho quando este parece fisicamente doente. Porém, não é incomum terem dificuldades em identificar uma emergência de saúde mental, situação perigosa que pode colocar em risco a vida da criança e que precisa de atenção imediata.

Podem ser identificadas como emergências psiquiátricas situações que:
- Confiram risco de dano a si mesmo.
- Gerem risco de dano a terceiros.
- Estejam relacionadas a mudanças comportamentais abruptas.

EPIDEMIOLOGIA

Nos últimos 15 anos, o número de pacientes em crise psiquiátrica em serviços de pronto atendimento em pediatria quase dobrou. É estimado que 10 a 20% das crianças e adolescentes sofram de um transtorno mental ou problema de uso de substâncias, o que se traduz em quase oito milhões de jovens que precisam de cuidados. Suicídio e autoagressão estão entre os problemas mais comuns, tornando-se importante ter conhecimento atualizado sobre a avaliação e o gerenciamento dessas situações frequentemente encontradas.

Destacam-se como as principais causas de busca por esse tipo de atendimento na faixa etária pediátrica as alterações de comportamento sem diagnóstico bem estabelecido, os comportamentos suicidas, a depressão, a agressividade, o abuso de substâncias e as situações de violência contra a criança.

MANIFESTAÇÕES CLÍNICAS

Crianças e adolescentes tendem a apresentar grande diversidade na apresentação dos quadros clínicos. Em uma avaliação emergencial, deve-se atentar para quatro aspectos principais:

- Os sintomas apresentados (motivo da procura e problemas associados).
- O impacto dos sintomas (avaliação de risco ao paciente e àqueles à sua volta).
- Os fatores de risco (precipitantes, perpetuadores e protetores).
- As estruturas de apoio disponíveis (recursos presentes para intervenção e expectativas em relação ao tratamento).

Nesse contexto, a avaliação psiquiátrica envolve a anamnese com o paciente e o acompanhante (quando possível), os exames psíquico, físico e neurológico e, ainda, a realização de exames complementares a fim de se realizar o diagnóstico diferencial com quadros orgânicos que podem cursar com manifestações psiquiátricas diversas.

A necessidade de internação hospitalar é avaliada caso a caso e, para além das questões clínicas, a presença ou ausência de suporte familiar e social são fatores determinantes nessa decisão. Ainda nesse sentido, é importante avaliar o que pais e cuidadores compreendem da doença ou alteração que os levou ao serviço de emergência, quais são suas preocupações e como as questões vinculares foram impactadas (especialmente quando se trata de uma alteração crônica

agudizada). Adicionalmente, aspectos de saúde mental parental podem se tornar evidentes e o encaminhamento para cuidados específicos pode se fazer necessário.

PRINCIPAIS CAUSAS DE EMERGÊNCIA PSIQUIÁTRICA NA INFÂNCIA E ADOLESCÊNCIA

Comportamento suicida

A compreensão da morte é determinada pelo desenvolvimento e idade de cada criança e os elementos que interferem nessa compreensão vão mudando de acordo com o desenvolvimento cognitivo. Por exemplo, uma criança pequena pode estar triste pela morte de um ente querido e desejar morrer somente para "reencontrá-lo e depois voltar". Já em adolescentes, o desejo de morrer pode ser claro, mas dificilmente trazido em relato espontâneo.

Os comportamentos suicidas são um importante problema de saúde pública, apresentando alta morbidade e mortalidade. Embora também possam acometer crianças, são mais comuns entre os adolescentes e possuem alto risco de recorrência.

O termo comportamento suicida abarca uma gama de ações com potencial lesivo variável e que apresentam evidência implícita ou explícita de intenção suicida.

> Como essa avaliação de intencionalidade pode ser difícil, elencamos algumas definições importantes:
> - Autolesão não suicida: comportamento autolesivo sem intenção de morrer, sendo, dessa forma, dedicado a outro propósito (aliviar angústia, punir-se etc.).

- Ideação suicida: pensamentos passivos (querer estar morto) ou ativos (querer se matar) sem, no entanto, comportamento preparatório, isto é, sem que o indivíduo planeje o ato suicida.
- Plano suicida: é o planejamento e engajamento no ato suicida (elaborar o método que será utilizado, definir o local, o momento etc.).
- Tentativa de suicídio: ato autolesivo dotado da intencionalidade de provocar a morte.

Em relação aos fatores que conferem gravidade ao comportamento suicida, destacam-se: uso de métodos letais (ou a crença de uso de método letal), alta intencionalidade, planejamento, certificar-se da ausência de socorro, vigência de transtorno mental não tratado, sentimento de desesperança e impotência, impulsividade, tentativa de suicídio anterior, ausência de arrependimento após a tentativa de suicídio, apoio familiar inconsistente e estresse ambiental alto.

Manejo

Nas ideações suicidas frouxas e quando existe suporte familiar suficientemente organizado, pode-se optar pelo tratamento ambulatorial e encaminhamento para serviços de saúde mental. Já nos casos graves, quando existe ideação suicida bem estruturada, ausência de fatores protetores ou antecedente de tentativa de suicídio grave, deve-se optar pela internação. O tratamento de transtornos específicos e comportamentos associados deve ser sempre instituído. Eventualmente, a sedação do paciente pode ser necessária, caso se mostre agitado e refratário às medidas de contenção verbal, até que o risco de nova tentativa de suicídio seja eliminado. Antipsicóticos com efeito sedativo poderão ser a primeira escolha, devendo-se evitar o uso de benzodiazepínicos, principalmente em crianças, pelo risco de efeitos paradoxais. Independentemente da idade, todo paciente admitido por tentativa de suicídio só poderá receber alta após avaliação psiquiátrica.

Comportamento agressivo e agitação psicomotora

Comportamentos agitados e agressivos são causas frequentes de busca por atendimento médico e até 10% das crianças e adolescentes que procuram serviços de emergência necessitam de alguma contenção, seja ela física e/ou química. A agitação é um sintoma inespecífico e pode estar relacionada a inúmeras etiologias e doenças clínicas (como quadros infecciosos e intoxicações exógenas), diversos transtornos mentais (como ansiedade, hipomania, mania, psicose, deficiência intelectual, transtorno do espectro autista), dificuldades físicas ou sensoriais, dificuldade na comunicação de suas necessidades e questões ambientais (como ambiente familiar conflituoso, traumas e violência). Não raramente, comportamentos agressivos possuem desencadeantes e é importante que sejam investigados junto ao paciente e seus familiares.

Manejo

Nos casos de agressividade, a medida inicial sempre deve ser a garantia de segurança para o paciente, equipe e demais pessoas que se encontrem no local. Dessa forma, o paciente deve ser levado para um ambiente seguro (sem objetos com os quais possa se machucar ou machucar terceiros) e calmo (com o mínimo de pessoas possível e com poucos estímulos sensoriais). O manejo inicial sempre deve ser verbal. Para isso, devem ser utilizadas medidas que facilitem a comunicação, como tom de

42 Emergências psiquiátricas na infância e na adolescência

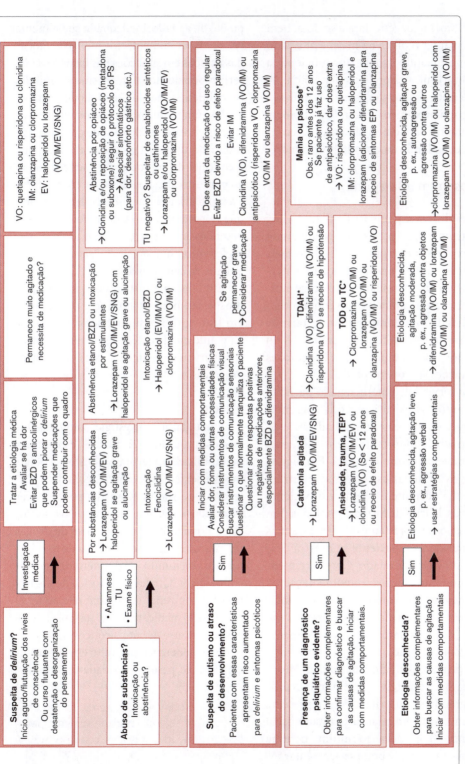

FIGURA 1 Tratamento de comportamento agressivo e agitação psicomotora. Fluxograma de decisão clínica. * não há consenso; BZD: benzodiazepínico; EP: sintomas extrapiramidais; EV: endovenoso; IM: intramuscular; TOD: transtorno opositor desafiador; PS: pronto-socorro; SGN: sonda nasogástrica; TC: transtorno de conduta; TDAH: transtorno de déficit de atenção e hiperatividade; TEPT: transtorno de estresse pós-traumático; TU: exame toxicológico de urina; VO: via oral. Fonte: adaptada de Gerson et al., 2019.

voz calmo, linguagem clara e sucinta, bem como manter o olhar na mesma altura do paciente. Quando isso não for suficiente, a contenção química pode ser necessária. As classes mais usadas são os antipsicóticos e os benzodiazepínicos. Quando a etiologia da agitação é desconhecida, sugere-se a conduta dependendo da gravidade do quadro.

Psicose e mania aguda

Geralmente, pacientes em episódios psicóticos e maníacos não buscam ajuda médica de forma espontânea, sendo mais comumente levados ao serviço de emergência por seus familiares. A psicose é caracterizada por alterações do contato com a realidade, podendo se manifestar por meio de delírios (alterações primárias do pensamento) ou alucinações (alterações das funções sensoperceptivas).

No serviço de emergência, o paciente com sintomas psicóticos pode aparentar estar receoso, apreensivo, assustado, irritado ou agitado. É importante que seja levado a um ambiente calmo e seguro. Em alguns casos, os sintomas psicóticos se mostram de forma bastante evidente e o paciente traz seus delírios de forma espontânea. Em outros, pode ser bastante difícil acessar tais sintomas, pois o paciente se mostra desconfiado e amedrontado. Comportamentos como mussitações (movimentação da boca sem emitir sons), solilóquios (falar sozinho) e parada abrupta do discurso são sinais indiretos da presença de alterações da sensopercepção.

A principal característica de um episódio maníaco é a presença de humor expansivo, grandioso ou irritável, que represente uma mudança em relação ao estado usual de humor, com duração mínima de uma semana. O paciente pode se apresentar inquieto ou agitado, inadequado socialmente (p. ex., fazer comentários ofensivos, tocar nas pessoas em situações nas quais isso não seria esperado etc.) e até mesmo desinibido sexualmente. Mais da metade dos adolescentes com mania pode desenvolver sintomas psicóticos e os delírios de grandeza são muito comuns. É importante ressaltar que o conceito de grandeza deve ser adequado ao contexto social e idade da criança. Por exemplo, crianças menores podem acreditar que possuem poderes de super-heróis ou desenhos animados, enquanto adolescentes podem dizer que são *youtubers* famosos ou amigos de celebridades.

Em relação à instalação, quadros insidiosos são mais comumente observados em transtornos psiquiátricos primários, enquanto quadros de início súbito são mais característicos de intoxicações ou doenças orgânicas.

Manejo

É mandatório investigar patologias infecciosas, autoimunes, tóxicas, estruturais, metabólicas, epilepsia e questões sociais (abuso sexual, físico ou psicológico). Alterações do sono e febre alta podem estar associadas a *delirium*. É necessário questionar a possibilidade de overdose de drogas ou mesmo a ingestão acidental de medicamentos, incluindo corticosteroides e anticolinérgicos. Qualquer histórico de doença hepática ou renal também é relevante. O tratamento medicamentoso na fase aguda é baseado no uso de antipsicóticos, sendo que as doses podem variar muito em decorrência da idade, peso e severidade de sintomas.

> A psicose primária é rara em crianças pré-púberes e sua possibilidade somente deve ser considerada após a exclusão de causas orgânicas.

Catatonia

A catatonia é uma síndrome clínica caracterizada por um conjunto de sintomas relacionados, principalmente, às áreas motora e volitiva, incluindo sintomas como mutismo, imobilidade, estupor, negativismo, agitação, catalepsia, flexibilidade cérea, obediência automática/passiva, estereotipias, fenômenos de eco, maneirismos e desorganização do comportamento. O quadro pode estar associado a múltiplos distúrbios, e a catatonia de causa orgânica é relativamente comum em crianças e adolescentes, chegando a 20% dos casos de catatonia nessa população. Em relação às causas psiquiátricas, a esquizofrenia é o distúrbio mais comum associado à catatonia em crianças, seguida por transtornos de humor.

Manejo

O tratamento de primeira linha se baseia no uso de doses relativamente altas de benzodiazepínicos (especialmente lorazepam, quando disponível). Em caso de condição que curse com risco de morte, a eletroconvulsoterapia (ECT) pode ser uma opção. É importante, também, descontinuar os antipsicóticos na fase aguda do episódio catatônico, em razão de sua ineficácia e possível risco de exacerbação dos sintomas catatônicos. Enquanto o paciente for tratado para sintomas catatônicos (tratamento sintomático), a causa etiológica subjacente deverá ser procurada e tratada sem demora (tratamento etiológico).

Maus-tratos

O termo maus-tratos é um conceito guarda-chuva que engloba diversas formas de abusos e violações contra a integridade física e emocional da criança, podendo se manifestar na forma de negligência, agressões físicas ou verbais, violência sexual, dentre outras. Os serviços de emergência são locais nos quais o pediatra pode se deparar com casos claros ou suspeitos de maus-tratos. Essa é uma situação extremamente delicada e é função da equipe criar um ambiente seguro e acolhedor que proporcione o relato, coletar os dados de forma objetiva e clara, respeitando os limites do paciente e evitando abordagens repetidas e desnecessárias do evento traumático.

Manejo

Deve basear-se em dois objetivos básicos: garantir a segurança/proteção do paciente e diminuir o sofrimento relacionado ao evento. A internação pode ser uma estratégia, ao menos inicial, para garantir a integridade física do paciente e promover um ambiente seguro para os primeiros cuidados. Além disso, sempre que possível, deve-se investigar a exposição real ou potencial de outras crianças ou familiares a episódios similares de violência para que também possam ser orientados e protegidos. Cabe ressaltar que é proscrito o uso de benzodiazepínicos após eventos traumáticos agudos.

> A notificação de qualquer violência ou suspeita de violência contra crianças e adolescentes é compulsória.

Transtorno factício imposto a outro (Munchausen por procuração)

A incidência desse transtorno é provavelmente subnotificada, já que as equipes de saúde podem ter dificuldades em fazer esse diagnóstico, uma vez que não é habitual que haja desconfiança dos relatos trazidos pelos familiares. Deve-se, no entanto, suspeitar desse diagnóstico quando os desfechos clínicos são incongruentes com a história relatada. Nesses casos, pode estar em curso a falsificação de sinais ou sintomas (físicos ou psicológicos) por terceiros. Cabe lembrar que é o agressor/cuidador (e não a vítima) quem recebe esse diagnóstico.

Manejo

Deve-se realizar investigação multiprofissional que envolva criteriosa avaliação médica e psicossocial, considerando sempre outras fontes de informação. É mandatório o acionamento de serviços de proteção à criança e de consultoria jurídica sempre que necessário.

Transtornos ansiosos e sintomas somáticos não explicados por causa médica

Sintomas ansiosos são bastante frequentes em crianças e adolescentes. Apesar disso, crises de ansiedade são mais raras e, comumente, o quadro se manifesta a partir de sintomas somáticos (como cefaleia, dor abdominal e vômitos) sem correlação clínica. Episódios dissociativos e conversivos também podem ocorrer, embora sejam mais raros. É importante ressaltar que, para que o diagnóstico de transtorno somatoforme seja válido, devem ser constatados pensamentos, comportamentos e sentimentos persistentes (ao menos 6 meses) e excessivos relacionados aos sintomas somáticos.

Manejo

Cabe ressaltar que os diagnósticos de sintomas ansiosos e somatoformes somente devem ser feitos após avaliação clínica cuidadosa. Além disso, com frequência tais sintomas acompanham condição clínica de base, que deve ser adequadamente investigada e tratada. Nos quadros ansiosos, em linhas gerais, a psicoterapia é o tratamento de escolha nos casos leves. Nas crises de ansiedade no contexto do atendimento de emergência, no entanto, podem ser utilizados benzodiazepínicos de meia-vida curta em baixas doses. É importante que o quadro seja explicado para a criança, seus familiares, equipe médica e de enfermagem, para que compreendam a natureza dos sintomas e se desfaça o estigma de que tais sintomas sejam invenções ou comportamentos manipulativos.

Transtornos alimentares

Os transtornos alimentares apresentam as maiores taxas de mortalidade entre os transtornos psiquiátricos e o pico de incidência ocorre na adolescência. As situações emergenciais geralmente ocorrem em função de complicações clínicas decorrentes da desnutrição, como complicações cardiovasculares, distúrbios metabólicos, complicações gastrointestinais, síndrome de realimentação e hipotermia.

Manejo

Consiste no controle e monitorização das complicações clínicas e suporte nutricional (especialmente para evitar ou manejar a síndrome de realimentação). É recomendável suporte psicológico e familiar.

Transtorno de adaptação

O transtorno de adaptação pode ser definido como uma resposta mal-adaptativa a um estressor identificável, resultando em sofrimento intenso (desproporcional ao que seria esperado para faixa etária e contexto social) e prejuízo da funcionalidade. Os estressores podem ser diversos, como o início da vida escolar, mudança de casa ou escola, separação dos pais, perda de entes queridos, diagnóstico de doenças, internações e procedimentos cirúrgicos, sendo os três últimos os principais estressores relacionados ao contexto de hospitalização. Cabe ressaltar que a gravidade dos sintomas nem sempre é diretamente proporcional à severidade atribuída socialmente ao estressor. Os sintomas mais comumente apresentados são tristeza, anedonia, humor deprimido, ansiedade, irritabilidade e preocupações excessivas, além de sintomas físicos como taquicardia e sensação de falta de ar. Destaca-se que os sintomas não podem ser suficientes para o diagnóstico de outro transtorno mental.

Manejo

O tratamento de primeira linha do transtorno de adaptação é de base psicoterápica. O uso de medicações é limitado e deve ter lugar apenas para o manejo pontual de sintomas como ansiedade e insônia.

Intoxicações e quadros confusionais

Em crianças, os quadros de intoxicações muitas vezes são resultado de acidentes domésticos. Já em adolescentes, é necessário que também façamos a diferenciação com uso recreativo de substâncias psicoativas e tentativa de suicídio. É comum que os jovens, por medo de punição, neguem a ingestão de substâncias exógenas. Os quadros de intoxicações em adolescentes costumam ter apresentações clínicas variadas, sendo muito comum a presença de agitação psicomotora. No entanto, dependendo da substância e quantidade ingerida, rebaixamento de nível de consciência pode ocorrer.

Manejo

No momento agudo, é fundamental oferecer suporte clínico, mantendo o paciente monitorizado e sob vigilância cuidadosa da equipe. Em caso de dúvida em relação ao tratamento terapêutico adequado para cada tipo de substância tóxica, contatar o CIATox (Centro de Informação e Assistência Toxicológica), que recebe ligações 24 h/dia durante todo o ano. Confira no site https://sinitox.icict.fiocruz.br/centros-de-informacao qual o centro mais próximo de seu local de atendimento.

Síndrome neuroléptica maligna (SNM)

A prevalência de síndrome neuroléptica maligna é de até 3%, sendo potencialmente letal em 10 a 15% dos casos. Deve-se suspeitar de SNM quando há sintomas como hipertermia, rigidez muscular, alteração do nível de consciência, elevação da creatina quinase (CK), labilidade do sistema nervoso simpático e hipermetabolismo, associados a um quadro não sugestivo de causas infecciosas, tóxicas, metabólicas ou neurológicas. Adicionalmente, leucocitose e eletrólitos sugestivos de desidratação podem estar presentes. A CK elevada pode levar à rabdomiólise, mioglobinúria aguda e insuficiência renal. A hipótese diagnóstica de SNM sempre deve ser considerada quando ocorre alteração do nível de consciência e febre em pacientes em uso de antipsicóticos. Frequentemente ocorre após 7 dias do início do uso ou do aumento da dose da medicação, e pode durar de 5 a 10 dias mesmo após a sua suspensão. Com medicações de depósito, o início dos sintomas pode ser insidioso e durar mais tempo. Antidepressivos tricíclicos e inibidores seletivos de recaptação de serotonina, fenotiazinas e lítio também já foram associados com SNM.

Manejo

O tratamento é essencialmente de suporte clínico. Nos casos mais graves, podem ser utilizados relaxantes musculares de baixa potência, como dantrolene, e agonistas dopaminérgicos, como bromocriptina ou amantadina.

Síndrome serotoninérgica

A síndrome serotoninérgica pode, potencialmente, ser desencadeada por qualquer dose de um agente serotoninérgico. No entanto, ocorre mais comumente quando há a associação de dois agentes. O quadro clássico se caracteriza pela presença de alterações do nível de consciência, hiperatividade autonômica e alterações neuromusculares. O início da sintomatologia em geral é rápido (por volta de 6 a 24 horas), podem ocorrer clônus ocular horizontal, tremores e acatisia. Nos casos mais graves, ocorre febre alta, hipertensão arterial grave e taquicardia, podendo, posteriormente, evoluir com hipotensão, choque, *delirium* hiperativo, rigidez muscular e hipertonicidade. A mortalidade é alta e chega a 11%, especialmente em decorrência do manejo inadequado da hipertermia.

Manejo

Todas as medicações serotoninérgicas devem ser imediatamente suspensas. O manejo dos sintomas pode ser feito com medicações sintomáticas. O uso de medicações antagonistas, como a ciproheptadina, fica reservado aos casos graves. Vigilância constante é mandatória, uma vez que o quadro pode evoluir rapidamente. Deve-se evitar a contenção física, pois o aumento da atividade muscular pode piorar a hipertermia e a rabdomiólise. Destaca-se que crianças e adolescentes com quadro de hipertermia grave, isto é, temperatura corpórea superior a 41,1°C, devem ser intubados e mantidos em ventilação mecânica. A succinilcolina deve ser evitada nessa situação, pelo risco de rabdomiólise, hipercalemia e arritmia cardíaca.

EXTRAS

A confidencialidade é essencial na relação médico-paciente. É importante que as crianças, os adolescentes e seus pais compreendam que as informações do paciente serão mantidas em sigilo e somente divulgadas em casos específicos. Os seus limites devem ser estabelecidos já no início da abordagem, que deve ser mantida a menos que se entenda que o paciente tem risco de autoagressão ou heteroagressão graves ou, ainda, história de maus-tratos, pois tais situações permitem a quebra do sigilo para a continuidade da investigação e garantia de segurança ao paciente. Ainda, cabe ressaltar a importância de buscar um ambiente minimamente privado para a avaliação de crianças, adolescentes e seus pais, uma vez que a estrutura hospitalar, especialmente nos serviços de emergência, pode propiciar maior exposição do paciente.

Notificação compulsória: é a comunicação obrigatória de agravos em saúde (suspeitos ou confirmados), realizada por profissionais de saúde a autoridades sanitárias. De acordo com a Lista Nacional de Notificação Compulsória de Doenças, Agravos e Eventos de Saúde Pública, atualizada em 2022, destacamos que violência sexual e tentativa de suicídio são agravos de notificação imediata, enquanto intoxicações exógenas, óbito infantil e violência doméstica são eventos de notificação semanal. Como relatado anteriormente, os casos de violência devem ser notificados, mesmo que não haja confirmação. No caso de crianças e adolescentes, a notificação deve ser feita também ao Conselho Tutelar, o que não é sinônimo de denúncia criminal.

CONCLUSÃO

Como vimos, os médicos não especialistas estão cada vez mais se deparando com casos que envolvem o adoecimento mental, e encontrá-los em situação de urgência ou emergência pode ser angustiante na ausência de ferramentas para o reconhecimento, diagnóstico inicial e tomada de primeiras condutas. Assim, este capítulo teve como objetivo instrumentalizar o médico pediatra generalista para que esteja mais confiante no manejo inicial dos casos de saúde mental em crianças e adolescentes em contexto de atendimentos em pronto-socorro.

PARA SABER MAIS

- Malas N, Spital L, Fischer J, Kawai Y, Cruz D, Keefer P. National Survey on Pediatric Acute Agitation and Behavioral Escalation in Academic Inpatient Pediatric Care Settings. Psychosomatics. 2017;58(3):299306.
- Jans T, Vloet TD, Taneli Y, Warnke A. Suicide and self-harmin behaviour. In: Rey JM, Martin A (orgs.). JM Rey's IACAPAP e-Textbook of Child and Adolescent Mental Health; 2018.

SUGESTÕES DE LEITURA

1. Alves MC, et al. Transtorno de estresse agudo e transtorno de ajustamento. In: Migue EC, et al. (org.). Clínica psiquiátrica: as grandes síndromes psiquiátricas. 2.ed. Barueri: Manole, 2021.
2. American Academy of Child and Adolescent Psychiatry (AACAP). Practice parameter for the assessment and treatment of children and adolescents with suicidal behavior. J Am Acad Child Adolesc Psychiatry. 2001;40(7Suppl):24S-51S.
3. American Academy of Child and Adolescent Psychiatry. AACAP website. What is a Psychiatric Emergency?. [S.l.]. AACAP; 2018. Disponível em: https://www.aacap.org/AACAP/Families_and_Youth/Facts_for_Families/FFF-Guide/What_is_a_Psychiatric_Emergency-126.aspx. Acesso em: 17 set. 2022.
4. American Academy of Pediatrics, Committee on Pediatric Emergency Medicine; American College of Emergency Physicians and Pediatric Emergency Medicine Committee, Dolan MA, Mace SE. Pediatric mental health emergencies in the emergency medical services system. Pediatrics. 2006;118(4):1764-7.
5. Barros DM. Notificação compulsória de violência: implicações em saúde mental. Archives of Clinical Psychiatry (São Paulo). 2011;38(4):125.
6. Carandang C, Gray C, Marval-Ospino H, MacPhee S. Child and adolescent psychiatric emergencies. In: Rey JM (ed.). IACAPAP e-Textbook of Child and Adolescent Mental Health. Genebra: International Association for Child and Adolescent Psychiatry and Allied Professions; 2012.
7. Carubia B, Becker A, Levine BH. Child psychiatric emergencies: Updates on trends, clinical care, and

practice challenges. Curr Psychiatry Rep. 2016; 18(4):41.
8. Crosby A, Ortega L, Melanson C. Self-directed violence surveillance: Uniform definitions and recommended data elements, Version 1.0. Atlanta: Centers for Disease Control and Prevention, National Center for Injury Prevention and Control; 2011.
9. Gerson R, Malas N, Feuer V, Silver GH, Prasad R, Mroczkowski MM. Best Practices for Evaluation and Treatment of Agitated Children and Adolescents (BETA) in the Emergency Department: Consensus Statement of the American Association for Emergency Psychiatry. West J Emerg Med. 2019;20(2):409-18.
10. Jacintho ACDÁ, Celeri EHRV. Interconsulta de crianças. In: Botega NJ (org.). Prática Psiquiátrica no Hospital Geral: Interconsulta e Emergência. 4.ed. Porto Alegre: Artmed; 2017.
11. Kleinman A, Caetano SC. Emergências psiquiátricas na infância e na adolescência. In: Miguel EC, et al. (orgs.). Clínica psiquiátrica: as grandes síndromes psiquiátricas. 2.ed. Barueri: Manole; 2021.
12. Lin KA, Hazen EP, Abrams AN. Pediatric consultation. In: Stern TA, et al. (orgs.). Massachusetts General Hospital handbook of general hospital psychiatry, 7.ed. New York: Elsevier; 2018.
13. Marciano ARF, Takakura TY, Medeiros Filho MVD. Interconsulta em crianças e adolescentes. In: Miguel EC, et al. (orgs.). Clínica Psiquiátrica: as grandes síndromes psiquiátricas. 2.ed. Barueri: Manole; 2021.
14. Ministério da Saúde. Lista Nacional de Notificação Compulsória de Doenças, Agravos e Eventos de Saúde Pública. In: Ministério da Saúde. Ministério da Saúde. Brasília, 23 jun. 2022. Disponível em: https://www.gov.br/saude/pt-br/composicao/svs/notificacao-compulsoria/lista-nacional-de-notificacao-compulsoria-de-doencas-agravos-e-eventos-de-saude-publica. Acesso em: 11 Set.2022.
15. Remberk B, Szostakiewicz Ł, Kałwa A, Bogucka-Bonikowska A, Borowska A, Racicka E. What exactly is catatonia in children and adolescents. Psychiatr Pol. 2020;54(4):759-75.
16. Scivoletto S, Boarati MA, Turkiewicz G. Emergências psiquiátricas na infância e adolescência. Braz J Psychiatry. 2010;32(suppl 2):S112-S120.
17. Shaw RJ, Pao M, Holland JE, DeMaso DR. Practice patterns revisited in pediatric psychosomatic medicine. Psychosomatics. 2016;57:576-85.
18. Strain JJ. The Adjustment disorder diagnosis, its importance to liaison psychiatry, and its psychobiology. Int J Environ Res Public Health. 2019;16(23):4645.
19. Telles LEB, Moreira CG, Almeida MR, Mecler K, Valença AM, Baldez DP. Transtorno factício imposto a outro (síndrome de Munchausen por procuração) e maus-tratos infantis. Debates em Psiquiatria. 2015; 5(6):38-42.

Seção VII
Doenças Infecciosas

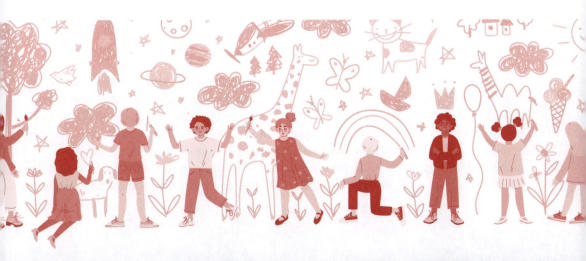

43
Covid-19

Maria Fernanda Bádue Pereira
Hany Simon Junior

PONTOS-CHAVE DESTE CAPÍTULO
- Características clínicas da Covid-19 em pediatria.
- Manejo da Covid-19.
- Síndrome inflamatória multissistêmica pediátrica relacionada à Covid-19.

INTRODUÇÃO

Em novembro de 2019, foram reportados alguns casos de pneumonia grave na cidade de Wuhan, na província chinesa de Hubei, e em dezembro do mesmo ano houve aumento no número de casos, os quais tinham associação epidemiológica com mercado da mesma cidade. Em janeiro de 2020, foi isolado um coronavírus como causa de tais surtos, posteriormente nomeado, pela Organização Mundial da Saúde (OMS), SARS-CoV-2 (*severe acute respiratory syndrome coronavirus 2*), e a doença por ele provocada, Covid-19 (*coronavirus infectious disease*). A disseminação para outros países ocorreu de forma rápida, o que levou a OMS a decretar emergência de saúde pública internacional em 30 de janeiro de 2020 e pandemia em 11 de março de 2020.

Já nos primeiros meses da pandemia observou-se que, em crianças, a Covid-19 costuma ser mais leve que nos adultos. Mais de 90% dos casos pediátricos são assintomáticos ou apresentam doença leve ou moderada. Menos de 10% dos casos pediátricos necessitam de internação em Unidade de Terapia Intensiva e a taxa de mortalidade pediátrica é menor que 1%.

Os fatores de risco observados em pediatria têm sido idade menor de um ano de vida, sexo masculino, presença de sintomas de trato respiratório inferior na admissão hospitalar e condições crônicas preexistentes, como obesidade, doenças complexas com necessidade de suporte respiratório (doenças genéticas, neurológicas, pulmonares) e imunodeprimidos graves. Os imunodeprimidos graves, com risco maior de Covid-19 grave ou crítica, são aqueles em tratamento quimioterápico em fase de indução ou por recaída de leucemia, pacientes com deficiência grave de anticorpos ou disfunção de linfócitos e após transplante de células hematopoiéticas.

MANIFESTAÇÕES CLÍNICAS DA COVID-19 PEDIÁTRICA

Os sintomas mais frequentes da Covid-19 pediátrica são febre e tosse. Manifestações clínicas em outros órgãos e sistemas podem acontecer em até 50% dos casos, em geral por conta de ação direta do vírus ou em consequência de processo inflamatório.

A frequência de manifestações gastrointestinais como diarreia, vômito e dor abdominal varia de 5,8 a 50% em Covid-19 pediátrica.

Séries de casos pediátricos mostram vários graus de elevação ALT/AST em infecções por SARS-CoV-2. A fisiopatologia do acometimento hepático inclui: resposta inflamatória exacerbada, toxicidade por drogas e ação viral direta do vírus (danos aos colangiócitos, lesões hipóxica-isquêmicas e microtrombose).

Alterações cardíacas como disfunção em ventrículo esquerdo ou direito e dilatação de artérias coronárias são mais frequentes em síndrome inflamatória multissistêmica pediátrica associada ao SARS-CoV-2 (SIM-P) do que em Covid-19. Estudo italiano com 248 pacientes pediátricos com Covid-19 e 46 pacientes com SIM-P observou envolvimento cardíaco em 16% naqueles com Covid-19 e 98% nos pacientes com SIM-P. Neste estudo, 18% (44/248) dos pacientes com Covid-19 apresentaram alterações no eletrocardiograma.

Revisão sistemática que incluiu 21 estudos/séries de casos, com 3.707 crianças e adolescentes com Covid-19, mostrou que 460 (16,7%) casos tinham sintomas neurológicos como cefaleia, mialgia e fadiga; 42 (1%) apresentaram encefalite, meningite ou convulsão. Hemorragia intracraniana, paralisia do nervo craniano, síndrome de Guillain-Barré e distúrbios visuais foram complicações neurológicas raras. Todas as crianças com convulsões sintomáticas agudas sobreviveram, sugerindo um prognóstico favorável em curto prazo.

Estudo inglês apontou manifestações renais em 52 crianças hospitalizadas por Covid-19: 24 (46%) apresentaram creatinina sérica maior do que o valor de referência e 15 (29%) tiveram critérios diagnósticos para lesão renal aguda. Hematúria foi pesquisada em 40 de 52 pacientes e proteinúria, em 22/52; essas alterações foram encontradas em 17 e 7 pacientes, respectivamente. Além da ação direta do vírus e inflamação, hipovolemia pode ser a causa da lesão renal.

Petéquias, erupções papulovesiculares, urticária e eritema multiforme podem ser manifestações dermatológicas da Covid-19 pediátrica.

Anosmia ou ageusia são sintomas descritos em pediatria, a maioria em adolescentes. Crianças pequenas podem ter dificuldade em relatar essas queixas. A maioria dos casos pediátricos com anosmia ou ageusia não tem associação com congestão nasal ou rinorreia, sugerindo que a fisiopatologia dessas alterações seja por acometimento do bulbo olfatório ou receptores do paladar.

A frequência dos eventos tromboembólicos em pediatria não é bem definida, e pode ocorrer em Covid-19 grave ou na SIM-P.

DIAGNÓSTICO DA COVID-19

Os principais métodos diagnósticos laboratoriais disponíveis para o diagnóstico de Covid-19 são: métodos moleculares, como RT-PCR (reação em cadeia polimerase transcriptase reversa); teste para detecção de antígeno e métodos sorológicos. Os testes moleculares e de antígeno são utilizados no diagnóstico de infecção aguda e os sorológicos, para evidência de infecção prévia.

CLASSIFICAÇÃO CLÍNICA DA COVID-19 EM PEDIATRIA

A Covid-19 em pediatria pode ser classificada nas seguintes categorias:

- Assintomática: sem quaisquer sintomas clínicos.
- Leve: aqueles com febre, fadiga, mialgia e sintomas de infecções agudas do trato respiratório.
- Moderada: pneumonia, febre e tosse, sibilância, mas sem hipoxemia.
- Grave: febre, tosse, taquipneia, saturação de oxigênio inferior a 92%, sonolência.
- Crítica: progresso rápido para a síndrome respiratória aguda grave (SRAG) ou insuficiência respiratória, ou, ainda, disfunção de órgão ou sistema.

Os sinais de gravidade são tosse ou dificuldade respiratória e pelo menos um dos seguintes: cianose central ou $SaO_2 < 92\%$ (< 90% em prematuros); angústia respiratória (gemido, batimento nasal, retração supraesternal, retração intercostal intensa ou balancim); taquipneia acentuada (em respirações/minuto): ≥ 70 rpm em crianças menores de 1 ano, ≥ 50 rpm em mais de 1 ano; incapacidade ou dificuldade na alimentação; diminuição do estado de consciência, letargia ou perda de consciência ou convulsões. Outras manifestações de gravidade são distúrbios da coagulação (tempo prolongado de protrombina e elevação do D-dímero); dano do miocárdio (aumento das enzimas do miocárdio, alterações de ST-T no eletrocardiograma, cardiomegalia e insuficiência cardíaca); insuficiência renal; disfunção gastrointestinal e/ou elevação de enzimas do fígado e rabdomiólise.

MANEJO DA COVID-19 EM PEDIATRIA

O manejo da Covid-19 depende da apresentação clínica. Nos casos assintomáticos ou com doença leve, administrar preferencialmente dipirona ou paracetamol. Os estudos envolvendo anti-inflamatórios ainda são insuficientes para recomendações e, portanto, recomenda-se evitá-los. Orientar as medidas de isolamento e cuidados domiciliares. Informar de forma enfática quais são os sinais e sintomas de agravamento, e orientar procedimentos de reavaliação.

Nos casos moderados, deve-se avaliar caso a caso a necessidade de hospitalização. Para a decisão, considerar: (1) fatores de risco do paciente, como doença de base (cardiopatias, pneumopatias, hemoglobinopatias, neuropatias, nefropatias, hepatopatia, imunodeprimidos por doenças congênitas ou adquiridas, diabete, obesidade); (2) faixa etária (menores de um ano de vida); (3) presença de complicações: hematológicas, pulmonares (atelectasia, derrame pleural) ou relacionadas a agravamento da doença de base; (4) possibilidade de reavaliação clínica; (5) capacidade da família em reconhecer piora clínica e chegar ao hospital.

Nos casos moderados é fundamental descartar complicações. Realizar exame clínico completo por médico experiente do grupo e avaliação complementar com hemograma, proteína C-reativa, hemocultura, enzimas hepáticas, ureia e cretinina séricas, gasometria, Na, K, Ca/Cai, P, Mg, coagulograma, D-

-dímero, troponina, CPK, CPK-MB, DHL, ferritina e outros, a depender da condição clínica; radiografia de tórax (PA e perfil) e/ou ultrassom de tórax. Tomografia computadorizada do tórax pode melhorar a precisão do diagnóstico das lesões pulmonares, mas, quando indicada para todos os casos, há desvantagens, como altos custos, necessidade de sedação e exposição à radiação. A história e o exame físico são os principais parâmetros para a avaliação de gravidade da pneumonia. Dessa forma, reservar a tomografia de tórax para crianças gravemente comprometidas e hospitalizadas.

A prescrição no paciente pediátrico com Covid-19 moderado deve incluir: oseltamivir (até resultado de teste Influenza); antibiótico se sinais clínicos, laboratoriais ou radiológicos de infecção bacteriana. Não há indicação de inalações. Uso de corticoide e/ou broncodilatadores está reservado para pacientes asmáticos.

Os casos graves ou críticos devem ser hospitalizados, preferencialmente em unidade de terapia intensiva (UTI). Além dos cuidados descritos nos casos moderados, deve-se contemplar suporte respiratório e cardiovascular (drogas vasoativas e cardiotônicos). Nos pacientes com comprometimento cardiovascular ou com sinais inflamatórios exuberantes, eletrocardiograma pode ser útil para descartar arritmias cardíacas, e o ecocardiograma torna-se exame importante na compreensão e manejo da disfunção cardíaca.

O suporte respiratório deve atender à necessidade do paciente pediátrico. Não está indicado intubação orotraqueal precoce. Na presença de desconforto respiratório leve (saturação de oxigênio < 92% ou 20% menor que o basal), deve-se oferecer oxigenioterapia, no menor fluxo possível. Caso a criança ou adolescente não apresente melhora clínica, considerar ventilação não invasiva ou cateter de alto fluxo; para essas técnicas o paciente deve estar em isolamento. Ainda assim, se o paciente não apresentar melhora, considerar intubação orotraqueal.

O uso de corticoide está reservado para os casos de Covid graves ou críticos. Ciclos de 3 a 5 dias de metilprednisolona (1 mg/kg/dia) ou dexametasona (dose equivalente a 1 mg/kg/dia de metilprednisolona) podem reduzir o processo inflamatório por inibir a transcrição de algumas citocinas e têm poucos eventos adversos. Uso prolongado de corticoide deve ser evitado por aumentar risco de complicações infecciosas.

Anticoagulação profilática está reservada para os casos graves e críticos. A prescrição deve ser individualizada, levando em conta a presença de fatores de risco para trombose e a avaliação dos riscos hemorrágicos, como presença de doença hemorrágica, coagulopatia ou plaquetopatia hereditária, presença de lesões potencialmente sangrantes (úlceras em TGI, metástases cerebrais, varizes esofágicas, cirurgia recente), CIVD, hipofibrinogenemia, uremia e insuficiência hepática.

Em relação ao uso de antivirais ou anticorpos monoclonais, as recomendações atuais são baseadas em resultados e dados de segurança para pacientes adultos e no risco de progressão da doença na criança.

Remdesivir é uma pró-droga de nucleotídeo, um análogo de adenosina; liga-se ao RNA dependente de RNA viral polimerase e inibe a replicação viral ao terminar prematuramente a transcrição do RNA. Diretriz internacional de tratamento da Covid-19 recomenda rendesivir para crianças hospitalizadas com idade ≥ 12 anos com Covid-19 que apresentam fatores de risco para doença grave e têm necessidade crescente de oxigênio; ou para adolescentes hospitalizados com idade ≥ 16 anos com Covid-19 que tenham necessidade crescente de oxigênio, independentemente de terem fatores de risco para doença grave. Até o momento não temos rendesivir disponível no Brasil.

Não há evidências pediátricas suficientes para a recomendação a favor ou contra o uso de anticorpos monoclonais anti-SARS-CoV-2 para crianças com Covid-19 que não estão hospitalizadas, mas que têm fatores de risco para doença grave. Internacionalmente, com base em estudos em adultos, bamlanivimab E etesevimab ou casirivimab E imdevimab têm sido considerados caso a caso para crianças não hospitalizadas que atendem à autorização de uso de emergência de acordo com critérios para alto risco de doença grave, especialmente aqueles que atendem a mais de um critério ou têm idade ≥ 16 anos. No Brasil, esses produtos podem ser usados em contexto de pesquisa clínica.

Não usar medicações profiláticas pré ou pós-exposição (a não ser no âmbito de pesquisa clínica). Não estão recomendados tratamentos específicos em pacientes assintomáticos ou com sintomas leves (confirmados ou suspeitos).

A principal medida de proteção da Covid-19 é a vacinação. Os principais objetivos da vacinação são reduzir hospitalizações e óbitos. Vacinas inativadas e da plataforma de RNA viral estão liberadas de acordo com faixa etária em pediatria, com dados de eficácia e segurança robustos. Portanto, o uso das vacinas contra Covid-19 deve ser encorajado para as crianças e adolescentes elegíveis.

Todas as crianças e adolescentes que tiveram Covid-19, independentemente da classificação clínica na fase aguda, devem passar por uma consulta pediátrica de rotina 1 a 3 meses após a doença para avaliação de possíveis sinais ou sintomas de Covid longa.

SÍNDROME INFLAMATÓRIA MULTISSISTÊMICA PEDIÁTRICA RELACIONADA À COVID-19 (SIM-P)

Em abril de 2020, surgiram relatos de quadro clínico preocupante na faixa etária pediátrica, como doença similar à doença de Kawasaki e ao choque tóxico. Relatos de quadros semelhantes foram reportados em diversos países, sob a nomeação de síndrome multissistêmica pediátrica (SIM-P) temporalmente associada à Covid-19.

Fisiopatologia da SIM-P

A fisiopatologia da SIM-P não está esclarecida. As hipóteses são de ação direta do vírus em diversos órgãos e sistemas e/ou consequência de alterações do sistema imune, provocando intensa atividade inflamatória.

A primeira linha de defesa contra infecção viral é uma rápida e bem coordenada resposta imune. No entanto, quando esse mecanismo é desregulado e excessivo, pode ocorrer hiperinflamação.

Em raros casos pediátricos de Covid-19, pode ocorrer resposta inflamatória exuberante com infecção das células dendríticas, macrófagos, monócitos e outros polimorfonucleados e produção excessiva de interleucinas 6 e 10 e TNF, a qual tem correlação negativa com o número total de linfócitos, afetando, assim, tanto a imunidade inata quanto a adquirida.

Essa resposta inflamatória excessiva causada pelo SARS-CoV-2 é semelhante à síndrome conhecida como tempestade de citocinas, que ocorre em um grupo de condições que compartilham o mesmo mecanismo patogênico, mas com fatores desencadeantes distintos.

O neutrófilo é o principal ator da tempestade de citocinas e tem capacidade de secretar ferritina, explicando os altos níveis encontrados em várias síndromes inflamatórias. A ferritina, por sua vez, apresenta ação imunossupressora e de inibição de diferenciação em células mieloides e linfócitos T e B, agravando a capacidade de resposta do hospedeiro.

Níveis elevados de ferritina estão relacionados à gravidade da inflamação e presentes em várias patologias de etiologias iniciais diferentes: síndrome de ativação macrofágica, síndrome linfo-histiocitose hematofagocítica (LHH), sepse, choque tóxico estafilocócico e nos casos de SIM-P. Não sendo patognomônica de qualquer patologia, talvez essas entidades sejam fenótipos diferentes de um mesmo processo inflamatório.

Dessa forma, conclui-se que a SIM-P é uma rara síndrome clínica que compartilha aspectos com outras condições inflamatórias, incluindo doença de Kawasaki, sepse, síndrome de ativação macrofágica e LHH secundária, em que grande quantidade de citocinas pode acarretar disfunção de vários órgãos.

O mais importante, no entanto, é a ação sobre o leito vascular, causando hipotensão, extravasamento de fluidos e células do sistema imune em pulmões e em outros órgãos. Na SIM-P, o acometimento cardíaco é frequente, seja ele disfunção miocárdica, pericardite, disfunção valvular ou anormalidades de coronárias.

Manifestações clínicas da SIM-P

O Reino Unido, ao final do mês de abril de 2020, emitiu um alerta sobre o crescente número de pacientes pediátricos que apresentavam quadro clínico compatível com choque tóxico, sinais semelhantes à doença de Kawasaki, alterações de parâmetros hemodinâmicos e manifestações gastrointestinais.

No início de maio de 2022, os autores descreveram oito pacientes com quadro clínico de febre alta, *rash* cutâneo de morfologia variada, conjuntivite não purulenta, dor abdominal e diarreia. Na evolução, apresentaram SIM-P, com provas inflamatórias e enzimas cardíacas elevadas (proteína C-reativa, velocidade de hemossedimentação, ferritina, D-dímero, pró-calcitonina, pró-BNP e troponina), fragilidade capilar, hipotensão arterial, choque cardiogênico e necessidade de suporte ventilatório e droga vasoativa. Óbito ocorreu em um paciente. Houve positividade para SARS-CoV-2 por meio da pesquisa de RNA viral em dois pacientes e para adenovírus em um; nos demais pacientes, houve história de contato com parentes de primeiro grau com Covid-19.

Estudo envolvendo 14 unidades de terapia intensiva pediátrica da França e Suíça relatou 35 crianças que evoluíram com descompensação cardíaca grave com sinais de SIM-P associada à infecção pelo SARS-CoV-2. O diagnóstico laboratorial foi realizado pela detecção de PCR em *swab* nasofaringe e/ou sorologia positiva em 31 dos 35 pacientes. Nessa série de casos, as manifestações clínicas na admissão foram: febre, astenia e sintomas gastrintestinais como dor abdominal, diarreia e vômitos em 80% dos pacientes. Alguns sinais sugestivos de doença de Kawasaki, como *rash* cutâneo, adenopatia cervical, queilite e meningismo, também foram observados, sem completar os critérios clínicos clássicos da doença. Os principais achados laboratoriais revelaram alterações nas provas inflamatórias (PCR, VHS, BNP, interleucina-6, D-dímero, troponina I) e no ecocardiograma, com redução relevante na fração de ejeção e hipocinesia de ventrículo esquerdo na grande maioria dos pacientes. Todos os pacientes necessitaram de internação em UTI, 80% fizeram uso de drogas inotrópicas, 28% utilizaram ECMO e dois terços deles necessitaram de ventilação mecânica.

No estado de Nova Iorque, nos Estados Unidos, há uma base de dados de pacientes pediátricos com quadro de SIM-P associada à Covid-19 que evoluíram de forma semelhante às séries europeias. A maioria dos pacientes é pré-escolar e escolar, com predomínio de raça negra e não hispânicos. Os sintomas mais descritos são febre prolongada (mais de 5 dias), dor abdominal, diarreia, vômitos, dispneia ou taquipneia, palidez ou cianose de extremidades, diminuição do débito urinário, letargia ou confusão mental. Testes positivos antigênicos ou sorológicos para SARS-CoV-2 foram observados em 94% dos pacientes.

Estudo de Bérgamo, na Itália, comparou dois grupos de pacientes, sendo um de crianças diagnosticadas com doença de Kawasaki-*like* de 01/01/2015 até 17/02/2020 (pré-pandemia) e o outro com as semelhantes alterações clínicas e laboratoriais a partir de 18/02/2020 (durante a pandemia). Neste grupo. foi observado aumento em até 30 vezes no número de casos de doença de Kawasaki-*like* em que a faixa etária predominante era de crianças mais velhas, as alterações cardíacas eram mais pronunciadas e o número de casos com síndrome de ativação macrofágica era maior.

Uma publicação britânica reuniu 58 crianças de oito unidades de terapia intensiva pediátrica admitidas de 23 de março a 16 de maio de 2020 com critérios clínicos e laboratoriais para SIM-P associada a síndrome respiratória aguda grave pela infecção pelo SARS-CoV-2. A idade média foi de 9 anos, todos os pacientes apresentavam febre, 45% vômitos, 53% dor abdominal, 52% diarreia e 45% conjuntivite. Evoluíram com choque por disfunção miocárdica 29 pacientes, sendo que 23 deles necessitaram de ventilação mecânica e uso de drogas inotrópicas. Houve evidência de infecção pelo SARS-CoV-2 (sorologia e/ou RT-PCR) em 45 (78%) do total de pacientes.

Critérios para diagnóstico clínico de SIM-P segundo o Royal College of Paediatrics and Child Health (2020) abrangem outras doenças inflamatórias. Notadamente, febre, adenomegalia, *rash*, acometimento de mucosas, edema de mãos e pés e acometimento de coronárias, que são critérios clínicos para diagnóstico de doença de Kawasaki.

A doença de Kawasaki é uma vasculite aguda da infância e a principal causa de doença cardíaca adquirida em países desenvolvidos, sendo que 80% dos casos ocorrem em menores de 5 anos. Sua causa é desconhecida, apesar de haver uma suposta associação com doença viral. Os critérios para diagnóstico do quadro clássico são: febre com duração maior que 5 dias, conjuntivite sem secreção, mucosite, linfoadenomegalia de pelo menos 1,5 cm, *rash* e edema de extremidades. No entanto, a presença de febre e a anormalidade de artérias cardíacas são sintomas da doença de Kawasaki atípica ou incompleta, o que explica a conexão com a SIM-P associada à Covid-19.

Dessa forma, com múltiplos casos reportados na literatura, a OMS, o Centro de Controle e Prevenção de Doenças (CDC) e o Royal College of Paediatrics and Child Health publicaram definições similares, de possíveis casos elegíveis para a SIM-P, conforme definição de caso (Tabela 1).

TABELA 1 Definição de caso para síndrome multissistêmica pediátrica (SIM-P) durante a pandemia de Covid-19

	Organização Mundial da Saúde #	Royal College of Paediatrics and Child Health (Reino Unido) ##	Centro de Controle e Prevenção de Doenças (Estados Unidos) ###
Faixa etária	0 a 19 anos	Crianças	< 21 anos
Febre	> 3 dias E	≥ 38,5 °C; persistente	> 38 °C por ≥ 24 horas, ou relato de febre subjetiva durando ≥ 24 horas.
Características clínicas	Dois dos seguintes (1 a 5): 1. *Rash*, ou conjuntivite não purulenta, ou sinais de inflamação mucocutânea (oral, mãos ou pés). 2. Hipotensão, ou choque. 3. Problemas gastrintestinais agudos (diarreia, vômitos, ou dor abdominal).	Há evidência de disfunção única, ou multiorgânica (choque, disfunção cardíaca, respiratória, renal, gastrintestinal ou neurológica). A maioria tem hipotensão e necessidade de oxigênio suplementar. Alguns têm: dor abdominal, confusão, conjuntivite, tosse, diarreia, cefaleia, linfadenomegalia, alterações de membranas mucosas, edema cervical, *rash*, sintomas respiratórios, odinofagia, edema de mãos e pés, síncope e vômitos.	Evidência de doença clinicamente grave que necessite hospitalização, com envolvimento orgânico (cardíaco, renal, respiratório, hematológico, gastrintestinal, dermatológico ou neurológico) multissistêmico (> 2).
Alterações laboratoriais	4. Características de disfunção miocárdica, pericardite, valvulite, ou anormalidades coronarianas (incluindo achados ecocardiográficos, ou aumento de troponina/NT-proBNP). 5. Evidência de coagulopatia (por aumento de TP, TTPA ou D-dímero). E Aumento de marcadores inflamatórios como VHS, PCR ou procalcitonina E Ausência de outra causa microbiana óbvia de inflamação, incluindo sepse bacteriana, síndrome do choque estreptocócico, ou estafilocócico E	Há sinais de inflamação. Todos têm: aumento de PCR, ferritina e D-dímero, fibrinogênio anormal, hipoalbuminemia e neutrofilia (alguns com neutrófilos normais). Alguns têm: anemia, falência renal, coagulopatia, neutrofilia, proteinúria; aumento de CPK, DHL, Troponina, transaminases e triglicérides; trombocitopenia, aumento de IL-6 (se disponível) e de IL-10 (se disponível)	Evidência laboratorial de inflamação, incluindo, mas não limitada a ≥ 1 dos que segue: aumento de VHS, PCR, fibrinogênio, procalcitonina, D-dímero, ferritina, DHL, OU IL-6; aumento de neutrófilos; diminuição de linfócitos; hipoalbuminemia. E

(continua)

TABELA 1 Definição de caso para síndrome multissistêmica pediátrica (SIM-P) durante a pandemia de Covid-19 (*continuação*)

	Organização Mundial da Saúde #	Royal College of Paediatrics and Child Health (Reino Unido) ##	Centro de Controle e Prevenção de Doenças (Estados Unidos) ###
Evidência de infecção pelo SARS-CoV-2	RT-PCR, teste antigênico, ou sorologia positiva ou contato próximo com pacientes com Covid-19	O teste para SARS-CoV-2 pode ser positivo, ou negativo	Infecção atual, ou recente por SARS-CoV-2 por RT-PCR, sorologia, ou teste antigênico; ou exposição à Covid-19 dentro das 4 semanas que antecedem o início dos sintomas. E
Critérios de exclusão	Outra causa óbvia de infecção ou inflamação	Pacientes com ausência de outros agentes causadores da doença que não SARS-CoV-2. Excluir outras causas microbianas, incluindo sepse bacteriana, choque tóxico estafilocócico, ou estreptocócico, infecções associadas à miocardite, como enterovírus (os resultados da investigação não devem atrasar a avaliação do especialista)	Nenhum outro diagnóstico plausível
Considerações	Considerar essa síndrome em crianças com características de doença de Kawasaki típica, atípica, ou síndrome do choque tóxico		Alguns indivíduos podem preencher critérios completos, ou parciais, para doença de Kawasaki, mas devem ser relatados se preencherem definição de caso para SIM-P. Considerar SIM-P em qualquer óbito pediátrico com evidência de infecção pelo SARS-CoV-2.

World Health Organization. Multisystem Inflammatory Syndrome in Children and Adolescent with COVID-19. Published May 15, 2020. Disponível em: https://who.int/publication-detail/multisystem-inflammatory-syndrome-in-children-and-adolescent-with-covid-19.
Royal College of Paediatrics and Child Health Guidance: Paediatric multisystem inflammatory syndrome temporally associated with COVID-19. Disponível em: https://www.rcpch.ac.uk/sites/resources/guidance-paediatric-multisystem-inflammatory-syndrome-temporally-associated-covid-19.
Centers for Disease Control and Prevention. Emergency Preparedness and Response: Health Alert Network, 2020. Disponível em: https://emergency.cdc.gov/han/2020/han00432.asp.

Alterações laboratoriais na SIM-P

A avaliação laboratorial de base deve incluir hemograma, função hepática, função renal e marcadores inflamatórios.

A maioria dos pacientes com SIM-P tem estado hiperinflamatório que se manifesta com leucocitose, aumento do número de neutrófilos, linfopenia, aumento de VHS, hiponatremia, hipertrigliceridemia, aumento de PCR, procalcitonina, D-dímero e ferritina sérica. Os pacientes com SIM-P geralmente têm baixa contagem de plaquetas e níveis altos de ferritina quando comparados a pacientes com doença de Kawasaki.

Para identificação do SARS-CoV-2, podem ser realizados sorologia, teste antigênico e RT-PCR. A sorologia deve ser realizada antes da infusão de imunoglobulina endovenosa. Pacientes com SIM-P têm nível mais alto de IgG para SARS-CoV-2, indicando que esses títulos aumentados se correlacionam com a gravidade da doença.

Marcadores cardíacos estão elevados em pacientes com SIM-P: troponina, pró-BNP e CKMB. Os marcadores cardíacos podem estar elevados em pacientes com SIM-P quando comparados a pacientes com doença de Kawasaki. Ecocardiograma deve ser realizado para identificação de miocardite, pericardite, alterações coronarianas e valvares. Eletrocardiograma pode mostrar mudanças nos traçados miocárdicos.

Tratamento da SIM-P

A SIM-P associada à Covid-19 corresponde a uma apresentação rara, mas grave e potencialmente fatal, e assim como em qualquer condição em que há risco à vida, deve haver ênfase no tratamento de suporte, que inclui suplementação de oxigênio, ventilação mecânica, suporte cardiovascular e renal em combinação com farmacoterapia nos casos em que houver indicação.

Imunoglobulina humana endovenosa e corticoide

O manejo da SIM-P inclui uso de imunoglobulina humana endovenosa, corticosteroides, imunomoduladores, anticoagulantes e antiplaquetários. A seleção de dois ou mais imunomoduladores para controle do quadro inflamatório intenso foi descrita por vários autores. Pacientes com quadro compatível com Kawasaki e classificados como alto risco para resistência a imunoglobulinas receberam associação de imunoglobulina com corticosteroides. O emprego dessas terapias se justifica pela gravidade da situação e pela eficácia em quadros clínicos semelhantes.

Imunoglobulina humana endovenosa, na dose de 2 g/kg de peso em associação com metilprednisolona, está indicada no tratamento inicial da SIM-P na dose de 1 a 2 mg/kg por dose a cada 12 horas.

O uso de corticosteroides associado à imunoglobulina em estudos observacionais comparativos com uso de apenas imunoglobulina sugere que essa associação está relacionada a menor tempo para recuperação da função cardíaca em pacientes com SIM-P. Também se associa a menor risco de disfunção cardiovascular nova ou persistente quando comparado ao uso de imunoglobulina sozinha, além de melhora hemodinâmica e menor tempo em unidade de terapia intensiva.

Crianças com SIM-P geralmente respondem rapidamente à terapia imunomoduladora e apresentam melhora nas primeiras 24 horas de tratamento. A resposta ao tratamento é caracterizada pela resolução da febre, melhora da função orgânica e níveis reduzidos de marcadores inflamatórios, principalmente proteína C-reativa. Por outro lado, a SIM-P refratária é frequentemente acompanhada por febre persistente, piora da disfunção orgânica e níveis crescentes de marcadores inflamatórios. Muitos casos continuarão a piorar se não houver intervenção adicional.

SIM-P refratária

Está indicada intensificação da terapia imunomodulatória. Não há estudos comparativos entre os tratamentos, as recomendações são baseadas em opinião de especialistas, com pulso de metilprednisolona de 10 a 30 mg/kg/dia de 3 a 7 dias. Nos casos refratários graves ou críticos, pode-se, ainda, considerar associação de pulsoterapia com uso de inibidor de interleucina 1 (anakinra) ou inibidor de fator de necrose tumoral (infliximabe).

Pacientes com SIM-P refratária que recebem vários agentes imunomoduladores estão em risco de infecção e precisam ser monitorizados com atenção. Os riscos e benefícios do tratamento de pacientes imunocomprometidos com SIM-P com agentes imunomoduladores precisam ser avaliados caso a caso.

- **Inibidores IL-1:** anakinra, antagonista de receptor IL-1 recombinante, vem sendo aventado na modulação dos efeitos das citocinas. Estudos com anakinra em pacientes adultos com Covid-19 demonstraram melhora na função respiratória e marcadores inflamatórios, bem como na mortalidade e na necessidade de ventilação mecânica. Anakinra pode ser considerado em SIM-P refratária, ou em pacientes com contraindicação a esteroides, ou em casos de SIM-P com síndrome de ativação macrofágica. Os efeitos colaterais incluem hepatite, neutropenia, leucopenia, trombocitopenia, cefaleia, dor abdominal, náusea/vômito e diarreia. Sua meia-vida é curta, 4 a 6 horas. Não está disponível no Brasil.
- **Inibidores do fator de necrose tumoral (infliximabe):** alguns estudos utilizando infliximabe, o anticorpo monoclonal anti-TNFα, relataram eficácia no tratamento de SIM-P refratária. Atualmente, o infliximabe não é recomendado para uso na maioria dos pacientes e pode ser considerado em caso a caso em pacientes que não responderam a tratamentos anteriores.

Anticoagulação

A tempestade de citocinas ocasiona a ativação da cascata de coagulação resultando em trombose. Além disso, há indícios de intensa lesão vascular na SIM-P. Achados em autópsias pediátricas confirmam o estado de hipercoagulabilidade e lesão endotelial pela observação de alta frequência de microtrombos pulmonares.

Em série de casos pediátricos com SIM-P, o uso da anticoagulação variou entre 12,5 e 90,1%, não sendo possível avaliar o impacto da anticoagulação no seu desfecho clínico. Em estudo multicêntrico com 853 admissões por Covid-19 em crianças, 6,5% dos pacientes com SIM-P tiveram fenômenos tromboembólicos. Esses pacientes tiveram taxa de mortalidade maior quando comparado ao grupo que não teve trombose.

Microtrombose e até mesmo trombo em grandes vasos têm sido uma manifestação preocupante na Covid-19 e/ou SIM-P, assim, o hematologista deve ser envolvido no atendimento inicial da criança com suspeita de SIM-P que apresente alguma evidência de hipercoagulabilidade ou qualquer crítica. É importante que o emergencista pediátrico esteja atento para possíveis intervenções precoces com o apoio do especialista.

Em pediatria, o anticoagulante mais usado e estudado é a enoxaparina. Pode ser administrada por via subcutânea, dispensando acesso vascular exclusivo; a meia-vida é de 3 a 6h e a eliminação é renal. A monitorização do efeito da enoxaparina é feita por meio da dosagem do anti-Xa, e sua ação pode ser revertida parcialmente com a administração de protamina. Controle laboratorial prévio inclui hemograma para avaliar presença de plaquetopenia, coagulograma e função renal, os quais já fazem parte do controle de todo paciente crítico. A dose para profilaxia com enoxaparina na idade > 2 meses a < 18 anos é 0,5 mg/kg/dose (até o máximo de 30 mg/dose) subcutânea a cada 12 horas. Nos casos de tratamento de trombose, a dose de enoxaparina na idade > 2 meses a < 18 anos é de 1 mg/kg/dose subcutânea a cada 12 horas. Monitore a atividade do antifator Xa (objetivo do tratamento: 0,5 a 1).

Terapia antitrombótica: baixas doses de aspirina (AAS), 3 a 5 mg/kg/dia, estão indicadas em todos os pacientes com SIM-P que não têm risco para sangramento.

Suporte mecânico cardiopulmonar

A oxigenação através de membrana extracorpórea (ECMO) foi aprovada pelo FDA como terapia durante a pandemia da Covid-19. Essa modalidade terapêutica pode ser considerada em serviços de referência de ECMO em pacientes que apresentem hipoxemia e hipercapnia refratária, choque séptico e/ou cardiogênico refratários a drogas vasoativas e falência de um único órgão com comorbidade menor. As contraindicações de ECMO devem seguir diretrizes que, de forma ampla, incluem pacientes com comorbidades graves e múltiplas, imunodeprimidos, portadores de doença pulmonar crônica, condições com contraindicação para anticoagulação e quadro neurológico grave.

A OMS sugere o uso de ECMO para pacientes com Covid-19 com hipoxemia refratária, apesar do uso de ventilação protetora, porém salienta que é um recurso muito limitado que deve ser racionado em situação de pandemia.

Relatos de casos de ECMO em adultos graves por Covid-19 revelam mortalidade de 10%. Em série de casos pediátricos, a ECMO foi usada em minoria dos casos de SIM-P, variando entre 5 e 12,5%. O papel da ECMO e sua indicação durante a pandemia precisam ser ponderados em função da escassez de recursos e profissionais especializados, já que se trata de procedimento de alta complexidade e que exige equipe com experiência.

Resumo da abordagem da SIM-P

O grande desafio para o emergencista pediátrico é reconhecer os casos de crianças no departamento de emergência que se apresentem clinicamente com SIM-P relacionada à Covid-19 e definir a indicação e o tempo ideal para a abordagem terapêutica imunomodulatória. Para o manejo adequado de pacientes em estado crítico consequente a uma doença pouco conhecida, o envolvimento de especialistas faz-se necessário desde a admissão no pronto-socorro.

A suspeita de SIM-P se baseia na história, sintomas e alterações no exame físico. Se a criança ou adolescente tem exposição presumida ou confirmada ao SARS-CoV-2, febre persistente por mais de 24 horas e duas ou mais disfunções orgânicas (cardíaca, renal, respiratória, hematológica, gastrintestinal, dermatológica ou neurológica), devem ser realizados exames laboratoriais.

O mesmo deve ser feito se apresentar sinais e sintomas de doença de Kawasaki.

Suspeita clínica, reconhecimento, estabilização cardiorrespiratória e tratamento medicamentosos devem ser feitos prontamente se o paciente estiver instável.

Durante a investigação, o paciente estável, sem alterações nos exames laboratoriais e sem sinais de doença de Kawasaki, pode ser seguido ambulatorialmente.

Recomenda-se internação hospitalar se o paciente estiver estável, mas apresentar alterações eletrocardiográficas, ecocardiográficas, ou doença de Kawasaki. Avaliações clínicas e monitorização contínuas são mandatórias. Exames laboratoriais e avaliação cardiológica seriadas baseiam-se na progressão da doença.

Se houver alteração no ECG, ecocardiograma, doença de Kawasaki ou sinais de instabilidade clínica, devem ser feitos estabilização respiratória, circulatória e tratamento imunomodulatório com infusão de imunoglobulina endovenosa 2 g/kg e uso de metilprednisolona na dose de 1 a 2 mg/kg por dose a cada 12 horas. Iniciam-se antibióticos de amplo espectro (p. ex., clindamicina e ceftriaxone) até que se exclua a possibilidade de choque séptico ou tóxico.

Recomenda-se internação em unidade de terapia intensiva e avaliação de especialistas pediátricos: infectologista, reumatologista, cardiologista e hematologista.

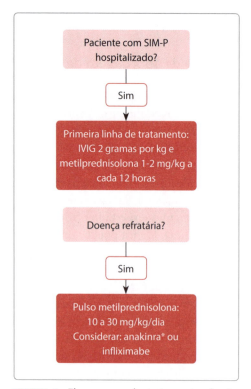

FIGURA 1 Fluxograma do tratamento da síndrome multissistêmica pediátrica (SIM-P). IVIG: imunoglobulina endovenosa. *Anakinra: não disponível no Brasil.

SUGESTÕES DE LEITURA

1. Belhadjer Z, Aurial J, Méot M, et al. Addition of corticosteroids to immunoglobulins is associated with recovery of cardiac function in multi-inflammatory syndrome children. Circulation. 2020;142:2282-2284.
2. Cantarutti N, Battista V, Adorisio R, et al. Manifestations in children with SARS-COV-2 infection: 1-year pediatric multicenter experience. Children (Basel). 2021;8(8):717.
3. Carneiro JDA, Ramos GF, de Carvalho WB, et al. Proposed recommendations for antithrombotic prophylaxis for children and adolescents with severe infection and/or multisystem inflammatory syndrome caused by SARS-CoV-2. Clinics (Sao Paulo). 2020;75:e2252.
4. COVID-19 Treatment Guidelines Panel. Coronavirus Disease 2019 (COVID-19) Treatment Guidelines. National Institutes of Health. Disponível em: https://www.covid19treatmentguidelines.nih.gov/. Acesso em: 28 jun.2022.
5. Dionne A, Son MBF, Randolph AG. An update on multisystem inflammatory syndrome in children related to SARS-CoV-2. Pediatr Infect Dis J. 2022;41(1):e6-e9.
6. Dong Y, Mo X, Hu Y, et al. Epidemiology of COVID-19 among children in China. Pediatrics. 2020; 145(6):e20200702.
7. Feldstein LR, Rose EB, Horwitz SM, et al. Multisystem inflammatory syndrome in U.S. children and adolescents. N Engl J Med2020;383:334-346.
8. Feldstein LR, TenfordE MW, Friedman KG, et al. Characteristics and outcomes of US children and ado-

lescents with multisystem inflammatory syndrome in children (MIS-C) compared with severe acute COVID-19. JAMA. 2021;325(11):1074-1087.
9. Giacomet V, Barcellini L, Stracuzzi M, et al.; COVID-19 Pediatric network. Gastrointestinal symptoms in severe COVID-19 children. Pediatr Infect Dis J. 2020;39(10):e317-e320.
10. Henderson LA, Canna SW, Friedman KG, et al. American College of Rheumatology Clinical Guidance for Multisystem Inflammatory Syndrome in Children Associated With SARS-CoV-2 and Hyperinflammation in Pediatric COVID-19: Version 3. Arthritis Rheumatol. 2022;74(4):e1-e20.
11. Host L, Paemel RV, Haerinck F. Multisystem inflammatory syndrome in children related to COVID-19: a systematic review. Eur J Pediatr. 2021;180(7):2019-2034.
12. Jiang L, Tang K, Levin M, et al. COVID-19 and multisystem inflammatory syndrome in children and adolescentes. Lancet Infect Dis. 2020;20(11):e276-e288.
13. Luglio M, Tannuri U, de Carvalho WB, et al. COVID-19 and liver damage: Narrative review and proposed clinical protocol for critically ill pediatric patients. Clinics (Sao Paulo). 2020;75:e2250.
14. Mak PQ, Chung KS, Wong JS, et al. Anosmia and ageusia: Nqt an uncommon presentation of COVID-19 infection in children and adolescents. Pediatr Infect Dis J. 2020;39(8):e199-e200.
15. McArdLle AJ, Vito O, Patel H, et al. Treatment of multisystem inflammatory syndrome in children. N Engl J Med. 2021;385(1):11-22.
16. Panda PK, Sharawat IK, Panda P, et al. Neurological complications of SARS-CoV-2 infection in children: A systematic review and meta-analysis. J Trop Pediatr. 2021;67(3):fmaa070.
17. Schlapbach LJ, Andre MC, Grazioli S, et al. Best practice recommendations for the diagnosis and management of children with pediatric inflammatory multisystem syndrome temporally associated with SARS-CoV-2 (PIMS-TS; Multisystem Inflammatory Syndrome in Children, MIS-C) in Switzerland. Front Pediatr. 2021;9:667507.
18. Simon H, Sakano TMS, Rodrigues RM, et al. Multisystem inflammatory syndrome associated with COVID-19 from the pediatric emergency physician's point of view. J Pediatr (Rio J). 2021;97(2):140-159.
19. Son MBF, Murray M, Friedman K, et al. Multisystem inflammatory syndrome in children - Initial therapy and outcomes. N Engl J Med. 2021;385(1):23-34.
20. Stewart DJ, Hartley JC, Johnson M, et al. Renal dysfunction in hospitalised children with COVID-19. Lancet Child Adolesc Health. 2020;4(8):e28-e29.
21. Withworth H, Sartain SE, Kumar R, et al. Rate of thrombosis in children and adolescents hospitalized with COVID-19 or MIS-C. Blood. 2021;138(2):190-198.
22. Wolf J, Abzug MJ, Anosike BI, et al. Updated guidance on use and prioritization of monoclonal antibody therapy for treatment of COVID-19 in adolescents. J Pediatric Infect Dis Soc. 2022;11(5):177-185.

44

Arboviroses

Vitor Emanoel de Lemos Carvalho
Mylene Caniceiro Anelli
Luiza Martins de Oliveira Ribeiro

PONTOS-CHAVE DESTE CAPÍTULO

- Descrever a epidemiologia e a transmissão das principais arboviroses.
- Reconhecer seus espectros clínicos.
- Diagnosticar as arboviroses clinicamente.
- Solicitar os exames complementares adequados e tratar os casos de arboviroses prontamente.

INTRODUÇÃO

Arboviroses é o termo utilizado para agrupar as doenças causadas por vírus e que são transmitidas aos vertebrados por artrópodes sugadores de sangue como mosquitos, moscas e carrapatos. Existem cerca de 150 arboviroses que podem causar doenças no ser humano. A grande maioria das arboviroses é causada por RNA vírus pertencente a diversos gêneros como *Alphavirus*, *Flavivirus*, *Orthonyavirus*, entre outros.

Além da dengue, outros exemplos de arboviroses que têm significativamente expandido suas abrangências geográficas e sido introduzidas em novos territórios onde há milhares de indivíduos suscetíveis são a chikungunya e zika. Neste capítulo serão abordadas as seguintes arboviroses: dengue, zika e chikungunya.

DENGUE

A dengue é a arbovirose mais prevalente no mundo. A infecção sintomática da dengue se apresenta com um grande espectro de manifestações clínicas, desde uma doença viral febril inespecífica até a presença de sinais de alarme que podem evoluir para choque. Tanto fatores virais como do hospedeiro contribuem para essa variação na manifestação da doença. Não existe um antiviral específico para o tratamento da dengue, mas existem medidas de reposição hídrica que reduzem drasticamente sua mortalidade.

Em 1997, a Organização Mundial da Saúde (OMS) publicou uma classificação para dengue com base em sintomas: dengue febril (DF), dengue hemorrágica febril (DHF) e síndrome do choque por dengue (SCD). Em 2009, uma nova classificação foi proposta com base na gravidade da doença: dengue sem sinais de alarme, dengue com sinais de alarme e dengue grave. Essa nova classificação defende a ideia de que o termo dengue hemorrágica sugere a presença de hemorragia como um sintoma necessário para a classificação de gravidade pela dengue, sendo que o aumento da permeabilidade vascular é a característica mais importante para a evolução da doença.

Epidemiologia

A dengue é uma das mais importantes doenças epidêmicas em países em desenvolvimento, ocorrendo em toda zona tropical e subtropical. Há relatos de doenças dengue-*like* há mais de 200 anos, mas a descoberta do vírus da dengue (DENV) foi estabelecida por volta de 1940. É uma doença endêmica no sudeste e sul da Ásia, América Central e do Sul e alguns países da África. Sua incidência tem crescido muito nos últimos anos, com aumento de oito vezes no número de casos nas duas últimas décadas, segundo a Organização Mundial da Saúde (OMS). Porém, o fato de a maioria dos casos ser leve ou assintomática faz com que a doença ainda seja subnotificada, sendo que, de 2020 a 2021, houve queda no registro do número de mortes por dengue, o que pode estar relacionado com a dificuldade de notificação durante a pandemia de Covid-19. No total, são mais de 3,6 bilhões de pessoas em risco de adquirir o vírus DENV. Anualmente, são registrados por volta de 390 milhões de casos e 22 mil mortes relacionados a essa doença em todo o mundo. Noventa por cento dos óbitos ocorrem em crianças com menos de 15 anos.

No Brasil, sucessivas epidemias de dengue vêm ocorrendo desde 1990. Em 2021, foram registrados mais de 500 mil casos prováveis de dengue, com incidência de 235,8 casos/100 mil habitantes. Se comparado com o ano de 2020, houve queda de 46%, o que pode ser justificado pelo impacto da pandemia de Covid-19 no registro de casos. Porém, de janeiro até abril de 2022, foram registrados mais de 542 mil casos de dengue no Brasil, um aumento de 113% na incidência quando comparado ao mesmo período de 2021. Dentre as amostras que foram testadas para identificação de sorotipo durante o ano de 2021, 51% foram positivas para DENV-1 e 48,9%, para DENV-2.

Os vírus da dengue são transmitidos por mosquitos fêmeas infectados do gênero *Aedes*, principalmente *Aedes aegypti*, *Aedes albopictus* e *Aedes polynesiensis*. O *Aedes aegypti* é o vetor mais eficiente, por ser mais antropófilo, mais doméstico e ter grande capacidade de adaptação às transformações ambientais provocadas pelo homem. Seus ovos podem durar até vários meses em ambiente seco, eclodindo quando em contato com a água. Têm um percurso de voo curto, são hematófagos e se alimentam durante o dia. A sazonalidade da dengue é bem conhecida, ocorrendo imediatamente após o início do período de chuvas.

Patogênese

Os vírus da dengue pertencem à família *Flaviviridae*, ao gênero Flavivírus, que reúne 53 espécies de vírus. Existem quatro sorotipos principais denominados vírus da dengue tipos 1, 2, 3 e 4 (DENV-1, DENV-2, DENV-3 e DENV-4). Um quinto sorotipo foi identificado em 2007 na Malásia, detectado em amostra laboratorial de apenas um paciente morador local. O genoma do vírus da dengue é uma fita simples de RNA que codifica três proteínas estruturais: a proteína do capsídeo (C), a proteína precursora da membrana (preM), a proteína do envelope (E) e sete proteínas não estruturais (NS1, NS2A, NS2B, NS3, NS4A, NS4B, NS5). O nucleocapsídeo é envelopado por uma dupla membrana lipídica, que contém duas proteínas: proteínas E e M.

O curso da infecção pelo vírus da dengue inicia-se com a introdução do vírus em capilares sanguíneos da pele, através da picada do mosquito e consequente infecção de células dendríticas, monócitos e macrófagos. O DENV entra na célula por meio de endocitose mediada por receptores de membrana e seu material genético é traduzido no retículo endoplasmático da célula hospedeira, gerando novas cópias virais que irão infectar células subjacentes e, após 24 horas, pode ser detectado no linfonodo regional. Acredita-se que a viremia em humanos ocorra 3 a 7 dias após picada (variação de 3 a 14 dias) e dure de 3 a 6 dias, terminando com o desaparecimento da febre. As células mononucleares do sangue periférico (macrófagos, monócitos e células B) são as mais infectadas pelo vírus da dengue, mas também pode ocorrer infecção de fígado, baço, medula óssea, estômago, pulmões, rins e, possivelmente, o cérebro, sugerindo passagem pela barreira hematoencefálica.

Tanto a resposta imunológica inata quanto a adaptativa induzidas pelo vírus da dengue têm papel importante no clareamento viral. A produção de anticorpos é dirigida principalmente aos determinantes antigênicos sorotipo-específicos, sendo que ocorre certo grau de reação cruzada com os outros sorotipos. A resposta dos linfócitos T frente à infecção pelo vírus da dengue também é sorotipo-específica.

A infecção por um dos quatro sorotipos do vírus da dengue (infecção primária) gera imunidade por toda a vida contra esse sorotipo (homóloga). Entretanto, a imunidade contra outros sorotipos (heteróloga) é transitória, e os indivíduos podem se infectar por outros sorotipos (infecção secundária).

Em pesquisa realizada na Tailândia, 99% dos casos de febre hemorrágica da dengue (FHD) tinham anticorpos heterólogos ao sorotipo que causou a FHD. Quase 90% desses pacientes eram crianças de idade superior a 1 ano com infecção secundária por um sorotipo diferente da infecção primária. Os outros 10% eram crianças menores de um ano com infecção primária, filhos de mães com anticorpos contra o vírus da dengue.

Para que os anticorpos sejam neutralizantes, eles devem estar presentes em um determinado nível. Quando a concentração de anticorpos adquiridos ativa ou passivamente (por meio da placenta) está abaixo desse nível (subneutralizantes), eles se ligam aos vírus e formam complexos vírus-anticorpos. Esses complexos se ligam aos receptores Fc-gama das células-alvo (fagócitos mononucleares), sendo rapidamente internalizados, infectando essas células. Ou seja, anticorpos em concentrações subneutralizantes facilitam a infecção por outros sorotipos. Esse processo é chamado de imunoamplificação através dos anticorpos.

Além disso, na infecção secundária, a expansão clonal de células T de memória de baixa afinidade precede a expansão clonal das células T *naive*, com alta afinidade ao sorotipo infectante. Há intensa produção de mediadores inflamatórios, citocinas e quimiocinas, principalmente TNF-alfa e IFN-gama, que atuam no endotélio vascular produzindo aumento da permeabilidade vascular com extravasamento de plasma e diminuição de volume plasmático, características principais da FHD e consequente SCD.

A patogênese completa da FHD/SCD ainda não é totalmente esclarecida, principalmente pela falta de modelo animal para estudá-la. A trombocitopenia provavelmente é causada por supressão medular e aumento da destruição periférica.

Manifestações clínicas

A infecção pelo vírus da dengue pode ser assintomática, que corresponde de 29 a 56% das infecções, e manifestar-se como dengue clássica ou como dengue com sinais de alarme. O período de incubação costuma ser de 4 a 10 dias após a picada do mosquito. Três fases clínicas podem ocorrer: febril, crítica e convalescente. Após a fase febril (viremia), o paciente pode se recuperar (fase convalescente) ou avançar para a fase de extravasamento (fase crítica), levando à dengue com sinais de alarme ou à dengue grave.

A fase febril da dengue clássica é caracterizada por início súbito de febre alta (39 a 40°C) que dura de 2 a 7 dias, acompanhada de cefaleia, dor retro-orbitária, mialgia, artralgia, astenia e prostração. Podem ocorrer náuseas, vômito, diarreia pastosa, dor abdominal, linfadenopatias e exantema maculopapular (Quadro 1). O exantema está presente em 50% dos casos, pode ser pruriginoso e acomete, inicialmente, tronco, evoluindo para face e membros de forma aditiva, sem poupar plantas de pés e palmas de mãos. Achados laboratoriais frequentes são de leucopenia e trombocitopenia. Nos menores de dois anos, os sintomas álgicos se manifestam como choro intenso, adinamia e irritabilidade. Com a defervescência da fase febril, podem aparecer petéquias nos membros inferiores e, menos frequentemente, nas axilas, punhos, dedos e palato, quando se inicia a fase crítica da doença.

QUADRO 1 Quando suspeitar da dengue sem sinais de alarme

Febre com duração de 2 a 7 dias
Pelo menos dois dos seguintes sintomas: • Cefaleia • Dor retro-orbitária • Mialgia • Artralgia • Exantema • Vômitos/náuseas • Leucopenia • Prova do laço positiva
O paciente deve ter estado em área de transmissão de dengue nos últimos 15 dias

Alguns pacientes podem evoluir para a fase crítica, caracterizada pela defervescência da febre, entre o 3º e o 7º dia do início da doença, acompanhada do surgimento de sinais de alarme, resultantes do aumento da permeabilidade vascular (Quadro 2).

QUADRO 2 Sinais de alarme na dengue

Dor abdominal intensa e contínua
Vômitos persistentes
Acúmulo de líquidos em cavidades
Hipotensão postural
Hepatomegalia maior do que 2 cm abaixo do rebordo costal
Sangramento de mucosas
Letargia e/ou irritabilidade
Aumento progressivo do hematócrito associado à plaquetopenia

Cinco a 30% dos pacientes com dengue apresentam manifestações hemorrágicas, principalmente gengivorragia, petéquias, epistaxe ou metrorragia e, mais raramente, hematêmese e hematúria. A convalescência pode ser prolongada por até dois meses com astenia e depressão.

Cerca de 3% dos pacientes evoluem para dengue grave (FHD e SCD), sendo que sua principal característica não é a hemorragia, e sim o aumento da permeabilidade vascular que leva ao extravasamento de plasma e pode evoluir para o choque. A dengue grave geralmente ocorre na infecção secundária da dengue, mas pode acontecer durante a infecção primária, principalmente em lactentes, pois estes apresentam carga viral mais alta e clareamento viral mais lento do que os adultos, além de terem maior permeabilidade vascular.

Os sintomas de dengue grave iniciam-se após 3 a 7 dias da defervescência da fase febril com o aumento da permeabilidade vascular e consequente extravasamento de plasma para o terceiro espaço, o que leva a acúmulo de líquidos em cavidades, desconforto respiratório, sangramentos e disfunção orgânica, podendo evoluir para óbito (Quadro 3). Em crianças, as formas graves geralmente surgem por volta do 3º dia da doença, acompanhadas ou não da defervescência.

QUADRO 3 Critérios para o diagnóstico de dengue grave

Choque
Acúmulo de líquidos associado à insuficiência respiratória
Sangramento grave
AST ou ALT ≥ a 1.000 unidades/L
Rebaixamento do nível de consciência
Falência de órgãos

Derrame pleural e ascite são indicadores de evolução para dengue grave. A consciência, geralmente, permanece intacta, e o período de extravasamento vascular e choque é curto, com duração de 24 a 48 horas. O paciente evoluiu para óbito nas primeiras 24 horas do início do choque, ou recupera-se rapidamente depois de adequada reposição de fluidos.

Em raras ocasiões, o vírus da dengue pode comprometer o sistema nervoso central (SNC), o fígado, o baço e o miocárdio (Quadro 4). As miocardites por dengue manifestam-se, principalmente, por arritmias, diminuição da fração de ejeção do ventrículo esquerdo, podendo ter elevação de enzimas cardíacas. A elevação de enzimas hepáticas pode acontecer em até 50% dos casos, sendo que em casos de aumento severo (10 vezes o valor de referência), observa-se disfunção hepática com aumento do tempo de protrombina. O acometimento do SNC pode acontecer durante ou após a infecção. Na vigência da infecção, a encefalopatia é a manifestação mais comum, apresentando-se com cefaleia intensa, vômitos, convulsão, delírio, insônia, irritabilidade e depressão,

QUADRO 4 Manifestações atípicas

Neurológicas	Encefalopatia, meningite asséptica, encefalite
	Hemorragia intracraniana, trombose
	Mono, polineuropatias, Guillain-Barré, paralisia de Bell
Gastrointestinais	Hepatite aguda/fulminante
	Colelitíase acalculosa
	Pancreatite aguda
	Diarreia febril
Renais	Síndrome hemolítico-urêmica
	Insuficiência renal
Cardíacas	Miocardite, pericardite
	Distúrbio de condução
Respiratórias	SARA
	Hemorragia pulmonar
Outras	Rabdomiólise
	Rotura esplênica espontânea

SARA: síndrome da angústia respiratória do adulto.

na presença ou não de meningismo discreto. São manifestações tardias do acometimento de SNC a síndrome de Guillain-Barré, a meningoencefalomielite e as mononeuropatias. Provavelmente os sintomas neurológicos são consequência de reações imunológicas, e não da ação direta do vírus.

Durante a fase de recuperação da dengue, geralmente entre o 6º e o 8º dia da doença, podem ocorrer sinais de complicação infecciosa bacteriana, como pneumonia ou sepse, cujo quadro, às vezes, se superpõe ao da dengue. Alguns pacientes desenvolvem bradicardia sem repercussão hemodinâmica, desaparecendo no final da convalescência.

Diagnóstico e exames complementares

A confirmação do diagnóstico pode ser feita por meio do isolamento viral por RT-PCR ou NS1 nos primeiros 7 dias após o início dos sintomas (a viremia pode durar do 1º ao 7º dia após a infecção e é mais bem detectada enquanto o paciente apresenta febre). O NS1 é um antígeno não estrutural que desempenha papel significativo na replicação do DENV, produzido dentro da célula hospedeira e liberado na corrente sanguínea do paciente infectado, sendo considerado um importante biomarcador de fase aguda da doença. Na forma de teste rápido, o NS1 pode ter sensibilidade de 80 a 70%, de modo que um resultado positivo confirma a infecção, enquanto resultados negativos não a afastam e deve-se solicitar sorologias.

A dosagem de IgM e IgG (no Brasil, usa-se o teste ELISA) deve ser solicitada a partir do 6º dia de sintomas e a confirmação de infecção é feita com a detecção de IgM em única amostra de soro ou pelo aumento do título de IgG em amostras pareadas (conver-

QUADRO 5	Prova do laço
Desenhar um quadrado de 2,5 cm de lado no antebraço do paciente
Verificar a pressão arterial (sentado ou deitado)
Calcular o valor médio (pressão arterial sistólica + pressão arterial diastólica/2)
Insuflar o manguito até o valor médio e aguardar 5 minutos (em crianças, 3 minutos)
Contar o número de petéquias dentro da marcação feita
Considerar positiva a prova quando houver 20 ou mais petéquias em adultos e 10 ou mais em crianças

são sorológica). Baixos níveis de IgM podem permanecer detectáveis por até 1 a 3 meses depois do início dos sintomas, já os de IgG podem persistir detectáveis por décadas. A primeira infecção por DENV tem maior resposta de anticorpos IgM do que as infecções secundárias. Já em relação à produção de IgG, será maior na segunda infecção por DENV (Figura 1).

A prova do laço, que avalia a fragilidade capilar, pode ser positiva tanto nos pacientes com dengue sem sinais de alarme como nos com dengue com sinais de alarme ou grave, e deve ser realizada em todos os pacientes com suspeita da doença (Quadro 5).

Tanto os pacientes com dengue sem sinais de alarme como os com dengue com sinais de alarme ou grave costumam apresentar leucopenia, trombocitopenia e aumento dos níveis de aminotransferase aspartato sérica (AST). Pode ocorrer também linfocitose com atipia linfocitária. Já os pacientes com dengue com sinais de alarme ou grave apresentam também hemoconcentração com aumento de hematócrito em 20% do valor basal, ou valores superiores a 42% em crianças, 44% em mulheres e 50% em homens. Podem apresentar alteração no coagulograma com aumento dos tempos

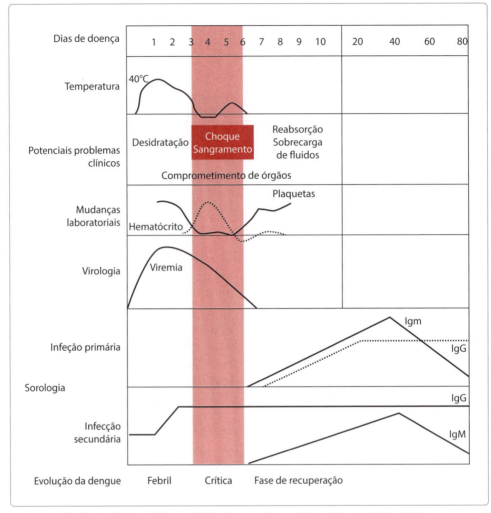

FIGURA 1 Evolução clínica e laboratorial da dengue. Fonte: Ministério da Saúde, 2016.

de protrombina (TP), tromboblastina parcial (TPPA) e trombina (TT), diminuição de fibrinogênio, protrombina, fator VIII, fator IX, antitrombina e α-antiplasmina.

O diagnóstico diferencial da dengue inclui infecção por *influenza*, enterovírus, sarampo, rubéola, mononucleose e outras doenças exantemáticas, sepse e meningococcemia. Em contexto epidemiológico adequado, deve-se considerar malária, leptospirose, febre tifoide e febre amarela.

Tratamento

Não existe antiviral específico para o vírus da dengue. O manejo adequado depende do reconhecimento precoce dos sinais de alarme, da pronta reposição hídrica e reavaliação contínua do paciente, pois é possível que um paciente com sintomas iniciais da dengue evolua sem complicações, ou que no 5º dia de doença surjam sintomas de gravidade. Por essas razões, o Ministério da Saúde propõe uma abordagem clínico-evolutiva, classificando os pacientes em grupos: A, B, C e D.

Os pacientes de alto risco estão descritos no Quadro 6, e os critérios de internação, no Quadro 7.

Grupo A

Pacientes sem sinais de alarme, prova do laço negativa e sem alto risco são classificados no grupo A. O hemograma é recomendado para todos aqueles com dengue, porém, pacientes do grupo A podem ser liberados para domicílio com orientação de checagem de resultado ambulatorial e hidratação oral (Quadro 8), antieméticos, analgésicos e antitérmicos, evitando salicilatos e anti-inflamatórios não hormonais. Manter a hidratação durante todo o período febril e por até 24 a 48 horas após a defervescência da febre. Todos devem ser orientados quanto aos sinais de alerta e reavaliados no 1º dia sem febre, ou, caso não haja defervescência, retornar no 5º dia de doença.

Grupo B

Pacientes com manifestações hemorrágicas espontâneas ou prova do laço positiva, sem repercussão hemodinâmica e sem sinais de alarme, ou pacientes que apresentem critérios de alto risco são classificados no grupo B. Todos devem realizar confirmação diagnóstica e hemograma e permanecerem em leito de observação, recebendo hidratação oral, conforme recomendado para grupo A, até o resultado dos exames. Se exames normais, o paciente deve receber tratamento em regime ambulatorial com reavaliação clínica diária até 48h após a queda da febre. Se o hematócrito (Ht) estiver aumentado em > 38% em crianças, > 40% em mulheres e > 45% em homens, e/ou plaquetopenia < 100.000 células/ mm³, o paciente deve ser reclassificado para o grupo C, receber hidratação EV (Quadro 8) em leito de observação, além de medicamentos sintomáticos.

Grupo C

Pacientes com presença de algum sinal de alarme são classificados no grupo C. Todos os pacientes desses grupos devem receber, prontamente, hidratação endovenosa, mesmo na ausência de exames complementares, conforme o Quadro 8. Devem realizar confirmação diagnóstica, hemograma, dosagem sérica de albumina e transaminases, radiografia de tórax (PA, perfil e incidência de Laurell) e ultrassonografia de

QUADRO 6 Pacientes de alto risco

Lactentes < 2 anos
Gestantes
Pacientes com idade acima de 65 anos
Pacientes portadores de doença de base [p. ex., hipertensão arterial ou outras doenças cardiovasculares graves, diabetes mellitus, doença pulmonar obstrutiva crônica, doenças hematológicas crônicas (principalmente anemia falciforme), doença renal crônica, doença ácido-péptica e doenças autoimunes]

QUADRO 7 Critérios de internação

Preocupação excessiva da família
Impossibilidade de seguimento ambulatorial
Baixa ingesta de líquidos e alimentos
Sangramento espontâneo
Contagem de plaquetas ≤ 20.000 células/mm3 e/ou hematócrito elevado
Dor abdominal intensa e vômitos
Desidratação significativa exigindo reposição endovenosa de fluidos
Comprometimento respiratório: dor torácica, dificuldade respiratória, diminuição do murmúrio vesicular ou outros sinais de gravidade
Presença de sinais de alarme e/ou de choque

QUADRO 8 Hidratação

Grupo A Hidratação oral domiciliar	**Criança**: reposição líquida de acordo com faixa de peso: < 10 kg: 130 mL/kg/dia 10 a 20 kg: 100 mL/kg/dia > 20 kg: 80 mL/kg/dia 1/3 em SRO em 4-6 horas e 2/3 de líquidos caseiros no restante do dia. Manter hidratação por 48 horas após último pico febril.
	Adolescente e adultos: 60 mL/kg/dia (1/3 em SRO em 4-6h e 2/3 em líquidos caseiros no restante do dia).
Grupo B Hidratação oral supervisionada	**Criança/adolescente e adulto**: iniciar reposição líquida VO conforme orientado no grupo A até saída do resultado do hemograma. Ht aumentado: conduzir como grupo C Ht normal: conduzir como grupo A com reavaliação diária clínica e laboratorial até 48 horas após último pico febril.
Grupo C Hidratação EV	**Criança**: expansão com cristaloide 10-20 mL/kg/h, repetindo até 3 vezes. Se melhora do Ht e clínica: iniciar fase de manutenção de acordo com as necessidades básicas (regra de Holliday-Segar), com solução balanceada. Manter paciente internado por 48 horas. Se ausência de melhora clínica ou laboratorial: conduzir paciente como grupo D.
	Adolescente/adulto: expansão com cristaloide 10-20 mL/kg/h, repetindo até 3 vezes. Se melhora do Ht e clínica: iniciar fase de manutenção com 25 mL/kg em 6 horas e, após, 25 mL/kg em 8 horas de solução contendo 1/3 de SF e 2/3 de SG. Manter paciente internado por 48 horas. Se ausência de melhora clínica ou laboratorial: conduzir paciente como grupo D.
Grupo D Hidratação EV	**Criança/adolescentes e adultos:** expansão com cristaloide 20 mL/kg em até 20 minutos em *bolus* repetindo até 3 vezes. Se piora do Ht: expansão de 20 mL/kg (0,5 a 1 g/kg) de albumina a 5% (para cada 100 mL dessa solução, usar 25 mL de albumina a 20% e 75 mL de SF a 0,9%). Avaliar necessidade de hemoderivados. Avaliar sinais de sobrecarga hídrica. Se melhora do Ht e dos sinais de choque: conduzir como grupo C. Após preencher critérios de alta, retorno para reavaliação clínica e laboratorial conforme grupo B.

Ht: hematócrito; SRO: soro de reidratação oral; SF: soro fisiológico; SG: soro glicosado.

abdome, para detecção de derrames cavitários. Outros exames inespecíficos devem ser realizados conforme necessidade: glicemia, gasometria, eletrólitos, ureia e creatinina, coagulograma e ecocardiograma.

Se melhora clínica e do hematócrito após fase de expansão, deve-se iniciar fase de manutenção, com 25 mL/kg em 6 horas e 25 mL/kg em 8 horas de solução contendo 1/3 de SF e 2/3 de soro glicosado em adultos e adolescentes. Em crianças, usar cálculo de necessidade hídrica conforme faixa de peso (Quadro 8) e solução balanceada. Paciente deve permanecer em leito de internação com terapia de manutenção de 24 a 48 horas. Se não houver melhora clínica e laboratorial, repetir fase de expansão até três vezes, com reavaliação clínica a cada 1 hora e reavaliação do hematócrito a cada 2 horas e, se persistir sem melhora, conduzir como grupo D.

Grupo D

Os pacientes com sinais de choque (Quadro 9), sangramento grave ou disfunção grave de órgãos são classificados no grupo D. Deve-se iniciar imediatamente a expansão volêmica endovenosa, com solução salina isotônica de 20 mL/kg em 20 minutos, que pode ser repetida até três vezes, mantendo reavaliação clínica a cada 15 a 30 minutos e de hematócrito a cada 2 horas. Encaminhar paciente para unidade de tratamento intensivo (UTI) para melhor monitorização. Os exames complementares solicitados são os mesmos do grupo C.

QUADRO 9	Sinais de choque
Taquicardia	
Pulso fino	
Tempo de enchimento capilar > 2 segundos	
Oligúria (< 1 mL/kg/h)	
Hipotensão arterial (fase tardia do choque)	

Se houver melhora clínica e laboratorial após a fase de expansão, reclassificar o paciente para o grupo C. Nas formas refratárias à reposição volêmica, o paciente deve ser avaliado clínica e laboratorialmente (Ht). Caso haja Ht em ascensão e presença de sinais de choque, pode-se optar por uso de expansão de 10 a 20 mL/kg com albumina a 5%. Caso haja Ht em queda e presença de sinais de choque, deve ser investigada presença de sangramento, hemorragia, coagulação intravascular disseminada (CIVD) e iniciar tratamento com hemocomponentes específicos para cada distúrbio. Nos sangramentos com alterações de TP e TTPA (atividade < 40% e INR > 1,25), deve-se utilizar plasma fresco congelado e vitamina K até a estabilização do quadro hemorrágico. As indicações para receber concentrado de hemácias são: perda sanguínea maior que 10%, hemólise e sangramento interno oculto. A transfusão de plaquetas está indicada em pacientes com hemorragia visceral importante com plaquetopenia < 50.000 células/mm^3, ou se a contagem de plaquetas for inferior a 20.000/mm.

Outra complicação seria a disfunção miocárdica, que cursa com o desempenho ventricular diminuído (FE < 50%), que pode ser documentado por exame de ecocardiograma e necessita, para a otimização do débito cardíaco, do uso de inotrópicos e drogas vasoativas. Não existe evidência suficiente que justifique o uso de corticosteroides no tratamento da dengue grave.

É importante ressaltar que, com a melhora do estado de choque, há reabsorção de plasma extravasado, com queda adicional do Ht, mesmo com a suspensão da hidratação parenteral. Essa reabsorção poderá causar hipervolemia, insuficiência cardíaca ou edema pulmonar, tornando necessária a descontinuação da infusão de líquidos e o uso de diuréticos.

Outros distúrbios metabólicos que podem exigir correção específica são hiponatremia, hipocalemia, acidose metabólica e distúrbios de coagulação, decorrentes da plaquetopenia e coagulopatia de consumo.

QUADRO 10	Critérios de alta hospitalar
Estabilidade hemodinâmica por > 48 horas	
Ausência de febre > 48 horas	
Melhora clínica	
Hematócrito normal e estável > 24 horas	
Plaquetas em elevação e acima de 50.000/mm^3	

A dengue é uma doença autolimitada, com bom prognóstico na grande maioria dos casos. No Quadro 10 encontram-se os critérios de alta hospitalar. O diagnóstico e o tratamento precoces, com reposição hídrica adequada, são os principais determinantes do prognóstico do paciente com a forma grave da doença. Com terapia intensiva de suporte, a mortalidade pode ser menor que 1%. A maioria dos óbitos é causada por choque prolongado e refratário, hemorragia profusa, CIVD, insuficiência hepática aguda com encefalopatia e insuficiência cardíaca.

Vacina

Atualmente, a única vacina contra a dengue licenciada no Brasil é a Dengvaxia, disponível apenas na rede particular. É uma vacina de vírus atenuado, recomendada para pacientes de 9 a 45 anos que já entraram em contato com o vírus da dengue, pois estudos do próprio fabricante mostraram que indivíduos soronegativos que tomaram a vacina tiveram maior risco de desenvolverem a forma grave da doença após infecção pelo vírus selvagem, assim, recomenda-se a realização de sorologia antes da aplicação dessa vacina. O esquema de vacinação é de três doses que devem ser intercaladas por um intervalo de 6 meses.

A Anvisa ainda está analisando a aprovação da vacina TAK-003 (Takeda) e da TV003 (NHI/Butantan), ambas de vírus atenuado e em fase 3 de desenvolvimento.

CONCLUSÃO

A dengue continuará a se espalhar pelo mundo até que medidas efetivas de controle do vetor sejam alcançadas e que vacinas eficazes sejam desenvolvidas. Enquanto isso, o diagnóstico precoce e o adequado manejo do paciente com dengue são os principais determinantes do seu prognóstico.

ZIKA VÍRUS

O zika (ZIKV) é um RNA vírus de cadeia simples, do gênero Flavivírus, família *Flaviviridae*, sendo assim, filogeneticamente, semelhante aos outros arbovírus transmitidos por mosquitos, como o vírus da dengue (DENV), o da febre amarela (YFV) e o do Nilo Ocidental (WNV). Ele possui, até o momento, duas linhagens descritas: Africana e Asiática.

Desde 2015, a infecção causada por esse vírus tornou-se um alerta à população mundial, mediante o grande número de casos descritos, inicialmente, no Nordeste brasileiro e, posteriormente, em todo o território nacional.

Outro fator importante atribuído à doença é a relação dos casos em gestantes com o possível nascimento de recém-nascidos com microcefalia, malformações do sistema nervoso central, além da possível evolução clínica à síndrome de Guillain-Barré.

Epidemiologia

O nome do vírus (ZIKV) relaciona-se com o local onde inicialmente fora isolado, em 1947, na floresta de Zika, no Uganda, por meio de amostras de soro de macacos *Rhesus* que eram monitorizados para febre amarela. Posteriormente, em 1952, houve os primeiros relatos do vírus em espécie humana, mas em 2005 e 2007 o vírus voltou a ganhar importância na comunidade científica com novas publicações, após a epidemia de casos ocorridos na Oceania e na Micronésia (Ilha de Yap).

Em 2015, o vírus chega ao Brasil, confirmando o primeiro caso de transmissão autóctone e, posteriormente, com uma epidemia de casos relacionados à infecção pelo ZIKV, iniciada pelo nordeste brasileiro. Atualmente, há registro de circulação do vírus nos 26 estados e no Distrito Federal.

Com 4.252 casos de zika, a região Nordeste concentrou 74,5% dos registros do Brasil em 2021, com 5.710 no total. Na Paraíba, foram 1.335 casos, maior número do Brasil, e que representou um aumento de 345% no estado, se comparado ao mesmo período de 2020, quando foram notificadas 300 ocorrências da doença. Obviamente, temos de olhar esses números com cuidado, dada a possível subnotificação no começo da pandemia de Covid-19. Entre as principais arboviroses de circulação urbana, zika foi a única que não registrou óbitos em 2021. Ao todo, em 2021, houve uma queda de 17,6% em comparação com o mesmo período de 2020 no país. Porém, as únicas regiões que registraram aumento no número de casos de zika foram as regiões Norte (28,3%) e Sul (36,6%).

Transmissão

A transmissão do vírus ZIKV se dá pela picada do mosquito do gênero *Aedes* infectado pelo vírus, de preferência o *Aedes aegypti* e o *Aedes albopictus*. Estes habitam zona climática tropical, subtropical e zonas temperadas, respectivamente.

Outras formas de transmissão já foram descritas, como de mãe para filho durante a gestação, relação sexual, transplante de órgãos e de medula óssea, além de transfusão sanguínea.

Pela abrangência de atuação dos mosquitos, o vetor da infecção do vírus ZIKV é o principal alvo para o combate à propagação da doença em todo o mundo.

Embora o vírus já tenha sido encontrado no leite materno, a sua transmissão ainda não foi confirmada.

Manifestações clínicas

Na grande maioria dos casos, os pacientes são assintomáticos. Quando apresentam sintomas, estes são brandos e, geralmente, sem apresentar gravidade e com evolução autolimitada.

Evidências mostram que a infecção pelo ZIKV tem período de incubação de 3 dias a 2 semanas.

Os sintomas, quando apresentados, comumente são: febre baixa, *rash* maculopapular pruriginoso, conjuntivite não purulenta e artralgia, envolvendo pequenas articulações dos pés e mãos. Dor retro-ocular, mialgia e cefaleia também podem estar presentes e todos os sintomas têm poucos dias de duração. Raramente são necessárias internações para controle dos sintomas.

Além disso, a síndrome de Guillain-Barré já foi descrita em associação à infecção do vírus ZIKV, bem como outras síndromes neurológicas, como: encefalites, meningoencefalites, mielite e entre outras. No caso de Guillain-Barré, o risco parece aumentar com a idade do paciente.

A principal afecção neurológica descrita é a microcefalia, a qual não abordaremos neste capítulo.

Veja na Tabela 1 os principais sinais e sintomas das arboviroses descritas.

TABELA 1 Frequências de sinais e sintomas de dengue, zika e chikungunya

Sinais/sintomas	Dengue	Zika	Chikungunya
Febre (duração)	Acima de 38°C (4 a 7 dias)	Sem febre ou subfebril ≤ 38°C (1 a 2 dias subfebril)	Febre alta > 38°C (2 a 3 dias)
Manchas na pele (frequência)	Surgem a partir do quarto dia, 30 a 50% dos casos	Surgem no primeiro ou no segundo dia, 90 a 100% dos casos	Surgem em 2 a 5 dias, 50% dos casos
Dor nos músculos (frequência)	+++/+++	++/+++	+/+++
Dor nas articulações (frequência)	+/+++	++/+++	+++/+++
Intensidade da dor articular	Leve	Leve/moderada	Moderada/intensa
Edema de articulação	Raro	Frequente e leve intensidade	Frequente e de moderado a intenso
Conjuntivite	Rara	50 a 90% dos casos	30%
Cefaleia (frequência e intensidade)	+++	++	+
Prurido	Leve	Moderado/intenso	Leve
Hipertrofia ganglionar (frequência)	Leve	Intensa	Moderada
Discrasia hemorrágica (frequência)	Moderada	Ausente	Leve
Acometimento neurológico	Raro	Mais frequente que dengue e Chikungunya	Raro (predominante em neonatos)

Fonte: Brito e Cordeiro, 2016.

Diagnóstico

O diagnóstico deve ser suspeitado e indicado a todos os pacientes que apresentarem sintomas compatíveis com a doença e tiverem viajado a regiões em que o vírus já foi reportado, em até 2 semanas após retornarem, bem como a coleta de testes laboratoriais.

Até o momento não há exames sorológicos comerciais disponíveis para a detecção da doença. Sendo assim, no Brasil, a detecção de RNA viral por reação em cadeia da polimerase, via transcriptase reversa (RT-PCR) a partir de espécimes clínicos, é o exame preconizado para a confirmação da infecção pelo vírus ZIKV.

Contudo, o RT-PCR deve ser coletado em um período de 4 a 7 dias após o início dos sintomas e, idealmente, até o 5º dia.

Tratamento

Até o momento, não existe tratamento específico para a infecção pelo vírus ZIKV. O tratamento deve visar alívio dos sintomas (baseado em acetaminofeno ou dipirona), repouso, hidratação e controle de possíveis complicações neurológicas já descritas. Nas erupções cutâneas, o uso de anti-histamínicos está indicado.

O uso de aspirinas e anti-inflamatórios não esteroidais deve ser evitado pelo risco de complicações hemorrágicas, como já descrito em outras infecções por outros Flavivírus.

Prevenção

Até o momento, não existe vacina disponível no mercado que evite a infecção pelo vírus ZIKV.

Todo paciente com caso suspeito de infecção pelo vírus ZIKV deve se proteger para provável exposição a outros mosquitos, evitando, assim, a transmissão da doença para outras pessoas.

Além disso, o uso de repelentes contra insetos deve ser incentivado.

É importante frisar que o principal controle da doença se dá com a erradicação dos vetores, eliminando o mosquito *Aedes* de circulação.

CHIKUNGUNYA

Introdução

A doença chikungunya é uma arbovirose, causada pelo vírus CHIKV composto por RNA fita simples, da família *Togaviridae*, do gênero *Alphavirus*.

Assim como a zika e a dengue, chikungunya vem apresentando uma preocupação em nível mundial pelo aumento na incidência de casos em razão da alta densidade do vetor (mosquitos fêmeas *Aedes aegypti* e *Aedes albopictus*), alto fluxo de pessoas nas áreas endêmicas e possíveis sequelas clínicas deixadas pela doença.

Tem como característica clínica uma doença febril, autolimitada, associada à cefaleia, mialgia, *rash* cutâneo e poliartralgias, a qual, dependendo da severidade do quadro, pode levar a dores articulares crônicas, com necessidade de acompanhamento em longo prazo.

Até o momento não existe tratamento específico para a doença, sendo o controle dos sintomas, o reconhecimento de prováveis sequelas e a reabilitação física os principais pilares do tratamento.

A prevenção é, sem dúvida, o melhor combate para evitar a disseminação da doença. Ela se baseia na erradicação de possíveis locais criadouros dos mosquitos, dificultando assim a transmissão para o ser humano. Outras medidas para proteção individual, como uso de repelentes contra insetos, blusas de manga longa e calças e mosquiteiros nos dormitórios, são também importantes para evitar a transmissão do vírus, pelos mosquitos, para outras pessoas.

Epidemiologia

Primeiramente descrita na Tanzânia, por volta de 1952, a palavra chikungunya significa, na língua Makonde, "aqueles que se dobram", em alusão às dores articulares que a doença provoca, fazendo o doente ter o aspecto encurvado. Outro nome também usado na época era "febre quebra ossos", pela mesma conotação citada. Até o momento, foram descritas quatro linhagens genotípicas diferentes para o vírus CHIKV: Oeste africano (genótipos isolados de Senegal e Nigéria), Leste/África Central/Sul africano (ECSA), genótipo Asiático e o genótipo encontrado nos vírus do Oceano Índico.

Desde a primeira vez que a doença fora descrita, houve alguns focos de casos relatados por todo o mundo, como na África, Filipinas, Portugal, Guiné, Índia e Senegal. Acredita-se que, após os casos isolados nas ilhas do Oceano Índico, a doença se propagou com maior facilidade por conta da ocorrência de mutação gênica do vírus e sua melhor adaptação à disseminação pelo vetor *Aedes albopictus*. No hemisfério Ocidental, a primeira descrição da doença foi na ilha de San Martin, em 2013.

No Brasil, os primeiros casos autóctones foram registrados na Bahia e Amapá, em 2014, e desde então todos os estados brasileiros já possuem casos notificados.

Em 2021, houve 93.043 casos prováveis (taxa de incidência de 43,6 casos por 100 mil hab.). Esses números representam um aumento de 33,2% dos casos em relação ao ano anterior. Cabe lembrar que, dada a pandemia do novo coronavírus, a coleta de dados pode ter sido prejudicada no ano de 2020. A região Nordeste apresentou a maior incidência, com 111,1 casos/100 mil hab., seguida do Sudeste (29,1 casos/100 mil hab.) e do Centro-Oeste (6,8 casos/100 mil hab.).

Transmissão

A principal forma de transmissão do vírus CHIKV é pela picada das fêmeas dos mosquitos da subfamília *Culicinae* infectados, o *Aedes aegypti* e o *Aedes albopictus*. Existem outros mosquitos capazes de disseminar o vírus, porém não serão abordados nesse escopo. Durante o período entre as epidemias, macacos, roedores e pássaros são os reservatórios animais do vírus. Já nos períodos de epidemia, o homem torna-se o reservatório principal do vírus.

Há relatos da transmissão no período perinatal, nos quais gestantes apresentaram viremia durante o parto e, após o nascimento, foi isolado o vírus nos recém-nascidos. Alguns deles evoluíram com diversas complicações como convulsões, encefalopatias, febre, trombocitopenia, linfopenia, síndromes hemorrágicas, aumento de transaminases e outras complicações cardíacas. O vírus não foi isolado em leite materno e não há relatos de transmissão via leite materno.

Manifestações clínicas

A chikungunya tem como manifestações clínicas principais: febre, intensa astenia, cefaleia, artralgia, mialgia e *rash* cutâneo (Figura 2). Possui um período de incubação em torno de 3 a 5 dias (podendo variar de 1 a 12 dias). A febre, quando presente, geralmente atinge temperatura elevada (> 39°C) e, diferente de outras arboviroses, a maioria dos infectados terá sintomas clínicos. Uma minoria (menos de 15%) apresentará soroconversão de forma assintomática.

A sintomatologia da doença coincide com a alta replicação viral, dessa forma, o início da doença terá seus sintomas de maior intensidade. O término dos sintomas coincide com o declínio da viremia, por volta do fim da primeira semana, quando os níveis de IgM começam a se elevar.

Nessa fase virêmica, há aumento importante de inteferon tipo I, citocinas e quimiocinas pró-inflamatórias que possuem tropismo por fibroblastos existentes nos músculos e articulações. Além disso, o vírus também já foi isolado em células hepáticas, tecidos linfoides e cérebro.

Um dos efeitos adversos da resposta imune adaptativa do organismo no combate ao CHIKV é a possibilidade da indução à autoimunidade causada pela reação cruzada do vírus com os antígenos do hospedeiro. Novos estudos são necessários, mas há evidência de que a resposta imunológica por linfócitos B e T ao vírus está envolvida nos pacientes que desenvolvem artralgia crônica.

A doença pode ser dividida em três fases: aguda, subaguda e crônica. A fase aguda dura do período de incubação até o décimo dia. Os pacientes que apresentarem artralgia após a fase aguda em até três meses serão caracterizados como na fase subaguda. Desse modo, aqueles que persistirem com

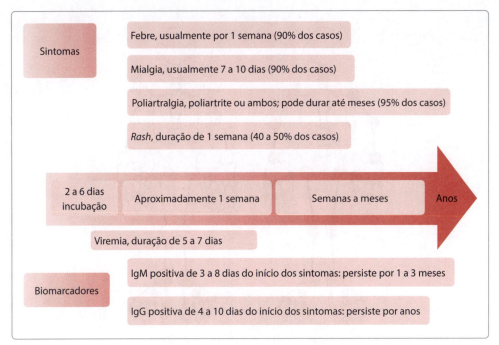

FIGURA 2 Marcos da infecção, sintomas e biomarcardores na chikungunya.
Fonte: Weaver e Lecuit, 2015.

sintomatologia após o terceiro mês estarão na fase crônica da doença.

A poliartralgia tem sido descrita em mais de 90% dos pacientes na fase aguda da doença, sendo na maioria bilateral, simétrica e com acometimento de grandes articulações (Figura 3). A presença de edema da articulação está associada à tenossinovite.

Diagnóstico

O diagnóstico da doença é, geralmente, clínico. A presença de quadro febril associado à artralgia, *rush* cutâneo em áreas endêmicas da doença ou áreas onde houve epidemia é altamente preditiva da infecção pelo vírus CHIKV.

O teste diagnóstico definitivo é por técnica molecular RT-PCR (*reverse-transcription polymerase chain reaction*) durante a fase aguda da doença (primeira semana). Para a pesquisa de anticorpos específicos são utilizadas duas técnicas: ELISA (*enzyme-linked immunosorbent assay*) e o teste imunocromatográfico do tipo POC (*point of care*).

Estão disponíveis testes sorológicos na identificação de anticorpos específicos do tipo IgM e IgG. O IgM pode ser detectado desde o segundo dia de doença, porém tem melhor indicação de coleta no quinto dia de história e pode ficar elevado de 3 a 6 meses pós-infecção. Já o IgG possui aumento dos títulos sorológicos por volta do sexto dia. A realização de dosagens seriadas de sorologias (uma coleta na fase aguda da doença e outra após 15 dias) com aumento de quatro vezes nos títulos sorológicos é uma estratégia viável para demonstrar reatividade específica.

Técnicas de isolamento viral, como a neutralização por redução de placas (PRNT – *Plaque Reduction Neutralization*

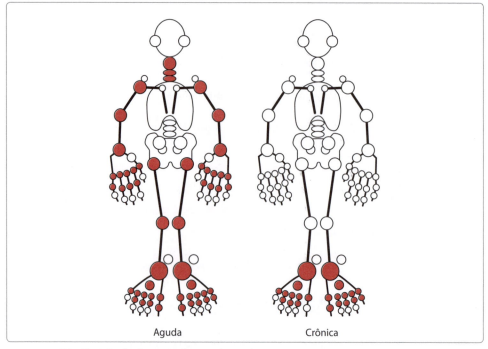

FIGURA 3 Distribuição de dor articular aguda e crônica em paciente com artrite pelo vírus chikungunya. Fonte: www.jointman.com.

Test) é o padrão-ouro para confirmação diagnóstica de diversas arboviroses. Porém, apresenta uma técnica que exige um tempo maior e há somente alguns laboratórios com certificado de segurança biológica nível 3 (BSL3).

Vale ressaltar que os testes sorológicos apresentam reação cruzada com outros membros do complexo antigênico *Semliki Forest*, entre eles o vírus Mayaro.

Tratamento

Atualmente, não existem antivirais específicos para a infecção do vírus CHIKV. O tratamento baseia-se em suporte clínico: controle sintomático, hidratação e repouso. A grande maioria dos pacientes, na fase aguda da doença, pode ser tratada ambulatorialmente. É necessário o controle rigoroso da dor nas articulações, pois tratá-la de forma inadequada é uma das principais causas de sua cronificação.

Não é indicado o tratamento com anti-inflamatórios não esteroides (ibuprofeno, naproxeno, diclofenaco, nimesulida, ácido acetilsalicílico, entre outros) na fase aguda da doença.

Nos casos em que os sintomas se tornam subagudos ou crônicos, há terapêutica específica incluindo o uso de AINEs e corticoides. Porém, julgamos neste capítulo não abordar esse tema, pois fugiria do escopo do emergencista.

Pacientes sem sinais de gravidade e sem risco de pior evolução	Pacientes de grupo de risco de pior evolução	Pacientes com sinais de gravidade e/ou critérios de internação
Exames 1. Específicos: conforme orientação da Vigilância Epidemiológica (isolamento viral, PCR ou sorologia) 2. Inespecíficos: hemograma com contagem de plaquetas a critério médico	**Exames** 1. Específicos: conforme orientação da Vigilância Epidemiológica (isolamento viral, PCR ou sorologia) 2. Inespecíficos: hemograma com contagem de plaquetas (auxilia no diagnóstico diferencial) 3. Complementares: conforme critério médico	**Exames** 1. Específicos: obrigatório (isolamento viral, PCR ou sorologia) 2. Inespecíficos: hemograma com contagem de plaquetas (auxilia no diagnóstico diferencial) 3. Bioquímica: função hepática, transaminases, função renal e eletrólitos 4. Complementares: conforme critério médico
Conduta clínica na unidade 1. Droga de escolha: paracetamol ou dipirona. Evitar ácido acetilsalicílico e anti-inflamatórios. Em caso de dor refratária, considerar dipirona EV e/ou opioides 2. Hidratação oral: avaliar grau de desidratação e estimular a ingestão de líquidos 3. Avaliar hemograma para apoio no diagnóstico diferencial: dengue, malária ou leptospirose 4. Encaminhar para unidade de referência a partir de surgimento de sinais de gravidade ou de critérios de internação 5. Notificar 6. Orientar retorno no caso de persistência da febre por mais de 5 dias ou no aparecimento de sinais de gravidade	**Conduta clínica na unidade** 1. Droga de escolha: paracetamol ou dipirona. Evitar o ácido acetilsalicílico e anti-inflamatórios. Em caso de dor refratária, considerar dipirona EV e/ou opioides 2. Hidratação oral: avaliar grau de desidratação e estimular a ingestão de líquidos 3. Avaliar hemograma para apoio no diagnóstico diferencial: dengue, malária ou leptospirose 4. Notificar 5. Encaminhar para unidade de referência a partir de surgimento de sinais de gravidade 6. Orientar retorno diário até o desaparecimento da febre	**Conduta clínica na unidade** 1. Avaliar o grau de desidratação e sinais de choque para instituir terapia de reposição volêmica 2. Droga de escolha: paracetamol ou dipirona. Evitar ácido acetilsalicílico e anti-inflamatórios. Em caso de dor refratária, considerar dipirona EV e/ou opioides 3. Avaliar hemograma para apoio no diagnóstico diferencial: dengue, malária ou leptospirose 4. Notificar 5. Critérios de alta: melhora clínica, ausência de sinais de gravidade, aceitação de hidratação oral e avaliação laboratorial

Orientação para domicílio – pacientes sem sinais de gravidade e sem risco de pior evolução	Orientação para no domicílio – pacientes de grupo de risco de pior evolução
1. Seguir as orientações médicas 2. Evitar automedicação 3. Repouso – evitar esforço 4. Utilizar compressas frias para redução de danos articulares. Não utilizar calor nas articulações 5. Seguir orientações de exercícios leves, recomendados pela equipe de saúde 6. Retornar à unidade de saúde no caso de persistência da febre por 5 dias ou no aparecimento de fatores de gravidade	1. Seguir as orientações médicas 2. Evitar automedicação 3. Repouso – evitar esforço 4. Utilizar compressas frias para redução de danos articulares. Não utilizar calor nas articulações 5. Seguir orientações de exercícios leves, recomendados pela equipe de saúde 6. Retornar diariamente à unidade até o desaparecimento de febre

FIGURA 4 Classificação de risco e conduta clínica dos pacientes com suspeita de chikungunya.
Fonte: Ministério da Saúde, 2017.

SUGESTÕES DE LEITURA

Dengue

1. Chaturvedi U, Nagar R, Shrivastava R. Dengue and dengue haemorrhagic fever: implications of host genetics. FEMS Immunol Med Microbiol. 2006;47:155-66.
2. Dengue: diagnóstico e manejo clínico: adulto e criança [recurso eletrônico]/Ministério da Saúde, Secretaria de Vigilância em Saúde, Departamento de Vigilância das Doenças Transmissíveis, 5. ed. Brasília: Ministério da Saúde, 2016.
3. Gulati S, Maheshwari A. Atypical manifestations of dengue. Trop Med Int Health. 2007;12(9):1087-95.
4. Halstead S. Dengue. Lancet. 2007;370:1644-52.
5. Kabir MA, Zilouchian H, Younas MA, Asghar W. Dengue detection: Advances in diagnostic tools from conventional technology to point of care. Biosensors. 2021;11:206.
6. Oishi K, Saito M, Mapua CA, Natividad FF. Dengue illness: clinical features and pathogenesis. J Infect Chemother. 2007;13(3):125-33.
7. Roy SK, Bhattacharjee S. Dengue virus: epidemiology, biology, and disease aetiology. Can J Microbiol. 2021;67(10):687-702.
8. Secretaria de Vigilância em Saúde, Ministério da Saúde. Boletim Epidemiológico Semana 16. Volume 53. Abril 2022.
9. Wong JM, Adams LE, Durbin AP, et al. Dengue: A growing problem with new interventions. Pediatrics. 2022;149(6):e2021055522.
10. World Health Organization (WHO). Handbook for clinical management of dengue. Geneva: WHO; 2012.

Zika vírus

11. 2016 Mayo Foundation for medical Education and Research. Mayo Clin Proc. 2016;91(4):514-52.
12. Besnard M, Lastere S, Teissier A, Cao-Lormeau V, Musso D. Evidence of perinatal transmission of Zika virus, French Polynesia, December 2013 and February 2014. Euro Surveill.2014;19.
13. Campos GS, Bandeira AC, Sardi SI. Zika virus outbreak, Bahia, Brazil. Emerg Infect Dis. 2015;21(10):1885-6.
14. Carteaux G, Maquart M, Bedet A, Contou D, Brugieres P, Fourati S, et al. Zika virus associated with meningoencephalitis. N Engl J Med. 2016;374:1595-1596.
15. Centers for Disease Control and Prevention. Disponível em: https://www.cdc.gov/pregnancy/zika/testing-follow-up/infants-children.html
16. Dick GW, Kitchen SF, Haddow AJ. Zika virus. I. Isolations and serological specificity. Trans R Soc Trop Med Hyg. 1952;46:509-20.
17. ECDC. Rapid Risk Assessment - Zika virus infection outbreak, French Polynesia - 14 february 2014. Stockholm, 2014.
18. European Centre for Disease Prevention and Control. Rapid risk assessment: microcephaly in Brazil potentially linked to the Zika virus epidemic – 24 November 2015. Stockholm: ECDC, 2015.
19. Guideline: Infant feeding in areas of Zika virus transmission. Geneva: World Health Organization, 2016.
20. Haddow AD, Schuh AJ, Yasuda CY, Kasper MR, Heang V, Huy R, et al. Genetic characterization of Zika virus strains: geographic expansion of the Asian lineage. PLoS Negl Trop Dis. 2012;6(2):e1477.
21. Kuno G, Chang GJ, Tsuchiya KR, Karabatsos N, Cropp CB. Phylogeny of thegenus Flavivirus. J Virol. 1998;72:73-83.
22. Lanciotti RS, Kosoy OL, Laven JJ, Velez JO, Lambert AJ, Johnson AJ, Stanfield SM, Duff MR. Genetic and serologic properties of zika virus associated with an epidemic, Yap State, Micronesia, 2007.
23. Mecharles S, Herrmann C, Poullain P, Tran TH, Deschamps N, Mathon G, et al. Acute myelitis due to Zika virus infection. Lancet. 2016;387:1481.
24. Ministério da Saúde. Boletim Epidemiológico. Vol.47 e vol.52 – 2016.
25. Musso D, Nhan T, Robin E, Roche C, Bierlaire D, Zisou K, et al. Potential for Zika virus transmission through blood transfusion demonstrated during an outbreak in French Polynesia, November 2013 to February 2014. Euro Surveill. 2014;19.
26. Musso D, Roche C, Robin E, Nhan T, Teissier A, Cao-Lormeau VM. Potential sexual transmission of Zika virus. Emerg Infect Dis. 2015;21:359-61.
27. Oehler E, Watrin L, Larre P, et al. Zika virus infection complicated by Guillain-Barré syndromedcase report, French Polynesia, December 2013. Euro Surveill. 2014;19(9):pii1/420720.
28. Portal da Saúde – Ministério da Saúde. Disponível em: www.saude.gov.br.
29. Rudolph KE, Lessler J, Moloney RM, Kmush B, Cummings DA. Incubation periods of mosquito-borne viral infections: a systematic review. Am J Trop Med Hyg. 2014;90(5):882-891.
30. Simpson DI. Zika virus infection in man. Trans R Soc Trop Med Hyg. 1964;58:335-8.
31. Zanluca C, Melo VC, Mosimann AL, Santos GI, Santos CN, Luz K. Firstreport of autochthonous transmission of Zika virus in Brazil. Mem Inst Oswaldo Cruz. 2015;110:569-72.

Chikungunya

32. Brasil. Ministério da Saúde. Secretaria de Vigilância em Saúde. Secretaria de Atenção Básica Chikungunya: Manejo Clínico/Ministério da Saúde, Secretaria de

Vigilância em Saúde, Secretaria de Atenção Básica. Brasília: Ministério da Saúde, 2017.
33. Brooks GF, Butel JS, Morse SA. Human arboviral infections. In: Brooks GF, Carroll KC, Butel JS, Morse SA. Jawetz, Melnick and Adelberg's medical microbiology. 24.ed. Singapore: McGraw Hill, 2007. p. 514-524.
34. Brouard C, Bernillon P, Quatresous I, et al. Estimated risk of Chikungunya viremic blood donation during an epidemic on Reunion Island in the Indian Ocean, 2005 to 2007. Transfusion. 2008;48:1333-41.
35. Cassadou S, Boucau S, Petit-Sinturel M, Huc P, Leparc-Goff art I, Ledrans M. Emergence of chikungunya fever on the French side of Saint Martin island, October to December 2013. Euro Surveill. 2014;19:20752.
36. Centers for Disease Control and Prevention. Chikungunya Virus: Transmission. Disponível em: https://www.cdc.gov/chikungunya/transmission/index.html.
37. Couderc T, et al. A mouse model for chikungunya: young age and inefficient type-I interferon signaling are risk factors for severe disease. PLoS Pathog. 2008;4:e29.
38. Diallo M, Thonnon J, Traore Lamizana M, Fontenille D. Vectors of Chikungunya virus in Senegal: current data and transmission cycles. Am J Trop Med Hyg. 1999;60(2):281-6.
39. Halstead SB, Scanlon JE, Umpaivit P, Udomsakdi S. Dengue and Chikungunya virus infection in man in Thailand, 1962-1964, epidemiological study in Bangkok metropolitan area. Am J Trop Med Hyg. 1969;18:997-1021.
40. Hassing RJ, Leparc-Goffart I, Blank SN, Thevarayan S, Tolou H, van Doornum G, van Genderen PJ. Imported Mayaro virus infection in the Netherlands. J Infect. 2010;61(4):343-5.
41. Inoue S, Morita K, Matias RR, Tuplano JV, Resuello RR, Candelario JR, et al. Distribution of three arbovirus antibodies among monkeys (Macaca fascicularis) in the Philippines. J Med Primatol. 2003;32:89-94.
42. Krutikov M, Manson J. Chikungunya virus infection: An update on joint manifestations and management. Rambam Ma imonides Med J. 2016;7(4):e0033.
43. Lam SK, Chua KB, Hooi PS, Rahimahm A, Kumari S, Tharmaratnam M, Chuah SK, Smith DW, Ssmpson IA. Chikungunya infection-an emerging disease in Malaysia. Southeast Asian J Trop Med Public Health. 2001;32:447-451.
44. Maek ANW, Silachamroon U. Presence of autoimmune antibody in chikungunya infection. Case Report Med. 2009;840183.
45. Ministério da Saúde – Boletim Epidemiológico vol.52 – 2016.
46. Prince HE, Seaton BL, Matud JL, Batterman HJ. Chikungunya virus RNA and antibody testing at a national reference laboratory since the emergence of Chikungunya virus in the Americas. Clin Vaccine Immunol. 2015;22:291-7.
47. Ramful D, Carbonnier M, Pasquet M, et al. Motherto-child transmission of Chikungunya virus infection. Pediatr Infect Dis J. 2007;26:811-815.
48. Robinson MC. An epidemic of virus disease in Southern Province, Tanganyika Territory, in 1952–53. I. Clinical features. Trans R Soc Trop Med Hyg. 1955;49:28-32.
49. Rudolph KE, Lessler J, Moloney RM, Kmush B, Cummings DA. Incubation periods of mosquito-borne viral infections: a systematic review. Am J Trop Med Hyg. 2014;90:882-91.
50. Schuffenecker I, Iteman I, Michault A, Murri S, Frangeul L, Vaney MC, et al. Genome microevolution of chikungunya viruses causing the Indian Ocean outbreak. PLoS Med. 2006;3:e263.
51. Schwartz O, Albert ML. Biology and pathogenesis of chikungunya virus. Nat Rev Microbiol. 2010;8:491-500.
52. Staikowsky F, Talarmin F, Grivard P, et al. Prospective study of Chikungunya virus acute infection in the Island of La Réunion during the 2005-2006 outbreak. PLoS One. 2009;4(10):e7603.
53. Stoddard ST, Forshey BM, Morrison AC, et al. House-to-house human movement drives dengue virus transmission. Proc Natl Acad Sci U S A. 2013;110:994-9.
54. Tsetsarkin KA, Vanlandingham DL, McGee CE, Higgs S. A single mutation in chikungunya virus affects vector specificity and epidemic potential. PLoS Pathog.2007;3:e201.
55. Wahid B, et al. Global expansion of chikungunya virus: mapping the 64-year history. Int J Infect Dis. 2017.

45

Febre sem sinais localizatórios

Hany Simon Junior
Michelle Marcovici

PONTOS-CHAVE DESTE CAPÍTULO

- Definir febre sem sinais localizatórios, bacteriemia oculta e doença bacteriana grave em crianças.
- Fazer diagnóstico de febre sem sinais localizatórios e seguir protocolo de investigação conforme faixa etária.
- Reconhecer os casos que indiquem internação hospitalar e antibioticoterapia endovenosa.
- Identificar as situações que dispensem a solicitação de exames complementares e a prescrição de antibioticoterapia.
- As recomendações deste capítulo não indicam um caminho exclusivo de tratamento, ou servem como padrão de único de cuidado médico. Variações, levando em consideração circunstâncias individuais e experiência clínica, podem ser apropriadas.

INTRODUÇÃO

Febre é um dos principais motivos de procura ao pronto-socorro infantil, podendo corresponder a até 25% das queixas. Em muitos casos, a etiologia da febre pode ser esclarecida pela anamnese detalhada e exame físico adequado.

A febre sem sinais localizatórios (FSSL) é aquela de duração menor que sete dias, cuja história e exame físico não revelam sua causa. Algumas referências utilizam essa nomenclatura para crianças até 2 anos (24 meses) e outras até 3 anos (36 meses).

Diante de uma criança com FSSL, a depender da idade e do quadro clínico, é importante excluir a possibilidade de bacteriemia oculta ou de doença bacteriana grave. As seguintes definições são necessárias para entendimento do assunto:

- Febre: elevação da temperatura retal maior ou igual a 38ºC.
- Bacteriemia oculta (BO): presença de patógeno bacteriano na cultura de sangue de alguém sem história, exames físicos e laboratoriais sugestivos de infecção bacteriana.
- Doença bacteriana grave (DBG): inclui bacteriemia, meningite bacteriana, sepse, infecção urinária, pneumonia, enterite bacteriana, celulite e doenças bacterianas osteoarticulares.

EPIDEMIOLOGIA

Bacteriemia oculta (BO) e doença bacteriana grave (DBG)

É importante lembrar que a epidemiologia das infecções bacterianas nas crianças mudou significativamente desde a introdução de vacinas contra *Haemophilus influenzae* tipo b (Hib) e *Streptococcus pneumoniae*.

Os recém-nascidos e menores de 3 meses, cuja vacinação não é completa, permanecem com alto risco de desenvolver DBG, que pode chegar a 12%. Lactentes com menos de 4 semanas de idade são de risco para infecções por agentes microbianos neonatais (*Escherichia coli* e Estreptococos do grupo B), bem como da comunidade (*Streptococcus pneumoniae*, *Salmonella sp* e *Neisseria meningitidis*).

Estudos prévios, com casuística somada de quase 15 mil crianças, mostraram zero positividade de hemoculturas para Hib em crianças de 3 meses a 3 anos de idade em investigação para BO. Isso torna nula a importância desse agente como etiologia de BO e sua investigação desnecessária atualmente.

Outros estudos também demonstram queda na incidência de doença invasiva pneumocócica (DIP) em menores de 5 anos, havendo declínio de doença invasiva por pneumococo de todos os sorotipos, não apenas os cobertos pela PCV7, mas também de cepas resistentes. Assim, em crianças com FSSL, em bom estado geral e com vacinação completa para pneumococo, a avaliação laboratorial adicional e cobertura antimicrobiana em razão desse agente podem ser desnecessárias.

Desde 2010, a vacina antipneumocócica 10-valente foi incluída no calendário nacional. Em 2016, após Portaria do Ministério da Saúde n. 1.533, o Programa Nacional de Vacinação foi modificado para contemplar duas doses de vacina pneumocócica PCV10, aos 2 e 4 meses com reforço aos 12 meses. Estudo prévio com PCV7 mostrou que, apesar de a menor concentração de anticorpos no intervalo entre as primeiras duas doses e o reforço poderem resultar em menor proteção, a administração da terceira dose no segundo ano de vida (e não em sequência aos 6 meses) produziu resposta imune mais alta nesses pacientes. O mesmo também foi comprovado em estudos com PCV9. Sendo assim, considera-se a vacinação completa para pneumococo quando a criança recebeu duas doses no primeiro ano de vida.

Infecção de trato urinário (ITU)

Infecções urinárias são a causa mais comum de DBG em crianças jovens, com risco de lesão renal permanente. A prevalência de infecção urinária em crianças varia de 2 a 5%, mas há certos grupos nos quais esse risco é maior.

Dica prática relevante: indica-se coleta de urina em meninas com FSSL na presença de dois ou mais fatores de risco, sendo eles: menor de 12 meses, temperatura maior que 39ºC, etnia branca, ausência de outro foco de febre e febre por mais de 48 horas.

Para meninos, não há uma indicação semelhante. A prevalência de ITU é maior em meninos menores de 6 meses de vida, portanto recomenda-se coleta de urina em todos os meninos abaixo dessa faixa etária com FSSL que tiverem temperatura maior que 39°C ou se tiverem mais que 6 meses de vida e 3 dos seguintes critérios:

- Temperatura maior que 39°C.
- Febre por mais de 1 dia.
- Ausência de outro foco de febre.
- Raça não branca.

O risco de infecção urinária em não circuncidados chega a ser vinte vezes maior do que em meninos circuncidados. Dessa forma, meninos não circuncidados com febre sem sinais localizatórios devem ter urina coletada se apresentarem dois ou mais critérios entre os anteriores.

> **Dica prática relevante:** apesar do risco maior de ITU nos lactentes jovens do sexo masculino, a investigação de infecção urinária na FSSL deve ser feita para todas as crianças menores de 2 anos com fator de risco para ITU.

O método para coleta de urina deve ser, idealmente, sondagem vesical de alívio ou punção suprapúbica, com análise de urina e urocultura em conjunto.

Em estudo brasileiro de 2010, Lo realizou estudo transversal em pronto-socorro em crianças menores de 15 anos com suspeita clínica de ITU. Foram obtidas 2.577 uroculturas com positividade de 11,3% (291 uroculturas positivas). Os principais agentes isolados foram E. coli (76,6%) e P. mirabilis (10,3%). A sensibilidade da E. coli foi de 100% à ceftriaxona/cefuroxima e 88% de sensibilidade à amoxicilina com clavulanato. P. mirabilis teve 99% de sensibilidade à associação de amoxicilina e clavulanato.

Considerando o padrão de sensibilidade dos agentes da comunidade e a faixa etária, a maioria dos pacientes acima de 2 meses de vida pode ser tratada por via oral em regime ambulatorial, sendo que o tratamento por via oral ou parenteral é de igual eficácia.

Infecção viral

A presença de infecção viral documentada reduz a chance de DBG.

Byington et al. avaliaram em 1.779 crianças de 0 a 3 meses de vida o risco de infecção bacteriana grave em pacientes com isolamento viral positivo para enterovírus, rotavírus, herpes-vírus, vírus respiratório sincicial, influenza, parainfluenza e adenovírus. O risco de doença bacteriana grave caiu de 12,3% (grupo sem vírus isolado) para 4,2% (grupo com isolamento viral positivo). Não houve nenhuma meningite bacteriana no grupo com isolamento viral positivo e a taxa de bacteriemia foi cinco vezes menor no grupo em que houve isolamento viral.

Smitherman et al. avaliaram a presença de DBG em crianças de 0 a 36 meses de vida associada à presença de Influenza A. Foram avaliados 705 pacientes e, naqueles em que o isolamento de Influenza A foi positivo, o risco de DBG diminuiu, porém não desapareceu.

Ou seja, o isolamento de vírus não exclui a possibilidade de coinfecção bacteriana, nem a presença de DBG, porém torna essas condições menos frequentes.

MANIFESTAÇÃO CLÍNICA

O quadro clínico da FSSL é de uma criança imunocompetente com febre há menos de 7 dias, que esteja em bom estado geral e nenhuma outra queixa que possa direcionar para o foco infeccioso. No exame físico detalhado e minucioso, nenhuma alteração relevante é encontrada para justificar o quadro febril atual.

> **Dica prática relevante:** as crianças que preenchem critérios para aplicação do protocolo de FSSL estão, por definição, em bom estado geral e com exame físico normal.

DIAGNÓSTICO E EXAMES COMPLEMENTARES

Crianças com algumas condições indicam exclusão da aplicação do protocolo de investigação de febre sem sinais localizatórios:

- Doença de base que leve a algum grau de imunocomprometimento (doença falciforme, HIV, síndrome nefrótica, doença neoplásica, uso de medicação imunossupressora, outros).
- Contato com doença meningocócica.
- Toxemia ou mau estado geral.
- Crianças com infecção focal.
- Crianças que receberam imunização nas últimas 48 horas.

Diante da indicação de exames complementares, algumas considerações são relevantes:

- Contagem de leucócitos:
  - Para crianças entre 3 e 24 meses: está associada com o aumento no risco de DBG quando são menores que 5.000 células/mm³, maiores que 15.000 células/mm³, número de neutrófilos maior que 10.000 células/mm³ ou a relação entre bastonetes e neutrófilos quando maior que 20% (ou 0,2). O leucograma tem até 93% de especificidade, porém apenas 38% de valor preditivo positivo.
  - Estudos mais recentes incluíram lactentes menores de 90 dias no grupo de risco, se neutrófilos maiores que 4.000 células/mm³.
- Liquor: se indicada coleta, deve ser submetido a bacterioscopia, quimiocitológico, cultura e PCR multiplex para meningoencefalite (se disponível). A contagem dos leucócitos no liquor, quando maior que 8 células/mm³, apresenta sensibilidade de 77% e especificidade de 79% para meningite bacteriana. Se considerado valor maior que 10 células/mm³, a sensibilidade é de 73% e a especificidade, de 84%.
- Urina: a coleta inclui material para sedimento urinário, bacterioscópico de urina e urocultura. A presença de mais do que dez leucócitos por campo ou mais de 10.000 leucócitos/mm³ no sedimento e bacterioscopia de urina positiva são sugestivos de ITU. O diagnóstico definitivo, porém, é obtido com a positividade da urocultura, que deve ser sempre solicitada.
- PCR: o exame PCR > 20 mg/L é um marcador inflamatório mais acurado que o leucograma em lactentes menores de 2 meses de vida em detectar bacteriemia e meningite. Na ausência de procalcitonina, a combinação de PCR e outro preditor clínico tem identificado crianças de alto risco.
- Procalcitonina: tem sido frequentemente incluída em protocolos mais recentes de FSSL. Parece ter melhor confiabilidade do que a proteína C-reativa (PCR) para identificar DBG em crianças menores de 36 meses, quando avaliada em conjunto com outros parâmetros laboratoriais. O valor de corte é variável, é um exame re-

lativamente caro e pouco disponível na maior parte dos serviços. Por esse motivo, não foi incluído nos fluxogramas deste capítulo.

- Radiografia de tórax: não deve ser realizado como rotina na investigação de FSSL em crianças, principalmente na ausência de qualquer sintoma respiratório. O achado de pneumonia oculta em pacientes com FSSL sem sintomas respiratórios é menor que 6%, portanto, a utilidade do RX é questionada nesses pacientes assintomáticos do ponto de vista respiratório. Observa-se que há maior risco para pneumonia oculta naqueles que persistiram com febre mais de 3 dias e leucocitose > 20.000 células/mm^3.

A abordagem diagnóstica das crianças com FSSL varia conforme a faixa etária e o *status* vacinal. Divide-se as crianças em três faixas etárias principais: 0 a 21 dias; 22 a 90 dias e 3 a 24 meses.

ABORDAGEM DIAGNÓSTICA E TERAPÊUTICA CONFORME FAIXA ETÁRIA

De 0 a 21 dias de vida (Figura 1)

Nessa faixa etária, diante de febre acima de 38,0°C, está indicada a investigação completa como protocolo de sepse, ou seja, coleta de hemograma, hemocultura, sedimento urinário, urocultura, bacterioscópico de urina, liquor para quimiocitológico, cultura, bacterioscopia, látex ou CIE e pesquisa de enterovírus e herpes-vírus. Além da investigação, são necessárias a hospitalização e a antibioticoterapia endovenosa com cefalosporina de terceira geração, que deve ser mantida pelo menos até os resultados finais de culturas.

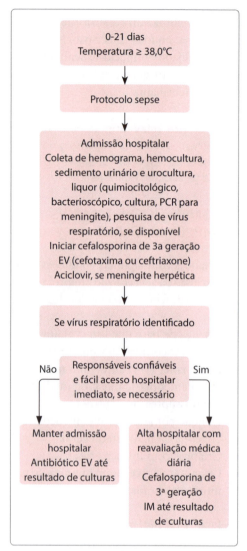

FIGURA 1 Algoritmo de tratamento, de 0 a 21 dias.

Alguns estudos mais recentes observaram que a prevalência de meningite em recém-nascidos com mais de 21 dias com FSSL foi significativamente menor do que entre os menores de 21 dias. Por esse motivo, novos protocolos têm sugerido ponderar a necessidade de coleta de liquor para os maiores de 21 dias.

Considerando a prevalência de zero caso de meningite por *Listeria monocytogenes* relatada por Greenhow et al. (2012) e Bondi et al. (2013), além de algum grau de resistência bacteriana entre os patógenos mais comuns (*Streptococcus* grupo B, *Staphylococcus aureus*, *E. coli*, pneumococo), não há justificativa que suporte o uso universal de ampicilina como parte do tratamento empírico para todas as FSSL de lactentes jovens. Apenas o uso de cefalosporina de terceira geração, como cefotaxima ou ceftriaxona, é correto e com cobertura antimicrobiana adequada.

Sugere-se, ainda, iniciar aciclovir empírico nos casos de teste rápido positivo para herpes simples vírus (HSV), histórico materno, crises convulsivas, pleocitose no liquor ou lesões cutâneas sugestivas. A proporção de recém-nascidos com infecção por HSV que se apresentam apenas com febre como manifestação clínica foi comparável àquela com meningite bacteriana e febre, então o tratamento empírico para HSV poderia ser justificado naqueles que persistem febris após culturas negativas.

Em casos em que houver isolamento de vírus respiratório, cujos responsáveis são confiáveis e o acesso hospitalar é imediato na piora clínica, pode-se considerar o acompanhamento ambulatorial com cefalosporina de terceira geração intramuscular e reavaliação médica diária até resultados de culturas.

De 22 a 90 dias de vida (Figura 2)

Assim como nos recém-nascidos, devemos iniciar investigação laboratorial e tratamento da FSSL em quadros febris acima de 38,0ºC. Três estudos prospectivos da década de 1990 (Rochester, Boston e Philadelphia) foram usados como base para elaboração de protocolo de manejo das crianças na faixa etária entre 29 e 90 dias (os lactentes jovens) com febre.

Está indicada coleta de hemograma, hemocultura, sedimento urinário, urocultura e bacterioscópico de urina. A pesquisa viral, se disponível, deve ser considerada.

A investigação liquórica, embora não seja obrigatória, é recomendada, quando houver necessidade de introduzir antibiótico em pacientes dessa faixa etária. A coleta de liquor, nesses casos, não implica em admissão hospitalar obrigatória; se não houver pleocitose liquórica ou acidente de punção, o paciente pode ser acompanhado ambulatorialmente.

Na faixa etária entre 22 e 60 dias, diante de hemograma alterado, deve-se prosseguir com protocolo de sepse seguindo o fluxograma dos recém-nascidos, conforme descrito anteriormente.

Entre 22 e 60 dias, diante de sedimento urinário alterado (com hemograma normal ou alterado), faz-se o diagnóstico de pielonefrite. Pela idade, é necessária a admissão hospitalar e tratamento com cefalosporina de terceira geração endovenosa (Figura 1). Para os lactentes de 61 a 90 dias de vida na mesma situação (diagnóstico de pielonefrite), na ausência de alterações anatômicas de vias urinárias ou história de ITU de repetição, o tratamento pode ser ambulatorial com antibioticoterapia oral (sugere-se cefuroxima ou amoxicilina com clavulanato). A necessidade de admissão ou liberação com antibiótico oral deve ser avaliada na dependência do grau de confiabilidade dos responsáveis. Na presença de pleocitose no sedimento urinário, o diagnóstico de ITU deve ser considerado como causador da febre e não há necessidade de coleta de liquor, mesmo que haja alteração no leucograma.

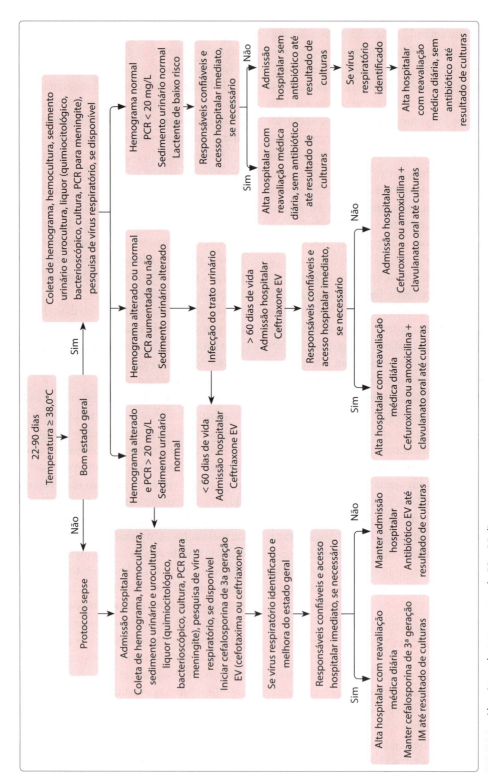

FIGURA 2 Algoritmo de tratamento, de 22 a 90 dias.

A maioria das crianças nessa faixa etária que forem consideradas de baixo risco para DBG pode ser acompanhada ambulatorialmente, se responsáveis confiáveis e acesso imediato a serviço médico na piora do estado geral. Esse lactente não precisa receber antibiótico oral ou intramuscular, mas deve ser reavaliado diariamente. Na impossibilidade de confiança nos responsáveis, pode-se optar pela internação hospitalar sem terapia antimicrobiana, somente para observação e reavaliação diária até os resultados das culturas. Nesses casos, se a pesquisa viral for positiva, esse lactente pode ser liberado com maior tranquilidade, com orientação da importância de retornos para avaliação médica.

De 3 a 24 meses (Figura 3)

As crianças que não tenham história nem exame físico sugestivos da causa do quadro febril, que estejam em bom estado, mas que apresentem temperatura ≥ 39,0°C devem ser avaliadas quanto à necessidade de exames para triagem de DBG. A abordagem inicial da criança entre 2 e 24 meses com FSSL deve levar em consideração dois pontos principais: fatores de risco para infecção urinária e risco de bacteriemia oculta pelo pneumococo.

Lactentes menores de 6 meses estão em risco aumentado para ITU e, portanto, devem ser investigados com sedimento urinário e urocultura; acima de 6 meses, a investigação estará indicada somente na presença de fatores de risco.

A vacinação para o pneumococo sempre estará incompleta entre 3 e 4 meses. Por esse motivo, a investigação de FSSL nessa faixa etária deverá incluir hemograma, além do sedimento urinário e urocultura. O mesmo raciocínio deve ser feito para crianças acima de 4 meses que não estejam com o *status* vacinal completo. A avaliação deverá ser feita com base nos exames coletados, quando indicados:

Alteração no leucograma: indica a realização de hemocultura (≥ 15.000 células/mm^3 ou < 5.000 células/mm^3, relação entre bastonetes e neutrófilos > 0,2 ou, ainda, contagem absoluta de neutrófilos > 10.000 células/mm^3).

Se hemograma alterado e sedimento urinário normal, pode-se monitorar o paciente com reavaliação médica diária e uso de antibiótico oral (amoxicilina) pela possibilidade de bacteriemia oculta pneumocócica até que se tenham os resultados de culturas.

- Se sedimento urinário alterado (independentemente do resultado do hemograma), a criança deve ser tratada, também ambulatorialmente, com provável infecção de trato urinário. Nesse caso, deve-se introduzir cefalosporina oral segunda geração (cefuroxima) ou a associação de amoxicilina com clavulanato até o resultado final das culturas.
- Se alteração tanto no hemograma quanto no sedimento urinário, mantém-se a sugestão de prescrever cefalosporina de segunda geração (cefuroxima) ou associação de amoxicilina com clavulanato por via oral, até o resultado final das culturas (espectro de cobertura para as duas infecções – pneumococo e Gram-negativos urinários).
- Se hemograma e sedimento urinário normais, a criança poderá ser reavaliada diariamente sem a introdução de antibiótico.

De acordo com SIREVA 2022, no Brasil, a resistência do pneumococo à penicilina em meningites é 35,7% em menores de 12 meses e 100% em crianças de 1 a 5 anos. Em infecções pneumocócicas sem comprometimento meníngeo, a sensibilidade à penicilina

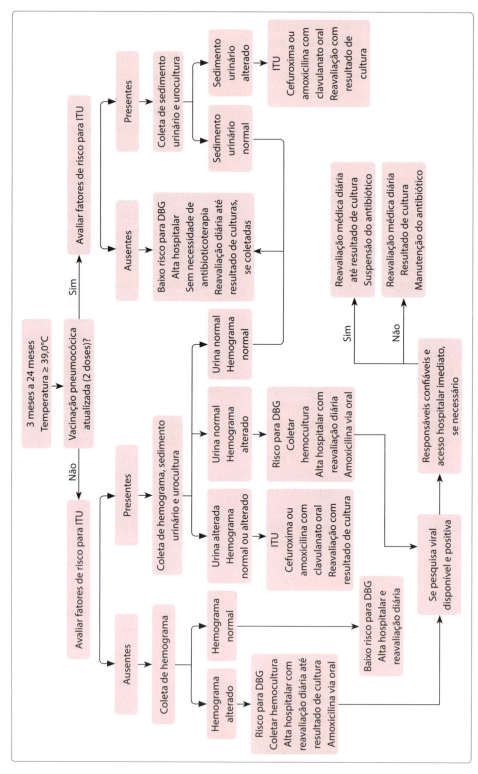

FIGURA 3 Algoritmo de tratamento, de 3 a 24 meses.

é de 80,6% (em menores de 1 ano), 41,7% (crianças de 1 a 2 anos) e 71% (de 2 a 5 anos). Dessa forma, a dose recomendada de amoxicilina para paciente com FSSL, vacinação incompleta contra pneumococo e alteração no hemograma é de 50 a 90 mg/kg/dia, sem necessidade de antibioticoterapia parenteral.

> **Dica prática relevante:** alterações no leucograma com maior risco de DBG: menor que 5.000 células/mm^3, maior que 15.000 células/mm^3, número de neutrófilos maior que 10.000 células/mm^3 ou a relação entre bastonetes e neutrófilos quando maior que 20% (ou relação maior que 0,2).

CONCLUSÃO

Febre é um dos principais motivos de procura ao pronto-socorro e, por isso, é importante identificar quais são as situações de risco que exigem investigação diagnóstica e quais dispensam procedimentos invasivos em crianças menores de 2 anos.

Os recém-nascidos são o grupo de maior risco e, portanto, exigem cautela na condução do caso. Os lactentes jovens, especialmente menores de 4 meses, também possuem risco para DBG, especialmente pela ausência de vacinação pneumocócica completa. Em se tratando de crianças maiores de 4 meses, a decisão sobre exames complementares vai depender do *status* vacinal e da presença de fatores de risco para ITU.

PARA SABER MAIS

- Lyons TW, Garro AC, Cruz AT, et al. Performance of the Modified Boston and Philadelphia Criteria for Invasive Bacterial Infections. Pediatrics. 2020;145(4):e20193538.
- Pantell RH, Roberts KB, Adams WG, et al. Evaluation and management of well-appearing febrile infants 8 to 60 days old. Pediatrics. 2021;148(2):e2021052228.
- De la Torre M, Gómez B, Velasco R, et al. Value of temperature for predicting invasive bacterial infection in febrile infants: a Spanish Pediatric Emergency Research Group (RISeuP-SPERG) Study. Pediatr Emer Care. 2022.
- Okarska-Napierata M, Wasilewska A, Kuchar E. Urinary tract infection in children: diagnosis, treatment, imaging. Comparison of current guidelines. Journal of Pediatric Urology.2017;13:567e573.
- Gomez B, Mintegi S, Bressan S, et al. Validation of the "step-by-step" approach in the management of young febrile infants. Pediatrics. 2016;138(2):e20154381.

SUGESTÕES DE LEITURA

1. ACEP clinical policies committee and the clinical policies subcommittee on pediatric fever clinical police for children younger than three years presenting to the emergency department with fever. Ann Emerg Med. 2003;42(4):530-45.
2. Buettcher M, Truek J, Niederer-Loher A, et al. Swiss consensus recommendations on urinary tract infections in children. Eur J Ped. 2021;180:663-674.
3. Burstein B, Anderson G, Yannopoulos A, et al. Prevalence of serious bacterial infections among febrile infants 90 days or younger in a Canadian Urban Pediatric Emergency Department during the COVID-19 Pandemic. JAMA Network Open. 2021;4(7):e2116919.
4. Byington Cl, Henriquez F, Hoff C, Tirohy R, Taggart W, Hillyard DR, et al. Serious bacterial infections in febrile infants 1 to 90 days old with and without viral infections. Pediatrics. 2004;113(6):1662-6.
5. Carstairs KL Tanen DA, Johnson AS, Karles SB, Riffensurgh RH. Pneumococcal bacteriemia in febrile infants presenting to the emergency department before and after the introduction of the heptavalent pneumococcal vaccine. Ann Emerg Med. 2007;49(6):772-7.
6. England JT, Del Vecchio MT, Aronoff SC. Use of serum Procalcitonin in evaluation of febrile infants: A meta-analysis of 2317 patients. J Emerg Med. 2014;47:682-688.
7. Finkel L, Ospina-Jimenez C, Byers M, et al. Fever without source in unvaccinated children aged 3 to 24 months what workup is recommended? Pediatr Emer Care. 2021;37:e882–e885.
8. Gomez B, Bressan S, Mintegi S, et al. Diagnostic value of procalcitonin in well-appearing young febrile infants. Pediatrics. 2012;130;815-822.
9. Informe regional de SIREVA II, 2021. Acesso em: 05 maio 2022. Disponível em: http://www.ial.sp.gov/resources/instituto-adolphp-lutz/publicacoes/sireva_2020_hi_men_spn_portal_ial_06-06-2021.pdf.
10. Ishimine P. Fever without source in children 0 to 36 months of age. Pediatr Clin North Am. 2006;53(2):167-94.
11. Ishimine P. The evolving approach to the young child who has fever and no obvious source. Emerg Med Clin North Am. 2007;25(4):1087-115.
12. Knoll MD, Park DE, Johnson TS, et al. Systematic Review of the Effect of Pneumococcal Conjugate Vaccine Dosing Schedules on Immunogenicity. Pediatr Infect Dis J. 2014;33:S119-S129.
13. Lee GM, Harper MB. Risk of bacteriemia for febrile young children in the post-Haemofilus influenza type b era. Arch Pediare Adolesc Med. 1998;152(7):624-8.
14. Lo DS. Infecção urinária comunitária: aspectos epidemiológicos, clínicos e laboratoriais em crianças e adolescents [tese de doutorado]. São Paulo: Univesidade de São Paulo, Departamento de Pediatria, 2017.
15. Martinez E, Mintegi S, Vilar B, et al. Prevalence and predictors of bacterial meningitis in young infants with fever without a source. Pediatr Infect Dis J. 2015;34:494-498.
16. Murphy CG, Pol AC, Harper MB. Clinical predictors of occult pneumonia in febrile children. Acad Emerg Med. 2007;14(3):243-9.
17. Seow VK, Lin AC, Lin IY, Chen CC, Chen KC, Wang TL, et al. Comparing different patterns for managing febrile children in the ED between emergency and pediatric physicians: impact on patient outcome. Am J Emerg Med. 2007;25(4):1004-8.
18. Smitherman HF, Cavines C, Macias CG. Retrospective review of serious bacterial infection in infants who are 0 to 36 months of age and have Influenza A infection. Pediatrics. 2005;115(3):710-8.
19. Subcommittee on Urinary Tract Infection, Steering Committee on Quality Improvement and Management, Roberts KB. Urinary tract infection: clinical practice guideline for the diagnosis and management of the initial UTI in febrile infants and children 2 to 24 months. Pediatrics. 2011;128(3):595-610.

46
Síndrome do choque tóxico

Gaby Cecilia Yupanqui Guerra Barboza
Nara Vasconcelos Cavalcanti

PONTOS-CHAVE DESTE CAPÍTULO

- Reconhecer a criança com síndrome do choque tóxico.
- Iniciar tratamento de suporte.
- Indicar o tratamento específico.

INTRODUÇÃO

A síndrome do choque tóxico (SCT) é uma doença mediada por exotoxinas que pode apresentar sintomas muitas vezes inespecíficos, com evolução rápida e risco de morte.

Existe um número crescente de superantígenos, tanto do *Staphylococcus aureus* quanto do *Streptococcus pyogenes*, responsáveis por iniciar a tempestade de citocinas que leva aos sintomas da SCT, os quais incluem febre e *rash* cutâneo seguidos de hipotensão e falência de múltiplos órgãos.

Em razão da potencial gravidade do quadro, o paciente deve ser manejado em ambiente de terapia intensiva, com fluidoterapia agressiva e antibioticoterapia iniciada de forma precoce e empírica, sendo posteriormente guiada pelo antibiograma.

EPIDEMIOLOGIA

Há pouca informação sobre incidência e mortalidade da doença na população pediátrica. Estudo norte-americano que analisou a incidência da doença em menores de 21 anos entre 2006 e 2018 observou taxa anual de um caso para cada 100 mil indivíduos. A incidência da SCT estafilocócica reduziu substancialmente desde a sua descrição, em 1978, até a década de 1990, após mudanças na composição dos absorventes intravaginais, enquanto a incidência da SCT estreptocócica permaneceu estável. Estima-se que a mortalidade pela SCT estafilocócica é de 3 a 5%, enquanto a estreptocócica é de 5 a 10%. Cada bactéria responsável pela SCT apresenta fatores de risco distintos, detalhados a seguir.

Atualmente, os casos de SCT estafilocócica menstruais (associados ao uso de absorventes íntimos ou outros dispositivos intravaginais) e não menstruais ocorrem em iguais proporções. Os casos não menstruais estão associados a procedimentos cirúrgicos, presença de corpo estranho, queimaduras ou outras infecções estafilocócicas primárias. Casos de SCT causadas por *S. aureus* meticilina-resistente adquiridos na comunidade (CA-MRSA) têm sido descritos mais recentemente também no Brasil.

A SCT por *S. pyogenes* ocorre mais comumente após infecções virais (varicela, influenza), faringites e trauma fechado de partes moles. Nos quadros associados a lesões penetrantes ou que evoluíram para fasciíte necrosante, observa-se maior morbidade e mortalidade comparadas com a etiologia estafilocócica.

PATOGÊNESE

A SCT é uma doença mediada por exotoxinas, cujas mais relevantes são:

- Estafilocócicas: toxina da síndrome do choque tóxico-1 (TSST-1) e enterotoxinas estafilocócicas (SEs) A, B, C, D, E, H.
- Estreptocócicas: exotoxinas estreptocócicas pirogênicas (SPEs) A, B, C F, G, H, J e superantígenos estreptocócicos.

Tais toxinas atuam como superantígenos que são capazes de promover uma ativação massiva de células T que, por sua vez, liberam grande quantidade de citocinas. Acredita-se que essa tempestade de citocinas é responsável pelos elementos que caracterizam maior gravidade à SCT, tais como febre, hipotensão, choque e lesão tecidual.

Outro aspecto importante na patogênese da SCT diz respeito à imunidade do hospedeiro, uma vez que indivíduos que desenvolvem a doença não **têm** produção adequada de anticorpos contra as toxinas supracitadas.

MANIFESTAÇÕES CLÍNICAS

Ambas as SCT, estafilocócica e estreptocócica, são caracterizadas por uma doença aguda com febre, hipotensão e envolvimento multissistêmico. Os sintomas de diarreia, vômitos, eritrodermia generalizada, mialgia, hiperemia conjuntival, assim como a presença de corpo estranho no sítio da infecção são mais sugestivos de etiologia estafilocócica. Por outro lado, infecções de partes moles profundas, tais como celulite, abscesso, miosite ou fasciíte necrosante, estão associadas a dor importante e comumente ocorrem na SCT estreptocócica. Há algumas diferenças entre elas, destacadas na Tabela 1.

SCT estafilocócica

O início dos sintomas é abrupto e caracterizado pela presença de febre, calafrios, fadiga, cefaleia, mialgia, diarreia, vômitos, tontura e síncope. Eritrodermia difusa pode ser observada em 24 a 48 horas, enquanto a descamação da pele ocorre em 7 a 14 dias. Na SCT menstrual pode haver edema e eritema do períneo e face interna da coxa com exame normal de útero e anexos. Enquanto na SCT não menstrual outros focos de infecção podem estar presentes. As feridas cirúrgicas responsáveis pela SCT pós-operatória não apresentam sinais de inflamação, pois usualmente a bactéria é proveniente da própria colonização do hospedeiro. Nos casos menstruais, o intervalo médio entre o início do uso de absorventes intravaginais e o da SCT é de 2 a 3 dias. Também é curto o intervalo nos casos pós-cirúrgicos, cerca de 2 dias, podendo ser de apenas 12 horas.

TABELA 1 Características da síndrome do choque tóxico (SCT) estafilocócica e da SCT estreptocócica

Características	SCT estafilocócica	SCT estreptocócica
Fatores predisponentes	Absorventes, queimaduras, ferimentos	Varicela, ferimentos
Sítios de infecção associados	Superficiais, tais como impetigo, queimaduras, dermatite de fraldas, trato genital, infecção de sítio cirúrgico	Profundos, tais como local de trauma fechado, fasciíte necrosante, miosite, artrite séptica, infecção de sítio cirúrgico
Infecção de partes moles	Rara	Comum
Dor de forte intensidade e abrupta	Rara	Comum
Rash	Muito comum	Menos comum
Diarreia e vômitos	Muito comum	Menos comum
Elevação de CPK	Rara	Comum na fasciíte necrosante e miosite
Bacteremia	< 5%	60%
Descamação cutânea	7-14 dias	Menos comum

CPK: creatinofosfoquinase; SCT: síndrome do choque tóxico.
Fonte: adaptado de Chuang et al., 2005.

SCT estreptocócica

Apresenta-se como dor que pode ser difusa ou localizada, preferencialmente em extremidades, podendo acometer também as regiões abdominal e torácica.

Normalmente, esse quadro doloroso agudo e muito intenso aparece após os seguintes fatores de risco:

- Traumatismos das diversas formas, principalmente os traumas fechados.
- Lesões musculares profundas que resultaram em hematomas.
- Infecções virais (p. ex., varicela e influenza).
- Odinofagia.

Do ponto de vista clínico, além da dor, o paciente pode apresentar febre, hipotermia, mialgia, náuseas, vômito, diarreia e confusão mental. Já no local acometido, podemos observar edema local, hiperemia, equimose e até fasciíte necrosante ou miosite.

É importante ressaltar que febre pode não estar presente nos pacientes com SCT estreptocócica.

DIAGNÓSTICO

É preciso ter alto índice de suspeição para fazer o diagnóstico precoce da SCT. Os critérios diagnósticos mais aceitos na literatura foram definidos e atualizados pelo Centers for Disease Control and Prevention (CDC, Estados Unidos) e são baseados em dados clínicos e laboratoriais (Tabelas 2 e 3).

Dica prática relevante: é importante destacar que muitos casos não preenchem critérios para SCT na chegada e só observaremos os demais critérios durante a evolução, enquanto alguns casos não preencherão os critérios. Por isso, a suspeição dessa doença é de vital importância, pois, após a ampla vacinação contra agentes antigamente causadores de sepse, devemos pensar mais ativamente em SCT.

Critérios diagnósticos para SCT estafilocócica

Os critérios diagnósticos para SCT estafilocócica podem ser observados na Tabela 2.

Classificação do caso

- Provável: paciente preenche os critérios laboratoriais e quatro dos cinco critérios clínicos estão presentes.
- Confirmado: paciente preenche os critérios laboratoriais e todos os cinco critérios clínicos estão presentes, incluindo descamação (exceto se o paciente falecer antes).

Critérios diagnósticos para SCT estreptocócica

Doença associada com infecção invasiva ou não invasiva pelo *Streptococcus* do grupo A, cujos critérios diagnósticos estão descritos na Tabela 3.

Classificação do caso

- Provável: caso que preenche critérios clínicos na ausência de outra etiologia para a doença e isolamento de *Streptococcus* do grupo A de local não estéril.
- Confirmado: caso que preenche critérios clínicos e isolamento de *Streptococcus* do grupo A de local normalmente es-

TABELA 2 Critérios diagnósticos da síndrome do choque tóxico estafilocócica

1. Febre	Temperatura ≥ 38,9 °C
2. *Rash* cutâneo	Eritrodermia macular difusa
3. Descamação	1-2 semanas após início do *rash*
4. Hipotensão	Pressão arterial sistólica ≤ 90 mmHg para adultos ou < p5 para a idade para crianças < 16 anos
5. Envolvimento multissistêmico	Acometimento de 3 ou mais dos seguintes
Gastrointestinal	Vômito ou diarreia na instalação da doença
Muscular	Mialgia intensa ou elevação de CPK 2 vezes acima do limite da normalidade
Mucosa	Hiperemia vaginal, conjuntival ou de orofaringe
Renal	Elevação de ureia ou creatinina 2 vezes acima do limite da normalidade ou leucocitúria (≥ 5 leucócitos/campo) na ausência de infecção urinária
Hepático	Elevação de AST, ALT ou bilirrubina total 2 vezes acima do limite da normalidade
Hematológico	Plaquetas ≤ a 100.000/mm^3
Neurológico	Desorientação ou alteração no nível de consciência, sem sinal neurológico focal, na ausência de febre ou hipotensão
Critério laboratorial	Resultado negativo nos seguintes testes, se obtidos: - Hemocultura ou cultura de liquor (hemocultura pode ser positiva para *S. aureus* em 5% dos casos) - Sorologia para sarampo, leptospirose ou febre das Montanhas Rochosas

AST: aspartato aminotransferase; ALT: alanina aminotransferase; CPK: creatinofosfoquinase.
Fonte: adaptado de Centers for Disease Control and Prevention (CDC).

TABELA 3	Critérios diagnósticos da síndrome do choque tóxico estreptocócica
Hipotensão	Pressão arterial sistólica ≤ 90 mmHg para adultos ou < p5 para a idade para crianças < 16 anos
Envolvimento de múltiplos órgãos	Caracterizado por dois ou mais dos seguintes:
Comprometimento renal	▪ Creatinina ≥ a 2 mg/dL para adultos ou ≥ a 2 vezes o limite superior para a idade ▪ Em pacientes com doença renal prévia, considerar elevação em 2 vezes o valor basal
Coagulopatia	▪ Plaquetas ≤ a 100.000/mm^3 ou ▪ CIVD definida pelo alargamento do tempo de coagulação, fibrinogênio baixo, presença de produtos de degradação da fibrina
Comprometimento hepático	▪ AST, ALT ou bilirrubina total ≥ a 2 vezes o limite de normalidade por faixa etária ▪ Em pacientes com doença hepática prévia, considerar elevação em 2 vezes o valor basal
Síndrome do desconforto respiratório agudo	▪ Definido como aparecimento agudo de infiltrados pulmonares difusos e hipoxemia na ausência de falência cardíaca ou ▪ Evidência de extravasamento capilar manifestado por início agudo de edema generalizado ou derrame pleural ou peritoneal com hipoalbuminemia
Cutâneo	▪ Rash eritematoso macular (pode haver descamação da pele)
Necrose de partes moles	▪ Incluindo fasciíte necrosante ou miosite, ou gangrena
Critério laboratorial	Isolamento de Streptococcus do grupo A

AST: aspartato aminotransferase; ALT: alanina aminotransferase; CIVD: coagulação intravascular disseminada. Fonte: adaptado de Centers for Disease Control and Prevention (CDC).

téril (p. ex.: sangue, liquor ou, menos frequente, dos líquidos articular, pleural ou pericárdico).

DIAGNÓSTICO DIFERENCIAL

Os possíveis diagnósticos diferenciais incluem doenças infecciosas (sepse, dengue, leptospirose, mononucleose, meningococcemia, febre tifoide, infecções virais exantemáticas) e imunomediadas (doença de Kawasaki, síndrome inflamatória multissistêmica pediátrica temporalmente associada à Covid-19 e reações cutâneas a drogas).

EXAMES COMPLEMENTARES

Nos pacientes com suspeita de SCT, os exames complementares a serem solicitados podem ser observados no Quadro 1.

QUADRO 1 Exames complementares a serem solicitados diante de suspeita de síndrome do choque tóxico
Hemograma
Hemocultura
Ureia, creatinina
AST, ALT, bilirrubina total e frações
Coagulograma, fibrinogênio
CPK
Eletrólitos: sódio, potássio, cálcio iônico
Gasometria arterial, lactato
Urina 1
Cultura de líquidos cavitários ou dos abscessos drenados ou das feridas desbridadas, a depender de cada caso.
Nos casos de abscessos e coleções, poderá ser útil realizar TC com contraste ou RM para delimitar a extensão do processo e determinar abordagem cirúrgica do paciente.

AST: aspartato aminotransferase; ALT: alanina aminotransferase; CPK: creatinofosfoquinase; RM: ressonância magnética; TC: tomografia computadorizada.

TRATAMENTO

O primeiro passo para o sucesso do tratamento é o reconhecimento precoce da SCT. Os diferentes aspectos do tratamento da SCT podem ser observados na Figura 1 e na Tabela 4.

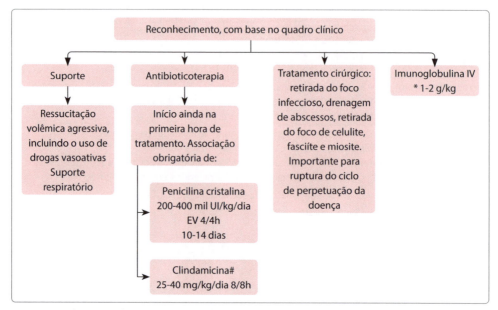

FIGURA 1 Algoritmo do tratamento. * Alguns estudos utilizaram imunoglobulina, porém, não é uma recomendação formal, com extrapolação do seu uso na doença de Kawasaki. Pode ser administrada em dose única de 1 a 2 g/kg ou fracionada em 1 g/kg no primeiro dia e 0,5 g/kg nos 2 dias subsequentes. # Clindamicina é bastante útil na SCT, pois diminui a síntese proteica e, portanto, a síntese de toxinas.

TABELA 4 Os sete Rs do manejo da síndrome de choque tóxico

1. Reconhecimento	Reconhecimento precoce Reconhecer que nem todos os casos preenchem os critérios de definição
2. Ressuscitação	Suporte com fluidos de forma agressiva Suporte respiratório e com inotrópicos
3. Remover a fonte de infecção	Desbridamento cirúrgico e drenagem de abscessos Remoção de tampões na SCT estafilocócica
4. Racionalizar antibioticoterapia	Escolha empírica de antibióticos apropriados Considerar cobertura para MRSA
5. Papel do tratamento adjuvante	Imunoglobulina IV
6. Reavaliar a evolução	Continuar a busca de focos que precisem de intervenção cirúrgica Racionalizar a escolha e o tempo de antibióticos
7. Reduzir o risco de mais casos em contactantes próximos	Alto grau de suspeição clínica Considerar quimioprofilaxia nos contactantes próximos de paciente com SCT estreptocócica

MRSA: *Staphylococcus aureus* resistente à meticilina; SCT: síndrome do choque tóxico.
Fonte: adaptado de Wilkins et al., 2017.

CONCLUSÃO

A SCT é um dos melhores exemplos de doença mediada por superantígenos e o espectro clínico varia de acordo com as diferenças na resposta imune do hospedeiro.

Para obter sucesso no tratamento são fundamentais a suspeita clínica precoce e a abordagem terapêutica agressiva. O tratamento envolve terapia de suporte preconizada na sepse e no choque séptico, antibioticoterapia e, principalmente, abordagem cirúrgica precoce dos sítios infectados.

SUGESTÕES DE LEITURA

1. Adalat S, Dawson T, Hackett SJ, Clark JE. Toxic shock syndrome surveillance in UK children. Arch Dis Child. 2014;99(12):1078-82.
2. Centers for Disease Control and Prevention (CDC1). Notifiable Disease Surveillance System (NNDSS). Toxic shock syndrome (other than streptococcal) 2011 case definition. Disponível em: https://ndc.services.cdc.gov/case-definitions/toxic-shock-syndrome-2011/. Acesso em: 07 jun.2022.
3. Centers for Disease Control and Prevention (CDC2). Streptococcal toxic shock syndrome. Disponível em: https://www.cdc.gov/groupastrep/diseases-hcp/Streptococcal-Toxic-Shock-Syndrome.html. Acesso em: 07 jun.2022.
4. Chen KYH, Cheung M, Burgner DP, Curtis N. Toxic shock syndrome in Australian children. Arch Dis Child. 2016;101(8):736-40.
5. Chuang YY, Huang YC, Lin TY. Toxic shock syndrome in children. Epidemiology, pathogenesis and management. Pediatr Drugs. 2005;7(1):11-25.
6. Gottlieb M, Long B, Koyfman A. The evaluation and management of toxic shock syndrome in the emergency department: a review of the literature. J Emer Med. 2018;54(6):807-14.
7. Leung J, Abrams JY, Maddox RA, Godfred-Cato S, Schonberger LW, Belay ED. Toxic shock syndrome in patients younger than 21 years of age, United States, 2006-2018. Pediatr Infect Dis J. 2021;40(3):e125-e128.
8. Parks T, Wilson C, Curtis N, Norrby-Teglund A, Sriskandan S. Polyspecific intravenous immunoglobulin in clindamycin-treated oatients with streptococcal toxic shock syndrome: a systematic review and meta-analysis. Clin Infect Dis. 2018;67(9):1434-6.
9. Wilkins AL, Steer AC, Smeesters PR, Curtis N. Toxic shock syndrome - the seven Rs of management and treatment. J Infect. 2017;74(Suppl1):S147-S152.

47
Febre no paciente imunodeprimido não oncológico

Angelina Maria Freire Gonçalves
Nadia Litvinov

PONTOS-CHAVE DESTE CAPÍTULO

- Os pacientes portadores de erro inato da imunidade têm maior suscetibilidade a infecções, muitas vezes recorrentes e de gravidade variável.
- Alterações da imunidade celular estão relacionadas a infecções graves por patógenos intracelulares.
- Manifestações não infecciosas podem estar associadas com quadros alérgicos, doença inflamatória crônica intestinal, endocrinopatias, angioedema não alérgico e neoplasias do sistema linfo-hematopoiético.

INTRODUÇÃO

O erro inato da imunidade engloba um grupo de doenças geneticamente heterogêneas, que afetam diferentes componentes das imunidades inata e adaptativa, como neutrófilos, monócitos, células dendríticas, complemento, células *natural killers* (NK) e linfócitos B e T. De maneira geral, a incidência é de 1 para cada 2 mil nascimentos, predominando no sexo masculino (1:5), visto que algumas doenças são ligadas ao cromossomo X e têm início precoce, embora a imunodeficiência comum variável possa começar na segunda ou na terceira décadas de vida. Apesar da grande variabilidade geográfica e racial, estima-se que as imunodeficiências humorais ou de anticorpos correspondam à metade dos casos.

A classificação do erro inato da imunidade se baseia no fenótipo clínico, tendo também como objetivo o aumento da suspeição, o reconhecimento e o tratamento adequados. Sua revisão é feita a cada 2 anos pelo International Union of Immunological Societies (IUIS) (Tabela 1). Desde a última atualização, realizada em janeiro de 2020, foram identificados 55 novos defeitos monogênicos e uma fenocópia decorrente de autoanticorpos. Há agora um total de 485 erros inatos da imunidade.

TABELA 1   Classificação IUIS 2022
I. Deficiências que afetam as imunidades celular e humoral
Ia. Imunodeficiência severa combinada (SCID), definida como linfopenia de CD3 T
Ib. Imunodeficiência Combinada geralmente menos profunda do que a SCID
II. Imunodeficiências combinadas com características associadas ou sindrômicas (IIa e IIb)
III. Deficiências predominantemente de anticorpos
IIIa. Hipogamaglobulinemia
IIIb. Deficiência de outros anticorpos
IV. Doenças de desregulação imunológica
IVa. HLH (linfo-histiocitose hemofagocítica) e suscetibilidade ao vírus Epstein-Barr
IVb. Síndrome com autoimunidade e outros
V. Defeitos congênitos de número e/ou função de fagócitos
Va. Neutropenia
Vb. Defeitos funcionais
VI. Defeitos de imunidade intrínseca e inata
VIa. Infecções bacterianas e parasitárias
VIb. Suscetibilidade mendeliana a doenças ocasionadas por micobactérias e infecções virais
VII. Doenças autoinflamatórias
VIII. Deficiências de complemento
IX. Fenocópias (associadas a mutações somáticas e autoanticorpos)
IUIS: International Union of Immunological Societies.

ETIOLOGIA

Os pacientes portadores de erro inato da imunidade têm maior suscetibilidade a infecções, muitas vezes recorrentes e de gravidade variável. Observa-se tendência a microrganismos específicos e de baixa virulência, geralmente de evolução prolongada, resposta inadequada a antibióticos habituais e elevado risco de complicações e hospitalização.

Podem ocorrer reações adversas graves após vacinas com patógenos vivos, como BCGite na doença granulomatosa crônica (DGC) e poliomielite vacinal na agamaglobulinemia.

Manifestações não infecciosas podem estar associadas com quadros alérgicos (asma de difícil controle), doença inflamatória crônica intestinal, endocrinopatias, angioedema não alérgico e neoplasias do sistema linfo-hematopoiético.

Idade de início, patógeno e localização podem sugerir o tipo de alteração imunológica (Tabela 2).

QUADRO CLÍNICO

Uma vez que a imunidade mediada por anticorpos é o principal mecanismo contra patógenos respiratórios, imunodeficiências humorais ou de anticorpos cursam com infecções sinopulmonares por bactérias extracelulares encapsuladas e, secundariamente, com infecções gastrointestinais por enterovírus e *Giardia lamblia*.

Alterações da imunidade celular estão relacionadas a infecções graves por patógenos intracelulares como vírus, fungos, micobactérias e *Salmonela* sp. Deficiências específicas da NK podem estar associadas a infecções fatais ou disseminadas por vírus herpes-zóster, além de outras infecções virais, como condilomatose vulvar recorrente associada a carcinoma cervical e infiltrado pulmonar.

Deficiências fagocíticas levam a uma tendência à formação de abscessos cutâneos e profundos por estafilococos, bactérias Gram-negativas e fungos. Alterações dos componentes terminais do sistema complemento predispõem a infecções por bactérias do gênero *Neisseria* e deficiências do componente central do complemento (C3), a infecções bacterianas piogênicas (Tabela 2).

TABELA 2 Quadro clínico e principais patógenos dos erros inatos da imunidade

Características	Deficiências celulares	Deficiências humorais	Deficiências de fagócitos	Deficiências de complemento
Idade de início	Precoce	5 a 12 meses ou fim da infância	Precoce	Qualquer idade
Patógenos mais frequentes	Micobactérias, Pseudomonas, CMV, EBV, VZV, Enterovírus, *Candida* sp, *P. jirovecii*	*S. pneumoniae*, Hib, *S. aureus*, *Campylobacter* sp, enterovírus, giárdia, *Criptosporidium*	*S. aureus*, *Pseudomonas* sp, *Serratia* sp, *Klebsiella* sp, *Candida* sp, *Nocardia* sp, *Aspergillus* sp	*N. meningitidis*, *E. coli*
Acometimentos mais prevalentes	Baixo ganho ponderoestatural, candidíase persistente	Infecções sinopulmonares, gastrointestinais, artrite, meningoencefalite	Celulite, abscessos, adenite, periodontite, osteomielite	Meningite, artrite, septicemia, infecções sinopulmonares
Características especiais	BCGite, tetania, hipocalcemia, GVHD por células maternas ou transfusão de sangue	Autoimunidade, linfoma, timoma, poliomielite vacinal	Retardo na queda do coto umbilical, dificuldade de cicatrização	Vasculite, LES, dermatomiosite, glomerulonefrite, angioedema

CMV: citomegalovírus; EBV: vírus Epstein-Barr; VZV: vírus varicela-zóster; GVHD: doença do enxerto contra hospedeiro; Hib: *Haemophilus influenzae* tipo B; LES: lúpus eritematoso sistêmico. Fonte: Woroniecka e Ballow, 2000.

EXAMES COMPLEMENTARES

Diagnóstico clínico

A abordagem da infecção no imunossuprimido envolve história clínica e exame físico cuidadosos, exames complementares por vezes agressivos, introdução de antibióticos de largo espectro de forma empírica, antecipação do potencial de complicações e coinfecções, monitorização da resposta clínica e efeitos colaterais e possível redução da imunossupressão.

A anamnese deve contemplar o explicitado na Tabela 3.

A investigação diagnóstica deve englobar o que se mostra na Tabela 4.

ABORDAGEM TERAPÊUTICA

Como exposto previamente, a abordagem terapêutica empírica deve ser avaliada tendo em vista a alta morbidade e mortalidade (Tabelas 2, 6 e 7).

Medidas profiláticas devem ser empregadas de acordo com o tipo de erro inato

TABELA 3 História clínica

Imunossupressão
• Duração
• Infecções prévias (CMV, herpes-simples)
• Uso de antibiótico de largo espectro (predisposição à infecção fúngica)
• Transfusões (risco de hepatites, CMV, EBV, malária)
• Padrões de febre
Sintomas associados
• Dor
• Tosse ou desconforto respiratório
• Vômitos, náuseas ou diarreia
• Alterações visuais ou cefaleia
• Alterações do nível de consciência
Exposição nosocomial
Lesões de pele ou mucosa
Procedimentos invasivos (cateteres, sondas)

TABELA 4 Investigação diagnóstica

- Hemograma
- Provas inflamatórias: PCR, VHS e/ou pró-calcitonina
- Hemocultura: em caso de cateter central, coleta de hemocultura pareada, central e periférica
- Urocultura
- Cultura de secreções e feridas: por punção ou *swab* a partir de lesões mucocutâneas, feridas cirúrgicas ou inserção de cateteres
- Culturas de vigilância: na suspeita de microrganismos multirresistentes, coleta de *swab* nasal e prega cutânea
- LCR: associação com sintomatologia de sistema nervoso central
- Radiografia de tórax: na admissão, reservado a pacientes com quadro respiratório

De acordo com evolução clínica:
- Exames de imagem com maior acurácia como CT, RM, US, Ecocardiograma
- Sorologias, antigenemias e exames de biologia molecular (PCR)*
- Biopsia, incluindo aquelas obtidas a partir de broncoscopia ou endoscopia
- Broncoscopia com pesquisa de lavado broncoalveolar
- Endoscopia

CT: tomografia computadorizada; LCR: líquido cefalorraquidiano; PCR: proteína C-reativa; PCR*: reação de cadeia de polimerase; RM: ressonância magnética; US: ultrassonografia; VHS: velocidade de hemossedimentação.

TABELA 5 Sugestão de profilaxia, imunomodulação e vacinação

Imunodeficiência	Profilaxia	Imunomodulação	Vacinação
DGC	TMP/SMX itraconazol	IFN-gama	Evitar BCG Considerar evitar vacinas com vírus vivos
Agamaglobulinemia	TMP/SMX ou amoxicilina. Considerar azitromicina se bronquiectasia	IVIG	Encorajar familiares imunocompetentes a esquema vacinal adequado e vacinação de influenza anual
SCID	TMP/SMX, fluconazol, considerar aciclovir	IVIG	Evitar BCG e vacinas com vírus vivos
Síndrome de DiGeorge	Frequentemente não necessário	-	Avaliar caso a caso o uso de vacina com vírus vivo
STAT1	Fluconazol, considerar aciclovir ou valaciclovir se HSV/VZV	Considerar IVIG	-
Deficiência de complemento Asplenia	Penicilina ou amoxicilina	-	Vacinação meningocócica e pneumocócica

DGC: doença granulomatosa crônica; HSV: herpes-vírus simples; IFN-gama: interferon gama; IVIG: imunoglobulina intravenosa; SCID: imunodeficiência combinada grave; STAT1: sinal transdutor e ativador da transcrição 1; TMP/SMX: trimetoprima sulfametoxazol; VZV: vírus varicela-zóster. Fonte: STIEHM, 2020.

TABELA 6 Tratamento/profilaxia antiviral

	Drogas antivirais
Influenza A	Amantadina, rimantadina
Influenza A e B	Oseltamivir, zanamivir, peramivir, baloxavir
CMV	Ganciclovir, valganciclovir, cidofovir, foscarnet, letermovir
HSV e VZV	Aciclovir, valaciclovir, famciclovir, penciclovir

CMV: citomegalovírus; HSV: herpes-vírus simples; VZV: vírus varicela-zóster. Fonte: Stiehm, 2020.

TABELA 7 Terapia antimicrobiana empírica em pacientes imunossuprimidos

Aciclovir	40 a 60 mg/kg/dia, 8/8 h	HSV, CMV, EBV, VZV
Anfotericina B	1 a 1,5 mg/kg/dia	Antifúngico e antiprotozoários
Ampicilina	200 a 300 mg/kg/dia, 6/6 h	*L. monocytogenes, S. pneumoniae, N. meningitidis, H. influenzae*
Azitromicina	10 mg/kg/dia	*Mycobacterium avium-intracellulare complex, L. pneumophila, Cryptosporidium*
Cefepima	150 mg/kg/dia, 8/8 h	*E. coli, Klebsiella*
Cefotaxima	200 mg/kg/dia, 6/6 h	*S. pneumoniae, E. coli, N. meningitidis, H. influenzae, Klebsiella*
Ceftazidima	150 mg/kg/dia, 8/8 h	*P. aeruginosa, E. coli, Klebsiella, N. meningitidis, H. influenzae, S. pneumoniae*
Ceftriaxona	50 a 100 mg/kg/dia 12/12 h	*S. pneumoniae, N. meningitidis, H. influenzae, E. coli, Klebsiella*
Fluconazol	10 mg/kg/dia, 1 vez/dia	*C. albicans, Cryptococcus neoformans*
Ciprofloxacino	20 a 30 mg/kg/dia, 12/12 h	*P. aeruginosa, Mycobacterium avium-intracellulare complex, L. pneumophila,* MSSA, *Chromobacterium, E. coli*
Gentamicina	7,5 mg/kg/dia, 8/8 h	*P. aeruginosa, Serratia, Staphylococcus*
TMP/SMX	20 mg/kg/dia, 6/6 h	*P. jirovecii, Nocardia, L. monocytogenes, Chromobacterium, Burkholderia* sp., *Serratia* sp., MSSA, toxoplasmose, *E. coli, Klebsiella*
Vancomicina Teicoplanina	40 a 60 mg/kg/dia, 6/6 h 10 mg/kg/d de 12/12 h nas 3 primeiras doses, após, 10 mg/kg/d 1x/dia	MRSA

CMV: citomegalovírus; EBV: vírus Epstein-Barr; HSV: herpes-vírus simples; MRSA: *Staphylococcus aureus* resistentes à meticilina; MSSA: *Staphylococcus aureus* sensíveis à meticilina; TMP/SMX: trimetoprima e sulfametoxazol; VZV: vírus varicela-zóster. Fonte: Alkhater, 2009; Schreier e Chatterjee, 2015; Dropulic, 2016.

da imunidade (Tabela 5): profilaxia com antibióticos e antifúngicos nas deficiências inatas; cotrimazole nas deficiências celulares; imunoglobulina polivalente nas deficiências humorais e vacinação e antibioticoterapia em pacientes com asplenia ou deficiência de complemento.

O melhor conhecimento dos mecanismos imunológicos propicia o desenvolvimento e a aplicação de novas modalidades terapêuticas, como inibidores de pequenas moléculas, fusão de proteínas e imunobiológicos, especialmente em erros inatos da imunidade que envolvam aspectos de autoimunidade, linfoproliferação e malignidade. A "medicina de precisão" descreve o uso de agentes terapêuticos que modulam as vias intracelulares, sobretudo em patologias ligadas a defeitos genéticos.

Pacientes submetidos a transplante de órgãos sólidos

O risco de infecção em crianças submetidas a transplantes de órgãos sólidos (TOS) está principalmente relacionado a: condições do doador e do receptor; procedimentos e técnicas cirúrgicas complexas; e necessidade de intensa imunossupressão com a combinação de agentes.

De modo geral, o risco de infecção e os agentes associados estão relacionados ao intervalo pós-transplante e são agrupados em três períodos: precoce; intermediário; e tardio.

No período precoce (0 a 30 dias), as infecções estão diretamente relacionadas com o procedimento cirúrgico (infecção de ferida cirúrgica), predominando as causadas por bactérias, cândida e infecções nosocomiais. Há risco de pneumonia, infecção urinária, bacteriemia, sepse e infecções relacionadas a cateteres.

No período intermediário (1 a 6 meses), podem ocorrer doenças causadas pela reativação de microrganismos latentes no receptor ou no doador (enxerto), em razão da necessidade de níveis elevados de imunossupressão. Dentre essas se destacam:

- Infecções classicamente associadas com transplantes: sepse por CMV, pneumonia por *P. jirovecii*, aspergilose, toxoplasmose, nocardiose.
- Reativação de infecções latentes: tuberculose, doença ativa causada pelo vírus Epstein-Barr (EBV), nefropatia intersticial causada pelo vírus BK.

No período tardio, depois do sexto mês, o risco de infecção dependerá da condição do enxerto e do grau de imunossupressão, e a etiologia varia desde os patógenos prevalentes na comunidade até aqueles associados com disfunção grave do enxerto. Nas crianças que apresentam boa função do enxerto e mínima imunossupressão, o risco de infecção assemelha-se ao da população geral. Entretanto, aquelas com má função do enxerto, episódios repetidos de rejeição e necessidade de uso intensivo de drogas imunossupressoras evoluem com risco aumentado de infecção por germes oportunistas, como *P. jirovecii*, *Candida* etc.

Pacientes submetidos a transplante de células-tronco e hematopoiéticas

As infecções são a principal complicação no transplante de células-tronco hematopoiéticas (TCTH) e causa de grande morbimortalidade. Elas estão relacionadas à aplasia e à mucosite provocada pelo regime de condicionamento e à imunodepressão prolongada que decorre da demora na reconstituição imunológica e do uso de medicamentos imunossupressores para a profilaxia e o tratamento da doença do enxerto contra hospedeiro (DECH) aguda ou crônica.

A reconstituição do sistema imune após a infusão do enxerto é progressiva. Inicia-se com a recuperação dos neutrófilos (ou pega neutrofílica), que pode variar de 2 a 4 semanas, a depender da fonte do transplante, seguida imediatamente pela reconstituição de células NK e plaquetas. A reconstituição de linfócitos B e T ocorre mais tardiamente, podendo demorar de meses a anos.

Os principais fatores que determinam o risco de infecções no transplante estão resumidos na Tabela 8.

Para efeito didático, a reconstituição do sistema imune pode ser dividida e, consequentemente o risco de adquirir infecção, em três fases.

A primeira fase (fase I), anterior à pega ou enxertia, inicia-se no D0, dia da infusão do enxerto, até a pega neutrofílica (primeiros 20 a 30 dias) e é a fase com maior risco de mortalidade por infecção. Os fatores de risco para infecção são a neutropenia prolongada e profunda e a quebra de barreiras mucocutâneas, provocada por mucosite e acesso venoso central.

A fase II é a fase imediatamente após a enxertia até, aproximadamente, 100 dias após o TCTH. Nessa fase intermediária, os principais fatores de risco para infecção estão relacionados à deficiência da imunidade celular (que ainda não foi recuperada). A ocorrência de DECH aguda ou crônica e o uso de imunossupressores para o tratamento aumentam o risco para infecções graves e mortalidade.

A fase tardia (fase III) começa aproximadamente no D+100. Nesse momento, o pa-

TABELA 8 Fatores relacionados com risco de infecção pós-transplante

Parâmetro avaliado	Efeito nas barreiras do hospedeiro ou imunidade	Consequências infecciosas
Tipo de transplante (autólogo versus alogênico)	Alogênico: a reconstituição de linfócitos B e T é mais tardia	Maior risco para todos os agentes infecciosos e principalmente fungos e herpes vírus
Doador (aparentado versus não aparentado)	Doador não aparentado ou com mismatch: reconstituição de linfócitos B e T mais tardia	Maior risco para todos os agentes infecciosos, mas principalmente fungos e herpes vírus
Tipo de enxerto (sangue periférico, medula ou cordão)	Sangue periférico: pega mais rápida, porém mais risco de DECH crônica Cordão: pega mais tardia e menos risco de DECH, reconstituição de linfócitos B e T mais tardia	Riscos infecciosos diferentes relacionados a tempo de neutropenia e DECH
Regime de condicionamento	Mucosite Tempo de neutropenia	Infecções bacterianas, tiflite
Regime de imunossupressão (profilaxia e tratamento para DECH)	ATG: deficiência grave de linfócitos T Metotrexato: mais mucosite, maior tempo de neutropenia	Infecções fúngicas e por herpes vírus Infecções bacterianas
Cateter venoso central	Quebra de barreiras	Infecções bacterianas e fúngicas (cândida)

DECH: doença do enxerto contra hospedeiro. Fonte: Wingard et al., 2010.

ciente permanecerá ainda com a imunidade celular comprometida, que pode demorar de seis meses a dois anos para se restabelecer completamente. De forma geral, nessa fase, o risco infeccioso diminui bastante, entretanto, assim como na segunda fase, a ocorrência de DECH crônica aumenta o risco para infecções graves e mortalidade.

Na Tabela 9, estão descritas resumidamente as principais infecções de acordo com o tempo após a infusão de células-tronco.

Pacientes em uso de corticosteroides ou imunobiológicos

Os corticosteroides são amplamente usados como terapia anti-inflamatória, imunomoduladora e imunossupressora. As alterações na imunidade provocada por esse grupo de medicamentos estão relacionadas tanto ao tempo quanto à dose utilizada. Os corticosteroides agem em várias fases da resposta imune interferindo na atividade do complemento, na estimulação de macrófagos, eosinófilos e monócitos, e reduzindo a capacidade proliferativa de linfócitos T, a produção e a atividade de citocinas e a migração de neutrófilos. Doses equivalentes a 2 mg/kg/dia de prednisona, por 1 semana, ou 1 mg/kg/dia, por 15 a 30 dias, são suficientes para afetar a resposta imunológica inata e adaptativa, levando ao aumento do risco infecioso por bactérias da comunidade, micobactérias, vírus (grupo herpes) e fungos (principalmente *Candida* spp. e *P. jirovecii*).

As crianças com doenças reumatológicas e outras doenças inflamatórias (doença intestinal crônica, entre outros) têm risco

TABELA 9 Principais infecções em pacientes submetidos a transplantes de células-tronco

	Fase I anterior à enxertia	Fase II da enxertia até D+100	Fase III > D+100
Deficiência imune do hospedeiro	Neutropenia prolongada e profunda e quebra de barreiras mucocutâneas, provocada pela mucosite e acesso venoso central	Imunidade celular ainda não restabelecida + Ocorrência de DECH aumenta risco infeccioso Asplenia funcional	Imunidade celular ainda não restabelecida + Ocorrência de DECH aumenta risco infeccioso Asplenia funcional
Infecções	Translocação de floras oral/gastrointestinal: bacilos Gram-negativos, *Streptococcus* sp., cândidas Translocação flora cutânea: estafilococos coagulase negativa e estreptococos do grupo *Viridans* Infecções por agentes intra-hospitalares Reativação de doença por herpes simples Infecções por fungos filamentosos	Reativações de vírus: CMV, EBV, HSV *P. jirovecii* Cândida Fungos filamentosos mais raramente Toxoplasmose raramente	Reativação de vírus como CMV, VVZ, EBV Vírus respiratórios Bactérias encapsuladas (*H. influenzae, S. pneumoniae*) Infecções fúngicas quando há DECH Toxoplasmose raramente

CMV: citomegalovírus; DECH: doença do enxerto contra hospedeiro; EBV: vírus Epstein-Barr; VVZ: vírus varicela-zóster;.
Fonte: Centers for Disease Control and Prevention (CDC), 2010.

infeccioso aumentado variável, conforme o grau de imunossupressão e a condição clínica da doença de base. A Tabela 10 resume os principais agentes infecciosos e as doenças relacionadas ao uso de imunobiológicos.

TABELA 10 Principais agentes infecciosos e doenças relacionadas ao uso de imunobiológicos

Nome	Alvo	Infecções associadas
Infliximabe Adalimumabe Certolizumabe pegol Etanercepte Golimumabe	TNF-alfa	Micobactérias (tuberculose), micoses endêmicas, Listeria, reativação de hepatite B
Rituximabe Ofatumumabe	CD20 (linfócito B)	Bactérias, reativação de hepatite B
Alemtuzumabe	CD52 (linfócitos T e B)	Herpes vírus (CMV, HSV, VZV), poliomavírus (JC, BK), *Pneumocystis*, *Aspergillus*
Natalizumabe	Alfa-4 integrina	Vírus JC, meningite por HSV
Anakinra	Receptor interleucina-1	Pneumonia bacteriana, celulite

CMV: citomegalovírus; HSV: herpes simples vírus; mAb: anticorpo monoclonal; TNF: fator de necrose tumoral; VZV: vírus varicela-zóster. Fonte: Tessier, 2016.

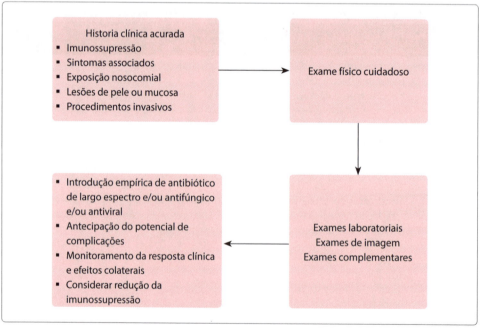

FIGURA 1   Fluxograma de tratamento.

CONCLUSÃO

A abordagem da infecção no paciente imunossuprimido e não oncológico necessita de: história clínica e exame físico cuidadosos; exames complementares extensos; introdução de antibióticos de largo espectro de forma empírica; avaliação antecipada de complicações e coinfecções; monitorização da resposta clínica ao tratamento e seus efeitos colaterais; redução da imunossupressão quando possível.

SUGESTÕES DE LEITURA

1. Aguilar C, Malphettes M, Donadieu J, Chandesris O, Coignard-Biehler H, Catherinot E, et al. Prevention of infections during primary immunodeficiency. Clin Infect Dis. 2014;59(10):1462-70.
2. Alkhater SA. Approach to the child with recurrent infections. J Family Community Med. 2009;16(3):77-82.
3. Bousfiha A, Jeddane L, Picard C, Ailal F, et al. The 2017 IUIS Phenotypic Classification for Primary Immunodeficiencies. J Clin Immunol. 2018;38:129-143.
4. Bucciol G, et al. Lessons learned from the study of human Inborn errors of innate immunity. J Allergy Clin Immunol. 2019;143(2):507-527.
5. Carvalho BTC, Kokron CM, Dorna MB. Imunodeficiências primárias. In: Pastorino AC, Castro APBM, Carneiro-Sampaio M. Alergia e imunologia para o pediatra, 3.ed. Coleção Pediatria, Instituto da Criança HCFMUSP. Barueri: Manole; 2018. p.77-122.
6. Centers for Disease Control and Prevention (CDC). Guidelines for preventing opportunistic infections among hematopoietic stem cell transplant recipients: recommendations of CDC, the Infectious Disease Society of America, and the American Society of Blood and Marrow Transplantation. MMWR Recomm Rep. 2000;49:(RR-10):1-125.
7. Dropulic LK, Lederman HM. Overview of infections in the immunocompromised host. Microbiol Spectr. 2016;4(4):10.
8. Florescu DF, Sandkovsky U, Kalil AC. Sepsis and challenging infections in the immunosuppressed patient in the intensive care unit. Infect Dis Clin North Am. 2017;31(3):415-34.
9. Marques HHS, Litvinov N, Durigon GS. Infecções em crianças submetidas a transplantes de órgãos sólidos e de células-tronco hematopoiéticas. In: Marques HHS, Sakane PT, editors. Infectologia. Coleção Pediatria. 2. ed. Barueri: Manole; 2017.
10. Morimoto Y, Routes JM. Immunodeficiency overview. Prim Care. 2008;35(1):159-73.
11. Notarangelo LD. Primary immunodeficiencies. J Allergy Clin Immunol. 2010;125(Suppl 2):S182-94.
12. Perez E. Future of therapy for inborn errors of immunity. Clin Rev Allergy Immunol. 2022;63(1):75-89.
13. Roxo Junior P, Carvalho BTC, Tavares FS. Infecções de repetição: o que é importante para o pediatra. Rev Paul Pediatr. 2009;27(4):430-5.
14. Roxo Júnior P. Primary immunodeficiency diseases: relevant aspects for pulmonologists. J Bras Pneumol. 2009;35(10):1008-17.
15. Schreier R, Chatterjee A. Infections in the Immunocompromised Host. Disponível em: www.medscape.org. Acesso em: 22 abr. 2015.
16. Sullivan KE, Stiehm ER. Stiehm's Immune Deficiencies. Inborn Errors of Immunity. 2020.
17. Tanguye SG, Al-Herz W, et al. Human Inborn of Immunity:2022 - Update on the Classification from the International Union of Immunological Societies Expert Committee. J Clin Immunol. 2022:1-35.
18. Tessier JM. Infections in the non-transplanted immunocompromised host. surgical infections. Surg Infect (Larchmt). 2016;17(3):323-8.
19. Wingard JR, Hsu J, Hiemenz JW. Hematopoietic stem cell transplantation: an overview of infection risks and epidemiology. Infect Dis Clin N Am. 2010; 24:257-72.
20. Woroniecka M, Ballow M. Office evaluation of children with recurrent infection. Pediatr Clin North Am. 2000;47(6):1211-24.

48

Infecções de pele e partes moles

Cristina Quagio Grassiotto
Bruno Marcelo Herculano Moura

PONTOS-CHAVE DESTE CAPÍTULO

- Reconhecer as principais infecções bacterianas de pele e partes moles na criança.
- Determinar a provável etiologia do quadro apresentado.
- Indicar o tratamento adequado incluindo escolha de antibioticoterapia e indicação de internação hospitalar.

INTRODUÇÃO

Infecções de pele e partes moles (IPPM) incluem uma variedade de condições envolvendo pele, tecido subcutâneo, fáscia e/ou músculo. Variam de infecções superficiais simples às complicadas, profundas, graves e necrotizantes. Podem afetar qualquer parte do corpo, mas envolvem, mais frequentemente, membros inferiores, períneo e parede abdominal.

Neste capítulo, apresentaremos as principais infecções bacterianas de pele e partes moles que ocorrem na infância, incluindo: impetigo, ectima, erisipela e celulite, síndrome da pele escaldada estafilocócica, síndrome do choque tóxico e infecções necrotizantes (celulite, fasceíte e miosite necrotizante e a gangrena de Fournier).

A etiologia das IPPM pode variar para cada apresentação, mas envolve principalmente os estreptococos do grupo A e o *Staphylococcus aureus*.

Nos últimos anos, tem ocorrido aumento da frequência e gravidade das IPPM, com resultante crescimento de demanda por atendimento médico e internações hospitalares, aumentando a importância do assunto.

EPIDEMIOLOGIA

São consideradas de maior risco para IPPM as crianças menores de 5 anos, imunodeficientes, diabéticas, portadoras de insuficiência vascular ou de condições com quebra de barreira cutânea (como dermatite atópica ou eczemas).

QUADRO CLÍNICO, ETIOLOGIA, DIAGNÓSTICO E TRATAMENTO

Impetigo

Infecção superficial da pele, mais frequente em crianças de 2 a 5 anos. Caracteriza-se por pápulas crostosas, pústulas, vesículas ou bolhas flácidas que se rompem facilmente, tornando-se cobertas por crosta melicérica (Figuras 1 e 2). O impetigo bolhoso é causado pelo *S. aureus*, enquanto o não bolhoso (ou crostoso) pode ser causado por *S. aureus*, estreptococos do grupo A ou uma combinação de ambos. As lesões localizam-se comumente na face, extremidades ou na região coberta por fraldas nas crianças mais jovens.

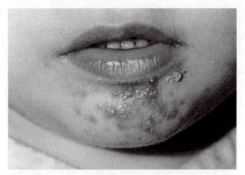

FIGURA 1   Impetigo na face. (Veja imagem colorida no encarte.)

O diagnóstico clínico é suficiente para indicar o tratamento. Cultura de secreção purulenta ou exsudato da lesão pode auxiliar no diagnóstico do agente infeccioso. O tratamento é feito com antibiótico tópico (mupirocina ou retapamulina duas vezes ao dia por 5 dias). Tratamento sistêmico (antibiótico oral ativo contra estafilococos, como cefalosporinas de primeira geração, clindamicina ou sulfametoxazol-trimetoprima, por 7 dias) é indicado em caso de paciente com lesões numerosas, recorrentes ou para controle de surtos.

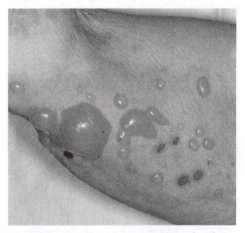

FIGURA 2   Impetigo. (Veja imagem colorida no encarte.)

Ectima

É uma infecção mais profunda que o impetigo e caracteriza-se por lesões que se iniciam como vesículas e evoluem para úlceras de bordas eritematosas, cobertas de crosta melicérica. Tem etiologia, diagnóstico e tratamento similares aos do impetigo. Está exemplificado na Figura 3.

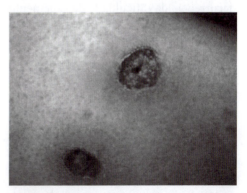

FIGURA 3   Ectima. (Veja imagem colorida no encarte.)

Erisipela e celulite

Celulite e/ou erisipela são infecções cutâneas difusas e superficiais, caracterizadas por áreas difusas de hiperemia, edema, calor e dor na pele, podendo incluir linfangites e adenites locais. Podem surgir vesículas, bolhas, petéquias e equimoses. Por vezes tidos como sinônimos, o termo erisipela também pode ser usado para definir infecções da derme mais superficial, incluindo linfáticos superficiais, enquanto a celulite se refere a infecções de acometimento da derme mais profunda e tecido subcutâneo. Dessa forma, a erisipela teria limites mais definidos para os sinais inflamatórios (Figura 4).

Decorrem de penetração de bactérias da pele por meio de quebra de barreira cutânea e são, portanto, mais frequentes em membros inferiores. Sintomas e sinais de doença sistêmica são, em geral, leves, mas podem incluir febre, taquicardia, leucocitose ou até sinais de choque séptico.

O agente mais comum é o estreptococo do grupo A, mas também pode ser causada por outros estreptococos (grupos B, C e G) e *S. aureus*. O *S. aureus* meticilino-resistente (MRSA) não tem seu papel totalmente esclarecido como causador de celulites, em decorrência da dificuldade de isolamento do agente em culturas. Outros agentes são incomuns e associados a situações específicas, como mordedura animal, acidentes por imersão, neutropenia ou outras formas de imunodeficiência severa. O diagnóstico é clínico e o agente dificilmente é identificado em exames de cultura. Exames complementares, incluindo hemograma e hemocultura, estão indicados nos casos com sinais sistêmicos de infecção grave, neutropenia ou imunodeficiência severa.

A maior parte dos pacientes apresentará quadros leves e não complicados, cujo tratamento pode ser feito com antibiótico oral (amoxicilina-clavulanato, cefalosporina de primeira geração, clindamicina ou doxiciclina) por 5 a 10 dias, dependendo da melhora local. Os casos com manifestação sistêmica moderada ou grave devem ser tratados com internação hospitalar, antibioticoterapia intravenosa (oxacilina, cefalosporina de primeira ou terceira geração ou clindamicina) e medidas de suporte. Em casos graves e com suspeita de etiologia por *S. aureus* meticilino-resistente, o uso de teicoplanina ou vancomicina empírica pode ser indicado.

O diagnóstico diferencial dos quadros de celulite deve incluir trombose venosa profunda e infecções necrotizantes.

Síndrome da pele escaldada estafilocócica

É uma infecção bolhosa da pele causada por toxina esfoliativa produzida por algumas cepas de *S. aureus*. Mais frequente em crianças de até 5 anos, inicia-se com lesão eritematosa similar à queimadura solar e evolui para formação de bolhas de conteúdo claro que se rompem, deixando erosões e descamação. As lesões surgem mais frequentemente nas regiões perioral, perinasal, ao redor dos olhos, umbigo, períneo ou

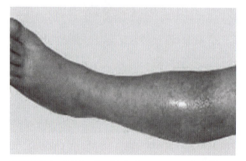

FIGURA 4 Erisipela. (Veja imagem colorida no encarte.)

áreas flexoras. As mucosas são preservadas e o sinal de Nikolsky (ao pressionar ao redor de uma bolha íntegra, esta se expande) está presente. Pode acompanhar-se de febre, mal-estar e dor (Figura 5).

O diagnóstico é clínico e o conteúdo das bolhas é, em geral, estéril, já que a disseminação da toxina é hematogênica. O *S. aureus* pode ser isolado de secreção purulenta perioral, perinasal da pele ou da conjuntiva, se houver. O tratamento inclui internação hospitalar, medidas de suporte (correção de distúrbios hidroeletrolíticos, manejo da dor e curativos) e antibioticoterapia (oxacilina, cefalosporina de primeira geração ou clindamicina), podendo-se considerar etiologia por MRSA conforme a resposta.

Síndrome do choque tóxico

Causada pela exotoxina TSST-1 (ou outras) produzida por cepas de *S. aureus* (na maior parte das vezes não meticilino-resistente), caracteriza-se por febre, hipotensão e manifestações cutâneas. Sinais e sintomas associados podem incluir calafrios, mal-estar, cefaleia, dor de garganta, mialgia, fadiga, vômitos, diarreia, dor abdominal, tontura e síncope. O critério diagnóstico criado pelo Centers for Disease Control and Prevention (CDC), listado a seguir, é utilizado para finalidade epidemiológica e não deve excluir casos suspeitos.

Critério diagnóstico para síndrome do choque tóxico:

- Febre.
- Hipotensão.
- Alterações cutâneas (*rash*, eritrodermia ou descamação).
- Acometimento de três ou mais órgãos e sistemas, incluindo:
  - Gastrointestinal (vômitos ou diarreia).
  - Muscular (mialgia severa ou elevação de creatinoquinase duas vezes o valor máximo de normalidade ou mais).
  - Membranas mucosas (hiperemia conjuntival vaginal ou de orofaringe).
  - Renal (elevação de ureia ou creatinina acima de duas vezes o valor máximo de normalidade ou piúria na ausência de infecção urinária).
  - Hepático (elevação de bilirrubina ou transaminases acima de duas vezes o valor máximo de normalidade).
  - Hematológico (plaquetopenia inferior a $100,00/mm^3$).
  - Sistema nervoso central (confusão ou alteração da consciência, sem sinais focais e na ausência de febre e hipotensão).

O critério inclui também a exclusão de meningite, sepse por outro agente que não *S. aureus* e febre das Montanhas Rochosas.

O quadro evolui rapidamente e o diagnóstico é clínico, sem a necessidade de isolamento do agente em exame de cultura. O tratamento deve incluir medidas de suporte (com ênfase na ressuscitação volêmica) e antibioticoterapia intravenosa incluindo

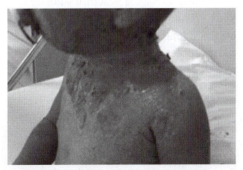

FIGURA 5 Síndrome da pele escaldada estafilocócica. (Veja imagem colorida no encarte.)

clindamicina e oxacilina (ou vancomicina em caso de suspeita de MRSA). O uso de imunoglobulina intravenosa (IVIG) pode ser indicado em casos refratários a volume e vasopressores.

Infecções necrotizantes de partes moles

São infecções graves e invasivas que podem envolver derme e subcutâneo (celulite), fáscias (fasceíte) e tecido muscular (miosite) de forma isolada ou combinada. Iniciam-se com reação inflamatória nos tecidos envolvidos e evoluem (lenta ou rapidamente) com necrose tecidual resultante de lesão celular pela bactéria ou toxinas, edema em compartimento fechado, trombose vascular e isquemia tecidual. O exame local mostra inflamação cutânea, edema, descoloração, gangrena ou anestesia. É típico o achado de edema indurado (pétreo) do subcutâneo. Pode-se observar a formação de gás nos tecidos. Associam-se sinais de toxicidade sistêmica, incluindo febre, hipotensão, confusão mental e letargia.

Podem ser classificadas quanto à sua etiologia em grupos:

- Polimicrobiano (associado a abscessos genitais, ferimentos abdominais perfurantes, úlceras de decúbito ou uso de drogas ilícitas injetáveis).
- Monomicrobiano (cepas agressivas de estreptococo beta-hemolítico ou S. aureus, incluindo MRSA).
- Monomicrobiano secundário a bacilos ou peptoestreptococos.

Na presença de necrose, outras bactérias podem ser secundariamente envolvidas, particularmente anaeróbias. A produção de toxina destrutiva de fagócitos leucocidina Panton-Valentine (PVL) pelo S. aureus associa-se a infecções graves e necrotizantes.

O diagnóstico clínico pode ser auxiliado por exames de imagem (tomografia ou ressonância magnética). O isolamento de agente pode ser feito por hemocultura ou cultura de tecido profundo (obtido cirurgicamente); cultura de tecido superficial pode levar a erro diagnóstico.

O tratamento inclui medidas de suporte (com ênfase na ressuscitação volêmica), abordagem cirúrgica para debridamento e antibioticoterapia voltada a possível etiologia polimicrobiana, incluindo vancomicina ou linezolida como escolha para cobertura para Gram-positivo associada a uma das opções para cobertura de Gram-negativos e anaeróbios como: piperacilina-tazobactam ou carbapenêmico ou combinação de ceftriaxone e metronidazol.

A gangrena de Fournier é uma variante de fasceíte necrotizante que acomete períneo e genitália externa, de evolução rápida em razão da complexidade dos planos de fáscias locais, que favorecem a evolução do processo infeccioso para parede abdominal, coxas, glúteos e região perianal. É de etiologia polimicrobiana e seu diagnóstico baseia-se nos achados de exame físico, podendo ser completado por exames de imagem para caracterização da extensão do processo. Associa-se à mortalidade elevada (20 a 50%). O tratamento é similar ao das demais infecções necrotizantes de partes moles, incluindo a necessidade de abordagem cirúrgica.

A Tabela 1 resume os diagnósticos clínicos, agentes envolvidos e tratamento recomendado para as principais IPPM.

Para infecções de evolução leve a moderada, sulfametoxazol-trimetoprima e doxiciclina podem ser considerados como alternativas terapêuticas. Para infecções

TABELA 1 Diagnóstico, etiologia e tratamento para as principais infecções de pele e partes moles

	Apresentação clínica	Etiologia	Tratamento
Impetigo e ectima	Impetigo: pápulas crostosas, pústulas, vesículas ou bolhas flácidas, crosta melicérica. Ectima: úlceras de bordas eritematosas, crosta melicérica	*S. aureus*, estreptococos do grupo A	Tópico: mupirocina ou retapamulina. Sistêmico: cefalosporinas de primeira geração, clindamicina ou sulfametoxazol-trimetoprima
Erisipela e celulite	Áreas difusas de hiperemia, edema, calor e dor na pele. Pode haver sinais de acometimento sistêmico	Estreptococos (grupos A, B, C e G), *S. aureus*	Oral: amoxicilina-clavulanato, cefalosporina de primeira geração, clindamicina ou doxiciclina. IV: oxacilina, cefalosporina de primeira ou terceira geração ou clindamicina
Síndrome da pele escaldada estafilocócica	Inicia-se com lesão eritematosa similar à queimadura solar e evolui para formação de bolhas de conteúdo claro que se rompem, deixando erosões e descamação; sinal de Nikolsky	*S. aureus*	IV: oxacilina, cefalosporina de primeira geração ou clindamicina
Síndrome do choque tóxico	Febre, hipotensão e manifestações cutâneas (*rash*, eritrodermia, descamação)	*S. aureus* (toxina TSST-1)	IV: clindamicina e oxacilina (ou vancomicina em caso de suspeita de MRSA). IVIG em casos refratários a volume e vasopressores
Celulite, fasceíte, miosite necrotizante	Inflamação cutânea, edema, descoloração, gangrena ou anestesia; edema indurado (pétreo) do subcutâneo; formação de gás nos tecidos; febre, hipotensão, confusão mental e letargia	*S. aureus*, estreptococos do grupo A, polimicrobiano	Abordagem cirúrgica; IV: (vancomicina ou linezolida) + (piperacilina-tazobactam ou carbapenêmico ou associação de ceftriaxone com metronidazol)
Gangrena de Fournier	Variante de fasceíte necrotizante que acomete períneo e genitália externa, de evolução rápida com avanço do processo infeccioso para parede abdominal, coxas, glúteos e região perianal	Polimicrobiano	Abordagem cirúrgica; IV: vancomicina OU linezolida + a piperacilina-tazobactam OU carbapenêmico OU combinação de ceftriaxone e metronidazol

CONCLUSÃO

As infecções bacterianas de pele e partes moles são frequentemente identificadas nos serviços de urgência e emergência pediátrica. Os principais causadores dessas infecções são estreptococos do grupo A e o *Staphylococcus aureus*. O manejo adequado depende do reconhecimento dos casos graves e da indicação de internação hospitalar e tratamento precoce.

graves e supurativas alternativas, incluem-se vancomicina, linezolida, daptomicina, tigeciclina ou ceftarolina.

SUGESTÕES DE LEITURA

1. American Academy of Dermatology. Advanced pediatric bacterial infections: basic dermatology curriculum. 2016. Disponível em: https://www.aad.org/.
2. Chu VH. Staphylococcal toxic shock syndrome. Up to Date, janeiro 2017.
3. Golan Y. Current treatment options for acute skin and skin-structure infections. Clin Infect Dis. 2019;68(S3):S206-12.
4. Sartelli M, Malangoni MA, May AK, Viale P, Kao LS, Catena F, et al. World Society of Emergency Surgery (WSES) guidelines for management of skin and soft tissue infections. J Emerg Surg. 2014;9:57.
5. Stevens DL, et al. Practice guidelines for the diagnosis and management of skin and soft tissue infections: 2014 update by the infectious diseases society of America. Clin Infect Dis. 2014;59(2):e10-52.
6. World Health Organization Department of Child and Adolescent Health and Development. Epidemiology and management of common skin diseases in children in developing countries. World Health Organization; 2005.

49
Artrite séptica e osteomielite

Tania Shimoda-Sakano
Gisele Mendes Brito

PONTOS-CHAVE DESTE CAPÍTULO

- Discutir as causas, epidemiologia e diagnóstico das infecções osteoarticulares.
- Identificar os possíveis agentes etiológicos, considerando a faixa etária, imunização e doenças crônicas associadas.
- Abordar o tratamento das infecções osteoarticulares.

INTRODUÇÃO

As infecções osteoarticulares são causas importantes de morbidade, deformidade e comprometimento motor na faixa etária pediátrica. Sua incidência é variável de 8 a 25 casos para 100 mil crianças ao ano em países desenvolvidos, sendo mais frequente em países em desenvolvimento. Incluem osteomielite aguda, artrite séptica e osteomielite com artrite séptica adjacente. A osteomielite aguda corresponde a 2/3 dos casos e predomina no sexo masculino, sendo a relação de aproximadamente 2 meninos:1 menina.

A osteomielite corresponde à infecção do tecido ósseo, sendo considerada aguda quando diagnosticada em até 2 semanas do início dos sintomas, subaguda entre 2 semanas e 3 meses e, após esse período, é considerada crônica. A incidência é maior em pacientes portadores de imunodeficiência e naqueles com doença falciforme. A maioria dos casos decorre de disseminação via hematogênica, mas também há possibilidade de inoculação direta em razão de trauma ou comprometimento secundário por conta de infecção adjacente.

A osteomielite hematogênica de ossos longos tem por fisiopatologia a redução natural do fluxo sanguíneo nas metáfises, próximo à origem das placas epifisárias, e consequente deposição bacteriana nesse local. Dessa forma, o fêmur e a tíbia são os locais mais frequentes de osteomielite (Figura 1). Em geral, somente um local é acometido, porém, 5 a 20% das crianças podem apresentar osteomielite multifocal.

Os agentes etiológicos são principalmente o *S. aureus* e bactérias de vias aéreas, como *S. pyogenes*, pneumococo e *H. influenzae* tipo b. Fatores como faixa etária, esquema de imunização, trauma, ferimentos perfurantes, imunodeficiência, doença falciforme e varicela interferem na distribuição dos agentes etiológicos. Nas últimas quatro décadas, os agentes etiológicos mais frequentes nas infecções osteoarticulares têm sido o *S. aureus* meticilino sensível (MSSA) e o *S. aureus* meticilino resistente (MRSA). *H. influenzae* tipo b era o segundo agente mais isolado antes da era vacinal e, hoje, é raramente isolado. Um agente gram-negativo com importância crescente é a *Kingella kingae*, sendo o segundo agente etiológico mais isolado em crianças abaixo de 5 anos.

A suspeita diagnóstica e o tratamento precoce constituem os pilares para minimizar complicações como a osteomielite crônica e as fístulas.

A artrite séptica ocorre por infecção da membrana sinovial e do espaço articular. Em crianças menores, a cápsula articular se estende até a metáfise. Dessa forma, a artrite séptica pode evoluir com osteomielite e vice-versa. Nos casos de retardo no início do

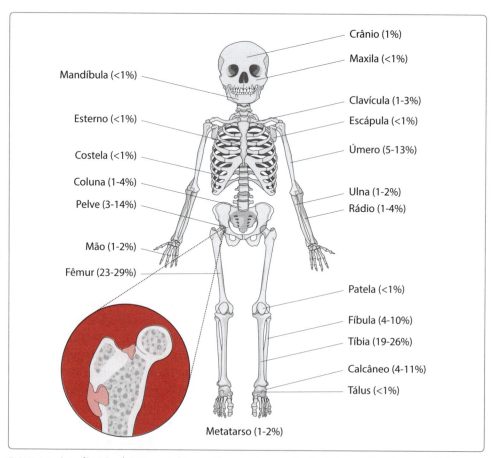

FIGURA 1 Localização da osteomielite aguda em crianças. Fonte: Peltola e Paakkonen, 2014.

tratamento, podem ocorrer sequelas como a destruição articular e o acometimento da placa de crescimento, passíveis de resultar em discrepância no tamanho dos membros.

Os agentes etiológicos envolvidos na artrite séptica são comuns aos da osteomielite, uma vez que são doenças relacionadas. No entanto, a frequência de artrite séptica é menor quando comparada à da osteomielite, e a prevalência dos agentes etiológicos relacionados pode diferir um pouco também. O *S. aureus* continua sendo a principal etiologia, seguida pelo *Streptococcus* do grupo A e pelo *Enterococcus ssp*. Os locais mais frequentemente acometidos pela atrite séptica são quadril, joelho, cotovelo e tornozelo.

QUADRO CLÍNICO E EXAME FÍSICO

Os sinais e sintomas são variáveis de acordo com a faixa etária, o agente etiológico e a forma de acometimento da doença. A febre é um sinal comum e pode se apresentar como de origem indeterminada nas osteomielites. Traumatismos estão presentes em 20% das crianças com o diagnóstico de infecções osteoarticulares.

Lactentes costumam evoluir com redução da movimentação do local afetado (pseudoparalisia) e irritabilidade. Crianças em idade escolar e adolescentes podem apresentar dor local e posição antálgica, e evitam apoiar o membro afetado.

O exame físico costuma ser desafiador em razão da intensidade da dor e da sensibilidade, podendo não ser possível realizá-lo de forma minuciosa. Em geral, na inspeção se avalia a presença de edema, hiperemia e redução da amplitude de movimento. Além do exame local, é importante avaliar os sinais vitais e procurar sinais de sepse, uma vez que a maioria dos casos pediátricos de osteomielite é proveniente de disseminação hematogênica.

A trombose venosa profunda e o tromboembolismo pulmonar por êmbolo séptico podem ocorrer em 30% dos casos de osteomielite aguda. Entre outras complicações, podem ocorrer rigidez do membro, encurtamento, deslocamento (recém-nascidos) e necrose avascular.

DIAGNÓSTICO E EXAMES COMPLEMENTARES

Entre os exames laboratoriais, destacamos a coleta precoce da hemocultura antes do início da antibioticoterapia. A determinação do agente etiológico é essencial para a escolha do antibiótico e duração do tratamento. A coleta sistemática da hemocultura possibilita a identificação do agente etiológico em 40% dos casos. Outros exames, como hemograma e marcadores inflamatórios, podem auxiliar tanto o diagnóstico quanto o acompanhamento do tratamento.

A leucocitose é inespecífica e está presente na minoria dos casos. Entre os marcadores inflamatórios, VHS e PCR apresentam baixa sensibilidade, sendo o PCR o mais usado durante o acompanhamento clínico, uma vez que sua elevação e queda ocorrem mais rapidamente (Figura 2). A procalcitonina não é um marcador inflamatório amplamente disponível e não se mostrou superior ao VHS e à PCR. Infecções por *S. aureus* MRSA tendem a ter maior elevação de leucócitos e de marcadores inflamatórios que *S. aureus* MSSA.

Para a identificação do agente etiológico, está indicada a coleta de tecido ósseo, quando possível, nos casos de osteomielite. Nos casos de artrite séptica, a punção articular estará indicada, bem como a solicitação do quimiocitológico do líquido sinovial, da cultura e da coloração de Gram. O uso de métodos moleculares, como PCR (*protein chain reaction*), aumenta a possibilidade de identificação etiológica.

É recomendada a realização de radiografia simples do local afetado, apesar da baixa sensibilidade para afastar alguns diagnósticos diferenciais (tumores, fraturas) de modo rápido e com baixo custo. As imagens típicas de osteomielite, como espessamento e abaulamento da cortical óssea, osteopenia focal ou lesões líticas ("mordida de rato"), levam 10 a 20 dias para surgirem. Também é pouco sensível para artrite séptica, podendo apresentar aumento do espaço articular. Apesar da baixa sensibilidade desse exame, sua especificidade é alta e é um exame disponível, de baixo custo e com baixa emissão de radiação. No entanto, um exame negativo não descarta a presença de infecção.

Ressonância magnética (RM) é o exame mais sensível e específico para diagnóstico precoce e detecção de complicações. As alterações de medula óssea já são perceptíveis nos primeiros 3 a 5 dias após o início dos sintomas. Além disso, é útil para diferenciar artrite séptica de artrite reativa. No entanto, é de alto custo, baixa disponibilidade e, muitas vezes, precisa de sedação (Figura 2).

A tomografia computadorizada (TC) também pode ser útil no diagnóstico e na avaliação de complicações, tem sensibilidade reduzida quando comparada à RM, mas é mais disponível e mais factível nessa faixa etária pela menor necessidade de sedação. Como ponto negativo, tem alto custo e alta emissão de radiação. A cintilografia é muito sensível e de baixa especificidade, sendo positiva em outros diagnósticos também, como fraturas, osteoma osteoide e tumores. O resultado pode ser falso negativo nas primeiras 48 horas dos sintomas ou na presença de grandes abscessos subperiosteais, pois haveria redução do fluxo sanguíneo local.

A ultrassonografia (US) tem sido cada vez mais disponibilizada à beira-leito, é de baixo custo e não emite radiação. Tem maior utilidade na detecção de derrame articular na suspeita de artrite séptica, possibilitando o diagnóstico e guiando a punção articular. Também pode ser útil no diagnóstico de abscesso periosteal e de partes moles. Na osteomielite, pode ter achados como irregularidade da cortical. Além disso, o modo Doppler possibilita a detecção de trombose venosa profunda, uma possível complicação.

A punção articular tem sido mandatória nos diagnósticos de artrite séptica, pois permite esclarecimento sobre o líquido articular e possibilita o isolamento do agente etiológico para antibioticoterapia mais apropriada. Coloração Gram-positiva, contagem de leucócitos acima de 50.000/mm^3 e predomínio de polimorfonucleares são características sugestivas de artrite séptica.

DIAGNÓSTICO DIFERENCIAL

Os sinais e sintomas da doença osteomuscular são frequentemente vagos e inespecíficos, desse modo o pediatra deve estar atento para as diversas possibilidades diagnósticas de dor osteomuscular na faixa etária pediátrica. Trauma corresponde à causa mais frequente. A Tabela 1 expõe os principais diagnósticos diferenciais a serem considerados.

TRATAMENTO

Tanto para osteomielite quanto para a artrite séptica, está indicada a antibioticoterapia empírica e esta deve ser iniciada prontamente, por via endovenosa, com a finalidade de minimizar complicações. O

TABELA 1   Principais diagnósticos diferenciais de osteomielite e artrite séptica

Osteomielite	Artrite séptica
Fraturas (traumáticas ou por estresse)	Sinovite transitória
Tumores malignos ou benignos	Artrite viral
Leucemia	Doença de Perthes
Escorbuto	Epifisiólise
Celulite, piomiosite	Artrite reumatoide juvenil e outras afecções reumatológicas
Infarto ósseo (anemia falciforme)	Febre reumática

resultado das culturas pode guiar futura modificação na escolha do antibiótico.

Alguns fatores como história de trauma, faixa etária e doenças associadas podem direcionar os agentes etiológicos mais frequentes, sendo S. aureus, S. pyogenes, pneumococo e H. influenzae tipo b os principais agentes da osteomielite. A artrite séptica, uma vez que é uma doença relacionada à osteomielite, tem agentes em comum, com diferença de prevalência sendo o mais comum o S. aureus, seguido por Streptococcus do grupo A e Enterococcus ssp. A faixa etária também está relacionada com a frequência dos agentes etiológicos e com a antibioticoterapia empírica inicial escolhida, como está listado na Tabela 2.

Dessa forma, a cobertura antibiótica inicial deve considerar a idade do paciente, a presença de comorbidades, o mecanismo da infecção e o padrão de resistência local. Deve ser incluída uma cobertura eficaz para S. aureus meticilino sensível (MSSA) e Streptococcus grupo A, além de K. kingae em crianças menores de 5 anos.

Os antibióticos beta-lactâmicos são os agentes de escolha para K. kingae, S. pyogenes e S. pneumoniae. Bactérias K. kingae são resistentes à clindamicina e vancomicina. Os raros casos de H. influenzae tipo B, especialmente em menores de 4 anos, são sensíveis à ampicilina e amoxicilina, em cepas não produtoras de betalactamase.

TABELA 2   Agentes etiológicos mais comuns das infecções osteoarticulares em crianças por faixa etária

Idade	Agentes etiológicos	Antibióticos recomendados
0-3 meses	Estreptococo do grupo A MSSA E. coli e outros Gram-negativos Candida sp.	Cobertura MSSA* versus MRSA** + Cefalosporina terceira geração
3 meses a 5 anos	MSSA K. kingae S. pneumoniae H. influenza tipo B e não tipável E. coli	Cobertura MSSA versus MRSA
> 5 anos	S. aureus meticilino sensível	Cobertura MSSA versus MRSA

*Cobertura S. aureus meticilino sensível (MSSA) consiste no uso dos seguintes antibióticos: oxacilina, cefazolina, ampicilina ou clindamicina. **Cobertura S. aureus meticilino resistente (MRSA) consiste no uso dos seguintes antibióticos: clindamicina, vancomicina, linezolida, dependendo da sensibilidade local.
Cobertura empírica para K. kingae pode ser feita com cefalosporinas de segunda e terceira geração ou ampicilina ou ampicilina sulbactam. Haemophilus tipo B deve ser considerado em pacientes com imunização incompleta. Fonte: Peltola e Paakkonen, 2014; Merall et al., 2014; Paakkonen e Peltola, 2013; Whyte e Bielski, 2016; Arnold e Bradley, 2015.

A maioria das cepas MRSA é sensível à clindamicina. Em casos graves, a vancomicina é a primeira escolha empírica e deve ser monitorizada pelo seu nível sérico. Em casos de suspeita de osteomielite por salmonela, como em pacientes falciformes, a cefalosporina de terceira geração é indicada, como ceftriaxona ou cefotaxima. Em regiões onde esses antibióticos não estiverem disponíveis em função do alto custo, o uso do cloranfenicol, se o antibiograma for favorável, pode ser considerado. A antibioticoterapia, de acordo com a frequência de MRSA, está descrita na Tabela 3.

O tempo de tratamento e a via de administração do antibiótico são variáveis de acordo com o agente etiológico e com a evolução clínica e laboratorial do paciente. A artrite séptica sem complicações pode ter de 10 dias a 4 semanas de tratamento, incluindo a transição para via oral. Quando há osteomielite, associada ou não, não há consenso sobre a combinação e o período do uso de antibióticos. A antibioticoterapia preconizada é 4 a 6 semanas por via endovenosa e vem sendo flexibilizada para cursos menores por via parenteral e substituição por medicações por via oral para completar o tratamento em casos sem complicações, que não incluem MRSA e com evolução favorável após a fase inicial do tratamento.

Em resumo, o antibiótico para tratamento das infecções osteoarticulares deve seguir primeiramente o agente etiológico mais provável de maneira empírica, seguindo a evolução dos exames laboratoriais e o resultado de cultura e antibiograma realizados, almejando utilizar a droga de menor espectro, menor efeito adverso e menor indução de resistência possível.

DURAÇÃO DO TRATAMENTO

Desde a década de 1960, o tratamento recomendado para osteomielite tinha duração de 4 a 6 semanas, sendo praticado por quatro décadas. Na última década, estudos prospectivos randomizados observaram que o tratamento endovenoso por 2 a 4 dias, se-

TABELA 3 Antibioticoterapia de acordo com a frequência de *S. aureus* meticilino resistente (MRSA)

Resistência local	Antibiótico	Dose
> 90% cepas MSSA comunidade	Cefalosporinas primeira geração Ou	≥ 150 mg/kg/dia, 4 x/dia
	Oxacilina Ou	200 mg/kg/dia, 4x/dia
	Clindamicina	≥ 40 mg/kg/dia, 4x/dia
> 10% cepas MRSA + resistência clindamicina < 10%	Clindamicina	≥ 40 mg/kg/dia, 4x/dia
> 10% cepas MRSA + resistência clindamicina 10%-25%	Vancomicina Ou	≥ 40 mg/kg/dia, 4x/dia
	Clindamicina	≥ 40 mg/kg/dia, 4x/dia
> 10% cepas MRSA + resistência clindamicina > 25%	Vancomicina Ou	≥ 40 mg/kg/dia, 4x/dia
	TMP-SMX	≥ 16 mg/kg/dia 2 x/ dia
Resistência a vancomicina/TMP-SMX	Linezolida	≥ 30 mg/kg/dia 3x/dia

MRSA: *S. aureus* meticilino-resistentes; MSSA: *S. aureus* meticilino-sensíveis; TMP-SMX: sulfametoxazol trimetoprima.

guido de tratamento via oral de acordo com melhora clínica e queda do PCR, VHS e leucograma, mostrou-se efetivo e seguro nos casos em que o *S. aureus* MSSA era isolado. O tempo de tratamento total para osteomielite sugerido pela Sociedade Americana de Doenças Infecciosas Pediátricas é de 3 a 4 semanas para osteomielite não complicada, incluindo a fase intravenosa (IV) e a oral (VO). A transição de IV para VO depende da evolução clínica, remissão da febre e queda dos marcadores inflamatórios. Quando não há queda expressiva do PCR, que costuma ser rápida, devem ser aventadas hipóteses de complicações, tais como abscesso, infecção em múltiplos focos, e considerar o diagnóstico diferencial de malignidade ou de doença reumatológica (Figura 2).

Faltam dados na literatura que considerem o tratamento de curta duração em recém-nascidos, imunodeprimidos, portadores de doença falciforme e osteomielite complicada com artrite séptica. Quando o agente etiológico isolado é um MRSA mais virulento, ocorrem complicações com maior frequência. As diretrizes atuais de tratamento da Academia Americana de Doenças Infecciosas não diferenciam a recomendação no tempo de tratamento entre MSSA e MRSA, desde que não haja complicações e que ocorra melhora progressiva. Os casos de cepas mais virulentas e de complicações devem ser individualizados.

TRATAMENTO CIRÚRGICO

O tratamento clínico da osteomielite aguda é efetivo em 90% dos casos quando o diagnóstico é precoce. O tratamento cirúrgico pode estar indicado nos casos com evolução desfavorável após 48 a 72 horas de tratamento clínico ou se houver evidência radiológica de coleção significativa. A abordagem cirúrgica está indicada para fins diagnósticos, para controle de infecção (limpeza cirúrgica de coleção, de áreas necróticas) ou a fim de preservar o máximo possível do membro afetado.

Na artrite séptica, a drenagem e a irrigação da articulação estão sempre indicadas, por artrocentese, artroscopia ou artrostomia.

CONCLUSÃO

A suspeita clínica precoce e o pronto tratamento parenteral podem evitar complicações e sequelas das infecções osteomusculares. O tratamento deve levar em conta doença crônica associada, faixa etária, além da frequência de MRSA na comunidade.

PARA SABER MAIS

- PIDS/IDSA Clinical Practice Guideline: Diagnosis & Management of Acute Hematogenous Osteomyelitis in Pediatrics, The PIDS Podcast
- https://podcasts.apple.com/us/podcast/the-pids-podcast/id1579558652

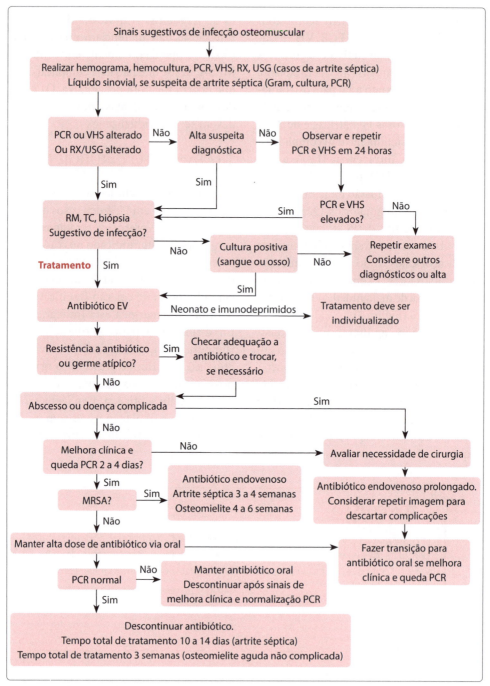

FIGURA 2 Algoritmo de diagnóstico e tratamento de osteomielite não complicada em crianças. PCR: proteína C-reativa (valores normais abaixo 20 mg/L); RM: ressonância magnética; RX: radiografia; TC: tomografia computadorizada; USG: ultrassonografia. Dados insuficientes para tratamento de curta duração em osteomielites *S. aureus* meticilino resistente (MRSA). Fonte: Peltola e Paakkonen, 2014.

SUGESTÕES DE LEITURA

1. Alvares PA, Mimica MJ. Osteoarticular infections in pediatrics. J Pediatr (Rio J). 2020;96 Suppl 1:58-64.
2. Arnold JC, Bradley JS. Osteoarticular infections in children. Infect Dis Clin North Am. 2015;29(3):557-7.
3. Delgado-Noguera MF, Forero Delgadillo JM, Franco AA, Vazquez JC, Calvache JA. Corticosteroids for septic arthritis in children. Cochrane Database Syst Rev. 2018;11(11):CD012125.
4. Gigante A, Coppa V, Marinelli M, Giampaolini N, Falcioni D, Specchia N. Acute osteomyelitis and septic arthritis in children: a systematic review of systematic reviews. Eur Rev Med Pharmacol Sci. 2019;23(2 Suppl):145-158.
5. Merall HS, Reisman J, Wang LT. Emergency department management of acute hematogenous osteomyelitis in children. Pediatr Emerg Med Pract. 2014;11(2):1-18.
6. Paakkonen M, Peltola H. Bone and joint infections. Pediatr Clin North Am. 2013;60(2):425-36.
7. Peltola H, Pääkkönen M. Acute osteomyelitis in children. N Engl J Med. 2014;370:352-60.
8. Pendleton A, Kocher MS. Methicillin-resistant Staphylococcus aureus bone and joint infections in children. J Am Acad Orthoped Surg. 2015;23(1):29-37.
9. Whyte NS, Bielski RJ. Acute hematogenous osteomyelitis in children. Pediatr Ann. 2016;45(6):e204-8.
10. Woods CR, Bradley JS, Chatterjee A, Copley LA, Robinson J, Kronman MP, et al. Clinical Practice Guideline by the Pediatric Infectious Diseases Society and the Infectious Diseases Society of America: 2021 Guideline on Diagnosis and Management of Acute Hematogenous Osteomyelitis in Pediatrics. J Pediatric Infect Dis Soc. 2021;10(8):801-844.

50
Conjuntivite

Beatriz Sayuri Takahashi
Lívia da Silva Conci
Márcia Marques Leite

> **PONTOS-CHAVE DESTE CAPÍTULO**
> - Na maior parte dos casos, o diagnóstico de conjuntivite é baseado na história clínica e no exame oftalmológico.
> - A obtenção de uma história completa de pacientes que apresentam conjuntivite é crucial para chegar ao diagnóstico correto.
> - Em relação às conjuntivites infecciosas, é importante orientar ao paciente medidas que reduzam a disseminação do agente.

INTRODUÇÃO

A conjuntivite é caracterizada por inflamação e edema no tecido conjuntival, acompanhados de ingurgitamento de vasos sanguíneos, secreção ocular e dor. Examinar uma criança ou neonato com queixa visual ou ocular pode ser um desafio a qualquer momento. Além de aspectos econômicos que podem estar relacionados a essa queixa no departamento de emergência existe o excesso de tratamento com antibióticos. Nos Estados Unidos, foi relatado que cerca de 60% dos pacientes com conjuntivite aguda recebem colírios antibióticos; e a grande maioria prescrita por médico não oftalmologista.

EPIDEMIOLOGIA

As queixas oculares são motivo frequente de consulta em qualquer idade e representam aproximadamente 1 a 6% dos pacientes que procuram pronto-socorro geral em todo o mundo. A incidência de condições oculares que requerem encaminhamento urgente ao Departamento de Emergência nos Estados Unidos foi de aproximadamente 3 por 1.000 pessoas por ano, com 2,4 milhões de lesões oculares ocorrendo a cada ano. Na cidade de São Paulo, de acordo com a fonte SINANNET/DVE/COVISA, o número de surtos de conjuntivite de 2007 a 2021 variou de 17 a 1.836 em um total de 366.058 casos. A etiologia da conjuntivite pode ser infecciosa ou não infecciosa. Dentre as causas não infecciosas, destacam-se a alérgica, as tóxicas e as secundárias a doenças sistêmicas, como sarcoidose. Quanto às infecciosas, a conjuntivite viral e a bacteriana são as causas mais comuns. As conjuntivites em adultos são, em sua maior parte, virais. Em crianças, o número de casos de conjuntivite bacteriana é semelhante ao de conjuntivite viral. Existem algumas particularidades na faixa etária neonatal (Tabela 1). Em termos de tempo de evolução, a conjuntivite pode ser dividida em aguda (com início rápido e duração de 4 semanas ou menos), subaguda e crônica (com duração superior a 4 semanas).

PATOGÊNESE

Conjuntivite viral

O adenovírus é o principal agente etiológico e possui diversos subtipos que podem causar conjuntivites. O período de incubação é de 5 a 12 dias, sendo a infecção autolimitada. É muito contagiosa e transmitida por meio do contato direto com secreções, objetos e superfícies contaminadas.

Conjuntivite bacteriana

Também altamente contagiosa e a fonte de infecção é o contato direto com as secreções de um indivíduo infectado (geralmente contato olho-mão), ou a disseminação de organismos que colonizam a mucosa nasal e sinusal do próprio paciente. As principais etiologias incluem:

- *Staphylococcus aureus* (em todas as faixas etárias);
- *Streptococcus pneumoniae*;
- *Haemophilus influenzae*: especialmente em crianças e relacionado à otite média aguda;
- *Neisseria gonorrhea*.

TABELA 1 Etiologia, quadro clínico e conduta de acordo com o tempo de evolução da conjuntivite neonatal

Tempo de evolução	Etiologia provável	Quadro clínico	Conduta
< 24 horas	Conjuntivite química (nitrato de prata)	Conjuntivite purulenta moderada	Observação
< 1 semana	Neisseria gonorrhea Anamnese: via de parto, sintomas ginecológicos maternos	Conjuntivite purulenta grave entre o 3º e 5º dias de vida. Em casos mais avançados, úlcera corneana e perfuração ocular	Internação Coleta de secreção ocular (Gram e cultura ou PCR) Ceftriaxone 50 mg/kg EV ou IM, dose única Avaliação sistêmica (artrite, meningite, sepse?) Tratamento dos pais Avaliação serviço social
1 a 2 semanas	Chlamydia trachomatis Anamnese: via de parto, sintomas ginecológicos maternos	Hiperemia moderada a acentuada, secreção mucoide a purulenta	Coleta da secreção ocular e células conjuntivais em swab (coloração de Gram, imunofluorescência e cultura, ou PCR) Azitromicina xarope 40 mg/mL VO, na dose de 20 mg/kg/dia, 1 vez ao dia, por 3 dias Avaliação sistêmica (pneumonia afebril?) Tratamento dos pais

Fonte: Manual de Condutas em Pronto-Socorro de Oftalmologia da Faculdade de Medicina da Universidade de São Paulo.

Conjuntivite alérgica

Geralmente manifestada na adolescência, é causada por contato com alérgenos no olho e ativação de células mastocitárias.

Conjuntivites neonatais

Geralmente são infecciosas e estão associadas à passagem pelo canal vaginal contaminado. Os agentes comumente relacionados são clamídia, gonococo, herpes vírus e outras bactérias.

MANIFESTAÇÕES CLÍNICAS

Conjuntivite viral

Pode fazer parte de doença viral sistêmica semelhante a um resfriado ou aparecer isoladamente. O exame físico incluindo verificação de linfonodos palpáveis é recomendado, já que a linfadenomegalia preauricular está presente em até 90% dos casos.

Apresenta-se com hiperemia conjuntival, secreção hialina e sensação de queimação ou areia nos olhos. O segundo olho costuma ficar envolvido 48 horas após o primeiro.

Conjuntivite bacteriana

Possui apresentação unilateral e instalação rápida, cursando com olho vermelho, irritação e secreção mucopurulenta. Geralmente, o olho contralateral é afetado em 1 a 2 dias.

Conjuntivite alérgica

A queixa principal é o prurido e o acometimento geralmente é bilateral. Hiperemia e secreção também estão presentes.

DIAGNÓSTICO E EXAMES COMPLEMENTARES

Na maior parte dos casos, o diagnóstico é baseado na história clínica e no exame oftalmológico. A obtenção de uma história completa de pacientes que apresentam conjuntivite é crucial para chegar ao diagnóstico correto. Uma história ocular focada deve incluir: início e duração dos sintomas; questionar redução da acuidade visual, presença de prurido, histórico de uso de lentes de contato, contato recente com indivíduos com quadros respiratórios, episódios prévios de conjuntivite, alergias sistêmicas e de medicamentos, e histórico de exposição a agentes químicos. Sinais sistêmicos como febre, mal-estar, cefaleia, fadiga e contato com indivíduos com conjuntivite ajudam em possíveis diagnósticos diferenciais. Na conjuntivite adenoviral, por exemplo, os pacientes e familiares costumam relatar contato com algum indivíduo que apresente olho vermelho, ou, então, referem história recente de infecção de vias áereas superiores. Em pacientes com conjuntivite herpética, muitas vezes há presença de lesões vesiculares em região palpebral. Na conjuntivite alérgica, destaca-se o prurido ocular como o sintoma mais relevante e o paciente costuma apresentar história de condições alérgicas extraoculares, como asma e rinite. Indivíduos com quemose e secreção purulenta devem levantar a hipótese de causa bacteriana. Pode-se coletar amostras de raspado conjuntival e secreção de olhos com conjuntivite e enviá-las para a avaliação microbiológica. A avaliação microbiológica é geralmente reservada para casos de suspeita de conjuntivite neonatal infecciosa, conjuntivite recorrente e conjuntivite com secreção purulenta muito significativa. Nessas circunstâncias, a avaliação oftalmológica especializada é fundamental, pois casos hiperagudos podem ser ocasionados por *Neisseria gonorrhoeae*, que se associa a um alto risco de ceratite, perfuração corneana e endoftalmite, além de infecção sistêmica.

TRATAMENTO

Em relação às conjuntivites infecciosas, é importante orientar ao paciente medidas que reduzam a disseminação do agente, como lavar as mãos frequentemente, evitar compartilhamento de objetos pessoais (como toalhas), buscar reduzir o contato das mãos aos olhos e isolamento do paciente, em geral recomendado por 10 a 14 dias ou enquanto os olhos ainda estiverem vermelhos.

Na conjuntivite adenoviral, não há um tratamento antiviral específico, sendo indicados compressas frias e uso de colírios lubrificantes para alívio dos sintomas. Colírios antibióticos na ausência de infecção bacteriana secundária não devem ser prescritos. Caso os sintomas não se resolvam ou piorem em 7 a 10 dias, a avaliação oftalmológica especializada é recomendada, em razão do risco de aparecimento de complicações, como ceratite e formação de pseudomembranas conjuntivais. Quanto à conjuntivite herpética, aciclovir tópico ou oral são recomendados por 7 dias.

Nas conjuntivites bacterianas, é indicado antibioticoterapia tópica por 5 a 7 dias, como ciprofloxacino ou ofloxacino a cada 6 horas em adultos, ou tobramicina se crianças. Caso haja suspeita de *H. influenzae*, recomenda-se tratamento sistêmico com amoxicilina + clavulanato. Nas conjuntivites neonatais bacterianas, o tratamento consiste na administração empírica de dois antibióticos: azitromicina 20 mg/kg/dia por 3 dias (para cobertura da *C. trachomatis*) e ceftriaxone 50 mg/kg/dia por via endovenosa ou intramuscular em dose única (para cobertura da *N. gonorrhoeae*). Quanto às conjuntivites neonatais químicas, a conduta consiste em observação (é esperada melhora em 48 horas).

O tratamento de pacientes com conjuntivite alérgica compreende evitar exposição a alérgenos e uso de compressas geladas e colírios lubrificantes para alívio dos sintomas. Por conta de seu caráter muitas vezes recorrente/crônico, o acompanhamento com oftalmologista é fundamental. Pode ser necessária a utilização a longo prazo de terapia tópica com anti-histamínicos, inibidores da degranulação de mastócitos, esteroides e ciclosporina.

SUGESTÕES DE LEITURA

1. Azari AA, Arabi A. Conjunctivitis: a systematic review. J Ophthalmic Vis Res. 2020;15(3):372-95.
2. Carricondo PC, Lee SHS, Kato JM, Lima PPD, Alves MR. Manual de condutas em pronto-socorro de oftalmologia da FMUSP. 2022.
3. Henriquez-Recine, Noval S, Zafra B, De Manuel S, Contreras I. Ocular emergencies in children: Demographics, origin, symptoms, and most frequent diagnoses. J Ophthalmol. 2020;2020.
4. Honkila M, Renko M, Ikäheimo I, Pokka T, Uhari M, Tapiainen T. Aetiology of neonatal conjunctivitis evaluated in a population-based setting. Acta Paediatr Int J Paediatr. 2018;107(5):774-9.
5. Pepose JS, Sarda SP, Cheng WY, McCormick N, Cheung HC, Bobbili P, et al. Direct and indirect costs of infectious conjunctivitis in a commercially insured population in the United States. Clin Ophthalmol. 2020;14:377-87.

Seção VIII

Doenças Endócrinas e Metabólicas

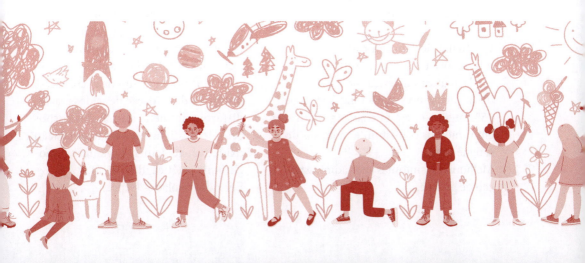

51
Hipoglicemia

Bruno Marcelo Herculano Moura
Márcia Marques Leite

PONTOS-CHAVE DESTE CAPÍTULO

- A hipoglicemia patológica é definida pela tríade de Whipple.
- Os sintomas neurogênicos (autonômicos) resultam da percepção de alterações fisiológicas causadas pela descarga nervosa simpática desencadeada pela hipoglicemia.
- Não se deve adiar tratamento na suspeita de hipoglicemia sintomática.

INTRODUÇÃO

A hipoglicemia patológica é definida pela tríade de Whipple:

- Sinais ou sintomas sugestivos de respostas neurogênicas e/ou neuroglicopênicas (baixa glicose no sangue, afetando o cérebro).
- Confirmação laboratorial com glicemia venosa total < 40 mg/dL ou glicose plasmática ou sérica menor 45 mg/dL (a glicose no sangue total é cerca de 15% menor que a glicose plasmática, em razão dos constituintes aquosos do sangue total).
- Melhora dos sintomas após administração de glicose.

EPIDEMIOLOGIA

- Causas endócrinas (hiperinsulinismo congênito).
- Insuficiência adrenal (hipopituitarismo congênito e deficiência de hormônio de crescimento).
- Desordens metabólicas (doenças do armazenamento de glicogênio, intolerância hereditária à frutose, galactosemia, distúrbios hereditários da gliconeogênese, distúrbio congênitos da glicosilação, distúrbios da oxidação de ácidos graxos, distúrbio do metabolismo dos corpos cetônicos, distúrbios da fosforilação oxidativa, acidemias orgânicas, hipoglicemia cetótica idiopática).
- Episódios isolados (sepse).

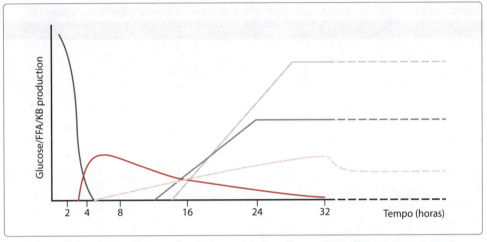

FIGURA 1 Representação esquemática das principais vias metabólicas envolvidas na homeostase da glicose durante a fase de absorção e jejum, incluindo carboidratos exógenos (preto), glicogenólise (azul escuro), gliconeogênese (azul claro), oxidação de ácidos graxos (cinza), cetogênese e cetólise (cinza claro). Esses mecanismos são rigidamente controlados pela regulação hormonal. Defeitos em enzimas ou transportadores específicos envolvidos nessas vias, bem como distúrbios endócrinos, podem resultar em intolerância ao jejum e hipoglicemia. FFA, ácidos graxos livres, KB, corpos cetônicos. Fonte: Casertano et al., 2021.

- Episódios recorrentes (associado a quadros endócrinos).

PATOGÊNESE

Várias vias metabólicas cooperam para garantir concentrações normais de glicose no sangue no estado de jejum. Elas são reguladas para aumentar as concentrações de glicose na corrente sanguínea por respostas hormonal (glucagon, cortisol e hormônio do crescimento) e autonômica (catecolaminas: adrenalina) e apenas a insulina pode reduzir as concentrações de glicose no sangue.

Alteração na produção de glicose, na utilização ou em ambas

A hipoglicemia de jejum (pós-absortiva) ocorre mais comumente pela manhã após um jejum noturno, entre as refeições ou com exercícios e, em geral, implica condição médica grave e requer avaliação minuciosa.

A hipoglicemia reativa (pós-prandial ou estimulante) geralmente não implica distúrbio grave. O único distúrbio hipoglicêmico que é verdadeiramente "reativo" envolve a síndrome de *dumping*, em que o alimento (em geral, hiperosmolar) transita rapidamente do estômago para o intestino delgado e grandes quantidades de glicose são rapidamente absorvidas.

Os principais mecanismos etiopatogênicos variam conforme a faixa etária. A idade do paciente tem grande influência nas prováveis causas de hipoglicemia.

MANIFESTAÇÕES CLÍNICAS

A glicose é a fonte primária de energia para o metabolismo do sistema nervoso central, independentemente do estado de alimentação.

TABELA 1 Causas de hipoglicemia por idade: frequência relativa como causas de hipoglicemia

	Neonatos	Crianças	Adultos
Hiperinsulinemia*	++	++	+++
Drogas	+	+++	+++
Deficiência hormonal	++	++	+
Erros inatos	++	+	–
Doença hepática	++	++	++
Doença renal	–	–	–
Neoplasia extrapancreática	–	–	–
Doença crítica ou grave	+++	++	+
Hipoglicemia neonatal	+++	N/A	N/A
Hipoglicemia cetótica	N/A	++	N/A
Desnutrição grave	+	+	+

*Principal causa de hipoglicemia neonatal persistente; N/A: não aplicável; Escala: muito comum +++, comum ++, possível +, incomum –.

A hipoglicemia aguda pode produzir sinais ou sintomas sugestivos de respostas neurogênicas e/ou neuroglicopênicas bem delineados em adultos.

Os sintomas neurogênicos (autonômicos) resultam da percepção de alterações fisiológicas causadas pela descarga nervosa simpática desencadeada pela hipoglicemia. Podem incluir respostas adrenérgicas: palpitações, batimentos cardíacos acelerados, taquicardia, ansiedade, agitação, tremor; e/ou respostas colinérgicas: sensação de frio e sudorese, fome, parestesias.

Os sinais ou sintomas de neuroglicopenia (disfunção cerebral resultante de um suprimento deficiente de glicose para sustentar o metabolismo energético cerebral) podem ser: cansaço ou sonolência, hipoatividade, visão turva, alterações comportamentais, confusão mental, incoordenação, fala arrastada, tonturas, desmaio, convulsão e coma.

A consciência da hipoglicemia depende principalmente da percepção dos efeitos centrais e periféricos das respostas neurogênicas (em oposição às neuroglicopênicas) à hipoglicemia.

Hipoglicemia assintomática: doença do metabolismo do glicogênio, maior tolerância a baixas concentrações de glicose.

Alerta: qualquer paciente com letargia aguda ou coma deve ter uma medição imediata da glicemia para determinar se a hipoglicemia é uma possível causa.

Em geral, a função cerebral começa a ser prejudicada com níveis glicêmicos inferiores a 55 a 65 mg/dL, enquanto os sintomas neurológicos surgem com níveis inferiores a 55 mg/dL e a função cognitiva é comprometida com níveis inferiores a 50 mg/dL.

DIAGNÓSTICO E EXAMES COMPLEMENTARES

História clínica e exame físico

- Coleta de amostra crítica no momento da hipoglicemia (glicemia, peptídeo C, amônia, lactato, GH, cortisol, insulina, cetonúria, gasometria e glucagon).

- Obter concentração rápida de glicose no local de atendimento, beira-leito, seja por glicosímetro tradicional ou dispositivos minimamente invasivos com sensor implantado na pele.
- A medida da glicemia deve ser confirmada com amostra sérica de glicose plasmática, de preferência de forma simultânea. Valores abaixo de 70 mg/dL associados à presença de sintomas no paciente confirmam o diagnóstico.
- Em todos os pacientes pediátricos, sabidamente diabéticos ou que não têm diagnóstico claro, deve ser coletada amostra de sangue.
- Diagnóstico diferencial: distúrbios hidroeletrolíticos, epilepsia de causa neurogênica, sepse neonatal.

TRATAMENTO

- Não se deve adiar tratamento na suspeita de hipoglicemia sintomática.
- Entretanto, todo esforço é razoável na obtenção da medida da glicemia, antes da administração de glicose.
- A via de administração de glicose e a consequente correção da hipoglicemia vão depender do nível de consciência do paciente e da capacidade de engolir com segurança (reflexo de vômito preservado).
- Assim, será ofertado 0,3 g/kg (10 a 20 g) de um carboidrato de rápida absorção conforme as seguintes opções:
  – Tablete de glicose (5 g por tablete).
  – Gel de glicose (15 g por sachê).
  – Suco de fruta adoçado (12 g para cada 120 mL).
  – Refrigerantes não *diet* (18 g para cada 180 mL).
  – Mel (17 g para cada 15 mL – uma colher de sopa).
  – Uma colher de sopa de sopa de açúcar refinado – 12,5 g de glicose.

Em caso de alteração do nível de consciência, incapacidade de deglutição e falha de responsividade à correção oral de glicose após 15 minutos, deve-se realizar correção endovenosa (EV) (Tabela 2).

- Recomenda-se infundir *bolus* de glicose 0,5 a 1 g/kg EV (dose máxima 25 g) segundo o *Pediatric Advanced Life Support* (PALS).
- Lactentes e crianças até 12 anos: 5 a 10 mL/kg de soro glicosado a 10% ou 2 a 4 mL/kg de soro glicosado a 25%.
- Adolescentes idade ≥ 12 anos: 1 a 2 mL/kg de soro glicosado a 25%.
- Caso o paciente não tenha condições clínicas de receber correção de glicose via oral e não se consiga acesso venoso, está indicada a correção intramuscular:
- 0,5 mg de glucagon (para < 25 kg de peso corporal) ou 1 mg (para ≥ 25 kg de peso corporal) IM ou SQ (dose máxima de 1 mg).
- Realize o monitoramento da glicemia a cada 10 a 15 minutos, pois os efeitos do glucagon podem ser transitórios.
- Estabelecer acesso vascular o mais rápido possível; se hipoglicemia persistente e sintomática, associada a redução do sensório, avaliar necessidade de intubação orotraqueal sob sequência rápida.

Após a reversão da hipoglicemia inicial, forneça glicose adicional e tratamento com base na etiologia suspeita:

- Para pacientes com *diabetes mellitus* tipo 1: dê uma dieta normal; iniciar líquidos

contendo dextrose IV se a ingestão for inadequada.
- Para pacientes com distúrbio hipoglicêmico subjacente ou com causa desconhecida de hipoglicemia: administrar infusão intravenosa de dextrose 10%.
- Para lactentes, comece com velocidade de infusão de glicose inicial (VIG) de 5 a 6 mg/kg/minuto.
- Para crianças mais velhas, comece com GIR de 2 a 3 mg/kg/minuto.

Cálculo para converter VIG alvo em taxa de infusão:

Taxa de infusão de dextrose (mL/h) = VIG (mg/kg/minuto) × 6 × peso (kg) ÷ porcentagem de dextrose do fluido (p. ex., 5 para 5% de dextrose [D5W] ou 10 para D10W)

Indicações de internação:

- Pacientes que não conseguem manter a normoglicemia com ingesta oral.
- Ingestão de agentes hipoglicemiantes de longa ação.
- Hipoglicemia recorrente no período de observação.
- Hipoglicemia de causa desconhecida.

TABELA 2 Tratamento da hipoglicemia com soluções endovenosas de acordo com a idade do paciente

Idade	Solução	Preparação	Volume
Lactentes (até 2 anos)	Soro glicosado a 10%	1 mL/kg G50 4 mL/kg AD	5 a 10 mL/kg
Crianças acima de 2 anos	Soro glicosado a 25%	1 mL/kg G50 1 mL/kg AD	2 a 5 mL/kg Máx. 25 g =100 mL
Adolescentes	Soro glicosado a 50%	1 mL/kg	1 a 2 mL/kg Máx. 50 mL
Manutenção	Solução padrão – manter glicemia 70 a 200 mg/dL	SG A 10% 1.000 mL NaCl a 20% 40 mL KCl a 19,1% 10 mL	Até 10 kg: peso × 4 = mL/h 10-20 kg: 40 + 2× (peso − 10) = mL/h > 20 kg: 60 + 1× (peso − 20) = mL/h

CONCLUSÃO

Faz-se necessário diagnóstico preciso e pronta tomada de decisão. O nível de consciência da criança e a presença de sintomas definirão a via de correção.

LEITURA SUGERIDA

- Le L, Ravera J, Koyman A, Long G. Pediatric small talk – pour some sugar on me: pediatric hypoglycemia; 2022. Disponível em: http://www.emdocs.net/pediatric-small-talk-pour-some-sugar-on-me-pediatric-hypoglycemia/
- Hoffman RP, Bowden SA. Pediatric hypoglycemia treatment & management. Medscape. Disponível em: https://emedicine.medscape.com/article/921936-treatment
- United Medical Education. Disponível em: https://www.acls-pals-bls.com/algorithms/pals/

SUGESTÕES DE LEITURA

1. Ahmed FW, Majeed MS, Kirresh O. Non-diabetic Hypoglycemia. 2022. In: StatPearls [Internet]. Treasure Island (FL): StatPearls Publishing. 2022.
2. Casertano A, Rossi A, Fecarotta S, Rosanio FM, Moracas C, Di Candia F, et al. An overview of hypoglycemia in children including a comprehensive practical diagnostic flowchart for clinical use. Front Endocrinol (Lausanne). 2021;12:684011.
3. Comité de Estudios Feto-Neonatales.Hipoglucemia neonatal: revisión de las prácticas habituales. Arch Argent Pediatr. 2019;117(Supl5):S195-S204.
4. Morera J, Reznik Y. Hypoglycémie chez l'adulte et l'enfant [Hypoglycemia in adults and children]. Rev Prat. 2019;69(5):e175-e179.
5. Rapid overview for diagnosis and treatment of hypoglycemia in adolescents and children (other than neonates) in the emergency department. Up to date; 2022. Disponível em: https://www.uptodate.com/contents/image?imageKey=PEDS%2F83485
6. Thornton PS, Stanley CA, De Leon DD, Harris D, Haymond MW, Hussain K, et al.; Pediatric Endocrine Society. Recommendations from the Pediatric Endocrine Society for evaluation and management of persistent hypoglycemia in neonates, infants, and children. J Pediatr. 2015;167(2):238-45.

52
Cetoacidose diabética e estado hiperglicêmico hiperosmolar

Sylvia Costa Lima Farhat
Thais Della Manna

PONTOS-CHAVE DESTE CAPÍTULO

- Identificar os mecanismos fisiopatológicos da cetoacidose diabética e do estado hiperosmolar hiperglicêmico.
- Reconhecer e identificar corretamente as características clínicas de ambas as condições.
- Iniciar e planejar o tratamento de correção da desidratação, dos distúrbios do equilíbrio acidobásico e eletrolíticos e a reposição de insulina.
- Monitorizar a evolução do tratamento.

INTRODUÇÃO

A cetoacidose diabética (CAD) e o estado hiperglicêmico hiperosmolar (EHH) são as complicações agudas mais graves relacionadas ao diabetes melito. No mundo, cerca de 108.300 crianças e adolescentes menores de 15 anos são diagnosticados com diabetes melito tipo 1 (DM1) a cada ano. A prevalência de diabetes melito tipo 2 (DM2) tem aumentado globalmente, variando de 0,6 a 2,7 por 100 mil na Europa até 160 a 3.300 por 100 mil em populações de origem afro-hispânica-asiática e aborígenes das Américas e Austrália. Obesidade, predisposição genética e história familiar são considerados fatores de risco para desenvolvimento de DM2.

A CAD ocorre mais frequentemente em pacientes com DM1 de origem autoimune e, em menor frequência, naqueles com DM2 com tendência à cetose.

O EHH ocorre predominantemente no DM2 em situações de doença aguda intercorrente, como traumatismos, infecções e cirurgias.

O mecanismo patogênico das duas situações é bastante semelhante e, provavelmente, a CAD e o EHH ocupam os extremos opostos de um espectro comum das descompensações diabéticas, cuja principal diferença seria o grau de insulinopenia.

EPIDEMIOLOGIA

Aproximadamente 30% das crianças e adolescentes com DM1 de início recente apresentam-se com CAD como a primeira manifestação da doença (primodescompensação), com uma variação de 12,8 a 80% ao redor do mundo. Essa apresentação é mais observada em menores de 5 anos, em famílias sem acesso rápido a serviços médicos por questões sociais ou econômicas. Já o risco de CAD em crianças e adolescentes com diagnóstico prévio de DM1 é de cerca de 6 a 8% por paciente a cada ano.

A mortalidade por CAD em países desenvolvidos é de 0,15 a 0,35% e, em países em desenvolvimento, varia de 3,4 a 13,4%, sendo o edema cerebral responsável por cerca de 50 a 90% das mortes relacionadas ao diabetes melito em crianças, apesar de sua incidência baixa (por volta de 1%). Por outro lado, cerca de 2% de jovens com DM2 podem apresentar quadro de EHH, com taxa de mortalidade estimada de 10 a 20% na adolescência.

FISIOPATOLOGIA

Embora a patogênese da CAD seja bem mais compreendida que a do EHH, o mecanismo fisiopatológico básico é comum a ambos. Essas complicações são consequência de alterações complexas do metabolismo de carboidratos, proteínas e lipídios em razão da deficiência relativa ou absoluta de insulina e elevação dos hormônios contrarreguladores: glucagon, catecolaminas, cortisol e hormônio do crescimento. Em um extremo, ocorre CAD por conta da ausência absoluta de insulina, na qual predominam a cetogênese e a acidose metabólica, mas a osmolalidade sérica, geralmente, não chega a níveis extremamente elevados. No outro extremo, ocorre o EHH, no qual há ausência de cetonemia, pois, nessa condição, há um grau menor de insulinopenia, e o que predomina é a hiperosmolalidade grave. Entretanto, em muitos casos, é possível haver situações mistas, nas quais podem existir graus variados de manifestações clínicas de CAD ou EHH (Figura 1).

A combinação de níveis séricos baixos de insulina e de hormônios contrarreguladores elevados resulta em estado acelerado de catabolismo, com aumento da produção hepática de glicose (via glicogenólise e gliconeogênese), além de diminuição da captação periférica de glicose, resultando em hiperglicemia progressiva e, consequentemente, hiperosmolalidade sérica.

Além disso, a hiperglicemia associada à cetoacidose ativa uma resposta inflamatória mediada por macrófagos no sangue com liberação de citocinas pró-inflamatórias (TNF, IL-6 e IL-1beta) e aumento da produção da proteína C-reativa hepática, o que prejudica a capacidade de secreção de insulina pelas células beta pancreáticas.

Esse processo leva a uma redução do óxido nítrico endotelial que precipita a disfunção endotelial que, associada à acidose e desidratação graves, acarreta comprometimento cerebral (coma/edema).

A hiperosmolalidade sérica causa desvio de água do meio intracelular para o extracelular, causando uma importante desidratação intracelular. Nesse meio hiperosmolar, a quase totalidade das células do organismo (com exceção dos neurônios) sofre processo de desidratação.

Resultante também da hiperglicemia, o escape renal da glicose manifesta-se como glicosúria, gerando a diurese osmótica, que

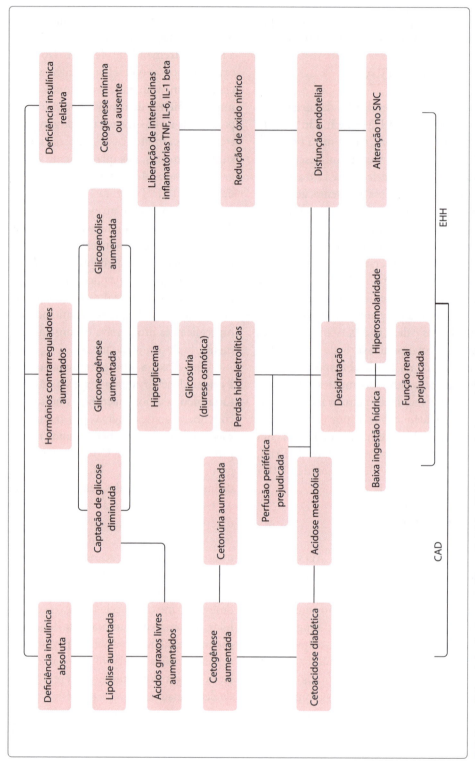

FIGURA 1 Fisiopatologia da cetoacidose diabética (CAD) e estado hiperglicêmico hiperosmolar (EHH). Adaptada de ISPAD, 2018.

provoca perda de água, sódio, potássio, fósforo e magnésio, o que causa profunda depleção do volume intravascular, diminuindo a perfusão dos rins e a sua capacidade de excreção de glicose, em decorrência da disfunção renal de graus variados. Tal situação agrava a magnitude da hiperglicemia, o que aumenta ainda mais a osmolalidade sérica. A hipovolemia, decorrente da diurese osmótica e dos vômitos, prejudica a perfusão periférica, precipitando a formação de ácido lático, que contribui, em menor escala, para a acidose metabólica (cerca de 2% da acidose na CAD).

Muito provavelmente, no EHH, os níveis circulantes de insulina são suficientes para bloquear a lipólise e a cetogênese, porém inadequados para promover a utilização periférica da glicose; enquanto na CAD, a insulinopenia extrema associada ao estado acelerado de catabolismo gera grande aumento da lipólise e consequente elevação da oxidação hepática dos ácidos graxos livres em corpos cetônicos (beta-hidroxibutirato e acetoacetato), os quais são responsáveis, em grande parte, pelo estado de acidose.

FATORES PRECIPITANTES

O fator precipitante comum às duas complicações (CAD/EHH) é o infeccioso. Outros fatores são demonstrados no Quadro 1.

QUADRO CLÍNICO

A apresentação clínica predominante da CAD e do EHH é a desidratação, que pode ser leve, moderada ou grave com instabilidade hemodinâmica (tempo de enchimento capilar > 3 segundos, pulso fino, taquicardia, pressão arterial normal ou diminuída). Apesar da desidratação, a diurese costuma estar presente. Um diferencial a ser observado é que no EHH, o estabelecimento do quadro é mais insidioso após alguns dias de doença aguda, culminando em uma desidratação profunda. A alteração do nível

QUADRO 1 Principais fatores precipitantes de cetoacidose diabética (CAD) e estado hiperglicêmico hiperosmolar (EHH)

CAD		EHH
Criança	Adolescente	Adolescente/adulto
Primodescompensação	Estresse físico, emocional ou cirúrgico	Infecções: pneumonia, gastrenterites, sepse etc.
Infecções virais e bacterianas	Omissão ou subdose de insulina	Trauma Pancreatite
Estresse físico, emocional ou cirúrgico	Infecções virais e bacterianas	Drogas: diuréticos, corticosteroides, betabloqueadores, fenitoína, diazóxido, L-asparaginase, bloqueadores dos canais de cálcio, clorpromazina, cimetidina, imunossupressores, clozapine, olanzapine
Omissão ou subdose de insulina	Transtornos alimentares ou outras condições psiquiátricas	Insuficiência renal: diálise
Acesso limitado a serviços de saúde	Acesso limitado a serviços de saúde	Obesidade
Baixo nível socioeconômico	Baixo nível socioeconômico	Endocrinopatias: diabetes melito tipo 2, acromegalia, tireotoxicose, síndrome de Cushing

de consciência e, até mesmo, o coma são comuns nessa situação.

Como na CAD ocorre cetogênese acentuada, a procura pelo serviço médico costuma ser mais precoce (Figura 2).

DIAGNÓSTICO

Os critérios bioquímicos para o diagnóstico e a classificação da CAD e do EHH encontram-se nos Quadros 2 e 3. Recente-

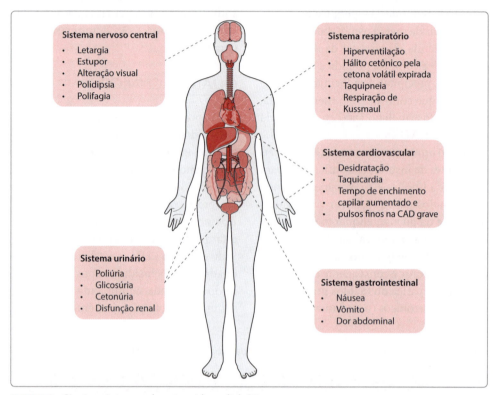

FIGURA 2 Sinais e sintomas da cetoacidose diabética.

QUADRO 2 Critérios bioquímicos para a definição de cetoacidose diabética

	CAD BSPED/NICE 2021	ISPAD 2022	EHH ISPAD
Glicemia (mg/dL)	> 200	> 200	> 600
pH	< 7,3	< 7,3	> 7,3 (arterial); > 7,25 (venoso)
Bicarbonato (mEq/L)	< 15	< 18	> 15
Cetonúria	Moderada ou elevada (2+ ou mais)	Moderada ou elevada (2+ ou mais)	Ausente ou baixa (+)
Cetonemia (mmol/L)	≥ 3	≥ 3	Ausente ou baixa < 3
Anion gap (mEq/L)	> 12	> 12	Variável
Osmolalidade (mOsm/kg)	Variável	Variável	> 320

BSPED: British Society for Paediatric Endocrinology & Diabetes; CAD: cetoacidose diabética; EHH: estado hiperglicêmico hiperosmolar; ISPAD: International Society for Pediatric and Adolescent Diabetes.

mente, a diretriz americana propôs o aumento da concentração de bicarbonato de sódio para 18 mEq/L para nível de corte, elevando a sensibilidade de inclusão no diagnóstico de CAD.

A classificação da gravidade da CAD pode ser visualizada no Quadro 3.

QUADRO 3 Classificação da cetoacidose diabética em pacientes pediátricos

Leve (pH < 7,3 e/ou bic < 15 ou < 18 mEq/L)
Moderada (pH < 7,2 e/ou bic < 10 mEq/L)
Grave (pH < 7,1 e/ou bic < 5 mEq/L)

Tanto a gasometria venosa quanto a arterial podem ser utilizadas, uma vez que a diferença de pH entre elas costuma ser de 0,02 a 0,15 unidade mais elevada na venosa, porém de coleta menos dolorosa. Contudo, os níveis de pH e concentração de bicarbonato séricos não são muito específicos e podem sofrer influência da compensação respiratória ou ser afetados por outros distúrbios ácido-base.

O ideal seria realizar o diagnóstico pela dosagem quantitativa do ácido beta-hidroxibutírico igual ou superior a 3 mmol/L; entretanto, essa metodologia é ainda indisponível à maioria dos serviços nacionais. Alguns estudos demonstraram uma correlação entre as concentrações séricas de bicarbonato de 18 e 15 mEq/L, respectivamente, com 3 e 4 mmol/L de beta-hidroxibutirato.

A avaliação qualitativa da cetonúria, por meio da reação de nitroprussiato, detecta os níveis de acetona e acetoacetato, e não do principal corpo cetônico formado durante a CAD, que é o beta-hidroxibutirato. A concentração de acetoacetato representa cerca de 15 a 40% da concentração total de corpos cetônicos. Por isso, podemos inferir a presença de cetonemia pela avaliação qualitativa de cetoácidos na urina.

Lembrar que medicações como captopril, ácido valproico e N-acetil cisteína podem levar a teste falso-positivo (excretadas como cetona).

Embora infrequente, a CAD euglicêmica (glicemia < 200 mg/dL) tem sido observada em pacientes em jejum prolongado, em uso de dieta com baixa ingestão de carboidratos, em pacientes com má adesão ao tratamento com doses de insulina, durante a gravidez e com uso de inibidor do cotransportador de sódio-glicose tipo 2 (SGLT2) em DM2. Assim, nessas condições o grau de suspeição do médico para CAD deve ser aumentado.

TRATAMENTO DA CETOACIDOSE DIABÉTICA E ESTADO HIPERGLICÊMICO HIPEROSMOLAR

Tratamento da CAD

Os objetivos do tratamento da CAD são:

- Reparação do volume extracelular para promover a recuperação do ritmo de filtração glomerular e a eliminação de glicose e corpos cetônicos pela urina.
- Correção das perdas eletrolíticas.
- Interrupção da cetogênese pela administração de insulina que reverterá a proteólise e a lipólise, estimulando a captação e o processamento periférico da glicose, tendendo a controlar a glicemia e a acidose metabólica;
- Prevenção das complicações do tratamento, como o edema cerebral, a hipocalemia e hipoglicemia.
- Identificação e tratamento dos fatores desencadeantes.

Abordagem inicial

O paciente desidratado de graus moderado e grave deve ser admitido em centro especializado em emergência, no qual existam protocolos escritos para o tratamento da CAD na faixa etária pediátrica, com recursos de monitoramento do ritmo e frequência cardíacos e reavaliação clínica constante. Devem ser verificados o estado neurológico, o padrão respiratório e o estado circulatório: pulso, pressão arterial, perfusão periférica e grau de hidratação clínica. Glicemias capilares devem ser reavaliadas de hora em hora, e a cada 2 horas devem ser realizadas análises das concentrações de glicose, sódio, potássio, cloro, fósforo, ureia, creatinina e da gasometria até a correção da acidose metabólica na CAD, o que deve acontecer, no geral, até a 12ª hora do início do tratamento (Quadro 4).

As condutas devem ser padronizadas e registradas em folha de fluxo que correlacione as horas decorridas desde a admissão do paciente, com a evolução dos sinais vitais, nível de consciência, resultados das análises de glicemia e cetonemia capilares realizadas à beira do leito, dosagens de glicose plasmática, eletrólitos, gasometria venosa e, também, com as alíquotas de fluido administradas, reposições eletrolíticas e doses de insulina.

A transferência para unidade de terapia intensiva deve ser considerada nos casos de CAD graves e com risco de complicações, como o edema cerebral (Quadro 5).

A osmolalidade sérica efetiva inicial à admissão costuma estar em torno de 300 a 350 mOsm/kg. Níveis elevados de ureia e do hematócrito podem auxiliar na avaliação da gravidade da contração do volume ex-

QUADRO 4 Abordagem inicial e acompanhamento laboratorial

À entrada	A cada hora	Até a correção da acidose na cad e controle da osmolaridade no EHH	Após a correção da acidose na cad e controle da osmolaridade no EHH
Oxigênio caso haja instabilidade hemodinâmica e obtenção de acesso venoso adequado	Controles de glicemia capilar de hora em hora até próxima etapa	Controles laboratoriais de 2/2 h nas primeiras 6 a 12 horas	Controles de glicemia capilar e exames laboratoriais de 4/4 h nas próximas 24 horas
Coleta de exames para diagnóstico e conduta inicial: • Glicemia plasmática e capilar • Gasometria venosa • Sódio, potássio, ureia • Cálculo da osmolalidade sérica efetiva • Pesquisa de corpos cetônicos na urina e/ou dosagem quantitativa da cetonemia em sangue ou qualitativa em sangue capilar	Avaliação de sinais vitais até correção da acidose metabólica Avaliação de sinais clínicos de edema cerebral	Exames laboratoriais séricos a serem coletados: • Glicemia • Gasometria venosa • $Na^+/K^+/Cl/P/Ca/Mg$ • Cetonemia se disponível Na suspeita infecciosa após a hidratação inicial verificar: • Hemograma • Hemocultura • Urina 1 • Urocultura • Radiografia de tórax se clínica	Exames laboratoriais séricos a serem coletados: • Glicemia • Eletrólitos (K+ e outros se ainda alterados)

QUADRO 5 Critérios clínicos de suspeita para o edema cerebral e de gravidade
Cefaleia, diminuição da frequência cardíaca, aumento da pressão arterial
Mudança no estado neurológico (irritabilidade, aumento da sonolência, confusão e incontinência)
Sinais neurológicos específicos como paralisia de nervos cranianos, postura de descerebração e decortificação
Decréscimo da saturação de O₂
Incapacidade de manter monitorização e realização de controles nos horários

tracelular; por outro lado, os níveis séricos de sódio não devem ser usados como parâmetro de avaliação do déficit volumétrico extracelular, uma vez que a hiperglicemia causa um movimento osmótico da água do compartimento intra para o extracelular, levando a uma hiponatremia dilucional com um decréscimo na leitura do sódio sérico de aproximadamente 2 mEq/L para cada 100 mg/dL de incremento da glicose plasmática acima do patamar de 100 mg/dL. As fórmulas comumente utilizadas para diagnóstico e acompanhamento encontram-se no Quadro 6.

QUADRO 6 Fórmula utilizadas no tratamento da cetoacidose diabética (CAD) e estado hiperglicêmico hiperosmolar (EHH)
Fórmula para correção dos níveis de sódio de acordo com a glicemia, quando laboratório não faz dosagem do Na real Na+ real = Na+ dosado + 2 × [glicemia (mg/dL) − 100]/100
Fórmula para cálculo da osmolalidade efetiva (mOsm/kg) 2 [Na⁺] + glicose (mg/dL)/18; normal entre 275 a 295 mOsm/kg
Fórmula para cálculo do anion gap Na⁺ (mEq/L) − [Cl⁻ + HCO₃⁻ (mEq/L)]; normal: 12 ± 2 mEq/L

Fluidoterapia e reposição de eletrólitos

A reposição de fluidos deve ser iniciada imediatamente, antecedendo o início da insulinoterapia, pois a perfusão adequada é necessária para que a insulina atinja seus receptores nos tecidos-alvo.

Iniciar a hidratação com fluido isotônico (NaCl 0,9%), porque é o mais disponível, contudo, poderiam também ser utilizadas as soluções Ringer, Ringer lactato, Hartmann ou Plasma-Lyte.

Nos casos com comprometimento hemodinâmico (tempo de enchimento capilar > 3 segundos, pulso fino, taquicardia, oligúria, rebaixamento do nível de consciência), é necessário restabelecer o volume intravascular e a velocidade de infusão deve ser de 20 mL/kg/em 20 minutos com reavaliação posterior, podendo repetir o processo até o paciente sair da instabilidade hemodinâmica (máximo de 1.000 mL/h) (Figura 3). Na fase de expansão, se a glicemia atingir concentração inferior a 200 mg/dL, poderá ser realizado um *push* de glicose a 25% com 1 a 2 mL/kg e continuar a hidratação com fluido isotônico, que é melhor expansor do que fluido hipotônico.

Nos casos de CAD em que o paciente se encontra estável do ponto de vista cardiovascular e naqueles que retornaram a essa condição, a velocidade a ser utilizada é de 20 mL/kg/h (máximo de 1.000 mL/h).

A infusão de volume endovenoso deve ser mantida até que haja melhora da hidratação clínica do paciente, que ocorre, no geral, por volta de 4 horas do início da fluidoterapia.

Caso exista necessidade de mais volume, a velocidade deve ser reduzida para 10 mL/kg/h até a hidratação clínica.

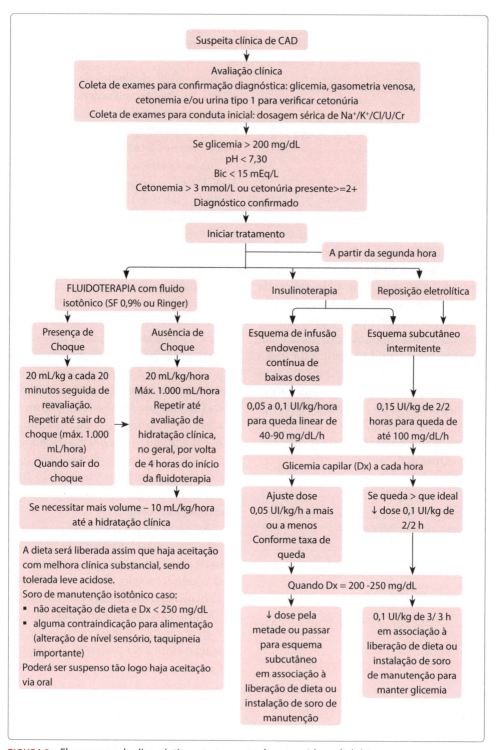

FIGURA 3   Fluxograma de diagnóstico e tratamento da cetoacidose diabética.

O estudo PECARN avaliou o efeito de quatro regimes de fluidoterapia na CAD: taxa rápida de infusão (20 mL/kg em 12 horas seguido por 10 mL/kg em 24 horas) com NaCl 0,45% ou NaCl 0,9%; taxa lenta de infusão (10 mL/kg em 48 horas) com NaCl 0,45% ou NaCl 0,9%. A conclusão foi não haver associações entre taxa de infusão ou concentração solução de NaCl e deterioração neurológica durante o tratamento da CAD. Também não houve diferença significativa no desfecho neurocognitivo de longo prazo (2 a 6 meses).

A orientação das diretrizes internacionais é a utilização de solução de glicose 5% adicionada à solução isotônica quando a glicemia baixar para concentrações entre 250 e 300 mg/dL ou mesmo antes disso, caso a velocidade de queda da glicose seja elevada. Uma alternativa seria a utilização do "sistema de duas bolsas", no qual é mantida a hidratação com NaCl 0,9% e, paralelamente, é instalada uma infusão contínua de glicose a 10% + NaCl 0,9%, para que a glicemia seja mantida entre 150 e 250 mg/dL. A liberação oral de dieta pode ser introduzida quando houver melhora substancial clínica, no geral, com quadro leve de acidose/cetose ou na resolução da cetoacidose (pH > 7,3 e/ou Bic > 15 mEq/L ou > 18 mEq/L ou cetonemia quantitativa < 1mmol/L).

O potássio (K⁺) é perdido principalmente pela diurese osmótica, e em menor escala por vômitos, porém seu nível sérico pode estar aumentado, normal ou diminuído; as causas da hipocalemia na CAD e no EHH encontram-se no Quadro 7. A reposição de potássio deve ser iniciada se o paciente apresentar diurese, desde que seu nível sérico seja inferior a 5,5 mEq/L, geralmente a partir da segunda hora da hidratação, com 20 a 40 mEq/L de potássio no fluido de hidratação, em uma velocidade máxima de 0,5 mEq/kg/hora. Não há consenso quanto à administração de cloreto de potássio ou fosfato de potássio, podendo-se proceder à correção total com solução de KCl 19,1%. Se a opção for a utilização de sais de fosfato de potássio, preconiza-se 1/2 de fosfato monobásico de potássio a 25% (1 mL = 1,8 mEq de potássio) e 1/2 de KCl 19,1% (1 mL = 2,5 mEq de potássio), e o monitoramento das concentrações plasmáticas de cálcio e magnésio. A terapia de reposição de potássio pode ser observada no Quadro 8.

As concentrações de fosfato estão geralmente diminuídas no quadro de CAD e, com o início da insulinoterapia, esses níveis caem ainda mais, podendo apresentar risco de complicações como rabdomiólise, falência renal, arritmia cardíaca e anemia hemolítica. Dessa forma, a reposição de fosfato está indicada em pacientes com níveis séricos menores do que 1 a 1,5 mg/dL, ou com anemia, disfunção cardíaca, fraqueza muscular e depressão respiratória.

Para a manutenção dos níveis glicêmicos entre 200 e 250 mg/dL poderá ser ins-

QUADRO 7 Causas da concentração de potássio diminuída na cetoacidose diabética (CAD) e estado hiperglicêmico hiperosmolar (EHH)

CAD	EEH
Troca intracelular que ocorre com H⁺ por conta de acidose	
Saída do K⁺ do intracelular pelo shift de água causado pela hiperosmolalidade extracelular	Saída do K⁺ do intracelular pelo shift de água causado pela hiperosmolalidade extracelular
Deficiência de insulina que leva à glicogenólise e proteólise	Deficiência de insulina que leva à glicogenólise e proteólise
Hiperaldosteronismo secundário	Hiperaldosteronismo secundário

QUADRO 8	Reposição de potássio
Se K+ sérico da admissão for < 5,5 mEq/L e/ou diurese presente	Iniciar a partir da segunda hora de hidratação com reposição de 20 a 30 mEq/L na velocidade de 0,5 mEq/kg/hora. Pode-se repor metade na forma de KCl 19,1% (1 mL = 2,5 mEq) e metade na forma de KHPO4 a 25% (1 mL = 1,8 mEq)
Se K+ sérico da admissão for > 5,5 mEq/L	Coletar nova amostra e utilizar na segunda hora apenas fluido isotônico (NaCl 0,9% ou ringer, p. ex.)
Se K+ sérico da admissão for < 3,5 mEq/L	Pode iniciar tão logo se tenha o resultado na concentração de 40 mEq/L com velocidade máxima de 1 mEq/kg/hora (de acordo com grau de depleção), desde que paciente esteja monitorizado. Aguardar para iniciar insulina EV contínua.

Fonte: Muneer e Akbar, 2021[14].

talado um soro de manutenção isotônico (1.000 mL de soro glicosado a 5% + 30 mL de NaCl 20% + 20 mL de KCL 19,1%) no volume calculado pela regra de Holliday-Segar. A oferta hídrica por via oral poderá ser liberada quando houver resolução dos vômitos, o que geralmente ocorre próximo à resolução da acidose metabólica e, dessa forma, a hidratação completa ocorrerá de forma gradual e contínua por via oral, com queda lenta da osmolalidade sérica.

Com a estabilização clínica, a dieta oferecida deverá ser rica em potássio, sugerindo-se suplementação alimentar ou reposição oral de xarope de KCl (4 mEq/kg/dia) por 48 a 72 horas com monitorização diária, por conta da grande espoliação desse íon na CAD, e oferta hídrica oral à vontade.

Insulinoterapia

A insulinoterapia deverá ser iniciada na segunda hora, após o início da reposição de fluidos, quando já se obteve melhora da perfusão periférica, podendo-se, então, optar por esquemas de administração de baixas doses de insulina por via intravenosa, subcutânea ou intramuscular. *Bolus* intravenosos de insulina devem ser evitados no tratamento da CAD em pediatria.

A orientação das diretrizes internacionais é que a solução endovenosa contínua de insulina regular deve ser infundida em veia diferente daquela usada para a hidratação, em uma velocidade de infusão inicial de 0,05 a 0,1 unidade/kg/hora, com o objetivo de promover queda da glicemia na taxa de 40 a 90 mg/dL/h.

A taxa de infusão de insulina de 0,05 unidade/kg/hora é recomendada para crianças menores de 5 anos, em todas que apresentam glicemia inferior a 250 mg/dL ao início da insulinoterapia e em caso de transferência entre hospitais, em razão do acesso limitado ao monitoramento glicêmico. A dose de 0,1 unidade/kg/hora é indicada para casos de CAD grave, na adolescência ou na persistência da cetose. A cada hora deve ser verificada a glicemia de ponta de dedo a fim de monitorizar a taxa de queda e ajustar, se necessário, a velocidade de infusão de 0,05 UI/kg/h a mais ou a menos até que se resolva a acidemia.

Uma maneira de fornecer insulina é pela diluição de 50 UI de insulina humana regular em 500 mL de NaCl 0,9%, em que 1 mL = 0,1 UI de insulina, lembrando de desprezar os primeiros 50 mL da solução para saturar as ligações da insulina com o plástico, caso esteja sendo utilizado frasco e/ou equipo com PVC.

Quando a glicemia atingir um valor inferior a 250 mg/dL, deve-se considerar a adição do soro glicosado a 5%, conforme explicado na seção de fluidoterapia, ou a diminuição da velocidade de infusão da insulina pela metade até a resolução da cetoacidose (pH > 7,3 e/ou Bic > 15 mEq/L ou > 18 mEq/L ou cetonemia quantitativa < 1 mmol/L).

Transição do esquema endovenoso contínuo para intermitente

No momento em que o paciente tolerar bem líquidos e dieta oral e a glicemia estiver entre 200 e 250 mg/dL, a transição para o esquema intermitente de insulina humana regular poderá ser feita na dose de 0,15 UI/kg de 4/4 horas; lembrando que a insulina regular leva 60 minutos para iniciar sua ação e, por isso, a suspensão do esquema endovenoso contínuo deverá ser realizada cerca de 1 a 2 horas após a administração da dose subcutânea e após seguir com esquema subcutâneo.

A transição para o esquema intermitente também poderá ser realizada com insulina análoga de ação rápida (lispro, asparte ou glulisina) por via subcutânea (SC), tomando-se o cuidado de aguardar cerca de 30 min a 1 hora após a administração da insulina SC para a suspensão da infusão endovenosa e, então, seguir com esquema subcutâneo, na dose de 0,15 U/kg a cada 2 a 3 horas.

Pela normatização de tratamento do Instituto da Criança e do Adolescente do Hospital das Clínicas da Faculdade de Medicina da Universidade de São Paulo (ICr-HCFMUSP), tem-se utilizado o esquema subcutâneo intermitente com insulina análoga de ação rápida (lispro, asparte ou glulisina) na dose 0,15 U/kg a cada 2 horas, a partir do momento de recuperação da perfusão periférica, geralmente na segunda hora do tratamento; a glicemia capilar deve ser monitorizada a cada hora e, se a taxa de queda da glicemia exceder 100 mg/dL/hora, a dose será reduzida para 0,1 UI/kg a cada 2 horas. Se a taxa de queda permanecer superior a 100 mg/dL/hora, o intervalo entre as doses deverá ser aumentado para 3 horas em associação à liberação da dieta ou instalação de soro de manutenção.

Apesar da insulina análoga de ação rápida determinar maior previsibilidade ao tratamento por apresentar início de ação mais rápido (cerca de 5 a 15 minutos após a injeção subcutânea), pico de ação mais previsível (entre 60 e 90 minutos da aplicação) e duração de ação mais curta (cerca de 4 horas), a insulina humana regular poderá também ser utilizada na dose de 0,15 UI/kg de 4/4 horas, lembrando que a insulina regular leva de 30 a 60 minutos para iniciar sua ação, tem pico entre 2 e 4 horas e duração de cerca de 6 horas; glicemia capilar deve ser monitorizada a cada hora e, se a taxa de queda exceder 100 mg/dL/hora, a dose será reduzida para 0,1 UI/kg a cada 4 horas, podendo-se associar liberação da dieta ou soro de manutenção.

Na maioria dos episódios de CAD, o controle da acidose metabólica ocorrerá em consequência à reposição hídrica e à insulinoterapia. Reposição de bicarbonato de sódio endovenosa poderá ser considerada somente nos casos extremos, que cursem com pH < 6,9 mesmo após a primeira hora da expansão volumétrica, uma vez que, dependendo do grau da correção, pode gerar acidose paradoxal no sistema nervoso central e agravar a hipocalemia. Havendo indicação, a dose recomendada é de 1 a 2 mEq/kg em 1 a 2 horas, ou calculada pela fórmula:

Bicarbonato a administrar (mEq) = (15 − bicarbonato encontrado) × 0,3 × peso (kg)

Com o tratamento adequado da CAD, a resolução da acidose metabólica (pH > 7,3 e/ou Bic > 15 mEq/L ou > 18 mEq ou cetonemia quantitativa < 1 mmol/L) ocorre por volta de 12 horas. Nesse momento, recomenda-se a introdução da insulinoterapia basal com insulina de ação intermediária (NPH) ou análogos de ação lenta em associação às aplicações de insulina de ação rápida ou análogos de ação rápida (*bolus*) que forem necessárias conforme os controles de glicemia capilar, realizados a cada 3 ou 4 horas, com o objetivo de manter bloqueados os mecanismos de produção hepática de glicose (glicogenólise e gliconeogênese), lipólise e proteólise.

A insulina humana de ação intermediária (NPH) ou as insulinas análogas de ação lenta (glargina, detemir, degludeca) poderão ser utilizadas na dose de 0,7 a 1,2 U/kg/dia dependendo da idade; no ICr-HCFMUSP, utilizamos a insulina humana NPH na dose de 0,3 UI/kg/dose a cada 8 horas. Deve-se estar atento para que os picos de ação das doses de insulina NPH não coincidam com aqueles das doses intermitentes da insulina de ação rápida que ainda serão necessárias, evitando-se assim as hipoglicemias.

TRATAMENTO DO EHH

As recomendações para o tratamento do EHH em crianças e adolescentes são ainda baseadas na experiência clínica em adultos e na avaliação das principais diferenças fisiopatológicas entre o EHH e a CAD, devendo-se evitar correções rápidas dos distúrbios metabólicos e da hiperosmolalidade, por conta da infusão de soluções hipotônicas e doses altas de insulina.

Os objetivos gerais do tratamento são:

- Expansão dos volumes intra e extravascular e restauração da perfusão renal.
- Correção do déficit total de fluidos, da hiperosmolalidade sérica e reposição das perdas hídricas.
- Reposição eletrolítica.
- Correção da hiperglicemia.
- Prevenção das complicações do tratamento, como eventos tromboembólicos, edema cerebral e rabdomiólise.

Fluidoterapia inicial e reposição de eletrólitos

O ritmo da reposição de fluidos pode ser semelhante àquele recomendado para a CAD.

Expansão inicial com solução de NaCl (SF) 0,9% ou outro fluido isotônico em um volume igual ou superior a 20 mL/kg (1.000 mL/hora) durante 2 a 4 horas; alíquotas adicionais deverão ser administradas até a restauração da perfusão periférica.

Rápidas alterações do balanço hidroeletrolítico acontecem com o início da terapêutica, devendo ser rigorosamente monitoradas para a orientação das próximas condutas e profilaxia de complicações relacionadas ao tratamento, até que se atinja o controle da hiperosmolalidade e a melhora do nível de consciência.

O monitoramento clínico e laboratorial sugerido é:

- A cada hora: glicemia capilar; registro do volume administrado e do débito urinário.
- A cada 2 horas: glicemia plasmática; controles séricos de sódio, potássio, ureia, creatinina, cálcio, fósforo e magnésio séricos; cálculo da osmolalidade sérica.

Ajustes frequentes nas concentrações do sódio no soro administrado serão necessários para promover declínio gradual do sódio corrigido para a glicemia. A taxa de queda do sódio recomendada para a correção da desidratação hipernatrêmica deve ser, no máximo, de 0,5 a 1 mEq/L/hora, até limite de 8 a 10 mEq/L em 24 horas (ver capítulo "Distúrbios eletrolíticos").

A taxa de queda da osmolalidade por hora não deve ultrapassar 3 mOsm/kg/por hora.

Geralmente, os déficits de potássio, fosfato e magnésio no EHH são maiores do que na CAD. A reposição do potássio na dose de 40 mEq/L no fluido de reparação deve ser iniciada tão logo se obtenha uma concentração de potássio sérica dentro dos limites da normalidade e a função renal esteja restabelecida e adequada. A concentração desses eletrólitos deve ser monitorada por coletas de sangue a cada 2 a 3 horas e, se necessário, realizar eletrocardiograma (ECG). A insulinoterapia poderá provocar uma movimentação rápida do potássio do compartimento intravascular para o intracelular, precipitando arritmias cardíacas, caso não esteja sendo reposto adequadamente.

Em situação de hipocalemia, o potássio sérico deverá ser monitorado de hora em hora; a administração de doses mais elevadas de potássio pode ser necessária após o início da reposição de insulina.

A hipofosfatemia grave (< 1 mg/dL) pode levar à rabdomiólise, uremia hemolítica, fraqueza muscular e paralisia. A administração de fosfato na forma de solução intravenosa deve ser considerada na forma ½ a ½ com solução de KCl.

A reposição do magnésio deverá ser considerada em situação de hipomagnesemia grave (< 1 mg/dL) durante o tratamento com hipocalcemia, na dose de 25 a 50 mg/kg a cada 4 a 6 horas, se necessário, em uma taxa de infusão máxima de 150 mg/min ou 2 g/hora.

Apesar de a cetonemia ser geralmente mínima, a acidemia lática é comum no EHH em razão da hipoperfusão tecidual, sendo corrigida pela fluidoterapia. Não será necessária a reposição de bicarbonato na grande maioria dos casos, pois aumenta o risco de hipocalemia e pode afetar a entrega de oxigênio aos tecidos.

Insulinoterapia

Apenas com a reidratação adequada, espera-se uma queda na glicemia de 75 a 100 mg/dL/hora. Uma taxa de declínio glicêmico ainda mais rápida pode acontecer após as primeiras horas do início do tratamento, quando a reparação do volume intravascular provoca melhora na perfusão renal. A pressão osmótica exercida pela glicose dentro do espaço intravascular contribui para a manutenção da volemia. Uma diminuição rápida da glicemia e da osmolalidade pode comprometer o volume circulante e promover trombose, caso a fluidoterapia não esteja adequada. Se a glicemia cair rapidamente, em taxas superiores a 100 mg/dL por hora, deve-se considerar a adição de 5% de glicose no fluido de hidratação. Por outro lado, se a glicemia não cair conforme o esperado, deve-se reavaliar a fluidoterapia e a função renal.

A insulinoterapia deverá ser iniciada quando a taxa de queda da glicose for ≤ 50 mg/dL/hora, apesar da fluidoterapia adequada. Contudo, em pacientes com cetose ou acidose mais grave, a administração de insulina deverá ser iniciada mais cedo. A administração intravenosa contínua de pequenas doses de insulina regular é a via de eleição, iniciada na dose de 0,025 a 0,05 U/kg/hora, sendo titulada para manter um ritmo de queda da glicemia entre 50 e 75 mg/dL/hora; os *bolus* de insulina não são recomendados.

A administração subcutânea de insulina poderá ser iniciada após a reparação do volume intravascular, da melhora do nível de consciência e assim que a ingesta por via oral for possível.

Complicações

As complicações do tratamento da CAD e do EHH encontram-se no Quadro 9.

QUADRO 9 Complicações que podem ocorrer durante tratamento de cetoacidose diabética (CAD) e estado hiperglicêmico hiperosmolar (EHH)

CAD	EEH
Edema cerebral	Edema cerebral
Fenômenos trombóticos periféricos foram relatados, em virtude da hemoconcentração	Fenômenos trombóticos periféricos foram relatados, em virtude da hemoconcentração
Hipoglicemia, hipocalemia, hipomagnesemia, hipofosfatemia	Hipoglicemia, hipocalemia
Rabdomiólise	Rabdomiólise
Arritmias cardíacas causadas por distúrbios eletrolíticos	Hipertermia maligna

O edema cerebral é a complicação mais temida, que pode acontecer em 0,5 a 1,0% de todos os casos de CAD na infância, apresentando-se em dois terços dos casos nas primeiras 6 a 7 horas e, no restante dos casos, em 10 a 24 horas após o início da terapia. Apresenta alta taxa de morbidade e mortalidade (morbidade neurológica permanente em 20 a 26% e mortalidade entre 20 e 25%).

A taxa de mortalidade relacionada ao EHH e ao seu tratamento ainda é elevada nos grandes centros em razão de complicações associadas, como eventos tromboembólicos, edema cerebral e rabdomiólise. Em adultos, a taxa de mortalidade é de cerca de 70%, e apenas 7 a 14% dos pacientes apresentam recuperação sem sequelas neurológicas.

Muitas hipóteses têm sido cogitadas para explicar a presença de edema cerebral em associação com CAD e EHH, como ilustrado no Quadro 10.

QUADRO 10 Causas possíveis e situações de risco para edema cerebral

Possíveis causas	Situações de risco
Rápida redução da glicemia	Baixa idade
Hidratação excessiva	Primodescompensação
Utilização de fluidos hipotônicos	Sintomas de duração prolongada
Hiponatremia prolongada	Hipocapnia e acidemia grave na entrada
Desidratação grave e hipoperfusão cerebral	Níveis de ureia aumentados na entrada
Edema vasogênico	Uso de bicarbonato
	Uso de insulina na primeira hora de tratamento

Os sinais e sintomas de alerta para a presença de edema cerebral encontram-se dispostos no Quadro 5.

O tratamento do edema cerebral deve ser iniciado tão logo seja suspeitado (Quadro 11).

QUADRO 11 Critérios para preocupação em relação a edema cerebral e gravidade

Manitol 0,5 a 1 g/kg em 10 a 15 minutos. Repetir a dosagem se não houver resposta em 30 minutos a 1 hora
NaCl a 3%, 2,5 a 5 mL/kg em 10 a 15 min. Pode ser alternativa ao manitol, ou se não houver resposta após manitol em 15 a 30 minutos
Redução da taxa de administração de fluidos em um terço
Elevação da cabeça a 30o
Intubação pode ser necessária. Manter PaCO$_2$ ao redor de 27 a 30 mmHg
Após medidas iniciais, realizar tomografia computadorizada de crânio para afastar outras causas de deterioração neurológica: isquemia, hemorragia e tumores

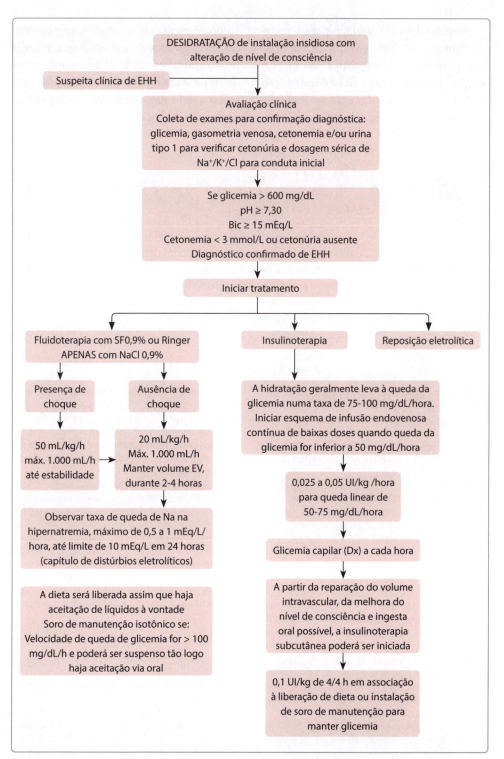

FIGURA 4 Fluxograma de diagnóstico e tratamento do estado hiperosmolar hiperglicêmico.

Atenção deve ser tomada para o reconhecimento de casos em que existe uma sobreposição de características do EHH e da CAD; pacientes com EHH e desidratação grave podem apresentar acidose metabólica leve ou moderada secundária à hipoperfusão periférica e acidose lática, assim como crianças com primodescompensação do DM1 podem chegar em hiperglicemia muito grave, por causa da ingestão de grande quantidade de líquidos açucarados para saciar a sede aumentada ou para reposição das perdas hídricas.

CONCLUSÃO

CAD e EHH são complicações graves do diabetes melito, no qual a hiperglicemia gera hiperosmolalidade sérica e desidratação de graus variados. Na CAD, há predomínio da cetogênese e acidose metabólica; já no EHH, prevalecem a hiperosmolalidade grave e a diminuição do nível de consciência. Ambos têm risco de morte e requerem tratamento urgente, porém bem planejado, por meio da fluidoterapia, reposição eletrolítica e insulinoterapia.

SUGESTÕES DE LEITURA

1. Azova S, Rapaport R, Wolfsdorf J. Brain injury in children with diabetic ketoacidosis: Review of the literature and a proposed pathophysiologic pathway for the development of cerebral edema. Pediatr Diabetes. 2021;22(2):148-160.
2. British Society for Paediatric Endocrinology & Diabetes (BSPED). BSPED-Integrated care pathway for the management of children and young people with diabetic ketoacidosis. BSPED; 2020. Disponível em: https://www. bsped.org. uk/media/ 1742/dka-icp-2020-v1_1.Pdf.
3. Cashen K, Petersen T. Diabetic ketoacidosis. Pediatr Rev. 2019;40(8):412-420.
4. Chrousos G, de Herder WW, Dhatariya K, Dungan K, Hershman JM, Hofland J, et al. (eds.). Endotext [Internet]. South Dartmouth: MDText.com; 2000.
5. Dhatariya KK, Glaser NS, Codner E, Umpierrez GE. Diabetic ketoacidosis. Nat Rev Dis Primers. 2020;6(1):40.
6. Della Manna T, Steinmetz L, Campos PR, Farhat SC, Schvartsman C, Kuperman H, et al. Subcutaneous use of a fast-acting insulin analog: an alternative treatment for pediatric patients with diabetic ketoacidosis. Diabetes Care. 2005;28:1856-61.
7. Glaser N, Fritsch M, Priyambada L, et al. ISPAD Clinical Practice Consensus guidelines 2022. Diabetic cetoacidosis and hyperglicemia hyperosmolar state. Pediatric Diabetes. 2022;23:835-56.
8. Gosmanov AR, Gosmanova EO, Kitabchi AE. Hyperglycemic crises: Diabetic ketoacidosis and hyperglycemic hyperosmolar state. In: Feingold KR, Anawalt B, Boyce A. Introduction to lipids and lipoproteins; 2021.
9. Große J, Hornstein H, Manuwald U, Kugler J, Glauche I, Rothe U. Incidence of diabetic ketoacidosis of new-onset type 1 diabetes in children and adolescents in different countries correlates with human development index (HDI): an updated systematic review, meta-analysis, and meta-regression. Horm Metab Res. 2018;50(3):209-222.
10. Jayashree M, Williams V, Iyer R. Fluid therapy for pediatric patients with diabetic ketoacidosis: Current perspectives. Diabetes Metab Syndr Obes. 2019;12:2355-2361.
11. Kuppermann N, Ghetti S, Schunk JE, Stoner MJ, Rewers A, McManemy JK, et al. Clinical trial of fluid infusion rates for pediatric diabetic ketoacidosis. N Engl J Med. 2018;378(24):2275-87.
12. IDF Diabetes Atlas 2021. 10.ed. Disponível em: www.diabetesatlas.org.
13. McGregor S, Metzger DL, Amed S, Goldman RD. Fluid management in children with diabetic ketoacidosis. Can Fam Physician. 2020;66(11):817-819.

14. Muneer M, Akbar I. Acute metabolic emergencies in diabetes: DKA, HHS and EDKA. Adv Exp Med Biol. 2021;1307:85-114.
15. Rugg-Gunn CE, Deakin M, Hawcutt DB. Update and harmonisation of guidance for the management of diabetic ketoacidosis in children and young people in the UK. BMJ Paediatr Open. 2021;5(1):e001079.
16. Savoldelli RD, Farhat SCL, Manna TD. Alternative management of diabetic ketoacidosis in a Brazilian pediatric emergency department. Diabetology & Metabolic Syndrome. 2010;2:41.
17. Singhal S, Kumar S. Current perspectives on management of type 2 diabetes in youth. Children (Basel). 2021;8(1):37.
18. Tzimenatos L, Nigrovic LE. Managing diabetic ketoacidosis in children. Ann Emerg Med. 2021;78(3):340-345.
19. Wolfsdorf JI, Glaser N, Agus M, Fritsch M, Hanas R, Rewers A, Sperling MA, Codner E. ISPAD Clinical Practice Consensus Guidelines 2018: Diabetic ketoacidosis and the hyperglycemic hyperosmolar state. Pediatr Diabetes. 2018;19:155-177.
20. Zeitler P, Haqq A, Rosenbloom A, Glaser N. Hyperglycemic hyperosmolar syndrome in children: pathophysiological considerations and suggested guidelines for treatment. J Pediatr. 2011;158(1):9-14.

53
Insuficiência adrenal

Hamilton Cabral de Menezes Filho
Fabiana Gonçalves Cirino Mello

PONTOS-CHAVE DESTE CAPÍTULO

- A crise adrenal fatal pode representar a primeira manifestação de insuficiência adrenal.
- A principal característica clínica da crise adrenal é a descompensação hemodinâmica aguda com hipotensão e taquicardia, podendo evoluir para choque hipovolêmico.
- A potencial gravidade da crise adrenal exige que o tratamento seja iniciado a partir do momento em que se estabeleceu a hipótese diagnóstica.

DEFINIÇÃO

A insuficiência adrenal é definida pela incapacidade do córtex adrenal de secretar adequadamente o cortisol para suprir a demanda do organismo. Na insuficiência adrenal primária, decorrente de doenças que afetam as adrenais, além do comprometimento da secreção de cortisol, haverá também redução da secreção de mineralocorticoides. Por outro lado, na insuficiência adrenal secundária ou terciária, causadas por problemas afetando respectivamente a hipófise ou o hipotálamo, haverá redução da secreção de cortisol, mas não de mineralocorticoides.

A crise adrenal (também denominada insuficiência adrenal aguda) representa o espectro de maior gravidade da insuficiência adrenal, sendo definida como "deterioração aguda do estado geral associada à hipotensão absoluta ou relativa, com melhora após a administração de glicocorticoide por via parenteral". Na crise adrenal deve haver melhora significativa da hipotensão dentro de 1 hora e dos sinais/sintomas dentro de 2 horas após a administração do glicocorticoide. Esse aspecto é importante, uma vez que a ausência de melhora significativa da hipotensão até 1 hora após a administração de hidrocortisona deve fazer com que o pediatra pense em outras causas para a hipotensão. Neste capítulo haverá ênfase no diagnóstico e tratamento da crise adrenal.

ETIOLOGIA

Na faixa etária pediátrica, a principal causa de insuficiência adrenal primária é a hiperplasia adrenal congênita (HAC), causada por diferentes defeitos nas enzimas responsáveis pela esteroidogênese adrenal. Em 90% dos casos de HAC, a deficiência envolve a 21-hidroxilase. Nos adultos, a destruição autoimune das adrenais responde por 80 a 90% dos casos de insuficiência adrenal primária. Por outro lado, a interrupção abrupta de corticoterapia prolongada representa importante causa de insuficiência adrenal secundária/terciária. Outras causas de insuficiência adrenal secundária/terciária incluem craniofaringeoma, síndrome da sela vazia, displasia septo óptica, tumores em SNC, cirurgias e radioterapia em SNC.

Acredita-se que 8% dos pacientes em tratamento por insuficiência adrenal apresentem ao menos uma crise adrenal por ano. Esta é mais comum em pacientes com insuficiência adrenal primária, já que a insuficiência mineralocorticoide exerce importante papel no quadro clínico e no distúrbio do balanço hídrico e eletrolítico. A crise adrenal resulta em óbito de um entre 200 pacientes tratados por insuficiência adrenal por ano, e responde por 15 e 42% da mortalidade de pacientes com adrenalite autoimune e hiperplasia adrenal congênita, respectivamente. Devemos destacar que a crise adrenal fatal pode representar a primeira manifestação de insuficiência adrenal.

Na grande maioria dos casos de crise adrenal é possível identificar o evento precipitante. Ele aumenta a demanda de cortisol em indivíduos incapazes de manter a secreção normal do hormônio mesmo em condições "basais". Dentre os precipitantes, destacam-se as doenças infecciosas. Além de aumentarem a demanda de cortisol, elas podem contribuir para a evolução para crise adrenal por aumentarem a resposta inflamatória, promoverem vasodilatação e reduzirem a função cardíaca, potencializando assim o risco para a instalação de choque. Nas infecções gastrointestinais, fatores adicionais incluem o aumento da perda hidrossalina e a diminuição da absorção do glicocorticoide (habitualmente administrado por via oral). As infecções respiratórias representam importante desencadeante nos primeiros anos de vida. Outros precipitantes incluem o estresse cirúrgico, medicamentos (especialmente quando aumentam a metabolização do cortisol, como a levotiroxina e a carbamazepina), traumas, atividade física intensa, gestação e estresse emocional.

QUADRO CLÍNICO

Os sintomas da insuficiência adrenal podem ser vagos e inespecíficos, como fadiga, fraqueza, anorexia, vômitos, ganho pondero-estatural inadequado e avidez por sal. Na insuficiência adrenal primária, a elevação do CRH, hormônio liberador de corticotrofina (ACTH), resulta em aumento da secreção do peptídeo pró-opiomelanocortina (POMC). A POMC será clivada em outros peptídeos, incluindo o ACTH e o hormônio melanotrófico (α-MSH). A elevação do α-MSH explica a hiperpigmentação, importante característica da insuficiência adrenal primária, observada em regiões como periungueal, linhas das palmas e gengivas. A hiperpigmentação auxilia na diferenciação diagnóstica da insuficiência adrenal, uma vez que não ocorre nas causas secundárias ou terciárias.

A principal característica clínica da crise adrenal é a descompensação hemodinâmica aguda com hipotensão e taquicardia, podendo evoluir para choque hipovolêmico. Outros sinais e sintomas frequentemente observados incluem desidratação, náusea, vômitos, dor abdominal, pele com coloração marmórea, febre, hipoatividade, desorientação, delírio, rebaixamento do nível de consciência e coma. A crise adrenal tem evolução rápida, ocorrendo em média dentro das 24 horas que se seguem ao surgimento dos primeiros sintomas da doença desencadeante.

Devemos lembrar que, nos pacientes com insuficiência adrenal secundária e/ou terciária, tanto a crise adrenal quanto os distúrbios eletrolíticos na crise adrenal são menos comuns e mais leves, uma vez que nesses pacientes há menor comprometimento da secreção de cortisol e preservação da secreção mineralocorticoide.

EXAMES COMPLEMENTARES

Na crise adrenal, as principais alterações laboratoriais incluem: hiponatremia (presente em mais de 90% dos pacientes; mais comum na insuficiência adrenal primária, por redução da secreção mineralocorticoide, mas podendo ocorrer também em pacientes com insuficiência adrenal secundária, por aumento da secreção do hormônio antidiurético), hipercalemia (em 50% dos pacientes; mais comum nos pacientes com insuficiência adrenal primária, nos quais há comprometimento da secreção de aldosterona e grave comprometimento da secreção de cortisol; o tratamento da crise adrenal resulta em normalização da hipercalemia), hipoglicemia, acidose metabólica, redução moderada da função renal, hipercalcemia, anemia normocrômica e normocítica, eosinofilia e linfocitose.

CRITÉRIOS DIAGNÓSTICOS

O diagnóstico de crise adrenal deve ser suspeitado em pacientes com história de insuficiência adrenal primária ou secundária/terciária e que se apresentem com comprometimento do estado geral e hipotensão ou choque.

A suspeita também deve incluir pacientes em que houve a interrupção abrupta de corticoterapia prolongada. Deve ser ressaltado que não há dados estabelecidos a respeito da dose, duração ou via de administração do glicocorticoide capazes de predizer o risco de crise adrenal após a interrupção da corticoterapia.

Mesmo nos pacientes sem história de insuficiência adrenal o diagnóstico de crise adrenal deve ser suspeitado naqueles com choque refratário às medidas habituais.

DIAGNÓSTICO DIFERENCIAL

O diagnóstico diferencial da crise adrenal envolve qualquer situação clínica que resulte no comprometimento do estado geral e em hipotensão ou choque, com rápida evolução.

TRATAMENTO DA CRISE ADRENAL

A potencial gravidade da crise adrenal exige que o tratamento seja iniciado a partir do momento em que se estabeleceu a hipótese diagnóstica. Devem ser colhidos, inicialmente, hemograma, sódio, potássio, glicemia, gasometria venosa e ureia e creatinina, acrescentando-se culturas em caso de suspeita infecciosa. A dosagem de cortisol e ACTH pode ser útil para a confirmação diagnóstica, especialmente nos pacientes sem diagnóstico prévio de insuficiência adrenal, mas não terá importância para a abordagem inicial do paciente com crise adrenal. O tratamento da crise adrenal deve resultar em remissão das alterações laboratoriais, incluindo a hiponatremia e a hipercalemia. A Figura 1 apresenta um fluxograma a respeito do diagnóstico e tratamento da crise adrenal.

Descrevemos a seguir os passos sequenciais no tratamento da crise adrenal:

1. Administração de glicocorticoide, devendo ser utilizada a hidrocortisona por via endovenosa "em bolo" na dose de 75 a 100 mg/m^2 (alternativamente, pode se utilizar a via intramuscular).
2. Expansão com soro fisiológico, volume de 20 mL/kg, e infundido a cada 20 minutos até que tenha havido remissão do choque.
3. Administração de mineralocorticoide na forma de 9α-fluor-hidrocortisona, por via oral ou via sonda nasogástrica na dose de 100 a 200 microgramas, uma vez ao dia; a reposição mineralocorticoide é especialmente importante nos pacientes com insuficiência adrenal primária. No entanto, nos pacientes que recebem dose

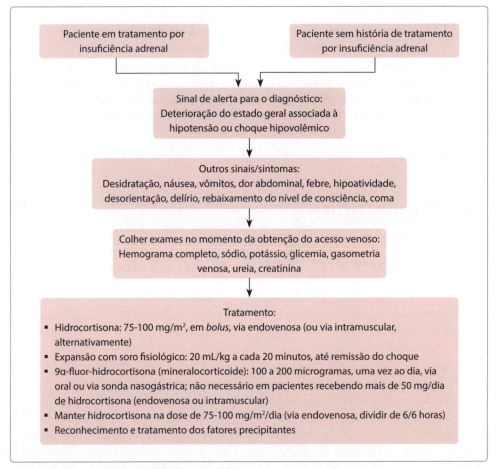

FIGURA 1 Fluxograma do diagnóstico e tratamento da crise adrenal.

de hidrocortisona endovenosa superior a 50 mg em 24 horas a administração de 9α-fluor-hidrocortisona não é necessária, por conta da ação mineralocorticoide da hidrocortisona.
4. Após a administração inicial (conforme item 1), a hidrocortisona deve ser mantida por via endovenosa na dose de 75 a 100 mg/m^2/dia, sendo a dose dividida a cada 6 horas; de acordo com a evolução clínica, a dose diária de hidrocortisona deverá ser gradualmente reduzida para 75 e até 50 mg/m^2/dia, quando então poderá se iniciar hidrocortisona por via oral.
5. Reconhecimento e tratamento dos fatores precipitantes.

CONCLUSÃO

A insuficiência adrenal é a incapacidade do córtex adrenal de secretar adequadamente o cortisol para suprir a demanda do organismo, além de, muitas vezes, também apresentar diminuição da produção dos mineralocorticoides. Na criança predomina a causa primária em decorrência da hiperplasia adrenal congênita, cuja incidência é em torno de 1:10.000 nascidos vivos.

A insuficiência adrenal aguda é um quadro grave, com deterioração aguda do estado geral, com hipotensão absoluta ou relativa, com melhora somente após a administração de glicocorticoide por via parenteral, resposta esta em no máximo uma hora. O tratamento inclui ainda a reidratação endovenosa do volume, devido à hipotensão, e o tratamento dos fatores precipitantes.

SUGESTÕES DE LEITURA

1. Lousada LM, Mendonca BB, Bachega TASS. Adrenal crisis and mortality rate in adrenal insufficiency and congenital adrenal hyperplasia. Arch Endocrinol Metab. 2021;3;65(4):488-94.
2. Pazderska A, Pearce SH. Adrenal insufficiency: recognition and management. Clin Med (Lond). 2017; 17(3):258-262.
3. Puar TH, Stikkelbroeck NM, Smans LC, Zelissen PM, Hermus AR. Adrenal crisis: still a deadly event in the 21st century. Am J Med. 2016;129(3):339.e1-9.
4. Rushworth RL, Torpy DJ, Falhammar H. Adrenal crisis. N Engl J Med. 2019;29;381(9):852-61.
5. Uçar A, Baş F, Saka N. Diagnosis and management of pediatric adrenal insufficiency. World J Pediatr. 2016;12(3):261-274.

54
Distúrbios hidroeletrolíticos

Katharina Reichmann Rodrigues
Abraão Deyvid Alves de Lima Barreto

PONTOS-CHAVE DESTE CAPÍTULO

- A hiponatremia hipotônica pode ser subdividida em três grupos, a depender da quantidade corpórea total de sódio.
- A complicação mais temida na correção da hiponatremia é a síndrome da desmielinização osmótica, que é descrita na correção rápida de hiponatremias crônicas.
- Falta de ingestão é rara como etiologia da hipocalemia, já que o potássio é um íon abundante nos alimentos.

INTRODUÇÃO

Os distúrbios de água e eletrólitos são extremamente comuns na prática médica pediátrica, demandando atenção especial para o reconhecimento e o manejo adequados. No departamento de emergência, os distúrbios hidroeletrolíticos, dependendo da magnitude, podem representar risco de morte ou sequelas. A manutenção do equilíbrio hidroeletrolítico adequado faz parte dos cuidados básicos de atenção a qualquer paciente, independentemente da doença de base.

DISTÚRBIOS DE SÓDIO E ÁGUA

Metabolismo do sódio e da água

Cerca de 60% do corpo humano são compostos por água. Essa água se distribui em três compartimentos: espaço intracelular, espaço intersticial e espaço intravascular. Dois terços desse volume se localizam no líquido intracelular e o restante, no líquido extracelular.

Sódio e seus ânions (principalmente cloro e bicarbonato), além de glicose e ureia, compõem os solutos dissolvidos no plasma mais relevantes e, portanto, são os principais determinantes da osmolalidade plasmática. Já o potássio é o principal responsável pela osmolalidade do líquido intracelular. A diferença na concentração de sódio e potássio entre os espaços é mantida pela Na$^+$/K$^+$/ATPase, que realiza transporte ativo de sódio para o extracelular e de potássio para o intracelular. A membrana celular que divide os meios intra e extracelular é permeável à água, mas impermeável a alguns solutos. A osmolalidade plasmática efetiva, também chamada de tonicidade, é dada pelo poder osmótico de solutos com baixa permeabilidade às membranas celulares, como sódio e glicose. A ureia é um soluto muito permeável às membranas celulares e, assim, contribui para a osmolalidade, mas não atua na tonicidade plasmática. É a diferença de tonicidade entre os espaços intra e extracelular que provoca a movimentação transcelular de água através da membrana celular. O fluxo rápido de água transcelular pode gerar dano celular, principalmente em células do sistema nervoso central. Por isso, a maioria dos sintomas secundários aos distúrbios do sódio são alterações neurológicas, como confusão mental, coma e crise convulsiva. Em aumentos abruptos da natremia (e, portanto, da tonicidade plasmática), pode ocorrer um fenômeno chamado desmielinização osmótica. Já quedas muito rápidas no valor sérico do sódio podem resultar em edema cerebral. Discorreremos melhor sobre essas duas complicações ao longo do capítulo.

Embora sódio seja um íon predominantemente extracelular e potássio um íon intracelular, os fluidos corporais podem ser considerados um tubo único contendo sódio, potássio e água. Isso porque os gradientes osmóticos são rapidamente abolidos pelo movimento da água através das membranas celulares. A equação simplificada de Edelman et al. descreve essa relação:

$$[Na^+]_{plasm} = \frac{(Na^+ + K^+)_{corporal\ total}}{H_2O_{corporal\ total}}$$

Assim, a concentração plasmática de sódio é influenciada pelo balanço corporal total de sódio e potássio. Considerando-se uma quantidade corporal total de água de 50% do peso, estima-se que uma retenção de 2 mEq/kg de potássio leve a um aumento de cerca de 4 mEq/L de sódio. Portanto, deve-se ter cautela quando potássio é suplementado de forma concomitante ao tratamento de uma hiponatremia.

Cerca de 70% do sódio corporal são osmoticamente ativos e encontram-se diluídos e livres no plasma. A maior parte do sódio corporal restante está ligada a macromoléculas polianiônicas chamadas de proteoglicanos, que são encontradas no osso, tecido conjuntivo e cartilagem. A presença do sódio no tecido ósseo tem sua importância ressaltada no fato de que hiponatremia crônica está associada a osteoporose e risco maior de fraturas.

Apesar da grande variação na ingestão de sódio e água ao longo do dia, a osmolalidade do plasma permanece em um limite estreito, de 275 a 290 mOsm/kg. Isso ocorre por conta de mecanismos fisiológicos que regulam a reabsorção e a excreção de sódio e água pelos rins. A natremia e a hipertonicidade por ela gerada desencadeiam respostas homeostáticas que produzem a ativação da sede e a secreção do hormônio antidiurético (HAD). Uma diminuição de aproximadamente 15% da volemia arterial efetiva é um estímulo não osmótico que também resulta na liberação de HAD. Outros estímulos não osmóticos que podem aumentar o nível plasmático desse hormônio incluem náusea, dor, estresse e medicamentos como antidepressivos tricíclicos. O HAD atua sobre a permeabilidade dos ductos coletores renais à água, causando um aumento na absorção de água livre. Assim, na presença do HAD, a osmolaridade urinária eleva-se e o fluxo urinário reduz-se drasticamente, enquanto na sua ausência o organismo elimina quantidades enormes de urina diluída. A produção de urina concentrada não depende apenas da ação do HAD, mas também da integridade do mecanismo de contracorrente concentrador da medula renal, mediado por mecanismos ativos na porção espessa da alça de Henle.

A homeostase do sódio também é mantida por meio da regulação hormonal feita pelo sistema renina-angiotensina-aldosterona. A renina é uma enzima produzida pelas células justaglomerulares renais que promove o aumento da síntese de angiotensina I a partir do angiotensinogênio. Esta, pela ação da enzima conversora de angiotensina (ECA), é convertida em angiotensina II, que, por sua vez, promove a produção de aldosterona na zona glomerulosa das glândulas adrenais. Por fim, a aldosterona aumenta a reabsorção de sódio e água e a excreção de potássio no néfron distal.

Hiponatremia

Definição

Hiponatremia ocorre quando a concentração de sódio sérico for menor do que 135 mEq/L. A definição de hiponatremia grave varia na literatura, com algumas fontes utilizando o corte de 120 mEq/L e outras, um corte de 125 mEq/L.

Classificação

A hiponatremia é classificada de acordo com a osmolalidade sérica em hipertônica, isotônica e hipotônica. A hiponatremia hipotônica pode ser subdividida em três grupos, a depender da quantidade corpórea total de sódio: hipovolêmica ou com sódio corpóreo total baixo, euvolêmica ou com sódio corpóreo total normal e hipervolêmica ou com sódio corpóreo total aumentado (Figura 1). A hiponatremia também pode ser classificada de acordo com o tempo: é considerada aguda quando se instala em menos de 48 horas e crônica quando ultra-

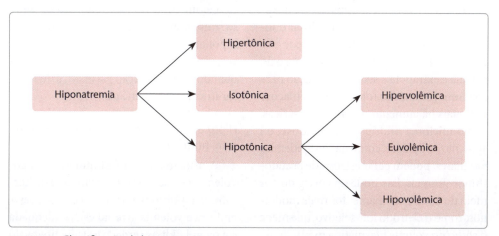

FIGURA 1 Classificação da hiponatremia.

passa esse período. É importante ressaltar que a maioria dos pacientes com hiponatremia tem um distúrbio crônico. Além disso, quando a duração da alteração da natremia não pode ser claramente estabelecida, deve-se assumir que a alteração é crônica.

Hiponatremia hipertônica (osmolalidade plasmática > 290 mOsm/kg)

É causada pela presença de solutos osmoticamente ativos, que levam a um fluxo de água para o compartimento extracelular e, em consequência, a uma hiponatremia dilucional. Situações comuns incluem hiperglicemia, administração endovenosa de manitol e administração de soluções hipertônicas, como imunoglobulinas e contrastes radiológicos iônicos hiperosmolares. Na situação de hiperglicemia, estima-se que a natremia caia 2 mEq/L a cada 100 mg/dL de glicose acima de 100 mg/dL.

Hiponatremia isotônica (pseudo-hiponatremia)

Nesses casos, a dosagem de sódio mostra-se diminuída pelo aumento dos componentes não aquosos do plasma em relação ao volume plasmático total. Normalmente, o plasma é composto por 93% de água e 7% de proteínas plasmáticas e lipídeos. A maioria das máquinas utilizadas para dosar o sódio, como os espectrofotômetros, mede esse eletrólito apenas no componente aquoso do plasma e extrapola a sua concentração para o volume plasmático total. Assim, situações nas quais há aumento de proteínas séricas, como mieloma múltiplo e amiloidose, ou aumento de lipídeos, como nas dislipidemias familiares, podem gerar estados de pseudo-hiponatremias. Isso pode ser corrigido por meio do uso de equipamentos mais modernos, como o eletrodo íon-seletivo, que mede o sódio no volume plasmático total.

Hiponatremia hipotônica (osmolalidade plasmática < 275 mOsm/kg)

É a causa mais comum de hiponatremia e a de maior importância clínica. Como mencionado, ela pode ser subclassificada de acordo com a quantidade corporal total de sódio. A Tabela 1 exemplifica causas de hiponatremia segundo essa classificação. A fisiopatologia da hiponatremia hipotônica, esquematizada na Figura 2, pode ser resumida da seguinte forma: uma desordem na homeostase da água, que é consequência de uma retenção hídrica aumentada.

Hiponatremia hipervolêmica (sódio corpóreo total alto)

A hiponatremia hipervolêmica é observada em estados edematosos como insuficiência cardíaca, insuficiência hepática e síndrome nefrótica. Nessas situações, embora a quantidade corpórea total de sódio e água esteja aumentada, a volemia arterial efetiva está reduzida. Isto leva, inicialmente, à ativação do sistema renina-angiotensina-aldosterona, com consequente reabsorção de sódio e água pelos rins. Em estágios mais avançados dessas patologias, nos quais os mecanismos compensatórios passam a falhar, há liberação do hormônio antidiurético, com consequente retenção de água livre e hiponatremia. Assim, a presença de hiponatremia no contexto dessas doenças sugere pior prognóstico, especialmente quando a concentração plasmática de sódio for inferior a 120 mEq/L.

Hiponatremia euvolêmica (sódio corpóreo total normal)

A principal causa de hiponatremia euvolêmica é a secreção inapropriada de hormônio antidiurético (SIHAD). Nesse caso, embora a volemia arterial esteja adequada e a osmolalidade sérica baixa, há liberação

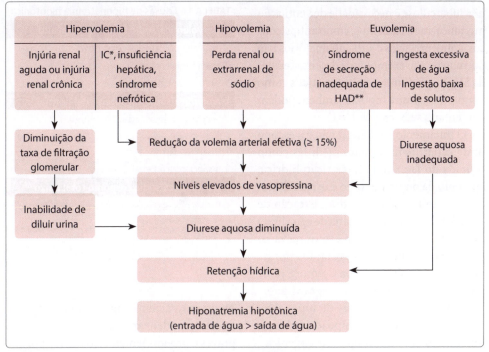

FIGURA 2 Fisiopatologia da hiponatremia hipotônica. Em uma porcentagem significativa dos casos, a retenção hídrica é reflexo de uma diminuição da diurese aquosa. Em paciente com hipovolemia e em algumas situações de hipervolemia (insuficiência cardíaca, cirrose ou síndrome nefrótica), a diminuição da diurese aquosa é causada por uma diminuição da volemia arterial efetiva, que gera um estímulo não osmótico para a liberação de vasopressina. Em pacientes com desordens hipervolêmicas como injúria renal aguda e crônica, a associação da diminuição na taxa de filtração glomerular com a inabilidade renal de concentrar a urina acima de valores de 200 a 250 mOsm/kg limita a eliminação renal de água livre. Em pacientes com síndrome de secreção inapropriada de hormônio antidiurético, uma diurese aquosa diminuída é consequência de níveis anormalmente elevados de hormônio antidiurético (HAD) (não há estímulos osmóticos ou hemodinâmicos para a liberação desse hormônio). Menos frequente, uma ingesta excessiva de água pode saturar a capacidade renal de eliminar água livre, com consequente retenção hídrica. Assim, todas as formas de hiponatremia hipotônica são resultado de uma retenção hídrica que excede a perda renal ou extrarrenal de água.
* Insuficiência cardíaca; ** hormônio antidiurético. Fonte: Adrogué et al., 2022.

e ação do hormônio antidiurético (HAD), com consequente concentração urinária e retenção de água livre de forma indevida. Assim, para o diagnóstico de SIHAD, são necessários os seguintes parâmetros:

- Hiponatremia euvolêmica.
- Osmolalidade plasmática baixa.
- Osmolalidade urinária alta (> 100 mOsm/L).
- Concentração urinária de sódio superior a 40 mEq/L.
- Ausência de hipotensão, hipovolemia e hipocalemia.
- Funções tireoidiana, renal e suprarrenal normais.

Distúrbios do sistema nervoso central, como trauma cranioencefálico e meningite, doenças pleuropulmonares, como pneumonia, tuberculose e necessidade de ventilação mecânica, medicamentos, como antipsicóticos, antidepressivos e anti-inflamatórios não hormonais, são exemplos de desencadeantes da SIHAD. Estímulos não osmóticos como vômitos, estresse e hipóxia também podem aumentar a secreção de HAD.

O tratamento da SIHAD não é o escopo deste capítulo, mas inclui medidas como retirada do fator causal, restrição hídrica, aumento da oferta de sódio e uso de diuréticos como furosemida, administração de ureia (promove perda urinária de água livre) e uso de antagonistas do receptor da vasopressina (vaptanos). É importante reforçar que o uso de solução salina isotônica pode piorar a hiponatremia e deve ser evitado.

Outras possíveis causas de hiponatremia euvolêmica incluem hipoadrenalismo, hipotireoidismo e polidipsia psicogênica.

Hiponatremia hipovolêmica (sódio corpóreo total baixo)

Nesses casos, há hipovolemia verdadeira. A perda de sódio e água pode ocorrer pelo rim (p. ex.: diuréticos, acidose tubular renal, nefropatias perdedoras de sal) ou por perdas extrarrenais (p. ex.: vômitos, diarreia, hemorragias, queimaduras ou perdas para o terceiro espaço, como na pancreatite aguda). Além disso, a diminuição da volemia e do débito urinário estimula a secreção de HAD a despeito da osmolalidade plasmática reduzida, promovendo absorção de água livre e perpetuação da hiponatremia.

Quadro clínico

Os sintomas de hiponatremia dependem não somente do valor absoluto do sódio sérico, como também da velocidade de instalação desse distúrbio. Assim, pacientes que apresentem hiponatremia crônica podem ser assintomáticos ou oligossintomáticos,

TABELA 1 Causas de hiponatremia hipotônica

Hipervolêmica/sódio corpóreo total alto
1. Insuficiência cardíaca congestiva
2. Insuficiência hepática
3. Síndrome nefrótica
Euvolêmica/sódio corpóreo total normal
1. Secreção inapropriada de hormônio antidiurético
2. Hipotireoidismo
3. Insuficiência adrenal
Hipovolêmica/sódio corpóreo total baixo
1. Perdas renais: diuréticos, acidose tubular renal, nefropatias perdedoras de sal
2. Perdas extrarrenais: vômitos, diarreia, hemorragias, queimaduras, pancreatite

enquanto pacientes agudamente hiponatrêmicos podem apresentar sintomas mais graves e proeminentes. Isso ocorre porque os mecanismos compensatórios das células do sistema nervoso central para contrabalancear as oscilações da osmolaridade plasmática demoram até 48 horas para ser estabelecidos. Esses mecanismos ocorrem em dois tempos. Em um primeiro momento, o influxo de água para o interstício cerebral gera aumento da pressão hidrostática, o que, por sua vez, gera aumento na taxa de formação do liquor. Em um segundo momento, o líquido intracelular passa a perder solutos para compensar a hipotonicidade do meio externo. Essa perda consiste inicialmente em depleção de sódio e potássio. Porém, após algumas horas ou dias (normalmente 48 horas), passa a haver perda de solutos orgânicos (mioinositol, glutamina, glutamato, taurina etc.). Esse é um mecanismo poupador da perda dos principais eletrólitos, o que poderia comprometer o funcionamento da maquinaria enzimática celular.

A hiponatremia se manifesta clinicamente por meio de sintomas como irritabilidade, cefaleia, náuseas, fadiga, cãibras, perda dos reflexos tendinosos profundos, letargia, confusão mental, convulsões e coma.

Além dos sintomas descritos, a hiponatremia é um marcador de gravidade clínica e mesmo valores pouco alterados estão associados a um tempo maior de hospitalização, a um uso maior de recursos terapêuticos e a uma maior mortalidade.

Exames complementares

O diagnóstico de hiponatremia é feito pela dosagem do sódio sérico. O raciocínio clínico para classificar e estabelecer a etiologia desse distúrbio é baseado em dados de história, de exame físico e de exames laboratoriais (Figuras 3 e 4). Hiponatremia hipotônica pode ser diagnosticada após exclusão de hiperglicemia e de outras causas de hiponatremia não hipotônica. Dados clínicos podem ajudar a diferenciar se a hiponatremia hipotônica é hipervolêmica, euvolêmica ou hipovolêmica. Dados laboratoriais como osmolalidade urinária, concentração urinária de sódio, níveis séricos de ureia e de ácido úrico também auxiliam na investigação etiológica da hiponatremia. Por exemplo, uma osmolalidade urinária maior do que 100 mOsm/kg associada a uma concentração urinária de sódio menor do que 30 mEq/L sugere uma diminuição da volemia arterial efetiva. Já uma osmolalidade urinária reduzida, menor do que 100 mOsm/kg, está presente em condições como polidipsia primária ou intoxicação hídrica. Níveis elevados de ureia e ácido

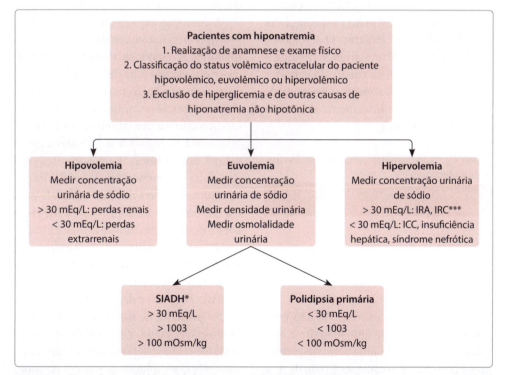

FIGURA 3 Diagnóstico etiológico da hiponatremia hipotônica, utilizando-se como parâmetro inicial dados clínicos. IRA: injúria renal aguda; IRC: injúria renal crônica. * Secreção inapropriada de hormônio antidiurético. Fonte: Adrogué et al., 2022.

úrico sugerem hipovolemia. Por fim, uma concentração urinária maior do que 30 mEq/L em um paciente com hiponatremia hipovolêmica sugere que a perda de sódio é renal. É importante ressaltar que o uso de diuréticos eleva a excreção renal de sódio. Portanto, amostras de urina para análise de sódio urinário devem ser obtidas após passado o efeito de diuréticos.

As osmolalidades plasmática e urinária podem ser diretamente medidas. No entanto, não são todos os laboratórios que dispõem de equipamentos capazes de realizar essas medições. A densidade urinária pode ser empregada como forma de estimar a osmolalidade urinária (Tabela 2). Já a osmolalidade plasmática efetiva pode ser calculada segundo a seguinte fórmula: osmolalidade efetiva calculada = 2x [Na$^+$] + [glicose]/18. Nesse cálculo, não é empregada a ureia, pois esta tem passagem livre pelas membranas celulares. O achado de diferença entre a osmolalidade medida e a osmolalidade efetiva calculada superior a 50 a 60 mOsm/L sugere a presença de outros agentes osmoticamente ativos em quantidade relevante.

TABELA 2 Relação entre osmolalidade urinária e densidade urinária

Osmolalidade urinária (mOsm/L)	Densidade urinária
100	1003
300	1010
500	1020

Tratamento

Os distúrbios do sódio não são uma doença propriamente dita, mas sim a manifestação clínica de uma série de patologias. Portanto, o seu tratamento não deve se limitar à correção do distúrbio eletrolítico. Pelo contrário, deve ser fundamentado na correção da patologia de base, o que, muitas vezes, já irá levar à normalização da natremia. Por exemplo, uma restrição de 25 a 50% da oferta hídrica diária pode já ser suficiente para elevar o valor sérico do sódio de pacientes com síndrome da secreção inapropriada de hormônio antidiurético. Já em pacientes com insuficiência cardíaca congestiva e hiponatremia hipervolêmica, a administração de diuréticos e inotrópicos e a restrição na oferta hídrica são as opções terapêuticas iniciais.

Indica-se a correção direta da natremia com solução salina hipertônica (NaCl 3%) apenas se o paciente apresentar uma hiponatremia sintomática. Nas hiponatremias com sódio corpóreo total baixo, também está indicada correção direta desse distúrbio se os níveis de sódio plasmático forem menores do que 120 mEq/L (Figura 4).

A correção rápida da natremia pode precipitar um fenômeno denominado desmielinização osmótica. Portanto, recomenda-se que ela seja feita de forma lenta. Para pacientes com baixo risco de desenvolver desmielinização osmótica, deve-se respeitar uma taxa máxima de elevação da natremia de 8 a 10 mEq/L em 24 horas e de 18 mEq/L em 48 horas. Para pacientes com alto risco de desenvolver desmielinização osmótica, essa taxa deve ser reduzida para 6 a 8 mEq/L em 24 horas. Fatores de risco para o desenvolvimento de desmielinização osmótica incluem hiponatremia extrema (< 110 mEq/L), hiponatremia crônica, etilismo, doença ou transplante hepático, depleção de potássio corporal e desnutrição.

Na presença de sintomas neurológicos muito graves, como crise convulsiva e coma, pode-se realizar uma correção rápida da natremia com solução de cloreto de sódio a 3% na dose de 2 mL/kg (máx.: 100 mL), a ser infundida ao longo de 10 a 20 minutos.

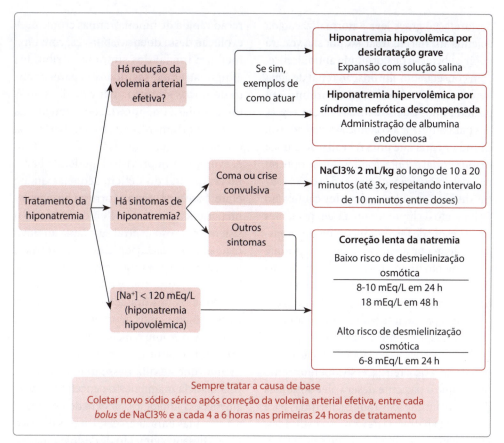

FIGURA 4 Tratamento da hiponatremia.

Essa dose pode ser repetida até três vezes, com intervalo de 10 minutos entre as correções (é importante que novas dosagens séricas do sódio sejam feitas entre cada dose). Na ausência de perda urinária de água livre, 1 mL/kg de NaCl 3% resulta em um aumento de 1 mEq/L na concentração plasmática de sódio.

Em situações em que há sintomas neurológicos diferentes de crise convulsiva e coma ou em hiponatremias hipovolêmicas com natremia < 120 mEq/L, é possível a utilização de uma infusão contínua de NaCl 3%. A fórmula descrita na Tabela 3 pode ser usada na estimativa do volume de solução a ser prescrito. É importante reforçar que a correção do valor sérico da natremia não deve ser guiada apenas pela fórmula, mas sim por uma monitorização frequente do nível plasmático do sódio. *Guidelines* norte-americanos e europeus sugerem que o valor sérico do sódio seja dosado a cada 4 a 6 horas nas primeiras 24 horas de tratamento.

Um ponto importante de atenção é que a normalização da diurese aquosa em pacientes com hiponatremia hipotônica leva por si só a um aumento da natremia do paciente (relembre a fisiopatologia da hiponatremia hipotônica na Figura 2). Por exemplo, em uma hiponatremia hipovolêmica causada por uma doença diarreica aguda, a expansão com solução salina no contexto de uma desidratação grave leva à normalização da volemia arterial efetiva. Isso, por sua vez, irá inibir a liberação de hormônio antidiurético, com consequente eliminação renal de água livre e elevação da natremia. Portanto, em pacientes nos quais medidas foram tomadas para otimizar a volemia arterial efetiva, é fundamental que uma reavaliação clínica e laboratorial aconteça antes que se opte ou não pela reposição adicional de sódio. Outra situação em que se deve ter cautela no tratamento da hiponatremia é em pacientes que estejam, de forma concomitante, fazendo suplementação de potássio. Isso porque um aumento de apenas 2 mEq/kg na quantidade corporal de potássio pode levar a uma elevação de 4 mEq/L na natremia (em paciente com quantidade corporal total de água correspondente a 50% do seu peso).

Em situações nas quais a correção da hiponatremia ocorreu excessivamente rápido ou em que o paciente desenvolve sintomas de desmielinização osmótica, medidas para redução da natremia devem ser instituídas. Isso inclui, por exemplo, uso de desmopressina (um análogo do hormônio antidiurético) ou de uma solução de glicose a 5%.

TABELA 3 Variação estimada do sódio plasmático

Variação [Na plasmático] = $([Na_{solução}] - [Na_{paciente}]) / (0{,}6 \times P + 1)$
Variação [Na plasmático]: variação na concentração de sódio plasmático após infusão de 1 litro da solução
$[Na_{solução}]$: concentração de sódio na solução
$[Na_{paciente}]$: concentração plasmática de sódio do paciente
P: peso

Complicações

A complicação mais temida na correção da hiponatremia é a síndrome da desmielinização osmótica, que é descrita na correção rápida de hiponatremias crônicas. A evolução dessa doença é bifásica, com uma melhora inicial dos sintomas atribuídos à hiponatremia, seguida do aparecimento de novos sintomas neurológicos após poucos dias (1 a 7 dias), como mudanças de comportamento, disartria, distúrbios do movimento, convulsões ou *locked-in*. A evolução é imprevisível, podendo haver reversão total do déficit, sequelas ou até óbito. Esse fenômeno ocorre na hiponatremia crônica, pois após 48 h de distúrbio o sistema nervoso central se adapta ao novo regime de osmolalidade, eliminando osmóis idiogênicos (p. ex.: glutamato, taurina e inositol). Assim, com a correção rápida da natremia há desidratação celular. O local classicamente mais acometido é a ponte, assim a síndrome é mais conhecida como mielinólise pontina. Um exame complementar que auxilia nesse diagnóstico é a ressonância magnética de encéfalo, mas as alterações radiológicas podem demorar de 2 a 4 semanas para aparecer. Fatores de risco para o desenvolvimento de desmielinização osmótica incluem hiponatremia extrema (< 110 mEq/L), etilismo, doença ou transplante hepático, depleção de potássio corporal e desnutrição. Em uma população sueca de 83 adultos com desmielinização osmótica, todos tinham hiponatremia crônica e o valor médio da natremia era de 104 mEq/L. A hiponatremia, em 93,1% dos casos, foi tratada com solução salina isotônica. Apenas 1,4% receberam solução hipertônica. Com exceção de seis pacientes, a elevação da natremia ultrapassou o corte de 8 mEq/L em 24 horas. Após 3 meses, 7,2% dos pacientes tinham morrido, 9,6% tinham rigidez extrapiramidal, 39,8% eram dependentes de outros para realização de atividades de vida diária e 60,2% eram funcionalmente independentes.

Hipernatremia

Definição

Hipernatremia é definida quando a concentração de sódio sérico está acima de 145 mEq/L. É menos frequente do que a hiponatremia e, diferentemente desta, sempre leva a um estado hiperosmolar.

Quando há aumento da natremia, são desencadeados mecanismos fisiológicos compensatórios: há aumento da sede e dos níveis do hormônio antidiurético. Esses mecanismos são bastante eficazes em aumentar a oferta de água livre e em concentrar a urina. Assim, a hipernatremia geralmente ocorre quando há restrição de acesso à água, como, por exemplo, em pacientes críticos, neuropatas, crianças ou idosos.

Classificação

A hipernatremia pode ser classificada em três grupos: hipovolêmica, euvolêmica e hipervolêmica. É considerada aguda quando se instala em menos de 48 horas e crônica quando ultrapassa esse período.

Causas de hipernatremia estão exemplificadas na Tabela 4.

Hipernatremia hipovolêmica

Hipernatremia associada à hipovolemia ocorre quando há perda de água em volume superior à perda de sódio. A perda de fluidos hipotônicos pode ter origem renal ou extrarrenal. Exemplos de perda extrarrenal incluem sudorese profusa, grandes queimados, pênfigo, diarreia, vômitos, uso de sonda nasogástrica e perda de líquidos para o terceiro espaço. Nesses casos, a concentração urinária de sódio é baixa e a osmolalidade urinária alta (geralmente maior do que 600 mOsm/L). As perdas renais ocorrem por meio de diurese osmótica, secundária ao uso de diuréticos, aumento da glicose ou ureia urinárias. Nesses casos, o sódio urinário é elevado e a osmolalidade urinária baixa (geralmente entre 300 e 600 mOsm/L).

Hipernatremia euvolêmica

A hipernatremia euvolêmica ocorre quando os pacientes têm perda de água

TABELA 4 Causas de hipernatremia

Perda de água livre	Perdas renais	*Diabetes insipidus*
		Diurese osmótica
		Tubulopatias
	Perdas gastrintestinais	Diarreia osmótica
		Vômitos
		Sonda nasogástrica
	Perdas insensíveis	Sudorese
		Grandes queimados
		Necrose epidérmica tóxica
	Distúrbios hipotalâmicos	Hipodipsia primária
Sobrecarga de sódio	Aumento da ingestão de sódio	Preparo inadequado de soluções de reidratação oral ou de fórmulas infantis
		Medicações que contêm sódio
	Aumento da reabsorção de sódio	Síndrome de Cushing
		Drogas: glicocorticoides ou mineralocorticoides

livre sem sinais de hipovolemia. A aparente euvolemia ocorre porque cerca de dois terços da água livre perdida são originários do compartimento intracelular. Assim, a hipovolemia se manifesta apenas quando a perda de água é substancial.

A perda aumentada de água pode ter origem renal ou extrarrenal. A perda inapropriada de água livre pelos rins ocorre no contexto do *diabetes insipidus* (DI). O DI é uma patologia em que há poliúria por um defeito na secreção ou na ação do HAD, gerando a eliminação de uma urina inapropriadamente diluída e a perda de água livre. A osmolalidade urinária no DI geralmente é menor do que a osmolalidade plasmática, com valores inferiores a 300 mOsm/L. O DI pode ser dividido em central, quando há falta de HAD (defeito de produção pelo hipotálamo ou de secreção pela neuro-hipófise), e nefrogênico, quando há insensibilidade dos rins à ação do HAD. Como mencionado anteriormente, a hipernatremia ocorre apenas se houver restrição de acesso à água. Causas de DI estão exemplificadas na Tabela 5.

TABELA 5 Causas de *diabetes insipidus*

Central	Pós-operatório de neurocirurgia	
	Trauma cranioencefálico	
	Meningite	
Nefrogênico	Congênito	
	Hipo/hipercalemia	
	Medicamentos	Lítio
		Anfotericina
		Aminoglicosídeos
		Rifampicina
	Outros	Anemia falciforme
		Sd. Sjögren

Hipernatremia hipervolêmica

A hipernatremia associada à hipervolemia ocorre quando há oferta excessiva de sódio, seja de forma iatrogênica ou não iatrogênica. A sobrecarga iatrogênica de sódio pode ocorrer pela ingestão exógena de sódio em sais, em medicações, em fórmulas infantis preparadas de forma inadequada ou em soros de reidratação oral. A administração excessiva de bicarbonato de sódio durante ressuscitação cardiopulmonar, a correção excessiva de hiponatremia com solução hipertônica, diálise peritoneal ou hemodiálise também podem acarretar hipernatremia. Causas não iatrogênicas de hipernatremia incluem: aumento da reabsorção de sódio em doenças que cursam com produção aumentada de mineralocorticoides (p. ex., hiperaldosteronismo primário) ou uso de medicações que aumentem o nível sérico de glicocorticoides ou mineralocorticoides.

Quadro clínico

Na hipernatremia, a água do compartimento intracelular é desviada para o meio extracelular. Portanto, a hipernatremia resulta em sinais de choque apenas em quadros graves e é a desidratação celular a principal responsável pelos sintomas decorrentes desse distúrbio eletrolítico. O sistema nervoso central é o mais acometido. Assim, os sintomas que predominam são relacionados a alterações neurológicas: letargia, confusão, estupor, coma, cãibras, hiper-reflexia, espasticidade, tremor, ataxia, convulsões e alterações neurológicas focais. Sangramentos de localizações diversas podem ocorrer, especialmente no sistema nervoso central, pela rotura dos vasos retos. Há também sinais inespecíficos, como febre, taquipneia e irritabilidade.

Assim como na hiponatremia, os sintomas de hipernatremia dependem não apenas do valor absoluto do sódio sérico, como também da velocidade de instalação desse distúrbio eletrolítico. Isso ocorre porque os mecanismos compensatórios das células do sistema nervoso central para contrabalancear as oscilações da osmolalidade plasmática demoram até 48 horas para serem estabelecidos. Inicialmente, o cérebro se adapta à hipertonicidade por meio de desidratação celular. A seguir, os neurônios iniciam a retenção intracelular de sódio e de potássio e, no intervalo de horas (principalmente após 48 horas), há síntese e acúmulo de osmóis idiogênicos, que aumentam a osmolalidade do líquido intracelular.

Tratamento

Assim como na hiponatremia, na hipernatremia o tratamento da doença de base é mais importante do que a correção da natremia em si. Por exemplo, no caso do *diabetes insipidus* central, além da reposição da perda urinária de água livre e da obtenção de um balanço hídrico zerado, deve-se empregar análogos do HAD, como a desmopressina.

A complicação mais temida durante a correção da hipernatremia é o edema cerebral. Isso ocorre nos casos de hipernatremia crônica, quando já houve tempo para o sistema nervoso central se adaptar ao novo regime de osmolalidade por meio da síntese de osmóis idiogênicos. Como a destruição desses agentes osmoticamente ativos leva de horas a dias, a correção muito rápida da natremia e da tonicidade do líquido extracelular leva a um influxo de água para o líquido intracelular e consequente edema cerebral. Em casos mais dramáticos, há risco de herniação do parênquima cerebral e óbito. O risco de edema cerebral é muito maior na faixa etária pediátrica do que em adultos. Assim, a correção da hipernatremia deve ser realizada de forma lenta, respeitando uma queda na natremia de até 0,5 mEq/L/h. Além disso, a ressuscitação fluídica rotineira com solução cristaloide deve ser realizada apenas em caso de instabilidade hemodinâmica.

Há apenas uma situação na qual é possível a correção rápida da hipernatremia: hipernatremia aguda associada a sintomas neurológicos graves como crise convulsiva, coma, hemorragia intracraniana e trombose de seios venosos cerebrais. Nessas situações, é possível o emprego de infusão rápida (durante 10 a 20 minutos) de soro glicosado 5% (SG5%) na dose de 3 mL/kg, e deve-se ponderar a realização de hemodiálise. Na ausência de perdas urinárias de água, estima-se que 3 mL/kg de SG5% reduza em cerca de 1 mEq/L a natremia.

Sempre que possível, a correção da hipernatremia e a reposição de água livre devem ser realizadas por via enteral, seja por ingesta oral ou por meio de sondagem enteral. Para o cálculo do déficit de água livre e, portanto, para a estimativa do volume de água a ser reposto por via enteral, pode-se empregar a fórmula descrita na Tabela 6. Quando não for possível o emprego da via enteral, pode-se empregar o soro glicosado 5% para a correção do déficit de água livre por via parenteral. A fórmula empregada para o cálculo do volume dessa solução está descrita na Tabela 3. É importante reforçar que as fórmulas utilizadas para a correção da hipernatremia não levam em consideração as perdas de água que o paciente pode ainda apresentar. Portanto, uma terapia de reposição dessas perdas deve ser acrescen-

TABELA 6	Cálculo do déficit de água livre

Déficit de água livre = P x 0,6 x [([Na$_{paciente}$]/[Na$_{desejado}$]) − 1]

P: peso do paciente

[Na$_{paciente}$]: concentração de sódio plasmático do paciente

[Na$_{desejado}$]: concentração de sódio plasmático desejado para o paciente

tada à prescrição. Também deve-se manter em mente que a correção do valor sérico da natremia não deve ser guiada apenas por fórmulas, mas também, e principalmente, por uma monitorização frequente do nível plasmático do sódio.

DISTÚRBIOS DO POTÁSSIO

Metabolismo do potássio

Para garantir que os níveis plasmáticos de potássio variem em uma faixa estreita de 3,5 a 5 mEq/L, é necessário que o organismo mantenha rigorosamente nulos dois balanços. O primeiro deles é o balanço externo, definido como a diferença entre a quantidade de potássio ingerida via oral ou administrada por via endovenosa e aquela que é perdida para o meio externo. O segundo é o balanço interno, que consiste na diferença entre a quantidade de potássio que passa diariamente do compartimento intra ao extracelular e vice-versa.

O controle do balanço externo se dá principalmente pela excreção renal de potássio: cerca de 90% do potássio eliminado diariamente pelo corpo ocorre por meio dos rins. Os 10% restantes são eliminados pelo trato gastrointestinal, através das fezes. Cerca de dois terços do potássio filtrado pelos glomérulos renais é reabsorvido nos túbulos proximais, por um processo passivo acoplado à reabsorção ativa de sódio. Grande parte do potássio restante é reabsorvido na porção ascendente da alça de Henle, por meio de um cotransportador de sódio, potássio e cloreto localizado na membrana basolateral das células tubulares. Esse cotransportador é sensível à ação do diurético furosemida. Embora apenas 5% da carga filtrada de potássio atinjam os túbulos distais e coletores renais, são essas porções do aparelho tubular renal as principais responsáveis pelo controle fino da excreção renal de potássio. As chamadas células principais dos túbulos coletores apresentam em sua membrana basolateral uma Na^+/K^+/ATPase, que diminui a concentração intracelular de sódio e aumenta a de potássio. Isso estimula a reabsorção de sódio por meio de canais específicos situados na membrana luminal das células tubulares. Por fim, esse gradiente eletroquímico gerado pela reabsorção tubular de sódio favorece a secreção de potássio para a luz tubular, também por meio de canais específicos. De forma resumida, pode-se dizer que a entrada de sódio favorece a saída de potássio nos túbulos distal e coletor renais. Portanto, quanto maior o aporte renal de sódio nos túbulos coletores, maior será a excreção renal de potássio. Além disso, um fluxo intraluminal de fluido aumentado ocasiona uma "lavagem" renal de potássio e aumenta a sua eliminação na urina. Diuréticos são exemplos de agentes que podem aumentar o aporte de sódio e água nos túbulos renais distais, favorecendo a ocorrência de hipocalemia. A aldosterona também é um fator que influencia na secreção renal de potássio ao estimular a ação da Na^+/K^+/ATPase e, portanto, ao estimular a secreção de potássio pelas células principais. Embora a aldosterona seja produzida principalmente como resposta à ativação do sistema renina-angiotensina-aldosterona, ela também é secretada sob o estímulo direto do aumento plasmático do potássio.

O balanço interno do potássio é mantido por diversos fatores: integridade da membrana celular, atividade da Na^+/K^+/ATPase, equilíbrio ácido-base, tonicidade sérica e fatores humorais. A insulina promove a entrada de potássio na célula, sendo que um dos mecanismos responsáveis por isso é o estímulo à atividade da Na$^+$/K$^+$/ATPase. As catecolaminas, por meio da estimulação de receptores beta-2 adrenérgicos, também ativam a Na$^+$/K$^+$/ATPase, promovendo o *shift* de potássio para dentro da célula. É importante ressaltar que a estimulação beta-1 adrenérgica não tem esse efeito e que a estimulação alfa-adrenérgica tem efeito contrário no gradiente transcelular de potássio. Isso ocorre porque, além de inibirem a ação da Na$^+$/K$^+$/ATPase, agentes alfa-adrenérgicos diminuem a secreção de insulina. Agentes inibidores da degradação do AMP cíclico, que é um mensageiro intracelular que ativa a Na$^+$/K$^+$/ATPase, também levam a um influxo de potássio para dentro da célula. Um exemplo desse agente é a teofilina. O equilíbrio ácido-base também influencia diretamente a troca transcelular de potássio. Assim, na acidemia, há alta concentração de íons hidrogênio no extracelular, que resulta em movimento de hidrogênio para dentro da célula e saída de potássio do compartimento intra para o extracelular. O contrário ocorre na alcalemia. De forma prática, há alteração em 0,4 mEq/L no potássio sérico para cada alteração de 0,1 no pH sanguíneo. Por fim, o aumento da tonicidade plasmática (como ocorre, por exemplo, na cetoacidose diabética) promove saída de potássio da célula, pois esse íon é arrastado para o meio extracelular junto da água (fenômeno chamado de *solvent drag*).

Hipocalemia

Definição

Hipocalemia é definida como concentração sérica de potássio abaixo de 3,5 mEq/L. Hipocalemia grave ocorre quando a concentração sérica de potássio é menor do que 2,5 mEq/L. Ela ocorre quando um dos balanços de potássio, interno ou externo, torna-se negativo. A negativação desses balanços pode ocorrer por diminuição da ingestão, aumento das perdas ou por passagem transcelular do potássio para o meio intracelular.

Etiologia
Balanço externo negativo de potássio
Diminuição da ingestão

Falta de ingestão é rara como etiologia da hipocalemia, já que o potássio é um íon abundante nos alimentos. No entanto, ela pode ocorrer em situações de desnutrição crônica, como, por exemplo, na anorexia nervosa.

Aumento das perdas

As perdas de potássio podem ocorrer pelos rins, pelo trato gastrintestinal e/ou pela pele. As perdas gastrintestinais são a causa mais comum de hipocalemia em pediatria, tanto por meio de vômitos como por diarreia.

Perdas extrarrenais

Embora a concentração de potássio no suco gástrico seja baixa, vômitos frequentemente resultam em hipocalemia. Isso ocorre porque os vômitos levam a uma perda de íons hidrogênio com consequente alcalose metabólica, que, por sua vez, desloca o potássio do meio extracelular para o intracelular. Além disso, a contração volêmica e consequente ativação do sistema renina-angiotensina-aldosterona também favorece a perda renal de potássio, agravando a hipocalemia.

A concentração de potássio nas fezes é alta, mas como o volume de água habitualmente eliminado pelo trato gastrintestinal é baixo, são poucas as perdas desse íon por essa via em condições fisiológicas. No entanto, na diarreia, o volume de água nas fezes se eleva, aumentando também a perda de potássio. Nas diarreias agudas volumosas, como na cólera, a intensa e rápida perda de eletrólitos não consegue ser compensada de forma igualmente rápida pela transferência de potássio do meio intracelular para o extracelular. Já nas diarreias crônicas, nas quais é mais comum a ocorrência de hipocalemia, embora as perdas sejam geralmente menores, o problema persiste por tempo suficiente para que se acumule uma grande deficiência de potássio. As hipocalemias causadas por diarreia podem ser mascaradas pela frequente ocorrência de acidose metabólica, secundária à perda de bicarbonato pelas fezes.

As perdas cutâneas de potássio são incomuns, mas podem ser vistas em grandes queimados ou como consequência de sudorese excessiva.

Perdas renais

Perdas renais excessivas de potássio podem ocorrer por uso excessivo de diuréticos, por excesso de aldosterona ou por anomalias genéticas. Diuréticos como hidroclorotiazida e furosemida promovem um aumento do aporte de NaCl e de água aos túbulos renais distal e coletor, o que, por sua vez, aumenta a secreção de potássio nesses segmentos renais.

A síndrome de Bartter é uma anomalia genética que leva à perda renal exagerada de Na, Cl e K por um defeito no transporte desses íons na porção espessa da alça de Henle. Esses pacientes comportam-se como se usassem continuamente o diurético furosemida. Também há, nessa síndrome, hipercalciúria. Já a síndrome de Gitelman é outra anomalia genética que resulta na perda renal exagerada de Na, Cl e K por um defeito no túbulo distal inicial. Esses pacientes comportam-se como se usassem cronicamente o diurético hidroclorotiazida. Ao contrário da síndrome de Bartter, a eliminação renal de cálcio está baixa.

Balanço interno negativo de potássio

Como já mencionado anteriormente, situações de alcalemia, de estímulo beta-2 adrenérgico ou de aumento do efeito da insulina cursam com transferência de potássio do meio extracelular para o intracelular, contribuindo para o desenvolvimento de hipocalemia. Outras causas incluem paralisia periódica familiar e hipertireoidismo.

Paralisia periódica familiar é uma doença autossômica recessiva caracterizada por surtos abruptos de fraqueza muscular e, ocasionalmente, arritmias cardíacas. Os sintomas são atribuídos a uma hipocalemia acentuada que se instala como consequência de um súbito deslocamento do potássio do meio extracelular para o intracelular. O motivo dessa transferência transcelular de potássio ainda é desconhecido.

A Figura 5 resume as principais causas de hipocalemia.

Quadro clínico

O potássio é fundamental para a integridade do potencial de repouso das membranas celulares. Na hipocalemia, as membranas celulares ficam hiperpolarizadas e a despolarização da membrana torna-se, portanto, mais difícil. Essa alteração eletrofisiológica explica os principais sintomas associados à hipocalemia: perda da força muscular e arritmias cardíacas.

A queixa mais comum dos pacientes com hipocalemia é de fraqueza muscular. No entanto, podem estar presentes sintomas mais graves como paralisia da musculatura periférica e, em casos extremos, da musculatura respiratória. Pode-se ainda desenvolver uma rabdomiólise. A musculatura lisa

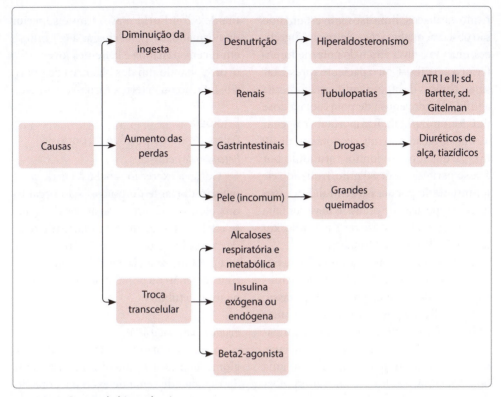

FIGURA 5   Causas de hipocalemia.

visceral também pode ser afetada, gerando sintomas como náuseas, vômitos, distensão abdominal e, em casos extremos, íleo paralítico e retenção urinária.

As complicações cardíacas são frequentes e potencialmente fatais. As primeiras alterações a surgir no ECG são achatamento da onda T e presença da onda U. Em hipocalemias mais graves, podem ocorrer prolongamento do intervalo QT e depressão do segmento ST. Em casos extremos, podem ocorrer arritmias graves, como taquicardias supraventriculares e ventriculares, passíveis de evoluir para fibrilação ventricular e assistolia. A hipocalemia também predispõe o paciente à intoxicação digitálica.

A hipocalemia pode afetar diretamente a estrutura e a função renais. É possível haver vasoconstrição e consequente hipoperfusão renal. Além disso, a hipocalemia pode levar a uma resistência na ação renal do hormônio antidiurético, levando a um quadro de *diabetes insipidus* nefrogênico.

Por fim, a hipocalemia pode acarretar anomalias metabólicas, como diminuição da capacidade pancreática de eliminar insulina, com consequente intolerância à glicose. Também pode levar à alcalose metabólica, levando a um ciclo vicioso, já que esse distúrbio acidobásico também agrava a hipocalemia.

Tratamento

A prioridade inicial é garantir a estabilidade hemodinâmica do paciente, realizando infusão de solução cristaloide quando indicada. Também é fundamental a monitorização cardíaca para a detecção de distúrbios de ritmo cardíacos. Em casos graves, quando são observadas alterações eletrocardiográficas, quando o nível sérico do potássio for inferior a 2,5 mEq/L ou o paciente apresentar sinais clínicos de hipocalemia, está indicada a infusão endovenosa de potássio, na dose de 0,5 a 1 mEq/kg/h. É importante respeitar a concentração máxima de potássio de 40 mEq/L quando esse íon for infundido por acesso periférico e de 80 mEq/L quando ele for infundido por acesso central. Em casos leves, a reposição de potássio deve ser feita por via enteral, na dose de 1 a 4 mEq/kg/dia, dividida em 2 a 4 tomadas.

A depender da presença ou não de outros distúrbios hidroeletrolíticos ou acido-básicos, pode-se optar por sais de potássio distintos. Para hipocalemia isolada, o mais utilizado é o cloreto de potássio. Já em pacientes com acidose metabólica associada, o acetato ou o citrato de potássio são uma opção melhor. Por fim, se houver hipofosfatemia concomitante, pode-se empregar o fosfato de potássio.

Em todos os casos, deve-se tratar a causa da hipocalemia. Além disso, a depender da condição clínica, é possível o uso de retentores de potássio para prevenir novos episódios de hipocalemia. Por exemplo, pode-se empregar diuréticos retentores de potássio em pacientes que recebam, simultaneamente, digitálicos e diuréticos para o tratamento de insuficiência cardíaca. Exemplos de medicações retentoras de potássio são: inibidores da enzima conversora de angiotensina; bloqueadores do receptor de angiotensina e antagonistas do receptor de aldosterona.

Hipercalemia

Definição

Hipercalemia é geralmente definida como concentração sérica de potássio acima de 5,5 mEq/L, mas o limite superior da normalidade pode chegar a 6,5 mEq/L em recém-nascidos e lactentes jovens. Ela ocorre quando um dos balanços de potássio, interno ou externo, torna-se positivo.

Etiologia
Balanço externo positivo de potássio
Retenção de potássio

Como a excreção renal é a via de saída mais importante do potássio do organismo, balanços externos positivos desse íon se estabelecem quando a capacidade renal de excreção de potássio está prejudicada, seja por uma redução global da sua função (injúria renal) ou por alterações específicas na função tubular.

Injúria renal aguda (IRA)

A queda abrupta da taxa de filtração glomerular leva a uma diminuição súbita da capacidade renal de excretar potássio, contribuindo para a instalação de hipercalemia. Além disso, a acidose metabólica associada à injúria renal aguda promove transferência do potássio do meio intracelular para o extracelular. Por fim, a etiologia da IRA, como hemólise e rabdomiólise, também pode contribuir para o aumento da calemia.

Injúria renal crônica (IRC)

A perda insidiosa e progressiva da função renal é acompanhada pelo desenvolvimento de mecanismos compensatórios que aumentam a capacidade renal de excretar potássio. Portanto, caso o paciente mantenha uma ingesta adequada e equilibrada de potássio e caso ele não use medicamentos que favoreçam a retenção renal de potássio, a hipercalemia irá ocorrer na IRC apenas quando a filtração glomerular for igual ou menor do que 20%.

Deficiência de aldosterona

Situações clínicas que cursam com diminuição dos níveis ou da ação da aldosterona favorecem o desenvolvimento de hipercalemia. Alguns exemplos incluem doença de Addison e infecções como tuberculose e hiperplasia adrenal congênita.

Medicamentos

Dois grandes grupos de medicamentos podem provocar hipercalemia: supressores do sistema renina-angiotensina-aldosterona (p. ex.: captopril, losartan, espironolactona) e bloqueadores do canal luminal de sódio (amiloride). O antimicrobiano trimetoprim, utilizado em associação com uma sulfa no tratamento de diversas infecções bacterianas, apresenta um efeito retentor de potássio semelhante ao amiloride. Outras medicações, como ciclosporina e anti-inflamatórios não hormonais, também favorecem o desenvolvimento de hipercalemia.

Balanço interno positivo de potássio

Como já mencionado anteriormente, situações de acidemia, de bloqueio beta-2 adrenérgico ou de diminuição do efeito da insulina cursam com transferência de potássio do meio intracelular para o extracelular, contribuindo para o desenvolvimento de hipercalemia. Situações que cursam com destruição celular, como síndrome de esmagamento, rabdomiólise, hemólise e síndrome de lise tumoral, também resultam em hipercalemia por liberação do conteúdo intracelular de potássio para o meio extracelular. Outras causas incluem intoxicação digitálica, exercício exaustivo, uso de relaxantes musculares despolarizantes e paralisia periódica hipercalêmica.

Paralisia periódica hipercalêmica é uma rara condição familiar em que ocorrem crises de hipercalemia e paralisia muscular, aparentemente associadas à despolarização da membrana das células musculares e a um rápido efluxo de potássio, talvez por uma disfunção da Na/K/ATPase.

A Figura 6 resume as causas de hipercalemia.

Quadro clínico

Ao contrário da hipocalemia, a hipercalemia geralmente é oligo ou assintomática. Sua principal manifestação clínica são arritmias cardíacas. O motivo para essas alterações eletrofisiológicas reside no fato de o aumento da calemia levar à despolarização das células, acarretando três principais efeitos sobre o miócito: aumento do automatismo cardíaco, com aparecimento de focos ectópicos de estimulação; diminuição da velocidade de transmissão do estímulo, com consequente instalação de bloqueios de condução; alteração na repolarização celular. A combinação dessas três anomalias leva às seguintes alterações no ECG:

- Alteração da onda T, que se torna pontiaguda e simétrica ("em tenda").
- Achatamento da onda P, prolongamento do intervalo PR e alargamento do QRS, com aprofundamento da onda S.
- Aspecto sinusoidal do traçado do ECG.
- Taquicardia ventricular/fibrilação ventricular.

Embora exista certa correlação entre a magnitude da hipercalemia e as alterações no ECG, é comum a ocorrência de arritmias graves ou até fatais em pacientes com elevações relativamente moderadas da calemia, principalmente quando o distúrbio se instala de forma aguda.

As manifestações neuromusculares são incomuns na hipercalemia. No entanto, em casos extremos, nos quais as concentrações

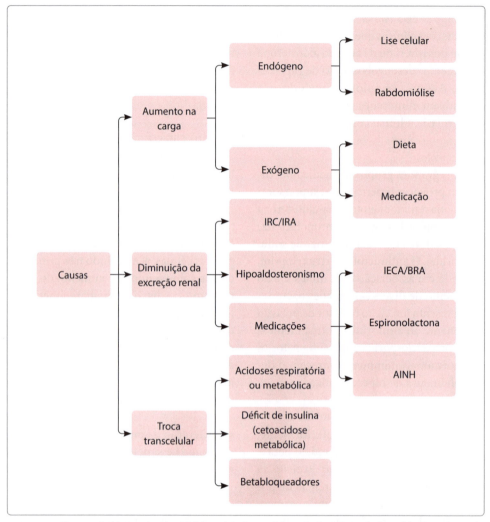

FIGURA 6 Causas de hipercalemia. AINH: anti-inflamatórios não hormonais; BRA: bloqueadores de receptores da angiotensina; IECA: inibidores da enzima conversora de angiotensina; IRA: injúria renal aguda; IRC: injúria renal crônica.

de potássio chegam a 9 ou 10 mEq/L, pode ocorrer paralisia flácida muscular, tanto da musculatura esquelética como da musculatura respiratória. Isso ocorre, por exemplo, na paralisia periódica hipercalêmica.

Tratamento

O tratamento inicial inclui estabilização respiratória e hemodinâmica, monitorização do ritmo cardíaco e tratamento específico de um possível distúrbio do ritmo cardíaco. Pacientes com níveis de potássio maiores do que 6 mEq/L ou com relato de um aumento significativo e abrupto da calemia devem ser avaliados por meio da realização de um eletrocardiograma (ECG).

O tratamento de emergência da hipercalemia envolve quatro etapas (resumidas na Tabela 7):

1. Suspensão ou diminuição imediata de qualquer reposição exógena de potássio.
2. Identificação de situações que imponham um risco grande ao paciente, para início precoce de terapias que estabilizem a membrana celular e que promovam *shift* de potássio para o interior da célula. São considerados de risco para efeitos cardíacos adversos pacientes que apresentem hipercalemia grave (≥ 7 mEq/L), hipercalemia sintomática (alterações eletrocardiográficas e fraqueza ou paralisia muscular) ou calemia entre 6 e 7 mEq/L com perspectiva de contínua e rápida elevação desses níveis. Na presença de alterações no ECG, está indicada administração de cálcio com o objetivo de estabilizar a membrana do miócito. Ele pode ser ofertado na forma de cloreto ou gluconato de cálcio. O cloreto de cálcio 10%, cuja dose é de 20 mg/kg (máx. 1.000 mg) a ser infundida ao longo de 5 a 10 minutos, leva a elevações mais rápidas nos níveis séricos de cálcio ionizado. Portanto, ele é preferencial em situações críticas. A dose do gluconato de cálcio 10% é de 0,5 a 2 mL/kg (máx. 20 mL) ao longo de 5 a 10 minutos. Essas medicações podem ser repetidas após 5 minutos caso haja persistência das alterações eletrocardiográficas. É importante ressaltar que essas medidas estabilizadoras de membrana não têm influência sobre o nível sérico do potássio e seus efeitos permanecem por apenas 30 a 60 minutos. Portanto, é fundamental que sejam prescritas terapêuticas para promover a entrada de potássio para dentro da célula o quanto antes:
   - Bicarbonato de sódio 1 a 2 mEq/kg, EV, em 10 a 15 minutos.
   - Solução polarizante: 0,1 UI/kg insulina (máx. 10 UI) + 0,5 g/kg glicose em 30 minutos.
   - Agonistas beta-adrenérgicos inalatórios ou endovenosos.
3. Instituir terapias que espoliam potássio corporal. Essas medidas, que incluem o uso de diuréticos de alça ou de resinas de troca (como sorcal ou kayexalate), têm ação mais prolongada. Portanto, após estabilização inicial, devem ser instituídas o quanto antes. Em pacientes com deficiência de mineralocorticoides (como na hiperplasia adrenal congênita), podem-se empregar análogos da aldosterona, como a fludrocortisona. A diálise é o último recurso para a remoção de potássio, mas é extremamente eficaz. Ela deve ser considerada para pacientes com injúria renal grave ou aporte endógeno muito exagerado de potássio, como síndrome de lise tumoral e rabdomiólise.
4. Tratamento da causa da hipercalemia.

TABELA 7 Tratamento da hipercalemia

Estabilizar membrana cardíaca
Gluconato de cálcio 10% 0,5 a 2 mL/kg, EV, em 5 a 10 minutos
Cloreto de cálcio 10% 0,25 a 0,5 mL/kg, EV, em 5 a 10 minutos
Aumento da troca transcelular
Bicarbonato de sódio 1 a 2 mEq/kg, EV, em 10 a 15 minutos
Solução polarizante: 0,1 UI/kg de insulina + 0,5 g/kg de glicose
Agonistas beta-adrenérgicos
Remoção de potássio corporal
Resinas trocadoras de potássio:
- Sorcal 0,5 a 1 g/kg, VO ou VR, a cada 6 h
- Kayexalate 1 g/kg, VO ou VR, a cada 6 h
Furosemida 1 mg/kg, EV, a cada 6 h
Diálise

DISTÚRBIOS DO CÁLCIO

Metabolismo do cálcio

Muitas reações enzimáticas dependem do cálcio intracelular: contração muscular, contração cardíaca, neurotransmissão, crescimento e reprodução celular, secreção glandular, ativação enzimática, agregação plaquetária e função imune.

Mais de 99% do cálcio corpóreo total se encontram na forma mineral nos ossos. O restante (1%) distribui-se em três frações plasmáticas: 50% ligados à albumina, 10% em complexos com ânions séricos e 40% em fração ionizada.

A vitamina D tem como principal função biológica a manutenção da calcemia: aumenta a absorção de cálcio e fósforo no intestino delgado, a reabsorção de cálcio e fosfato no túbulo distal e a mobilização de cálcio ósseo.

O paratormônio (PTH) aumenta a reabsorção de cálcio no túbulo distal, estimula a liberação de cálcio do osso para o plasma e medeia a hidroxilação da vitamina D em sua forma ativa. O PTH ainda inibe a reabsorção de fosfato nos rins. É importante ressaltar que a liberação e a ação do PTH são dependentes de níveis séricos adequados de magnésio. Por fim, a calcitonina aumenta a deposição de cálcio nos ossos.

A calcemia é mantida pela relação desses três componentes: vitamina D, PTH e calcitonina. Assim, quando há diminuição do cálcio ionizado, o sistema PTH-vitamina D é ativado, aumentando a reabsorção renal e intestinal e a mobilização óssea de cálcio para o sangue. Quando a calcemia está elevada, há supressão desse sistema e aumento na secreção de calcitonina, o que culmina em diminuição na entrada de cálcio para o sangue. A Figura 7 ilustra a resposta fisiológica que ocorre frente a uma hipocalcemia.

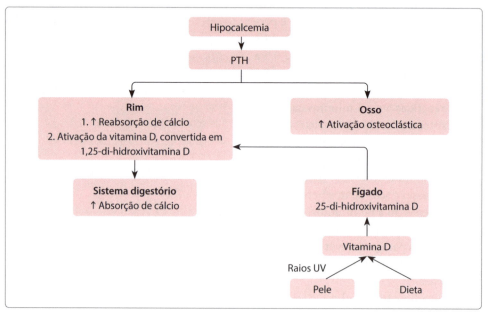

FIGURA 7 Regulação do cálcio sérico. PTH: paratormônio; UV: ultravioleta. Fonte: Cooper e Gittoes, 2008.

Alterações no equilíbrio acidobásico influenciam a taxa de cálcio ionizado, sem alterar o nível de cálcio total. Alcalose aumenta a ligação de cálcio livre à albumina, podendo gerar sintomas de hipocalcemia. Acidose tem o efeito inverso, diminuindo a ligação do cálcio livre às proteínas.

O cálcio sérico total não se correlaciona bem com a medida do cálcio ionizado. A hipoalbuminemia altera a dosagem de cálcio total sem afetar o ionizado: aumento ou diminuição na albumina sérica gera alterações no mesmo sentido do cálcio total, mantendo o cálcio ionizado inalterado. Para efetuar a correção desse viés, classicamente utiliza-se a seguinte regra prática: para cada alteração de 1 g/dL de albumina, deve-se corrigir o cálcio total sérico em 0,8 mg/dL. Embora o uso dessa regra seja bastante disseminado, alguns estudos mais recentes sugerem que ela não tem boa correlação com a realidade em algumas populações, como pacientes críticos hospitalizados ou com injúria renal crônica avançada.

Hipocalcemia

Definição

Hipocalcemia é definida por cálcio sérico menor do que 7 mg/dL em prematuros, 8 mg/dL em recém-nascidos a termo e 8,8 mg/dL em crianças e adolescentes. As manifestações podem ocorrer nos primeiros dias de vida (hipocalcemia neonatal) ou depois.

Etiologia

A etiologia da hipocalcemia pode ser dividida em causas neonatais, hipocalcemia com PTH baixo, hipocalcemia com PTH elevado dependente ou não de vitamina D e outras causas.

Hipocalcemia neonatal

A hipocalcemia neonatal é comum e frequentemente transitória. Ela pode ser dividida em precoce, quando ocorre nas primeiras 72 horas de vida, ou tardia, quando ocorre após esse período.

A hipocalcemia neonatal transitória precoce é tipicamente causada por insultos agudos que prejudicam a secreção ou ação do PTH, como:

- Fatores maternos, como deficiência de vitamina D, uso de anticonvulsivantes, diabetes ou hiperparatireoidismo materno.
- Fatores neonatais, como prematuridade, baixo peso ao nascer, retardo de crescimento intrauterino e asfixia neonatal.
- Doenças neonatais concomitantes, como sepse, síndrome do desconforto respiratório, hipomagnesemia, hiperbilirrubinemia com necessidade de fototerapia e disfunção renal.
- Fatores exógenos ou iatrogênicos, como a administração excessiva de fósforo, infusões lipídicas, hemocomponentes citratados e bicarbonato.

A hipocalcemia neonatal transitória tardia é frequentemente atribuída a uma sobrecarga de fósforo ofertada por meio de leite de vaca ou fórmula láctea de leite de vaca modificado.

Causas de hipocalcemia neonatal persistente devem ser pesquisadas e a investigação inicial inclui a dosagem dos níveis séricos de PTH. Suas causas serão mais bem descritas a seguir.

Hipocalcemia com PTH baixo

Hipoparatireoidismo é resultado de uma síntese ou secreção inapropriada de paratormônio e resulta em hipocalcemia. Além disso, mutações ativadoras do receptor sensível ao cálcio também resultam em níveis séricos reduzidos de cálcio. Doenças genéticas como síndrome de DiGeorge, doenças autoimunes e doença de Wilson são exemplos de doenças que resultam em hipocalcemia com PTH baixo.

Hipocalcemia com PTH elevado

Hipocalcemia com PTH elevado geralmente está associada à insuficiência de vitamina D, defeitos na metabolização dessa vitamina ou à resistência na sua ação. Níveis séricos insuficientes de vitamina D podem ser causados por ingesta inadequada, absorção intestinal anormal ou pouca produção pela pele. Assim como esquematizado na Figura 5, a vitamina D proveniente da dieta e da síntese cutânea é biologicamente inativa e precisa ser convertida à sua forma ativa no fígado (onde ocorre a 25-hidroxilação) e no rim (onde ocorre a 1-hidroxilação da 25-di-hidroxivitamina D, resultando na forma final ativa 1,25-di-hidroxivitamina D). Portanto, disfunção hepática severa e disfunção renal diminuem a biodisponibilidade de vitamina D ativa. Doenças genéticas que comprometem as enzimas responsáveis pela hidroxilação da vitamina D ou que aumentam o seu catabolismo também podem levar a quadros de hipocalcemia com PTH elevado. Por fim, defeitos na ligação ao receptor de PTH levam a um quadro de pseudo-hipoparatireoidismo, no qual os níveis de PTH são elevados, apesar de a clínica ser semelhante à de um hipoparatireoidismo primário.

Outras causas

O cálcio liga-se a várias substâncias no plasma. Se houver aumento destas, o nível do cálcio ionizado diminui. Destacam-se infusões de citratos em transfusões de hemocomponentes, aumento da fosfatemia (administração exógena ou secundária à lise tumoral, falência renal ou rabdomiólise), alcalose metabólica ou respiratória e aumento da liberação de ácidos graxos (pancreatite aguda ou estados hiperadrenérgicos).

Quadro clínico

As manifestações clínicas relacionam-se não apenas ao nível sérico do cálcio, mas também à velocidade de queda de seu valor.

Os sintomas são predominantemente neuromusculares e cardiovasculares. Há aparecimento de fraqueza e espasmos musculares, parestesia, tetania, sinais de Trousseau e Chvostek (mais bem descritos na Tabela 8), hiper-reflexia, broncoespasmo, laringoespasmo e convulsões. As alterações cardíacas incluem: prolongamento do intervalo QT, bradicardia, hipotensão e até parada cardíaca.

TABELA 8 Sinais clínicos de hipocalemia

Sinal de Chvostek	Espasmos dos músculos da face em resposta à percussão do nervo facial 0,5 a 1 cm abaixo do processo zigomático e 2 cm anterior ao lobo da orelha
Sinal de Trousseau	É realizado com insuflação do esfigmomanômetro acima da pressão sistólica por cerca de 3 minutos. É positivo quando se obtém espasmo carpopedal

Investigação diagnóstica

Primeiramente, é importante que se confirme a hipocalcemia. Se há dúvida em relação a esse diagnóstico por conta de uma hipoalbuminemia, fórmulas de correção (como a mencionada anteriormente) podem ser empregadas e/ou uma dosagem do cálcio ionizado (que não sofre influência dos níveis séricos de albumina) pode ser obtida.

Em um segundo momento, é importante que história e exame físico detalhados sejam realizados, de modo a direcionar o raciocínio para a etiologia da hipocalcemia. Por fim, é importante que dosagens laboratoriais dos níveis de PTH, vitamina D, fosfatase alcalina, função renal, magnésio e fósforo sejam obtidas. Na deficiência de vitamina D, por exemplo, os níveis de PTH são elevados, os da fosfatase alcalina normais ou pouco altos e os de fósforo e de 25-di-hidroxivitamina D, reduzidos. Já no hipoparatireoidismo primário, os níveis de PTH são reduzidos, a fosfatase alcalina e a 25-di-hidroxi-vitamina D são normais e a fosfatemia é elevada.

Tratamento

A administração de cálcio endovenoso deve ser feita em todo paciente sintomático. O paciente deve receber monitorização cardíaca contínua durante a infusão desse eletrólito, que deve ser realizada em acesso calibroso. Isso porque o extravasamento de cálcio pode levar a lesões de pele com necrose. Outra medida para minimizar danos caso haja extravasamento é a diluição da solução que contenha cálcio.

A dose inicial é de 0,5 a 1 mL/kg de gluconato de cálcio a 10% em 10 a 30 minutos. Há diferentes formulações de cálcio na emergência: 1 mL de gluconato de cálcio a 10% contém 9 mg de cálcio elementar, enquanto 1 mL de cloreto de cálcio a 10% contém 27 mg.

A correção rápida eleva os níveis séricos de cálcio por tempo limitado (2 a 3 horas). Portanto, ela deve ser seguida de uma correção lenta ao longo das 24 horas subsequentes. A dose para correção lenta é de 2 a 4 mL/kg/dia de gluconato de cálcio a 10%. Devem ser realizados monitoramento das manifestações clínicas e controles laboratoriais periódicos, com suspensão da infusão apenas quando a calcemia atingir o limite inferior da normalidade. Posteriormente, a depender da etiologia da hipocalcemia, uma manutenção enteral é prescrita (p. ex., com carbonato de cálcio).

Distúrbios hidroeletrolíticos concomitantes como hipomagnesemia e hipocalemia devem ser corrigidos.

Hipercalcemia

Definição

Hipercalcemia é um fenômeno menos comum do que a hipocalcemia e, em geral, é relativamente assintomática. Ela é definida pela concentração de cálcio sérico maior do que dois desvios-padrões acima do valor de normalidade (que varia de acordo com a faixa etária da criança). Em situações em que há aumento da ligação proteica do cálcio, é importante que sejam analisados os valores de cálcio ionizado.

Etiologia

As causas de hipercalcemia são diversas e podem ser classificadas de acordo com a sua dependência do PTH. Hiperparatireoidismo neonatal e hiperparatireoidismo primário (hiperplasia, adenoma ou carcinoma de paratireoide) são exemplos de condições que levam a uma hipercalcemia dependente de PTH. Diversas outras situações podem resultar em hipercalcemia independente do PTH e são listadas a seguir:

- Doenças neoplásicas: linfomas e leucemias, meduloblastoma, hepatoblastoma, rabdomiossarcoma.
- Induzidas por fármacos: intoxicação por vitaminas A e D, diuréticos tiazídicos, álcalis (antiácidos ou sais de cálcio) e lítio.
- Genéticas: síndrome de Williams-Beuren, condrodisplasia de Jansen e síndrome de Down.
- Doenças granulomatosas: tuberculose e sarcoidose.

- Endocrinológicas: doença de Addison e feocromocitoma.
- Outras: necrose gordurosa de subcutâneo e síndrome de Bartter.

Quadro clínico

Há manifestações neurológicas como fadiga, letargia, fraqueza, confusão, ataxia, coma e perda dos reflexos tendinosos profundos. Do ponto de vista cardiovascular, observam-se hipertensão arterial, bradicardia sinusal, bloqueio atrioventricular e arritmias ventriculares. As manifestações renais incluem poliúria e polidipsia com desidratação, que podem evoluir com injúria renal aguda, nefrolitíase e nefrocalcinose. Há também repercussão no trato gastrintestinal: anorexia, vômitos, dor abdominal, obstipação intestinal e pancreatite.

Tratamento

O principal objetivo é reverter o cálcio sérico elevado e tratar a doença de base. Medidas que podem ser tomadas para reduzir a calemia incluem:

- Medidas gerais: diminuição da oferta de cálcio da dieta, descontinuação de medicamentos ou suplementos que aumentem o cálcio sérico.
- Aumento da excreção renal de cálcio: expansores de volume (infusão de soro fisiológico 10 a 20 mL/kg e/ou de soro de manutenção com uma oferta hídrica 1,5 a 2 vezes maior do que a oferta basal) e uso de furosemida na dose de 1 mg/kg (em uso prolongado, atentar-se para o risco de nefrocalcinose).
- Redução da secreção de PTH: quando o aumento da calcemia é secundário a um hiperparatireoidismo, o uso de agentes calcimiméticos pode reduzir a secreção de PTH.
- Diminuição da absorção intestinal de cálcio: quando a hipercalcemia é causada por aumento da 1,25-hidroxivitamina D, pode-se empregar glicocorticoides que reduzem a conversão da 25-hidrovitamina D em 1,25-hidroxivitamina D (p. ex., hidrocortisona 4 a 8 mg/kg/dia EV 6/6 h ou prednisona 1 a 2 mg/kg/dia VO 6/6 h).
- Redução da mobilização óssea de cálcio: pode ser alcançada por meio do uso de bifosfonados para efeito em médio/longo prazo e de calcitonina (4 UI/kg IM ou SC 12/12 h) para efeito em curto prazo.
- Outras terapias: terapias dialíticas (em situações de risco à vida, hemodiálise é mais efetiva do que diálise peritoneal) e paratireoidectomia.

DISTÚRBIOS DO FÓSFORO

Metabolismo do fósforo

O fósforo é o ânion intracelular mais abundante, sendo que menos de 1% do seu conteúdo corporal total encontra-se no meio extracelular. Apresenta função essencial ao metabolismo energético visto que é parte da composição da adenosina trifosfato (ATP). Possui ainda função na sinalização, replicação e estrutura celular.

A alimentação é a principal fonte do fósforo ao organismo, com destaque para leite e seus derivados, carne e peixe. A absorção intestinal do fósforo ocorre majoritariamente no jejuno (aproximadamente 90%).

O rim é o principal responsável pela homeostase do fósforo ao regular a excreção ou absorção desse ânion ao longo do néfron. Aumento sérico do fósforo culmina na produção do fator de crescimento de fibroblastos (FGF23) que diminui a reabsorção de fósforo no túbulo proximal. Além disso, quando há aumento dos níveis séricos de PTH também ocorre a diminuição da reabsorção renal do fósforo.

A diminuição do fósforo sérico estimula a função da enzima renal 1a-hidroxilase que aumenta a produção da forma ativa da vitamina D (calcitriol ou 1,25 di-hidroxicolecalcifenerol). O calcitriol aumenta a absorção intestinal e a reabsorção renal do fósforo.

Hipofosfatemia

Definição

Fósforo sérico abaixo do valor de referência para a idade. De modo geral, a concentração normal do fosfórico em crianças é de 4-7 mg/dL, entretanto, esses valores são variáveis na faixa etária pediátrica e sempre devem ser checados de acordo com o valor de referência de cada laboratório.

Etiologia

As três principais causas de hipofosfatemia podem ser divididas em oferta inadequada, aumento da excreção renal e desvio do fósforo extracelular para o meio intracelular. A Tabela 9 sintetiza as principais causas de hipofostatemia.

A oferta inadequada de fósforo seja por baixa ingesta ou por processo de má absorção intestinal é uma das possíveis etiologias da hipofosfatemia. São exemplos desse mecanismo diarreia crônica, desnutrição, uso de medicações que diminuem a absorção dess íon na dieta (p. ex., antiácidos contendo alumínio ou magnésio) ou tratamento com medicações quelantes de fósforo (p. ex., pacientes com doença renal crônica).

A glicólise é um processo metabólico intracelular que estimula o fósforo sérico extracelular a ser incorporado no meio intracelular a fim de participar do metabolismo energético. Em situações em que há deficiência de fósforo pode ocorrer queda significativa do fósforo sérico e sintomatologia de hipofosfatemia. A síndrome de realimentação é o principal exemplo dessa fisiopatologia e ocorre quando um paciente é realimentado após longo período de oferta inadequada de nutrientes.

Neoplasias com alta taxa de crescimento e o processo de reconstituição medular cursam com aumento expressivo da demanda de fósforo do organismo. Esses processos podem causar hipofosfatemia.

Há diversas condições congênitas e adquiridas que cursam com perda renal de fósforo. Dentre elas, pode-se citar a síndrome de Fanconi, hiperparatireoidismo e doença de Dent. Cabe ressaltar que a sintomatologia do hiperparatireoidismo está majoritariamente associada à hipercalcemia.

Quadro clínico

Os achados clínicos ocorrem em casos graves quando os níveis séricos estão abaixo de 1-1,5 mg/dL. Os sintomas são multissistêmicos visto que o fósforo é essencial ao metabolismo energético celular. Os sintomas que podem ocorrer são alterações neurológicas (convulsões, sintomas neurológicos focais e diminuição de reflexos), dor, acentuada fraqueza muscular e insuficiência cardíaca.

Investigação diagnóstica

A história e o exame físico são fundamentais para o correto direcionamento etiológico. Assim como na investigação da hipocalcemia, deve-se realizar as dosagens laboratoriais dos níveis de PTH, vitamina D, fosfatase alcalina, função renal, magnésio, cálcio e fósforo.

TABELA 9 Principais causas de hipofosfatemia

Oferta inadequada	Aumento da excreção renal	Desvio para o meio intracelular
Desnutrição	Hiperparatireoidismo	Infusão de glicose
Antiácidos	Síndrome de Fanconi	Insulina
Medicações quelantes de fósforo	Doença de Dent	Síndrome da realimentação
Distúrbios de absorção gastrointestinal	Acidose metabólica	Nutrição parenteral exclusiva
Baixa oferta dietética	Medicações: diuréticos, corticoides	Pós-transplante de medula óssea
	Transplante renal	Síndrome dos ossos famintos (*hungry bone syndrome*)
	Fluidoterapia endovenosa	

Fonte: Greenbaum, 2020.

Tratamento

A suplementação do fósforo está indicada em casos graves de hipofosfatemia ou em casos em que houver perdas desse ânion. Em todos os casos de hipofosfatemia está indicado o aumento do aporte dietético de fósforo.

A dose oral inicial da suplementação de fósforo é de 2-3 mmol/kg/dia em 3-4 vezes. Em casos de hipofosfatemia grave, deve-se realizar dose intravenosa de fósforo com doses iniciais de 0,08-0,16 mmol/kg em 6 horas.

Hiperfosfatemia

Definição

Fósforo sérico acima do valor de referência para a idade. De modo geral, a concentração normal do fosfórico em crianças é de 4-7 mg/dL, entretanto, esses valores são variáveis na faixa etária pediátrica e sempre devem ser checados de acordo com o valor de referência de cada laboratório.

Etiologia

A principal etiologia é a insuficiência renal visto a importância do rim na homeostase desse eletrólito e a ausência de mecanismo contra regulador à absorção intestinal do fósforo. A hiperfosfatemia normalmente se desenvolve quando a função renal está abaixo de 30%.

As situações clínicas em que ocorre lise de células e extravasamento do fósforo ao meio extracelular são outras possíveis etiologias para a hiperfosfatemia. A síndrome de lise tumoral, rabdomiólise e hemólise aguda são exemplos desse mecanismo fisiopatológico.

O aumento da oferta de fósforo exógeno pode ser a causa da hiperfosfatemia, principalmente em doença renal crônica avançada. O uso excessivo de laxativos contendo fósforo, intoxicação por vitamina D (aumenta absorção intestinal do fósforo) e dieta inadequada para pacientes são todas possíveis causas de hiperfosfatemia.

Hiperparatireoidismo ou pseudoparatireoidismo são situações clínicas em que há, respectivamente, diminuição na produção ou na função do PTH. Sendo assim, há diminuição da excreção do fósforo urinário e, consequentemente, hiperfosfatemia. Embora o aumento do fósforo esteja presente, a sintomatologia desses pacientes ocorre devido a hipocalcemia.

Outras causas a serem citadas são: efeitos adversos de medicações (p. ex., penicilinas, corticoides, furosemida e tiazídicos), acromegalia e tireotoxicose.

Quadro clínico

A hiperfosfatemia culmina em hipocalcemia devido à formação de sais de cálcio-fósforo. Esses sais geram calcificações sistêmicas. A hipocalcemia sintomática ocorre principalmente quando há aumento rápido do fósforo sérico, casos graves de hiperfosfatemia ou em pacientes com condições de base que favoreçam a hipocalcemia (p. ex., doença renal crônica avançada). As calcificações sistêmicas acometem principalmente pele, tecidos moldes e regiões periarticulares.

Diagnóstico

Além da história e do exame físico detalhados, é essencial a dosagem laboratorial de função renal e eletrólitos. Quando houver suspeita de síndrome de lise tumoral, rabdomiólise ou hemólise, deve-se solicitar potássio, ácido úrico, cálcio, desidrogenase láctica (DHL), bilirrubinas, creatinofosfoquinase (CPK) e hemograma. A investigação pode ser complementada com níveis séricos de vitamina D e PTH.

Tratamento

Os casos leves em pacientes com função renal preservada tendem a se resolver sem nenhuma intervenção. Pode-se realizar hidratação endovenosa a fim de acelerar a taxa de excreção renal do fósforo.

A restrição dietética associada a quelantes do fósforo são medidas terapêuticas possíveis. Os quelantes de fósforo podem ser utilizados em casos graves ou em que há aumento da oferta corporal desse íon (p. ex., síndrome de lise tumoral), sendo que os principais exemplos dessa terapêutica são o sevelamer, carbonato de cálcio e hidróxido de alumínio. O carbonato de cálcio é administrado concomitante à alimentação e o hidróxido de alumínio não é mais utilizado em pacientes com doença renal devido ao risco de intoxicação.

A diálise é uma alternativa terapêutica, sendo indicada em pacientes com hiperfosfatemia grave e refratariedade às medidas terapêuticas anteriormente citadas.

DISTÚRBIOS DO MAGNÉSIO

Metabolismo do magnésio

O magnésio é o segundo cátion intracelular e o quarto cátion corporal mais comum no organismo. Apresenta diversas funções fundamentais ao funcionamento humano, como estabilização de membranas, condução nervosa, sistema imune, armazenamento de energia e síntese proteica.

Aproximadamente 1% do magnésio encontra-se no meio extracelular e 99% no meio intracelular, sendo que 50-60% desse íon está presente no tecido ósseo com fonte de reserva desse cátion. O restante do magnésio encontra-se principalmente em tecidos com alta demanda metabólica, como células musculares, cardíacas e hepáticas.

A dieta é a fonte humana para obtenção do magnésio, sendo que cerca de 30-50% do magnésio provindo da dieta é absorvido pelo trato gastrointestinal. Destacam-se as principais fontes dietéticas do magnésio os vegetais verdes, cereais, castanhas e carnes. A vitamina D e o PTH podem aumentar a taxa de absorção desse íon, porém o aumento da motilidade intestinal e ingesta concomitante de cálcio e/ou fosfato diminuem a absorção do magnésio.

O principal fator regulador do balanço homeostático do magnésio é a sua excreção e reabsorção renal. Em situações de aumento sérico do magnésio, há aumento da taxa de excreção do magnésio, assim como em situações de diminuição do nível sérico do magnésio, há aumento da taxa de sua reabsorção. Não há nenhum hormônio exclusivo para regulação do metabolismo do magnésio.

Hipomagnesemia

Definição

A faixa de normalidade para o magnésio sérico é de 1,5-2,3 mg/dL (1,2-1,9 mEq/L; 0,62-0,94 mmol/L) com variação entre diferentes laboratórios. Hipomagnesemia é definida por magnésio sérico abaixo da faixa de normalidade, sendo que as manifestações clínicas costumam acontecer apenas quando os valores desse íon se encontram abaixo de 0,7 mg/dL.

Etiologia

No período neonatal, há uma entidade clínica denominada hipomagnesemia transiente do recém-nascido, o qual é na maioria das vezes de etiologia idiopática, sendo mais comum em crianças com restrição de crescimento e/ou filhos de mães diabéticas. Em decorrência da diurese osmótica, acredita-se que mães com *diabetes mellitus* cursam com menor reserva desse íon implicando menor passagem transplacentária ao feto.

Na pediatria, as principais causas de hipomagnesemia estão relacionadas à oferta deficiente, perdas renais ou gastrointestinais. A Tabela 10 lista as principais causas renais ou gastrointestinais desse distúrbio hidroeletrolítico.

Quadro clínico

Os sintomas da hipomagnesemia normalmente ocorrem em valores séricos de magnésio abaixo de 0,7 mg/dL e são os mesmos da hipocalcemia (p. ex., tetania, sinais de Chvostek e Trosseau e convulsões). Essas semelhanças da sintomatologia são decorrentes do fato de que a hipomagnesemia resulta em hipocalcemia pois baixos níveis séricos de magnésio cursam com diminuição da secreção e ação tecidual do hormônio PTH. Em níveis muito baixos de magnésio podem ocorrer sintomas iguais

TABELA 10 Etiologias de hipomagnesemia

Gastrointestinais	Renais	Oferta inadequada
Diarreia e/ou vômitos	Medicamentoso (p. ex., anfotericina, cisplatina, ciclosporina, tacrolimus, diuréticos de alça, tiazídicos, manitol, inibidores da bomba de próton e aminoglicosídeos)	Desnutrição
Doença inflamatória intestinal	Diabetes	Jejum
Doença celíaca	Necrose tubular aguda	
Fibrose cística	Nefropatia obstrutiva	
Linfangiectasia intestinal	Injúria renal aguda (fase poliúrica)	
Síndrome do intestino curto	Hipercalcemia	
Pancreatite	Hiperaldosteronismo primário	
Desnutrição	Causas genéticas (p. ex., síndrome de Bartter, síndrome de Gitelman)	

Fonte: Greenbaum, 2020.

aos da hipocalcemia mesmo na presença de normocalcemia.

Além disso, hipomagnesemia cursa com hipocalemia em até 40-60% dos casos, devido ao aumento da perda renal do potássio e/ou etiologias idênticas para esses dois distúrbios hidroeletrolíticos. Nesses casos, a hipocalemia apenas será corrigida quando houver correção adequada dos níveis séricos do magnésio.

A hipomagnesemia pode ainda cursar com arritmias que são mais comuns em pacientes com alguma cardiopatia preexistentes. As alterações eletrocardiográficas da hipomagnesemia são achatamento da onda T e prolongamento do segmento ST.

Investigação diagnóstica

A maioria das causas etiológicas para hipomagnesemia podem ser inferidas de acordo com a história clínica do paciente. Cabe ressaltar que as perdas gastrointestinais, perdas renais, baixa ingesta e uso de medicações nefrotóxicas são as principais etiologias desse distúrbio hidroeletrolítico.

Nos casos em que a etiologia é incerta, uma ferramenta diagnóstica para distinguir entre perdas renais ou extrarrenais é a fração renal de excreção do magnésio (FE_{Mg}). Em casos de hipomagnesemia, valores < 2% sugerem perdas extrarrenais e valores > 4% em perdas renais). Segue a fórmula utilizada:

$$FE_{Mg} = [(U_{Mg} \times P_{Cr})/(0,7 \times P_{Mg} \times U_{Cr})] \times 100$$

FE_{Mg} = fração de excreção do magnésio
U_{Mg} = concentração urinária de magnésio
P_{Cr} = concentração plasmática de creatinina
P_{Mg} = concentração plasmática de magnésio
U_{Cr} = concentração urinária de creatinina

Tratamento

O tratamento da hipomagnesemia é de acordo com o nível sérico do magnésio ou sintomas associados. Em casos de hipomagnesemia grave (< 0,7 mg/dL) ou sintomática deve-se realizar infusão parenteral de sulfato de magnésio na dose de 25-50 mg/kg (máximo 2 g). A infusão deve ocorrer de forma lenta (20-30 minutos) com o paciente monitorizado devido ao risco de arritmias e hipotensão. A velocidade de infusão pode ser mais rápida (15 minutos) quando há sintomatologia ameaçadora à vida (p. ex., convulsões). Essa dose pode ser repetida a cada 6 horas até que um valor adequado de magnésio seja atingido.

Em casos de hipomagnesemia moderada (0,7-1 mg/dL) ou em casos de suplementação em pacientes com distúrbios intestinais de absorção do magnésio, deve-se realizar a suplementação endovenosa desse íon na dose de 0,3-0,8 mEq/kg/dia (no máximo 8-24 mEq/dia). Quando a hipomagnesemia é leve (> 1 mg/dL), a suplementação pode ocorrer via enteral com doses de 10-20 mg/kg/dose em 3-4 doses diárias.

As doses recomendadas anteriormente devem ser diminuídas em 50% em pacientes com insuficiência renal associada.

Hipermagnesemia

Definição

A faixa de normalidade para o magnésio sérico é 1,5-2,3 mg/dL (1,2-1,9 mEq/L; 0,62-0,94 mmol/L) com variação entre diferentes laboratórios. Hipermagnesemia é definida por magnésio sérico acima da faixa de normalidade, sendo que os sintomas clínicos costumam aparecer com magnésio acima de 4 mg/dL.

Etiologia

A hipermagnesemia é uma entidade pouco usual na pediatria, sendo quase sempre secundária a causas iatrogênicas, como a suplementação excessiva ou uso de medicações os quais esses íons estão presentes (p. ex., laxativos, enemas e antiácidos). A exceção é no período neonatal, no qual recém-nascidos podem desenvolver esse distúrbio hidroeletrolítico quando suas mães recebem sulfato de magnésio para o tratamento de pré-eclâmpsia ou eclâmpsia.

Quadro clínico

A sintomatologia costuma aparecer em níveis elevados de magnésio (> 4 mg/dL) e os principais sintomas são náusea e vômitos, sonolência, hipotonia, hiporreflexia, fraqueza muscular, hipotensão e, em casos graves, paralisia muscular. Os achados eletrocardiográficos que podem ser encontrados são aumento dos intervalos PR, complexo QRS e intervalo QT. Em casos extremos de hipermagnesemia (> 15 mg/dL) pode ocorrer bloqueio atrioventricular completo e parada cardíaca.

Investigação diagnóstica

O diagnóstico é baseado no quadro clínico do paciente associado a alto grau de suspeita etiológica decorrente da história de ingestão ou administração de medicações com alto teor de magnésio em sua composição.

Tratamento

Em pacientes com a função renal normal, há alta taxa de excreção de magnésio na presença de excesso desse íon. Para acelerar esse processo, pode-se realizar hidratação endovenosa associada a diuréticos de alça. Em casos de hipermagnesemia grave, principalmente em pacientes com prejuízo da função renal, a diálise pode ser necessária como medida espoliante do magnésio no organismo. Em neonatos, pode ser necessário realizar exosanguíneo transfusão em casos graves.

Em quadros agudos ameaçadores à vida, como alterações neurológicas graves ou alterações cardíacas, pode-se realizar administração endovenosa de cálcio com intuito de reverter a sintomatologia. O cálcio pode ser realizado como cloreto de cálcio (20 mg/kg/dose, máximo 1 g/dose) ou gluconato de cálcio (100 mg/kg/dose, máximo 3 g/dose) endovenoso em 5-10 minutos, podendo-se repetir a dose a cada 10 minutos até melhora dos sintomas.

CONCLUSÃO

Várias condições patológicas e emergências em pediatria são acompanhadas de distúrbios hidroeletrolíticos, que devem ser diagnosticados de forma precoce e tratados simultaneamente à doença de base, prevenindo-se, assim, complicações mais sérias. A Tabela 11 resume as possíveis apresentações farmacológicas de eletrólitos.

TABELA 11 Apresentações farmacológicas de eletrólitos

Substância	Manter entre	VO	IV	Observações
NaCl 20% 3,4 mEq/mL	132 e 142	+	+	Sempre calcular em mEq para 100 kcal VO, geralmente utilizar a 20% (menor volume), dividindo 3 a 4 x/dia
NaCl 3% 0,5 mEq/mL			+	
NaCl 0,9% (SF) 0,154 mEq/mL			+	
Acetato de Na 10% 1,2 mEq/mL			+	
Bic Na 500 mg = 6 mEq/comp.	22 e 26	+		Calcular em mEq/kg
Bic Na 10% = 1,2 mEq/mL		+	+	Atenção: Na em mEq/100 e somar NaCl
Bic Na 8,4% = 1 mEq/mL			+	Para infusão EV de Bic Na, ideal EV contínuo
Bic Na 3% = 0,35 mEq/mL			+	
Quando não há via exclusiva para o Bic, deixar intermitente 6/6 h, infusão em 20 min, a 3%. Se NPP possuir Ca, parar durante a infusão do Bic				
Sulf Mg 10% = 0,8 mEq/mL	1,4 e 2,2	+	+	Atenção: pode ter efeito laxativo VO
Sulf Mg 20% = 1,6 mEq/mL			+	Calcular em mEq/kg
Hidróxido de alumínio 5 mL = 104 mg		+		Quelante potente de P/tóxico SNC/ evitar o uso
KCl 19,1% 2,5 mEq/mL	3,5 e 4,5		+	Calcular sempre mEq/100 kcal
KCl 10% – xarope 1,3 mEq/mL		+		Irritante gástrico, dar após as refeições
K comp. 500 mg = 6,7 mEq/mL		+		Preferir o xarope, que é menos irritante gástrico
Fosfato monobásico K 20%	P varia de acordo com a idade		+	P = 45 mg/mL e K = 1,47 mEq/mL
Fosfato monobásico K 25%			+	P = 56 mg/mL e K = 1,8 mEq/mL
Fosfato de K 2 mEq/mL			+	P = 34 mg/mL e K = 2 mEq/mL
Fósforo orgânico			+	P = 31 mg/mL (31 mg P = 1 mmol) Na = 2 mEq/mL
Solução fosfatada – P 15 mg/mL		+		P basal VO/EV – iniciar 20 a 30 mg/kg
Crianças menores – manter P 3,8 a 4,8 Crianças maiores – manter P 3,5 a 4 Adolescentes – manter P 2,5 a 3,5 Atenção: sempre calcular P em mg/kg e K em mEq/100 kcal e somar com K do KCl 19,1%				
$CaCO_3$ (40% Ca elementar)	Cai 1,1 e 1,25	+		Comp. = 250 mg (100 mg Ca elementar)
Gluc Ca 10%			+	2 a 6 mL/kg – 9 mg Ca elem/mL – 0,5 mEq/mL
CaCl 10%			+	27 mg Ca elem/mL – 1,5 mEq/mL
$CaCO_3$ (VO) – 40% Ca elementar – é quelante de fósforo, prescrever sempre longe das refeições				
Dose VO de Ca: iniciar com 0,5 a 1 g Ca elementar/m²/dia (dividir em 2 a 3 doses, longe das refeições) 40% de $CaCO_3$				
Para manter Ca e P na mesma solução, somente em doses baixas e em volume maior (P até 30 mg/kg – Ca até 2 mL/kg) Se doses maiores, separar as soluções Geralmente Ca na NPP e P no soro paralelo (P e K – alteram com maior frequência)				

(continua)

TABELA 11   Apresentações farmacológicas de eletrólitos (*continuação*)

Substância	Manter entre	VO	IV	Observações
Calcitrol 0,25 mcg/cápsula – dar 1 a 2 cp/dia				
Administrado VO para melhorar a absorção intestinal de Ca e P				
Dar apenas quando existir ingestão VO de alimentos (principalmente leite e derivados)				
Se mucosite importante, abrir a cápsula e dar o conteúdo (gotas) VO				

KCl comp. 600 mg = 8 mEq/cp.

SUGESTÕES DE LEITURA

1. Adrogué HJ, Madias NE. Hypernatremia. N Engl J Med. 2000;342:1493-9.
2. Adrogué HJ, Tucker BM, Madias NE. Diagnosis and management of hyponatremia: a review. JAMA. 2022;328(3):280-291.
3. Aegisdottir H, Cooray C, Wirdefeldt K, Piehl F, Sveinsson O. Incidence of osmotic demyelination syndrome in Sweden: a nationwide study. Acta Neurol Scand. 2019;140(5):342-9.
4. Anderson S, et al. Magnesium treatment in pediatric patients. J Pediatric Health Care. 2021;564-71.
5. Berl T, Rastegar A. A patient with severe hyponatremia and hypokalemia: osmotic demyelination following potassium repletion. Am J Kidney Dis. 2010;55(4):742-8.
6. Burst V. Etiology and epidemiology of hyponatremia. Front Horm Res. 2019;52:24-35.
7. Cooper MS, Gittoes NJL. Diagnosis and management of hypocalcemia. BMJ. 2008;336:1298-302.
8. Cronan K, Norman ME. Renal and electrolyte emergencies. In: Fleisher GR, Ludwig S (eds.). Textbook of pediatric emergency medicine. 4.ed. Philadelphia: Lippincott Williams & Wilkins; 2000.
9. Gibbs MA, Tayal VS. Electrolyte disturbances. In: Walls R, Hockberger R, Gausche-Hill M (eds.). Rosen's emergency medicine. Concepts and clinical practice. 6.ed. Philadelphia: Mosby Elsevier; 2006.
10. Goyal R, Jialal I. Hyperphosphatemia. State Pearls; 2021.
11. Greenbaum L. Magnesium. In: Kliegman R, et al. Nelson textbook of pediatrics, 21.ed. Philadelphia: Elsevier; 2020. v. 1, cap. Fluid and electrolyte disorders, p. 404-6.
12. Greenbaum L. Phosphorus. In: Kliegman R, et al. Nelson textbook of pediatrics, 21.ed. Philadelphia: Elsevier; 2020. v.1, cap. Fluid and electrolyte disorders, p. 407-10.
13. Ingelfinger JR. Disorders of plasma sodium – Causes, consequences, and correction. N Engl J Med. 2015;372:55-65.
14. Kappy MS, Bajaj L. Recognition and treatment of endocrine/ metabolic emergencies in children: part 1. Adv Pediatr. 2002;49:245-72.
15. Kwon TK, Tsai VW. Metabolic emergencies. Emerg Med Clin North Am. 2007;25(4):1041-60.
16. Masilamani K, van der Voort J. The management of acute hyperkalaemia in neonates and children. Arch Dis Child. 2012;97(4):376-80.
17. Palmer BF. Approach to fluid and electrolyte disorders and acid-base problems. Prim Care. 2008;35(2):195-213.
18. Sharma S, Hashmi M, Castro D. Hypophosphatemia. State Pearls; 2022.
19. Spasovski G, Vanholder R, Allolio B, Annane D, Ball S, Bichet D, et al.; Hyponatraemia Guideline Development Group. Clinical practice guideline on diagnosis and treatment of hyponatraemia. Eur J Endocrinol. 2014;170(3):G1-47. Erratum in: Eur J Endocrinol. 2014;171(1):X1.
20. Sterns RH, Silver SM, Hix JK. Hyponatremia. In: Alpern RG, Caplan MJ, Moe OW (eds.). Seldin and Giebisch's the kidney: physiology and pathophysiology. 5.ed. Philadelphia: Elsevier; 2013. p.1511-39.
21. Verbalis JG, Goldsmith SR, Greenberg A, et al. Diagnosis, evaluation, and treatment of hyponatremia: expert panel recommendations. Am J Med. 2013;126(10)(suppl 1):S1-S42.
22. Verbalis JG. Hyponatremia and hypoosmalar disorders. In: Gilbert SJ, Weiner DE (eds.). National Kidney Foundation's Primer on Kidney Diseases. 7.ed. Philadelphia: Elsevier; 2018. p.68-76.
23. Zatz R, Seguro AC, Malnic G. Bases fisiológicas da nefrologia. Rio de Janeiro: Atheneu; 2011.

55
Distúrbios acidobásicos

Hany Simon Junior
Carolina Silva Palha Rocha

PONTOS-CHAVE DESTE CAPÍTULO
- Descrever os mecanismos dos principais distúrbios do equilíbrio acidobásico.
- Identificar os quadros clínicos e realizar os tratamentos dos principais distúrbios do equilíbrio acidobásico.

INTRODUÇÃO

Diariamente, cerca de 15 mil nmol de dióxido de carbono (que pode gerar ácido carbônico quando combinado à água) e 50 a 100 mEq de ácidos não voláteis são produzidos pelo organismo de indivíduos saudáveis. O equilíbrio acidobásico é mantido pela excreção pulmonar do dióxido de carbono e renal dos ácidos não voláteis. Clinicamente, as manifestações do desequilíbrio acidobásico podem estar presentes em variados graus em doenças agudas e crônicas. Os indivíduos podem ser desde assintomáticos até gravemente enfermos. O histórico cuidadoso e o exame físico criterioso ajudam na avaliação correta do distúrbio e na determinação do processo fisiopatológico específico que o gerou.

FISIOLOGIA DO EQUILÍBRIO ACIDOBÁSICO

O corpo humano é mantido graças ao balanço preciso das funções acidobásicas. A homeostase acidobásica requer a integração de três órgãos e sistemas: pulmões, rins e fígado. Resumidamente, o fígado metaboliza proteínas que produzem hidrogênio (H^+), os pulmões removem dióxido de carbono (CO_2) e, consequentemente, ácido carbônico, e os rins regeneram bicarbonato (HCO_3^-) para repor o que foi consumido durante o processo de tamponamento. Os tampões fisiológicos, em conjunto com a ação dos rins e pulmões, mantêm o pH em limites normais de 7,36 a 7,44. A concentração de íons H^+ normal é extremamente baixa (normal 40×10^{-9} mEq/L), mantida de forma estreita pelo controle fisiológico do organismo. Esse balanço preciso do equilíbrio acidobásico é necessário para a manutenção das funções celulares normais.

O estado acidobásico é determinado pelas concentrações séricas de H^+, CO_2 e HCO_3^-, e o equilíbrio é medido pela equação de Henderson e Hasselbalch. Essa equação relaciona a concentração sérica de H^+ com os componentes fisiológicos de controle, metabólico e respiratório, descritos a seguir:

$$H^+ = \frac{23{,}9 \times pCO_2}{HCO_3^-}$$

Equação de Henderson e Hasselbalch escrita em função do pH:

$$pH = pKa + \frac{\log [HCO_3^-]}{0{,}03 \times pCO_2} - \frac{\text{Componente metabólico}}{\text{Componente respiratório}}$$

$$= \frac{\text{Rins}}{\text{Pulmões}}$$

em que pKa: constante de dissociação do ácido carbônico.

Como a equação é logarítmica, pequenas mudanças no pH causam mudanças significativas no par acidobásico. O pH sanguíneo deve ser mantido em limites estreitos, pois um valor de pH fora dos limites de 6,8 a 7,8 é, geralmente, incompatível com a vida.

Os valores gasométricos normais estão apresentados na Tabela 1.

De acordo com o conceito de Brönsted-Lowry, ácido é o componente capaz de doar prótons, e base, o componente capaz de receber prótons. A diferenciação clínica entre ácidos fortes e fracos é pouco relevante, pois em pH de 7, os dois tipos de ácido têm dissociação maior que 99%. Assim, clinicamente, a magnitude da sobrecarga ácida é muito mais importante que o tipo de ácido acumulado.

Acidemia é definida como pH sérico < 7,36, enquanto a alcalemia, como pH sérico > 7,44 (Tabela 2).

Acidose é definida como o processo patológico que gera acidemia. Já a alcalose é o processo patológico que gera alcalemia.

As doenças podem gerar acidemia de duas formas:

- Por diminuir o bicarbonato sérico, definindo-se, então, acidose metabólica; ou
- Aumentando a retenção de CO_2 e, consequentemente, aumentando a $PaCO_2$, definindo-se acidose respiratória.

Ao contrário, o processo que leva à alcalemia decorre de:

- Aumento do bicarbonato sérico, definindo-se alcalose metabólica; ou
- Diminuição na $PaCO_2$, que leva à alcalose respiratória.

TABELA 1 Valores gasométricos normais

	pH	pCO₂ (mmHg)	HCO₃⁻ (mEq/L)
Recém-nascido (nascimento)	7,26 a 7,29	55	19
Recém-nascido (24 h)	7,37	33	20
Lactente (até 1 ano)	7,40	34	20
Criança (7 a 19 anos)	7,39	37	22
Adultos	7,35 a 7,45	35 a 45	22 a 26

Fonte: Cronan e Norman, 2000.

TABELA 2 Definição dos distúrbios acidobásicos

Condição	HCO₃– (mM)	pCO₂ (mmHg)
Normal	25 ± 2	40 ± 2
Acidose		
Metabólica	Sempre mais baixo	Baixo
Respiratória	Mais alto se crônico	Sempre mais alto
Alcalose		
Metabólica	Sempre mais alto	Algo mais alto
Respiratória	Mais baixo se crônico	Sempre mais baixo

Fonte: Cronan e Norman, 2000.

Na prática clínica, os termos acidose, acidemia, alcalose e alcalemia são usados de forma intercambiável.

Em química básica, usa-se o termo tampões para definir substâncias que minimizam alterações na concentração de H⁺ e, portanto, no pH. Os tampões convertem ácidos e bases fortes (completamente ionizados) em ácidos e bases fracos, respectivamente. A eficácia do tampão é determinada por três variáveis:

- A concentração e, assim, a quantidade de íons H⁺ aos quais pode se ligar.
- O pKa (dissociação de 50%) do tampão no compartimento no qual é ativo.
- A possibilidade de remoção ácida na forma de ácido volátil, como CO_2.

Os tampões fisiológicos mais efetivos têm o pKa perto do pH fisiológico. Os três tampões fisiológicos mais importantes são: tampão ácido carbônico-bicarbonato, proteínas sanguíneas intracelulares e ossos.

O sistema-tampão bicarbonato-ácido carbônico é único entre os sistemas de tampões orgânicos, pois é um sistema aberto, que promove remoção contínua de ácidos orgânicos por meio da exalação pulmonar do CO_2. Por ser um sistema aberto, possui flexibilidade de ajustar as concentrações de CO_2 a níveis normais. Esse sistema é 20 vezes mais potente que um sistema-tampão fechado, no qual a capacidade de tamponamento é constante.

Uma queda no pH estimula o centro respiratório, resultando em aumento da ventilação por minuto. Assim, há queda na $PaCO_2$, movendo o pH em direção ao valor normal. Quando, ao contrário, há aumento no pH, ocorre diminuição no esforço ventilatório, com retenção de CO_2 e aumento na $PaCO_2$, na tentativa de tornar o pH menos básico. Todo processo compensatório pulmonar tende a normalizar o pH, mas não consegue obter normalização completa (Tabela 3).

Outros tampões incluem as proteínas intracelulares, em especial a hemoglobina e o reservatório de bicarbonato e fosfato ósseo.

Os rins regulam o mecanismo acidobásico de duas formas: reabsorção de bicarbonato filtrado e excreção de H⁺ (na forma de acidez titulável e amônio). Os rins não agem na compensação aguda dos distúrbios acidobásicos, pois não respondem a mudanças imediatas no valor do pH. O início da compensação da acidemia demora de 6 a 12 horas, e da alcalemia, em torno de 6 horas. A compensação renal, diferentemente da pulmonar, resulta em quase normalização do pH (Tabela 3).

TABELA 3 Compensação esperada para distúrbios acidobásicos

Distúrbios	Evento primário	Compensação	Fórmula de compensação
Acidose metabólica	Diminui HCO_3^-	Diminui pCO_2	$pCO_2 = [(1,5 \times HCO_3^-) + 8] \pm 2$
Alcalose metabólica	Aumenta HCO_3^-	Aumenta pCO_2	$pCO_2 = 0,9 \times HCO_3^- \pm 9$
Acidose respiratória			
Aguda (< 12 a 24 h)	Aumenta pCO_2	Aumenta HCO_3^-	$\Delta HCO_3^- = 0,1 \times \Delta pCO_2$
Crônica (3 a 5 dias)	Aumenta pCO_2	Aumenta HCO_3^-	$\Delta HCO_3^- = 0,4 \times \Delta pCO_2$
Alcalose respiratória			
Aguda (< 12 h)	Diminui pCO_2	Diminui HCO_3^-	$\Delta HCO_3^- = 0,2 \times \Delta pCO_2$
Crônica (1 a 2 dias)	Diminui pCO_2	Diminui HCO_3^-	$\Delta HHCO_3^- = 0,5 \times \Delta pCO_2$

Δ: variação. Fonte: Cronan e Norman, 2000.

É importante notar que todos os mecanismos de compensação do desequilíbrio acidobásico têm uma limitação em função da sobrevida – determinados mecanismos, caso se perpetuem, podem gerar uma condição incompatível com a vida. Por exemplo, a hipoventilação, que ocorre como resposta à alcalose metabólica, limita-se à necessidade básica de manter oxigenação tecidual. Outro exemplo seria, ainda na condição de alcalose, a correção pela eliminação renal de bicarbonato, que se limita à hipovolemia que decorre desse mecanismo e à consequente perda de potássio, que poderia ser fatal.

ACIDOSE METABÓLICA

Acidose metabólica é definida como acidemia criada pelo aumento primário na concentração de íons de hidrogênio ou redução na concentração de bicarbonato. O estado agudo é compensado por aumento da ventilação pulmonar e, cronicamente, por aumento da reabsorção renal de bicarbonato.

Vários mecanismos são responsáveis pelo desenvolvimento da acidose metabólica, incluindo:

- Perda de bicarbonato pelo trato gastrointestinal ou rins.
- Adição de ácidos consumindo bicarbonato e promovendo depleção do sistema-tampão.
- Falência em excretar íons hidrogênio, consumindo os estoques de bicarbonato.

Do ponto de vista clínico, classifica-se a acidose metabólica dividindo-a em duas, de acordo com o intervalo aniônico (ou *anion gap*, em inglês), (i) em intervalo aniônico normal (*anion gap* normal) ou hiperclorêmico e (ii) intervalo aniônico aumentado (*anion gap* aumentado).

O somatório das cargas dos cátions do plasma (sódio é o principal cátion) subtraído do somatório das cargas dos ânions plasmáticos é igual a zero. O intervalo aniônico representa outros ânions (não mensuráveis), que não bicarbonato e cloreto, necessários para balancear a carga positiva de sódio e manter a neutralidade eletroquímica do plasma.

A magnitude do intervalo é dada pela subtração da soma dos ânions do principal cátion, de acordo com a fórmula:

anion gap = $Na - (Cl + HCO_3^-)$

Em pacientes normais, proteínas plasmáticas com carga negativa, principalmente a albumina, são os principais componentes do *anion gap* normal. Assim, os valores normais do *anion gap* devem ser ajustados para baixo em pacientes com hipoalbuminemia, caindo 2,5 a 3,5 mEq/L para cada redução de 1 g/dL na concentração sérica de albumina. O mesmo nível de ajuste deve ser feito para cima em pacientes com hiperalbuminemia.

O valor normal do *anion gap* varia de 9 a 11 mEq/L a 8 a 16 mEq/L, dependendo do instrumento usado para os eletrólitos séricos, principalmente o cloreto.

Quando há acidemia metabólica, por definição, há diminuição no bicarbonato sérico. Se o ânion plasmático que subir em concentração, para manter a neutralidade eletroquímica do plasma, for o cloreto, não haverá mudança no intervalo aniônico, definindo-se, assim, acidose metabólica com *anion gap* normal ou hiperclorêmica. Por outro lado, se a queda do bicarbonato sérico for acompanhada de aumento do nível sérico de ânions não mensuráveis, como proteínas plasmáticas, fosfatos, sulfatos e ânions orgânicos, o intervalo aniônico aumentará, definindo-se acidose metabólica com *anion gap* aumentado.

Acidose metabólica com *anion gap* normal

Acidose metabólica com *anion gap* normal é causada por excessiva perda de bicarbonato ou inabilidade em excretar íons hidrogênio. Qualquer condição que cause perda intestinal excessiva pode ser causa de acidose com *anion gap* normal. A principal etiologia é diarreia aguda (Tabela 4).

Outro exemplo são os pacientes com acidose tubular renal (ATR), que têm incapacidade em secretar hidrogênio no túbulo distal (ATR tipo I), reabsorver bicarbonato no túbulo proximal (ATR tipo II) ou excretar amônio no túbulo distal (ATR tipo IV).

TABELA 4 Acidose metabólica com *anion gap* normal

Perda gastrointestinal de bicarbonato	Diarreia
	Fístula ou drenagem de intestino delgado ou pâncreas
	Cirurgia para enterocolite necrosante
	Condutos ureteroentéricos
	Uso de resinas trocadoras de ânions com insuficiência renal
Perda renal de bicarbonato	Acidose tubular renal distal (tipo I)
	Acidose tubular renal proximal (tipo II)
	Acidose tubular renal hipercalêmica (tipo IV)
	Uso de inibidores da anidrase carbônica ou espironolactona
	Deficiência de mineralocorticosteroides
Outras causas	Hiperalimentação
	Acidose dilucional (administração de solução salina)
	Hiperparatireoidismo

Fonte: Dubin, 2007.

Acidose metabólica com *anion gap* aumentado

Acidose metabólica com *anion gap* aumentado implica a adição de ácidos exógenos ou a criação de ácidos endógenos que não são completamente tamponados pelo bicarbonato (Tabela 5).

O lactato sérico é um produto do metabolismo anaeróbio, e a acidose láctica se desenvolve quando há desbalanço entre a produção de ácido láctico e a subsequente conversão pelo fígado e pelos rins. Assim, a acidose láctica é um marcador de hipoperfusão tecidual e hipoxemia nos estados de choque de etiologias diferentes: hipovolêmico, séptico, cardiogênico ou estados hipermetabólicos.

TABELA 5 Acidose metabólica com *anion gap* aumentado	
Aumento da produção de ácido acetoacético e beta-hidroxibutírico	Deficiência de insulina (cetoacidose diabética)
	Jejum prolongado
	Intoxicação por etanol
Aumento da produção de ácido láctico	Hipóxia tecidual (choque séptico, hipovolêmico ou cardiogênico)
	Exercício muscular
	Ingestão de etanol
	Erros inatos do metabolismo (carboidratos, aminoácidos e ciclo da ureia)
	Doenças sistêmicas (leucemia, diabete melito, cirrose e pancreatite)
Diminuição da excreção ácida	Falência renal aguda
	Falência renal crônica
Outras causas	Intoxicação por metanol
	Intoxicação por etilenoglicol
	Intoxicação por paraldeído
	Intoxicação por salicilatos
	Intoxicação por anti-inflamatórios não hormonais
	Intoxicação por isoniazida
	Intoxicação por ferro

Fonte: Dubin, 2007.

A cetoacidose diabética gera acidose metabólica com *anion gap* aumentado, decorrente da adição de cetoácidos no plasma, dificuldade renal de excreção ácida por causa da má perfusão renal ou ambas.

Outras causas de acidose metabólica com *anion gap* aumentado incluem insuficiência renal aguda e crônica e intoxicação exógena.

Tratamento

O tratamento do paciente com acidemia metabólica visa, inicialmente, à correção das alterações homeostáticas e ao controle dos fatores desencadeantes do distúrbio acidobásico. A correção ativa do pH depende da etiologia do distúrbio, da gravidade da acidemia e da capacidade do paciente em compensar o desequilíbrio acidobásico. Na maioria das vezes, a causa do desbalanço metabólico é passível de diagnóstico, e o tratamento deve ser centrado na correção da etiologia do distúrbio.

A infusão de bicarbonato de sódio pode gerar vários efeitos colaterais. No equilíbrio hidreletrolítico, pode gerar complicações como hipocalemia, hipocalcemia, hipernatremia, sobrecarga fluídica e hiperosmolalidade.

A alcalemia aumenta a afinidade da hemoglobina pelo oxigênio, diminuindo a oferta de oxigênio tecidual. Se a causa da acidemia for hipoperfusão tecidual, o efeito da infusão de bicarbonato é a piora da oferta periférica de oxigênio.

A passagem de bicarbonato pela barreira hematoliquórica é muito lenta. A infusão endovenosa de bicarbonato alcaliniza o plasma mais rapidamente que o sistema nervoso central. Quando o pH sérico aumenta, os quimioceptores periféricos diminuem a ventilação por minuto, promovendo aumento de $PaCO_2$ para compensar a alcalemia gerada pelo bicarbonato exógeno. Com isso, o CO_2 em excesso ultrapassa facilmente a barreira liquórica, gerando acidemia do sistema nervoso central, a despeito da alcalinização do plasma. Esse fenômeno é chamado acidemia paradoxal do sistema nervoso central. O estímulo central da acidemia promove hiperventilação e consequente alcalose respiratória, a despeito da alcalemia do plasma.

No geral, há indicação de infusão de bicarbonato quando o pH for < 7,1 ou o bicarbonato sérico for < 8 mEq/L, usando-se a fórmula de correção:

mEq HCO₃⁻ = (HCO₃⁻d − HCO₃⁻p) × 0,3 × P

em que:
mEq HCO₃⁻ = quantidade de bicarbonato a ser infundido em mEq/L.
HCO₃⁻ d = concentração sérica de bicarbonato desejada.
HCO₃⁻ p = bicarbonato plasmático.
P = peso em kg.

O cálculo deve ser feito para elevar o bicarbonato sérico até 15 mEq/L; assim, esse é o valor do HCO₃⁻ desejado. A concentração de bicarbonato a ser infundido deve ser isosmolar, a 1,4%, em que cada mL dessa solução contém 0,17 mEq/L de bicarbonato. A infusão do bicarbonato deve ser feita em 1 a 2 horas, com controle gasométrico posterior. No caso específico da cetoacidose diabética, a indicação de correção, assim como a quantidade de bicarbonato a ser infundida, segue outros critérios (ver Capítulo "Cetoacidose diabética e estado hiperosmolar hiperglicêmico").

ALCALOSE METABÓLICA

Define-se alcalose metabólica quando há aumento na concentração de bicarbonato plasmático, com consequente queda na concentração plasmática de íons hidrogênio e no pH sistêmico. Pode ocorrer secundária a:

- Perda de íons H⁺ do compartimento extracelular.
- Adição de bicarbonato ou precursores ao fluido extracelular.
- Prejuízo na excreção renal de bicarbonato.

Normalmente, os rins conseguem excretar grandes quantidades de bicarbonato. Para aumentar o bicarbonato plasmático, é necessária a adição de bicarbonato exógeno ou ânions orgânicos que se metabolizem em bicarbonato (lactato, citrato e acetato), contração do volume extracelular a partir da depleção de cloreto de sódio (NaCl) ou ambas. Conjuntamente, deve haver um mecanismo renal que sustente e mantenha a hiperbicarbonatemia. Assim, a fisiopatologia da alcalose metabólica envolve a geração e a manutenção do estado alcalótico.

A contração do volume extracelular promove aumento da secreção de aldosterona. A aldosterona promove reabsorção de sódio e água no túbulo distal para compensar a hipovolemia, porém aumenta a excreção renal de potássio e íons hidrogênio, gerando alcalose metabólica.

Divide-se a alcalose metabólica em dois grupos: (i) alcalose metabólica salino (cloreto) responsiva e (ii) alcalose metabólica salino (cloreto)-resistente (Tabela 6).

O primeiro grupo caracteriza-se por estado de contração volumétrica e de urina virtualmente livre de cloretos (cloreto urinário < 10 mEq/L). As causas mais comuns de alcalose nesse grupo incluem perda de secreção gástrica, uso de diuréticos, perda de cloreto nas fezes (cloridorreia congênita), fibrose cística (promove depleção de sódio e cloreto pela pele) e administração de sais de sódio contendo ânions que não podem ser reabsorvidos pelos rins. Nesses cenários, ocorre a perda de cloreto e, com o intuito de manter a eletroneutralidade, aumenta-se a formação de bicarbonato nos líquidos corpóreos, pela junção de água e CO.

O segundo grupo engloba doenças incomuns e exibe concentração de cloro urinário maior que 10 mEq/L. Os pacientes não apresentam depleção de volume plasmático e são, em geral, hipertensos. A maioria dos pacientes apresenta atividade mineralocorticosteroide excessiva de origem endógena ou exógena. Em tais situações, o aumento da

TABELA 6 Diagnóstico de alcalose metabólica

Cloreto sensível (cloro urinário < 10 mEq/L)	Perdas gástricas	Vômitos
		Sonda nasogástrica
	Diuréticos	
	Perdas intestinais	Cloridorreia congênita
		Uso de laxativos
	Fibrose cística	
Cloreto resistente (cloro urinário > 10 mEq/L)	Com pressão arterial normal	Síndrome de Bartter
		Síndrome de Gittelman
		Diuréticos
	Com pressão arterial aumentada	Estenose de artéria renal
		Tumores secretores de renina
		Síndrome de Cushing
		Aldosteronismo primário
		Hiperplasia congênita de adrenal (deficiência de 11 beta-hidroxilase)
		Síndrome de Liddle
		Mineralocorticosteroides exógenos

Fonte: Adrogué e Madias, 1998.

atividade da aldosterona leva à reabsorção de sódio e bicarbonato nos rins e à depleção de potássio.

Tratamento

A compensação da alcalose metabólica envolve agudamente o centro respiratório e cronicamente o sistema renal. Na resposta aguda, os quimiorreceptores periféricos respondem às alterações do pH, promovendo hipoventilação, aumentando a $PaCO_2$ e formando íons H^+ que reduzem o valor do pH. A compensação crônica renal gera excreção do excesso de base pela urina. Se houver insuficiência renal, a alcalemia é mantida.

O tratamento da alcalose metabólica envolve a restauração da volemia nos casos de alcalose metabólica cloreto-sensível. A terapia visa à correção da excreção urinária de bicarbonato por meio da infusão de NaCl ou KCl. Nos casos de alcalose sistêmica grave (pH > 7,55 ou Bic > 40 mEq/L), com ou sem disfunção de órgãos-alvo (coração e sistema nervoso central), pode ser infundido ácido hidroclórico intravenoso, na concentração de 0,1 M (100 mmol de H^+/L) ou 0,2 M (200 mmol de H^+/L), em acesso central, na taxa de infusão máxima de 0,2 mEq/kg/hora, de acordo com a fórmula:

$$HCl = 0,5 \times P \times (HCO_3^- \, p - HCO_3^- \, d)$$

em que:
HCl = número de mEq de ácido hidroclórico a ser infundido
P = peso em kg
HCO_3^- p = bicarbonato plasmático
HCO_3^- d = bicarbonato desejado

Metade do HCl calculado deve ser infundida inicialmente, e o restante, após avaliação clínica e laboratorial. A necessidade do uso de HCl é rara na prática médica.

Nos casos de alcalose metabólica salinorresistente, a terapia deve ser direcionada para reduzir a atividade mineralocorticosteroide, por meio do uso de antagonistas de aldosterona (espironolactona). A infusão de potássio reverte a troca intracelular pelo hidrogênio. Essa redução do H+ intracelular também aumenta a excreção renal de bicarbonato.

ACIDOSE RESPIRATÓRIA

Acidose respiratória é definida como a diminuição no pH, secundária à retenção pulmonar de CO_2. A hipoventilação pulmonar ocasiona hipercapnia com aumento da $PaCO_2$ e, consequentemente, aumento de ácido carbônico e acidemia.

A hipercapnia leva à pequena diminuição imediata na concentração de cloreto e aumento no bicarbonato sérico. Primeiramente, a diminuição no pH que acompanha a acidose respiratória aguda aumenta a ligação do hidrogênio à albumina. Esse efeito gera queda no *anion gap* e aumento na concentração sérica de bicarbonato. Em segundo lugar, pequena porção de íons hidrogênio entra nas células em troca com sódio e potássio, contribuindo para aumentar a concentração de bicarbonato no fluido extracelular. Terceiro, a alta concentração de CO_2 se transmite às células vermelhas e na presença de anidrase carbônica, gerando H_2CO_3. O ácido carbônico se dissocia, ficando o hidrogênio ligado à hemoglobina, e HCO_3 deixa o citoplasma das hemácias, aumentando a concentração sérica de bicarbonato. De forma geral, na acidose respiratória aguda, há aumento na concentração plasmática de bicarbonato em 1 mEq/L para cada elevação de 10 mmHg na pressão parcial de dióxido de carbono (Tabela 3).

Na acidose respiratória crônica, a elevação na concentração sérica de bicarbonato é maior, em razão do mecanismo compensatório renal. O aumento crônico de CO_2 leva à acidose intracelular das células dos túbulos proximais, com aumento na excreção de hidrogênio e maior reabsorção de bicarbonato. Na acidose respiratória crônica, há elevação de 4 mEq/L de bicarbonato para cada 10 mmHg de elevação na pressão parcial de dióxido de carbono (Tabela 3).

Valores plasmáticos maiores ou menores na concentração de bicarbonato sugerem distúrbios acidobásicos misto, metabólico e respiratório.

As causas de acidose respiratória incluem todas as alterações orgânicas que cursam com diminuição da ventilação por minuto, incluindo etiologias respiratórias primárias de vias aéreas superiores e inferiores, doenças do sistema nervoso central, doenças neuromusculares e doenças induzidas por drogas (Tabela 7).

Na acidose respiratória aguda, os únicos tampões ativos são as proteínas celulares. Na acidose respiratória crônica, os rins têm papel fundamental, iniciando o tamponamento ácido em 6 a 12 horas e normalizando o pH em vários dias.

O quadro clínico relacionado à acidose respiratória depende da gravidade e da cronicidade do processo de acidose. A retenção de CO_2 gera vasodilatação cerebral, com manifestações primordialmente neurológicas. As manifestações clínicas comuns vão de narcose (cefaleia, tremor, borramento de visão, sonolência e coma) até sinais de hipertensão intracraniana.

Pode haver hipertensão pulmonar aguda relacionada ao aumento da $PaCO_2$ e secundária à vasoconstrição pulmonar.

O tratamento da acidose respiratória baseia-se no tratamento das doenças de

TABELA 7 Causas de acidose respiratória

Doenças de vias aéreas superiores	Síndrome do crupe
	Supraglotite infecciosa
	Edema de glote (anafilaxia respiratória)
	Aspiração de corpo estranho
Doenças de vias aéreas inferiores	Pneumonia
	Edema pulmonar
	Síndrome do desconforto respiratório agudo
	Asma e bronquiolite (fase de hipoventilação pulmonar)
	Doença pulmonar obstrutiva crônica (broncodisplasia pulmonar)
Doenças da parede torácica	Cifoescoliose
	Fratura de costelas (tórax instável)
	Pneumo ou hemotórax
Doenças do sistema nervoso central ou neuromusculares	Poliomielite
	Síndrome de Guillain-Barré
	Miastenia grave
	Distrofias musculares
	Encefalites
	Trauma em sistema nervoso central ou medular
Depressão de sistema nervoso central por drogas	Narcóticos
	Sedativos
	Anticonvulsivantes
	Álcool
Obesidade extrema com hipoventilação	Obesidade exógena
	Síndrome de Prader-Willi

Fonte: Adrogué e Madias, 1998.

base e na melhora da ventilação por minuto. A intenção é trazer a $PaCO_2$ de volta aos valores normais.

Nos pacientes com doença pulmonar obstrutiva crônica, a sensibilidade do centro respiratório está diminuída aos estímulos de hipercapnia e acidose. Esse centro é estimulado, nesses casos, pela PaO_2. Assim, é preciso ser cuidadoso ao oferecer oxigênio a esses pacientes, sob o risco de precipitar apneia por perda do estímulo de hipoxemia no centro respiratório.

ALCALOSE RESPIRATÓRIA

Define-se alcalose respiratória pelo aumento do pH secundário à diminuição da $PaCO_2$ decorrente do aumento da ventilação pulmonar por minuto. Alcalose respiratória é o distúrbio mais comum do equilíbrio acidobásico, pois é gerado por qualquer mecanismo que promova aumento da frequência respiratória (Tabela 8).

TABELA 8 Causas de alcalose respiratória

Hiperventilação mediada por hipoxemia	Distúrbios de ventilação e perfusão
	Anemia grave
Hiperventilação mediada por alterações no sistema nervoso central	Ansiedade, psicogênica
	Tumor, aumento da pressão intracraniana
	Acidente vascular encefálico
	Trauma
Pulmonar	Pneumonia
	Embolia
	Edema
	Ventilação mecânica
	Restrição ventilatória (ascite volumosa, distensão gástrica)
	Asma e bronquiolite (fase de hiperventilação pulmonar)
Hepática	Encefalopatia
Farmacológica	Salicilatos, cafeína
	Vasopressores
	Epinefrina
	Tiroxina
Outras causas	Febre
	Dor
	Sepse
	Hipertireoidismo

Fonte: Adrogué e Madias, 1998.

A queda aguda na $PaCO_2$ gera diminuição na tensão de CO_2 do plasma e das células vermelhas. Em resposta, albumina e outros tampões secretam hidrogênio para diminuir a concentração plasmática de bicarbonato. O bicarbonato plasmático entra nas hemácias pela troca com cloreto. Esses mecanismos compensatórios iniciais promovem, na alcalose respiratória aguda, a queda de 2 mEq/L de bicarbonato para cada 10 mmHg de diminuição na pressão parcial de dióxido de carbono (Tabela 3). Na alcalose respiratória crônica, a capacidade renal de reabsorção de bicarbonato diminui transitoriamente, bem como aumenta a excreção renal. Esse processo leva de 2 a 3 dias para se estabelecer completamente. Uma vez que o novo equilíbrio é alcançado, há queda de 5 mEq/L de bicarbonato para cada 10 mmHg de diminuição na pressão parcial de dióxido de carbono (Tabela 3).

Os sintomas dependem da gravidade e da cronicidade da alcalose respiratória e do distúrbio primário que gerou a alcalose. Em geral, há sintomas relacionados à vasoconstrição do sistema nervoso central. São achados clínicos comuns tontura, cãibras e espasmos musculares. É comum a superposição desses sintomas com os de hipocalcemia, que ocorre concorrentemente com a alcalose respiratória.

O tratamento deve ser voltado à correção da causa de origem da alcalose respiratória. Se o paciente apresentar tetania ou síncope causada pela hiperventilação psicogênica, pode ser feita sedação ou respiração em máscara reinalante ou saco de papel, na intenção de aumentar a $PaCO_2$. Essa técnica de reinalação deve ser usada com cuidado e apenas quando outras causas graves de alcalose respiratória foram afastadas.

DISTÚRBIOS MISTOS DO EQUILÍBRIO ACIDOBÁSICO

É comum a ocorrência de mais de um distúrbio acidobásico primário ao mesmo tempo. O diagnóstico deve levar em consideração o histórico do paciente e os mecanismos possíveis que gerem o distúrbio metabólico. A gasometria é fundamental, avaliada por meio de respostas compensatórias inadequadas, diante do que era antecipado para determinado distúrbio acidobásico. São exemplos de distúrbios acidobásicos mistos:

- Doença pulmonar obstrutiva crônica e uso de diuréticos = acidose respiratória e alcalose metabólica.
- Doença pulmonar obstrutiva crônica e pneumonia = acidose respiratória crônica e aguda.
- Crise asmática grave com hipoventilação e hipoperfusão periférica = acidose respiratória e metabólica;
- Intoxicação por salicilatos = acidose metabólica e alcalose respiratória.
- Parada cardiorrespiratória = acidose metabólica e respiratória.
- Cetoacidose diabética e vômitos = acidose metabólica e alcalose metabólica.

Dica prática relevante: a compensação dos distúrbios acidobásicos dificilmente é completa, levando à normalização do pH; dessa forma, diante de pH normal ou de alterações de pCO_2 e HCO_3^- para além ou aquém do valor esperado pelas fórmulas de compensação, deve-se suspeitar de distúrbio misto do equilíbrio acidobásico.

VARIAÇÃO DO ANION GAP E DA CONCENTRAÇÃO DE BICARBONATO

Quando se adiciona um ácido forte ao plasma, ele se dissocia em H⁺ e ânion correspondente (A⁻). O hidrogênio é neutralizado com resultante queda no bicarbonato sérico. O acúmulo de A⁻ (ânion não mensurável) gera aumento no *anion gap*. O resultante excesso de *anion gap* (deltaAG) serve, portanto, como marcador de acúmulo de ácido forte no plasma. O deltaAG contém, logicamente, mais que um único ânion.

A acidose metabólica ocorre por perda de bicarbonato ou acúmulo de ácidos fortes. Na primeira hipótese, nenhum ânion novo é adicionado ao plasma e o *anion gap* não muda, resultando em acidose metabólica hiperclorêmica. Nesse distúrbio, não há correlação entre deltaAG e deltaHCO$_3^-$, com relação deltaAG/deltaHCO$_3^-$ caindo abaixo da unidade (1,0) e se aproximando do zero.

Quando há adição de ácido forte ao plasma (p. ex., cetoacidose diabética e insuficiência renal), há acidose com *anion gap* aumentada, e a relação deltaAG/deltaHCO$_3^-$ é quantitativa direta, com taxa perto da unidade. Quando a relação deltaAG/deltaHCO$_3^-$ é significativamente menor que 1,0, há possível acidose hiperclorêmica ou alcalose respiratória. Sugere-se que distúrbios mistos do equilíbrio acidobásico devam ser considerados se essa relação for maior que 1,2 ou menor que 0,8.

Quando a relação deltaAG/deltaHCO$_3^-$ é significativamente maior que 1,0, há alcalose metabólica ou acidose respiratória.

Há muitas limitações no uso dessa regra. A análise da relação deltaAG/deltaHCO$_3^-$ deve ser feita apenas como parte da evidência do diagnóstico final dos distúrbios acidobásicos.

INTERPRETAÇÃO DOS GASES ARTERIAIS

Antes de abordar um paciente com distúrbio acidobásico, é importante distinguir os sufixos "-emia" e "-ose". O sufixo "-emia" refere-se à concentração sanguínea, e o sufixo "-ose", ao processo. Assim, acidemia significa excesso de ácido no sangue (pH sérico baixo) e alcalemia, o excesso de álcali no sangue (pH sérico alto). Acidose refere-se ao processo que adiciona ácido ao sangue, e alcalose, ao processo que adiciona álcali ao sangue.

Uma vez que o paciente apresente distúrbios do equilíbrio acidobásico, o primeiro passo é determinar qual seria o distúrbio primário e qual a compensação para esse distúrbio.

Um distúrbio metabólico acidobásico refere-se ao aumento ou à diminuição primários na concentração plasmática de bicarbonato. Um distúrbio respiratório acidobásico refere-se à alteração primária na PaCO$_2$, refletindo aumento ou diminuição na ventilação alveolar. Para determinar qual processo é primário e qual é a compensação, seguem três etapas de avaliação gasométrica:

- Avaliação do pH: a compensação não faz com que o pH retorne ao valor normal de 7,4. Assim, o valor de pH de 7,4 e valores alterados de bicarbonato ou CO$_2$ significam distúrbio misto do equilíbrio acidobásico. A alteração do pH mostra para que lado ocorre o distúrbio primário. Assim, se o pH estiver baixo, pelo menos um dos distúrbios primários será acidose. Se o pH estiver elevado, pelo menos um dos distúrbios será alcalose.
- Avaliação do HCO$_3$ e PaCO$_2$: avalia-se em que direção as concentrações de

HCO_3 e $PaCO_2$ se moveram em relação ao valor alterado do pH. Se o paciente estiver em acidemia, bicarbonato sérico baixo isoladamente ou CO_2 elevado isoladamente correspondem às alterações primárias que respondem pela acidose (ambos se movem em direção à alteração do pH). Se ambos estiverem se movendo para acidose, há acidose mista, respiratória e metabólica. O mesmo vale para a avaliação da alcalose.

- Avaliação dos distúrbios primários e compensações: ao avaliar a gasometria e definir o distúrbio primário, a avaliação seguinte consiste em definir se a compensação do distúrbio primário é adequada (compensação normal), ou se está fora dos limites aceitáveis e trata-se, portanto, de duas anormalidades ao mesmo tempo, ou distúrbio misto do equilíbrio acidobásico. Para isso, devem-se avaliar as fórmulas de compensação de distúrbios primários (Tabela 3) e analisar se a compensação é adequada para o desequilíbrio inicial. Pode-se, por meio dessas fórmulas, calcular a resposta compensatória adequada. Se a resposta numérica da fórmula estiver fora do valor esperado, trata-se de um distúrbio misto do equilíbrio acidobásico. O valor do pH sanguíneo pode retornar em direção ao valor normal, mas nunca ultrapassa esse valor durante a compensação de um distúrbio. Ou seja, no caso de um valor normal de pH e alteração nos valores de bicarbonato e CO_2, deve-se supor que esteja ocorrendo um distúrbio misto.

É fundamental avaliar as alterações laboratoriais diante das alterações clínicas do paciente. O exame laboratorial deve espelhar o que acontece com a doença que está sendo diagnosticada.

Dica prática relevante: na maioria dos casos, o manejo do distúrbio acidobásico consiste em atuar na causa do problema, sendo por isso fundamental entender a sua etiologia. Correções específicas (como reposição de bicarbonato) devem ser reservadas para situações particulares.

CONCLUSÃO

O equilíbrio acidobásico é uma das mais difíceis tarefas da manutenção da homeostase do organismo. Diversas doenças e condições clínicas podem desencadear alterações que superam a capacidade de compensação do organismo e determinar alterações que podem comprometer ainda mais a saúde do paciente, frequentemente com risco de morte. É de grande importância conhecer os principais distúrbios do equilíbrio acidobásico e as causas e instituir rapidamente um tratamento adequado e necessário para o contexto clínico que o paciente apresenta. Esse conhecimento certamente é um elemento diferenciador da qualidade de um serviço de emergência.

PARA SABER MAIS

- Quade BN, Parker MD, Occhipinti R. The therapeutic importance of acid-base balance. Biochem Pharmacol. 2021;183:114278.
- Seifter JL, Chang HY. Disorders of acid-base balance: New perspectives. Kidney Dis (Basel). 2017;2(4):170-186.
- Rodríguez-Villar S, Do Vale BM, Fletcher HM. The arterial blood gas algorithm: Proposal of a systematic approach to analysis of acid-base disorders. Rev Esp Anestesiol Reanim (Engl Ed). 2020;67(1):20-34.

SUGESTÕES DE LEITURA

1. Adrogué HJ, Madias NE. Management of life-threatening acid-base disorders. Second of two parts. N Engl J Med. 1998;338(2):107-11.
2. Ayers P, Dixon C, Mays A. Acid-base disorders: learning the basics. Nutr Clin Pract. 2015;30(1):14-20.
3. Brewer ED. Disorders of acid-base balance. Pediatr Clin North Am. 1990;37(2):429-47.
4. Brousseau T, Sharieff GQ. Newborn emergencies: the first 30 days of life. Pediatr Clin North Am.2 006;53(1):69-84.
5. Casaletto J. Differential diagnosis of metabolic acidosis. Emerg Med Clin North Am. 2005;23(3):771-87.
6. Claudius I, Fluharty C, Boles R. The emergency department approach to newborn and childhood metabolic crisis. Emerg Med Clin North Am. 2005;23(3):843-83.
7. Cronan K, Norman ME. Renal and electrolyte emergencies. In: Fleisher GR, Ludwig S, editors. Textbook of pediatric emergency medicine. 4.ed. Philadelphia: Lippincott Williams & Wilkins, 2000.
8. Dubin A. Interpretation of acid-base disorders. Crit Care Med. 2007;35(9):2236.
9. Feldman M, Soni N, Dickson B. Influence of hypoalbuminemia or hyperalbuminemia on the serum anion gap. J Lab Clin Med. 2005;146(6):317-20.
10. Hanna JD, Scheinman JI, Chan JCM. The kidney in acid-base balance. Pediatr Clin North Am. 1995;42(6):1365-95.
11. Jamie LC. In: Rosen's emergency medicine. Concepts and clinical practice. 6. ed. Philadelphia: Mosby Elsevier; 2006.
12. Kappy MS, Bajaj L. Recognition and treatment of endocrine/metabolic emergencies in children: part 1. Adv Pediatr. 2002;49:245.
13. Kassirer JP. Serious acid-base disorders. N Engl J Med. 1974;291(15):773-6.
14. Kellum JA. Determinants of plasma acid-base balance. Crit Care Clin. 2005;21(2):239.
15. Kraut JA, Nagami GT. The serum anion gap in the evaluation of acid-base disorders: what are its limitations and can its effectiveness be improved? Clin J Am Soc Nephrol. 2013;8(11):2018-24.
16. Kwon TK, Tsai VW. Metabolic emergencies. Emerg Med Clin North Am. 2007;25(4):1041.
17. Narins RG, Emmett M. Simple and mixed acid-base disorders: a practical approach. Medicine. 1980;59(3):161-7.
18. Palmer BF. Approach to fluid and electrolyte disorders and acid-base problems. Prim Care. 2008;35(2):195-213.
19. Rastegar A. Use of deltaAG/deltaHCO-3 ratio in the diagnosis of acid-base disorders. J Am Soc Nephrol. 2007;18(9):2429-31.
20. Salem MM, Mujais SK. Gaps in the anion gap. Arch Intern Med. 1992;152(8):1625-9.
21. Seifter JL, Chang HY. Disorders of acid-base balance: new perspectives. Kidney Dis (Basel). 2017;2(4):170-86.
22. Whittier WL, Ruteki GW. Primer on clinical acid-base problem solving. Dis Mon. 2004;50(3):122.
23. Wrenn K. The delta gap: an approach to mixed acid-base disorders. Ann Emerg Med. 1990;19(11):1310-3.

Seção IX

Doenças Nefrológicas e Urológicas

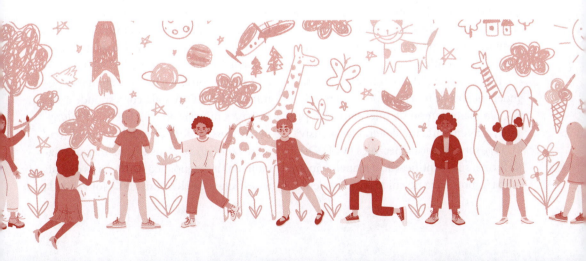

56
Injúria renal aguda

Marina Mattiello Gabriele
Andreia Watanabe
Katharina Reichmann Rodrigues

PONTOS-CHAVE DESTE CAPÍTULO

- Reconhecer e diagnosticar precocemente a injúria renal aguda em crianças, baseando-se nos sinais clínicos e laboratoriais.
- Diferenciar as principais etiologias, de forma a estabelecer o tratamento adequado em cada uma delas.
- Aplicar as estratégias de prevenção de injúria renal aguda.
- Iniciar o manejo adequado, com enfoque aos fatores de risco de maior mortalidade.
- Indicar adequadamente o tratamento de substituição renal.

INTRODUÇÃO

A injúria renal aguda (IRA) é uma síndrome clínica que se caracteriza pela redução abrupta das funções renais para uma dada condição clínica, resultando em desequilíbrio do volume extracelular, acidobásico e eletrolítico.

É sabido que a IRA é um fator de risco independente de mortalidade e está relacionado a maior tempo de internação hospitalar, dias em unidade de terapia intensiva (UTI) e sob ventilação mecânica (VM). Dessa forma, sua identificação e manejo são de suma importância no cuidado do paciente.

DEFINIÇÃO E CLASSIFICAÇÃO

Até pouco tempo, a ausência de consenso sobre a definição de IRA dificultava o diagnóstico precoce e comparações entre estudos clínicos/epidemiológicos dos diversos serviços. Em 2004, o grupo *Acute Dialysis Quality Insurance* (ADQI) propôs o primeiro consenso interdisciplinar denominado RIFLE. A sigla corresponde a risco (*risk*), injúria (*injury*), falência (*failure*), perda (*loss*) e doença renal terminal (*end stage renal disease*), os três primeiros relacionados a diagnóstico de IRA e os demais a desfechos da IRA. Em 2007, foi validada a versão modificada para pediatria, o pRIFLE. Outros dois critérios relevantes foram desenvolvidos posteriormente, o do grupo *Acute Kidney Injury Network* (AKIN) e do *Kidney Disease: Improving Global Outcomes* (KDIGO), em 2007 e 2012, respectivamente. No momento atual, utilizam-se os critérios do KDIGO, que oferecem aplicabilidade para as populações adulta e pediátrica.

A classificação do KDIGO (Tabela 1) foi desenhada para a população geral, incluindo crianças de 1 mês a 18 anos, e considera avaliações consecutivas da taxa de filtração glomerular (TFG) por meio da dosagem de creatinina sérica e do débito urinário. Quando a creatinina de base não é conhecida, pode-se considerar a creatinina correspondente a uma TFG de 120 mL/min/1,73 m^2 calculada pela fórmula de Schwartz (Tabela 2) ou empregar tabelas padronizadas para idade e gênero. Tal critério viabilizou o diagnóstico precoce, o estadiamento e a monitorização da progressão da IRA, permitindo intervenções mais rápidas e apropriadas, assim como alteração de desfechos.

A creatinina e o débito urinário são de uso acessível e prático, porém, deve-se lembrar de suas limitações. A creatinina é influenciada pela idade, massa corpórea, hidratação, método de dosagem, uso de algumas medicações como trimetoprima e cimetidina, além de alterar-se lenta e tardiamente após a injúria tecidual. O débito urinário, por sua vez, nem sempre está reduzido em situações de IRA e também pode sofrer alterações com a hidratação e o uso de diuréticos. Dessa maneira, outros biomarcadores têm sido estudados para ajudar na acurácia do diagnóstico.

Biomarcadores que refletem dano, antes de a alteração da função renal se manifestar, estão sendo avaliados para aumentar a sensibilidade e especificidade na abordagem diagnóstica da IRA e sua evolução. Dentre os biomarcadores estudados estão marcadores relacionados à(ao): (1) inflamação, como lipocalina associada à gelatinase de neutrófilos (NGAL) e interleucina 18 (IL 18); (2) injúria celular, como molécula 1 de injúria renal (KIM 1) e proteína de ligação do ácido graxo hepático (L-FABP); e (3) ciclo celular, como inibidor tecidual de metaloproteinase 2 (TIMP-2) e proteína de ligação do fator de crescimento semelhante à insulina (IGFBP-7). Os biomarcadores têm sido avaliados quanto ao seu potencial valor preditivo relacionado tanto a alterações agudas, quer sejam funcionais, estruturais e déficit de função renal, quanto a alterações evolutivas após resolução da IRA para lesões renais crônicas ou recuperação renal.

TABELA 1 Classificação pediátrica do KDIGO 2012

KDIGO	Critério creatinina sérica	Critério fluxo urinário
1	Aumento de 0,3 mg/dL da creatinina de base em menos de 48 h ou aumento de 1,5-1,9 vez a creatinina de base em 7 dias	< 0,5 mL/kg/h dentro de 6-12 h
2	Aumento de 2 a 2,9 vezes a creatinina de base	< 0,5 mL/kg/h por mais de 12 h
3	Aumento maior que 3 vezes a creatinina de base, ou taxa de filtração glomerular estimada menor do que 35 mL/min/1,73 m^2 ou necessidade de terapia de substituição renal	< 0,3 mL/kg/h por mais de 24 h ou anuria por mais de 12 h

KDIGO: *Kidney Disease: Improving Global Outcomes*.

TABELA 2 Fórmula de Schwartz

(a) Fórmula de Schwartz: TFG estimada = estatura (cm) × 0,413 / creatinina plasmática	
(b) Fórmula de Schwartz: TFG estimada = estatura (cm) × K (constante) / creatinina plasmática	
Recém-nascido com baixo peso até 1 ano	0,33
Recém-nascido de termo até 1 ano	0,45
Crianças maiores e meninas até a adolescência	0,55
Meninos adolescentes	0,70

(a) Fórmula de Schwartz ulitlizada quando método de análise da creatinina é enzimático. (b) Fórmula de Schwartz e constante K em relação à idade quando método de análise da creatinina é colorimétrico (Jaffé). Fonte: Schwartz et al. 2009.

EPIDEMIOLOGIA

O aumento da incidência de IRA de cerca de quatro vezes nas últimas três décadas se deve principalmente à padronização dos critérios diagnósticos, ao envelhecimento da população e aos avanços terapêuticos.

Dos dados epidemiológicos disponíveis na faixa etária pediátrica, a IRA está presente em cerca de 2 a 3% dos pacientes admitidos em unidades de emergência, alcançando uma incidência próxima de 30% em pacientes críticos internados. A mortalidade relacionada à IRA varia entre 5 e 30%, dependendo do estágio da lesão e da necessidade de terapia de substituição renal (TSR).

ETIOLOGIA E FISIOPATOLOGIA

Existem diversas etiologias de IRA, podendo ser sobrepostas no mesmo paciente, sobretudo em crianças e adolescentes criticamente enfermos. Nas últimas décadas, em razão do avanço terapêutico sobre doenças graves, houve uma transição entre as etiologias mais frequentes de IRA. As causas primariamente renais cederam espaço para as síndromes secundárias a doenças sistêmicas. Há registros que demonstram causas não renais sendo responsáveis pela indicação de 80% das terapias de substituição renal.

Dessa forma, visando ao raciocínio clínico e ao manejo do paciente, a avaliação etiológica pode ser direcionada para alterações funcionais e estruturais renais, descritas a seguir.

INJÚRIA RENAL AGUDA FUNCIONAL

A IRA funcional é a alteração renal secundária mais frequente no departamento de emergência. A alteração funcional ocorre no contexto de isquemia ou toxicidade ao túbulo renal, podendo acarretar desde a disfunção leve reversível, também conhecida como causa pré-renal, até a alteração estrutural estabelecida, conhecida como necrose tubular aguda (NTA), uma das causas renais/intrínsecas. Nesta última, alterações estruturais já podem estar presentes em diferentes graus, a depender do tempo e da gravidade da lesão instalada.

O quadro isquêmico decorre da má distribuição do fluxo sanguíneo renal, quer seja por fluxo renal reduzido ou por mecanismos inflamatórios sistêmicos e intrarrenais. O fluxo sanguíneo renal reduzido é causado pela hipovolemia sistêmica verdadeira e/ou relativa, como vasodilatação sistêmica e diminuição do débito cardíaco. Os mecanismos inflamatórios intrarrenais, por sua vez, são desencadeados pela própria isquemia, congestão e inflamação sistêmica, promovendo prejuízo da microcirculação mesmo em vigência de fluxo sanguíneo renal normal ou elevado, e ainda podem ser agravados pela alteração na cascata de coagulação com formação de trombos e lesão endotelial direta. Essas alterações levam à

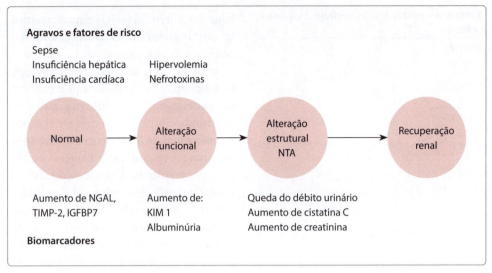

FIGURA 1 Evolução da injúria renal aguda funcional. NTA: necrose tubular aguda.

perfusão inadequada na microcirculação com possível evolução para NTA, uma vez que comprometem as regiões do néfron de maior consumo enérgético, os túbulos renais.

A sepse é a principal causa de IRA no paciente gravemente doente, na qual podemos observar o acometimento espectral descrito acima, indo desde alterações funcionais até NTA, passível ou não de recuperação após o tratamento do agravo inicial.

Em relação ao dano tóxico, medicamentos e drogas são os principais responsáveis pela toxicidade tubular direita. Há uma lista grande, incluindo antibióticos (aminoglicosídeos), anti-inflamatórios, contrastes radiológicos e imunossupressores (ciclosporina).

As principais causas de IRA funcional estão descritas na Tabela 3, e os medicamentos nefrotóxicos mais utilizados na Tabela 4.

TABELA 3 Principais causas de injúria renal aguda funcional

Mecanismos	Etiologias
Volume intravascular real reduzido (hipovolemia verdadeira)	Hemorragia Perda de fluidos: gastrointestinal, renal, cutânea, perdas para o terceiro espaço (p. ex.: pancreatite aguda)
Diminuição da volemia arterial efetiva (hipovolemia relativa)	Infecções (sepse), insuficiência hepática, intoxicações agudas, uso de vasodilatadores, síndrome nefrótica Diminuição do débito cardíaco: insuficiência cardíaca descompensada, choque cardiogênico, choque obstrutivo Comprometimento da autorregulação renal: anti-inflamatórios não hormonais (AINH), inibidores da enzima conversora de angiotensina (IECA) ou bloqueadores do receptor de angiotensina II (BRA)
Nefrotoxicidade	Nefrotoxinas: rabdomiólise, síndrome de lise tumoral, nefropatia por contraste iodado, antibióticos, antivirais, antifúngicos, anti-inflamatórios não hormonais, quimioterápicos, intoxicações exógenas (p. ex.: solventes orgânicos)

TABELA 4 Medicamentos nefrotóxicos mais utilizados
Aciclovir
Ambisome
Amicacina
Anfotericina B
Captopril
Carboplatina
Cetorolaco
Cidofovir
Cisplatina
Ciclosporina
Dapsona
Enalapril
Foscarnet
Ganciclovir
Gentamicina
Ibuprofeno
Ifosfamida
Litium
Metotrexato
Piperacilina-tazobactam
Sirulimus
Sulfasalazina
Tacrolimus
Tobramicina
Topiramato
Valganciclovir
Vancomicina

Fonte: Goldstein et al., 2016.

INJÚRIA RENAL AGUDA ESTRUTURAL

Nesse grupo, encontram-se as causas relacionadas ao comprometimento estrutural do rim, contemplando glomerulopatias, nefrites intersticiais e obstruções do trato urinário.

Quanto às glomerulopatias, as causas mais comuns encontradas nos serviços de emergência são síndrome nefrótica, glomerulonefrite aguda pós-infecciosa, síndrome hemolítica urêmica (SHU) e, mais raramente, outras glomerulonefrites secundárias, como a nefrite lúpica.

A SHU é uma forma de microangiopatia trombótica caracterizada pela presença da tríade: anemia hemolítica não autoimune, trombocitopenia e injúria renal aguda. A lesão renal da SHU ocorre em razão da trombose e coagulação da microvasculatura glomerular pela ativação do sistema complemento. Essa ativação é realizada por uma anormalidade do sistema complemento ou estimulada por infecção, sendo a gastroenterocolite causada pela *Escherichia coli* produtora de Shiga-toxina (sorotipo O157:H7) a mais comum. A SHU pode ser classificada em causas hereditárias (p. ex., mutações em genes do sistema complemento) ou adquiridas (p. ex., infecções pela *E. coli* enterotoxigênica e doenças autoimunes contra fatores do complemento). O tratamento tipicamente é de suporte, mas nas formas associadas a alterações no sistema complemento pode ser utilizado anticorpo monoclonal específico que bloqueia a fração 5 do sistema complemento (anti C5).

As nefrites intersticiais agudas (NIA) são caracterizadas por processo inflamatório agudo que compromete túbulo e interstício renal. Como etiologia pode ser infecciosa, autoimune ou induzida por drogas, esta última mais comum. Alguns casos autoimunes apresentam envolvimento ocular, com uveíte associada. O diagnóstico é baseado na piora abrupta de função renal, sintomas inespecíficos como *rash* cutâneo, dor abdominal e náusea, presença variável de hematúria, proteinúria e eosinofilúria (> 1%), com confirmação pela biópsia renal. A eosinofilúria, apesar de pouco sensível, é patognomônica de NIA. O tratamento é de suporte, com suspensão de possíveis medicamentos relacionados, controle infeccioso e o uso de corticoide, por sua vez, é controverso.

As obstruções do trato urinário na infância podem ocorrer por conta da migração de cálculo renal, coágulos vesicais ou, mais raramente, compressões tumorais extrarrenais. Deve-se lembrar, entretanto, que as malformações congênitas do trato urinário, também denominadas *congenital anomalies of the kidney and urinary tract* (CAKUT), comumente podem causar obstrução mecânica ao fluxo urinário, propiciando infecção urinária com prejuízo agudo da função renal.

As principais causas de IRA estrutural estão descritas na Tabela 5.

A Figura 2 demonstra como é dinâmica a classificação da etiologia da IRA. Situações claras de IRA funcional, como hipovolemia verdadeira, se instaladas de forma prolongada, podem evoluir com lesão tubular, ou seja, lesão estrutural. Da mesma forma, situações de IRA estrutural, como SHU, podem apresentar oligoanúria e resultar em hipervolemia, adicionando o componente funcional (congestão) na lesão. A síndrome nefrótica, por sua vez, pode causar redução da função renal tanto pela hipovolemia sistêmica relativa (perda de fluido para o terceiro espaço, p. ex., ascite) quanto pela lesão glomerular (principalmente glomerulonefrite segmentar e focal). A sepse e a síndrome da resposta inflamatória sistêmica, que podem culminar progressivamente com disfunção de múltiplos órgãos, causam desde comprometimento funcional a comprometimento estrutural renal, em espectro variável.

QUADRO CLÍNICO

Os achados clínicos podem ser decorrentes da doença de base subjacente ou secundários à IRA. As manifestações clínicas

TABELA 5 Principais causas de injúria renal aguda estrutural

Mecanismos	Etiologias
Glomerulonefrite aguda	Depósito de complexos imunes: glomerulonefrite pós-infecciosa, púrpura de Henoch-Schönlein, nefrite lúpica, endocardite infecciosa Paucimune: vasculites ANCA-associadas, síndrome de Goodpasture
Nefrite intersticial aguda	Medicamentos: anti-inflamatórios não hormonais, antibióticos (penicilinas, cefalosporinas, sulfonamidas, quinolonas), anticonvulsivantes, diuréticos, alopurinol Infecções: bacterianas (p. ex.: *Staphylococcus* e *Streptococcus*), vírus (EBV, CMV, HIV), outras (p. ex.: leptospirose) Doenças sistêmicas: autoimunes (p. ex.: lúpus), infiltrações (p. ex.: sarcoidose, linfomas, leucemias)
Lesão vascular	Microangiopatia: síndrome hemolítica urêmica, púrpura trombocitopênica trombótica Trauma, dissecção de artéria renal, trombose de veia e/ou artéria
Obstrução vesical	Coágulos, infecções (principalmente fúngicas), compressão extrínseca (p. ex.: neoplasias abdominais ou pélvicas), bexiga neurogênica
Obstrução uretral	Válvula de uretra posterior, estenose de uretra, trauma pélvico
Obstrução ureteral	Refluxo vesicoureteral, compressão extrínseca (p. ex.: neoplasias abdominais ou pélvicas, fibrose retroperitoneal), litíase

ANCA: anticorpo anticitoplasma de neutrófilos; CMV: citomegalovírus; EBV: vírus Epstein-Barr; HIV: vírus da imunodeficiência humana.

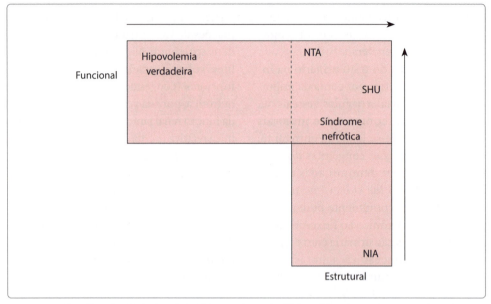

FIGURA 2 Classificação dinâmica da injúria renal aguda. NIA: nefrites intersticiais agudas; NTA: necrose tubular aguda; SHU: síndrome hemolítica urêmica.

da IRA mais frequentes, apesar de bastante inespecíficas, encontram-se divididas por sistemas na Tabela 6.

TABELA 6 Manifestações clínicas da injúria renal aguda divididas por sistemas

Sistema	Manifestações clínicas
Cardiovascular	Hipertensão arterial, hipervolemia, arritmias, tamponamento cardíaco (pericardite urêmica)
Respiratório	Congestão pulmonar, hiperventilação (acidose metabólica)
Hematológico	Anemia, disfunção plaquetária, plaquetopenia
Trato gastrointestinal	Anorexia, náusea, vômitos, soluços, dor abdominal, hemorragia digestiva
Urinário	Poliúria, oligúria ou anúria, edema
Neurológico	Confusão mental, convulsões, encefalopatia, *flapping*

EXAMES COMPLEMENTARES

Exames laboratoriais

Creatinina
- Principal marcador da filtração glomerular utilizado para diagnóstico e estadiamento da injúria renal aguda na prática clínica.
- Na prática em pediatria, o cálculo mais utilizado para estimar a TGF é pela fórmula de Schwartz (Tabela 2).

Ureia
- Seus níveis se elevam em caso de disfunção renal. Elevação mais acentuada em casos de depleção volêmica e excesso de catabolismo.
- Hepatopatas, desnutridos e idosos podem ter a dosagem de ureia falsamente baixa.

- A relação ureia sérica/creatinina sérica pode ser utilizada como um dos indicativos de hipovolemia (valores acima de 40).
- Sintomas de uremia: náuseas e vômitos, rebaixamento do nível de consciência e confusão mental, pericardite, neuropatia periférica, fenômenos hemorrágicos, dentre outros.

Urianálise

- Exames de urina, incluindo a avaliação da urina 1, sedimento urinário e alguns eletrólitos na urina são úteis para o diagnóstico diferencial entre as causas de IRA. A Tabela 7 cita as principais alterações urinárias que auxiliam na diferenciação entre IRA com disfunção leve, NTA e glomerulopatia.
- Fração de excreção de sódio (FeNa): encontra-se diminuída (< 1%) na IRA funcional sem repercurssão estrutural (disfunção leve). A redução da FeNa é um indicativo de que a função tubular está preservada e a reabsorção de sódio está aumentada em resposta à hipoperfusão renal. Possui interpretação prejudicada quando o paciente está em uso de diuréticos ou apresenta glicosúria. O cálculo da FeNa é realizado segundo a fórmula a seguir:

$$\text{FeNa (\%)} = \frac{\text{Na urinário} \times \text{Creatinina sérica}}{\text{Na sérico} \times \text{Creatinina urinária}} \times 100$$

- Fração de excreção de ureia: possui interpretação e fórmula de cálculo semelhante à FeNa. Apresenta maior sensibilidade e especificidade que a FeNa, especialmente quando o paciente está em uso de diuréticos.

Potássio

- Alteração eletrolítica mais grave da IRA.
- Hipercalemia é uma importante causa de mortalidade em razão do risco de arritmias cardíacas. É indicação de hemodiálise de emergência quando refratária ao tratamento clínico otimizado.
- Pode ocasionar alterações eletrocardiográficas, que são proporcionais ao

TABELA 7 Principais variáveis urinárias que auxiliam na diferenciação entre disfunção leve, necrose tubular aguda e glomerulopatia

Avaliação urinária	Alteração funcional	Necrose tubular aguda	Glomerulopatia
Densidade	1020	1010	1020
Osmolaridade urinária (mmol/L)	> 500	< 350	> 500
Sódio urinário (mEq/L)	< 20	> 40	< 20
Fração de excreção de sódio (%)	< 1 (RN < 2)	> 2 (RN > 2,5)	< 1 (RN < 2)
Fração de excreção de ureia (%)	< 35	> 50	< 35
Creatinina urinária/creatinina plasmática	> 40	< 20	> 40
Sedimento urinário	Sem alterações relevantes	Cilindros amarronzados, cilindros epiteliais, cilindros granulosos*	Cilindros celulares, cilindros hemáticos, dismorfismo eritrocitário

* Em situações de nefrite intersticial, o sedimento urinário pode apresentar cilindros granulosos e/ou eosinofilúria.

nível da hipercalemia e habitualmente seguem a sequência: onda T simétrica e apiculada (em tenda); prolongamento do intervalo PR; alargamento do complexo QRS; achatamento da onda P; ondas sinusoidais.

Eletrólitos e gasometria venosa

- Assim como a hipercalemia, outros distúrbios hidroeletrolíticos podem estar presentes na IRA. A Tabela 8 pontua os mais relevantes, contemplando seu tratamento.
- Acidose metabólica é uma complicação extremamente frequente e potencialmente fatal na IRA, demandando atenção e tratamento. Tem como causa a diminuição da excreção dos ácidos fixos, diminuição da reabsorção renal de bicarbonato e possível aumento de produção de ácidos, como lactato. Na maioria dos casos, o ânion *gap* encontra-se aumentado.

Outros exames

- Hemograma, coagulograma e marcadores de hemólise podem auxiliar no diagnóstico diferencial da etiologia da IRA, como, por exemplo, nas causas microangiopáticas.
- CPK e aldolase podem estar aumentadas em caso de rabdomiólise.
- Hiperuricemia é alteração frequente na IRA. Níveis acima de 15 mg/dL são indicativos de doenças que ocasionam aumento do ácido úrico, como rabdomiólise ou síndrome de lise tumoral.
- Demais exames específicos podem ser utilizados para a investigação de doenças sistêmicas.

Exames de imagem

Ultrassom

- Principal exame de imagem para avaliação de doenças renais.
- Pode ser realizado a beira-leito (POCUS – *point-of-care ultrasound*) pelo emergencista para diferencial de causas obstrutivas (presença de bexigoma e/ou dilatação pieloureteral bilateral). Volemia também pode ser avaliada pelo diâmetro de veia cava.
- Quando realizado pelo radiologista, podem ser vistos sinais de nefrite intersticial (aumento da ecogenicidade do parênquima renal) ou achados compatíveis com doença renal crônica (diminuição do tamanho renal, diminuição da espessura do córtex renal e alteração da relação córtex-medula).

Tomografia ou ressonância

- Exames com indicações particulares, como na avaliação de trauma, busca de nefrolitíase ou caracterização de massas/tumores renais. Evitar uso de contraste na suspeita de IRA.

DIAGNÓSTICO

A suspeita de IRA estrutural ou renal deve ser realizada em pacientes edemaciados, com aumento de pressão arterial e queixas urinárias como oligúria e hematúria. Poliúria pode estar presente em pacientes com uropatias e malformações urinárias primárias ou em IRA por nefrotoxinas.

Os pacientes com IRA funcional, quer seja por sepse, perdas e/ou insuficiência cardíaca, em geral estão no contexto de alteração hemodinâmica e, normalmente, evoluem para oligoanúria.

TABELA 8 Alterações hidroeletrolíticas e acidobásicas mais comuns e tratamentos relacionados

Distúrbios eletrolíticos e acidobásicos	Valores de referência para normalidade	Tratamento
Sódio: hipo ou hipernatremia	135-145 mEq/L	Hiponatremia: avaliar a volemia, restrição hídrica se necessário. Se aguda e sintomática ou < 120 mEq/L: Na (mEq/L) = [Na plasmático desejado (mEq/L) – Na sérico (mEq/L)] × peso (kg) × 0,6 Na desejado = 130 mEq/L Solução de infusão NaCl 3% (1 mL = 0,5 mEq de Na) Hipernatremia: aguda e sintomática: reposição de déficit de água livre (DAL) com fluidos hipotônicos: DAL (L) = [(Na sérico(mEq/L)/140) – 1] × peso (kg) × 0,6
Potássio: hipercalemia	3,5-5,5 mEq/L	• K > 7 mEq/L ou alteração de ECG: obrigatório reposição de cálcio: Cloreto de cálcio 10% 20-25 mg/kg ou gluconato de cálcio 10% 50-100 mg/kg (0,5-1 mL/kg) EV em 2-5 minutos • Bicarbonato de sódio 8,4% 1-2 mEq/kg EV em 5-15 minutos • Solução polarizante: insulina regular 0,1-0,2 UI/kg associado à glicose 0,5-1 g/kg EV • Beta-2 agonista 4 µg/kg EV em 20 minutos ou 400 µ via inalatória • Diurético: Furosemida 1 mg/kg EV • Resina de troca: poliestirenossulfonato de cálcio (Sorcal) 1-2 g/kg VO ou retal • Diálise na refratariedade
Fósforo: hiperfosfatemia	P (mg/dL) 0-11 meses: 4,8-7,4 1-5 anos: 4,5-6,5 6-12 anos: 3,6-5,8 13-20 anos: 2,5-4,5	• Redução de oferta na dieta (enteral ou parenteral) • Quelantes de fósforo em pacientes com dieta enteral: Sevelamer (400-800 mg VO 3-5x/dia) e carbonato de cálcio • Diálise na refratariedade
Cálcio: hipocalcemia	Cálcio total: 8,8 – 10,2 mg/dL Cálcio iônico: 4,6-5,3 mg/dL ou 1,1-1,4 mmol/L	• Sintomático: Cloreto cálcio 10% 20-25 mg/kg ou gluconato de cálcio 10% 50-100 mg/kg (0,5-1 mL/kg) EV em 2-5 minutos • Assintomático: Gluconato de cálcio 10% 200-800 mg/kg/dia (2-8 mL/kg/dia) EV 6/6 h • Manutenção: 500-1.000 mg/m²/dia VO de cálcio elementar
Magnésio: hipomagnesemia	1,2-1,9 mEq/L ou 1,5-2,3 mg/dL	• Reposição quando sintomático ou < 1,2 mg/dL: 2-5 mg/kg de magnésio elementar EV 8-24 h. Se necessário *bolus* de 1-2 mg/kg EV em 5 minutos
Gasometria: acidose metabólica	pH 7,35-7,45 HCO$_3$ 22-26 (mEq/L)*	• Reposição de bicarbonato Oral ou parenteral (se pH < 7,1 e/ou HCO$_3$ < 10 mEq/L) Déficit HCO$_3$ (mEq) = [HCO$_3$ desejado-HCO$_3$ sérico] × peso (kg) × 0,3 HCO$_3$ desejado = 15 mEq/L • Diálise na refratariedade

*Lactentes até 1 ano têm como normalidade pH = 7,40 e HCO$_3$ = 20. Fonte: Dharnidharka, 2009; Fioretto et al., 2013.

No entanto, como as manifestações clínicas (anamnese e exame físico) são muito inespecíficas e tardias, é necessária a suspeição e confirmação precoce do diagnóstico de IRA por meio de achados laboratoriais. Os exames devem contemplar análise seriada de marcadores de filtração glomerular (creatinina sérica) e de possíveis distúrbios hidroeletrolíticos e/ou acidobásicos (gasometria venosa e eletrólitos), que são funções primordiais renais. Demais exames mencionados no tópico anterior permitem a investigação etiológica da IRA.

Nesse contexto, surgiu o conceito de angina renal, visando facilitar o diagnóstico precoce de IRA. De forma análoga ao quadro de isquemia miocárdica, esse conceito é baseado na combinação de fatores de risco de lesão e sinais precoces de danos renais, tanto na população adulta quanto na pediátrica. Os fatores de risco contemplam a necessidade de cuidados intensivos, disfunção cardíaca aguda, receptor de medula óssea, necessidade de ventilação pulmonar mecânica e de drogas vasoativas. Somam-se a esses fatores de risco sobrecarga hídrica maior que 10 a 20%, redução da TFG e provavelmente biomarcadores que estão sendo testados nesse contexto de risco, aumentando em um futuro próximo a sensibilidade e a especificidade do diagnóstico de IRA.

TRATAMENTO

A despeito dos avanços no reconhecimento e diagnóstico da IRA, ainda há poucos tratamentos específicos. Dessa maneira, o enfoque está no diagnóstico precoce e no manejo dos fatores modificáveis, como prevenir maior dano renal e minimizar sequelas relacionadas aos distúrbios hidroeletrolíticos e sobrecarga volêmica.

Prevenção da IRA

O principal manejo na IRA é prevenir sua instalação, garantindo boa perfusão renal pela euvolemia, normotensão e oxigenação adequada, as quais são um grande desafio. Além disso, drogas nefrotóxicas devem ser evitadas sempre que possível, especialmente em pacientes de risco para dano renal. Na necessidade de seu uso, deve-se garantir a hidratação e ajustar a dose de acordo com a TFG quando aplicável.

Da mesma maneira, manter a hidratação adequada também é fundamental na profilaxia de IRA causada por rabdomiólise e na síndrome de lise tumoral. Na síndrome de lise tumoral ou outras nefropatias secundárias ao acúmulo de ácido úrico, a utilização de rasburicase pode ser considerada.

Pacientes que estejam em uso de diuréticos, inibidores da enzima de conversão da angiotensina ou bloqueadores do receptor da angiotensina devem ter essas medicações suspensas quando desenvolvem IRA, pelo risco de agravamento da lesão renal. Anti-inflamatórios não hormonais também devem ser evitados no contexto de risco de IRA.

Com relação ao contraste iodado, diversas medicações foram testadas com o intuito de prevenir nefrotoxicidade. Infelizmente, a maioria apresentou resultados negativos ou conflitantes. Por ora, pacientes de risco como diabéticos, hipertensos, vasculopatas, hipercolesterolêmicos, portadores de doença renal crônica, em sepse ou com doenças inflamatórias devem receber profilaxia. Ela é baseada na hidratação com soro fisiológico ou soro com bicarbonato de sódio contendo 150 mEq/L de sódio, administrando-se 1 a 3 mL/kg/h, idealmente 12 horas antes do procedimento, estendendo-se até 12 horas após. Quando a solução de bicarbonato de sódio for utilizada, atentar para o cálcio e potássio séricos, pois pode haver queda em seus valores relacionada a aumento de pH no sangue. Ainda que a N-acetilcisteína não tenha sido comprovada como protetora na profilaxia do contraste iodado, recomendam-se, em crianças com mais de 30 dias de vida, quatro doses de 40 mg/kg/dose via oral 12 em 12 horas, iniciando-se idealmente 24 horas antes da exposição ao contraste, na dose máxima de 1.200 mg, desde que o paciente não necessite de jejum. A administração de N-acetilcisteína endovenosa não deve ser utilizada na profilaxia da nefropatia do contraste.

Abordagem inicial

A abordagem inicial do paciente com IRA deve priorizar o reconhecimento e o tratamento de sua causa e/ou comorbidade, distúrbios eletrolíticos, sintomas de uremia, acidose metabólica, estado volêmico e hemodinâmico. Caso algum sinal/sintoma de gravidade seja identificado, o paciente deve ser encaminhado à sala de emergência e monitorizado, e uma avaliação sistematizada deve ser realizada.

Após a estabilização inicial do paciente, a abordagem deve ser voltada para o diagnóstico etiológico da lesão renal, buscando por causas que demandem tratamento específico, como a administração precoce de antibiótico direcionado na suspeita de qualquer infecção.

Estado volêmico

A avaliação do estado volêmico deve ser realizada por meio da história clínica e dos parâmetros hemodinâmicos como frequência cardíaca, pressão arterial sistêmica, perfusão periférica, diurese e avaliação neurológica sucinta, radiografia de tórax e avaliação do diâmetro de veia cava e sua variabilidade quando houver ultrassonografia a beira-leito disponível.

Na presença de sinais de depleção volêmica, recomenda-se a ressuscitação com uso de cristaloides ou coloides se hipoalbuminemia, visando adequar a perfusão tecidual. A dose inicial deve ser individualizada de acordo com as comorbidades e *status* volêmico do paciente, devendo ser parcimoniosa. Caso não haja resposta hemodinâmica adequada com a administração de fluidos, deve-se considerar a introdução de drogas vasoativas.

De maneira oposta, a sobrecarga hídrica tem se demonstrado como fator de risco para mortalidade e morbidade em pacientes com disfunção múltipla de órgãos, ocorrendo por administração excessiva de fluidos, inflamação sistêmica com aumento da permeabilidade capilar e redução do débito urinário pela própria IRA. Pacientes com valores de sobrecarga volêmica acima de 20% antes do início de TSR apresentaram risco 8,5 vezes maior de mortalidade. O excesso de volume leva à hipertensão abdominal e à congestão venosa, incluindo o rim, contribuindo com o aumento do dano tecidual. A fórmula para calcular o excesso de volume encontra-se a seguir.

$$\% \text{ sobrecarga volêmica} = \frac{\text{ganho de fluidos (litros)} - \text{perda de fluidos (litros)}}{\text{peso na admissão (kg)}} \times 100$$

A sobrecarga hídrica deve ser evitada logo após a fase de ressuscitação volêmica, por meio do ajuste da administração de fluidos de acordo com o estado volêmico do paciente, avaliado pelo balanço hídrico rigoroso a cada 4 a 6 horas, e previsão de ganhos e perdas.

O excesso de volume pode ser manejado com restrição hídrica e uso de diuréticos, preferencialmente os diuréticos de alça, como a furosemida. Estudos demonstraram que o uso da furosemida no cenário da IRA não diminui a mortalidade, a necessidade de terapia de substituição renal ou o tempo de IRA, porém facilita o manejo da hipervolemia. A dose inicial proposta varia com o grau de congestão apresentado pelo paciente, porém, doses de 1 a 1,5 mg/kg podem ser utilizadas. Se não houver resposta nas 2 horas seguintes à administração, novas doses devem ser evitadas. A literatura sugere considerar TSR quando houver sobrecarga volêmica acima de 20% e falha no tratamento conservador.

A Figura 3 apresenta um fluxograma sugerido para o manejo inicial de pacientes com IRA.

Distúrbios hidroeletrolíticos e acidobásicos

Em casos de hipercalemia, o paciente deve ser levado para a sala de emergência e um ECG deve ser prontamente realizado. Medidas terapêuticas estão listadas na Tabela 8.

A acidose metabólica deve ser tratada com a correção da causa de base da IRA e, em algumas situações, com a reposição de bicarbonato oral ou parenteral (Tabela 8). Antes da administração de bicarbonato de sódio, deve-se atentar ao nível sérico de cálcio, sódio e potássio, uma vez que pode haver agravamento de hipocalcemia, hi-

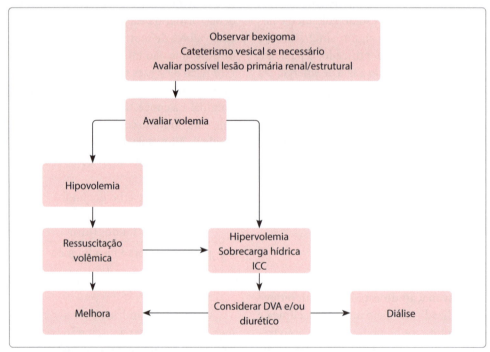

FIGURA 3 Manejo inicial da injúria renal aguda. DVA: drogas vasoativas; ICC: insuficiência cardíaca congestiva.

pernatremia e hipocalemia, inclusive com manifestações sintomáticas como arritmias e até parada cardíaca.

Terapia de substituição renal

Como já citado, a IRA traz consequências metabólicas e volêmicas importantes, com impacto em lesões em órgãos a distância. Medidas clínicas devem sempre fazer parte do manejo inicial, porém, a refratariedade às medidas instituídas e/ou gravidade das alterações apresentadas podem requerer o início da TSR. A Tabela 9 reúne as indicações mais frequentes de TSR.

As modalidades disponíveis para substituição renal são diálise peritoneal, hemodiálise intermitente ou hemodiafiltração contínua. A escolha sobre cada uma delas depende primordialmente da condição clínica do paciente e da estrutura do serviço onde ele se encontra.

TABELA 9 Indicações de terapia de substituição renal

Indicações de terapia de substituição renal de emergência
Hipervolemia (sobrecarga hídrica significativa > 10% ganho ponderal, impossibilidade de oferecer nutrição adequada, necessidade de transfusões frequentes)
Hiperpotassemia refratária
Acidose metabólica grave refratária
Sintomas/sinais de uremia (sangramentos, encefalopatia, pericardite)
Intoxicações exógenas por drogas dialisáveis
Hiperamonemia

CONCLUSÃO

A IRA é um fator de risco independente para a mortalidade e deve ter seu diagnóstico realizado de forma correta e precoce, visando melhores desfechos. A despeito de todas as limitações, recomenda-se que a classificação do KDIGO seja utilizada. Exames complementares permitem a investigação etiológica e o início do tratamento específico.

A prevenção da IRA é baseada na perfusão renal otimizada por meio da euvolemia, normotensão e oxigenação adequada, além da precaução frente ao uso de medicamentos nefrotóxicos. Já o seu tratamento deve contemplar o manejo de fatores de risco modificáveis, fatores desencadeantes, distúrbios hidroeletrolíticos e sobrecarga volêmica.

SUGESTÕES DE LEITURA

1. Andreoli SP. Clinical evaluation and management of acute renal failure. In: Avner ED. Pediatric nephrology. 5.ed. Philadelphia: Lippincott Williamms & Wilkins; 2004. p.1233-1251.
2. Bellomo R, Kellum JA, Ronco C, et.al. Acute kidney injury in sepsis. Intensive Care Med. 2017;43(6):816-828.
3. Brenner BM. Brenner and rector's. The kidney. 5.ed. Philadelphia: Saunders; 1996. p.1133.
4. Carvounis CP, Nisar S, Guro-Razuman S. Significance of the fractional excretion of urea in the differential diagnosis of acute renal failure. Kidney Int. 2002;62:2223-9.
5. Dharnidharka VR. Acute interstitial nephritis. In: Kiessling SG, Goebel J, Somers MJG. Pediatric nephrology in the ICU. Springer – Verlag Berlin Heidelberg; 2009. p. 193-200.

6. Fioretto JR, et al. Desequilíbrios hidroeletrolíticos e acidobásicos. In: UTI Pediátrica. Rio de Janeiro: Guanabara Koogan; 2013. p. 160-173.
7. Fortenberry JD, Paden ML, Goldstein SL. Acute kidney injury in children: An update on diagnosis and treatment. Pediatr Clin North Am. 2013;60(3):669-88.
8. Goldstein SL, et al. A sustained quality improvement program reduces nephrotoxic medication-associated acute kidney injury. Kidney Int. 2016;90(1):212-21.
9. Kaddourah A, Basu RK, Bagshaw SM, Goldstein SL. Epidemiology of acute kidney injury in critically ill children and young adults. N Engl J Med. 2017;376:11-20.
10. Lameire N, Van Biesen W, Vanholder R. Epidemiology of acute kidney injury in children worldwide, including developing countries. Pediatr Nephrol. 2017;32(8):1301-1314.
11. McCullough PA, Kellum JA, Mehta RL, Murray PT, Ronco C (eds.). ADQI Consensus on AKI Biomarkers and Cardiorrenal Syndromes. Contrib Nephrol. Basel, Karger. 2013;182:13-29.
12. Schwartz GJ, Muñoz A, Schneider MF, Mak RH, Kaskel F, Warady BA, et al. New equations to estimate GFR in children with CKD. J Am Soc Nephrol. 2009;20:629-37.
13. Seif D, Swadron S. Emergency renal ultrasound. In: Ma and Mateer's emergency ultrasound. 3.ed. New York: McGraw-Hill; 2014. p. 319-51.
14. Selewski DT, Cornell TT, Heung M, et al. Validation of the KDIGO acute kidney injury criteria in a pediatric critical care population. Intensive Care Med. 2014;40:1481.
15. Selewski DT, Goldstein SL. The role of fluid overload in the prediction of outcome in acute kidney injury. Pediatr Nephrol. 2018;33(1):13-24.
16. Sutherland SM, Byrnes JJ, Kothari M, et al. AKI in hospitalized children: comparing the pRIFLE, AKIN, and KDIGO definitions. Clin J Am Soc Nephrol. 2015;10:554.
17. Sutherland SM, Ji J, Sheikhi FH, Widen E, Tian L, Alexander SR, et al. AKI in hospitalized children: Epidemiology and clinical associations in a national cohort. Clin J Am Soc Nephrol. 2013;8:1661-9.
18. The Kidney Disease Improving Global Outcomes (KDIGO) Working Group. Definition and classification of acute kidney injury. Kidney Int. 2012;(suppl 2):19-36.
19. Trachtman H. HUS and TTP in Children. Pediatr Clin Am. 2013;60:1513-26.
20. Tschudy KM, Arcara KM (eds.). The Harriet Lane handbook. 19.ed. St. Louis: Mosby; 2012. p.642.
21. Vaisbich MH. Síndrome hemolítico urêmica na infância. J Bras Nefrol. 2014;36(2):208-20.
22. Zatz R. Insuficiência (injúria) renal aguda. In: Bases fisiológicas da nefrologia. São Paulo: Atheneu; 2011. p.291-313.

57
Infecção urinária

Benita Galassi Soares Schvartsman
Fernanda Viveiros Moreira de Sá

> **PONTOS-CHAVE DESTE CAPÍTULO**
>
> - Discutir os aspectos epidemiológicos e patogênese da infecção urinária.
> - Apresentar os quadros clínico e laboratorial sugestivos de pielonefrite e cistite.
> - Como diagnosticar a infecção urinária pela urocultura, considerando o método de coleta da urina e a análise urinária.
> - Orientar o tratamento empírico da infecção urinária, com base nos achados clínicos e urinários e ajustar o antibiótico pelo antibiograma.
> - Quando solicitar e como interpretar exames de imagem necessários no atendimento emergencial.

INTRODUÇÃO

A infecção do trato urinário (ITU) é frequente no consultório pediátrico e ocorre em todas as faixas etárias. É responsável por 5 a 14% das visitas anuais ao departamento de emergência e está entre as principais causas de bacteriemia em lactentes com febre sem sinais localizatórios. É decorrente de crescimento significativo de bactérias no trato urinário, destacando-se as bactérias Gram-negativas, e manifesta-se como cistite (infecção limitada à bexiga) ou pielonefrite (acometimento de rins e pelve renal). Tem importância na infância pela morbidade aguda elevada, com risco de sepse, e por sinalizar, muitas vezes, anormalidades no trato urinário que favorecem infecções de repetição e cicatrizes renais. Evolutivamente, essas lesões podem ocasionar hipertensão ou, mais raramente, insuficiência renal crônica. O diagnóstico precoce e o manejo terapêutico adequado são fundamentais na abordagem emergencial da ITU e na prevenção de complicações.

EPIDEMIOLOGIA

A incidência de ITU é afetada por diversos fatores, incluindo sexo, idade, raça, anormalidades estruturais, presença de prepúcio nos meninos, distúrbios miccionais, entre outros. As meninas são mais predispostas à ITU, com incidência cumulativa, antes da puberdade, de 3% contra 1% dos meninos pré-púberes.

Em departamentos de emergência, os lactentes que se apresentam com febre sem sinais localizatórios têm prevalência global de ITU de 5 a 7%, variando de 2,1 a 8,7%, conforme idade e sexo. Os meninos, até os 3 meses, têm maior frequência de ITU que as meninas, com redução progressiva até o primeiro ano de vida. Nas meninas, os valores são igualmente elevados antes e após os 3 meses (Tabela 1). Em crianças maiores com sintomas urinários ou febre, a prevalência de ITU é de 8 a 9% e envolve principalmente as meninas.

PATOGÊNESE

A maioria das infecções se desenvolve por via ascendente, a partir de colonização da região periuretral com bactérias provenientes da flora intestinal, que ascendem ao trato urinário através do orifício uretral. A via hematogênica tem importância no contexto das septicemias e no período neonatal, principalmente se houver anomalias obstrutivas do trato urinário. A ocorrência de ITU depende, ainda, de vários fatores predisponentes, tanto do agente agressor quanto do hospedeiro.

Os fatores relacionados à maior probabilidade para ITU na criança incluem: idade inferior a 1 ano (principalmente menos de 3 meses), sexo feminino, raça branca, malformações do trato urinário e presença de prepúcio não retrátil (fimose).

São também causas predisponentes as doenças urinárias anatômicas obstrutivas (obstrução da junção pieloureteral e ureterovesical ou válvula de uretra posterior) ou funcionais (bexiga neurogênica), por causarem estase urinária, e são mais frequentemente detectadas no recém-nascido e nos lactentes.

O refluxo vesicoureteral (RVU), nos diversos graus (Figura 1), está presente em 20 a 40% das crianças com a primeira infecção urinária. Nas suas formas graves (graus IV e V), o RVU dilata as vias urinárias e promove tortuosidade, com estase urinária e resíduo vesical após a micção, e favorece a pielonefrite aguda e a ITU de repetição. Nesse grupo mais restrito de pacientes, o RVU também parece predispor às cicatrizes renais. As formas mais leves de RVU (graus I e II) não se associaram à maior ocorrência de ITU em estudos mais recentes.

Outros fatores são a disfunção miccional e a constipação intestinal crônica. Distúrbios da micção (micções muito ou pouco frequentes, urgência e/ou incontinência urinária, enurese noturna e retenção) frequentemente se associam à ITU de repetição, principalmente cistites em meninas

TABELA 1 Prevalência acumulada de infecção do trato urinário em lactentes por idade e sexo

	Lactentes do sexo masculino		Lactentes do sexo feminino		
Idade	< 3 meses	2 a 12 meses	< 3 meses	3 a 12 meses	12 a 24 meses
Prevalência %	8,7	2,2	7,5	7,2	2,1
(95% IC)	(5,4 a 11,9)	(1,3 a 3,1)	(5,1 a 10)	(5,5 a 8,9)	(1,2 a 3,6)

IC: intervalo de confiança. Fonte: Shaikh et al., 2007.

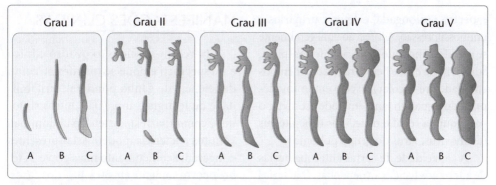

FIGURA 1 Sistema de graduação do refluxo vesicoureteral, segundo o estudo internacional do refluxo. Fonte: Williams et al., 2008.

em idade escolar. A constipação intestinal pode dificultar o esvaziamento completo da bexiga, predispondo ao resíduo vesical pós-miccional, e deve também ser valorizada na patogênese da ITU.

Atividade sexual nas adolescentes e sondagem vesical de demora são fatores predisponentes bem estabelecidos, bem como a presença de corpo estranho e instrumentação do trato urinário (cálculos, cateteres e procedimentos). A erradicação da flora bacteriana vaginal normal, por meio do uso de antibióticos de amplo espectro, com modificação da flora intestinal e vulvovaginal, favorece a colonização com bactérias uropatogênicas e predispõe à ITU.

O Quadro 1 resume os principais fatores predisponentes a ITU.

Os agentes infecciosos mais comuns são as enterobactérias, sendo a *Escherichia coli* a principal responsável pela ITU primária ou recorrente na criança, em ambos os sexos. Outras bactérias envolvidas são *Klebsiella pneumoniae*, *Streptococcus faecalis*, e espécies de *Proteus*, *Enterobacter* e *Citrobacter*. A *Proteus mirabilis* é mais prevalente no sexo masculino, mas ocorre em ambos os sexos. Em adolescentes do sexo feminino, cepas coagulase-negativas de estafilococo (*Staphylococcus saprophyticus*) com frequência causam ITU. Em estudo de revisão envolvendo crianças de 1 a 16 anos, a ITU por cepas não *E. coli* foi associada a malformações do trato urinário, à idade jovem e à antibioticoterapia prévia.

Infecção por *Pseudomonas* sp. pode ocorrer em imunodeprimidos ou após manipulação do trato urinário. Infecções fúngicas são raras na infância e têm como principais fatores de risco antibioticoterapia de amplo

QUADRO 1 Fatores de risco para infecção urinária

Idade inferior a 1 ano
Sexo feminino e raça branca
Presença de prepúcio não retrátil
Malformações do trato urinário • Patologias obstrutivas • Refluxo vesicoureteral
Anormalidades funcionais • Bexiga neurogênica • Disfunção miccional
Constipação intestinal
Depressão imunológica
Atividade sexual
Predisposição genética
Colonização periuretral e perineal

Fonte: Chang e Shortliffe, 2006; Ma e Shortliffe, 2004.

espectro prolongada, cateteres urinários e imunossupressão. A infecção viral geralmente se manifesta no trato urinário inferior (p. ex., adenovírus e cistite hemorrágica em meninos em idade pré-escolar), exceto em imunodeprimidos, quando também pode acometer o parênquima renal e os tecidos uroepiteliais (adenovírus, vírus do grupo polioma).

A capacidade de certas enterobactérias de aderir aos tecidos uroepiteliais (bactérias uropatogênicas) é um passo essencial na ocorrência da ITU e permite compreender a patogênese da pielonefrite aguda em indivíduos com trato urinário normal. Bactérias que possuem adesinas na superfície ou em fímbrias, denominadas pili, são mais resistentes ao efeito de clareamento pelo fluxo urinário e podem ascender ao trato urinário superior, pela ligação com receptores específicos de mucosa. Na bexiga, penetram e se internalizam às células da mucosa, onde se reproduzem, formando comunidades de bactérias intracelulares. Células uroepiteliais esfoliadas contendo colônias de *E. coli* no seu interior foram visualizadas na urina de crianças com infecção urinária por estes agentes. Cepas P-fimbriadas de *E. coli* são mais comuns em pacientes com pielonefrite do que com cistite.

Outros fatores determinantes de virulência bacteriana são os flagelos, o fator 1 neutralizante citotóxico (CNF1 – uma toxina que causa morte celular de neutrófilos), siderófilos, antígeno polissacarídeo da cápsula, hemolisinas, que induzem formação de poros na membrana celular e aerobactina. A *Proteus mirabilis* é ainda produtora de urease, uma enzima que aumenta a produção de amônia a partir da ureia, processo este que resulta em alcalinização da urina e precipitação de fosfato, carbonato e magnésio, com formação de cristais e pedras de estruvita.

MANIFESTAÇÕES CLÍNICAS

Em recém-nascidos, o quadro clínico é inespecífico e pode se manifestar como deficiência de ganho ponderal, irritabilidade ou letargia e anorexia. Outros sintomas, como diarreia, distensão abdominal, vômitos e icterícia, podem estar presentes e sugerem acometimento mais grave. A febre ocorre somente em 30 a 40% dos casos. Nessa faixa etária, a ITU deve ser considerada pielonefrite, sendo às vezes parte de um quadro de sepse.

Em lactentes, a sintomatologia é muito semelhante à dos recém-nascidos, mas a febre é mais frequente e pode ser o único sinal de ITU. São por vezes referidos ausência de ganho de peso, alterações do odor da urina e choro às micções. A febre elevada (superior a 39°C) e a queda do estado geral sugerem pielonefrite, mas a ausência desses sintomas não exclui esse tipo de acometimento. Da mesma forma que em recém-nascidos, nos lactentes não é possível diferenciar a pielonefrite aguda da cistite com base apenas na sintomatologia; dessa forma, a ITU deve ser sempre abordada como pielonefrite nessa faixa etária.

Em pré-escolares e escolares, a sintomatologia é mais evidente, porém nem sempre suficiente para o diagnóstico de certeza de ITU. Na cistite predominam sintomas urinários como disúria, polaciúria, urgência miccional, incontinência urinária, desconforto suprapúbico e febre baixa (≤ 38°C). A pielonefrite aguda caracteriza-se por comprometimento do estado geral, prostração, inapetência, dor lombar referida ou notada por meio do sinal de Giordano (leve percussão do ângulo costovertebral com o punho fechado), febre alta (≥ 38,5 a 39°C), calafrios e vômitos, além de sintomas urinários. É uma forma mais grave de ITU e pode ocorrer em qualquer idade.

Ao avaliar uma criança com suspeita de ITU, deve-se ainda pesquisar, além dos achados clínicos referidos, dados de histórico e exame físico indicativos de predisposição à ITU (Quadro 2), como doença renal prévia (incluindo ITU) ou malformações conhecidas do trato urinário, litíase, constipação intestinal, hábito urinário alterado, jato urinário fraco, presença de massas abdominais e bexiga palpável, secreção vaginal ou peniana, malformações, aderências ou corpos estranhos na região genital, presença de fimose nos meninos, anomalias sacrais e doença renal crônica familiar.

Estudos documentam a possibilidade de crianças com outras infecções, incluindo infecções virais como a bronquiolite, terem infecção urinária concomitante, dificultando o reconhecimento.

DIAGNÓSTICO

Inicialmente é necessário decidir quando a ITU deve ser investigada por meio de exames laboratoriais. São sinais sugestivos de ITU achados clínicos como febre superior a 38ºC em recém-nascidos e lactentes, de duração igual ou além de 24 horas sem outros sinais, e, nas crianças maiores, dor abdominal, dor lombar ou suprapúbica, febre, incontinência urinária recente (diurna ou noturna), disúria, urina com mau odor, urina turva e polaciúria. Febre com ausência de outras fontes de infecção em crianças com histórico de ITU pregressa ou doença conhecida no trato urinário também indicam investigação de ITU. Em lactentes e recém-nascidos a febre pode estar ausente e é necessário valorizar também sintomas como vômitos, letargia e irritabilidade. A investigação laboratorial para ITU também está sempre indicada em pacientes mais graves, que necessitam receber antibióticos imediatamente, em pacientes com estado geral comprometido, pacientes com redução do enchimento capilar e sinais de sepse.

A Academia Americana de Pediatria (AAP), nas suas diretrizes para primeira ITU em lactentes com febre sem sinais localizatórios com idade de 2 meses a 2 anos, recomenda, em pacientes que não necessitam de antibioticoterapia imediata, analisar fatores de risco para determinar a probabilidade de ITU (Tabela 2) antes de proceder à investigação laboratorial (estão excluídos desta *guideline* os casos com doença conhecida das vias urinárias). Lactentes com baixa probabilidade de ITU após essa análise podem permanecer em observação sem co-

QUADRO 2 Dados relevantes de histórico pregresso e atual e exame físico na criança com suspeita de infecção do trato urinário

Histórico
Idade de treinamento esfincteriano
Características e frequência das micções (urgência, disúria, perda de urina)
Cor e odor da urina
Frequência e características das evacuações
Histórico pessoal ou familiar de doença renal ou do trato urinário, litíase
Manobras de contenção urinária
Episódios inexplicados de febre
Exame físico
Temperatura, pressão arterial sistêmica
Sensibilidade abdominal e suprapúbica
Sensibilidade à punho-percussão do ângulo costofrênico (sinal de Giordano)
Exame genital (irritação, secreção, perda urinária)
Exame retal (tônus esfincteriano e reflexo bulbocavernoso)
Região sacral (sinus, pigmentação, tufo de cabelo, lipoma)

Fonte: Wald, 2014.

leta de urina e serem reavaliados se houver persistência da febre. Não foi definida qual seria a baixa probabilidade, acima da qual a investigação estaria indicada, porém a AAP sugere o risco de ITU de 1 a 3% suficiente para indicar urinálise e urocultura.

Guidelines europeias como a inglesa e italiana, para guiar a decisão de investigar ITU, valorizam a presença de sinais que aumentam ou que diminuem a possibilidade de ITU, sem quantificar a probabilidade de ITU, como na *guideline* americana. Sintomatologia específica nas crianças maiores (ver quadro clínico), febre sem sinais localizadores nos lactentes, principalmente em menores de 3 meses e ausência de sinais de infecções em outros órgãos, favorecem a investigação, enquanto a presença de sinais indicativos de infecção em outros locais, como estridor, entre outros, poderiam inicialmente afastar investigação de ITU, com exceção nos quadros graves, ou que não evoluem bem com a abordagem inicial, ou se existe dúvida diagnóstica.

A decisão para coleta de urina, no entanto, é de cada médico, que deve avaliar também a confiança na continuidade do contato com o paciente e o grau de conforto com a incerteza diagnóstica, especialmente nos casos em que opta por postergar a investigação e reavaliar o paciente em 12 a 24 horas.

Os achados clínicos isoladamente podem ser indicativos de ITU, mas são insuficientes para definir ITU. É necessária análise urinária evidenciando processo inflamatório no trato urinário e urocultura positiva para o diagnóstico definitivo de ITU.

Análise urinária

A análise urinária inclui a pesquisa de leucocitúria e de bacteriúria por microscopia da urina e/ou testes com fita de imersão para detecção de enzimas leucocitárias (esterase) e nitrito na urina. São amplamente utilizados para orientação terapêutica empírica inicial, enquanto se aguarda a urocultura. Podem ser realizados em urina obtida por qualquer método de coleta (saco coletor, sonda vesical, punção suprapúbica [PSP] e jato médio). A PSP (Figura 2) deve ser preferencialmente guiada por ultrassonografia. A coleta por jato médio é recomendada em crianças maiores (com controle esfincteriano), mas pode ser usada em lactentes (*clean catch*) quando possível e quando os pais não se sentem confortáveis com coleta mais invasiva (ver adiante). A coleta por cateterismo vesical e PSP são mais invasivas e são recomendadas nos recém-nascidos e lactentes com febre sem sinais

TABELA 2 Fatores de risco e limiar de risco, segundo a Academia Americana de Pediatria (AAP), para determinar se a urina deve ser testada para infecção do trato urinário (ITU)

Limiar para testar	Testar a urina se
Probabilidade de ITU > 1%	Meninas: > um fator de risco presente
	Meninos: Sem circuncisão: ≥ 0 fatores presentes
	Com circuncisão: > 2 fatores de risco presentes
Probabilidade de ITU > 2%	Meninas: > 2 fatores de risco presentes
	Meninos: Sem circuncisão: ≥ 0 fatores presentes Com circuncisão: > 3 fatores de risco presentes

Fatores de risco em meninas: etnia branca, idade abaixo de 12 meses, temperatura ≥ 39°C, febre ≥ 2 dias, febre sem sinais localizadores. Fatores de risco em meninos: etnia não branca, temperatura ≥ 39°C, febre ≥ 24 horas, febre sem sinais localizadores. Fonte: American Academy of Pediatrics, 2011; Kowalsky e Shah, 2013.

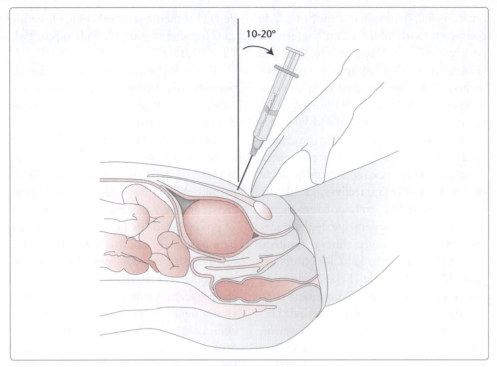

FIGURA 2 Técnica de punção suprapúbica. Fonte: Wald, 2014.

localizatórios, especialmente quando existe a necessidade de antibioticoterapia imediata. A urina coletada por qualquer dos métodos mencionados pode ser enviada também para cultura, com exceção da urina obtida com saco coletor, pela elevada contaminação pelos tecidos periuretrais (ver a seguir).

A leucocitúria decorre do processo inflamatório uroepitelial e é observada na maioria dos pacientes. Processos inflamatórios genitais ou do trato urinário, nefrites, litíase e certas infecções sistêmicas também podem ocasioná-la, limitando sua especificidade. Raramente está ausente na ITU, mas pode não ser adequadamente diagnosticada, como em urina muito diluída. Pode ser avaliada no sedimento de urina centrifugada ($\geq$ 5/campo) ou não centrifugada ($\geq$ 10 leucócitos/mm^3 ou 10.000/mL). Em urina centrifugada, apresenta menores sensibilidade (55 a 88%) e especificidade (77 a 84%) e é mais bem avaliada em urina não centrifugada (sensibilidade de 74 a 77% e especificidade de 86 a 89%).

A pesquisa de bactérias por coloração de Gram em urina fresca (bacterioscopia) é um exame auxiliar de grande valor, com sensibilidade de 80 a 98% e especificidade de 87 a 100% e, isoladamente, é considerado o melhor método para *screening* de ITU. No entanto, nem sempre está disponível no pronto socorro, por ser mais laboriosa e de execução mais demorada. A bacterioscopia direta (não corada) é também bastante útil, com sensibilidade de 88% e especificidade de 92%. A melhor sensibilidade (94 a 96%), com a menor possibilidade de perder o diagnóstico, no entanto, é obtida com a análise urinária ampliada, que considera leucocitúria presente em urina não centrifugada, determinada em câmara de contagem (> 10.000/mL) ou bacteriúria positiva no Gram. Nessa análise, se ambas bacterioscopia e leucocitúria são positivas é muito grande a possibilidade de ITU, com a melhor especificidade (99%), ou seja, a menor possibilidade de falso-positivo.

A pesquisa urinária de nitrito (produzido por bactérias capazes de converter o nitrato da urina) e de esterase (enzima proveniente dos leucócitos) por fitas reativas, quando positivos, sugerem ITU, embora, à semelhança da leucocitúria, isoladamente, tenham menor sensibilidade, especialmente o nitrito (49 a 53%). Por outro lado, foi observada probabilidade baixa de ITU quando tanto o nitrito quanto a esterase leucocitária estão negativos, o que torna o diagnóstico de ITU improvável. Quando ambos estão positivos, apresentam maior especificidade (o nitrito é o mais específico – 98%) e indicam grande possibilidade de ITU.

Estudo de metanálise evidenciou que a esterase leucocitária na urina foi mais sensível que a contagem leucocitária para triagem de ITU e recomenda utilizar preferencialmente a fita urinária, em razão da maior facilidade de execução do exame. A diretriz inglesa também faz essa recomendação, com exceção em lactentes com menos de 3 meses, em que recomenda a microscopia para pesquisa de leucocitúria. A AAP recomenda considerar possibilidade de ITU se a esterase ou o nitrito ou a contagem microscópica de leucócitos ou de bactérias na urina forem positivos em lactentes com febre inexplicada, combinação esta que aumenta a sensibilidade para o diagnóstico e permite orientar o tratamento empírico inicial com antibióticos até a confirmação por urocultura. Da mesma forma, em crianças maiores, a associação dessas alterações urinárias com sinais e sintomas de ITU aumenta sua probabilidade e indica o tratamento empírico até o resultado da urocultura.

De forma geral, a análise da urina de pacientes sem antibioticoterapia prévia, coletada por qualquer método para triagem de ITU (saco coletor, jato médio, sondagem vesical ou PSP), que é negativa para todos os elementos sugestivos de infecção (nitrito, esterase leucocitária, leucocitúria e bacteriúria), permite observação do paciente sem instituição de antibioticoterapia empírica pela baixa probabilidade de ITU e direcionamento para pesquisa de outros diagnósticos. Em cerca de 10% dos pacientes, os testes rápidos podem ser negativos, sendo necessário sempre realizar a urocultura e acompanhar clinicamente os pacientes, com reavaliação clínica e urinária, se necessário. Nos pacientes gravemente acometidos, nos quais existe forte suspeita clínica de ITU, apesar da análise urinária negativa, instituir o tratamento e aguardar a urocultura.

A análise de urina por testes rápidos deve ser realizada em urina fresca, emitida em até uma hora antes dos testes ou mantida em refrigeração em até 4 horas antes da análise.

Urocultura

A urocultura quantitativa é considerada o padrão de referência para diagnóstico de ITU. A colonização dos tecidos periuretrais e uretra terminal por bactérias do reservatório fecal pode, no entanto, dificultar a interpretação e a valorização, por contaminação da amostra urinária. Dessa forma, o número de bactérias considerado significativo para infecção é variável conforme o método de coleta de urina. É na urina coletada por saco coletor de crianças sem controle esfincteriano que a contaminação por bactérias da área genital e da uretra terminal está mais presente. Essa contaminação é tão expressiva que esse método, apesar de não invasivo e de fácil aplicação, não é considerado confiável e não é aceitável para diagnóstico definitivo de ITU, mesmo após uso com técnica adequada. Pode ser usado para análise urinária. Para urocultura, é considerada evidência confiável (A), em lactentes com febre não explicada, a coleta de urina preferencialmente por sondagem vesical ou punção suprapúbica (Figura 2). Nas crianças maiores e continentes, a coleta recomendada é por jato médio. Estes métodos, por permitirem diagnóstico mais confiável, evitam tratamento e investigação desnecessária por diagnóstico incorreto de ITU. A coleta limpa de urina por jato médio também é possível em lactentes, técnica referida no lactente como *clean catch urine sample*, desde que haja treinamento dos pais. Embora seja de difícil obtenção em ambiente de pronto atendimento, é uma alternativa aos procedimentos invasivos. Estudo de revisão sistemática avaliou técnicas em lactentes com idade inferior a 1 ano que facilitaram a coleta de urina por jato médio, destacando-se a percussão na região suprapúbica por 30 segundos, seguida de massagem circular na região lombar paravertebral durante 30 segundos (técnica de Herrero) e o método (Quick-Wee), que utiliza estímulos específicos na região suprapúbica com gaze resfriada, melhorando a taxa de sucesso na coleta.

A AAP, na última revisão das diretrizes sobre ITU em lactentes, recomendou para diagnóstico de ITU a adoção de valores ≥ 50.000 UFC/mL de urina (unidades formadoras de colônias/mL) de uma única bactéria uropatogênica em associação com piúria ou bacteriúria em urina obtida por sondagem vesical ou PSP. Esses valores não são um consenso em outras diretrizes, especialmente na coleta por PSP, em que o encontro de qualquer número de bactérias é suficiente para o diagnóstico. Contagem de bactérias com valores inferiores a estes podem ser compatíveis com ITU real em casos de diluição urinária, antibioticoterapia prévia, acidez excessiva da urina e em uropatias obstrutivas.

Por outro lado, crescimento de mais de um germe na amostra, contagem de bactérias inferior a 10.000 UFC/mL de urina ou o crescimento de bactérias não uropatogênicas são indicativos de contaminação. O grau de contaminação em urina coletada por sondagem vesical é de 14% e por punção suprapúbica é de 1%. De acordo com a AAP, o mais provável, quando todos os testes rápidos estão negativos, sem evidência de inflamação local, e a urocultura for positiva, com contagem superior a 50.000 UFC/mL de urina, é que se trate de bacteriúria assintomática, que também pode estar presente em lactentes e não deve ser abordada com antibioticoterapia. Recentemente, a AAP reafirmou as orientações apresentadas na diretriz de 2011.

Quando a urina é coletada por jato médio em lactentes e crianças maiores, valores ≥ 100.000 UFC/mL indicam infecção urinária, devendo-se também, neste caso, correlacionar a cultura com a ocorrência de piúria para excluir a bacteriúria assintomática.

Em todos os casos de dúvida diagnóstica, a urocultura deve ser repetida para confirmação, porém, após o início da antibioticoterapia, esta confirmação já não é mais possível, o que ressalta a importância de uma coleta de urina confiável.

A urina enviada para cultura deve ser sempre refrigerada se não for imediatamente processada e, se houver necessidade de transporte, este deve ser realizado com gelo.

Exames complementares

Na pielonefrite, o hemograma em geral mostra leucocitose e neutrofilia com desvio à esquerda, embora estes achados sejam inespecíficos. Nos casos de sepse, pode haver pancitopenia e hemocultura positiva. Observa-se com frequência aumento na concentração sérica de proteína C-reativa (PCR) (> 20 mg/L) e na velocidade de hemossedimentação (VHS) (> 25 mm/hora), mas também são exames inespecíficos, que denotam maior processo inflamatório. Os níveis de ureia e creatinina podem se elevar discretamente, sendo rara a presença de franca insuficiência renal. Podem estar presentes alterações eletrolíticas e acidose metabólica, conforme a extensão do acometimento parenquimatoso renal. A procalcitonina sérica (valor de corte ≥ 1 ng/mL) tem sido sugerida como marcador de pielonefrite aguda, facilitando a diferenciação entre cistite e pielonefrite em pacientes com sinais clínicos e urinálise sugestiva de ITU. Quando comparada à cintilografia com DMSA (ácido dimercaptossuccínico), mostrou maior especificidade que os outros marcadores inflamatórios habitualmente usados.

Segundo estudo de metanálise recente da Cochrane Library, os exames PCR, VHS e pró-calcitonina, embora sensíveis (81% a 93%), não tem acurácia suficiente para ser útil em diferenciar crianças com cistite de crianças com pielonefrite, por sua baixa especificidade (37 a 76%).

Exames de imagem

Na avaliação do trato urinário, no pronto-socorro, a ultrassonografia (USG) de rins e vias urinárias é o exame de maior facilidade de execução. Na fase aguda da doença, está indicada para pacientes com evolução desfavorável nos dois primeiros dias de antibioticoterapia, ITU com quadro sistêmico grave ou sepse, doença renal prévia, histórico de litíase ou cirurgias recentes do trato urinário, jato urinário fraco, massas abdominais ou vesicais palpáveis, infecções urinárias de repetição e infecções por outros germes que não *E. coli*. É exame não invasivo e permite visualizar a dilatação do trato urinário, o tamanho e a posição dos rins, presença de cálculos, massas e abscessos renais, espessamento vesical e retenção urinária. Mesmo se houver USG antenatal normal, é preferível realizar a USG nos pacientes febris na fase aguda da infecção, conforme as indicações previamente mencionadas, ou, nas primo-infecções quando houver boa resposta ao antibiótico, logo após o término do tratamento da ITU. Em crianças maiores, com histórico de distúrbios miccionais, a USG após a fase aguda deve incluir a fase pós-miccional para pesquisa de resíduo vesical. Deve-se ressaltar que a USG não tem resolução suficiente para definir a existência de infecção parenquimatosa renal e, com esse objetivo, não auxilia na tomada de decisões terapêuticas, embora possam ser observados aumento do tamanho renal e da ecogenicidade e complicações como pielonefrite focal (nefronia) e abscesso renal em alguns casos.

A cintilografia renal com ácido dimercaptossuccínico marcado com tecnécio (DMSA) é considerada o melhor exame para detecção de pielonefrite aguda com sensibilidade de 86% e especificidade de 91%, com evidência de áreas de hipocaptação do radiofármaco nos locais acometidos. Não é rotineiramente utilizada na fase aguda da ITU, mas é bastante útil nos casos de dúvida diagnóstica, como antibioticoterapia prévia à coleta de urocultura (dificultando o diagnóstico), pacientes com bacteriúria assintomática prévia e que desenvolveram processo febril (p. ex., bexiga neurogênica com cateterismo intermitente, habitualmente colonizada por bactérias) ou se houver evolução clínica desfavorável durante o tratamento. Tem como alternativa a urorressonância magnética. O DMSA mais comumente é realizado de 5 a 6 meses após o episódio de ITU, para a detecção de cicatrizes pielonefríticas, porém a realização rotineira em todos os pacientes que tiveram a ITU febril não é consenso na literatura.

O exame de escolha para a avaliação morfológica do trato urinário inferior e pesquisa de refluxo vesicoureteral é a uretrocistografia miccional (UCM). Pode ser realizada ao final do tratamento da ITU, ou após 2 a 3 semanas, embora a realização rotineira após a primeira ITU atualmente não seja recomendada. O renograma ou a cintilografia renal dinâmica com ácido dietileno-triamino-penta-acético (DTPA) permite avaliar a drenagem do sistema coletor. Detecta processos obstrutivos e verifica quantitativamente a função de cada rim em separado. Porém, raramente é necessário no atendimento em pronto-socorro.

Ainda em nível emergencial, pode ser necessário realizar tomografia renal ou urorressonância magnética (URM). O uso de contraste endovenoso e exposição à radiação, no caso da tomografia, e a necessidade de sedação para a URM, limitam a aplicação rotineira na criança, principalmente na fase aguda da infecção. São reservados para os casos sugestivos de abscesso renal ou outras complicações e para os raros casos de malformações complexas do trato urinário, que necessitem de elucidação para intervenção cirúrgica.

TRATAMENTO

Aspectos gerais

Grande variedade de antibióticos está disponível para o tratamento da ITU, e a escolha deve ser orientada pelo tipo e pela gravidade da infecção, pela capacidade de atingir concentração elevada no tecido renal e pela ação bactericida para a bactéria isolada. O objetivo do tratamento é esterilizar o mais rapidamente possível a urina e o parênquima renal, reduzir a sintomatologia e prevenir a disseminação bacteriana. Deve ser iniciado o mais precocemente possível, em especial na infecção febril, sugestiva de pielonefrite aguda, que apresenta morbidade elevada, com risco de sepse e choque séptico. Alguns autores realizaram DMSA na fase aguda da PNA e observaram que quanto mais longo o tempo entre o início dos sintomas de ITU e a antibioticoterapia, maior é a possibilidade de comprometimento renal. Além de melhorar a sintomatologia e reduzir as complicações agudas, a antibioticoterapia precoce visa também a minimizar a ocorrência de cicatrizes renais.

O tratamento parenteral inicial, em geral com internação hospitalar, está sempre indicado se houver comprometimento do estado geral, toxemia, vômitos, desidratação, baixa adesão ao tratamento ou maior suscetibilidade para evolução grave, como ITU em pacientes com doenças urinárias prévias, especialmente as obstrutivas, presença de cálculos, recém-nascidos, lactentes jovens (≤ 2 a 3 meses) e imunodeprimidos (Quadro 3).

A escolha do antibiótico deve levar sempre em conta a suscetibilidade local à droga, especialmente para *E. coli*, que é a bactéria

QUADRO 3 Indicações de tratamento parenteral e internação na pielonefrite aguda

Idade inferior a 2 meses. Considerar menos de 3 meses
Adesão ao tratamento questionável ou dificuldade de acompanhamento
Inabilidade de manter hidratação ou tomar medicamentos por via oral
Desidratação
Suspeita de sepse ou doença grave com comprometimento do estado geral
Dúvida quanto ao diagnóstico de ITU
Doenças obstrutivas e malformações complexas do trato urinário
Insuficiência renal aguda associada
Imunodeprimidos

Fonte: Chang e Shortliffe, 2006; American Academy of Pediatrics, 1999.

mais prevalente. De forma geral, observa-se resistência elevada no Brasil à sulfametoxazol/trimetoprima, ampicilina, amoxicilina e mesmo às cefalosporinas de primeira geração como a cefalexina em alguns serviços, dificultando atualmente o uso destes medicamentos para tratamento empírico inicial, especialmente nas infecções sugestivas de comprometimento renal. Por outro lado, após a realização do antibiograma, deve-se reduzir a antibioticoterapia para o agente de menor espectro, que se mostra comprovadamente com boa sensibilidade, objetivando-se reduzir a resistência bacteriana. Nos casos em que a internação for recomendada (Quadro 3), deve-se utilizar um antimicrobiano de amplo espectro, como as cefalosporinas de terceira geração ou aminoglicosídeos. Em recém-nascidos, associa-se ainda a ampicilina (para cobertura de estreptococo B e enterococo). As drogas mais utilizadas no tratamento da ITU estão relacionadas nas Tabelas 3 e 4.

Outras medidas, como hidratação adequada, micções frequentes, controle da constipação intestinal e controle da febre e analgesia, são necessárias para melhor evolução e conforto do paciente. Os anti-inflamatórios não esteroidais devem ser evitados pela nefrotoxicidade. O uso dos corticosteroides, conjuntamente com a antibioticoterapia no tratamento inicial da PNA, não modificou de forma significativa a evolução e não preveniu cicatrizes renais, e não estão indicados

Pielonefrite aguda

Lactentes e recém-nascidos com ITU febril, em decorrência da impossibilidade de diferenciação entre infecção alta e baixa, devem ser abordados como PNA. No tratamento da PNA, estudos de revisão sistemática não evidenciaram diferença significativa na eficácia do tratamento

TABELA 3 Antibióticos utilizados para tratamento oral da infecção do trato urinário

Antibiótico	Dosagem
Amoxicilina	50 a 100 mg/kg/dia, em 2 a 3 doses
Amoxicilina-clavulanato	40 a 50 mg/kg/dia, em 3 doses
Cefalexina	50 a 100 mg/kg/dia, em 2 a 4 doses
Cefadroxila	30 mg/kg/dia, em 2 a 3 doses
Cefuroxima	30 mg/kg/dia, em 2 doses
Sulfametoxazol(SMZ) + trimetropima (TMP)	6 a 12mg/kg/dia TMP ou 30 a 60 mg/kg/dia SMZ, em 2 doses
Ciprofloxacina	20 a 40 mg/kg/dia, em 2 doses
Nitrofurantoína	5 a 7 mg/kg/dia, em 4 doses

Fonte: Chang e Shortliffe, 2006; American Academy of Pediatrics, 1999.

TABELA 4 Antibióticos utilizados para tratamento parenteral da infecção do trato urinário

Antibiótico	Dosagem diária
Ampicilina	50 a 100 mg/kg/dia, em 4 doses, IV
Amicacina	15 mg/kg/dia, em 1 a 3 doses, IV ou IM
Gentamicina	7,5 mg/kg/dia, em 1 a 3 doses, IV ou IM
Tobramicina	5 mg/kg/dia, em 3 doses, IV
Cefazolina	25 a 50 mg/kg/dia, em 3 doses, IV
Cefotaxima	50 a 150 mg/kg/dia, em 3 a 4 doses, IV
Ceftriaxona	70 mg/kg/dia, em 1 a 2 doses, IV ou IM
Cefepima	100 mg/kg/dia, em 2 doses, IV
Ceftazidima	90 a 150 mg/kg/dia, em 2 a 3 doses, IV
Ticarcilina	300 mg/kg/dia, em 4 doses, IV
Ciprofloxacina	20 a 30 mg/kg/dia, em 2 doses, IV

IV: intravenoso; IM: intramuscular. Fonte: Chang e Shortliffe, 2006; American Academy of Pediatrics, 1999.

oral, ministrado por 7 a 14 dias, em comparação ao tratamento endovenoso inicial (2 a 3 dias) seguido de tratamento oral complementar, totalizando 10 a 14 dias, sugerindo ser o tratamento oral uma alternativa comparável ao parenteral, tanto para resolução da sintomatologia como para diminuição da ocorrência de recidivas e de cicatrizes renais. Nesses estudos, no entanto, foram excluídos lactentes e crianças com doença renal conhecida, estado geral comprometido ou idade inferior a 2 a 3 meses, não sendo, portanto, os resultados comprovadamente aplicáveis para estes casos. Também há evidências de que o tratamento longo por via parenteral de pacientes hospitalizados não é superior ao tratamento inicial parenteral por 48 a 72 horas, seguido de complementação oral, sendo preferível a abreviação do período de internação, sempre que possível.

Da mesma forma, em lactentes com menos de 60 dias, estudo recente mostra que houve redução substancial de tratamento endovenoso longo (tempo ≥ 4 dias), sem implicar aumento de readmissões hospitalares. Atualmente, diversas diretrizes recomendam o tratamento oral da PNA de lactentes e crianças maiores com bom estado geral e que não apresentem restrições a este tipo de terapêutica, como vômitos e dificuldade de aceitação oral. Os principais antibióticos disponíveis para via oral incluem cefixima, cefuroxima e amoxicilina/clavulanato (Tabela 3). Casos inabilitados ao tratamento oral ou que necessitem de internação hospitalar (Quadro 3) por maior gravidade ou comorbidades devem receber cefalosporinas de terceira geração por via parenteral ou aminoglicosídeos (Tabela 4). Deve-se salientar que os aminoglicosídeos, como a amicacina e a gentamicina, podem ser usados em dose única diária, com eficácia semelhante a doses fracionadas, e com menor toxicidade. Na medida do possível, não devem ser rotineiramente usados por tempo prolongado, pelo elevado potencial nefrotóxico, especialmente em pacientes com diminuição da função renal. A nitrofurantoína e a amoxicilina não devem ser usadas para tratamento de PNA por não produzirem concentrações adequadas no parênquima renal.

Nos pacientes com ITU prévia, doença renal ou malformação do trato urinário, RVU que dilata as vias urinárias e nos recém-nascidos e lactentes jovens (com menos de 2 a 3 meses) a antibioticoterapia oral não foi adequadamente estudada. Dessa forma, recomenda-se tratamento inicial parenteral, com conversão para oral em momento adaptado a cada caso e sob a orientação do especialista.

A pielonefrite aguda é geralmente tratada por 7 a 14 dias, habitualmente por 10 dias, embora não existam estudos suficientes para definir o tempo ideal.

Evolução febril prolongada após o início do tratamento, malformações complexas e refluxo vesicoureteral de grau elevado requerem tratamento individualizado, de acordo com orientação do especialista. Recomenda-se urocultura de controle durante o tratamento somente na evolução insatisfatória, com persistência da febre por mais de 48 a 72 horas. Nesses pacientes, a USG de rins e vias urinárias também é recomendada para avaliar complicações ou malformações associadas. Recomenda-se urocultura de controle 2 a 3 dias depois do término do tratamento.

Cistite

Os objetivos de tratar a cistite incluem melhora dos sintomas, erradicação da infecção e prevenção de complicações renais. Os estudos com revisões sistemáticas não são conclusivos sobre o tempo de tratamento ideal na cistite. São poucos estudos e com casuística pequena, dificultando a valorização dos resultados. Desta forma, não há um consenso definitivo. A cistite esporádica geralmente é tratada por via oral, por 5 a 7 dias.

A cistite de repetição é mais bem tratada por 10 dias para erradicação das bactérias alojadas na submucosa e diminuição das recidivas. Medicamentos como as cefalosporinas e a associação amoxicilina-clavulanato (Tabela 2) são bastante eficazes no tratamento, desde que haja boa sensibilidade no antibiograma (ver também sensibilidade local para tratamento inicial empírico). Frequentemente, a constipação intestinal e os distúrbios miccionais estão envolvidos nas cistites de repetição e devem ser adequadamente avaliados no acompanhamento posterior desses pacientes.

EVOLUÇÃO

As complicações agudas são raras e incluem abscesso renal e sepse, e pionefrose em uropatias obstrutivas. O controle ultrassonográfico nos casos com evolução inicial desfavorável é recomendado para indicar complicações urinárias e, por vezes, a urotomografia também é necessária. Após longo prazo, cicatrizes renais (PNC) são descritas em até 15% das crianças após o primeiro episódio de ITU febril, mas em geral são de bom prognóstico quando são pequenas e não comprometem a função renal. Crianças com refluxo vesicoureteral têm incidência mais elevada de PNC, de até 40% em algumas casuísticas.

A PNC é associada à hipertensão arterial (6 a 20% dos casos) e risco de pré-eclâmpsia. A perda de função renal nos casos extensos e bilaterais, hoje, acredita-se estar associada a comprometimento renal preexistente, como displasia renal, e não tanto às cicatrizes, que, no entanto, são fatores agravantes.

Existe elevada taxa de recidiva da ITU (30 a 40%), principalmente no sexo feminino e no primeiro ano de vida, o que demanda orientação dos pais a procurar acompanhamento médico após a primeira ITU.

Na infecção que recorre, recomenda-se acompanhamento e investigação do trato urinário para pesquisa de anormalidades anatômicas e/ou funcionais.

CONCLUSÃO

No departamento de emergência pediátrica, a ITU pode se apresentar como cistite ou pielonefrite e frequentemente no lactente cursa com febre sem sinais localizatórios, o que ressalta a necessidade de ser considerada nessa faixa etária. Sinais clínicos e análise urinária permitem tratamento empírico precoce, reduzindo complicações agudas e de longo prazo, porém a urocultura ainda é necessária para diagnóstico definitivo e ajuste da antibioticoterapia. Uso de métodos invasivos de coleta de urina em lactentes e a demora no resultado da urocultura e do antibiograma são dificuldades ainda não resolvidas e que evidenciam a urgência de novos métodos diagnósticos mais rápidos e confiáveis. O tratamento oral domiciliar da ITU não complicada, reservando-se o tratamento parenteral para as crianças graves ou com comorbidades, é uma prática bem embasada em estudos clínicos. Cabe ao emergencista a orientação familiar, o retorno para reavaliação e ajuste do antibiótico conforme o antibiograma e o encaminhamento para supervisão pediátrica ainda na fase aguda (risco de evolução grave) e para acompanhamento posterior, uma vez que a ITU tende a recorrer, especialmente se houver fatores predisponentes, os quais devem ser investigados.

SUGESTÕES DE LEITURA

1. American Academy of Pediatrics. Subcommittee on Urinary Tract Infection, Steering Committee on Quality Improvement and Management. Urinary tract infection: clinical practice guideline for the diagnosis and management of the initial UTI in febrile infants and children 2 to 24 months. Pediatrics. 2011;128(3):595-610.
2. Ammenti A, Alberici I, Brugnara M, Chimenz R, Guarino S, La Manna A, et al.; Italian Society of Pediatric Nephrology. Updated Italian recommendations for the diagnosis, treatment and follow-up of the first febrile urinary tract infection in young children. Acta Paediatr. 2020;109(2):236-47.
3. Antonyrajah B, Mukundan D. Fever without apparent source on clinical examination. Curr Opin Pediatr. 2008;20(1):96-102.
4. Azzarone G, Liewehr S, O'Connor K, Adam HM. Cystitis. Pediatr Rev. 2007;28(12):474-6.
5. Bocquet N, Alaoui AS, Jais JP, Gajdos V, Guigonis V, Lacour B, Chéron G. Randomized trial of oral versus sequential IV/oral antibiotic for acute pyelonephritis in children. Pediatrics. 2012;129(2):e496-504.
6. Bryce A, Hay AD, Lane IF, Thornton HV, Wootton M, Costelloe C. Global prevalence of antibiotic resistance in paediatric urinary tract infections caused by Escherichia coli and association with routine use of antibiotics in primary care: systematic review and meta-analysis. BMJ. 2016;352:i939.
7. Chang SL, Shortliffe LD. Pediatric urinary tract infections. Pediatr Clin North Am. 2006;53(3):379-400.
8. Committee on Quality Improvement/Subcommittee on Urinary Infection. American Academy of Pediatrics. Practice parameter: the diagnosis, treatment, and evaluation of the initial urinary tract infection in febrile infants and young children. Pediatrics. 1999;103(4):843-52.
9. Conway PH, Cnaan A, Zaoutis T, Henry BV, Grundmeier RW, Keren R. Recurrent urinary tract infections in children: risk factors and association with prophylactic antimicrobials. JAMA. 2007;298(2):179-86.
10. Fitzgerald A, Mori R, Lakhanpaul M, Tullus K. Antibiotics for treating lower urinary infection in children (review). Cochrane Database Syst Rev. 2012;(8):CD006857.
11. Friedman S, Reif S, Assia A, Levy I. Clinical and laboratory characteristics of non-E. coli urinary tract infections. Arch Dis Childh. 2006;91(10):845-6.
12. Garin EH, Olavarria F, Garcia Nieto V, Valenciano B, Campos A, Young L. Clinical significance of primary vesicoureteral reflux and urinary antibiotic prophylaxis after acute pyelonephritis: a multicenter, randomized, controlled study. Pediatrics. 2006;117(3):626-32.

13. Gorelick MH, Shawn KN. Screening tests for urinary infection in children: a meta-analysis. Pediatrics. 1999;104(5):e54.
14. Hay AD, Sterner JA, Hood K, Little P, Delaney B, Hollingworth W, et al. Improving the diagnosis and treatment of urinary tract infection in young children in primary care: results from the DUTY prospective diagnostic cohort study. Ann Fam Med. 2016;14(4):325-36.
15. Hoberman A, Charron M, Hickey RW, Baskin M, Kearney DH, Wald ER. Imaging studies after a first febrile urinary tract infection in young children. N Engl J Med. 2003;348(3):195-202.
16. Hoberman A, Wald ER, Penchansky L, Reynolds EA, Young S. Enhanced urinalysis as a screening test for urinary tract infection. Pediatrics. 1993;91(6):1196-9.
17. Hodson EM, Willis NS, Craig JC. Antibiotics for acute pyelonephritis in children. The Cochrane Database Syst Rev. 2007;(4):CD003772.
18. Johnson JR. Microbial virulence determinants and the pathogenesis of urinary tract infection. Infect Dis Clin N Am. 2003;17:261-78.
19. Kowalsky RH, Shah NB. Update on urinary infections in the emergency department. Curr Opin Pediatr. 2013;25:317-22.
20. Lee JH, Choi HS, Kim JK, Won HS, Kim KS, Moon DH, et al. Nonrefluxing neonatal hydronephrosis and the risk of urinary tract infection. J Urol. 2008;179(4):1524-8.
21. Lo DS, Ragazzi SLB, Gilio AE, Martinez MB. Infecção urinária em menores de 15 anos: etiologia e perfil de sensibilidade antimicrobiana em hospital geral de pediatria. Rev Paul Pediatr. 2010;28(4):299-303.
22. Long E, Vince J. Evidence behind WHO guidelines: Hospital care for children: What are appropriate methods of urine collection in UTI? J Trop Ped. 2007;53(4):221-4.
23. Ma JF, Shortliffe LMD. Urinary infection in children: etiology and epidemiology. Urol Clin N Am. 2004;31:517-26.
24. Mac Lellan LK, Hunstad DA. Urinary tract infection: pathogenesis and outlook. Trends Mol Med. 2016;22(11):946-57.
25. Michael M, Hodson EM, Craig JC, Martin S, Moyer VA. Short versus standard duration oral antibiotic therapy for acute urinary tract infection in children. Cochrane Database Syst Rev. 2003;(1):CD003966.
26. Mori R, Lakhanpaul M, Verrier-Jones K. Diagnosis and management of urinary tract infection in children: summary of NICE guidance. BMJ. 2007;335(7616):395-7.
27. Nagler EV, Williams G, Hodson EM, Craig JC. Interventions for primary vesicoureteric reflux. Cochrane Database Syst Rev. 2011;(6):CD001532.
28. National Institute for Health and Care Excellence (NICE). Urinary tract infection in under 16s: diagnosis and management; 2022. Disponível em: www.nice.org.uk/guidance/ng224.
29. Preda I, Jodal U, Sixt R, Stokland E, Hansson S. Value of ultrasound in evaluation of infants with first urinary tract infection. J Urol. 2010;183(5):1984-8.
30. Rius-Gordillo N, Ferré N, González JD, Ibars J, Parada-Ricart E, Fraga MG, et al., on behalf of the DEXCAR Study Group. Dexamethasone to prevent kidney scarring in acute pyelonephritis: a randomized clinical trial. Pediatric Nephrology. 2022;37:2109-18.
31. Roussey-Kesler G, Gadjos V, Idres N, Horen B, Ichay L, Leclair MD, et al. Antibiotic prophylaxis for the prevention of recurrent urinary tract infection in children with low grade vesicoureteral reflux: results from a prospective randomized study. J Urol. 2008;179(2):674-9.
32. Sangrador CO, Fernández-Rodríguez A. Eficacia de las técnicas de estimulación de la micción para la recogida de orina en el lactante:revisión sistemática y metanálisis. Emergencias. 2022;34:128-135
33. Schlager T. Urinary tract infections in children younger than 5 years of age. Epidemiology, diagnosis, treatment and prevention. Paediatr Drugs. 2001;3(3):219-27.
34. Shaikh KJ, Osio VA, Leeflang MMG, Shaikh N. Procalcitonin, C-reactive protein, and erythrocyte sedimentation rate for the diagnosis of acute pyelonephritis in children. Cochrane Database of Systematic Reviews 2020;9:CD009185.
35. Shaikh N, Morone NE, Bost JE, Farrell MH. Prevalence of urinary tract infection in childhood. A meta-analysis. Pediatr Infect Dis J. 2008;27(4):302-8.
36. Shaikh N, Morone NE, Lopez J, Chianese J, Sangvai S, D'Amico F, et al. Does this child have a urinary infection? JAMA. 2007;298(24):2895-904.
37. Strohmeier Y, Hodson EM, Willis NS, Webster AC, Craig JC. Antibiotics for acute pyelonephritis in children (Review). Cochrane Systematic Rev. 2014;(7):CD00377.
38. Sty JR, Pan CG. Genitourinary imaging techniques. Pediatr Clin North Am. 2006;53(3):339-61.
39. Subcommittee on Urinary Tract Infection. Reaffirmation of AAP Clinical Practice Guideline: The diagnosis and management of the initial urinary tract infection in febrile infants and young children 2-24 months of age. Pediatrics. 2016;138(6):e20163026.
40. Suh W, Kim BN, Kang HM, Yang EA, Rhim JW, Lee KY. Febrile urinary tract infection in children: changes in epidemiology, etiology, and antibiotic resistance patterns over a decade. Clin Exp Pediatr. 2021;64(6):293-300.
41. Tosif S, Baker A, Oakley E, Donath S, Bab FE. Contamination rates of different urine collection methods for the diagnosis of urinary tract infections in young children: an observational cohort study. J Paediatr Child Health. 2012;48(8):659-64.

42. Wald ER. Cystitis and pyelonephritis. In: Cherry JD, Harrison GJ, Kaplan SL, Steinbach WJ, Hotez PJ, editors. Feigin and Cherry's Textbook of pediatric infectious diseases. 7. ed. Philadelphia: Elsevier Saunders; 2014.
43. Whiting P, Westwood M, Watt I, Cooper J, Kleijnen J. Rapid tests and urine sampling techniques for the diagnosis of urinary tract infection (UTI) in children under five years: a systematic review. BMC Pediatr. 2005;5(1):4.
44. Williams G, Fletcher JT, Alexander SI, Craig JC. Vesicoureteral reflux. J Am Soc Nephrol. 2008;19(5):847-62.
45. Williams GJ, Macaskill P, Chan SF, Turner RM, Hodson E, Craig JC. Absolute and relative accuracy of rapid urine tests for urinary tract infection in children: a meta-analysis. Lancet Infect Dis. 2010;10:240-50.
46. Winteguer S, Bachur R. Risk factors for contamination of catheterized urine specimens in febrile children. Pediatr Emerg Care. 2011;27(1):1-4.
47. Zhang H, Yang J, Lin L, Huo B, Dai H, He Y. Diagnostic value of serum procalcitonin for acute pyelonephritis in infants and children with urinary tract infections: an updated meta-analysis. World J Urol. 2016;34(3):431-41.
48. Zorc JJ, Kiddoo DA, Shaw KN. Diagnosis and management of pediatric urinary tract infections. Clin Microbiol Rev. 2005;18(2):417-22.

58
Síndrome nefrítica

Benita Galassi Soares Schvartsman
Ana Catarina Lunz Macedo

PONTOS-CHAVE DESTE CAPÍTULO

- Reconhecer a síndrome nefrítica.
- Fazer o diagnóstico diferencial das principais doenças que podem apresentar a síndrome nefrítica no seu curso, bem como as indicações de biópsia.
- Diagnosticar e tratar a glomerulonefrite pós-estreptocócica e suas complicações.
- Reconhecer a glomerulonefrite rapidamente progressiva e iniciar o tratamento emergencial.
- Compreender particularidades da glomerulonefrite membranoproliferativa, nefropatia por IgA, nefrite da púrpura de Henoch-Schönlein e nefrite lúpica.

INTRODUÇÃO

A síndrome nefrítica (SN) caracteriza-se por início abrupto de hematúria macro ou microscópica, hipertensão arterial sistêmica (HAS) e edema, acompanhados ou não de proteinúria e insuficiência renal de intensidades variáveis. É manifestação clínica de doenças com diferentes etiopatogenias, geralmente imunomediadas, e que têm em comum alterações histológicas compatíveis com glomerulonefrite (GN) aguda, uma inflamação intraglomerular generalizada, com proliferação das células glomerulares endoteliais, mesangiais e/ou epiteliais e infiltração de células inflamatórias leucocitárias.

PATOGÊNESE

Na GN imunomediada, antígenos (Ag) circulantes ou "plantados" no glomérulo ou, ainda, componentes da membrana basal glomerular podem induzir formação de anticorpos que se ligam aos antígenos e originam complexos antígeno-anticorpo. Esses imunocomplexos (IC) circulantes depositados nos glomérulos ou formados *in situ* ativam o sistema complemento e induzem a liberação de citocinas e mediadores pró-inflamatórios. O processo inflamatório resultante traduz-se clinicamente como hematúria macro ou microscópica, leucocitúria, alteração da permeabilidade capilar com proteinúria, diminuição da filtração glomerular (FG), retenção hidrossalina e HAS. Menos frequentemente, algumas GN ocorrem sem a formação de IC, como a doença de Alport e as GN pauci-imunes.

MANIFESTAÇÕES CLÍNICAS

Na SN, a tríade clássica de hematúria, edema e hipertensão pode se acompanhar de outros sinais e sintomas (Quadro 1). O reconhecimento deste quadro é essencial para a identificação, a prevenção e o tratamento de complicações imediatas graves, como a crise hipertensiva com encefalopatia, hipervolemia e sintomas congestivos cardiopulmonares.

QUADRO 1 Sinais e sintomas da síndrome nefrítica

Hematúria macroscópica ou microscópica
Dismorfismo eritrocitário e/ou cilindros hemáticos
Edema e hipertensão moderada a grave
Oligúria
Diminuição da função renal transitória ou progressiva
Proteinúria variável
Leucocitúria variável

Fonte: Lau e Wyatt, 2005

DIAGNÓSTICO

O diagnóstico precoce da SN e a abordagem específica da sua causa etiológica são importantes para assertividade do tratamento com redução de sequelas e de cronificação da lesão renal. São muitas as doenças que desenvolvem SN no seu curso (Quadro 2). A anamnese e o exame físico criterioso são essenciais para guiar a investigação e, junto dos exames laboratoriais, definem a pertinência da indicação de biópsia e, por fim, o diagnóstico etiológico.

QUADRO 2 Doenças associadas à síndrome nefrítica

Doenças renais primárias
Nefropatia por IgA
GN membranoproliferativa
GN pós-infecciosa
GNRP
GN por anticorpo antimembrana basal glomerular (MBG)

Doenças sistêmicas
Lúpus eritematoso
Nefrite associada à bacteriemia crônica
• Nefrite do *shunt*
• Endocardite bacteriana subaguda
GN associada à hepatite C
Vasculites sistêmicas
• Granulomatose de Wegener (GNRP pauci-imune)
• Poliarterite nodosa (GNRP pauci-imune)
• Púrpura de Henoch-Schönlein
Síndrome de Goodpasture (GNRP por anticorpo anti-MBG)

GN: glomerulonefrite; GNRP: glomerulonefrite rapidamente progressiva; Ig: imunoglobulina. Fonte: Lau e Wyatt, 2005; Mastrangelo et al., 2020.

Além do conjunto de sinais e sintomas descritos (Quadro 1), na anamnese é importante definir o padrão de hematúria, se macro ou microscópica, se houve evento desencadeante ou *trigger*, relação temporal da hematúria com episódios infecciosos, e se a hematúria é recorrente. A anamnese do edema, além da percepção clínica, se dá pelo histórico de ganho recente de peso, distribuição do edema ao longo do dia, modificação ou piora com a posição de decúbito ou ortostase e se está associado a desconforto respiratório. Quanto a presença de proteinúria é possível interrogar na história sobre formação de espuma na urina. Também é importante interrogar sobre alterações cutâneas, articulares, fâneros, *status* neurológico, e sobre a presença ou ausência de sintomas sino-pulmonares, hemoptise ou sangramento digestivo. A presença de consanguinidade ou antecedente familiar de doenças renais bem como histórico de surdez ou alterações oculares como lenticone anterior ou drusas, podem ajudar a direcionar o diagnóstico.

A confirmação de GNPE em uma apresentação clássica pós-faringite ou piodermite necessita de poucos exames na prática clínica (ver a seguir). Porém, nas outras apresentações de SN a investigação inicial é mais ampla, incluindo sorologias (HIV, hepatites B e C, EBV, CMV), hemograma, PCR, VHS, hemocultura e cultura de orofaringe, ureia, creatinina, antiestreptolisina O (ASLO), antidesoxirribonuclease (anti-DNAse B), complemento C3 e C4, FAN, Anti-DNA, ANCA, Urina I, pesquisa de dismorfismo eritrocitário, proteinúria (24 horas ou amostra isolada com relação entre proteína e creatinina urinárias). Com os resultados destes exames já se torna possível fazer um direcionamento diagnóstico (Quadro 3). Exames mais específicos podem ser solicitados a partir desse direcionamento inicial, como provas de hemólise, demais anticorpos relacionados a lúpus, investigação parasitária e sorologias para infecções especificas, anticorpo antimembrana basal (anti-MBG), fator nefrítico (C3Nef), e testes genéticos.

O ultrassom na nefrite aguda normalmente se mostra com aumento das dimensões renais e sinais de nefropatia paren-

QUADRO 3 Diagnóstico diferencial etiológico das principais apresentações de síndrome nefrítica

Apresentação: hematúria, HAS, edema, graus variados de proteinúria e disfunção renal						
	GNPE	LES	IgA	PHS	GNMP Ig/IC	GNMP C3G
Imunologia	C3 diminuído, ASLO/anti-DNAse B aumentados	C3 e/ou C4 diminuído(s), FAN reagente	C3 e C4 normais	C3 e C4 normais	C3 pode estar diminuído	C3 diminuído (75% dos pacientes)
Clínica	Ocorre após semanas de faringite ou piodermite	Sinais e sintomas, critérios ACR ou SLICC para LES	Hematúria recorrente junto ou logo após IVAS	Púrpura palpável, dor abdominal, orquite, artrite	Sinais e sintomas sistêmicos ausentes, ou relacionados a doença infecciosa desencadeante	Hematúria persistente ou recorrente junto ou logo após IVAS, insidiosa ou abrupta, lipodistrofia, drusas

ACR: Colégio Americano de Reumatologia; anti-DNAse B: antidesoxirribonuclease; ASLO: antiestreptolisina O; FAN: fator antinúcleo; GNPE: glomerulonefrite pós estreptocócica; GNMP: glomerulonefrite membranoproliferativa; HAS: hipertensão arterial sistêmica; IgA: nefropatia por IgA; IVAS: infecção de vias aéreas superiores; LES: lúpus eritematoso sistêmico; PHS: púrpura de Henoch-Shoenlein; SLICC: *Systemic Lupus International Collaborating Clinics Classification Criteria*. Fonte: Mastrangelo et al., 2020.

quimatosa. Torna-se um instrumento útil também para excluir litíase, cistos, trombose vascular (quando realizado Doppler), tumores renais e necrose de papila como diagnósticos diferenciais de hematúria.

GLOMERULONEFRITE AGUDA PÓS-INFECCIOSA

A glomerulonefrite pós-infecciosa (GNPI) é uma nefrite mediada pelo sistema imunológico, na qual a lesão glomerular está associada à deposição de IC gerados após infecção por bactérias, vírus, fungos ou protozoários. É observada principalmente em crianças após infecções estreptocócicas, embora possa ocorrer em adultos e em idosos com comorbidades, como diabetes e imunodepressão. A epidemiologia não é bem conhecida, em parte por subnotificação, mas é mais frequente em países menos desenvolvidos e em regiões tropicais. Nos países desenvolvidos, a incidência caiu drasticamente, em razão do uso precoce de antibióticos e melhores condições socioeconômicas. Nesses países, observa-se mudança epidemiológica, com aumento de SN em idosos, associada a cepas de estafilococos.

As principais infecções bacterianas envolvidas na GNPI são as estreptocócicas (faringite e piodermite) e as estafilocócicas (raras na criança) e, dentre as doenças virais, destacam-se dengue, caxumba, varicela, citomegalovírus, entre outros. Os principais agentes infecciosos associados à GNPI estão descritos na Tabela 1.

GLOMERULONEFRITE AGUDA PÓS-ESTREPTOCÓCICA

A GN pós-estreptocócica (GNPE) é considerada uma sequela tardia, não supurativa, de uma estreptococcia. É a principal representante e a mais conhecida GN do grupo das GN pós-infecciosas (Tabela 1), responsável por mais de 90% dos casos, sendo a denominação frequentemente usada para representar este grupo de doenças, apesar de ser, na realidade, uma das doenças do grupo.

Epidemiologia da GNPE

Nas últimas décadas, notou-se redução na incidência da doença de forma universal, provavelmente associada ao diagnóstico e

TABELA 1   Causas de glomerulonefrite pós-infecciosa

Bactérias	Vírus	Parasitas
Estreptococo beta-hemolítico do grupo A de Lancefield	Varicela	P. falciparum
Streptococcus pneumoniae	Caxumba	S. mansoni
Streptococcus viridans	Sarampo	Riquétsias
Staphylococcus aureus	Hepatite B	Toxoplasma gondii
Staphylococcus epidermidis	Citomegalovírus	
Corynebacterium sp.		
Mycoplasma pneumoniae		
Klebsiella sp.		
Meningococo		
Micobactérias atípicas		

Fonte: Sulyok, 2004; Rodríguez-Iturbe e Batsford, 2007.

à antibioticoterapia precoces das infecções estreptocócicas. Porém, epidemias e agrupamento de casos existem em diversas regiões do mundo, com ocorrência global estimada em 450 mil casos anualmente, a maioria de crianças em países em desenvolvimento. Casos esporádicos correspondem a 21% das admissões hospitalares de crianças com insuficiência renal aguda nos países em desenvolvimento. Nas epidemias e nos surtos de infecção estreptocócica, a prevalência de casos sintomáticos é de 12 a 25% (5% crianças), indicando diferenças na nefritogenicidade do agente ou suscetibilidade do hospedeiro. É comum encontrar, em endemias e epidemias, desnutrição, anemia, parasitoses e higiene precária em áreas rurais ou urbanas e comunidades fechadas.

É uma das causas mais comuns de SN na infância, predominando em crianças entre 6 e 12 anos. É rara antes dos 2 anos de idade em decorrência da baixa incidência de infecções estreptocócicas e da imaturidade da resposta imune. Entre os casos sintomáticos, há predileção, por razões desconhecidas, para o sexo masculino 2:1, não havendo predominância definida quanto à etnia ou à raça. Casos assintomáticos são mais frequentes nos familiares de pacientes com nefrite.

Etiopatogênese da GNPE

Há evidência de que o antígeno desencadeante da GNPE esteja relacionado com cepas nefritogênicas do estreptococo beta-hemolítico do grupo A de Lancefield (EBAL) e, mais raramente, por estreptococos do grupo C ou G, causadores de faringotonsilite em regiões de clima temperado e piodermite em áreas tropicais e subtropicais.

Os subtipos mais comuns do EBAL, classificados pela proteína M da parede celular bacteriana, após quadros de faringotonsilites são 12, 1, 4, 18 e 25, e após piodermites 49, 2, 42, 56, 57 e 609. No entanto, evidências mostram que além da proteína M, o fator de opacidade do soro, presente em alguns M-subtipos, também contribui para a nefritogenicidade da bactéria.

Fatores do hospedeiro, como idade, sexo, situação socioeconômica e predisposição genética, também podem influenciar a ocorrência de GNPE. O EBAL pode ser nocivo por meio da secreção de substâncias lesivas aos tecidos do hospedeiro, sendo as mais importantes a estreptolisina O, a desoxirribonuclease B e a nicotinamida-adenina nucleotidase. Outros grupos de estreptococo também podem estar envolvidos. Há relato de SN após pneumonia pneumocócica e, no ano de 2000, foi descrita uma epidemia de GNPE por *S. zooepidemicus* relacionada ao consumo de queijo não pasteurizado no Brasil.

A doença é causada por formação de IC e ativação do sistema imune por antígenos relacionados ao estreptococo. A natureza do antígeno envolvido na formação dos IC e a patogenia ainda são controversas. Incluem o mimetismo molecular entre frações estreptocócicas e elementos estruturais renais, reatividade autoimune, ligação plasminogênio/plasmina pelas proteínas estreptocócicas de superfície e formação de IC no glomérulo envolvendo componentes antigênicos estreptocócicos. Destes últimos, atualmente são considerados nefritogênicos a proteína bacteriana receptora de plasmina nefrite-associada (NAPlr), uma substância com a propriedade de ativar a plasmina mantendo a atividade proteolítica, e a exotoxina B pirogênica estreptocócica (SpeB), também capaz de ativar a plasmina. Todos esses antígenos são capazes de ativar a via alternativa do complemento que tem papel central na GNPE.

A presença de IC no glomérulo possivelmente ativa o sistema complemento, com liberação de linfocinas pró-inflamatórias e quimiotáticas, com infiltração de granulócitos, monócitos e macrófagos, e proliferação das células mesangiais e endoteliais do glomérulo, prejudicando a filtração glomerular, ocasionado retenção de água e sódio, com consequente expansão do espaço extracelular e hipertensão arterial. O processo inflamatório glomerular também causa hematúria e proteinúria de intensidade variável.

Observa-se diminuição do complemento sérico em 95% dos casos, principalmente C3, C5 e properdina. A deposição de C3 no glomérulo ocorre antes da IgG, o que evidencia ativação *in situ* do complemento precedendo a deposição de IC. Autoanticorpos, denominados fator C3 nefrítico, potencializam a clivagem de C3 e acentuam a hipocomplementemia quando presentes. Autoanticorpos anti-C1q correlacionam-se com proteinúria e hipertensão mais intensas. Alguns pacientes podem apresentar ativação da via clássica do complemento, com diminuição transitória dos níveis de C1q, C2 e/ou C4.

Manifestações clínicas da GNPE

A GNPE clássica caracteriza-se pelo aparecimento súbito de edema, HAS e hematúria, tríade de sintomas que definem a SN. Apresenta amplo espectro de gravidade, desde casos totalmente assintomáticos até insuficiência renal aguda (IRA) de intensidade variável. É em geral precedida por infecção estreptocócica de vias aéreas superiores ou de pele, com período de latência de 1 a 2 semanas e de 3 a 6 semanas, respectivamente. Casos subclínicos também são descritos, apresentando apenas hematúria microscópica e pressão arterial limítrofe, e podem passar desapercebidos, sem que o paciente procure atendimento médico.

Edema e congestão vascular são resultantes da retenção de água e sódio. O edema é mais evidente na região periorbitária e em membros inferiores, porém, em casos graves, observam-se derrame pleural e pericárdico. A ascite não é habitual, estando mais presente nos raros casos com proteinúria nefrótica associada. O edema corre em 65 a 90% dos pacientes que procuram atendimento e em geral desaparece após 7 a 10 dias.

A HAS é observada em 60 a 80% dos pacientes e ocorre por causa da retenção hidrossalina, estando diminuída a atividade plasmática de renina. Pode evoluir para emergência hipertensiva com encefalopatia (descrita em mais de 10% dos casos não tratados), insuficiência cardíaca e/ou edema pulmonar. Em geral, a HAS se resolve em cerca de 10 dias.

A intensidade da disfunção renal é bastante variável, devendo-se monitorar os níveis de ureia e creatinina mesmo que não haja redução da diurese. A oligúria transitória acomete até 50% dos casos e raramente observa-se anúria. A IRA geralmente ocorre nos casos mais graves, especialmente se houver crescentes epiteliais. A ocorrência de SN com IRA de instalação rápida deve motivar a pesquisa de GNRP, por meio de biópsia renal percutânea.

Nos quadros graves atentar para sinais de encefalopatia hipertensiva com PRESS e sinais de congestão vascular com evolução para insuficiência cardíaca congestiva (ICC) e edema pulmonar

Em geral, o edema precede a hematúria, que é macroscópica em aproximadamente um terço dos casos e tem duração de 1 a 3 semanas. A hematúria microscópica pode persistir por meses até 2 anos. Além da hematúria, destacam-se a presença de cilindros hemáticos e granulosos (cilindros leucocitários e hialinos são raros), células epiteliais, leucócitos e dismorfismo eritrocitário. A proteinúria é discreta a moderada, pode ser avaliada na urina de 24 horas ou relação proteína/creatinina em amostra isolada de urina, podendo ser nefrótica (> 50 mg/kg/dia) em cerca de 5% dos pacientes. A proteinúria não nefrótica pode persistir por até 6 meses.

A concentração urinária é preservada e a fração de excreção de sódio geralmente é inferior a 1%. Além disso, há diminuição da FG em até 50% dos pacientes, traduzida pelo aumento das concentrações séricas de ureia e creatinina, geralmente com normalização em 3 a 4 semanas após o início da doença. Distúrbios hidroeletrolíticos e acidobásicos também podem estar presentes, mais comuns em pacientes oligúricos. Pode ocorrer discreta hiponatremia, às vezes com anemia e hipoalbuminemia, por diluição secundária ao estado hipervolêmico.

Diagnóstico da GNPE

A diminuição das concentrações séricas de CH50 e C3, por ativação preferencial da via alternativa do complemento, é importante parâmetro diagnóstico e ocorre em 90 a 100% dos casos de GNPE, normalizando em 6 a 8 semanas, na maioria dos pacientes. Os componentes C1q, C2, C4, C5 e properdina podem estar discretamente diminuídos.

A confirmação da infecção estreptocócica por cultura de orofaringe ou pele apresenta baixa sensibilidade (23%). Preferencialmente, deve-se pesquisar anticorpos contra antígenos estreptocócicos, que já se iniciam em 1 a 2 semanas, com pico em 2 a 4 semanas após a infecção de orofaringe, com sensibilidade de 97% e especificidade de 80%, mantendo-se elevadas por vários meses. Os títulos de antiestreptolisina O (ASLO) estão elevados em 80% das GN após faringite, mas são baixos após piodermite. Nesse caso, a anti-hialuronidase e a antidesoxirribonuclease B (anti-DNAse B) estão aumentadas em 80 a 90% dos pacientes. Outra limitação da ASLO é que seu aumento seriado tem melhor correlação diagnóstica do que a dosagem única. Em uma única coleta no momento de apresentação da SN, pode ser obtido um resultado falsamente negativo. Também se discute se o tratamento precoce da amigdalite com antibiótico não poderia implicar títulos mais baixos.

A GNPE é uma doença de evolução autolimitada e benigna na maioria dos casos. Raramente a biópsia renal é indicada para diagnóstico, mas deve ser considerada na apresentação ou evolução atípicas e na presença de outros sinais de doença sistêmica.

Indicações de biópsia na apresentação da GNPE:

- Oligo-anúria por 48-72 horas.
- Piora progressiva da função renal em dias (GNRP).
- Proteinúria nefrótica por mais de 2-3 semanas.
- Hipocomplementemia por mais de 8-12 semanas.
- Hematúria macroscópica persistente por 3-4 semanas.

Na evolução tardia da GNPE considera-se a biópsia na proteinúria não nefrótica persistente por mais de 6 meses, e na presença de hematúria microscópica por mais de 2 anos. A persistência destas alterações, se associadas a ultrassonografia Doppler normal e antecedente familiar de doença renal, deve levantar a possibilidades de nefropatia de herança genética nestes pacientes.

Patologia da GNPE

A biópsia renal não está indicada para o diagnóstico da GNPE, porém deve ser realizada nos casos com evolução atípica ou GNRP. O achado mais característico é uma glomerulonefrite proliferativa, com hipercelularidade difusa. Na microscopia óptica, observa-se proliferação endocapilar difusa à custa de células mesangiais e endoteliais (Figura 1) e infiltrado de macrófagos e células polimorfonucleares no glomérulo na fase exsudativa. Pode ocorrer redução do lúmen capilar, levando ao quadro de insuficiência renal. As células epiteliais podem formar crescentes celulares no espaço de Bowman, sendo de pior prognóstico quando presentes em mais que 30% dos glomérulos. Após mais de 2 semanas, predomina a proliferação mesangial e a expansão da matriz, com redução do processo inflamatório. Na imunofluorescência, observam-se depósitos granulares típicos de IgG e C3 em alças capilares e mesângio. Podem também, mais raramente, ser encontrados IgM, IgA, C1q, C4 e properdina. O achado mais característico na microscopia eletrônica são os *humps* subepiteliais, estruturas formadas por IC que se projetam no lado epitelial da MBG (Figura 2). Todas as alterações são difusas e comprometem uniformemente os glomérulos.

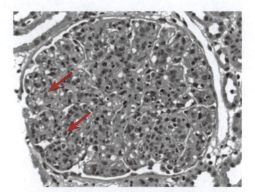

FIGURA 1 Glomerulonefrite pós-estreptocócica: microscopia óptica mostrando hipercelularidade glomerular e infiltração neutrofílica (setas). (Veja imagem colorida no encarte.)

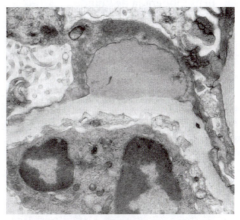

FIGURA 2 Glomerulonefrite pós-estreptocócica: microscopia eletrônica evidenciando depósitos subepiteliais eletrodensos, sugestivos de imunocomplexos (*humps*).

Tratamento da GNPE

O tratamento da GNPE é de suporte e tem como objetivos melhorar a hipervolemia e tratar as complicações, além de medidas profiláticas para evitar a transmissão do estreptococo para os contactantes. Pacientes com HAS moderada ou grave, oligúria e/ou complicações, como ICC, encefalopatia hipertensiva e insuficiência renal, devem ser hospitalizados. A avaliação diária de peso, pressão arterial, sintomas cardiovasculares, débito urinário e acompanhamento do edema e estado geral são parâmetros essenciais. É necessária a monitoração laboratorial inicial e evolutiva da função renal, especialmente nos pacientes oligúricos.

Medidas gerais

- Afastamento das atividades esportivas e repouso relativo: recomendado na fase

aguda da doença com hipertensão e edema, e deve ser liberado gradualmente. A hematúria microscópica e a proteinúria discreta não têm indicação de repouso mais prolongado.
- Restrição hídrica: deve ser ajustada às perdas insensíveis, subtraídas da água endógena (total de 400 mL/m²/dia), acrescida de reposição parcial da diurese, objetivando-se balanço negativo de líquidos enquanto houver edema. Deve ser liberada progressivamente à medida que o edema e a hipertensão cedem. O uso de diuréticos pode permitir restrição mais moderada de líquidos.
- Restrição de sódio: deve ser limitada à fase de edema, oligúria e HAS com restrições de 1 a 2 g de sódio por dia, não sendo necessárias outras medidas dietéticas na ausência de hipercalemia e uremia.
- Restrição proteica: se houver diminuição maior que 50% do ritmo de FG do paciente, recomenda-se restrição de proteína (100 a 150% do recomendado para a idade e o sexo) e potássio.

Medidas específicas
- Antibioticoterapia: a infecção estreptocócica normalmente já se resolveu antes do aparecimento do quadro nefrítico, mas os pacientes com prova rápida positiva para estreptococo ou cultura positiva de pele ou garganta ou com evidência clínica de infecção devem receber antibioticoterapia oral com penicilina ou amoxicilina, por 10 dias. A antibioticoterapia profilática está indicada para os membros da família e para os contactantes íntimos.
- Diuréticos: na presença de congestão cardiocirculatória e HAS, além da restrição hídrica e da dieta acloretada, estão indicados diuréticos de alça (furosemida), por via oral, nas doses de 1 a 2 mg/kg/dia. Nos casos graves de HAS ou ICC e edema pulmonar, é usado por via intravenosa.
- Drogas hipotensoras: HAS moderada e grave pode ser controlada com vasodilatadores como a anlodipina e a hidralazina, além de diurético de alça. Emergência hipertensiva requer drogas de ação rápida, facilmente tituladas, por via intravenosa com infusão contínua, como o nitroprussiato de sódio, em ambiente de terapia intensiva, além dos diuréticos de alça e da oxigenação adequada.
- Drogas imunossupressoras: é reservada para os casos de GNRP, com evolução com crescentes (mais de 50%) em biópsia renal.
- Terapia de substituição renal: geralmente, o quadro de IRA observado na GNPE é transitório e de curta duração, sendo bem controlado com as medidas citadas. Os casos mais graves podem cursar com uremia e os distúrbios hidroeletrolíticos e acidobásicos próprios da IRA e pode ser necessário o tratamento dialítico.

Prognóstico da GNPE

O prognóstico é bom, com recuperação para a maioria dos pacientes. Anormalidades, como microalbuminúria e hematúria microscópica, podem ser observadas na vida adulta em menos de 10 a 20% dos pacientes com GNPE secundária à faringite e à amigdalite. Achados como proteinúria nefrótica e crescentes epiteliais em biópsias na fase aguda conferem pior prognóstico, com potencial de evolução para insuficiência renal crônica (IRC), mas são raros na GNPE.

GLOMERULONEFRITE RAPIDAMENTE PROGRESSIVA

A GNRP é uma glomerulopatia de evolução grave, com nefrite agressiva, que apresenta como característica morfológica a formação de crescentes no interior da cápsula de Bowman. Evolui inicialmente com SN, mas com rápida deterioração da função renal, de dias a semanas, e progressão para oligoanúria em curto prazo. A GNRP pode se apresentar com quantidade variável de crescentes, e é denominada GN crescêntica, a forma mais grave, quando apresenta crescentes epiteliais em mais de 50% dos glomérulos. O pronto reconhecimento e tratamento é fundamental para a prevenção de insuficiência renal irreversível, embora a evolução com doença renal terminal ocorra em mais da metade dos casos de GN com mais de 50% de crescentes glomerulares. A GNRP pode ser manifestação de doenças, como por exemplo GNPI, nefropatia por IgA, PHS, GNMP ou lúpus eritematoso sistêmico (LES).

As doenças que podem evoluir com GNRP são classificadas, do ponto de vista imunológico, em três categorias (Quadro 4): (i) doença por imunocomplexo; (ii) doença por anticorpo antimembrana basal, representada pela síndrome de Goodpasture; e (iii) pauci-imune, que compreende as GN nas quais não são observados depósitos de IC no glomérulo na IF, como as vasculites associadas a autoanticorpos anticitoplasma de neutrófilos (ANCA).

Estudo retrospectivo envolvendo 61 crianças com GNRP mostrou que cerca de 31% apresentaram a forma crescêntica contra 69% que tinham menos de 50% de crescentes glomerulares. Não houve diferenças na idade, no sexo, na duração dos sintomas antes do diagnóstico ou nas diferenças de apresentação clínica (edema, HAS, hematúria e proteinúria) entre os dois grupos, porém a forma crescêntica evoluiu com creatinina mais elevada, com maior necessidade de diálise (52,6 % versus 26,2%, respectivamente) e com mais evolução para doença renal terminal (57,9 % versus 28,6%, respectivamente). Com relação à etiologia, nesse estudo, predominaram as GN por imunocomplexos. A GNPI correspondeu a 50,7% dos casos e outras doenças por imunocomplexos (nefrite lúpica, nefropatia por IgA, PHS, GN idiopática) foram observadas em 37,3% dos pacientes. Em 12% dos casos, foram responsáveis outras doenças não relacionadas a imunocomplexos (GN pauci-imune e doença por anticorpo antimembrana basal glomerular). O quadro clínico-laboratorial é de SN de instalação aguda (às vezes de início insidioso), com hematúria macroscópica, HAS, proteinúria moderada a grave (nefrótica em 30 a 70% dos casos) e diminuição progressiva da FG, com oligoanúria e IRA grave. A anemia é frequente.

QUADRO 4 Distúrbios associados glomerulonefrite rapidamente progressiva

Doença por imunocomplexo
Glomerulonefrite pós-infecciosa
Nefropatia por IgA
Púrpura de Henoch-Schönlein
Lúpus eritematoso sistêmico
Glomerulonefrite membranoproliferativa
Idiopática
Doença por anticorpo antimembrana basal glomerular
Síndrome de Goodpasture
Doença pauci-imune
Poliarterite microscópica
Doença de Wegener

Fonte: Vijayakumar, 2002.

A investigação laboratorial deve incluir os mesmos exames indicados na SN, adicionados dos exames específicos sugeridos pelo quadro clínico, ou expandidos posteriormente ao resultado da biópsia, como por exemplo a pesquisa de anticorpo anti-MBG. Radiografia de tórax ou mesmo tomografia de tórax e seios da face podem ser necessários na investigação da síndrome de Goodpasture e da granulomatose de Wegener, sendo a biópsia renal fundamental para o esclarecimento diagnóstico.

Na microscopia óptica, observa-se proliferação celular endocapilar e extracapilar (crescentes) de intensidade variável, preenchendo parcial ou difusamente o espaço de Bowman (Figura 3). Os crescentes decorrem de processo inflamatório e são formados por células epiteliais e/ou macrófagos, dependendo da duração do processo e da integridade da cápsula de Bowman (crescentes celulares). Esses elementos celulares sofrem apoptose, sendo substituídos por colágeno e fibroblastos, formando os crescentes fibroepiteliais ou fibrocelulares, que evoluem posteriormente para fibrose e esclerose glomerular. A GNRP tipo crescêntica mostra mais de 50% dos glomérulos com crescentes. O interstício apresenta frequentemente infiltrado inflamatório e edema. Essas lesões progridem para fibrose túbulo-intersticial e atrofia tubular. Os achados na imunofluorescência apontam a etiopatogenia da doença e podem ser de três tipos: (i) depósitos lineares, com predomínio de IgG e C3 ao longo da MBG, característicos da GN por anticorpo anti-MBG ou síndrome de Goodpasture (quando associado a quadro pulmonar); (ii) depósitos granulares de IC ao longo da parede capilar e mesângio, constituídos de imunoglobulinas e C3, característicos das doenças por IC; (iii) ausência de depósitos imunológicos, com presença inespecífica de fibrina, é observada na doença pauci-imune, como granulomatose de Wegener e poliangiite microscópica. A microscopia eletrônica permite localizar os depósitos eletrodensos no mesângio e na MBG, e classificá-los como intra ou extramembranosos.

Apesar da variabilidade etiopatogênica da GNRP e dos diferentes tipos de tratamento descritos, o denominador comum consiste na necessidade de um diagnóstico precoce e no tratamento agressivo para prevenção da falência renal e diminuição das taxas de morbimortalidade. A SN deve ser tratada com a ajuda de diuréticos e hipotensores (à semelhança da glomerulonefrite aguda pós-estreptocócica) e, quando necessário, com terapia de substituição renal pela instalação rápida e abrupta de IRA e suas consequências. A administração intravenosa de corticosteroide, na forma de pulsos de metilprednisolona (30 mg/kg/pulso, no máximo 1 g), em infusão de 2 a 4 horas, diária ou em dias alternados, totalizando 3 a 6 pulsos é recomendada, seguida de corticoterapia oral com prednisona 2 mg/kg/dia, cujo tempo de administração e redução gradual devem ser orientados pela doença

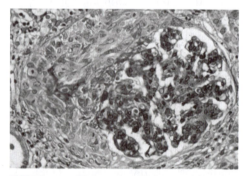

FIGURA 3 Glomerulonefrite rapidamente progressiva: microscopia óptica evidenciando proliferação extracapilar (crescentes celulares). (Veja imagem colorida no encarte.)

de base, para o qual a biópsia é fundamental. A associação com ciclofosfamida, na forma de pulsos intravenosos quinzenais ou mensais potencializa os efeitos da corticoterapia e frequentemente é utilizada.

Na GN anti-MBG o tratamento inicial de escolha é a plasmaférese, além dos pulsos de metilprednisolona e ciclofosfamida ou rituximabe para reduzir a produção de anticorpos e alcançar a remissão. A monitorização semanal dos níveis de anticorpo anti-MBG é recomendada até que se tenha dois resultados negativos, e então inicia-se a terapia de manutenção com micofenolato de mofetila ou azatioprina com monitorização mensal por até seis meses. A mortalidade chega a 30% em crianças e se relaciona principalmente à hemorragia pulmonar.

O prognóstico da GNRP é correlacionado à patologia desencadeante e a porcentagem de glomérulos afetados pelos crescentes. Quanto mais extensa a formação de crescentes, menor a possibilidade de recuperação renal e mais frequente é a IRC terminal. Apesar do tratamento, mais de 50% dos pacientes com GNRP extensa evoluem para IRC terminal. Os fatores de pior prognóstico se relacionam a idade, creatinina sérica, proteinúria, envolvimento pulmonar e nível de pressão arterial, sendo a GNRP associada a anticorpos anti-MBG (síndrome de Goodpasture) e granulomatose de Wegener as de pior prognóstico.

GLOMERULONEFRITE MEMBRANOPROLIFERATIVA

A glomerulonefrite membranoproliferativa (GNMP) ou GN mesangiocapilar refere-se a um padrão histológico de MO, caracterizados por espessamento da parede capilar, frequentemente com aspecto de duplo contorno, hipercelularidade das células mesangiais e deposição de matriz no mesângio, que anteriormente era classificada como GNMP tipos I, II e III. Porém, desde 2012, tem sido adotada nova classificação com base nos achados de IF, que apresentam melhor correlação fisiopatológica. Na nova classificação a IF com depósitos de IgG e C3 recebem a nomenclatura de GNMP causada por imunocomplexo (IC-GNMP), enquanto a presença de depósitos de C3 isolados ou predominantes na IF ou a doença de depósito denso (DDD) se agrupam na definição de glomerulopatia C3 (C3G).

Os pacientes com GNMP podem apresentar clinicamente síndrome nefrótica (40 a 70%), síndrome nefrítica (20 a 30%), proteinúria e hematúria assintomáticas (20 a 30%) ou episódios recorrentes de hematúria macroscópica (10 a 20%) de evolução insidiosa ou abrupta após *trigger* infeccioso. Infecção do trato respiratório pode preceder o diagnóstico em cerca de metade dos pacientes. HAS é observada em um terço na apresentação, sendo frequente no decorrer da doença. Disfunção renal pode ocorrer em mais de 50% dos casos. As crianças tendem à apresentação mais aguda que os adultos e com menor declínio de função renal.

As estratégias terapêuticas para GNMP são controversas na literatura e incluem corticosteroide oral e/ou na forma de pulso de metilprednisolona, imunossupressores e agentes antiproteinúricos. Os estudos com crianças na maioria envolveram a GNMP considerada idiopática com base na classificação antiga, e em diferentes proporções de casuística quanto aos tipos I, II e III, e apresentaram número insuficiente de pacientes, dificultando a definição terapêutica. Fatores de pior prognóstico incluem disfunção renal na apresentação da doença, síndrome nefrótica e HAS persistentes.

Glomerulonefrite membranoproliferativa por imunocomplexo

A glomerulonefrite membranoproliferativa por imunocomplexo (IC-MPGN) se caracteriza pela ativação da via clássica do complemento (CCP) e deposição de IC, geralmente associada a doenças infecciosas ou sistêmicas, destacando-se infecções virais, como hepatites B e C, HIV e doenças autoimunes, como LES, síndrome de Sjögren, gamopatias monoclonais, entre outras causas menos frequentes. Nas formas secundárias de GNMP os sintomas da doença de base podem se sobrepor aos da própria GN. A IC-GNMP apresenta com frequência diminuição de C3 e C4, embora ambos possam estar normais. O tratamento deve ser direcionado para doença subjacente. O uso de bloqueadores do SRAA é recomendado nos quadros com baixa proteinúria. A prednisona oral é considerada como tratamento nas formas idiopáticas com proteinúria nefrótica, sendo o pulso de metilprednisolona intravenosa ou prednisona oral com ciclofosfamida reservado para os quadros de deterioração da função renal com formação de crescentes.

Glomerulopatia C3

As glomerulopatias C3 (C3G) estão associadas à desregulação adquirida ou inata da via alternativa do complemento (ACP), geralmente desencadeada por *trigger* infeccioso em 28-54% dos pacientes. Sinais sistêmicos como lipodistrofia, depósitos oculares (drusas) e microangiopatia trombótica podem estar presentes. Na C3G, observam-se níveis baixos de C3 (75% dos casos) e CH50, com C4 geralmente normal. Podem estar presentes o fator nefrítico C3 (C3Nef), um anticorpo que mantém a via alternativa ativada estabilizando a C3-convertase, como também mutações do fator H do complemento (CFH), do fator B do complemento (CFB) ou mesmo de C3, que favoreçam a ativação desregulada da via alternativa do complemento. A análise de biópsia por microscopia eletrônica evidencia depósitos acentuadamente eletrodensos, que correspondem ao C3 observado na microscopia óptica e subdivide a C3G em:

- Glomerulonefrite C3 (C3GN): depósitos de C3 localizados no mesângio e ao longo da parede capilar.
- DDD: depósitos de C3 mais intensos localizados no mesângio e dentro das membranas basais glomerulares, onde formam uma banda única em forma de fita.

A evolução natural é bastante heterogênea; pacientes com pouca proteinúria podem ter evolução protraída por vários anos e alguns destes podem evoluir com recuperação espontânea. O pior prognóstico está relacionado a Cr >1,5 mg/dL na apresentação, histologia com crescentes, esclerose arteriolar e DDD. Em crianças, é descrita evolução para perda da função renal em 61 a 84% dos casos após 10 anos da doença. Após transplante renal, a recorrência é de 50-55% na DDD e 43-67% na C3GN. O uso de corticoide e outros imunossupressores não demonstraram benefício consistente nos pacientes com DDD. Embora não haja consenso na literatura que suporte o tratamento, estratégias de regulação da via alternativa do complemento tem se mostrado mais efetivas. A infusão de plasma fresco congelado ou *plasma-exchange* repõe os fatores disfuncionais do complemento e desde 2012 vários relatos demonstraram resposta terapêutica com uso de eculizumabe, um anticorpo monoclonal que se liga a C5 e impede a formação do complexo de ataque a membrana, controlando a hiperativação da ACP. Na presença de C3Nef, a terapia de manutenção com MMF ou rituximabe pode ser considerada.

NEFROPATIA POR IMUNOGLOBULINA A

A nefropatia por imunoglobulina A (IgA) é considerada a nefropatia mais prevalente no mundo e foi descrita inicialmente por Berger, em 1968. É definida pela deposição de IgA predominantemente em mesângio, na ausência de doenças sistêmicas.

Pode ocorrer em qualquer faixa etária, com pico na segunda e terceira décadas de vida. É mais comum no sexo masculino, com variação de 2:1 a 6:1. Caucasianos e asiáticos são os mais afetados e raramente é observada nos negros. É mais frequente em países nos quais a prática da biópsia renal e o *screening* da urina em escolares são comuns, como parte da investigação de pacientes com alteração urinária discreta e assintomática.

A etiopatogenia da doença evidencia a ocorrência de sucessivas agressões, que envolvem alteração na glicosilação das moléculas de IgA tipo I que se tornam aberrantes, com alteração da forma, induzindo a formação de autoanticorpos tipo IgG contra a *O-glicans* da região da dobra da molécula de IgA. Como consequência, formam-se IC que se depositam no glomérulo, principalmente em mesângio, com ativação local do complemento e liberação de citocinas e mediadores pró-inflamatórios. Acredita-se que fatores genéticos estejam envolvidos na formação de IgA com glicosilação alterada, porém, a influência de fatores ambientais é também considerada.

A apresentação clínica da nefropatia por IgA varia desde alterações urinárias assintomáticas até IRA, sendo clássica a presença de hematúria macroscópica recorrente, que se instala 1 a 3 dias após episódio de infecção de vias aéreas superiores (IVAS), seguida de hematúria microscópica associada à função renal normal. Síndrome nefrótica e/ou nefrítica ocorre em 10 a 15% dos casos. No Japão, demonstrou-se que 5% dos pacientes evoluíram para IRC em 5 anos, e 11%, em 15 anos após o início da doença.

Não há marcadores laboratoriais específicos para nefropatia por IgA. A dosagem do complemento é normal, o que a diferencia da GNPE. Alguns pacientes mostram leve aumento da IgA sérica, achado que não define o diagnóstico. O sedimento urinário mostra hematúria com células dismórficas, proteinúria e podem ser visualizados cilindros hemáticos. O diagnóstico requer a demonstração na biópsia renal dos depósitos de IgA (mais que traços) no glomérulo, predominantemente no mesângio. Outras imunoglobulinas (IgG e IgM), C3 e properdina podem ser observados na imunofluorescência, porém deve haver predomínio ou codominância da IgA.

A apresentação com SN requer diagnóstico diferencial com a GNPI, uma vez que os episódios de ativação da nefropatia por IgA são frequentemente desencadeados por infecções de vias aéreas superiores, incluindo a amidalite pós-estreptocócica. Destacam-se como pontos importantes para diagnóstico diferencial a natureza recidivante dos episódios de hematúria macroscópica com as infecções, a ausência de período de latência entre a infecção e o início dos sintomas (1 a 3 dias) e a ausência de hipocomplementemia. A nefropatia por IgA é caracterizada como sinfaringítica, pela simultaneidade dos sinais de infecção com os episódios de hematúria. O tratamento é de suporte, com restrição hidrossalina, diuréticos e hipotensores, conforme a gravidade. A evolução com piora progressiva da função renal e GNRP com crescentes celulares à biópsia renal requer tratamento agressivo e pulsoterapia com corticosteroides e ciclofosfamida. Nesse caso, métodos dialíticos podem ser necessários. A eficácia de outros imunossupressores, como o micofenolato de mofetila, ainda necessita de definição com estudos mais amplos e controlados. Nos casos com proteinúria persistente e superior a 0,5 a 1 g/dia mesmo com uso de antiproteinúricos, com FG superior a 50 mL/minuto/1,73 m^2), recomenda-se o uso de corticosteroides por tempo prolongado (6 meses). Nos pacientes com síndrome nefrótica sem outros sintomas e com alterações em microscopia óptica semelhantes à GN por lesões mínimas e depósitos de IgA na imunofluorescência, recomenda-se o tratamento semelhante à síndrome nefrótica idiopática por lesões mínimas.

A tonsilectomia parece reduzir os episódios de hematúria macroscópica, mas o impacto na progressão da doença é discutível. Assim, a indicação não é uma rotina e deve seguir as clássicas indicações de amidalectomia. O papel do óleo de peixe (rico em ômega 3) em reduzir a proteinúria e lentificar a cronificação da doença é controverso, porém não há comprovação de malefícios e podem ser indicados. Os inibidores da enzima conversora da angiotensina reduzem a proteinúria e a progressão da doença, preservando a função renal, sendo recomendados para os pacientes com proteinúria persistente.

Estão associados com pior prognóstico, proteinúria persistente, insuficiência renal e HAS. A doença tem evolução benigna na maioria dos pacientes, porém em 20 a 40% observa-se evolução para IRC terminal após 20 a 25 anos.

NEFRITE DA PÚRPURA DE HENOCH-SCHÖNLEIN

A nefrite da púrpura de Henoch-Schönlein (PHS), também chamada vasculite por IgA, púrpura anafilactoide ou púrpura reumática, é a vasculite mais frequente na infância com incidência anual de 6,1 a 20,4/100 mil crianças. É mais comum em meninos (1,2:1) e em crianças com menos de 10 anos (90%), com maior incidência entre 4 e 6 anos de idade. É mais frequente no inverno e pode ser precedida de IVAS. Trata-se de uma vasculite sistêmica que, durante a fase aguda, apresenta lesões purpúricas palpáveis, de distribuição simétrica, com predomínio em membros inferiores e nádegas, além de manifestações gastrointestinais, artralgias e artrites migratórias em joelhos e tornozelos. Outros órgãos ocasionalmente são acometidos, porém o envolvimento renal (GN) é muito frequente (30 a 40%) e ocorre principalmente nos três primeiros meses, embora possa surgir em qualquer época ao longo da doença. A intensidade do comprometimento renal é considerada o principal determinante da morbidade da PHS. Os critérios para classificação das manifestações desta vasculite como PHS são apresentados no Quadro 5.

Em um estudo realizado em um centro terciário em São Paulo (Brasil), 47% dos pacientes com PHS apresentaram sinais de nefrite nos primeiros 3 meses após o diagnóstico e foram associados aos casos com

QUADRO 5 Critérios para classificação como púrpura de Henoch-Schönlein
Púrpura palpável (obrigatória) e pelo menos 1 dos seguintes sinais:
▪ Dor abdominal difusa
▪ Artrite (aguda) ou artralgia
▪ Envolvimento renal (hematúria e/ou proteinúria)
▪ Qualquer biópsia mostrando depósito predominante de IgA*

* Critério necessário em pacientes com distribuição atípica da púrpura. Fonte: Tizard e Hamilton-Ayres, 2008; Davin e Coppo, 2014.

púrpura persistente e sangramento gastrointestinal. Em um quarto dos pacientes, sinais discretos de comprometimento renal foram detectados posteriormente, durante o acompanhamento.

Há muitas décadas a nefropatia primária por IgA e a PHS têm se mostrado doenças relacionadas, em função dos achados de biópsia renal e alterações na estrutura da IgA. Pacientes com nefrite e PHS apresentam níveis séricos de IgA com glicosilação alterada, à semelhança de pacientes com nefropatia por IgA. Há descrição de gêmeos idênticos, um com nefropatia por IgA e outro com PHS. Embora ambas apresentem semelhanças na histologia renal e de alterações na glicosilação na IgA o curso da doença no rim, a taxa de remissão clínica e a evolução para DRC é bastante distinta, sendo melhores na PHS. Esses diferentes desfechos parecem se relacionar a natureza mais aguda da PHS (e seu pronto-tratamento uma vez diagnosticada), enquanto a nefropatia por IgA tem um curso mais insidioso e muitas vezes não diagnosticado, evoluindo com cronicidade e perda progressiva de função renal.

As manifestações renais mais comuns na nefrite da PHS são detectadas na urinálise e incluem hematúria microscópica isolada, hemácias dismórficas, cilindrúria, proteinúria variável e leucocitúria. Mais raramente, ocorrem quadro clínico de síndrome nefrótica e/ou nefrítica e evolução com GNRP e estão relacionados com envolvimento renal mais extenso, com aumento de ureia e creatinina, incluindo insuficiência renal grave e distúrbios hidroeletrolíticos. Outras alterações laboratoriais próprias da PHS incluem leucocitose moderada, plaquetas normais ou aumentadas, anemia discreta, velocidade de hemossedimentação e proteína C-reativa normais ou aumentadas. Evidência de estreptococcia recente ou doenças virais pode estar presente, uma vez que IVAS podem desencadear a doença.

A biópsia renal está indicada nos casos de SN ou nefrótica, IRA com suspeita de GNRP ou proteinúria persistente. Os achados histológicos e de imunofluorescência são muito semelhantes aos da nefropatia por IgA.

O tratamento da nefrite da PHS depende da intensidade do acometimento renal e inclui antiproteinúricos (inibidores da enzima conversora e bloqueadores da angiotensina II) nos casos leves, e corticosteroides nos casos mais graves. Na presença de GNRP, recomenda-se pulsoterapia com metilprednisolona e ciclofosfamida. Outros medicamentos relatados são azatioprina, ciclosporina ou micofenolato de mofetila, porém são necessários mais estudos para avaliar a eficácia dessas medicações na doença.

Cerca de 1 a 3% das crianças com nefrite da PHS podem evoluir para IRC. Estudos com acompanhamento superior a 20 anos mostraram evolução progressiva da lesão renal, imprevisível pelo quadro inicial, apontando a necessidade de acompanhamento renal em longo prazo. São fatores de pior prognóstico a proteinúria persistente, a presença de crescentes celulares na biópsia renal e a presença de insuficiência renal na apresentação da doença.

NEFRITE LÚPICA

O LES é uma doença inflamatória crônica de caráter autoimune, com produção de autoanticorpos contra constituintes do núcleo celular como DNA, histonas e ribonucleoproteínas, decorrentes de redução da tolerância imunológica e desregulação apoptótica das células, precipitados pela interação complexa entre suscetibilidade genética do paciente e fatores ambientais como infecções, toxinas, hormônios e medicamentos.

É uma doença multissistêmica, com deposição de imunocomplexos em vários órgãos, principalmente rins, articulações e pele, provocando inflamação, dano tecidual e uma gama variada de manifestações clínicas, alterações de exames laboratoriais e autoanticorpos, que juntos compõem seus critérios diagnósticos (Quadro 6). O complemento está reduzido em 75% dos pacientes, especialmente nos casos de nefrite, destacando-se C3, C4, C1q e CH50.

QUADRO 6 Critérios SLICC para diagnóstico de lúpus eritematoso sistêmico (LES)

Critérios clínicos	
Lúpus cutâneo agudo	Inclui *rash* malar (não conta se lúpus discoide malar), lúpus bolhoso, necrose epidérmica tóxica variante de LES, *rash* maculopapular, foto sensibilidade (na ausência de dermatomiosite), lúpus cutâneo subagudo (lesões psoriasiformes não enduradas ou lesões anulares policíclicas que resolvem sem deixar cicatriz, apesar de ocasionalmente ocorrer despigmentação pós-inflamatória ou telangiectasias)
Lúpus cutâneo crônico	Inclui rash discoide clássico (localizado – acima do pescoço, generalizado – acima e abaixo do pescoço), lúpus hipertrófico (verrucoso), paniculite lúpica (profunda), lúpus mucoso, lúpus túmido, chillblains, lúpus discoide /*overlap* com líquen plano
Úlceras orais	Palato, bucal, língua, úlceras nasais Na ausência de outras causas como vasculite, Behçet, infecções (herpes), doença inflamatória intestinal, artrite reativa e alimentos ácidos
Alopecia	Afilamento difuso ou fragilidade capilar com cabelos quebradiços visíveis Na ausência de outras causas como alopecia areata, drogas, deficiência de ferro e alopecia androgênica
Sinovite	Envolvendo duas ou mais articulações, com edema ou derrame articular ou artralgia em duas ou mais articulações e rigidez matinal de 30 minutos ou mais
Serosite	Dor pleurítica por mais de um dia ou derrame pleural ou atrito pleural, dor pericárdica típica (dor em posição deitada que melhora ao se sentar com o tronco para a frente) por mais de um dia ou efusão pericárdica ou atrito pericárdico ou eletrocardiograma com sinais de pericardite Na ausência de outras causas, como infecções uremia ou pericardite de Dressler
Renal	Relação entre proteína e creatinina urinárias (ou proteinúria de 24 horas) com mais de 500 mg de proteína em 24 horas ou cilindros hemáticos
Neurológico	Convulsão, psicose, mielite, mononeurite múltipla (na ausência de outras causas como vasculite primária), neuropatia periférica ou de nervos cranianos (na ausência de outras causas como vasculite primária, infecção e *diabetes melitus*), estado confusional agudo (na ausência de outras causas como tóxico-metabólicas, uremia e drogas)

(continua)

QUADRO 6 Critérios SLICC para diagnóstico de lúpus eritematoso sistêmico (LES) *(continuação)*

Critérios clínicos	
Anemia hemolítica	
Leucopenia < 4.000/mm3	Na ausência de outra causa conhecida como síndrome de Felty, drogas ou hipertensão portal ou Linfopenia < 1.000/mm³ Na ausência de outra causa conhecida como corticoides, drogas e infecções
Trombocitopenia < 100.000/mm3	Na ausência de outra causa conhecida como drogas, hipertensão portal e púrpura trombocitopênica trombótica
Critérios imunológicos	
ANA positivo (FAN)	
Anticorpo anti-DNA positivo. Se Elisa: 2x acima o valor de referência	
Anti-Sm positivo	
Anticorpo antifosfolípide	Anticoagulante lúpico VDRL falso positivo Anticardiolipina em médios ou altos títulos (IgA, IgG e IgM) Anti-β2 glicoproteína I (IgA, IgG e IgM)
Queda de Complemento: C3 baixo, C4 baixo, CH50 baixo	
Coombs direto positivo na ausência de anemia hemolítica	

Para o diagnóstico são necessários a presença de 4 em um total de 17 critérios, sendo pelo menos um critério clínico e um critério imunológico, ou a presença de nefrite lúpica classificada por biópsia renal na presença de autoanticorpos fator anti-núcleo ou anti-DNA. Elisa: enzyme linked immuno sorbent assay; SLICC: *Systemic Lupus International Collaborating Clinics Classification Criteria.* Fonte: Petri et al., 2012.

O LES na criança é mais raro que em indivíduos adultos, com a prevalência global de 1,9 a 25,7 por 100 mil crianças, e apresenta gravidade maior, principalmente quanto ao comprometimento renal e neurológico. A lesão glomerular parece ocorrer pela deposição de IC circulantes ou formados *in situ* contra nucleossomos e outros autoantígenos ali depositados, com subsequente ativação do complemento e desencadeamento de reação inflamatória local. Outro mecanismo possível seria a reação cruzada de autoanticorpos com componentes da membrana basal glomerular. A nefrite lúpica é uma condição comum no LES, e na criança ocorre em 40 a 80% dos casos, correspondendo a importante fator preditivo de prognóstico em longo prazo. O acometimento renal se apresenta com hematúria e proteinúria variáveis, até um quadro de síndrome nefrótica e/ou nefrítica, associado ou não à insuficiência renal, e pode evoluir como GNRP. A HAS é relatada em 40% dos casos.

De acordo com o American College of Rheumatology, a biópsia renal deve ser solicitada em pacientes com LES em atividade e/ou que apresentem suspeita de acometimento renal, com proteinúria e/ou hematúria, ou comprometimento da função renal sem causa definida. Em 2003 a International Society of Nephrology and Renal Pathology Society (INS/RPS) classificou a nefrite lúpica em seis classes, com suas respectivas implicações terapêuticas e prognósticas (Tabela 2).

Em 2018 esta classificação foi revisada por Bajema et al, para melhor padronização do grau de atividade e cronicidade na nefrite lúpica.

TABELA 2 Classificação da nefrite lúpica e características na biópsia

Nefrite lúpica	Características
Classe I	Depósitos imunes mesangiais detectáveis por IF, sem hipercelularidade de células mesangiais detectadas na MO.
Classe II	Depósitos imunes mesangiais detectáveis por IF, e hipercelularidade de células mesangiais detectável por exame de MO.
Classe III	Depósitos imunes no espaço subendotelial dos capilares glomerulares, com ou sem depósitos mesangiais, com glomerulonefrite endo ou extracapilar, segmentar ou global, focal com < 50% de acometimento do tecido glomerular (sendo ainda classificável quanto a atividade e cronicidade).
Classe IV	Depósitos imunes no espaço subendotelial dos capilares glomerulares, com ou sem depósitos mesangiais, com glomerulonefrite endo ou extracapilar, segmentar ou global, difusa com 50% ou mais de acometimento do tecido glomerular (sendo classificável quanto a atividade e cronicidade).
Classe V	Depósitos subepiteliais, segmentar ou global ou suas sequelas morfológicas, com ou sem alterações mesangiais, e pode estar combinada com classe III ou IV.
Classe VI	Progressão irreversível da nefrite lúpica com mais de 90% de esclerose global do tecido glomerular

IF: imunufluorescência; MO: microscopia ótica. Fonte: Bajema et al., 2018.

A microscopia ótica (MO) define a classe da nefrite lúpica, bem como o grau de atividade e cronicidade da lesão glomerular. Na imunofluorescência (IF), são observados depósitos de imunoglobulinas, nos quais a IgG é dominante, mas também presentes IgA e IgM e componentes do complemento como C1q, C3 e C4. A positividade para as principais classes de IgG e complemento simultaneamente é chamada *full house* e é bastante sugestiva de nefrite lúpica, quando presente.

O tratamento específico da nefrite lúpica difere de acordo com os achados histológicos e deve levar em conta as manifestações sistêmicas da doença e o grau de atividade e cronicidade na biópsia. Tem como objetivo a recuperação da função renal e a prevenção de evolução com cronicidade e inclui hidroxicloroquina para todos os pacientes que não tenham contraindicação, antiproteinúricos (inibidores da enzima conversora da angiotensina ou antagonistas da angiotensina II) para os casos com proteinúria ≥ 500 mg/dia, e nas formas mais graves (III e IV), em geral, pulsoterapia com metilprednisolona 30 mg/kg/dose (máximo 1 g) por 3 dias associado a esquemas variados de ciclofosfamida com doses a partir de 500 mg até 750 mg/m^2 (quinzenais ou mensais respectivamente, de acordo com cada protocolo), seguidos de corticoide oral e micofenolato de mofetila na terapia de manutenção. A nefrite lúpica classe IV está associada com pior prognóstico, principalmente na presença de crescentes extensas e lesões glomerulares necrotizantes. Outros fatores de mau prognóstico são descritos, como sexo masculino, etnia negra, nível inicial aumentado de creatinina e a presença de anticorpos antifosfolípide. O tratamento específico da classe V alguns protocolos envolvem, além dos pulsos de metilprednisolona, inibidores de calcineurina e outros imunossupressores como micofenolato de mofetila ou azatioprina. Mesmo dentro dos tratamentos já descritos, existem variabili-

CONCLUSÃO

A síndrome nefrítica (SN), caracterizada pela tríade clássica de hematúria, hipertensão arterial e edema, pode ser manifestação clínica de doenças com diferentes etiopatogenias, em sua maioria mediada por imunocomplexos. A glomerulonefrite pós-estreptocócica é a principal representante das nefrites pós-infecciosas e é a causa mais comum de SN na criança. Sua incidência caiu drasticamente nos países desenvolvidos, mas ainda é frequente nas regiões economicamente menos favorecidas e em países em desenvolvimento. O quadro clínico inicial pode incluir complicações graves, como a crise hipertensiva, a hipervolemia sintomática com insuficiência cardíaca congestiva e a insuficiência renal, as quais requerem rápido reconhecimento e tratamento no pronto-socorro. É de extrema importância para o médico socorrista reconhecer o diagnóstico de glomerulonefrite rapidamente progressiva e reconhecer as doenças que têm apresentação inicial de SN, mas que podem ter um curso de evolução grave, para desencadear a investigação etiológica inicial e o pronto-tratamento, na tentativa de evitar a progressão para doença renal crônica.

dade nos protocolos Euro-lupus, National Institute of Health (NIH) e SHARE com relação aos esquemas, intervalos e doses de imunossupressão tanto na indução quanto na manutenção, não abordados neste capítulo, e que podem ser consultados na individualização do tratamento do paciente.

SUGESTÕES DE LEITURA

1. Ahn SY, Ingulli E. Acute poststreptococcal glomerulonephritis: an update. Curr Op Pediat. 2008;20(2):157-62.
2. Alchi B, Jayne D. Membranoproliferative glomerulonephritis. Pediatr Nephrol. 2010;25(8):1409-18.
3. Anders HJ, Fogo AB. Immunopathology of lupus nephritis. Semin Immunopathol. 2014;36:443-59.
4. Appel GB, Waldman M. The IgA nephropathy treatment dilemma. Kidney Int. 2006;69(11): 1939-44.
5. Bajema IM, Wilhelmus S, Alpers CE, Bruijn JA, Colvin RB, Cook HT, et al. Revision of the International Society of Nephrology/Renal Pathology Society classification for lupus nephritis: clarification of definitions, and modified National Institutes of Health activity and chronicity indices. Kidney Int. 2018;93(4):789-96.
6. Bakkaloglu A. Lupus nephropathy in children. Nephrol Dial Transplant. 2001;16(Suppl 6):126-8.
7. Balter S, Benin A, Pinto SWL, Teixeira LM, Alvim GG, Luna E, et al. Epidemic nephritis in Nova Serrana, Brazil. Lancet. 2000;355(9217):1776-80.
8. Buscatti IM, Casella BB, Aikawa NE, Watanabe A, Fahrat SCL, Campos LMA, Silva CA. Henoch-Schönlein purpura nephritis: initial risk factors and outcomes in a Latin American terciary center. Clin Rheumatol, 2018 Jan 13.
9. Cakir M, Orhan F, Mungan I, Sonmez FM, Aslan Y, Kalyoncu M, et al. Henoch-Schönlein purpura in north-eastern Turkey. Ann Trop Paediatr. 2006;26(1):59-65.
10. Cook HT, Pickering MC. Histopathology of MPGN and C3 glomerulopathies. Nat Rev Nephrol. 2015;11(1):14-22.
11. Davin JC, Coppo R. Henoch-Schönlein purpura nephritis in children. Nat Rev Nephrol. 2014;10(10):563-73.
12. Eison TM, Ault BH, Jones DP, Chesney RW, Wyatt RJ. Post-streptococcal acute glomerulonephritis in children: clinical features and pathogenesis. Pediatr Nephrol. 2011;26(2):165-80.
13. El-Husseini AA, Sheashaa HA, Sabry AA, Moustafa FE, Sobh MA. Acute postinfectious crescentic glomerulonephritis: clinicopathologic presentation and risk factors. Intern Urol Nephrol. 2005;37(3):603-9.
14. Floege J, Eitner F. Current therapy for IgA. nephropathy J Am Soc Nephrol. 2011;22(10):1785-94.
15. Garcia-de la Puente S, Orozeo-Loza IL, Zaltzman-Girshevich S, de Leon Bojorge B. Prognostic factors in children with membranoproliferative glomerulonephritis type I. Pediatr Nephrol. 2008;23(6):929-35.

16. Groot N, De Graeff N, Marks SD, Brogan P, Avcin T, Bader-Meunier B, et al. European evidence-based recommendations for the diagnosis and treatment of childhood-onset lupus nephritis: the SHARE initiative. Ann Rheum Dis. 2017;76(12):1965-73
17. Gunasekaran K, Krishnamurthy S, Mahadevan S, Harish BN, Kumar AP. Clinical characteristics and outcome of post-infectious glomerulonephritis in children in Sourthern India: a prospective study. Indian J Pediatr. 2015;82(10):896-903.
18. Hahn BH, McMahon MA, Wilkinson A, Wallace WD, Daikh DI, Fitzgerald JD, et al.; American College of Rheumatology. American College of Rheumatology guidelines for screening, treatment, and management of lupus nephritis. Arthritis Care Res (Hoboken). 2012;64:797-808.
19. Hochberg MC. Updating the American College of Rheumatology revised criteria for the classification of systemic lupus erythematosus. Arthritis Rheum. 1997;40(9):1725.
20. Hogg RJ. IgA nephropathy: what's new? Pediatr Nephrol. 2007;22(11):1809-14.
21. Horváth O, Szabó AJ, Reusz GS. How to define and assess the clinically significant causes of hematuria in childhood. Pediatr Nephrol. 2022;1-14.
22. Houssiau FA, Vasconcelos C, D'Cruz D, Sebastiani GD, de Ramon Garrido E, Danieli MG, et al. Early response to immunosuppres- sive therapy predicts good renal outcome in lupus nephritis: lessons from long-term follow-up of patients in the Euro-Lupus Nephritis Trial. Arthritis Rheum. 2004;50:3934-40.
23. Ilyas M, Tolaymat A. Changing epidemiology of acute post-streptococcal glomerulonephritis in Northeast Florida: a comparative study. Pediatr Nephrol. 2008;23(7):1101-6.
24. Julian B A, Novak J. IgA nephropathy: an update. Curr Op Nephrol Hypert. 2004;13(2):171-9.
25. Kasahara T, Hayakawa H, Okubo S, Okugawa T, Kabuki N, Tomizawa S, et al. Prognosis of acute poststreptococcal glomerulonephritis (APSGN) is excellent in children, when adequately diagnosed. Pediatrics International. 2001;43(4):364-7.
26. Kiryluk K, Julian BA, Wyatt RJ, Scolari F, Zhang H, Novak J, et al. Genetic studies of IgA nephropathy: past, present, and future. Pediatr Nephrol. 2010;25(11):2257-68.
27. Koyama A, Yamagata K, Makino H, Arimura Y, Wada T, Nitta K, et al. A nationwide survey of rapidly progressive glomerulonephritis in Japan: etiology, prognosis and treatment diversity. Clin Exp Nephrol. 2009;13(6):633-50.
28. Lau KK, Suzuki H, Novak J, Wyatt RJ. Pathogenesis of Henoch-Schönlein purpura nephritis. Pediatr Nephrol. 2010;25(1):19-26.
29. Lau KK, Wyatt RJ. Glomerulonephritis. Adolesc Med. 2005;16(1):67-85.
30. Lewy JE. Acute poststreptococcal glomerulonephritis. Pediatr Clin North Am. 1976;23(4):751-59.
31. Licht C, Riedl M, Pickering MC, Braun M. Membranoproliferative e C3-mediated GN in children. In: Avner ED, Harman WE, Niaudet P, Yoshikawa N, Emma F, Goldstein SL, editors. Pediatric nephrology. 7 ed. Berlin Heidelberg: Springer-Verlag; 2016.
32. Marks SD, Tullus K. Modern therapeuthic strategies for paediatric systemic lupus erythematosus and lupus nephritis. Acta Paediatrica. 2010;99(7):967-74.
33. Mastrangelo A, Serafinelli J, Giani M, Montini G. Clinical and pathophysiological insights into immunological mediated glomerular diseasesin childhood. Front Pediatr. 2020;(8)205.
34. Mir S, Yavascan O, Mutlubas F, Yeniay B, Sonmez F. Clinical outcome in children with Henoch-Schönlein nephritis. Pediatr Nephrol. 2007;22(1):64-70.
35. Moorani KN, Aziz M, Amanullah F. Rapidly progressive glomerulonephritis in children. Pak J Med Sci. 2022;38(2):417-25.
36. Niaudet P, Bader-Meunier B, Salomon R. Renal involvement in children with systemic lupus erythematosus. In: Avner ED, Harman WE, Niaudet P, Yoshikawa N, Emma F, Goldstein SL, editors. Pediatric nephrology. 7. ed. Berlin Heidelberg: Springer-Verlag; 2016.
37. Oda T, Yamakami K, Omasu F, Suzuki S, Miura S, Sugisaki T, et al. Glomerular plasmin-like activity in relation to nephritis-associated plasmin receptor in acute poststreptococcal glomerulonephritis. J Am Soc Nephrol. 2005;16(1):247-54.
38. Pan CG. Glomerulonephritis in childhood. Current Opin Ped. 1997;9(2):154-9.
39. Payne D, Houtman P, Browning M. Acute post--streptococcal glomerulonephritis associated with prolonged hypocomplementaemia. J Clin Pathol. 2008;61(10):1133-5.
40. Petri M, Orbai AM, Alarcón GS, Gordon C, Merrill JT, Fortin PR, et al. Derivation and Validation of the Systemic Lupus International Collaborating Clinics Classification Criteria for Systemic Lupus Erythematosus. Arthritis Rheum. 2012;64:2677-86.
41. Phillips J, Palmer A, Baliga R. Glomerulonephritis associated with acute pneumococcal pneumonia: a case report. Pediatr Nephrol. 2005;20(10):1494-5.
42. Piastra M, Tempera A, Luca E, Buffone E, Cafforio C, Briganti V, et al. Kidney injury owing to Streptococcus pneumoniae infection in critically ill infants and children: report of four cases. Paediatr Int Child Health. 2016;36 940:282-7.
43. Piyaphanee N, Ananboontarick C, Supavekin S, Sumboonnanonda A. Renal outcome and risk factors for end-stage renal disease in pediatric rapidly progressive glomerulonephritis. Pediatrics Intern. 2017;59(3):334-41.

44. Riedl M, Thorner P, Licht C. C3 Glomerulopathy. Pediatr Nephrol. 2017 (32):43-57.
45. Rodrigues JC, Haas M, Reich HN. IgA Nephropathy. Clin J Am Soc Nephrol. 2017;12(4):1-10.
46. Rodríguez-Iturbe B, Batsford S. Pathogenesis of poststreptococcal glomerulonephritis a century after Clemens von Pirquet. Kidney Int. 2007;71(11):1094-104.
47. Rodríguez-Iturbe B, Musser JM. The current state of poststreptococcal glomerulonephritis. J Am Soc Nephrol. 2008;19(10):1855-64.
48. Rovin BH, Adler SG, Barratt J, Bridoux F, Burdge KA, Chan TM, et al. Executive summary of the KDIGO 2021 Guideline for the Management of Glomerular Diseases. Kidney Int. 2021;100(4):753-79.
49. Schena FP, Esposito P, Rossini M. A narrative review on C3 glomerulopathy: a rare renal disease. Int J Mol Sci. 2020;21(2):525.
50. Sen ES, Ramanan AV. How to use antistreptolysin O titre. Arch Dis Child Educ Pract Ed. 2014;99(6):231-5.
51. Silva CAA. Vasculites. In: Silva CAA, editor. Doenças reumáticas na criança e no adolescente. Barueri: Manole; 2008.
52. Sinha A, Bagga A. Pulse steroid therapy. Indian J Pediatr. 2008;75(10):1057-66.
53. Strata P, Musetti C, Barreca A, Mazzucco G. New trends of an old disease: the acute post infectious glomerulonephritis at the beginning of the new millennium. J Nephrol. 2014;27:229-39.
54. Sulyok E. Acute proliferative glomerulonephritis. In: Avner ED, Harman WE, Niaudet P, editors. Pediatric nephrology. Baltimore: Lippincott Williams & Wilkins; 2004.
55. Tizard EJ, Hamilton-Ayres MJJ. Henoch-Schönlein purpura. Arch Dis Child Educ Pract Ed. 2008;93(1):1-8.
56. Tresa V, Yaseen A, Lanewala AA, Hasmi S, Khatri S, Ali I, et al. Etiology, clinical profile and short-term outcome of acute kidney injury in children at a terciary care pediatric nephrology center in Pakistan. Renal Failure. 2017;39(1):26-31.
57. VanDeVoorde RG 3rd. Acute poststreptococcal glomerulonephritis: the most common acute glomerulonephritis. Pediatr Rev. 2015;36(1):3-12.
58. Vijayakumar M. Acute and crescentic glomerulonephritis. Indian J Pediatr. 2002;60(912):1071-5.
59. Zaffanello M, Fanos V. Treatment-based literature of Henoch-Schönlein purpura nephritis in childhood. Pediatr Nephrol. 2009;24(10):1901-11.

59
Urgências e emergências em síndrome nefrótica na pediatria

Andreia Watanabe
Anarella Penha Meirelles de Andrade

PONTOS-CHAVE DESTE CAPÍTULO

- A síndrome nefrótica é definida por edema, proteinúria e hipoalbuminemia.
- Pode ser secundária a infecções, medicamentos ou doenças sistêmicas e, quando essas causas são descartadas, é chamada de idiopática.
- As complicações da síndrome nefrótica incluem alterações de volemia, injúria renal aguda, infecções e eventos trombóticos.
- O manejo volêmico do paciente com síndrome nefrótica inclui a utilização de albumina nos estados hipovolêmicos, na maioria dos casos pediátricos, e de diuréticos nos estados hipervolêmicos, estes observados menos frequentemente.

INTRODUÇÃO

A síndrome nefrótica (SN) é definida por edema, proteinúria e hipoalbuminemia (Tabela 1). Tal condição pode ser secundária a infecções, medicações, a alterações imunes e condições autoinflamatórias. Quando as causas secundárias são descartadas, a síndrome nefrótica é conhecida como idiopática (SNI).

O tratamento da SNI na faixa etária pediátrica é grandemente baseado em corticoterapia inicial, em que cerca de 80 a 90% das crianças que o recebem respondem ao curso corticoide e são classificadas como corticossensíveis. Pacientes que não atingem remissão após o curso inicial de corticoide são classificados como corticorresistentes, e essa condição está associada a risco de 50% de atingir doença renal crônica terminal em 5 anos. Além de ser a segunda causa de necessidade de terapia de substituição renal na faixa etária pediátrica, 30 a 50% das crianças com SNI resistente a corticoide apresentam recidiva da doença após receberem transplante renal.

Globalmente, a SN afeta 1,15 a 16,9/100 mil indivíduos abaixo de 16 anos por ano, incidência que varia de acordo com o país de origem e a etnia do paciente, sendo maior naqueles com ancestralidade sul-asiática. Não se conhece a incidência e a prevalência no Brasil até a presente data.

TABELA 1 Definições em síndrome nefrótica pediátrica

Termo	Definição
Proteinúria em nível nefrótico	Pr/Cr ≥ 2 na primeira urina da manhã ou ≥ 1.000 mg/m²/dia, que corresponde a 3+ ou 4+ na fita de urina
Síndrome nefrótica	Proteinúria em nível nefrótico e hipoalbuminemia (< 3,0 g/dL) e edema e/ou proteinúria em nível nefrótico e edema quando o nível sérico de albumina não está disponível
Remissão completa	Pr/Cr ≤ 0,2, ou fita de urina negativa/traços, em ≥ 3 medidas consecutivas
Remissão parcial	Pr/Cr entre 0,2 e 2 e albumina sérica ≥ 3 g/dL
Síndrome nefrótica corticorresistente	Ausência de remissão em 4 semanas de tratamento com prednisona em dose recomendada
Recidiva de síndrome nefrótica após o transplante renal	Na ausência de outras causas, após o transplante renal desenvolve proteinúria em níveis nefróticos ± apagamento de pedicelos observados na biópsia renal. Em criança previamente anúrica, Pr/Cr ≥ 1

Fonte: Trautmann et al., 2020.

PATOGÊNESE

O podócito é uma célula epitelial cujos prolongamentos, denominados processos podocitários, apresentam junções características que, juntamente com o corpo celular, são constituintes fundamentais da barreira de filtração glomerular. A barreira de filtração glomerular, composta por diafragma em fenda, membrana basal glomerular e endotélio fenestrado, além de ser capaz de suportar a considerável pressão hidrostática exercida nos capilares glomerulares, é responsável pela passagem seletiva do ultrafiltrado através de sua estrutura.

A perda da arquitetura e o apagamento dos processos podocitários levam à proteinúria maciça, que é o marco da síndrome nefrótica. Embora fatores sistêmicos imunomediados, com a participação dos linfócitos T e B, e fatores circulantes e/ou de permeabilidade sejam reconhecidamente parte do processo de lesão podocitária, não se conhece ao certo a patogênese da SNI nem exatamente os mecanismos pelos quais a corticoterapia leva a sua remissão em uma parte significativa dos pacientes.

Cerca de até 30% dos pacientes com SN corticorresistente na faixa etária pediátrica, por sua vez, apresentam causas monogênicas que levam a alterações de proteínas presentes nos diversos compartimentos da célula podocitária, assim como também nas junções entre os pedicelos, no citoesqueleto, em mitocôndrias, no lisossomo e na membrana basal glomerular, resultando finalmente na disfunção e no apagamento ou desaparecimento dos podócitos e seus processos.

MANIFESTAÇÕES CLÍNICAS

A primodescompensação da SNI é caracterizada por edema, acompanhado por queixa de redução do volume urinário e urina de característica espumosa, muitas vezes desencadeada por processos infecciosos comuns, como infecções de vias aéreas superiores. Frequentemente, o edema é postural: ao acordar, predomina no polo cefálico e ao longo do dia migra para os membros inferiores, e é confundido com manifestação alérgica e tratado como tal.

Nesse sentido, a presença de proteinúria 3+ ou 4+ em exame simples de urina direciona o diagnóstico.

A intensidade do edema é espectral, e os quadros mais intensos são caracterizados pela presença de ascite e de edemas cavitários como derrame pleural. A presença de hipertensão arterial, hematúria e redução da função renal chama atenção para formas mais graves de síndrome nefrótica, normalmente de prognóstico renal mais reservado.

Uma vez realizado o diagnóstico de síndrome nefrótica, com a identificação do edema, proteinúria e hipoalbuminemia, é importante avaliar potenciais causas como infecções, uso de medicações, doenças autoimunes e inflamatórias (Quadro 1). Lembrar que a hiperlipidemia normalmente faz parte do quadro, porém não dos critérios de diagnóstico da SN.

Em crianças que manifestem SN entre 1 e 10 anos e nas quais foram descartadas causas secundárias e os sinais de gravidade já citados, inicia-se o curso de corticoide, pois a grande maioria dos casos está relacionada com a forma histológica de lesões mínimas e apresenta remissão com a corticoterapia.

Em crianças menores de 1 ano, as causas monogênicas são mais frequentes, e estas, em sua maioria, não respondem a corticoterapia. As causas secundárias e mais graves também se tornam mais frequentes quando a manifestação da síndrome nefrótica ocorre com 10 anos ou mais, estando indicada a biópsia renal na sua investigação inicial.

COMPLICAÇÕES DA SÍNDROME NEFRÓTICA

As principais complicações da síndrome nefrótica na emergência são: alterações da volemia, anasarca, insuficiência renal aguda, infecção e tromboembolismo.

QUADRO 1 Síndrome nefrótica com causas secundárias

Infecções
Hepatite B e C
HIV
Malária
Sífilis
Toxoplasmose
Varicela-zóster
Drogas
Anti-inflamatórios não hormonais
Bisfosfonados
D-penicilamina
Metais pesados (ouro e mercúrio)
Lítio
Rifampicina
Sulfasalazina
Doenças malignas
Linfoma de Hodgkin
Timoma
Leucemia
Outras glomerulopatias
Nefropatia por IgA
Glomerulonefrite membranoproliferativa
Nefrite lúpica
Glomerulonefrite pós-infecciosa
Glomerulopatia mediada por imunocomplexos
Nefropatia mediada por C1q
Doença de membrana fina
Nefropatia membranosa
Nefropatia da doença falciforme
Microangiopatia trombótica
Nefrite tubulointersticial

Fonte: Noone et al., 2018.

Alterações da volemia e insuficiência renal aguda

A avaliação da volemia nos pacientes com síndrome nefrótica é de fundamental importância para o manejo na emergência, e nem sempre simples de ser realizada.

De forma geral, os pacientes pediátricos apresentam-se hipovolêmicos, embora ocorra um aumento no volume corporal total e, muitas vezes, possamos observar edema e anasarca. Tal fato deve-se principalmente pela hipoalbuminemia, que leva a uma perda de volume do meio intra para o extravascular.

A hipovolemia pode se apresentar com diminuição de diurese ou secundária ao uso indiscriminado de diuréticos em pacientes euvolêmicos ou hipovolêmicos, enquanto a hipervolemia pode estar associada à reabsorção intensa do sódio, à diminuição da filtração glomerular e à administração excessiva de albumina. Embora a fração de excreção de sódio baixa menor que 0,2% possa ser um indicativo de hipovolemia e, nessas situações, possa justificar o uso de albumina, ela deve ser interpretada em conjunto com os demais achados clínicos.

Os sinais clínicos sugestivos de hipovolemia nesses pacientes são: taquicardia, oligúria, vasoconstrição periférica, hipotensão postural, aumento de ureia e de ácido úrico.

Infecção

Pacientes com síndrome nefrótica apresentam maior risco a processos infecciosos, virais ou bacterianos, que levam à descompensação da doença.

Os fatores intrínsecos que predispõem a infecções são:

- Baixos níveis de imunoglobulinas (especialmente IgG) por menor produção, maior catabolismo e perdas urinárias, defeito de opsonização.
- Déficit de produção de anticorpos específicos.
- Alteração do complemento.
- Uso de imunossupressores.

A diminuição de fatores de opsonização aumenta a suscetibilidade a agentes encapsulados como *Streptococcus pneumoniae*, *Haemophilus influenzae* e *Escherichia coli*. Aproximadamente 17% das internações de síndrome nefrótica apresentam infecções associadas. Os acometimentos mais comuns são: infecções respiratórias (infecção das vias aéreas superiores e pneumonia), infecção do trato urinário, peritonites, gastroenterites, sepse, bacteriemia e empiema.

Nesse contexto, é de fundamental importância a vacinação antipneumocócica nesse grupo de pacientes, e a terapia antimicrobiana profilática não é recomendada.

Tromboembolismo

A ocorrência de fenômenos tromboembólicos é multifatorial e sua incidência é desconhecida. Muitos desses eventos podem ser assintomáticos ou de sintomas inespecíficos, e na faixa etária pediátrica podem ser detectados em 1,8 a 5% dos pacientes, enquanto em adultos esses valores chegam a 20 a 30%.

Acredita-se que a associação de fatores genéticos que predispõem a hipercoagulabilidade, o uso de diuréticos, a perda urinária de reguladores da cascata de coagulação, como a antitrombina III, e o aumento da produção de fatores de coagulação sejam as condições que favorecem a formação de trombos.

Dentre os fenômenos tromboembólicos, podemos citar a trombose venosa, acometendo veia renal, veias profundas e embolia pulmonar. A embolia pulmonar apresenta-se clinicamente de forma variável, desde casos assintomáticos até hipoxemia e descompensação cardiovascular. O diagnóstico pode ser feito por meio de tomografia computadorizada com contraste endovenoso, angiorressonância nuclear magnética ou cintilografia ventilação-perfusão.

Outros sítios que podem ser acometidos são: veia cerebral, artéria pulmonar, veia cava inferior, artéria femoral, artéria ilíaca, além de artérias cerebrais e meníngeas e veias mesentéricas e hepáticas. O risco varia de acordo com idade (mais comum em maiores de 12 anos), presença de evento anterior e tipo histológico da síndrome nefrótica.

Tais eventos devem-se à hemoconcentração, imobilização e infecção, associadas ao estado de hipercoagulabilidade, trombocitose, alterações hemostáticas e presença de cateteres.

DIAGNÓSTICO E EXAMES COMPLEMENTARES

Na avaliação de emergência de um paciente com síndrome nefrótica descompensada, devemos considerar, além da realização de exame físico completo, os seguintes itens:

- Medida de pressão arterial deitado e sentado.
- Aferição de peso.
- Medida de circunferência abdominal.
- Avaliação de edema.
- Controle rigoroso de diurese.
- Monitorização de frequência cardíaca.
- Coleta de exames laboratoriais: hemograma, PCR, hemocultura, gasometria, eletrólitos, ureia, creatinina, ácido úrico, proteína total e frações, urina I e urocultura.

- Ultrassom *point-of-care*: determinação de derrames cavitários e distensibilidade de veia cava inferior.

TRATAMENTO

Medidas gerais

É de fundamental importância o tratamento da causa da descompensação, com ajuste de terapia imunossupressora, assim como o tratamento de possíveis infecções ou de causas adjacentes à descompensação ou complicação.

Do ponto de vista de terapia nutricional, considera-se: dieta restrita em sal (2 a 3 mEq/kg/dia, máximo 2 g/dia, a depender da idade) e normoproteica para a idade e sem restrição de líquidos pela via oral quando a função renal está preservada. Deve-se evitar alimentos ricos em gordura e utilização de óleos em preparações.

Também se recomenda repouso em casos de acometimento cardíaco, edema intenso ou infecções agudas, com controle rigoroso de peso e de diurese.

Infecção

Introdução de antibioticoterapia empírica, baseada nos sítios de infecção e principais agentes etiológicos, especialmente encapsulados.

Edema

A infusão de albumina a 20%, na dose de 0,5 a 1 g/kg de peso em 4 horas e sob monitorização de sinais vitais e pressão arterial é uma opção terapêutica que deve ser evitada em casos leves, pelo seu alto custo e seus efeitos colaterais. É indicada nos seguintes casos:

- Hemoconcentração com hematócrito > 40% em pacientes com hipovolemia, hipotensão postural e choque.
- Ascite grave.
- Edema genital.
- Derrames cavitários extensos.
- Piora da função renal, na presença de hipovolemia.

Volemia

O manejo da descompensação volêmica deve ser muito cauteloso. Na hipovolemia, considerar a suspensão de inibidores da enzima conversora da angiotensina e dos inibidores da calcineurina (ciclosporina e tacrolimo), pois o uso dessas medicações pode levar à injúria renal aguda, e utilizar a reposição volêmica com albumina a 20%.

A medida da pressão arterial nas posições deitada e sentada é importante forma de avaliar a volemia. A presença de hipotensão postural, definida como redução de 20 mmHg ou mais da PA sistólica ou 10 mmHg ou mais da PA diastólica, é um indicativo de hipovolemia. Além da pressão arterial, outros parâmetros importantes de monitorização são: diurese, variação do peso, frequência cardíaca, hemoglobina/hematócrito, ácido úrico, ureia e creatinina.

Na hipervolemia, o uso de diuréticos está indicado. Entretanto, uma pequena porcentagem de pacientes pediátricos apresenta hipervolemia, sendo o seu uso restrito nessa população, ao contrário dos adultos, nos quais a maior parte apresenta hipervolemia em seus episódios de descompensação. As crianças portadoras de SN de depleção do volume intravascular têm risco aumentado de lesão renal aguda e trombose induzidos por diuréticos.

A furosemida é a droga de escolha na emergência, podendo ser utilizada concomitante à albumina ou separadamente (embora dessa forma tenha eficácia diminuída).

A associação de tiazídicos permite um efeito natriurético e diurético melhor quando combinados com a furosemida.

Tromboembolismo

O tratamento do tromboembolismo pulmonar deve ser prontamente instituído, pois a mortalidade chega a 30% dos casos, e os eventos fatais ocorrem nas primeiras horas de sintomas. Suportes respiratório e hemodinâmico devem ser considerados, incluindo ventilação mecânica e terapia vasopressora quando necessário, com cautela na administração de fluidos.

A anticoagulação sistêmica deve ser iniciada precocemente em todas as situações tromboembólicas, sob vigilância e monitorização pelo risco de sangramentos, com heparina de baixo peso molecular via subcutânea em pacientes estáveis e heparina não fracionada endovenosa em pacientes instáveis, com hipotensão grave ou insuficiência renal. A avaliação e o manejo terapêutico devem ser realizados em conjunto com equipe de hematologia sempre que houver essa possibilidade.

A anticoagulação profilática está indicada em pacientes com tromboembolismo recente e, em outras situações clínicas, apesar de sua indicação não estar formalmente estabelecida, sugere-se que seja avaliada caso a caso em situações de risco, como em implantes de cateteres venosos centrais.

A trombólise deve ser indicada nas seguintes situações: hipotensão persistente, disfunção de VD, trombo ventricular pediculado e forame oval patente. Por acelerar a lise dos trombos, esse procedimento aumenta o risco de sangramentos, especialmente no sistema nervoso central (SNC) e retroperitônio. Nessa indicação, deve-se suspender a anticoagulação.

Por fim, a embolectomia é indicada na falha terapêutica da trombólise ou quando há sangramento.

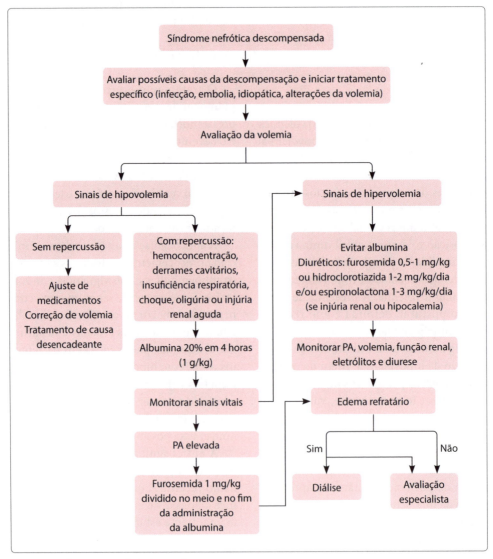

FIGURA 1 Fluxograma de tratamento.

CONCLUSÃO

A síndrome nefrótica na infância é uma situação infrequente, porém potencialmente grave, em que complicações agudas relacionadas ao estado volêmico, a infecções e a eventos tromboembólicos podem ser motivos de atendimento em pronto atendimento pediátrico. Espera-se que o diagnóstico da síndrome nefrótica, assim como o reconhecimento rápido e o manejo preciso de suas complicações possibilitem redução de morbidade e mortalidade daqueles que a portarem.

SUGESTÕES DE LEITURA

1. Andolino TC, Reid-Adam J. Nephrotic Syndrome. Pediatrics in Review. 2015;36;117.
2. Gipson DS, et al. Management of childhood onset nephrotic syndrome. Pediatrics. 2009;124(2):747.
3. Kapur G, Valentini RP, Imam AA, Mattoo TK. Treatment of severe edema in children with nephrotic syndrome with diuretics alone: a prospective study. Clin J Am Soc Nephrol. 2009;4:907.
4. Kerlin BA, Ayoob R, Smoyer WE. Epidemiology and patophisiology of nephrotic syndrome-associated thromboembolic disease. Clin J Am Soc Nephrol. 2012;7(3):513-20.
5. Noone DG, Iijima K, Parekh R. Idiopathic nephrotic syndrome in children. Lancet. 2018;392:61-74.
6. Trautmann A, Vivarelli M, Samuel S, Gipson D, Sinha A, Schaefer F, et al.; International Pediatric Nephrology Association: IPNA clinical practice recommendations for the diagnosis and management of children with steroid-resistant nephrotic syndrome. Pediatr Nephrol. 2020;35:1529-61.
7. Tullus K, Webb H, Bagga A. Management of steroid-resistant nephrotic syndrome in children and adolescents. Lancet Child Adolesc Health. 2018;2:880-90.
8. Vande Walle JG, Donckerwolcke RA. Pathogenesis of edema formation in the nephrotic syndrome. Pediatr Nephrol. 2001;16(3):283-93.

60
Síndrome hemolítico-urêmica

Laila Pinto Coelho
Rafael da Silva Giannasi Severini

PONTOS-CHAVE DESTE CAPÍTULO

- A maioria dos casos de síndrome hemolítico-urêmica (SHU) está relacionada à infecção por *Escherichia coli* produtora de Shiga-toxina.
- O tipo de Shiga-toxina influencia diretamente as manifestações clínicas.
- A transfusão de plaquetas é reservada para pacientes com SHU que apresentem sangramento clínico significativo ou se for necessário um procedimento invasivo.

DEFINIÇÃO

A síndrome hemolítico-urêmica (SHU) caracteriza-se pela tríade composta por anemia hemolítica, trombocitopenia e insuficiência renal aguda.

EPIDEMIOLOGIA

A maioria dos casos de SHU está relacionada à infecção pela *Escherichia coli* produtora de Shiga-toxina (STEC). A incidência anual da SHU relacionada à infecção por STEC é de 1 a 2/100 mil, sendo 6,1/100 mil em menores de 5 anos. A STEC é responsável por 85 a 95% dos casos de SHU em pacientes pediátricos.

Outras causas não relacionadas à infecção por STEC são mais raras e referentes a 5 a 15% dos casos de SHU.

FISIOPATOLOGIA

O ponto comum entre todas as formas de SHU é a lesão endotelial da microvasculatura (tanto renal quanto de outros órgãos).

A SHU está incluída no diagnóstico diferencial de microangiopatias trombóticas (MAT). MAT é um termo patológico usado para descrever a formação de trombos que ocluem a microvasculatura. Os fatores patológicos incluem espessamento da parede dos vasos, com edema da célula endotelial e destacamento da membrana basal, acúmulo de debris no espaço subendotelial e aumento da expressão do fator de Von Willebrand, que atrai plaquetas e leva à formação de microtrombos, que ocluem parcial ou completamente a luz dos vasos na microvasculatura. Como consequência, há fragmentação das hemácias por cisalhamento.

Esse fenômeno se manifesta clinicamente por anemia hemolítica microangiopática não autoimune, trombocitopenia por consumo e sinais e sintomas variáveis determinados pela isquemia de diferentes órgãos.

O gatilho que desencadeia essa lesão pode ser extrínseco e transitório como, por exemplo, a Shiga-toxina produzida por certos subtipos de *Escherichia coli*, ou intrínseco e sustentado, como uma desregulação na via alternativa do complemento. O entendimento desses mecanismos e gatilhos permite a classificação etiológica da SHU. Isto é importante para a prática clínica, tendo em vista que o manejo e prognóstico podem ser diferentes a depender da etiologia e do mecanismo fisiopatológico envolvido.

CLASSIFICAÇÃO

Tradicionalmente, a SHU foi classificada como típica (ou diarreia positiva) e atípica. A primeira estando relacionada à infecção por bactérias produtoras de Shiga-toxina, como a STEC, e a segunda a outras causas de SHU não relacionadas a bactérias produtoras de toxina (como a STEC, p. ex.) ou à infecção pelo pneumococo. A descoberta de novos mecanismos envolvidos na fisiopatologia levou à proposta de novas classificações. Para fins didáticos, propomos utilizar a classificação especificada na Tabela 1.

Causas adquiridas de síndrome hemolítico-urêmica

Infecciosas

Infecciosas: *Escherichia coli* produtora de Shiga-toxina (STEC)

Como citado anteriormente, a maioria dos casos de SHU está relacionada à infecção por STEC.

Estudos mostram que até 15% dos indivíduos com diarreia por *Escherichia coli* produtora de Shiga-toxina desenvolvem SHU.

Ela chega a ser dez vezes mais prevalente na América Latina do que em outros continentes, com incidência anual de 6,5 casos/100 mil crianças abaixo de 5 anos na Argentina.

A incidência de complicações em longo prazo é variável, e a mortalidade pode chegar a 1 a 4% na fase aguda da doença.

Geralmente afeta crianças abaixo de 3 a 5 anos.

TABELA 1 Classificação proposta da síndrome hemolítico-urêmica

Causas adquiridas		Causas hereditárias	
Infecciosas	Não infecciosas	Mutações em genes relacionados ao complemento	Mutações em genes não relacionados ao sistema do complemento
STEC Pneumococo Outros	Anticorpo antifator H Drogas Doenças sistêmicas Gravidez	Fatores reguladores	Genes envolvidos na cascata de coagulação
		Fatores ativadores	Gene *MMACHC* (cobalamina C)

STEC: *Escherichia coli* produtora de Shiga-toxina.

Fisiopatologia

A maioria dos casos de SHU está relacionada com infecção por STEC. O sorotipo O157:H7 vinha sendo reconhecido como o mais prevalente no mundo e segue sendo o mais prevalente na América Latina. Outros sorotipos vêm sendo identificados e associados a número considerável de casos. A cepa O104:H4 causou um dos maiores surtos da história, sendo responsável por 845 casos de SHU na Alemanha em 2011.

A STEC é transmitida por meio de alimentos contaminados (carne, leite cru/não pasteurizado, frutas e verduras, brotos, água contaminada), contato direto pessoa a pessoa e transmissão ocupacional ocasionalmente.

Uma vez no trato gastrointestinal, a STEC coloniza a mucosa intestinal e muda o citoesqueleto do enterócito provocando inflamação intestinal e diarreia (geralmente sanguinolenta).

Após a colonização do epitélio, a STEC libera a Shiga-toxina que ganha, por meio de translocação, a circulação sistêmica.

A STEC também desenvolve lipossacarídeos (LPS) no intestino, que, ao ganharem a circulação sistêmica, desencadeiam uma resposta inflamatória significativa, podendo contribuir para lesão renal.

Dois tipos principais de Shiga-toxina são produzidos pela STEC:

- Shiga-toxina tipo 1.
- Shiga-toxina tipo 2.

O tipo de Shiga-toxina influencia diretamente as manifestações clínicas. A Shiga-toxina tipo 2 foi mais relacionada à colite hemorrágica e SHU, enquanto os outros subtipos se relacionam geralmente à diarreia não complicada ou a quadros assintomáticos.

Após atingir a circulação sistêmica, a Shiga-toxina provoca lesão endotelial dos vasos de pequeno calibre de diversos órgãos (inclusive no endotélio glomerular).

A SHU constitui causa comum de lesão renal aguda em crianças, sendo segunda causa mais comum de doença renal crônica nessa população na Argentina.

De fato, a lesão renal aguda está presente em todas as crianças com SHU (em graus variáveis), e 50% desses pacientes evoluem com necessidade de terapia de substituição renal.

A injúria renal aguda é multifatorial. A lesão das células endoteliais glomerulares, assim como lesão podocitária são alguns dos mecanismos propostos. O acometimento renal pode se manifestar com hematúria, proteinúria, hipertensão e elevação dos níveis de ureia e creatinina.

Apresentação clínica

O tempo entre ingestão de STEC e início das manifestações clínicas é de aproximadamente 3 dias, podendo variar entre 2 e 12 dias. A manifestação inicial costuma ser diarreia não sanguinolenta. Esta evolui para diarreia sanguinolenta em 70% dos casos, geralmente em 1 a 2 dias. Vômito pode ocorrer em 30 a 60% dos casos e febre, em 30% nessa fase inicial.

Outras manifestações clínicas inespecíficas incluem fadiga, dispneia, redução do débito urinário e edema.

O diagnóstico de SHU geralmente ocorre em torno de 6 a 10 dias após o início da diarreia com a ocorrência da insuficiência renal aguda.

Além de acometimento renal, várias manifestações extrarrenais também foram descritas. Estas aumentam a morbidade, sendo importantes causas de morte.

Manifestações extrarrenais
Sistema nervoso central

A manifestação extrarrenal mais comum envolve o acometimento do sistema nervoso central.

Este está associado à maior gravidade e maior mortalidade.

Estima-se que a incidência de doença neurológica associada à SHU seja em torno de 17 a 34%.

Os mecanismos fisiopatológicos ainda não foram completamente elucidados, mas acredita-se que haja lesão vascular e disfunção endotelial pela Shiga-toxina, assim como liberação de citocinas por desregulação metabólica e/ou hipertensão arterial.

As manifestações clínicas descritas incluem alteração de nível de consciência, convulsão, sintomas piramidais e extrapiramidais, diplopia, disfasia e paralisia facial.

Gastrointestinal

A diarreia sanguinolenta é comum na fase prodrômica da SHU por STEC. Esta pode persistir depois dessa fase e até após a resolução da SHU.

Na fase aguda, pode manifestar-se com ou sem dor abdominal, sendo que as manifestações gastrointestinais podem progredir para isquemia, necrose e perfuração intestinal nos casos mais graves.

Complicações como colite pseudomembranosa e megacólon tóxico também foram descritas, assim como hiperemia da região perianal e prolapso retal.

A vesícula biliar, o fígado e o pâncreas também podem ser acometidos, manifestando-se por colelitíase, aumento de transaminases, elevação de amilase e lipase, por exemplo.

Apesar da elevação da amilase e lipase ser comum na fase aguda, é importante lembrar que a insuficiência renal, muitas vezes concomitante, pode estar contribuindo. Deve-se suspeitar de pancreatite a depender das manifestações clínicas. *Diabetes mellitus* dependente de insulina também é descrito na fase aguda da SHU. Intolerância à glicose e hiperglicemia também foram relatadas tanto na fase aguda quanto no seguimento pós-recuperação.

Cardiovascular

Hipertensão arterial, insuficiência cardíaca congestiva, derrame pericárdico, hipertrofia ventricular esquerda e depressão da função miocárdica são algumas complicações cardiovasculares relacionadas à SHU por STEC.

Outros

Manifestações oftalmológicas (como hemorragia retiniana e lesões isquêmicas ao longo do nervo óptico), assim como rabdomiólise já foram descritas, apesar de raras.

Infecciosas: *Streptococcus pneumoniae*

Apesar da infecção por STEC ser a principal causa associada à SHU, os casos relacionados a infecções invasivas por pneumococo vêm crescendo. Hoje, a infecção por pneumococo (empiema e meningite) é responsável por 5 a 15% dos casos pediátricos de SHU, e a incidência de SHU após doença pneumocócica invasiva é estimada em 0,4 a 0,6%.

Esta afeta predominantemente crianças abaixo de 2 anos.

Pacientes com SHU associada à infecção por pneumococo geralmente apresentam pneumonia (relacionada à empiema ou derrame pleural) ou meningite (segunda apresentação mais comum).

A SHU se manifesta, em geral, 3 a 13 dias após o início dos sintomas relacionados à infecção por pneumococo.

Quando comparados aos pacientes com SHU por STEC, os pacientes afetados por SHU relacionada à infecção pneumocócica tendem a apresentar períodos mais prolongados de oligoanúria, maior necessidade de terapia de substituição renal na fase aguda, hospitalizações mais prolongadas, maior duração de trombocitopenia e maior necessidade de transfusão de hemácias e plaquetas.

Antes da era da vacinação para pneumococo, os principais sorotipos envolvidos eram 3, 6B, 8, 9V, 14, 19 e 23F. Após a introdução da vacina pneumocócica heptavalente, no ano de 2000, foi observado um aumento na incidência de casos por sorotipos não contemplados na vacina (19A, 1,3,6A e 7F).

Até o momento, o sorotipo mais prevalente é o 19A (apesar de coberto pela vacina pneumocócica 13 valente).

A fisiopatologia ainda não foi completamente elucidada. Entre os mecanismos propostos estão:

- Lesão endotelial pela neuroaminidase (produzida pelo pneumococo) com retração celular e exposição da matriz subendotelial e do antígeno Thomsen-Friedenreich. A exposição desse antígeno iniciaria a ativação do complemento e coagulação, levando, em última análise, à lesão endotelial e hemólise.
- Ativação da via alternativa do complemento.
- Aumento da expressão de proteínas de superfície do pneumococo (PspC) que se ligam ao plasminogênio. Isto levaria à produção de plasmina com degradação de fibrinogênio, ativação do sistema de complemento e consequente dano endotelial.

Infelizmente, apesar da introdução da vacinação e redução na prevalência da doença invasiva por pneumococo, a doença por pneumococo permanece uma causa importante de SHU em crianças, com alta mortalidade na fase aguda e prevalência de complicações em longo prazo.

Infecciosas: outros

Apesar de a STEC e o pneumococo serem os agentes infecciosos mais comumente relacionados à SHU, outros agentes também foram descritos.

A infecção pelo vírus influenza A H1N1 constitui um exemplo, apesar de raro. Sua correlação com a SHU foi descrita por meio de três mecanismos principais: SHU provocada por infecção por pneumococo pós-infecção por influenza, SHU provocada por influenza em pacientes com alguma desregulação genética do sistema do complemento e SHU associada à influenza sem nenhuma outra doença subjacente identificada.

A SHU também já foi descrita em pacientes pediátricos com vírus da imunodeficiência humana adquirida (HIV) e em associação com infecção por *Mycoplasma pneumoniae*, entre outros.

Adquiridas, não infecciosas

Causas adquiridas não infecciosas envolvem:

- Anticorpo antifator B e H (detalhado na seção Alteração do complemento).
- Drogas como inibidores de calcineurina (p. ex.: tacrolimus e ciclosporina), drogas citotóxicas, como mitomicina e cisplatina, e outras drogas, como contraceptivos orais.
- Doenças sistêmicas, como lúpus eritematoso sistêmico e síndrome antifosfolípide.
- Gravidez.

Causas hereditárias

Tradicionalmente, a SHU já foi classificada como típica (ou diarreia positiva), geralmente relacionada à infecção por STEC, e atípica, quando não relacionada à infecção por bactérias produtoras de toxinas (como a STEC) ou à infecção pelo pneumococo.

A SHU atípica (SHUa) corresponde a aproximadamente 10% dos casos de SHU em pediatria, podendo ser esporádica ou familiar. Ainda que não bem estabelecida, estima-se uma incidência anual de SHUa de 1/500 mil nos Estados Unidos e 7/1 milhão na Europa. O prognóstico nesses casos é reservado, sendo que grande parte dos pacientes evolui para doença renal crônica e óbito.

Os mecanismos fisiopatológicos ainda não foram completamente elucidados, mas envolvem, na maioria dos casos, mutações em genes relacionados ao sistema do complemento.

Alteração do complemento

Até 60% dos casos de SHUa foram relacionados com uma ativação descontrolada do complemento por mutação de genes que codificam proteínas envolvidas na formação ou regulação da via alternativa do complemento. Outro mecanismo envolvendo o sistema do complemento é a formação de autoanticorpos contra o fator H, relatada em aproximadamente 10% dos casos de SHUa, apesar da incidência ser variável de acordo com o país.

As mutações dos genes que codificam proteínas relacionadas a fatores da via alternativa do complemento podem resultar em:

- Perda de função dos genes reguladores: fator H (mais prevalente e associado ao prognóstico mais reservado), proteína cofator de membrana (MCP CD46), fator I.
- Ganho de função genes efetores/ativadores: fator do complemento 3 (C3), fator complemento B e gene da trombomodulina.

Mecanismo fisiopatológico proposto

Em condições fisiológicas, espera-se uma ativação contínua em "baixo grau" da via alternativa do complemento. Essa ativação se amplifica frente a determinados eventos, como infecção ou dano/estresse endotelial.

A resposta inflamatória desencadeada por algum evento-gatilho (como infecção, gravidez, medicação, doença sistêmica, neoplasia, transplante de órgãos) causa lesão da célula endotelial e consequente exposição da matriz subendotelial com ativação do complemento. Pacientes que possuem essas mutações não conseguem restringir de forma eficaz essa ativação, que se torna exacerbada e descontrolada, gerando, por sua vez, propagação da lesão endotelial e desenvolvimento de microangiopatia trombótica.

Apresentação clínica

As manifestações clínicas geralmente envolvem anemia hemolítica grave, plaquetopenia e insuficiência renal aguda. Manifestações extrarrenais ocorrem em 20% dos pacientes com SHUa, sendo descritas a seguir.

Manifestações extrarrenais relacionadas à SHUa

Sistema nervoso central

É a manifestação extrarrenal mais comum na SHUa, com sintomas descritos em 8 a 48% dos casos. Os sintomas mais comuns incluem convulsões, perda de acuidade visual, hemiparesia, alteração do nível de consciência, alucinações e encefalopatia.

Alteração do nível de consciência e convulsões podem ocorrer por conta de diversos fatores, como, por exemplo, hipertensão, isquemia, uremia, desequilíbrio eletrolítico e edema cerebral.

Cardiovascular

A incidência de complicações cardiovasculares em pacientes com SHUa é estimada em 3 a 10%. Estas incluem hipertrofia ventricular esquerda, cardiomiopatia hipertrófica, elevação de creatina quinase (CKMB), insuficiência valvar e trombo intracardíaco.

A insuficiência cardíaca pode estar associada à hipertensão arterial e sobrecarga de volume secundárias à insuficiência renal aguda, mas também podem ocorrer independentemente desses fatores, o que sugere lesão direta ao tecido miocárdico e vasculatura.

Cutâneas

Manifestações cutâneas foram descritas em alguns pacientes com SHUa, podendo variar de exantema à gangrena.

Gastrointestinais

Apesar de a diarreia ser um pródromo clássico na SHU por STEC, ela é observada em 50% dos pacientes com SHUa (como pródromo ou durante a fase aguda).

Outras manifestações descritas são: pancreatite, colelitíase, hepatite e sangramento gastrointestinal.

Sabe-se que, em casos de doença associada ao anticorpo antifator H, os sintomas gastrointestinais podem estar presentes em mais de 80% dos pacientes.

Mutações não relacionadas ao complemento

Estudos vêm mostrando possível envolvimento de mutações em genes relacionados à cascata de coagulação com SHUa. Mutações no gene *DGKE* (diacilglicerol quinase épsilon), no gene *PLG* (gene que codifica o plasminogênio) e no gene que codifica a trombomodulina são alguns exemplos. Por outro lado, também é descrito que a maioria dos pacientes com mutações no gene MMACHC (*MethylMalonic ACiduria and Homocystinuria type C*) é diagnosticada com SHUa. Essa mutação leva à acidemia metilmalônica com homocistinúria tipo cobalamina C, tipo genético mais de comum de deficiência funcional de cobalamina ou vitamina B12. Essa doença metabólica é marcada por doença neurocognitiva com manifestações heterogêneas e cursa, na maioria dos casos, com SHUa.

DIAGNÓSTICO

Os principais sinais e sintomas sugestivos de SHU são, sobretudo, relacionados à anemia e à disfunção renal: fadiga, palidez, oligúria, hipertensão e dispneia. Tipicamente, não há púrpura ou sangramento ativo. Com frequência surge após um quadro de diarreia sanguinolenta (SHU típica) ou concomitante a alguma infecção grave (p. ex., SHU causada pelo *Streptococcus pneumoniae*). Podem ocorrer sintomas extrarrenais, como irritabilidade, convulsões, tontura, diplopia, hemiplegia, coma, pancreatite, hepatite, insuficiência e isquemias cardíacas.

O diagnóstico de SHU baseia-se clinicamente na presença da tríade clássica, conforme descrito na Tabela 2.

TABELA 2	Tríade clássica da síndrome hemolítico-urêmica
Anemia hemolítica microangiopática	Os níveis de hemoglobina são geralmente inferiores a 8 g/dL. Teste de Coombs é negativo e o esfregaço de sangue periférico, caracterizado pelo grande número de esquistócitos. Há também alteração nas provas de hemólise como um aumento da lactato desidrogenase (DHL) com redução da haptoglobina e elevação discreta da bilirrubina indireta.
Trombocitopenia	Caracterizada por níveis de contagem de plaquetas abaixo de 140 mil/mm³. Geralmente apresenta valores próximos de 40 mil/mm³.
Lesão renal aguda	Gravidade variável: de apenas hematúria e proteinúria a insuficiência renal grave, com aumento do nível de ureia e creatinina sérica e oligoanuria. A hematúria é microscópica na maioria dos casos, embora hematúria macroscópica possa ser observada. Cilindros de glóbulos vermelhos são vistos ocasionalmente, mas não são uma característica típica.

TABELA 3 Exames complementares úteis na abordagem da síndrome hemolítico-urêmica	
Exame	
Hemograma	Anemia e trombocitopenia
Reticulócitos	Reticulocitose
Ureia e creatinina	Presença de disfunção renal
Bilirrubinas	Aumento de bilirrubinas indiretas
Desidrogenase láctica (DHL)	Aumentada
Haptoglobina	Reduzida
Tempos de coagulação	Dentro da normalidade
Complemento	Redução de C3
Teste de antiglobulina direto	Negativo
Urina 1	Pode haver hematúria ou proteinúria
Ecocardiograma e enzimas cardíacas	Sinais de isquemia/ falência cardíaca em caso de manifestação extrarrenal
Atividade de ADAMTS13	Atividade acima > 10% (diferencial com PTT)
PCR fecal/cultura fecal	Pesquisa da *E. coli* produtora de shiga-toxina

Não há correlação entre a gravidade da anemia e da trombocitopenia e a gravidade da doença renal.

Além da definição diagnóstica, outros exames complementares podem ser solicitados na avaliação do paciente com síndrome hemolítico-urêmica. Na Tabela 3, exemplificamos parte dessa investigação auxiliar da SHU típica.

Uma vez feito o diagnóstico de síndrome hemolítico-urêmica (SHU), a avaliação é focada na identificação da causa subjacente da SHU e na diferenciação da SHU de outras condições que tenham apresentações semelhantes, pois isso pode afetar as decisões de manejo.

DIAGNÓSTICOS DIFERENCIAIS

- Púrpura trombocitopênica trombótica (PTT): classicamente definida com a pêntade: anemia hemolítica, trombocitopenia, sintomas neurológicos, icterícia e febre, embora apenas uma minoria apresente todos os sintomas. A PTT é decorrente da atividade deficiente da protease de clivagem do fator de Von

Willebrand, causada por mutações do gene ADAMTS13 ou pela presença de anticorpos anti-ADAMTS13 adquiridos. A PTT é rara e as crianças afetadas em geral apresentam anemia hemolítica e trombocitopenia ao nascimento. O envolvimento renal comumente ocorre mais tarde na vida e tem curso progressivo. Clinicamente, o diagnóstico entre PTT e SHU pode ser desafiador, sobretudo na SHU atípica. Essa distinção pode ser feita pela atividade baixa de ADAMTS13 presente na PTT, em geral menor que 10%.

- Coagulação intravascular disseminada (CIVD): a CIVD se distingue da SHU pela presença de alteração no coagulograma, incluindo tempo de protrombina prolongado e tempo de tromboplastina parcial ativado, além de níveis elevados de produtos de degradação da fibrina e D-dímero. Em geral, a CIVD ocorre em pacientes pediátricos que estão gravemente doentes, como aqueles em choque séptico.
- Vasculite sistêmica: pacientes com vasculite normalmente têm outros sintomas sistêmicos (como artralgias e erupções cutâneas) e não apresentam doença diarreica prodrômica. Além disso, o envolvimento neurológico característico em pacientes com vasculite é periférico (p. ex., mononeurite múltipla) e não central.

TRATAMENTO

O prognóstico da SHU melhorou em parte pela instituíção precoce de terapia de suporte e aprimoramentos nos cuidados intensivos e na terapia renal substitutiva. É importante suspender qualquer droga nefrotóxica que esteja em uso pelo paciente.

Anemia

Concentrados de hemácias devem ser transfundidos quando o nível de hemoglobina (Hb) for < 6 g/dL ou hematócrito < 18%, para evitar comprometimento cardiovascular e pulmonar. Aproximadamente 80% das crianças com SHU típica requerem transfusões de hemácias[26].

Uma meta pós-transfusional de um nível de Hb entre 8 e 9 g/dL é recomendada para prevenir complicações cardíacas e pulmonares decorrentes da insuficiência cardíaca de alto débito. O objetivo não é restaurar o nível ao normal, pois o aumento do volume pode causar insuficiência cardíaca, edema pulmonar e hipertensão.

Por conta das preocupações de hipervolemia, as transfusões devem ser administradas lentamente e com cautela, com monitoramento frequente dos sinais vitais do paciente. Habitualmente utilizamos o volume de 10 mL/kg durante 3 a 4 horas, o que, em geral, aumenta o nível de Hb em 1 g/dL. As transfusões devem ser interrompidas se os sinais vitais sugerirem sobrecarga vascular cardiopulmonar (p. ex., hipertensão, taquicardia e/ou taquipneia). Além disso, o potássio sérico ou plasmático deve ser cuidadosamente monitorado em razão do risco de hipercalemia em pacientes com lesão renal aguda. Os hemoderivados devem ter seu volume reduzido e, preferencialmente, depletados de leucócitos e plaquetas para evitar a aloimunização (reduzindo assim o risco de rejeição do enxerto em pacientes que podem posteriormente necessitar de transplante renal). Se o paciente estiver em hemodiálise, as transfusões devem ser administradas durante a diálise, a fim de minimizar os riscos de hipervolemia e hipercalemia.

Trombocitopenia

A transfusão de plaquetas é reservada para pacientes com SHU que apresentem sangramento clínico significativo ou se for necessário um procedimento invasivo.

As transfusões de plaquetas são incomuns, pois o sangramento clinicamente significativo é infrequente, porque a contagem de plaquetas raramente cai abaixo de 10.000/mm^3, e a produção e a função de plaquetas são normais. Embora haja uma preocupação teórica de que a transfusão de plaquetas contribua para trombos novos ou em expansão por conta do consumo de plaquetas infundidas, dados limitados em crianças sugerem que a transfusão de plaquetas não exacerba o curso da doença. No entanto, a transfusão de plaquetas pode induzir anticorpos antiantígeno leucocitário humano (HLA), que podem ser deletérios posteriormente se o paciente progredir para insuficiência renal terminal e for submetido a transplante renal.

Manejo hidroeletrolíticos

O manejo padrão de fluidos de pacientes com SHU foi baseado em avaliação cuidadosa, uma vez que processos competitivos podem levar à diminuição ou aumento do volume intravascular. A diminuição do volume pode resultar de vômitos, diminuição da ingestão oral ou diarreia, enquanto o aumento do volume intravascular pode resultar de oligúria ou anúria.

Como resultado, o gerenciamento de fluidos é baseado no estado do fluido intravascular do paciente e na função renal. Pacientes com volume intravascular diminuído apresentam repleção a um estado euvolêmico, enquanto aqueles com volume intravascular aumentado e débito urinário diminuído apresentam restrição hídrica. Pacientes com volume intravascular aumentado podem necessitar de tratamento de diálise para remover o líquido, especialmente se houver comprometimento cardíaco e pulmonar. Uma vez que o paciente esteja em estado euvolêmico, a administração de fluidos deve ser feita com perdas insensíveis mais débito urinário, até que a função renal volte ao normal.

O gerenciamento de fluidos deve ser direcionado para corrigir rapidamente qualquer evidência de depleção de volume, que é provavelmente o estado de fluidos mais comum de pacientes com STEC-SHU. Não é recomendada a expansão de volume de rotina sem avaliação adequada do estado do volume intravascular e da função renal, em especial se houver evidência de aumento do volume intravascular.

O monitoramento frequente do equilíbrio de fluidos, peso e sinais vitais permanece imperativo durante todo o curso do processo agudo. Ao primeiro sinal de hipertensão ou sobrecarga cardiopulmonar, os líquidos devem ser restringidos. Os diuréticos raramente evitam a anúria, mas uma tentativa de furosemida (2 a 5 mg/kg por dose) pode ser feita para induzir a diurese, particularmente em pacientes com sobrecarga cardiopulmonar. Os diuréticos não devem ser continuados no paciente que não responde. A terapia de diálise é necessária se a restrição hídrica e/ou a terapia diurética não melhorarem o estado cardiorrespiratório comprometido do paciente em tempo hábil.

Distúrbios eletrolíticos são comuns, geralmente em razão de insuficiência renal aguda. Eles incluem hipercalemia, hiperfosfatemia e acidose metabólica. O manejo desses distúrbios é o mesmo que em pacientes com outras causas de lesão renal aguda.

Lesão renal aguda (LRA)

Em pacientes com SHU que desenvolvem insuficiência renal, os medicamentos nefrotóxicos devem ser interrompidos. A dosagem de drogas que são excretadas pelo rim também deve ser reajustada para disfunção renal.

Diálise – Não há evidências de que a diálise precoce afete o resultado clínico. Como resultado, as indicações de diálise em crianças com SHU são semelhantes às de crianças com outras formas de LRA. Estas incluem o seguinte:

- Sinais e sintomas de uremia.
- Ureia ≥80 a 100 mg/dL.
- Sobrecarga grave de fluidos (p. ex., comprometimento cardiopulmonar e/ou hipertensão) refratária à terapia médica.
- Anormalidades eletrolíticas graves (p. ex., hipercalcemia e acidose) que são refratárias à terapia médica.
- Necessidade de suporte nutricional em criança com oligúria ou anúria.

Hipertensão

Em pacientes com SHU, a hipertensão é causada pela expansão excessiva do volume intravascular e/ou ativação induzida por isquemia do sistema renina-angiotensina. O manejo é direcionado à correção do estado hídrico e ao uso de agentes anti-hipertensivos.

Sugerimos o uso de bloqueadores dos canais de cálcio como a escolha inicial de agentes anti-hipertensivos para essa doença, por conta da preocupação de redução da perfusão renal com inibidores da ECA.

Disfunção neurológica

Complicações graves do sistema nervoso central (SNC), como convulsões, acidentes vasculares cerebrais e diminuição do nível de consciência ocorrendo em 10% dos casos são preditores de mau prognóstico. Em qualquer paciente com SHU que apresente disfunção neurológica grave (p. ex., convulsão e coma), a imagem radiológica (preferencialmente uma ressonância magnética) deve ser realizada para avaliar e confirmar o envolvimento do SNC.

As convulsões são tratadas com agentes antiepilépticos parenterais. Estes incluem diazepam, fenitoína e fosfenitoína. As convulsões também podem ser secundárias à hipertensão grave, que se torna refratária com o controle adequado da pressão arterial.

Eculizumabe

O eculizumabe, um anticorpo monoclonal do fator C5 que bloqueia a ativação do complemento, é benéfico no tratamento de pacientes com SHUa. Várias pequenas séries de casos também mostraram que o eculizumabe pode ser benéfico em pacientes com STEC-SHU e envolvimento do SNC. Porém, ainda há pouca evidência quanto ao uso na STEC-SHU, sendo reservado o uso apenas quando há acometimento grave do SNC.

Plasmaférese ou infusão de plasma fresco

A troca de plasma tem sido frequentemente usada em crianças com STEC-SHU e envolvimento grave do SNC (p. ex., acidente vascular cerebral) com base nos benefícios relatados do tratamento em adultos com PTT e disfunção neurológica grave. No entanto, não há evidências de que seja benéfico no tratamento da STEC-SHU. Ela pode ser realizada principalmente na SHUa ou quando há disfunção grave de SNC até o início do eculizumabe. Se a troca de plasma for realizada, o volume de troca é de 40 a 60 mL/kg e o plasma fresco congelado (FFP) geralmente é usado como fluido de reposição.

Envolvimento de outros órgãos

Embora não seja tão comum quanto às complicações renais e neurológicas, os pacientes podem desenvolver complicações gastrointestinais graves, disfunção cardíaca e pancreatite. Além disso, podem ocorrer complicações respiratórias secundárias em razão do aumento do volume intravascular. O manejo dessas possíveis complicações inclui o seguinte:

- Complicações gastrointestinais: a colite grave pode progredir para necrose e, em alguns casos, perfuração intestinal. O tratamento inclui exames abdominais seriados, teste de guáiaco nas fezes e uso de nutrição parenteral. Pode ser necessária intervenção cirúrgica.
- Disfunção cardíaca: a disfunção cardíaca pode ser resultado de isquemia cardíaca e sobrecarga de fluidos. A pericardite pode estar associada à uremia. A terapia apropriada deve ser direcionada para a patologia subjacente e pode incluir agentes inotrópicos, restrição de fluidos e/ou diálise. A medição dos níveis de troponina pode ser útil para detectar isquemia miocárdica.
- Pancreatite: pode ocorrer pancreatite clinicamente significativa, resultando em deficiência de insulina. A terapia com insulina pode ser necessária para a hiperglicemia.

- Complicações pulmonares: edema pulmonar e derrames podem resultar de sobrecarga de líquido intravascular. O manejo pode incluir restrição hídrica, diuréticos, diálise e/ou suporte ventilatório.

SHU associada ao pneumococo

O manejo da SHU associada ao pneumococo é geralmente de suporte. Além disso, a antibioticoterapia empírica para doença pneumocócica invasiva deve ser iniciada enquanto se aguardam resultados de cultura e sensibilidades. Em razão do aumento da prevalência de cepas de pneumococo resistentes a antibióticos e, geralmente, pela gravidade da infecção subjacente, a cobertura deve incluir uma cefalosporina de amplo espectro e considerar vancomicina.

PREVENÇÃO

A prevenção da STEC-SHU depende de medidas que diminuam o risco de infecção. Não há terapia eficaz conhecida para prevenir a progressão da fase de diarreia sanguinolenta (fase infecciosa aguda) para a fase pós-diarreica da SHU. Em pacientes com infecções confirmadas ou suspeitas por *Escherichia coli* entero-hemorrágica, não devem ser administrados antibióticos e agentes antimotilidade intestinal. A hidratação adequada deve ser mantida durante a fase diarreica da infecção STEC para evitar hipoperfusão renal.

PROGNÓSTICO

As manifestações hematológicas da STEC-SHU desaparecem completamente, em geral dentro de 1 a 2 semanas. O prognóstico de recuperação da função renal comumente é favorável, com resolução iniciada após melhora hematológica. A taxa de mortalidade é inferior a 5%, mas outros 5% dos pacientes têm sequelas significativas (p. ex., acidente vascular cerebral ou doença renal terminal).

A mortalidade geralmente ocorre de forma aguda durante a hospitalização inicial, com taxas relatadas de cerca de 3 a 4%. As causas de morte durante a fase aguda da SHU incluem lesão do sistema nervoso central (p. ex., edema cerebral, infarto cerebral ou morte cerebral), hipercalemia, coagulopatia, sepse, insuficiência cardíaca, hemorragia pulmonar e lesão do trato gastrointestinal.

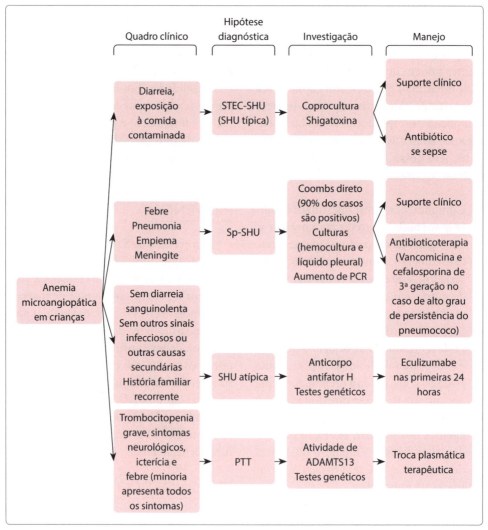

FIGURA 1 Fluxograma da abordagem clínica da síndrome hemolítico-urêmica (SHU); STEC-SHU: relacionada à infecção pela *Escherichia coli* produtora de Shiga-toxina; Sp-SHU: relacionada à infecção pelo pneumococo; PTT: púrpura trombocitopênica trombótica. Fonte: adaptada de Palma et al., 2022.

SUGESTÕES DE LEITURA

1. Alconcher LF, Balestracci A, Coccia PA, Suarez A del C, Ramírez FB, Monteverde ML, et al. Hemolytic uremic syndrome associated with Shiga toxin-producing Escherichia coli infection in Argentina: update of serotypes and genotypes and their relationship with severity of the disease. Pediatric Nephrology. 2021;36(9):2811-7.
2. Balestracci A, Martin SM, Toledo I, et al. Impact of platelet transfusions in children with post-diarrheal hemolytic uremic syndrome. Pediatr Nephrol. 2013;28:919.
3. Beck BB, van Spronsen F, Diepstra A, Berger RMF, Kömhoff M. Renal thrombotic microangiopathy in patients with cblC defect: review of an under-recognized entity. Pediatric Nephrology. 2016;32(5):733-41.
4. Boyce TG, Swerdlow DL, Griffin PM. Escherichia coli O157:H7 and the hemolytic-uremic syndrome. N Engl J Med. 1995;333:364.
5. Brandt JR, Fouser LS, Watkins SL, et al. Escherichia coli O 157:H7-associated hemolytic-uremic syndrome after ingestion of contaminated hamburgers. J Pediatr. 1994;125:519.
6. Brown CC, Garcia X, Bhakta RT, et al. Severe acute neurologic involvement in children with hemolytic-uremic syndrome. Pediatrics. 2021;147.
7. Bu F, Maga T, Meyer NC, Wang K, Thomas CP, Nester CM, et al. Comprehensive genetic analysis of complement and coagulation genes in atypical hemolytic uremic syndrome. J American Society of Nephrology. 2013;25(1):55-64.
8. Copelovitch L, Kaplan BS. Streptococcus pneumoniae-associated hemolytic uremic syndrome. Pediatric Nephrology. 2008;23(11):1951-6.
9. Cugno M, Berra S, Depetri F, Tedeschi S, Griffini S, Grovetti E, et al. IgM Autoantibodies to complement factor h in atypical hemolytic uremic syndrome. J Am Society of Nephrology. 2021;32(5):1227-35.
10. Delmas Y, Vendrely B, Clouzeau B, et al. Outbreak of Escherichia coli O104:H4 haemolytic uraemic syndrome in France: outcome with eculizumab. Nephrol Dial Transplant. 2014;29:565.
11. Delvaeye M, Noris M, De Vriese A, Esmon CT, Esmon NL, Ferrell G, et al. Thrombomodulin mutations in atypical hemolytic–uremic syndrome. N Engl J Med. 2009;361(4):345-57.
12. Fakhouri F, Zuber J, Frémeaux-Bacchi V, Loirat C. Haemolytic uraemic syndrome. The Lancet. 2017;390(10095):681-96.
13. Formeck C, Swiatecka-Urban A. Extra-renal manifestations of atypical hemolytic uremic syndrome. Pediatric Nephrology. 2018;34(8):1337-48.
14. Gitiaux C, Krug P, Grevent D, et al. Brain magnetic resonance imaging pattern and outcome in children with haemolytic-uraemic syndrome and neurological impairment treated with eculizumab. Dev Med Child Neurol. 2013;55:758.
15. Godron A, Pereyre S, Monet C, Llanas B, Harambat J. Hemolytic uremic syndrome complicating Mycoplasma pneumoniae infection. Pediatric Nephrology. 2013;28(10):2057-60.
16. Holle J, Habbig S, Gratopp A, Mauritsch A, Müller D, Thumfart J. Complement activation in children with Streptococcus pneumoniae associated hemolytic uremic syndrome. Pediatric Nephrology. 2021;36(5):1311-5.
17. Iorember F, Nayak A. Deficiency of CFHR plasma proteins and autoantibody positive hemolytic uremic syndrome: treatment rationale, outcomes, and monitoring. Pediatric Nephrology. 2020.
18. Kaplan BS, Thomson PD, de Chadarévian JP. The hemolytic uremic syndrome. Pediatr Clin North Am. 1976;23:761.
19. Khalid M, Andreoli S. Extrarenal manifestations of the hemolytic uremic syndrome associated with Shiga toxin-producing Escherichia coli (STEC HUS). Pediatric Nephrology. 2018;34(12):2495-507.
20. Lapeyraque AL, Malina M, Fremeaux-Bacchi V, et al. Eculizumab in severe Shiga-toxin-associated HUS. N Engl J Med. 2011;364:2561.
21. Lemaire M, Frémeaux-Bacchi V, Schaefer F, Choi M, Tang WH, Le Quintrec M, et al. Recessive mutations in DGKE cause atypical hemolytic-uremic syndrome. Nature Genetics. 2013;45(5):531-6.
22. Luna M, Kamariski M, Principi I, Bocanegra V, Vallés PG. Severely ill pediatric patients with Shiga toxin-associated hemolytic uremic syndrome (STEC-HUS) who suffered from multiple organ involvement in the early stage. Pediatric Nephrology. 2020;36(6):1499-509.
23. Martín Merinero H, Zhang Y, Arjona E, del Angel G, Goodfellow R, Gomez-Rubio E, et al. Functional characterization of 105 factor H variants associated with aHUS: lessons for variant classification. Blood. 2021;138(22):2185-201.
24. Meinel C, Spartà G, Dahse H-M, Hörhold F, König R, Westermann M, et al. Streptococcus pneumoniae from patients with hemolytic uremic syndrome binds human plasminogen via the surface protein PspC and uses plasmin to damage human endothelial cells. The Journal of Infectious Diseases. 2017;217(3):358-70.
25. Mele C, Remuzzi G, Noris M. Hemolytic uremic syndrome. Semin Immunopathology. 2014;36(4):399-420.
26. Noris M, Remuzzi G. Atypical hemolytic-uremic syndrome. N Engl J Med. 2009;361(17):1676-87.
27. Palma LMP, Vaisbich-Guimarães MH, Sridharan M, et al. Thrombotic microangiopathy in children. Pediatr Nephrol. 2022;37:1967-1980.

28. Pape L, Hartmann H, Bange FC, et al. Eculizumab in typical hemolytic uremic syndrome (HUS) with neurological involvement. Medicine (Baltimore). 2015;94:e1000.
29. Rosales A, Hofer J, Zimmerhackl LB, et al. Need for long-term follow-up in enterohemorrhagic Escherichia coli-associated hemolytic uremic syndrome due to late-emerging sequelae. Clin Infect Dis. 2012;54:1413.
30. Scobell RR, Kaplan BS, Copelovitch L. New insights into the pathogenesis of Streptococcus pneumoniae: associated hemolytic uremic syndrome. Pediatric Nephrology. 2019.
31. Tarr PI, Gordon CA, Chandler WL. Shiga-toxin-producing Escherichia coli and haemolytic uraemic syndrome. Lancet. 2005;365:1073.
32. Turner ME, Kher K, Rakusan T, D'Angelo L, Kapur S, Selby D, et al. Atypical hemolytic uremic syndrome in human immunodeficiency virus-1-infected children. Pediatric Nephrology. 1997;11(2):161-3.
33. Vaisbich MH. Hemolytic-uremic syndrome in childhood. J Bras Nefrologia. 2014;36(2):208-20.
34. Watanabe T. Renal complications of seasonal and pandemic influenza A virus infections. Eur J Pediatrics. 2012;172(1):15-22.
35. Waters AM, Kerecuk L, Luk D, Haq MR, Fitzpatrick MM, Gilbert RD, et al. Hemolytic uremic syndrome associated with invasive pneumococcal disease: The United Kingdom Experience. J Pediatrics. 2007;151(2):140-4.
36. Weil BR, Andreoli SP, Billmire DF. Bleeding risk for surgical dialysis procedures in children with hemolytic uremic syndrome. Pediatr Nephrol. 2010;25:1693.
37. Zheng XL, Sadler JE. Pathogenesis of thrombotic microangiopathies. Ann Rev Pathology: Mechanisms of Disease. 2008;3(1):249-77.
38. Zoja C, Buelli S, Morigi M. Shiga toxin triggers endothelial and podocyte injury: the role of complement activation. Pediatric Nephrology. 2017;34(3):379-88.

61
Principais afecções urológicas

Alessandro Tavares
Amilcar Martins Giron

PONTOS-CHAVE DESTE CAPÍTULO

- Reconhecer o quadro clínico de cólica nefrética, conduzir investigação diagnóstica e iniciar um tratamento.
- Identificar os diferentes mecanismos do trauma de uretra, as apresentações clínicas e o momento de referir para o urologista.
- Reconhecer o quadro de escroto agudo, principais causas, solicitar investigação diagnóstica e realizar encaminhamento correto para o urologista.
- Identificar parafimose, conhecer a manobra de redução e saber quando referir para o urologista.

CÓLICA NEFRÉTICA

A dor em cólica corresponde a dor em víscera oca; quando relacionada às vias excretoras urinárias, significa obstrução aguda do trato urinário superior, acompanhada de sinais específicos ou gerais. Usualmente, ao contrário do paciente adulto, a cólica renal da criança não constituiu causa comum de atendimento na emergência; somente 2 a 3% dos casos de urolitíase ocorrem no grupo pediátrico, embora mais recentemente tenhamos observado aumento crescente e desproporcional na incidência de atendimentos por cólica nefrética na infância. Entre todos os grupos etários, o maior aumento na incidência de litíase urinária ocorreu no grupo de meninas adolescentes.

Patogênese

A obstrução ureteral causa mais sintomas que obstruções da pélvis ou dos cálices renais; a via excretora urinária tem receptores nas paredes sensíveis à distensão e que geram contrações (cólicas) quando estimulados. A obstrução gera aumento da pressão ureteral e aumento temporário do fluxo sanguíneo renal; as prostaglandinas e prostaciclinas, que constituem metabólitos do ácido araquidônico, participam da regulação da filtração glomerular e podem sensibilizar receptores de dor, liberando histamina e bradicinina.

Manifestações clínicas

A cólica renal, refletindo obstrução, apresenta sintomatologia diferente da observada no adulto; em particular, crianças com cálculo urinário raramente se apresentam com cólica renal típica. Os sintomas variam de acordo com a idade; nas crianças menores, de 1 a 5 anos, predominam sintomas de hematúria e piúria; e nas crianças entre 5 e 17 anos, predomina a dor de localização variada, na região lombar, virilha e genitais. Portanto, havendo dor abdominal aguda na infância e na presença de hematúria macro ou microscópica, deve-se pensar em obstrução de via urinária.

Diagnóstico

Além da anamnese e do exame físico, devem ser solicitados exames complementares: urina tipo I (hematúria e piúria); e exames de imagem.

A tomografia computadorizada (TC) é o padrão de referência para o diagnóstico de cálculos ureterais em adultos; os tomógrafos com aquisição helicoidal ou com multidetectores têm 98% de sensibilidade e especificidade para diagnosticar o cálculo, além de não usarem contraste intravenoso ou oral. No entanto, em crianças, a American Urological Association (AUA) e a European Association of Urology (EAU) encorajam o uso da ultrassonografia (modo B + Doppler) como método de imagem inicial na avaliação da criança com suspeita de cálculo urinário, reservando-se a tomografia computadorizada (sem contraste) para os casos em que a ultrassonografia não tenha sido diagnóstica e em que a suspeita clínica for elevada.

Mais recentemente, com o intuito de minimizar riscos relacionados com a malignidade secundária à exposição repetida à radiação ionizante que crianças com litíase urinária podem ter durante a vida, têm-se tornado mais disponíveis protocolos de realização de tomografia com baixa ou muito baixa dose, que atingem sensibilidade e especificidade para detecção de cálculos urinários muito próximos aos da tomografia com dose convencional.

Tratamento

O tratamento tem o objetivo inicial de aliviar a dor e os sintomas relacionados; na segunda etapa, afastar e tratar infecção do trato urinário (ITU), caso esteja associada; a seguir, as opções são observação clínica, tratamento médico expulsivo (TME) ou tratamento endourológico, de acordo com o quadro clínico e com a chance de eliminação espontânea do cálculo.

Devem-se administrar medicamentos por via endovenosa para uma ação mais rápida e adicionar outros para tratar sintomas associados, como náuseas e vômitos. Assim, na prescrição, é possível incluir butilescopolamina (antiespasmódico), dipirona (analgésico) e ondansetron (antiemético), com doses adequadas para idade e peso da criança. Anti-inflamatórios não hormonais como o cetorolaco e analgésicos opioides podem ser utilizados analisando-se riscos e benefícios.

Medidas gerais como hidratação adequada, hospitalização e eventual repetição de medicamentos são úteis e seguras.

Observação clínica pode ser oferecida para pacientes pediátricos com cólica ureteral não complicada e com cálculos ureterais menores que 10 mm. A associação de bloqueadores alfa-adrenérgicos, como a tansulosina, a doxazosina ou a silodosina, parecem aumentar a chance de eliminação espontânea, diminuir o tempo para eliminação dos cálculos e diminuir episódios de dor, mas sua utilização ainda é opcional na faixa pediátrica, já que evidências de eficácia não são tão robustas para esta população.

Nos casos em que a eliminação espontânea dos cálculos é pouco provável e nos casos de falha da observação/TME podem ser oferecidos tratamento com litotripsia extracorpórea ou ureterolitotripsia transureteroscópica.

O tratamento do cálculo urinário na infância com litotripsia apresenta alto índice de fragmentação comparado com o paciente adulto; tal fato é explicado pela maior proporção de água e maior elasticidade tecidual, assim como pela maior fragilidade do cálculo na criança. Entretanto, a segurança da litotripsia é controversa, podendo causar lesões no parênquima renal, mas pode-se utilizá-la com menor intensidade da onda de choque e fazer mais sessões de litotripsia, se necessário.

A ureterolitotripsia transureteroscópica também constitui outra abordagem para a retirada de cálculos obstrutivos na criança, particularmente no ureter distal e terço médio; o ureter distal pode necessitar de dilatação do meato ureteral para facilitar a introdução do ureteroscópio. Em alguns casos, mas não como rotina, pode ser necessário deixar ureter drenado com um cateter duplo jota por algumas semanas antes de instrumentar o ureter com ureteroscópio ("*pre-stenting*"). Com a miniaturização dos aparelhos e com a indicação criteriosa, as complicações são raras, e o método é efetivo e seguro.

CONCLUSÃO

A cólica nefrética na infância não é evento comum no atendimento de emergência, mas sua incidência vem aumentando nos últimos anos; geralmente é consequência da litíase ureteral. O diagnóstico deve ser precoce e com métodos de imagem, utilizando-se a tomografia computadorizada sem contraste, sempre que possível com protocolos de menor dose de radiação, quando a ultrassonografia não for conclusiva. A abordagem na fase aguda visa controlar a dor e descartar presença de fatores complicadores como infecção do trato urinário associada. Em caso de cólica nefrética não complicada e com dor controlada o tratamento conservador com ou sem uso de TME pode ser a abordagem inicial em grande parte dos casos. Nos casos de falha do tratamento clínico ou cálculos ureterais com baixa chance de eliminação pode ser necessário tratamento do cálculo, sendo que a litotripsia extracorpórea e a ureterolitotripsia transureteroscópica são as modalidades de tratamento mais utilizadas.

TRAUMA URETRAL

O trauma lidera as causas de morbidade e mortalidade na infância e resulta em maior porcentagem de óbitos, se comparado à combinação das demais causas. O sistema urogenital é fortemente afetado pelo trauma na infância, perdendo apenas para o sistema nervoso. Estatísticas apontam 2,9% de trauma geniturinário em hospitais que atendem urgências.

Patogênese

Lesões traumáticas da uretra podem ocorrer em qualquer ponto desde o colo vesical/uretra prostática até o meato uretral.

Em meninos, a uretra pode ser didaticamente dividida em uretra anterior e uretra posterior de acordo com a posição em relação ao diafragma urogenital.

Enquanto as lesões de uretra posterior são frequentemente relacionadas a fraturas da bacia, as lesões de uretra anterior são mais comumente relacionadas a fatores iatrogênicos ou a queda a cavaleiro.

Os mecanismos de lesão são distintos conforme a porção da uretra e estão detalhados a seguir.

Uretra membranosa

Corresponde ao segmento da uretra que passa pelo diafragma urogenital e permanece fixa aos ossos pubianos. Na infância, como a próstata ainda está em fase de desenvolvimento, a uretra membranosa fica desprotegida e é facilmente lesada quando ocorre fratura de bacia. Portanto, na vigência de trauma abrupto, os ossos do anel pélvico se desestabilizam, e a uretra membranosa, que está fixada ao osso, pode ser lacerada ou sofrer secção completa. A lesão uretral está quase sempre associada à fratura do púbis e à diástase da articulação sacroilíaca.

As fraturas dos ossos da bacia e da uretra produzem importante sangramento na pelve e no períneo, constituindo um grande hematoma que se associa ainda ao extravasamento de urina. O paciente não consegue urinar e rapidamente o uro-hematoma desloca cranialmente a bexiga-uretra prostática, separando completamente a uretra membranosa.

Uretra anterior

Lesões iatrogênicas da uretra são comuns após traumas pela passagem de sonda vesical, insuflação do balonete da sonda em posição uretral ou após instrumentação da uretra em cirurgias urológicas. Mais raramente podem ocorrer por lesão inadvertida durante circuncisão, onde sua identificação é imediata. Em caso de abaixamento retal em pacientes com malformação anorretal, pode haver lesão inadvertida da uretra que é melhor prevenida com a colocação cuidadosa de uma sonda vesical antes do procedimento, permitindo identificação mais fácil da uretra e da sua relação com a fístula reto-uretral.

Lesões de uretra por queda a cavaleiro ocorrem quando o segmento bulbar da uretra é comprimido contra a borda inferior da pube. Ocorre sangramento importante no períneo, mas o sangue não entra na pelve; o extravasamento é limitado pela fáscia de Colles, produzindo o padrão clássico de asas de borboleta no períneo. A retenção urinária ocorre por edema em compressão da uretra pelo hematoma.

Em meninas, a uretra é mais curta, mais móvel e sem ligamentos rígidos com o osso púbico e, portanto, menos sujeita a traumas. No entanto, em meninas, traumas de bacia levam a lesões de uretra quatro vezes mais frequentemente que em mulheres adultas, em decorrência da maior fragilidade da bacia nas crianças. O mecanismo de lesão nestes casos geralmente é lesão direta da uretra por espículas ósseas. Nestes casos encontram-se lacerações vaginais associadas em 75% dos casos e lesões retais associadas em 30%.

Diagnóstico diferencial

Em caso de lesões não explicadas pelo mecanismo do trauma a possibilidade de abuso sexual deve ser levantada.

Avaliação clínica e exames complementares

A apresentação clínica clássica dos pacientes com trauma de uretra consiste na tríade:

- Hematoma perineal ou genital.
- Sangue no meato uretral ou no introito vaginal, com ou sem hematúria.
- Retenção urinária ou desconforto intenso ao urinar.

O exame físico inicial deve envolver avaliação sistemática de todo o corpo, incluindo regiões genitais e perineal e um toque retal. A palpação pode mostrar globo vesical e sinais de instabilidade da bacia. Enquanto o toque retal pode mostrar informações importantes como a próstata elevada ou não palpável (quando é tracionada pelos ligamentos pubo-prostáticos nos deslocamentos do arco púbico), ele é pouco sensível para detecão de lesões retais associadas. Lacerações retais ocorrem em até 15% das fraturas graves de bacia e implicam maior risco de complicações graves se não identificadas.

Avaliação radiológica por meio de uretrografia retrógrada permite contrastar a uretra e avaliar o nível e a extensão da lesão, a presença de extravasamento do contraste e eventual contrastação da bexiga em lesões parciais da uretra. A ressonância magnética é útil no período pré-operatório, ajudando com informações para abordagem cirúrgica (Figuras 1 e 2).

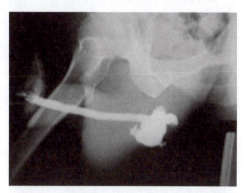

FIGURA 1 Trauma de uretra ("queda à cavaleiro"); uretrografia retrógrada com extravasamento de contraste no nível da uretra bulbar.

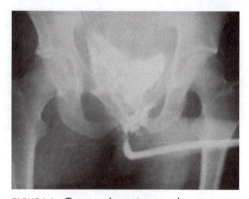

FIGURA 2 Trauma de uretra membranosa com fratura de ossos pubianos. Extravasamento de contraste na uretra membranosa e perivesical.

Tratamento

Lesões parciais de uretra bulbar podem ser tratadas somente com cateter uretral e seguir com observação tardia, avaliando-se possíveis estreitamentos da uretra.

Em lesões maiores, na presença de hematoma compressivo e retenção urinária, o procedimento é cirúrgico, com abordagem via perineal, abaixo do escroto: os cotos uretrais são identificados, isolados com regularização das bordas e sutura terminoterminal dos cotos uretrais sobre o cateter uretral.

Nas lesões da uretra membranosa, nas quais, em geral, o trauma está associado a múltiplos órgãos, o tratamento cirúrgico apresenta controvérsias terapêuticas, destacando:

- Realinhamento primário dos cotos uretrais sobre cateter uretral, facilitado pela uretroscopia.
- Cistostomia com drenagem perivesical do hematoma e programando a reconstrução da uretra em fase tardia. Ambos os procedimentos podem apresentar complicações, como estenose de uretra (95 a 97%), incontinência urinária (21%) e disfunção sexual (56%).

CONCLUSÃO

Deve-se suspeitar de lesão uretral em pacientes com dificuldade miccional, sangue em meato uretral ou introito vaginal ou hematoma genital/perineal, e também em pacientes com trauma de bacia ou queda a cavaleiro.

Lesão de uretra bulbar por queda à cavaleiro geralmente ocorre no contexto de trauma único e geralmente apresenta menor gravidade.

Lesão da uretra membranosa geralmente ocorre nos contexto de politrauma, com lesão de bacia e possível lesão de outras estruturas. O paciente merece atenção sistemática como em todo o politrauma. Depois de garantida a estabilidade clínica, e após avaliação de todo o corpo, é realizada a investigação, que inclui, além da tentativa cuidadosa de cateterismo uretral, a utilização de métodos de imagem (uretrografia retrógrada ou ressonância magnética). A tomografia computadorizada de abdome total pode auxiliar na avaliação da uretra e de possíveis lesões associadas em bexiga/reto/bacia/estruturas abdominais e pélvicas.

Caso a lesão da uretra seja parcial e seja possível sondar o paciente, o paciente pode ser mantido com sonda por 1-3 semanas e reavaliado após.

Em casos em que não seja possível sondar o paciente, existe opção de cistotomia supra-púbica com abordagem uretral tardia em segundo tempo ou tentativa de alinhamento uretral precoce, a critério do cirurgião.

Nos casos que evoluem com estenose uretral , o tratamento pode ser realizado por via endoscópica ou perineal, de acordo com a extensão e posição do segmento estenótico.

PARAFIMOSE

A glande é recoberta pelo prepúcio, bainha de pele que já está formada a partir do 6º mês de gestação; assim, ao nascimento, somente 4% dos recém-nascidos (RN) apresentam total retração do prepúcio, embora, na metade dos RN, o meato uretral seja visível por suave retração do prepúcio. Ao redor de 3 anos, 90% do prepúcio se torna totalmente retrátil. A fimose é definida como a impossibilidade de tração prepucial em razão da estenose do anel prepucial, impedindo assim a exposição da glande. A fimose pode ser primária ou secundária a processos inflamatórios persistentes do prepúcio.

A parafimose ocorre quando o prepúcio permanece retraído por tempo prolongado em paciente com fimose (Figura 3). A extremidade do prepúcio estreitada é puxada para trás da glande, apertando em anel a haste peniana e causando dor local, desconforto e edema da mucosa prepucial e na porção distal do pênis. O edema é suficiente para dificultar ou impedir a redução do prepúcio. São descritas causas raras, como parafimose causada por um hemangioma da glande peniana; o tamanho do hemangioma aumenta e durante a ereção é possível haver associação com o corpo esponjoso e cavernoso, que pressiona o prepúcio em direção à base do pênis. Desenvolve-se edema crescente, que obstrui a circulação vascular e linfática, impedindo a retração espontânea da pele peniana.

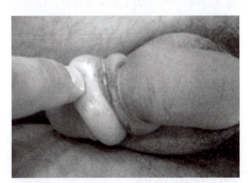

FIGURA 3 Parafimose com histórico de mais de 48 horas de retração prepucial. Nota-se o anel prepucial comprimindo a haste peniana e os edemas distais de prepúcio e glande. (Veja imagem colorida no encarte.)

Tratamento

Após as primeiras horas de instalação do processo, geralmente é possível revertê-lo, puxando-se o prepúcio no sentido de cobrir a glande.

- Redução manual – tentar redução suave, comprimindo-se a glande edemaciada para reduzir o edema, e então fazendo-a passar de volta pelo anel prepucial, preferencialmente acompanhado de um familiar da criança. Essa medida pode ser associada a:
  - Colocação de gelo local em curtos períodos para analgesia.
  - Colocação de açúcar granulado em toda a circunferência do pênis envolvido por gazes, por período de 1 a 2 horas. O açúcar produz altíssimo gradiente de concentração, e o resultado esperado é que a água do edema difunda para a maior concentração de soluto (osmose). O sal também pode ser usado, mas muitas vezes a mucosa inflamada pode estar ulcerada e causar desconforto; podem ser feitas múltiplas punções do edema com agulha fina antes da compressão e/ou injeção de hialuronidase junto ao anel que comprime a glande.
- Cirúrgico – nos casos de parafimose com apresentação tardia (várias horas ou dias), há a necessidade de incisar dorsalmente o anel prepucial ou realizar uma circuncisão. Ocorre um círculo vicioso de eventos se a parafimose não for tratada (Figuras 4 e 5).

ESCROTO AGUDO

Escroto agudo é definido como dor aguda em testículo edemaciado, acompanha-

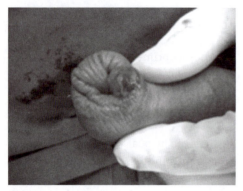

FIGURA 4 Parafimose: houve necessidade de secção cirúrgica do anel prepucial para reduzir o prepúcio. (Veja imagem colorida no encarte.)

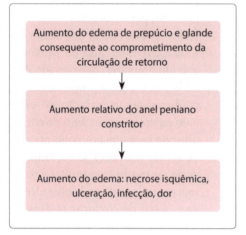

FIGURA 5 Parafimose: fisiopatologia.

da por sinais flogísticos locais e sintomas gerais. Ocorre com maior frequência em adolescentes e adultos jovens e constitui real emergência urológica, exigindo atenção e exploração urgente por meio de métodos de imagem padronizados, principalmente para excluir torção do cordão espermático.

Diagnóstico diferencial

O diagnóstico diferencial pode ser feito entre torção de cordão espermático, torção de apêndices testiculares, orquiepididimite, trauma, hérnia encarcerada, tumores, abscessos e hidrocele infectada. A torção de cordão espermático é a mais crítica, pois requer intervenção cirúrgica imediata e é fator tempo diagnóstico-dependente; enquanto o tratamento após 4-6 horas está associado a até 100% de viabilidade testicular, o tratamento após 24 horas está associado a apenas 10-20% de viabilidade testicular.

O diagnóstico diferencial entre processo inflamatório e não inflamatório foi estatisticamente significativo na avaliação de 85 meninos, correlacionando os parâmetros proteína C-reativa ($p = 0,001$) e idade da criança ($p < 0,001$); esses dois parâmetros apresentaram respectivamente probabilidade de processo inflamatório em escroto agudo com sensibilidade de 75 e especificidade de 69%.

Incidência

Em análise retrospectiva de 100 casos consecutivos admitidos no atendimento de emergência com diagnóstico de dor testicular, 70% eram torção de apêndice testicular, 12% torção testicular, 11% orquiepididimites e 7% com outras doenças (hérnia, varicocele e edema escrotal idiopático).

Patogênese

A anatomia escrotal deve ser conhecida quando se avalia a patogênese do escroto agudo. As causas mais comuns de dor escrotal aguda estão relacionadas a seguir.

Torção testicular

A torção testicular é definida com a rotação do eixo do cordão espermático, resultando inicialmente em obstruções venosa e arterial, edema, isquemia e infarto do tecido testicular. Há uma tendência atual em entender a torção testicular como uma síndrome compartimental, ou seja, uma doença decorrente do aumento da pressão intratesticular, inicialmente em decorrência da congestão venosa e posteriormente em decorrência de intenso processo inflamatório relacionado à isquemia.

Existem dois tipos de torção testicular:

- Torção extravaginal, quando o cordão espermático torce fora da túnica vaginal; ocorre em 10% dos casos de torção de RN e geralmente intraútero, como consequência da fixação anormal do gubernáculo e túnicas vaginais testículo.
- Torção intravaginal ocorre dentro da túnica vaginal; a patogênese está correlacionada com a falta de fixação da túnica vaginal junto à parede escrotal. Trata-se de deformidade anatômica; o testículo é descrito como "badalo de sino", fica livre e pode sofrer torções que variam entre 180º, 360º e 540º ou mais (Figura 6).

Torção de apêndices testiculares

Apêndices testiculares são estruturas embrionárias (müllerianas) e pedunculadas que podem torcer. Localizam-se no polo superior dos testículos (apêndice testicular e apêndice epididimário). O quadro clínico não é tão sintomático como na torção de testículos: presença de edema, ponto doloroso e, às vezes, é visível nos locais anteriormente referidos (Figura 7).

O diagnóstico pode ser clínico, ultrassonográfico ou mesmo com radioisótopos em casos de maior evolução temporal. O tratamento geralmente é clínico, com analgésicos e anti-inflamatórios; raramente necessita de intervenção cirúrgica.

Epididimite

É o processo inflamatório do epidídimo, geralmente de causa bacteriana, viral ou traumática. Na idade pré-puberal, a epididimite pode significar malformação anatômica.

Trauma

Comum em atividades esportivas, ocorre por compressão do testículo contra ossos pubianos, podendo acometer testículo, epidídimo ou pele da bolsa escrotal.

Outras

Púrpura de Henoch-Schönlein (vasculite do escroto), edema escrotal idiopático (geralmente é bilateral).

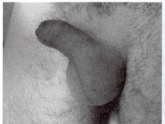
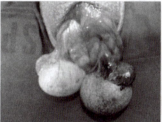
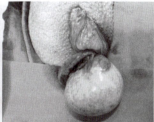

FIGURA 6 Torção de cordão espermático intravaginal: diagnóstico e tratamento cirúrgico dentro das 6 a 8 horas após o início do episódio de dor; recuperação testicular. (Veja imagem colorida no encarte.)

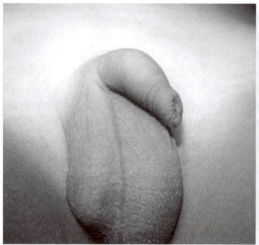 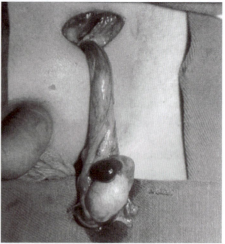

FIGURA 7 Torção de apêndice testicular em menino de 8 anos, após 6 horas de dor escrotal aguda e inflamação escrotal; infarto isquêmico de apêndice. (Veja imagem colorida no encarte.)

Manifestações clínicas

O histórico da doença é muito importante e pode oferecer a diretriz para o correto diagnóstico. Entre os aspectos relacionados, a idade do paciente, o início e a duração da dor são fatores fundamentais para a avaliação clínica (Tabela 1).

O início da dor é súbito e a dor é grave na torção testicular e gradual nas demais doenças.

Antecedentes pessoais de pacientes com malformações do trato urinário (especialmente pacientes com ectopia ureteral ou com bexiga neurogênica de alta pressão) e infecções recidivantes têm importância para o diagnóstico diferencial, considerando-se principalmente episódios de epididimites recidivantes.

O exame físico pode evidenciar aspectos específicos para o diagnóstico diferencial entre as causas mais comuns do escroto agudo. Na torção do testículo, além do edema escrotal e do eritema, o testículo adquire posição transversa na bolsa escrotal consequente ao encurtamento do cordão pela torção, permanecendo anteriorizado na bolsa escrotal; outro sinal evidente é a ausência do reflexo cremastérico.

Um dos desafios no manejo do escroto agudo é triar adequadamente o paciente com maior chance de torção testicular. Uma ferramenta validada que pode ser aplicada por não especialistas é o escore TWIST (*"testicular work-up for ischemia and suspected torsion"*).

Ele se baseia em 5 parâmetros clínicos conforme a Tabela 2. Escore maior ou igual

TABELA 1 Diagnóstico diferencial e manifestações clínicas do escroto agudo

Diagnóstico	Idade	Início	Dor	Sinais/sintomas
Torção	Início da adolescência	Aguda	Grave	Náusea/vômito
Torção de apêndices	Pré-puberal	Subaguda	Moderada	Nenhum
Epididimite	Adolescência	Indolente	Difusa	Febre/disúria

a 6 está relacionado a valor preditivo positivo de 100% e escore menor ou igual a 2 está relacionado a valor preditivo negativo de 90%.

TABELA 2 Variáveis clínicas do escore TWIST (Avaliação Testicular de Isquemia e Suspeita de Torção)

Edema testicular	Pontos
Massa endurecida	2 pontos
Ausência de reflexo cremastérico	1 ponto
Testículo elevado	1 ponto
Náuseas e vômitos	1 ponto

Na torção de apêndices, a dor não é grave e a evolução é lenta; o exame físico é pobre no início, mas evolui com sensibilidade dolorosa no polo superior do testículo e o típico "ponto azul", característico da necrose do apêndice.

Diagnóstico

Ultrassonografia com Doppler da bolsa testicular pode exibir e quantificar o fluxo sanguíneo para o testículo e o escroto. Esse equipamento deve estar presente em hospitais e clínicas que atendem emergências; além disso, a facilidade diagnóstica dependerá da experiência do profissional que realiza o exame. O diagnóstico precoce e preciso é de extrema importância para a recuperação testicular, pois indica a necessidade ou não da intervenção cirúrgica. A cintilografia testicular também pode avaliar o escroto agudo, mas o método é pouco acessível na urgência médica, com pouca especificidade para diagnosticar abscesso, hematoma e hidrocele, os quais podem simular torção. Nesse contexto, a ultrassonografia com Doppler tem 95% de especificidade e 66% de sensibilidade para torção testicular, e é a primeira modalidade na avaliação de escroto agudo.

Tratamento

Os baixos índices de preservação testicular na torção são secundários a erros diagnósticos e demora na apresentação clínica. Teoricamente, manobras clínicas, como destorção testicular, poderiam ser aplicadas em casos de torção intermitente e graus variáveis de torção, embora seja muito difícil essa detecção clínica.

A intervenção cirúrgica imediata do escroto agudo pode resultar em exploração de pacientes com orquiepididimite sem torção testicular. Entretanto, a cirurgia precoce aumenta muito a recuperação de testículos nos casos de torção efetiva, mesmo porque o procedimento é seguro e simples, permitindo o diagnóstico definitivo. A fixação do testículo contralateral é mandatória e feita no mesmo ato, evitando torção que ocorre em 15 a 20% dos testículos contralaterais.

Em casos de não recuperação satisfatória da perfusão testicular após a destorção, a conduta clássica costuma ser a orquiectomia. Mais recentemente, alguns autores têm proposto a realização de uma "fasciotomia" (incisão ampla da túnica albugínea) para diminuição da pressão intratesticular. Caso após a incisão da túnica albugínea o testículo mostre sinais de viabilidade, o defeito da túnica albugínea é recoberto com retalho de túnica vaginalis e o testículo é preservado. Resultados preliminares mostram que a incisão de túnica albugínea + cobertura com túnica vaginalis pode aumentar a chance de salvamento testicular principalmente em casos com menos de 24 horas de torção, mas acompanhamento mais longo e validação prospectiva por novos estudos ainda são necessários.

A infertilidade pode ser uma sequela futura. A análise de dois grupos de pacientes pós-diagnóstico de escroto agudo (orquiectomia *versus* preservação do testículo afetado) evidenciou manutenção dos níveis hormonais e da qualidade do esperma nos dois grupos. Entretanto, a morfologia e a motilidade de espermatozoides foram mais comprometidas no grupo em que o testículo foi preservado, talvez evidenciando mecanismos imunológicos antiespermatozoides que podem comprometer a fertilidade.

CONCLUSÃO

A dor testicular aguda é uma emergência urológica, merecendo atendimento e atenção diferenciados. O diagnóstico e a correção cirúrgica precoces evitam a perda testicular. Parâmetros clínicos como edema e/ou endurecimento testicular, elevação e posição horizontal do testículo na bolsa escrotal, rotação anterior do epidídimo e ausência de reflexo cremastérico ipsilateral sugerem fortemente torção de testículo. O diagnóstico diferencial é feito por métodos de imagem, cujos parâmetros merecem importância na decisão cirúrgica. A cirurgia precoce recupera o maior número de pacientes com torção testicular, apesar de resultar eventualmente em exploração de pacientes com orquiepididimite. A fixação (orquipexia) do testículo contralateral é mandatória.

SUGESTÕES DE LEITURA

1. Aggarwal SK, Sinha SK, Kumar A, Pant N, Borkar NK, Dhua A. Traumatic strictures of the posterior urethra in boys with special reference to recurrent strictures. J Pediatric Urol. 2011;7(3):356-62.
2. Arap MA, Vicentini FC, Cocuzza M, Hallak J, Athayde K, Lucon AM, et al. Late hormo-nal levels, semen parameters, and presence of antisperm antibodies in patients treated for testicular torsion. J Androl. 2007;28(4):528-32.
3. Balkan E, Kilic N, Dogruyol H. The effectiveness of early primary realignment in chil-dren with posterior urethral injury. Int J Urol. 2005;12(1):62-6.
4. Barbosa JABA, de Freitas PFS, Carvalho SAD, Coelho AQ, Yorioka MAW, Pereira MWA, Borges LL, Srougi M, Nahas WC, Arap MA. Validation of the TWIST score for testicular torsion in adults. Int Urol Nephrol. 2021;53(1):7-11.
5. Baskin L, Canning D, Snyder 3rd HM, Duckett JW: Surgical repair of urethral circuncisi-on injuries. J Urol 1997; 158:2269-227
6. Chapple CR: Urethral injuries. BJU Int 2000; 86:318-326.
7. Ciftci AO, Senocak ME, Tanyel FC, Büyükpamukçu N. Clinical predictors for differential diagnosis of acute scrotum. Eur J Pediatric Surg. 2004;14(5):333-8.
8. Cuckow PM, Nyrady P. Male genital abnormalities. In: Geahart JP, Rink RC, Mouquand PDE, editors. Pediatric urology. Philadelphia: Saunders; 2001.
9. Cunha Lima JP, Duarte RJ, Cristofani LM, Srougi M. Extracorporeal shock wave litho-tripsy in children: results and short-term complications. Int J Urol. 2007;14(8):684-8.
10. Duarte RJ, Mitre AI, Dénes FT, Giron AM, Koch VH, Arap S. Extracorporeal lithotripsy for the treatment of urolithiasis in children. J Pediatr (Rio J). 2002;78(5):367-70.
11. Falci Jr. Renato, Srougi M. Cólica nefrética. In: Saraiva Martins H, Damasceno MCT, Awada SB, editors. Pronto-socorro. Condutas do Hospital das Clínicas da FMUSP. Barue-ri: Manole; 2007.
12. Figueroa V, Pippi Salle JL, Braga LH, Romao R, Koyle MA, Bägli DJ, Lorenzo AJ. Compa-rative analysis of detorsion alone versus detorsion and tunica albuginea decompression (fasciotomy) with tunica vaginalis flap coverage in the surgical management of prolon-ged testicular ischemia. J Urol. 2012;188(4 Suppl):1417-22.
13. Lee A, Park SJ, Lee HK, Hong HS, Lee BH, Kim DH. Acute idiopathic scrotal edema: ul-trasonographic findings at an emergency unit. Eur Radiol. 2009;19(8):2075-80.
14. Lottmann H, Gagnaodux MF, Daudon M. Urolithiasis in children. In: Geahart JP, Rink RC, Mouriquand PDE,

editors. Pediatric urology. Philadelphia: Saunders; 2001.
15. Mäkelä E, Lahdes-Vasama T, Rajakorpi H, Wikström S. A 19-year review of paediatric pa-tients with acute scrotum. Scand J Surg. 2007;96(1):62-6.
16. McLorie G, Merguerian P, DeMaria J: Injuries to the genitourinary system during a pos-terior sagital approach, and their repair. Br J Urol 1998; 81:76-80.
17. Meštrović J, Biočić M, Pogorelić Z, Furlan D, Družijanić N, Todorić D, et al. Differentia-tion of inflammatory from non-inflammatory causes of acute scrotum using relatively simple laboratory tests: Prospective study. J Pediatric Urol. 2012;9(3):313-7.
18. Mirochnik B, Bhargava P, Dighe MK, Kanth N. Ultrasound evaluation of scrotal patho-logy. Radiol Clin North Am. 2012;50(2):317-32.
19. Pichler R, Fritsch H, Skradski V, Horninger W, Schlenck B, Rehder P, Oswald J. Diagno-sis and Management of Pediatric Urethral Injuries. Urol Int 2012;89: 136-142
20. Rodger F, Roditi G, Aboumarzouk OM. Diagnostic accuracy of low and ultra-low dose CT for identification of urinary tract stones: a systematic review. Urol Int. 2018;100(4):375-85.
21. Sarica K, Tanriverdi O, Aydin M, Koyuncu H, Miroglu C. Emergency ureteroscopic re-moval of ureteral calculi after first colic attack: is there any advantage? Urology. 2011;78(3):516-20.
22. Sarikaya S, Kilicarslan H, Turna B, Doruk HE, Tekgul S. Factors affecting complication rates of ureteroscopic lithotripsy in children: results of multi-institutional retrospective analysis by Pediatric Stone Disease Study Group of Turkish Pediatric Urology Society. J Urol. 2011; 186(3):1035-40.
23. Sas DJ, Hulsey TC, Shatat IF, et al. Increasing incidence of kidney stones in children eva-luated in the emergency department. J Pediatr. 2010;157(1): 132-7.
24. Shenfeld OZ, Gnessin E. Management of urogenital trauma: state of the art. Curr Opin Urol. 2011;21(6):449-54.
25. Soccorso G, Ninan GK, Rajimwale A, Nour S. Acute scrotum: is scrotal exploration the best management? Eur J Pediatr Surg. 2010;20(5):312-5.
26. Sun F, Bao X, Cheng D, Yao H, Sun K, Wang D, Zhou Z, Wu J. Meta-analysis of the sa-fety and efficacy of α-adrenergic blockers for pediatric urolithiasis in the distal ureter. Front Pediatr. 2022;10:809914.
27. Tasian GE, Copelovitch LA. Management of pediatric kidney stone disease . In: Partin AW, Dmochowski RR, Kavoussi LR, Peters CA, editors. Campbell-Walsh--Wein Urology, 12th ed. Philadelphia: Elsevier; 2021.
28. Waldert M, Klatte T, Schmidbauer J, Remzi M, Lackner J, Marberger M. Color Doppler sonography reliably identifies testicular torsion in boys. Urology. 2010;75(5):1170-4.
29. Yagil Y, Naroditsky I, Milhem J, Leiba R, Leiderman M, Badaan S, et al. Role of Doppler ultrasonography in the triage of acute scrotum in the emergency department. J Ultra-sound Med. 2010;29(1):11-21.
30. Yiğiter M, Arda IS, Hiçsönmez A. An unusual cause of paraphimosis: hemangioma of the glans penis. J Pediatr Surg. 2008;43(2):31-3.

Seção X

Doenças Hematológicas e Oncológicas

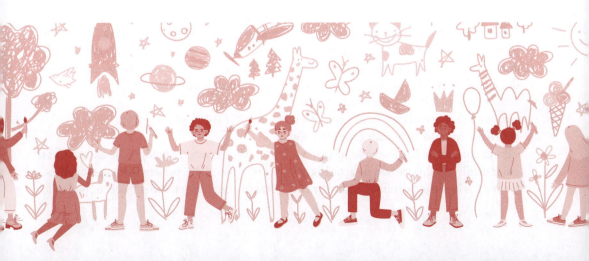

62
Anemia aguda

Márcia Marques Leite
Fabiana Gonçalves Cirino Mello

PONTOS-CHAVE DESTE CAPÍTULO

- Os sintomas podem estar presentes de acordo com tempo de instalação da anemia.
- No período neonatal, as anemias agudas estão relacionadas a eventos perinatais.
- A anemia aguda na faixa etária pediátrica pode estar associada, mais comumente, com perda sanguínea e hemólise.

INTRODUÇÃO

A Organização Mundial da Saúde (OMS) define anemia como uma situação na qual ocorre redução na concentração de hemoglobina, do hematócrito ou de hemácias por unidade de volume, em comparação com parâmetros de sangue periférico de uma população de referência, ou seja, o número de glóbulos vermelhos ou sua capacidade de transporte de oxigênio é insuficiente para atender às necessidades fisiológicas. O nível de hemoglobina (Hb) no sangue encontra-se abaixo de dois desvios-padrão do intervalo considerado normal para idade e sexo ou com a diminuição do hematócrito (Ht). Os valores normais de Hb, Ht e volume corpuscular médio (VCM) variam de acordo com o sexo e a idade e, portanto, é fundamental o conhecimento dessas variações para que se possa diagnosticar anemia em um paciente. A anemia pode ser de instalação abrupta ou crônica.

EPIDEMIOLOGIA

A anemia é uma grande preocupação de saúde pública que afeta crianças, adolescentes e mulheres em idade fértil. Pela OMS, estima-se que 42% das crianças menores de cinco anos e 40% das gestantes em todo o mundo estejam anêmicas.

PATOGÊNESE

Muitas vezes, a patogênese das anemias é multifatorial e apresenta-se como manifestação de um transtorno subjacente, podendo

TABELA 1 Classificação das anemias pelo mecanismo fisiopatológico

Deficiência de produção	Falência na produção medular	Anemia aplásica (congênita ou adquirida)	
		Aplasia pura da série vermelha	Anemia de Blackfan-Diamond Eritroblastopenia transitória da infância (adquirida)
		Substituição do tecido medular	Neoplasias Osteopetrose Mielofibrose
	Diminuição da produção de eritropoetina	Insuficiência renal crônica	
		Hipotireoidismo, hipopituitarismo	
		Anemia da inflamação crônica	
		Desnutrição proteica	
		Mutação da Hb com diminuição da afinidade por oxigênio	
	Distúrbios da maturação eritrocitária – eritropoiese ineficaz	Anormalidade da maturação citoplasmática	Deficiência de ferro Síndromes talassêmicas Intoxicação por chumbo Anemia sideroblástica
		Anormalidades da maturação celular	Deficiência de vitamina B12 Deficiência de ácido fólico Anemia megaloblástica responsiva à tiamina Anomalias hereditárias do metabolismo de folato
	Anemia diseritropoiética congênita		
	Protoporfiria eritropoiética		
Excesso de destruição	Hemoglobinopatias		
	Defeitos da membrana eritrocitária		
	Defeitos metabólicos das hemácias		
	Mediado por anticorpos		
	Lesão mecânica dos eritrócitos (microangiopática)		
	Lesão por estresse oxidativo		
	Induzida por agentes infecciosos		
	Hemoglobinúria paroxística noturna		
Perdas	Hemorragias	Agudas Crônicas	

ocorrer por três mecanismos principais ou por associação entre eles:

- Deficiência ou diminuição na produção: deficiência nutricional (deficiência de ferro, bem como de micronutrientes, como ácido fólico, vitaminas B12 e A), distúrbios genéticos de hemoglobina, deficiência de eritropoetina, supressão de medula por infecção (virais), infiltração ou lesão medular e síndromes de falência da medula óssea. Associada à contagem de reticulócitos inadequadamente baixa.
- Excesso de destruição (hemólise): anemias hemolíticas, anemias hemolíticas hereditárias (falciformes), anemias hemolíticas autoimunes, síndrome hemolí-

tica urêmica, isoimunização fetal e doenças infecciosas. Associado à contagem de reticulócitos adequadamente elevada.
- Perdas sanguíneas excessivas: resultante de traumas, associadas a hemorragias (digestivas, epistaxes e hipermenorragias) (Tabela 1).

A hemoglobina (Hb) é responsável pelo fornecimento de oxigênio aos tecidos. O conteúdo de oxigênio do sangue arterial é a soma do oxigênio ligado à Hb e do oxigênio dissolvido no plasma. O conteúdo total de oxigênio arterial é proporcional à capacidade de transporte de oxigênio da Hb (que, por exemplo, é reduzida para carboxi e met-Hb), à quantidade de Hb, à saturação arterial de Hb e à pressão parcial de oxigênio no sangue arterial. A entrega de oxigênio ao tecido é o resultado do débito cardíaco, do conteúdo arterial de oxigênio e da resistência capilar. A tolerância da anemia depende em parte da cinética da diminuição do nível de Hb. De fato, quando o nível de Hb diminui e há redução da oferta tecidual de oxigênio, como a queda abrupta desse transporte durante a anemia aguda, ocorrem mecanismos adaptativos e compensatórios para preservar o fornecimento de oxigênio aos tecidos:

- Aumento do débito cardíaco, com elevação da frequência cardíaca em repouso.
- Vasocontrição periférica, com priorização da perfusão de órgãos vitais, como cérebro e coração.
- Diminuição da afinidade de ligação de hemoglobina-oxigênio pelo aumento da produção de 2,3 difosfoglicerato.
- Aumento dos níveis circulantes de eritropoetina, em resposta à hipóxia tecidual.

O volume intravascular pode estar reduzido ou não, dependendo da etiologia. A anemia por deficiência de ferro pode ser clinicamente bem tolerada (fadiga moderada), mesmo em níveis muito baixos de Hb, em razão do início lento da anemia. Em contraste, a anemia grave aguda induzirá fadiga, taquicardia e falta de ar. Na ausência de correção da anemia, pode ocorrer hipotensão, confusão mental e, finalmente, insuficiência cardíaca. Em pacientes criticamente anêmicos, a redistribuição de sangue para o cérebro e o coração desvia a distribuição de oxigênio dos órgãos menos vitais e pode provocar isquemia intestinal com translocação bacteriana secundária e levar à falência de múltiplos órgãos. A tolerância cardíaca é melhor em crianças do que em adultos, porque as primeiras geralmente têm função cardíaca preexistente normal. No nível molecular, hipóxia tecidual grave relacionada à anemia ativa o fator induzível por hipóxia (HIF) que, por sua vez, promove a produção de eritropoetina (EPO).

A anemia pode resultar em diminuição da capacidade de transporte de oxigênio e, consequentemente, em desenvolvimento motor e cognitivo abaixo do padrão em crianças e perda de produtividade no trabalho durante a idade adulta.

Nos casos de anemia de instalação lenta, como ocorre nas deficiências de produção, principalmente de causa nutricional, os mecanismos compensatórios podem levar a déficit de crescimento, astenia e anorexia, sem sinais de comprometimento hemodinâmico grave.

Geralmente, na anemia aguda os níveis de hemoglobina em torno de 7 a 8 g/dL são sintomáticos. Porém, isso pode não ocorrer com níveis de 4 a 5 g/dL na anemia crônica, dependendo da faixa etária.

A avaliação da anemia aguda deve considerar dados além da concentração de hemoglobina (Tabela 2).

MANIFESTAÇÕES CLÍNICAS

Os sintomas podem estar presentes de acordo com tempo de instalação da anemia: pode ser aguda, de instalação abrupta, em horas ou dias e apresentar diferentes graus de gravidade, mais comum em departamentos de emergência, ou de instalação crônica. A anemia aguda pode cursar com aumento de frequência cardíaca para a idade, sinais de choque, sintomas de insuficiência cardíaca congestiva, como alterações de ausculta cardíaca ou pulmonar, taquipneia, estase jugular e hepatomegalia. Em casos mais graves, há possibilidade de comprometimento neurológico. Anemia crônica pode ser assintomática.

Palidez, fraqueza, desânimo, sonolência, icterícia (hemólise), equimoses ou petéquias (alterações de coagulação, doenças da hemostasia), sinais de sangramento, edemas, emagrecimento, febre, esplenomegalia e perda de apetite devem ser investigados para definição de etiologia.

No período neonatal, as anemias agudas estão relacionadas a eventos perinatais: traumas de parto, hemorragias maternas, além de possíveis internações em unidade de terapia intensiva, com coletas laboratoriais frequentes. Os eventos ocorridos no período gestacional também devem ser considerados na investigação.

Ocorre anemia fisiológica por queda nos níveis de Hb no primeiro semestre de vida. Anemias hemolíticas hereditárias também podem se manifestar até os 6 meses de vida, e o histórico familiar deve ser considerado.

Perda sanguínea pelo trato gastrointestinal por varizes gástricas e esofágicas, colite

TABELA 2 Dados importantes da anamnese de pacientes com anemia

Idade	Prematuridade e sangramentos durante o pré-natal ou parto podem causar anemia. A ferropenia é comum em prematuros, lactentes e adolescentes. A anemia fisiológica está presente aos 2 meses de vida.
Sexo	Doenças têm herança ligada ao sexo, como a deficiência de G6PD em meninos.
Etnia	Certas etnias podem ter associação com hemoglobinopatias, como a doença falciforme em afrodescendentes (sequestro esplênico e anemia aplásica), a alfatalassemia em orientais e a betalatassemia em pacientes provenientes da Europa mediterrânea.
Dieta e história alimentar	Perda de apetite. Carência de ferro. Pacientes com dieta vegetariana podem ter anemia associada à carência de vitamina B12. A dieta da mãe é importante durante o aleitamento.
Drogas	Drogas oxidativas e substâncias causadoras de aplasia medular.
Infecções	Podem estar associadas com anemia hemolítica e aplasia de medula.
Doenças sistêmicas	Hipotireoidismo, doenças renais, hepáticas ou inflamatórias podem estar associadas a causas de anemia.
Antecedentes familiares	Icterícia, anemia, litíase biliar, esplenectomia e transfusões podem ser indícios de doenças hematológicas hereditárias (esferocitose, deficiência de G6PD e piruvato quinase).
Uso de medicamentos (anti-inflamatórios não hormonais), viagens e exposições	

ulcerativa e doença de Crohn podem ser causas comuns em lactentes de crianças.

Infecções agudas por vírus como Epstein-Barr, parvovírus B19 e por micoplasma podem resultar em anemia, assim como infecções por *Streptococcus pneumoniae* são passíveis de desencadear anemia hemolítica autoinume.

Intoxicação e ingestão acidental de substâncias químicas podem ser responsáveis por anemia aguda, além de traumatismos. Menstruação nas adolescentes deve ser considerada na perda sanguínea aguda e na doença de von Willebrand.

DIAGNÓSTICO E EXAMES COMPLEMENTARES

A anemia aguda na faixa etária pediátrica pode estar associada, mais comumente, com duas situações: perda sanguínea e hemólise. É importante salientar que nas anemias agudas com necessidade de transfusão, a investigação diagnóstica com histórico e anamnese detalhados, além de exame físico minucioso são essenciais. Em emergências, convém coletar amostras do paciente para tipagem sanguínea e realização de provas cruzadas, para eventual necessidade de transfusão sanguínea, no caso de anemias agudas com repercussão cardiorrespiratória.

Hemograma, microscopia de esfregaço de sangue periférico e contagem de reticulócitos devem ser considerados na avaliação inicial de anemia (Figura 1).

- Hemograma (analisar globalmente e considerar todas as séries e índices hematimétricos). O volume corpuscular médio (VCM) costuma estar normal nas anemias agudas por perdas sanguíneas e contribui para classificação em:

TABELA 3 Dados importantes do exame físico de pacientes com anemia

Sinais de compensação cardiovascular	Sopro sistólico, frequência cardíaca aumentada (taquicardia)
Pele	Icterícia (sinal de hemólise), petéquias e hematomas (sinais de alteração plaquetária associadas), hiperpigmentação (sugestiva de anemia de Fanconi)
Boca	Glossite, queilite angular (associada a anemias carenciais)
Mãos	Alterações ósseas (sugestivas de anemia de Fanconi)
Unhas e cabelos	Enfraquecidos e sem cor (associado a anemias carenciais)
Úlcera em membros	Podem estar presentes nas anemias hemolíticas crônicas, principalmente anemia falciforme
Esplenomegalia	Podem estar associadas a casos de hemólise, infecções ou neoplasias
Fenótipo de doenças congênitas	Fáscies talassêmica (anemia de Fanconi)
Sinais de doenças sistêmicas	Inspeção e palpação da tireoide, lúpus eritematoso sistêmico (manchas na pele), doenças renais ou hepáticas

- Microcíticas: sugerem deficiência de ferro, talassemia ou associação com fármacos ou toxinas como chumbo.
- Macrocíticas: sugerem deficiência de folato ou vitamina B12, hipotireoidismo uso de fármacos como metotrexato e anticonvulsivante.
- Normocítica.
- Microscopia, análise de esfregaço de sangue periférico: pode sugerir doenças ou mecanismos específicos; na síndrome hemolítico urêmica (esquizócitos

ou hemácias crenadas); na anemia hemolítica (esferócitos, hemácias em foice ou em alvo).
- Índice de anisocitose eritrocitária (RDW) é a descrição estatística da heterogeneidade do tamanho das hemácias.
- Contagem de reticulócitos deve fazer parte da avaliação inicial do quadro (são sinais indiretos da eritropoese ativa, importantes na diferenciação da causa da anemia por aumento de destruição periférica, por perda sanguínea ou por diminuição da produção). Hemoglobina e hematócrito: considerar referência para cada faixa etária e sexo.
- Bilirrubina indireta, desidrogenase láctica (DHL), tipagem sanguínea, teste da antiglobulina direta (Coombs), eletroforese de hemoglobina, curva de fragilidade osmótica, ferritina, saturação de transferrina, mielograma, entre outros.

Diagnóstico diferencial

Anemias microangiopáticas, doença linfoproliferativa, insuficiência cardíaca congestiva, hipoglicemia, choque (séptico, hipovolêmico não hemorrágico), entre outros.

TRATAMENTO

A anemia aguda frequentemente necessita de intervenção médica imediata. O tratamento depende da gravidade dos sinais e sintomas e da causa da anemia. A manutenção da estabilidade hemodinâmica da criança gravemente enferma é complexa e exige medidas de suporte, como oferta de oxigênio, suporte ventilatório e restauração volêmica na presença de hipovolemia.

O tratamento cirúrgico raramente está indicado na abordagem do paciente com anemia aguda.

A transfusão de glóbulos vermelhos (concentrado de hemácias) é o tratamento universal para a maioria dos pacientes com anemia aguda com repercussão cardiorrespiratória grave. O volume depende da gravidade do paciente, em geral ocorre infusão de 10 a 15 mL/kg em até 3 a 4 horas. Deve-se realizar em pelo menos 1 hora para evitar hemólise excessiva do conteúdo da bolsa, além de outros sinais como distúrbios de cálcio e da coagulação, hipotermia. A criança deve estar sempre monitorizada e reavaliada clinicamente durante a infusão, além de ter nova coleta laboratorial antes de repetir uma transfusão. Para anemias agudas com indicação de transfusão, é necessário coleta de tipagem sanguínea, sorologias e provas cruzadas, sempre que possível. Sempre avaliar necessidade de reposição de fatores de coagulação, transfusão de plaquetas e uso de antifibrinolíticos conforme situação clínica. Portadores de anemias hemolíticas autoimunes podem se beneficiar de imunossupressores como corticoides com esquema de pulsoterapia. Pacientes com anemia com repercussão clínica leve podem receber terapia farmacológica com eritropoetina, infusão de ferro, terapia imunomoduladora, entre outras (Figuras 2 e 3).

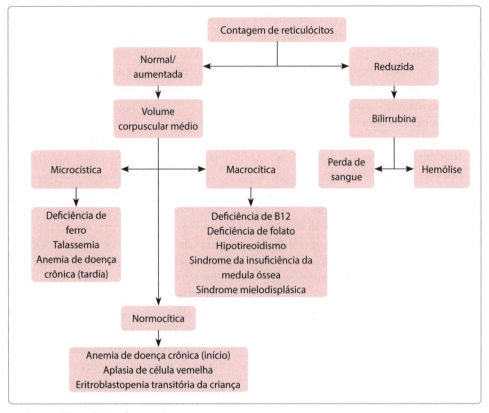

FIGURA 1 Diagnóstico de anemia.

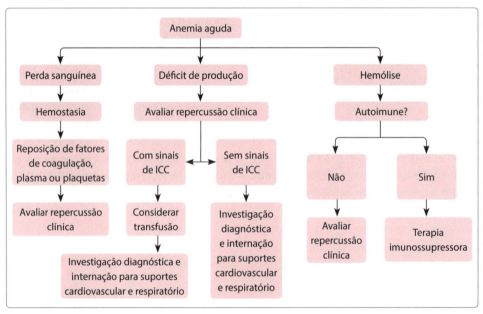

FIGURA 2 Algoritmo do tratamento de anemia aguda. ICC: insuficiência cardíaca congestiva.

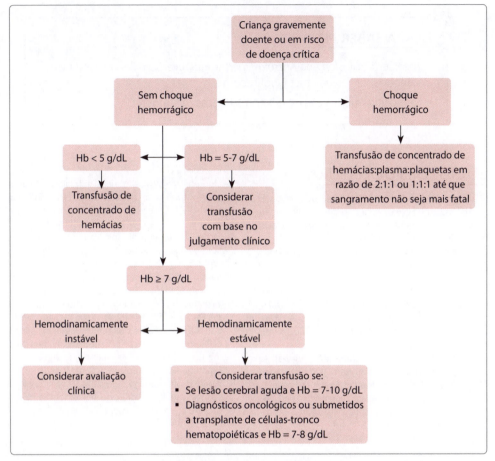

FIGURA 3 Diagnóstico do tratamento da criança com anemia grave ou em risco de doença crítica.

CONCLUSÃO

A anemia aguda é importante causa de morbidade e mortalidade na pediatria. Entender a etiopatogenia é importante para abordagens diagnóstica e terapêutica adequadas. O tratamento com transfusão depende da idade, níveis de Hb e condição clínica do paciente. A transfusão de concentrado de hemácias é o tratamento de escolha para a maioria das causas de anemia aguda com repercussão cardiorrespiratória grave e deve ser realizada de forma criteriosa.

PARA SABER MAIS

- *The PCC Transfusion And Anemia Expertise Initiative*, Scot Bateman e Stacey Valentine. OPENPediatrics (spotify.com).
- Hemolytic Anemia (Pedscases.com). Podcast no Spotify®.

SUGESTÕES DE LEITURA

1. Ahmed MAA, Al-Nafeesah A, Al-Wutayd O, Mahgoub HM, Adam I. Severe childhood anemia and emergency blood transfusion in Gadarif Hospital, eastern Sudan. PLoS One. 2019;14(12):1-10.
2. Allali S, Brousse V, Sacri AS, Chalumeau M, de Montalembert M. Anemia in children: prevalence, causes, diagnostic work-up, and long-term consequences. Expert Rev Hematol. 2017;10(11):1023-8.
3. Awe OO, Dogbey DM, Sewpaul R, Sekgala D, Dukhi N. Anaemia in children and adolescents: A bibliometric analysis of brics countries (1990–2020). Int J Environ Res Public Health. 2021;18(11).
4. D'souza AM. A general pediatrician's approach to anemia in childhood. Pediatr Ann. 2020;49(1):e10-6.
5. Elshinawy M, Kamal M, Nazir H, Khater D, Hassan R, Elkinany H, et al. Sepsis-related anemia in a pediatric intensive care unit: transfusion-associated outcomes. Transfusion. 2020;60(S1):S4-9.
6. Istaphanous GK, Wheeler DS, Lisco SJ, Shander A. Red blood cell transfusion in critically ill children: A narrative review. Pediatr Crit Care Med. 2011;12(2):174-83.
7. Newhall DA, Oliver R, Lugthart S. Anaemia: A disease or symptom? Neth J Med. 2020;78(3):104-10.
8. Tasker RC, Turgeon AF, Spinella PC. Recommendations on RBC transfusion in critically ill children with acute brain injury from the pediatric critical care transfusion and anemia expertise initiative. Pediatr Crit Care Med. 2018;19(9):S133-6.
9. Valentine SL, Bembea MM, Muszynski JA, Cholette JM, Doctor A, Spinella PC, et al. the PALI and SI (PALISI) N. Consensus Recommendations for Red Blood Cell Transfusion Practice in Critically Ill Children from the Pediatric Critical Care Transfusion and Anemia Expertise Initiative. Pediatr Crit Care Med. 2018.
10. World Health Organization 2013. Pocket book of hospital care for children: guidelines for the management of common childhood illnesses. 2.ed. pocket B. 2013.

63
Doença falciforme

Tania Shimoda-Sakano
Pedro Henrique Magalhães Mendes

PONTOS-CHAVE DESTE CAPÍTULO

- Identificar precocemente o paciente com doença falciforme.
- Reconhecer as principais complicações agudas da doença falciforme.
- Tratar adequadamente as complicações agudas considerando os riscos e benefícios da terapêutica empregada.

INTRODUÇÃO

A doença falciforme abrange um grupo de doenças genéticas com manifestações sistêmicas caracterizadas por hemólise crônica e complicações agudas que podem levar a risco de morte e graus variáveis de disfunções orgânicas. O acompanhamento médico precoce desses pacientes tem grande impacto na redução da morbidade e mortalidade.

Segundo dados da OMS, a letalidade pela doença falciforme pode atingir 80% em crianças com até 5 anos de idade, com vida média de 8 anos quando não recebem seguimento adequado. Por outro lado, em pacientes que recebem acompanhamento regular, a letalidade cai até 1,8% e a vida média pode atingir até 45 a 55 anos.

EPIDEMIOLOGIA

A doença está disseminada pelos diversos continentes, sendo endêmica na África subsaariana, Caribe, América Central, América do Sul, Mediterrâneo, Arábia Saudita e Índia. A hemoglobina S confere proteção à malária, permitindo uma vantagem a populações onde essa doença é endêmica. Dados da OMS estimam que 7% da população mundial são portadores da hemoglobina S, sendo que 300 mil a 500 mil crianças nascem a cada ano com hemoglobinopatias graves.

Nos Estados Unidos, a doença acomete cerca de 72 mil a 98 mil pacientes e estima-se a existência de cerca de 2 mil bebês ao ano com a doença falciforme. Constitui o distúrbio mais prevalente identificado pelo programa de triagem neonatal nos Estados

Unidos, superando a fibrose cística e a hemofilia. Houve uma redução na taxa anual de óbitos relacionados à doença falciforme em crianças menores 5 anos de 2,05/100 mil, em 1979 a 1989, para 0,47/100 mil, em 2015 a 2017 (P < 0,01). A redução dos óbitos por causa infecciosa foi mais expressiva em menores de 5 anos (58% em 1979 a 1989 para 37% em 2015 a 2017). Na faixa etária pediátrica, as infecções e os eventos cerebrovasculares correspondem às principais causas de óbito.

No Brasil, a incidência de doença falciforme é de 1 a 3/1.000 nascimentos, sendo que, na Bahia, essa incidência pode chegar a 1/650 recém-nascidos. No sudeste do Brasil, estima-se que a frequência de portadores de doença falciforme seja de 2%, variando de 6 a 10% na população negra. Dados da Triagem Neonatal Nacional sinalizam 3.500 nascidos por ano com doença falciforme e 200 mil com traço falciforme.

PATOGÊNESE

A doença falciforme é autossômica recessiva, sendo caracterizada pela presença da hemoglobina S, que resulta da substituição da valina por ácido glutâmico na posição 6 da cadeia beta. Essa troca de aminoácidos determina profundas alterações nas propriedades fisicoquímicas da hemoglobina quando desoxigenada.

A doença falciforme constitui um grupo de doenças genéticas caracterizadas pela predominância da hemoglobina S nas hemácias: anemia falciforme (SS) e seus compostos heterozigotos HbSC, S/betatalassemias e as mais raras. como HbSD, HbSE e HbSO. Os indivíduos heterozigotos (AS) são denominados portadores de traço falciforme com curso assintomático. Pacientes com HbSS e HbS-beta^0 talassemia apresentam as complicações agudas com maior frequência e gravidade. Os portadores de HbSC e HbS-beta$^+$ apresentam manifestações clínicas moderadas.

A hemoglobina S tem uma conformação que facilita contatos intermoleculares no estado com baixa tensão de oxigênio. A formação de polímeros de hemoglobina resulta na alteração da forma da hemácia para um aspecto que lembra uma foice, fenômeno denominado falcização. A maior parte desses polímeros de hemoglobina se desfaz com a reoxigenação. As hemácias falcizadas se agregam e aderem à parede endotelial, levando à hemólise crônica. O endotélio lesado desencadeia a cascata da coagulação, ocasiona um estado inflamatório crônico e a vasculopatia proliferativa. As complicações agudas e crônicas da doença podem comprometer diversos órgãos como cérebro, pulmão, rim, coração e sistema osteomuscular. Quanto maior a quantidade de hemoglobina S, mais graves serão as manifestações clínicas da doença.

A polimerização da hemoglobina é influenciada por diversos fatores:

- A falcização é maior quando houver maior duração da desoxigenação, acidose, temperaturas baixas, altas altitudes. A poluição ambiental provavelmente exerce influência na falcização.
- A falcização é inibida em situações como pH alcalino e nas associações HbS com HbF ou com alfa talassemia.

A hemácia falcizada apresenta defeitos também na permeabilidade de sua membrana, perdendo potássio e acumulando sódio. A densidade de hemácias de um paciente com doença falciforme aumenta com a falcização e pode se instalar um ciclo vicioso, no qual a desoxigenação gera a falcização, e esta, por sua vez, piora ainda mais a desoxigenação, gerando mais falcização.

DIAGNÓSTICO

O diagnótico para a doença falciforme pode ser realizado precocemente por meio da triagem neonatal. No Brasil, o Sistema Único de Saúde, pelo Programa Nacional de Triagem Neonatal, oferece a triagem neonatal para hemoglobinopatias em todo território nacional.

A confirmação diagnóstica pode ser realizada por meio de eletroforese de hemoglobina para a detecção da HbS e da sua associação com outras frações.

MANIFESTAÇÕES CLÍNICAS

A doença falciforme tem comprometimento sistêmico. A seguir, serão descritas as principais complicações agudas da doença falciforme (Tabela 1).

INFECÇÃO

Epidemiologia e manifestações clínicas

As infecções constituem a principal causa de mortalidade na infância, especialmente em lactentes. O risco de sepse e meningite por *Streptococcus pneumoniae* e

TABELA 1 Complicações agudas da doença falciforme, incluindo manifestações clínicas e tratamento

	Quadro clínico	Exames laboratoriais	Diagnóstico	Tratamento
Crise álgica	Dactilite Crise álgica Priapismo		Clínico	Hidratação (preferencial VO) Analgesia Oxigênio, se necessário
Infecção	Bacteriemia/sepse Osteomielite	Hemograma, hemocultura e outras culturas pertinentes	Clínico	Antibioticoterapia
Anemia aguda	Sequestro esplênico Crise aplástica	Hemograma, tipagem sanguínea, reticulócitos	Clínico	Oxigênio, se necessário Transfusão simples
Síndrome torácica aguda	Sintomas respiratórios, queda de saturação O_2	Hemograma, hemocultura, tipagem sanguínea Pesquisa viral	Radiografia tórax	Oxigênio, se necessário Antibioticoterapia (cefalosporina e macrolídeos) Se rápida evolução: exsanguineotransfusão Nos demais: transfusão simples ou exsanguineotransfusão
AVC ou episódio isquêmico transitório	AVC isquêmico ou hemorrágico, declínio cognitivo	Hemograma, Hb/Ht (se transfusão simples for indicada), tipagem sanguínea	TC crânio e/ou RM	Oxigênio, se necessário Transfusão simples/ exsanguineotransfusão

AVC: acidente vascular cerebral; RM: ressonância magnética; TC: tomografia computadorizada; VO: via oral. Fonte: Lovett et al., 2017; Ministério da Saúde, 2018; Payne et al., 2020; Piel et al., 2017; National Heart, Lung and Blood Institute, 2014; Brandon et al., 2020; Chou et al., 2020; DeBaun et al., 2020.

Haemophilus influenzae no paciente portador da doença falciforme chega a ser 600 vezes maior do que na população geral de crianças. Outras infecções como pneumonias e osteomielites ocorrem também com maior frequência nessa população. Desse modo, a febre deve ser encarada como uma situação de risco com necessidade de pronta avaliação e tratamento adequado.

O processo de falcização resulta em asplenia funcional a partir dos 2 a 3 meses de vida em função da queda da hemoglobina F. Ocorre dificuldade na opsonização de microrganismos e maior suscetibilidade a agentes encapsulados, como *S. pneumoniae*, *Salmonella* sp e *Haemophilus* sp. A recomendação para o uso de penicilina profilática reduziu a incidência de bacteremia por pneumococo em 84%, sendo o risco de sepse maior em crianças abaixo de 5 anos, porém, o risco ainda persiste com menor intensidade na vida adulta. A profilaxia com penicilina, a imunização com a vacina conjugada pneumocócica e vacina pneumocócica 23 valente em maiores de 2 anos, além da vacina para *Haemophilus influenzae*, permitiram uma redução significativa da morbidade e mortalidade por causa infecciosa. Mesmo com o uso de profilaxia, as crianças com doença falciforme têm maior risco de sepse. Caso o paciente apresente, além da febre, dor óssea localizada, considerar a possibilidade de osteomielite e artrite séptica. Em geral, o quadro clínico é mais exuberante com sinais flogísticos locais, acompanhado de febre elevada.

Na artrite séptica, ocorre disseminação hematogênica da bactéria para o espaço articular. A dor é importante, sendo acompanhada de edema articular com grande limitação da movimentação articular.

Diagnóstico e exames complementares

A febre com temperatura $\geq 38,5°C$ sem um foco aparente deve ser avaliada rapidamente por meio de exame físico completo, hemograma, reticulócitos, hemocultura, urina 1, urocultura e outras culturas pertinentes, saturação de oxigênio e radiografia de tórax.

Na suspeita de osteomielite, incluir na investigação laboratorial: hemograma, hemocultura, velocidade de hemossedimentação (VHS), proteína C-reativa (PCR) e cultura do aspirado ósseo local, se possível. Entre os exames de imagem, a radiografia identifica alterações tardias, a cintilografia pode auxiliar no diagnóstico e a ressonância nuclear magnética é superior à tomografia para o diagnóstico de osteomielite. O tratamento cirúrgico é indicado em casos de abscessos subperiostais e intraósseos.

Na artrite séptica, o diagnóstico é realizado por meio da aspiração de líquido sinovial. A radiografia e a ressonância nuclear magnética são utilizadas para descartar outras causas de artropatias.

> **Dica prática relevante:** em paciente com doença falciforme, a febre merece atenção em sua avaliação: lembrar da asplenia funcional e maior suscetibilidade às infecções por encapsulados, especialmente na faixa etária pediátrica.

Tratamento

As recomendações baseadas em opinião de especialistas orientam, em pacientes com doença falciforme e febre $\geq 38,5°C$, realizar a coleta de exames laboratoriais, incluindo culturas, e iniciar precocemente antibioticoterapia parenteral de amplo espectro para cobertura de *Streptococcus pneumoniae* e Gram-negativos de flora intestinal, sendo preconizado o uso de ceftriaxona, cefotaxima ou cefuroxima. A continuidade do tratamento ambulatorial com antibiótico oral é factível em pacientes com bom estado geral, sinais vitais dentro da normalidade e familiares confiáveis à adesão ao tratamento e reavaliação clínica.

Na avaliação do quadro febril do paciente com doença falciforme, será indicada a internação nas seguintes situações: pacientes com toxemia, infecção de sistema nervoso central (SNC), osteomielite, artrite séptica, crianças menores de 1 ano, internação prévia por bacteremia no último ano, temperatura maior que 39,5ºC, presença de outras complicações associadas (síndrome torácica aguda ou crise álgica) e pais com dificuldade de retornar ao serviço. Nos casos de osteomielite, deve-se incluir cobertura para *Salmonella* e *S. aureus* por 4 a 6 semanas.

CRISE VASO-OCLUSIVA

Epidemiologia e manifestações clínicas

A crise vaso-oclusiva é a principal complicação da doença falciforme e tem grande impacto na qualidade de vida. É a principal causa de visitas ao pronto-socorro e hospitalizações. A dor resulta de isquemia, pode ser de intensidade extrema e ocorrer em menores de 6 meses de vida, com recorrência ao longo da vida. Os pacientes HbSS e Hbβ0 talassemia apresentam a crise vaso-oclusiva com maior frequência e intensidade.

A primeira manifestação pode ocorrer na forma de dactilite isquêmica (dor e edema de mãos e pés), sendo observada em lactentes menores 6 meses. Em crianças maiores, as crises tendem a se tornar mais intensas, comprometendo principalmente os ossos longos, o tórax e a coluna lombar. Podem-se observar edema, dor e aumento de temperatura local com redução da mobilidade de articulações adjacentes, em geral sem febre. A crise álgica apresenta início abrupto e tem caráter migratório, com duração que varia de algumas horas a alguns dias, podendo ocorrer de modo concomitante com outras complicações agudas da doença. Na anamnese, avaliar se houve uso recente de medicações opioides e não opioides.

Os fatores desencadeantes da crise álgica devem ser pesquisados ativamente e incluem infecção, desidratação, acidose, variação de temperatura, hipóxia, fatores ambientais como a poluição atmosférica, altas altitudes e viagens aéreas. O diagnóstico diferencial da crise álgica inclui osteomielite, artrite séptica, sinovite, abdome agudo cirúrgico e pneumonias. Indivíduos que apresentam mais de três internações por crises vaso-oclusivas em 1 ano apresentam maior risco de óbito precoce.

Diagnóstico e exames complementares

O diagnóstico da crise vaso-oclusiva é clínico, sendo a dor avaliada com o uso de escalas apropriadas para a faixa etária (p. ex.: escala analógica visual ou escala de faces de Wong-Baker). Os exames laboratoriais e radiológicos podem ser necessários na pesquisa de fatores desencadeantes da crise álgica e para auxiliar o diagnóstico diferencial. A avaliação da função renal por meio de urina 1, ureia e creatinina pode auxiliar na avaliação criteriosa dos riscos do uso de anti-inflamatórios não hormonais como adjuvantes ao tratamento.

Dica prática relevante: avaliar se há outras complicações da doença falciforme concomitante à crise vaso-oclusiva.

Tratamento

A crise vaso-oclusiva no pronto-socorro deve ser avaliada e medicada com prioridade em até 1 hora após a chegada do paciente. Deve ser reavaliado a cada 30 a 60 minutos para considerar doses adicionais de medicamentos para otimizar o controle álgico.

A base do tratamento inclui o uso de analgésicos não opioides (anti-inflamatórios, paracetamol), opioides e medicações adjuvantes que devem ser titulados para cada paciente. A escolha do tratamento deve ser individualizada, sendo guiada pela intensidade da dor, analgésicos em uso (p. ex.: não opioide e opioide), alergias, efeitos adversos a medicações e preferência do paciente.

Em casos de dor leve a moderada, está indicado o uso de paracetamol e anti-inflamatório por curto período (5 a 7 dias), se não houver contraindicação. O uso de anti-inflamatório em pacientes com alto risco de toxicidade (insuficiência renal, discrasia sanguínea e doença péptica) pode ser contraindicado. Em nosso meio, a dipirona é empregada como medicação adjuvante e de horário (Tabela 1).

Nos casos de dor moderada a intensa, iniciar rapidamente com opioide parenteral (morfina) com ou sem anti-inflamatórios e medicações adjuvantes na evolução. Associamos, em nosso meio, a dipirona prescrita de horário. Caso o acesso venoso esteja difícil de ser obtido, o opioide pode ser feito por via subcutânea. Evitar a via intramuscular, pois é dolorosa e com absorção errática. A dose inicial de morfina parenteral pode ser 0,05 a 0,15 mg/kg em crianças e 5 a 10 mg em adolescentes, em intervalos preestabelecidos. Após a administração do opioide, reavaliar a cada 15 a 30 minutos até o controle álgico (Figura 1).

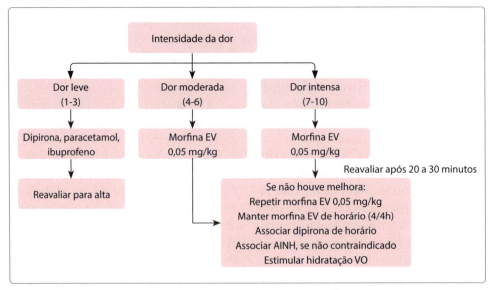

FIGURA 1 Algoritmo de tratamento da crise álgica. AINH: anti-inflamatórios não hormonais; EV: endovenosa; VO: via oral.

Entre os opioides, evitar a meperidina, a não ser que seja o único opioide disponível, pois a sua metabolização libera um metabólito neurotóxico capaz de produzir convulsões. Codeína e tramadol estão contraindicados pelo FDA em menores de 12 anos em razão de sua variabilidade na metabolização com graves efeitos adversos, incluindo óbitos.

As medicações analgésicas podem ser prescritas via analgesia controlada pelo paciente ou com frequência e horários predefinidos, ao invés de sob demanda. Reavaliar analgesia, saturação oxigênio e outros efeitos adversos. Para reduzir o risco de síndrome torácica aguda durante o tratamento com opioide, estimular espirometria e deambulação.

Em casos hospitalizados, refratários ou com controle insuficiente da dor, apesar do uso de opioide, a infusão em dose subanestésica de cetamina pode ser considerada em centros com experiência com seu uso (iniciar 0,1 a 0,3 mg/kg/hora).

Não há recomendação a favor ou contra a administração de fluidos (em *bolus* ou por meio de soro de manutenção) em razão de potencial disfunção cardiovascular associada à doença falciforme. A transfusão de concentrado de hemácias não deve ser indicada a não ser que o paciente apresente outra condição que indique a sua utilização.

Como terapêutica adjuvante, pode-se considerar o uso de antidepressivos, anticonvulsivantes e clonidina para dor neuropática e o uso de anti-histamínicos para antagonizar a liberação de histamina promovida pelos opioides. O tratamento não farmacológico da dor por meio de yoga, massagem, relaxamento audiovisual, estimulação elétrica transcutânea, calor e hipnose pode ser associado ao tratamento farmacológico. Não há nenhuma recomendação a favor ou contra acupuntura e *biofeedback*.

SÍNDROME TORÁCICA AGUDA

Epidemiologia e manifestações clínicas

A síndrome torácica aguda corresponde à segunda causa de hospitalização e a principal causa de morte pela doença falciforme em crianças e adultos. As crianças apresentam variação sazonal na incidência da síndrome torácica aguda, sendo baixa no verão e alta no inverno, quando as infecções respiratórias são mais frequentes. É mais comum em asmáticos e em pacientes com antecedente de síndrome torácica aguda anterior.

É caracterizada por um infiltrado pulmonar recente à radiografia de tórax associado à febre e sintomas respiratórios de comprometimento de via aérea inferior, como dor torácica, tosse, taquipneia, estertores ou sibilância. O quadro clínico pode ser leve ou chegar a um quadro fulminante de insuficiência respiratória. Pode ocorrer durante o curso de uma crise vaso-oclusiva ou em pós-operatório. A causa mais frequente é infecciosa (vírus, bactérias, *Mycoplasma* e clamídia).

Entre as causas não infecciosas de síndrome torácica aguda destacam-se tromboembolismo gorduroso, hemácias falcizadas intrapulmonar, edema pulmonar e atelectasias. É comum sua associação com a crise álgica. Alguns fatores de risco para o tromboembolismo gorduroso são identificados, como HbSC, gravidez e uso prévio de corticosteroides. Episódios graves e recorrentes de síndrome torácica aguda podem evoluir com hipertensão pulmonar e *cor pulmonale*.

Diagnóstico e exames complementares

A síndrome torácica aguda pode ser diagnosticada por meio do achado de um infiltrado novo à radiografia de tórax associado à febre, dor torácica ou sintomas respiratórios. Ultrassom pulmonar a beira-leito vem ganhando importância no auxílio na condução em pronto-socorro. O estudo desenvolvido no pronto-socorro do Instituto da Criança e do Adolescente por Preto-Zamperlini et al. incluiu 79 pacientes com doença falciforme e suspeita de síndrome torácica aguda (STA). Médicos emergencistas treinados em ultrassom a beira-leito realizaram o exame na entrada para avaliação de presença de condensação. A ultrassonografia (USG) de pulmão mostrou sensibilidade de 100 e especificidade de 60% para diagnóstico de STA, sugerindo que a USG de pulmão pode ser uma boa ferramenta na extensão da avaliação clínica para descartar condensação pulmonar, evitando-se exposição à radiação ionizante. Sendo possível fazer o acompanhamento com USG pulmonar durante a internação, é interessante solicitar radiografia de tórax em momento em que a USG evidencie alteração para evitar exposição desnecessária a radiação ionizante. Os exames laboratoriais indicados são hemograma, culturas, gasometria arterial, sorologias e PCR para *Clamydia pneumoniae* e *Mycoplasma pneumoniae*, além de pesquisa de vírus respiratórios.

Tratamento

O tratamento da síndrome torácica aguda deve ser realizado com o paciente hospitalizado. Inclui suplementação de oxigênio para manter saturação maior 94% e antibióticos de amplo espectro (cefalosporina associada a macrolídeos). O uso de antiviral, como oseltamivir, poderá ser indicado conforme a situação epidemiológica.

A Sociedade Americana de Hematologia sugere a exsanguineotransfusão ao invés da transfusão simples em pacientes com síndrome torácica aguda grave. Em pacientes com síndrome torácica aguda moderada, é sugerida a transfusão simples ou exsanguineotransfusão. A exsanguineotransfusão deve ser considerada em pacientes com síndrome torácica aguda com rápida e progressiva evolução, naqueles que não respondem à terapia inicial com transfusão simples ou nos que apresentam níveis elevados de hemoglobina pré-transfusão que impeça a transfusão simples.

O controle da dor e a fisioterapia respiratória são importantes, pois impedem a formação de atelectasias. A hiper-reatividade da via aérea deve ser controlada com o uso de broncodilatadores.

O uso ambulatorial da hidroxiureia reduz em 50% a recorrência da síndrome torácica aguda e a transfusão crônica também pode prevenir sua recorrência (Tabela 1).

SEQUESTRO ESPLÊNICO

Epidemiologia e manifestações clínicas

O sequestro esplênico constitui uma complicação potencialmente catastrófica. É definido por aumento abrupto do baço com redução da hemoglobina de pelo menos 2 g/dL em relação ao valor de base com potencial colapso cardiovascular. Corresponde à principal causa de anemia aguda. É mais comum em crianças de 1 a 4 anos com HbSS, sendo a prevalência ao longo da vida de 7 a 30%. Em pessoas HbSC e HbS betatalassemia, com frequência o sequestro esplênico ocorre mais tardiamente na infância ou mesmo durante a vida adulta.

Os sinais de sequestro esplênico incluem início abrupto de fadiga, palidez, taquicardia, taquipneia e dor abdominal com esplenomegalia dolorosa, podendo apresentar sinais de choque. É frequente a associação com doença viral ou bacteriana. A recorrência do sequestro esplênico ocorre em 50% dos pacientes que sobrevivem ao primeiro episódio, sendo a mortalidade elevada, chegando a 20%.

Diagnóstico e exames complementares

O sequestro esplênico é diagnosticado mediante sinais de agudização da anemia e aumento abrupto do tamanho do baço, podendo evoluir com choque hemorrágico e óbito. O hemograma vai demonstrar queda da hemoglobina de pelo menos 2 g/dL ou mais em relação ao valor ambulatorial; leucopenia e plaquetopenia também podem ocorrer. O número de reticulócitos se apresenta elevado, pois a medula se mantém normal. Incluir na coleta a amostra de sangue para transfusão. O diagnóstico diferencial inclui a crise aplástica e a hemolítica.

Tratamento

O sequestro esplênico deve ser tratado priorizando-se a estabilização hemodinâmica com cristaloides e a transfusão do concentrado de hemácias solicitado na extrema urgência quando a anemia se tornar sintomática. Evitar níveis de hemoglobina maiores que 8 g/dL em razão do risco de hiperviscosidade. Após o evento agudo, os familiares devem ser orientados a monitorar o tamanho do baço em decorrência da alta possibilidade de recorrência. A esplenectomia estará indicada após o evento agudo, pois há recorrência em 50% dos casos (Tabela 1).

COMPLICAÇÕES NEUROLÓGICAS

Epidemiologia e manifestações clínicas

As complicações neurológicas, como os acidentes vasculares isquêmico (AVCI) e hemorrágico (AVCH) e o episódio isquêmico transitório (EIT), constituem a principal causa de atraso de desenvolvimento neuropsicomotor (DNPM), disfunção cognitiva e óbito em crianças e adultos com doença falciforme. Durante a infância, 10 a 12% dos pacientes HbSS apresentam acidente vascular cerebral (AVC) sintomático e 20% são assintomáticos, evidenciados somente por meio de ressonância magnética (RM). Nos casos sem a prevenção secundária, como a realização de transfusão crônica programada ou transplante de medula óssea, as taxas de recorrência podem atingir 46 a 90%.

A maioria dos AVC em crianças é decorrente de isquemia, mas os hemorrágicos também podem ocorrer, especialmente em adolescentes e adultos. O AVCH pode ocorrer como hemorragia subaracnoide, intraparenquimatosa e intraventricular. A presença de déficit motor ou sensitivo, cefaleia importante, convulsões, alteração na fala, coma ou alterações de comportamento pode ser indício de AVC. A avaliação neurológica auxilia o diagnóstico e analisa a extensão do evento. O AVC denominado silencioso (sem manifestação clínica explícita, somente por imagem) ocorre em uma em cada três crianças e um em cada dois adultos, sendo responsável por prejuízo cognitivo, impacto na *performance* escolar, além de ser fator de risco para futuros AVC.

O episódio isquêmico transitório é definido como um evento isquêmico em que os sintomas se resolvem em 24 horas e, geralmente, precede o AVC. Os exames de neuroimagem não apresentam alteração nessa fase. Entre os fatores de risco identificados, podem ser incluídos episódio isquêmico transitório anterior, convulsão, baixo nível de hemoglobina, leucocitose, hipertensão sistólica e síndrome torácica aguda anterior. A demanda de oxigênio é maior na criança que no adulto, assim a população pediátrica constitui um grupo de risco para eventos isquêmicos cerebrais.

Diagnóstico e exames complementares

O diagnóstico de AVC pode ser confirmado por meio da tomografia de crânio (TC) sem contraste. Na isquemia aguda com menos de 3 horas de evolução, a TC de crânio pode ser normal. Caso a TC de crânio não seja esclarecedora, será indicada a RM de crânio e angiorressonância, se disponível. Entre os exames laboratoriais pertinentes estão hemograma e amostra para tipagem sanguínea.

A triagem dos pacientes de risco para as complicações neurológicas pode ser realizada pelo Doppler transcraniano (DTC), permitindo a identificação de pacientes assintomáticos com risco de AVC. O DTC é uma ferramenta validada para predizer o risco de AVC. A Academia Americana de Pediatria e o Instituto Nacional de Saúde recomendam a triagem anual por meio da realização do DTC em crianças com doença falciforme de 2 a 16 anos.

Tratamento

O tratamento dos casos suspeitos e confirmados de AVC e EIT deve ser iniciado prontamente e inclui: a permeabilidade da via aérea, a adequação do padrão respiratório, a suplementação de oxigênio em caso de hipóxia, a estabilidade hemodinâmica e a terapia transfusional.

A Sociedade Americana de Hematologia recomenda, para crianças e adultos com doença falciforme e déficit neurológico agudo (AVC, EIT), a transfusão em até 2 h a partir da apresentação dos sintomas neurológicos (forte recomendação). O tipo de transfusão (simples, exsanguineotransfusão ou aférese) depende de fatores relacionados ao paciente e dos recursos locais de transfusão. O painel de especialistas sugere que a transfusão simples pode ser realizada, caso a exsanguineotransfusão não seja possível em 2 h e Hb ≤ 8,5 g/dL, para evitar atraso no tratamento. Não devemos atrasar a estabilização e a terapêutica do paciente em função de avaliação de subespecialidades. Até o momento, não há indicação para uso de alteplase na população pediátrica com AVC secundária à doença falciforme.

Nos casos de AVCH, verificar pelos exames de imagem a necessidade de abordagem neurocirúrgica. As convulsões devem ser tratadas com anticonvulsivantes, pois seu controle inadequado pode agravar o quadro neurológico.

Após a fase aguda para prevenção secundária, os pacientes com AVCI, AVCH, episódio isquêmico transitório e Doppler transcraniano com alteração do fluxo cerebral devem ser mantidos em regime de transfusão crônica mensal ou exsanguineotranfusão para manter a concentração de HbS < 30% e Hb > 9 g/dL a fim de reduzir o risco de AVC. Em países com poucos recursos e naqueles em que a terapia transfusional não for possível, é recomendado o uso da hidroxiureia (Tabela 1).

CRISE APLÁSTICA

Epidemiologia e manifestações clínicas

É uma complicação comum em pacientes HbSS, sendo caracterizada por exacerbação da anemia. Geralmente, resulta de infecção pelo parvovírus B19, agente etiológico do eritema infeccioso. Esse agente é responsável por 70 a 100% dos casos de crise aplástica.

A infecção leva à aplasia temporária da série vermelha, decorrente da citotoxicidade do parvovírus aos precursores hematopoiéticos, nem sempre acompanhada do exantema característico. A infecção, quando ocorre no terceiro trimestre de gestação, pode levar à hidropsia fetal, sendo recomendadas precauções de gotículas para prevenção da transmissão para gestantes, portadoras de hemoglobinopatias e outras imunodeficiências.

Os sintomas associados são fadiga progressiva, taquipneia, taquicardia e, eventualmente, síncope e insuficiência cardíaca. Ocasionalmente, podem contribuir para aparecimento de AVC.

Diagnóstico e exames complementares

A crise aplástica é diagnosticada por meio da agudização da anemia (3 a 6 g/dL) com reticulócitos baixos que se iniciam 5 dias após a infecção. Comparar os valores de hemoglobina obtidos do paciente com os valores ambulatoriais para confirmação da queda abrupta da hemoglobina, além da coleta de sorologia para parvovírus B19.

Tratamento

A crise aplástica necessita de internação com precauções de gotículas e controle diário de hemograma. O tratamento sintomático com necessidade de transfusão de concentrado de hemácias estará indicado nos casos de anemia sintomática (Tabela 1).

PRIAPISMO

Epidemiologia e manifestações clínicas

É caracterizado por uma ereção dolorosa e sustentada com duração maior que 4 horas não relacionada à atividade sexual. A idade média de ocorrência é 12 anos, sendo observado em 35% dos meninos e adultos falciformes.

O priapismo, em geral, afeta o corpo cavernoso, preservando o fluxo sanguíneo na região da glande. A falcização no corpo cavernoso gera isquemia, dificuldade na drenagem venosa e fibrose e, frequentemente, pode levar à disfunção erétil nos casos recorrentes. O priapismo com duração maior que 2 horas deve ser encaminhado a um serviço de emergência e necessita de avaliação urológica. Na avaliação, deve-se documentar o início do episódio e fatores desencadeantes, como trauma, infecção e uso de drogas (p. ex.: cocaína, sildenafil, testosterona e álcool).

Diagnóstico e exames complementares

O diagnóstico do priapismo é baseado na história e no exame físico, não necessitando de exames complementares.

Tratamento

O tratamento tem como objetivo o controle da dor, a involução da ereção e a preservação da função erétil. O paciente deve ser orientado a iniciar o tratamento precoce por meio do aumento vigoroso da hidratação por via oral ou endovenosa, uso de analgésicos e diurese precoce.

A transfusão e a exsanguinotransfusão não devem ser usadas no quadro agudo, em virtude da associação com complicações neurológicas.

Em pacientes com episódio com duração maior que 4 horas ou refratários ao tratamento inicial, encaminhar ao urologista para avaliar a possibilidade de irrigação do corpo cavernoso com soluções α-adrenérgicas (p. ex.: epinefrina, pseudoefedrina), caso após 1 hora de tratamento não ocorra detumescência do pênis. O diagnóstico e o tratamento tardios podem trazer como sequela a impotência (Tabela 1).

OUTRAS TERAPÊUTICAS

O uso de hidroxiureia é a única intervenção que permite prevenção das complicações agudas e crônicas em crianças e adultos por meio da elevação dos níveis de hemoglobina fetal, da concentração de hemoglobina, do volume corpuscular médio com redução da hemólise e eventos vaso-oclusivos. A recomendação do uso da hidroxiureia no tratamento de crianças maiores de 9 meses e adolescentes com doença falciforme orienta que o profissional deve oferecer o tratamento independentemente da gravidade com o intuito de reduzir as complicações pela doença (dor, anemia, síndrome torácica aguda).

O transplante de células-tronco alogênicas constitui a única terapêutica curativa, porém ainda com limitada disponibilidade. O desenvolvimento da terapia gênica é promissor e ocorre por meio de ensaios clínicos com necessidade de grande expertise e infraestrutura.

Foram aprovadas recentemente pelo FDA três medicações para profilaxia e tratamento das complicações relacionadas à doença falciforme: L-glutamina (modula estresse oxidativo) ≥ 5 anos, voxelotor (aumenta a afinidade da hemoglobina pelo oxigênio) ≥ 12 anos e crizanlizumabe (anticorpo monoclonal que reduz as crises de falcização e dias de hospitalização) ≥ 16 anos. No Brasil, a Anvisa já aprovou o uso de crizanlizumabe ≥ 16 anos. Essas drogas são efetivas em seu uso isolado ou em combinação com hidroxiureia. L-glutamina e crizanlizumabe reduziram o número de crises vaso-oclusivas e dias de hospitalizações sem aumento dos níveis de hemoglobina. Os estudos com voxelotor observaram aumento dos níveis de hemoglobina sem associação com aumento de crises vaso-oclusivas.

CONCLUSÃO

A doença falciforme apresenta complicações sistêmicas agudas com elevada morbidade e potencial letalidade.

O reconhecimento precoce e a pronta abordagem constituem a base do tratamento.

Avanços na terapêutica, que incluem novas drogas e transplante de células-tronco, são promissores. Porém, muitos esforços são necessários para a sua maior disponibilidade em países menos desenvolvidos, nos quais a doença é mais frequente.

PARA SABER MAIS

- American College of Emergency Physicians. Disponível em: https://www.acep.org/patient-care/sickle-cell/
- American Society of Hematology Clinical Practice Guidelines on Sickle Cell Disease. Disponível em: https://www.hematology.org/education/clinicians/guidelines-and-quality-care/clinical-practice-guidelines/sickle-cell-disease-guidelines.

SUGESTÕES DE LEITURA

1. Ali MA, Ahmad A, Chaudry H, Aiman W, Aamir S, Anwar MY, Khan A. Efficacy and safety of recently approved drugs for sickle cell disease: a review of clinical trials. Exp Hematol. 2020;92:11-18.e1.
2. Arduini GAO, Rodrigues LP, Marqui ABQ. Mortality in sickle cell disease. Rev Bras Hematol Hemoter. 2017;9(1):52-56.
3. Brandow AM, Carroll CP, Creary S, et al. American Society of Hematology 2020 guidelines for sickle cell disease: management of acute and chronic pain. Blood Adv. 2020;4(12):2656-2701.
4. Chou ST, Alsawas M, Fasano RM, Field JJ, Hendrickson JE, Howard J, et al. American Society of Hematology 2020 guidelines for sickle cell disease: transfusion support. Blood Adv. 2020;4(2):327-355.
5. DeBaun MR, Jordan LC, King AA, et al. American Society of Hematology 2020 guidelines for sickle cell disease: prevention, diagnosis, and treatment of cerebrovascular disease in children and adults. Blood Adv. 2020;4(8):1554-1588.
6. Lovett PB, Sule HP, Lopez BL. Sickle cell disease in the emergency department. Hematol Oncol Clin North Am. 2017;31(6):1061-1079.
7. Meschia JF, Bushnell C, Boden-Albala B. Guidelines for the primary prevention of stroke: a statement for healthcare professionals from the American Heart Association/American Stroke Association. Stroke.2014;45.
8. Ministério da Saúde. Protocolo clínico e diretrizes terapêuticas doença falciforme. Brasília: Ministério da Saúde; 2018.
9. National Heart, Lung, and Blood Institute. Evidence-based management of sickle cell disease: expert panel report, 2014. Bethesda: National Heart, Lung, and Blood Institute, US Department of Health and Human Services; 2014.
10. Payne AB, Mehal JM, Chapman C, et al. Trends in sickle cell disease–related mortality in the United States, 1979 to 2017. Ann Emerg Med. 2020;76(3):S28-S36.
11. Piel FB, Steinberg MHH, Rees DC. Sickle cell disease. NEJM. 2017;376:1561-73.
12. Preto-Zamperlini M, Giorno EPC, Ghosn DSNB, Sá FVM, Suzuki AS, Suzuki L, et al. Point-of-care lung ultrasound is more reliable than chest X-ray for ruling out acute chest syndrome in sickle cell pediatric patients: a prospective study. Pediatr Blood Cancer. 2022;69:e29283.

64
Síndromes hemorrágicas

Bruna Paccola Blanco
Marlene Pereira Garanito

PONTOS-CHAVE DESTE CAPÍTULO

- Abordar as manifestações clínicas relacionas aos distúrbios da hemostasia primária e secundária.
- Estabelecer, a partir dos exames laboratoriais de triagem, as hipóteses diagnósticas perante uma criança com manifestação hemorrágica.
- Manejar um paciente hemofílico ou com doença de Von Willebrand no pronto atendimento.
- Trombocitopenia imune: quando e como tratar.
- Principais disfunções plaquetárias congênitas e adquiridas.

INTRODUÇÃO

As síndromes hemorrágicas na infância compreendem um grupo extenso de doenças, com etiologias diversas e cujos diagnósticos dependem da história clínica, exame físico e de exames laboratoriais específicos.

As alterações da hemostasia podem ser hereditárias ou adquiridas e, classicamente, são decorrentes de três mecanismos:

- Distúrbios na formação do tampão plaquetário (hemostasia primária).
- Déficit da produção de fibrina dependente dos fatores de coagulação (hemostasia secundária).
- Alteração da fibrinólise.

O objetivo deste capítulo é fornecer uma visão geral da definição, fisiopatologia, classificação, quadro clínico, laboratorial e o manejo inicial dos principais diagnósticos diferenciais relacionados à hemostasia:

- Primária: disfunções plaquetárias e trombocitopenia imune.
- Secundária: hemofilias.
- Primária e/ou secundária: doença de von Willebrand.

ABORDAGEM INICIAL

A história clínica completa, o exame físico e os resultados dos exames laboratoriais de triagem são fundamentais para a formulação da hipótese diagnóstica e consequente direcionamento para, quando necessário, uma investigação mais específica e a confirmação do diagnóstico.

História clínica

- Presença de sangramento prévio e idade de início dos sintomas.
- Período neonatal: avaliar tipo de parto, presença de céfalo-hematoma, hematomas nos locais de punção, sangramento e atraso para queda do coto umbilical.
- Padrão de sangramento: agudo, crônico, espontâneo, após desafios hemostáticos (cirurgias, extração dentária, aplicação de vacinas, menstruação, traumas).
- Tipo de sangramento: cutaneomucoso, muscular, partes moles, articular.
- Identificar doenças de base, condições adquiridas e medicamentos em uso.
- História familiar: padrão de hereditariedade.

Exame físico

- Estado geral, busca ativa por hepatomegalia, esplenomegalia, icterícia, palidez.
- Locais e extensão dos sangramentos: atentar para equimoses em proporções inconsistentes com a gravidade do trauma reportado.

As principais manifestações clínicas dos distúrbios da hemostasia primária e secundária estão descritas no Quadro 1.

Exames de triagem laboratorial

- Hemograma com contagem de plaquetas.
- Tempo de protrombina (TP).
- Tempo de tromboplastina parcial ativada (TTPA).
- Tempo de trombina (TT).

QUADRO 1 Manifestações clínicas das doenças hemorrágicas

Manifestações clínicas	Hemostasia primária	Hemostasia secundária
Sangramentos cutaneomucosos	Frequentes	Infrequentes
Equimose	Pequena, superficial	Grande, palpável
Hemartrose, hematoma muscular	Raro	Comum
Sangramento após pequenos cortes	Frequente	Não habitual
Sangramento após cirurgia	Imediato, leve	Tardio, grave
Sangramentos cavitários (pleural, peritoneal, retroperitoneal), trato gastrointestinal, urinário	Raros	Podem ocorrer

Dica prática: atenção! A interpretação dos exames pode sofrer interferência dos seguintes fatores: agregados no tubo, amostra lipêmica por ausência de jejum, coleta traumática ou por vias heparinizadas, quantidade inadequada de sangue coletado e tempo de processamento prolongado.

As Figuras 1 e 2 representam a abordagem e a interpretação inicial dos exames em crianças com sangramento.

HEMOFILIA

Definição

- Doença hereditária hemorrágica caracterizada pela deficiência dos fatores de coagulação VIII (hemofilia A) ou fator IX (hemofilia B).

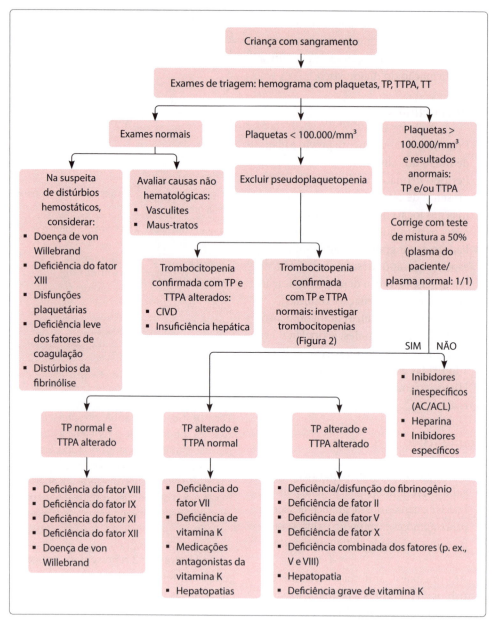

FIGURA 1 Avaliação laboratorial da criança com sangramento. ACL: anticoagulante lúpico; AC: anticardiolipina; CIVD: coagulação intravascular disseminada; TP: tempo de protrombina; TTPA: tempo de tromboplastina parcial ativada; TT: tempo de trombina. Fonte: adaptada de Blanchette et al., 2017.

Epidemiologia

- A herança genética é de padrão recessivo, ligada ao cromossomo X, portanto, predomina o acometimento do sexo masculino.
- A hemofilia A é a mais frequente e corresponde a 80-85% dos casos, com inci-

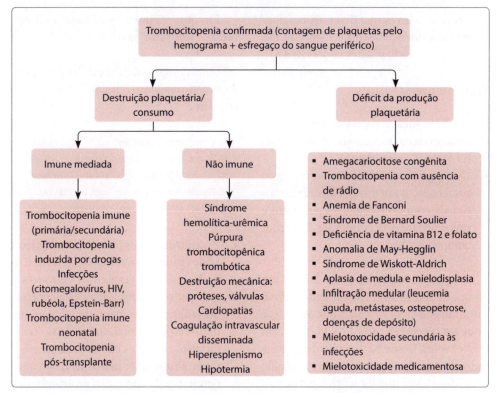

FIGURA 2 Avaliação de trombocitopenia na infância. Fonte: adaptada de Diaz, 2013.

dência de 24,6/100 mil nascidos meninos. A hemofilia B é identificada em 15 a 20% dos diagnósticos, com incidência 5/100 mil nascidos meninos.
- Novas mutações são observadas em 30 a 40% dos casos de hemofilia A, sem associação familiar.

Classificação

A gravidade e a frequência do quadro hemorrágico, em geral, são proporcionais ao grau de deficiência dos fatores de coagulação. Dessa forma, as hemofilias são classificadas em:

- Leve: 5 a 40%.
- Moderada: 1 a 5%.
- Grave: < 1%.

Quadro clínico

Sangramentos musculares ou articulares espontâneos são frequentes na hemofilia grave, e aparecem ocasionalmente nas hemofilias moderadas. Nos casos leves, as hemorragias ocorrem principalmente depois de traumas maiores ou procedimentos.

Diagnóstico

- História clínica e familiar detalhadas.
- A contagem plaquetária, o tempo de protrombina (TP) e o tempo de trombina (TT) são normais. O tempo de tromboplastina parcial ativado (TTPA) está prolongado.
- O diagnóstico confirmatório é feito com a dosagem dos fatores VIII e IX. É

necessário investigar diagnósticos diferenciais: doença de von Willebrand, deficiência hereditária dos fatores XI e XII.

Tratamento

- Medidas locais: repouso, elevação do membro acometido, compressas geladas no foco de sangramento.
- Desmopressina (DDAVP): indicada para pacientes com hemofilia A leve ou moderada com sangramentos pequenos e preparo para procedimentos de menor complexidade.

Dose: 0,3 mcg/kg de peso, diluída em 50 mL de solução salina, via endovenosa, infundida durante 20 a 30 minutos. A dose pode ser repetida a cada 12 a 24 horas, em até três vezes. Como há variação de resposta individual, os pacientes devem ter realizado uma "dose teste" previamente. Contraindicação: histórico de convulsões, hipertensão arterial ou cardiopatias. Atenção ao risco de hiponatremia dilucional.

- Concentrados de fatores de coagulação: podem ser derivados do plasma humano (hemoderivados) ou concentrados recombinantes (altamente purificados). O plasma fresco congelado e o crioprecipitado não devem ser utilizados, exceto em situações de ausência dos fatores.
- A terapia de reposição depende do quadro clínico e é calculada de acordo com as fórmulas:

Hemofilia A:

$$\text{Dose de fator VIII (UI)} = \frac{[\Delta \text{ fator} \times \text{peso (kg)}]}{2}$$

Hemofilia B:
Dose de fator IX (UI) = [Δ fator × peso (kg)]

Em que: Δ fator = % de fator a ser elevado − % de fator basal

O tratamento de reposição para condições clínicas específicas é descrito no Quadro 2.

> **Dica prática: atenção!** Em casos de cefaleia não habitual ou traumatismo craniano, a reposição do fator deve ser iniciada rapidamente, seguida de investigação com tomografia de crânio.

- Antifibrinolíticos (ácido tranexâmico e ácido épsilon-aminocaproico): recomendados para sangramentos de mucosa, intervenções odontológicas e controle do sangramento menstrual. Estão disponíveis por via oral, endovenosa ou são também aplicados na forma de curativo. Contraindicação: hematúria; uso concomitante de complexo protrombínico ativado e em cirurgias torácica ou abdominal.
Dose: 10 mg/kg/dose, por via intravenosa, ou 15 a 20 mg/kg/dose por via oral, a cada 6 ou 8 horas. Dose máxima: 2 g/dia.
- Hemofilia com inibidor: cerca de 10 a 30% dos pacientes com hemofilia A e 1 a 5% dos pacientes com hemofilia B desenvolvem inibidores, ou seja, aloanticorpos contra os fatores VIII ou IX capazes de neutralizar a função do fator infundido e, portanto, impedir uma resposta adequada à reposição em eventos hemorrágicos.
- Pacientes com inibidores de alto título (níveis superiores a 5 UB) devem receber agentes de *bypass*: concentrado de fator VII recombinante ativado (rFVIIa) ou concentrado de complexo protrombínico parcialmente ativado (CCPa), conforme o Quadro 3.

QUADRO 2   Tratamento com reposição de fator nas hemofilias A e B

Tipo de hemorragia	Nível desejado de reposição de fator VIII em UI/kg (%)	Nível desejado de reposição de fator IX em UI/kg (%)	Duração da reposição em dias
Hemartrose	15-25 (30-50)	30-50 (30-50)	1 a 3, prolongar se necessário
Hematoma muscular de pequena monta	15-25 (30-50)	30-50 (30-50)	1 a 3, prolongar se necessário
Hematoma de iliopsoas sem compressão neurológica	Inicial: 25-40 (50-80) Manutenção: 15-30 (30-60)	Inicial: 50-80 (50-80) Manutenção: 30-60 (30-60)	1 a 2 3 a 5. Após, manter esquema de profilaxia
Hematoma iliopsoas com compressão neurológica ou hematoma volumoso ou retroperitôneo	Inicial: 40-50 (80-100) Manutenção: 15-30 (30-60)	Inicial: 60-80 (60-80) Manutenção: 30-60 (30-60)	1 a 2 3 a 7. Após, manter esquema de profilaxia
Trauma craniano/sistema nervoso central	Inicial: 40-50 (80-100) Manutenção: 25 (50)	Inicial: 60-80 (60-80) Manutenção: 30-40 (30-40)	1 a 7 8 a 21. Após, manter esquema de profilaxia
Região cervical	Inicial: 40-50 (80-100) Manutenção: 15-25 (30-50)	Inicial: 60-80 (60-80) Manutenção: 30-40 (30-40)	1 a 7 8 a 14
Gastrointestinal	Inicial: 40-50 (80-100) Manutenção: 25 (50)	Inicial: 60-80 (60-80) Manutenção: 30-40 (30-40)	1 a 7 8 a 14
Sangramento cutâneo ou mucoso (epistaxe, equimoses)	0-15 (0-30)	0-30 (0-30)	Dose única
Hematúria	15-25 (30-50) após ter iniciado hidratação vigorosa (48/72h)	30-50 (30-50) após ter iniciado hidratação vigorosa (48/72h)	1 a 3 (manter hidratação e repouso até controle da hematúria)
Ferimento cortocontuso	0-25 (0-50)	0-40 (0-40)	Dose única
Ferimento profundo	15-25 (30-50)	30-50 (30-50)	1 a 5

Fonte: adaptada de Ministério da Saúde, 2015.

DOENÇA DE VON WILLEBRAND

Definição

- Distúrbio da hemostasia decorrente de alterações quantitativas e/ou qualitativas do fator de von Willebrand (FVW).
- O FVW é uma glicoproteína produzida pelas células endoteliais e pelos megacariócitos. Suas funções são mediar a adesão plaquetária em sítios de lesão tecidual e estabilizar o fator VIII contra a degradação do sistema fibrinolítico. Dessa forma, atua tanto na hemostasia primária quanto na secundária.

Epidemiologia

- É a coagulopatia hemorrágica hereditária mais frequente, acomete 1% da população, com padrão de herança au-

QUADRO 3	Tratamento dos episódios hemorrágicos em hemofilia na presença de inibidor				
Inibidor	**Tipo de sangramento**	**Fator deficiente (FVIII ou FIX* se não houver reação alérgica)**	**CCPA U/kg/dose**	**FVIIar µg/kg/dose**
Baixa resposta (inibidor < 5 UB)	Leve	Dobrar dose usual a cada 12 h-24 h		
	Moderado	Dobrar dose usual a cada 12 h–24 h		
	Grave	Dobrar dose usual a cada 8 h-12 h	75 a 100 12 h/12 h	90 a 120 a cada 2 h inicialmente
Alta resposta (inibidor > 5 UB)	Leve		75 a 100 a cada 24 h	90 a 120 a cada 2 h (1 a 2 doses)
	Moderado		75 a 100 a cada 12 h–24 h	90 a 120 a cada 2 h (1 a 4 doses) ou uma dose de até 270
	Grave	Dobrar dose usual a cada 8 h a 12 h se título inibidor < 2,5 UB e boa recuperação	75 a 100 12 h/12 h	90 a 120 A cada 2 h inicialmente

UB: Unidade Bethesda. Fonte: Adaptada de Ministério da Saúde, 2015.

tossômica. Raros casos são adquiridos e estão associados aos distúrbios linfoproliferativos ou autoimunes.
- A prevalência é igual em ambos os sexos.

Classificação

Pode ser classificada em três grupos principais:

- Tipo 1: deficiência quantitativa parcial do FVW, é o tipo mais frequente (60 a 80%).
- Tipo 2: deficiência qualitativa do FVW. É subdividido em 2A, 2B, 2M e 2N (15 a 30%).
- Tipo 3: deficiência quantitativa severa do FVW, indetectável (1 a 3%).

Quadro clínico

Nas formas leves, predominam sangramentos mucocutâneos como equimoses, epistaxe, gengivorragia, menorragia, sangramento de trato gastrointestinal e sangramento prolongado após traumas pequenos, cirurgias ou manipulações dentárias. Já nas formas graves, podem ocorrer sangramentos musculares e, mais raramente, hemartroses.

Diagnóstico

O diagnóstico é complexo e inclui avaliação clínica e laboratorial.

- Na avaliação laboratorial, os testes específicos são: antígeno do fator de von Willebrand (FVW:Ag); cofator de ristocetina (FVW:RCo); ligação do FVW ao colágeno (FVW:CB); atividade coagulante do fator VIII; e agregação plaquetária induzida por ristocetina (RIPA). A proporção entre alguns desses fatores auxilia no diagnóstico dos subtipos da DVW, conforme o Quadro 4.

QUADRO 4   Resultados dos testes laboratoriais em vários tipos de DVW

Teste	Tipo 1	Subtipo 2A	Subtipo 2B	Subtipo 2M	Subtipo 2N	Tipo 3
FVW:Ag	↓	↓	↓	↓	N	↓↓↓
FVW:RCo	↓	↓↓	↓↓	↓↓	N	↓↓↓
FVIII:C	↓	↓ ou N	↓ ou N	↓ ou N	5-30 UI/dL	0,05- 0,1 UI/dL
FVW:RCo/ FVW:Ag	> 0,7	< 0,7	< 0,7	< 0,7	> 0,7	
FVW:CB	↓	↓	↓	↓ ou N	N	↓↓↓
RIPA	N	↓	↑	↓	N	↓↓↓
Multímeros	N	Ausência dos MAPM	Ausência dos MAPM	N	N	Ausentes

FVW:Ag: antígeno do fator de von Willebrand; FVW:RCo: cofator ristocetina; FVIII:C: atividade coagulante do fator VIII; FVW:RCo/FVW:Ag: relação entre cofator ristocetina e antígeno do fator de von Willebrand; RIPA: *ristocetin-induced platelet aggregation*; MAPM: multímeros de alto peso molecular; N: normal. Fonte: Ministério da Saúde, 2008.

- É importante considerar que o nível do FVW pode sofrer influência de estrógenos e hormônios tireoidianos. Diferença fisiológica é observada entre os tipos sanguíneos. Indivíduos do grupo O têm níveis plasmáticos de FVW até 30% inferiores quando comparados aos outros grupos. Do ponto de vista da faixa etária, recém-nascidos apresentam níveis fisiológicos elevados de FVW.

Tratamento

- Medidas locais: repouso, elevação do membro acometido, compressas geladas no foco de sangramento.
- DDAVP: indicado para sangramentos leves na DVW tipos 1 e 2A em crianças responsivas ao DDAVP. As vias de administração, a dose e as contraindicações são as mesmas descritas anteriormente para o tratamento na hemofilia.
- Reposição com concentrado de fator: indicada para pacientes que não respondem à desmopressina ou em casos de cirurgia de grande porte (Quadro 5).
- Ácido tranexâmico: 10 a 20 mg/kg/dose, a cada 6 ou 8 horas. Dose máxima: 2 g/dia. Contraindicado se hematúria.

TROMBOCITOPENIA IMUNE

Definição

Trombocitopenia imune (PTI) é definida como plaquetopenia isolada (< 100.000/mm^3), na ausência de outras causas de plaquetopenia.

Epidemiologia

Distúrbio hemorrágico adquirido mais comum na infância com incidência de 2,2 a 5,5 casos/100.000 crianças/ano. A idade média ao diagnóstico varia entre 2 e 6 anos. Ambos os sexos são igualmente acometidos.

Fisiopatologia

Autoanticorpos da classe IgG ligam-se aos epítopos plaquetários e de megacariócitos, principalmente às glicoproteínas IIb-IIIa, Ib-IX e Ia-IIa. Esses complexos são reconhecidos pelo receptor FCγ macrofágico do sistema reticuloendotelial levando à destruição precoce das plaquetas no fígado e no baço, além de comprometer a megacariocitopoiese.

A resposta imune inicial é amplificada pela ação dos macrófagos ativados que

QUADRO 5 Doses recomendadas de concentrados de FVIII/FVW em pacientes não responsivos à desmopressina e/ou em casos de procedimentos cirúrgicos

Tipo de sangramento	Dose (UI/kg)	Frequência	Objetivos
Cirurgia de grande porte*	40-50	Diária	Pico de FVIII:C de 100%, com níveis mínimos de > 50%, por 5-10 dias de acordo com o tipo e gravidade de cada caso
Cirurgia de pequeno porte**	30	Diária ou em dias alternados	Pico de FVIII:C de 60%, com níveis mínimos de > 30%, por 2-4 dias
Exodontia	20	Dose única	Pico de FVIII:C de 40%
Sangramento espontâneo	25	Diária	Pico de FVIII:C > 50%, até cessar o sangramento (2-4 dias)

* Cirurgias abdominais, torácicas, neurológicas ou ortopédicas que necessitem anestesia geral por mais de 30 minutos. ** cirurgias envolvendo órgãos não vitais, com dissecação limitada, de curta duração. Fonte: Ministério da Saúde, 2008.

atuam como células apresentadoras de antígenos.

Também estão envolvidas na fisiopatologia a ativação de linfócitos T citotóxicos e a redução dos níveis de trombopoetina.

Classificação

Etiologia
- Primária.
- Secundária: menos de 10% dos casos. Principais etiologias: doenças infecciosas (HIV, hepatite C, citomegalovírus, *H. pylori*); distúrbios imunes (lúpus eritematoso sistêmico, artrite reumatoide, síndrome do anticorpo antifosfolípide, imunodeficiências); doença linfoproliferativa (linfoma não Hodgkin); medicamentosa.

Fases da doença
- Recém-diagnosticada: até 3 meses do diagnóstico.
- Persistente: entre 3 e 12 meses do diagnóstico.
- Crônica: acima de 12 meses do diagnóstico.

Manifestações clínicas

Início súbito, em crianças com bom estado geral e com antecedente de doença viral ou vacinação (60%), no período de uma a três semanas que antecedem as manifestações. Aproximadamente 80% dos casos entram em remissão espontânea em até 6 meses do diagnóstico.

Os sinais típicos são sangramento mucocutâneo com petéquias, equimoses, hematomas, epistaxe e sangramento de mucosa oral. A hemorragia intracraniana é rara, presente em cerca de 0,5% da PTI recém-diagnosticada.

Diagnóstico

A PTI é um diagnóstico de exclusão e abrange:

- História e exame clínico típicos.
- Hemograma com plaquetopenia isolada.

- Esfregaço do sangue periférico: presença de macroplaquetas, afastar pseudoplaquetopenia.
- Tempos de coagulação (trombina, protrombina e tromboplastina parcial ativada) normais.
- Estudo de medula óssea (mielograma) não é necessário para o diagnóstico em crianças e adolescentes com quadro típico de PTI. Considerar se história atípica, exame físico com adenomegalias, visceromegalias, icterícia e/ou citopenias associadas.

Tratamento

As indicações de tratamento na PTI não são unânimes entre os consensos, pois faltam evidências da superioridade do tratamento medicamentoso sobre a observação clínica. Além disso, os casos tendem a ser autolimitados.

Consenso da Sociedade Americana de Hematologia de 2019

- Manter observação em sangramentos menores (petéquias/hematomas), independentemente da contagem plaquetária, mesmo se plaquetas < 20.000/mm³.
- Sangramentos mucosos como gengivorragia/epistaxe sem risco de morte e/ou comprometimento da qualidade de vida: priorizar prednisolona 2 a 4 mg/kg/dia, via oral, por 5 a 7 dias.

Associação Brasileira de Hematologia, Hemoterapia e Terapia Celular em parceria com Associação médica Brasileira – 2013

- O tratamento medicamentoso é indicado se: PTI recém-diagnosticada com plaquetas < 20.000/mm³ e sangramento ativo.

- Os possíveis esquemas terapêuticos são descritos no Quadro 6.

QUADRO 6 Esquemas terapêuticos para o tratamento da trombocitopenia imune recém-diagnosticada

Medicação	Dose
Metilprednisolona IV	30 mg/kg/dia (máximo: 1 g/dia) por 3 dias
Prednisona oral	1-2 mg/kg/dia por 4-21 dias, seguido de desmame OU 4 mg/kg/dia por 4 dias
Imunoglobulina humana IV	0,8 g/kg dose única ou 1 g/kg/dia, podendo ser repetida
Imunoglobulina anti-D	75 microg/kg dose única ou 25 microg/kg/dia por 2 dias seguidos

Fonte: Ministério da Saúde, Secretaria de Ciência, Tecnologia, Inovação e Insumos Estratégicos em Saúde. Departamento de Gestão e Incorporação de Tecnologias e Inovação em Saúde. Protocolo clínico e diretrizes terapêuticas da púrpura trombocitopênica idiopática. Brasília, 2020.

- Em sangramentos severos com acometimento intracraniano ou mucoso (digestivo, geniturinário ou respiratório) está indicada transfusão de plaquetas associada à metilprednisolona 30 mg/kg e/ou IgIV 1 g/kg.
- Em casos de falha das terapias de primeira linha ou na PTI crônica, outros tratamentos devem ser considerados:
    - Anticorpo monoclonal anti-CD20.
    - Agonistas do receptor da trombopoetina.
    - Esplenectomia.

Na vigência da plaquetopenia, os pacientes devem ser orientados a evitar atividade física de impacto, bem como a não utilizar medicamentos com ácido acetilsalicílico e anti-inflamatórios não esteroidais.

DISFUNÇÕES PLAQUETÁRIAS

Definição

Alterações qualitativas das plaquetas, congênitas ou adquiridas, associadas com distúrbios de uma ou mais das seguintes funções: adesão, secreção, agregação e ativação.

SÍNDROME DE BERNARD-SOULIER

Plaquetopenia congênita, rara, autossômica recessiva, caracterizada pela deficiência da glicoproteína Ib/IX/V.

Diagnóstico laboratorial

- Plaquetopenia, com presença de plaquetas gigantes no esfregaço do sangue periférico.
- Teste de agregação plaquetária normal para difosfato de adenosina (ADP), colágeno e adrenalina. Hipoagregante para ristocetina.
- Dosagem reduzida da glicoproteína Ib/IX/V.
- Citometria de fluxo: redução da expressão dos anticorpos CD42a e CD42b.

TROMBASTENIA DE GLANZMANN

Plaquetopenia congênita, rara, autossômica recessiva, caracterizada pela deficiência da glicoproteína IIb-IIIa, fundamental para a agregação.

Diagnóstico laboratorial

- Plaquetas com contagem e morfologia normais.
- Teste de agregação plaquetária alterado para ADP, colágeno e adrenalina. Normal com ristocetina.
- Deficiência ou diminuição da glicoproteína GPIIb-IIIa
- Citometria de fluxo: redução da expressão dos anticorpos CD41 e CD61.

DOENÇAS DO ESTOQUE PLAQUETÁRIO

Plaquetopatias congênitas associadas à deficiência de um ou mais grânulos do estoque plaquetário.

Diagnóstico laboratorial

- Plaquetas com contagem e morfologia normais.
- Teste de agregação plaquetária com ausência de segunda onda ao estímulo de ADP e adrenalina, diminuição ao estímulo do colágeno.

DISFUNÇÕES PLAQUETÁRIAS ADQUIRIDAS

- Uso de medicamentos (ácido acetilsalicílico, anti-inflamatórios não hormonais, bloqueadores do canal de cálcio, antibióticos betalactâmicos).
- Uremia, infecções, doenças hepáticas, síndromes mieloproliferativas, leucemias.

Tratamento

A terapêutica específica para plaquetopatias congênitas inclui medidas locais (compressas, curativos com antifibrinolíticos), uso de antifibrinolíticos sistêmicos; DDAVP e, nos casos graves, transfusão de concentrado de plaquetas.

Para as disfunções adquiridas, o manejo inclui sobretudo a resolução da doença de base e a suspensão de medicamentos associados.

CONCLUSÃO

A avaliação das síndromes hemorrágicas requer história pessoal e familiar minuciosas, exame físico cuidadoso e atenção na interpretação dos exames laboratoriais de triagem. A partir desse tripé, é possível o direcionamento para a realização de exames específicos, para o diagnóstico preciso e o tratamento adequado.

SUGESTÕES DE LEITURA

1. Despotovic JM, Bussel JB. 39 - Immune Thrombocytopenia (ITP). In: Michelson AD. Platelets. 4.ed. Academic Press. 2019;707-724.
2. Diaz TSP. Púrpuras plaquetárias: Plaquetopenias. In: Carneiro JDA. Hematologia pediátrica: Série Pediatria - Instituto da Criança FMUSP. 2.ed. Barueri: Manole, 2013. p.120-129.
3. Grace RF, Lambert MP. An update on pediatric ITP: differentiating primary ITP, IPD, and PID. Blood. 2022;140(6):542-555.
4. Loggetto SR, Braga JA, Veríssimo MP, Bernardo WM, Medeiros L, Hoepers AT. Guidelines on the treatment of primary immune thrombocytopenia in children and adolescents: Associação Brasileira de Hematologia, Hemoterapia e Terapia Celular Guidelines Project: Associação Médica Brasileira - 2012. Rev Bras Hematol Hemoter. 2013;35(6):417-27.
5. Ministério da Saúde, Secretaria de Atenção à Saúde. Departamento de atenção Especializada e Temática. Manual de hemofilia. Brasília: Ministério da Saúde; 2015. p.80. (Série A: Normas e Manuais técnicos.)
6. Ministério da Saúde, Secretaria de Atenção à Saúde. Departamento de atenção Especializada. Manual de diagnóstico e tratamento da doença de von Willebrand. Brasília: Ministério da Saúde, 2008. p.44. (Série A: Normas e Manuais técnicos.)
7. Ministério da Saúde, Secretaria de Ciência, Tecnologia, Inovação e Insumos Estratégicos em Saúde. Departamento de Gestão e Incorporação de Tecnologias e Inovação em Saúde. Protocolo clínico e diretrizes terapêuticas da púrpura trombocitopênica idiopática. Brasília; 2020.
8. Neunert C, Terrell DR, Arnold DM, et al. American Society of Hematology 2019 guidelines for immune thrombocytopenia. Blood Adv. 2019;3(23):3829-3866.
9. Revel-Vilk S, Rand ML, Israels SJ. An approach to the bleeding child. In: Blanchette VS, Brandão LR, Breakey VR, Revel-Vilk S. Sickkids handbook of pediatric thrombosis and hemostasis. 2.ed. Basel: Karger; 2017. p.17-25.
10. van Eimeren V, Israels SJ, Blanchette VS, Kahr WHA. Platelet disorders in children. In: Blanchette VS, Brandão LR, Breakey VR, Revel-Vilk S. Sickkids handbook of pediatric thrombosis and hemostasis. 2.ed. Basel: Karger; 2017. p.48-70.

65
Emergências tromboembólicas

Vinícius Reis Soares
Marlene Pereira Garanito

PONTOS-CHAVE DESTE CAPÍTULO

- Fatores de risco adquiridos e congênitos associados à trombose em pediatria.
- Manifestações clínicas, de acordo com o sítio de trombose, e exames radiológicos para auxiliar no diagnóstico.
- Tratamento anticoagulante e monitorização.

INTRODUÇÃO

O tromboembolismo (TE), apesar de raro em pediatria, é uma patologia potencialmente devastadora e com impacto significativo na qualidade de vida. O aumento do diagnóstico de TE nessa população se deve ao aumento do número de pacientes hospitalizados, com condições médicas subjacentes e estados de hipercoagulabilidade, à maior frequência de dispositivos invasivos e à maior conscientização, por parte da equipe assistente, sobre a possibilidade de ocorrência desses eventos.

Neste capítulo, abordaremos os principais aspectos do TE, venoso e arterial, em pediatria.

EPIDEMIOLOGIA

As estimativas da incidência de TE venoso (TEV) na população pediátrica geral variam de 0,07 a 0,5 por 10.000 crianças por ano. Entre os pacientes pediátricos hospitalizados, a frequência de TEV adquirida aumentou de 5,3 eventos por 10.000 admissões hospitalares, em 1990, para aproximadamente 58 eventos/10.000 internações, no início de 2000. As maiores incidências ocorrem em crianças menores de um ano (sobretudo recém-nascidos, 20%) e em adolescentes (11 a 18 anos, 50%). Habitualmente, os sítios mais acometidos são os membros inferiores (65%) e superiores (60%). Os eventos estão relacionados à presença de cateteres em mais de 90% das tromboses no período neonatal, 60% dos casos em crianças e 50% na adolescência. A mortalidade varia entre 9 e 20% e a ocorrência de síndrome pós-trombótica é de aproximadamente 30%.

A trombose de seio venoso cerebral e o tromboembolismo pulmonar (TEP), embora sejam eventos incomuns em pediatria, merecem especial atenção por conta da morbidade e mortalidade significativas envolvidas. A incidência de trombose de seio venoso é de ~7,0/1.000.000, e a mortalidade varia entre 5 e 10% (podendo chegar a 25% em recém-nascidos), com déficit neurológico associado em 70%. Já o TEP é identificado em ~8,6 a 57/100.000 crianças internadas (provavelmente subdiagnosticado) e a mortalidade ocorre em torno de 10%.

Quanto à trombose arterial, os dados epidemiológicos são raros na literatura. A incidência estimada, de acordo com um estudo, é de 8,5/10.000 admissões hospitalares. A maioria dos eventos (43%) ocorre em crianças com idade inferior a seis meses e estão associados a cateterização arterial (> 50% associados a cateterismo umbilical, cardíaco ou arterial periférico). Em recém-nascidos, os sítios de maior acometimento de TE associados a cateter são as artérias aorta (60%), femoral (22%) e ilíaca (18%). As complicações arteriais não relacionadas a cateteres são raras.

PATOGÊNESE

A patogênese do TE é explicada pela tríade de Virchow, que inclui a estase vascular, a lesão endotelial e o estado de hipercoagulabilidade. A etiologia é multifatorial e, na maioria dos casos, há algum fator de risco subjacente (Quadro 1). A presença de acesso venoso central é o fator de risco mais frequente em eventos venosos e arteriais.

Com relação aos eventos arteriais não relacionados a cateter, destacam-se: síndrome de ALCAPA (origem anômala da artéria coronária esquerda na artéria pulmonar), doença de Kawasaki, síndrome inflamatória multissistêmica pediátrica associada à Covid-19 (trombose em coronárias), arterite de Takayasu (vasculite de grandes vasos), endocardite bacteriana (tromboembolismo séptico), transplantes de órgãos sólidos (trombose em local de anastomoses), síndrome do anticorpo antifosfolípide, trauma e malformações arteriais cerebrais.

Vale ressaltar que, na faixa etária pediátrica, as trombofilias hereditárias não são uma causa comum de trombose (2 a 5%) e a sua investigação está justificada na ocorrência de evento TE sem fator de risco subjacente ou perante história familiar significativa de trombose e/ou trombofilia.

MANIFESTAÇÕES CLÍNICAS

Os sinais e sintomas são variáveis e dependem do tempo de instalação da trombose, do leito vascular acometido, da extensão da trombose e se a oclusão vascular é parcial ou completa. Os eventos TE podem se apresentar desde assintomáticos até com evolução rápida de disfunção orgânica e óbito. Os principais sinais e sintomas, de acordo com o sítio de trombose venosa, estão listados no Quadro 2.

Com relação às tromboses arteriais, as principais manifestações clínicas que nos chamam a atenção são: ausência de pulso arterial, cianose ou palidez cutânea, diferença de pressão arterial e temperatura entre os membros e tempo de enchimento capilar prolongado.

QUADRO 1 Fatores de risco adquiridos e congênitos associados à trombose em pediatria

Adquiridos		Congênitos
Cateter venoso central	Gestação (adolescentes)	Deficiência de proteína C
Trauma	Cirurgias	Deficiência de proteína S
Neoplasias	Imobilização	Deficiência de antitrombina
▪ Leucemias	Circulação extracorpórea	Mutação do fator V de Leiden
▪ Linfomas	Nutrição parenteral	Mutação do gene da protrombina
▪ Sarcomas	Internação em UTI	Deficiência de fator XII
Cardiopatia	Internação prolongada	Hiper-homocisteinemia
Infecção	Ventilação mecânica	Displasminogenemia
Síndrome nefrótica	Desidratação	Cardiopatia
Anticorpos antifosfolípides	Obesidade	
Medicamentos	Policitemia	
▪ Asparaginase	Hipoxemia	
▪ Corticosteroides		
▪ Estrogênio		
▪ Concentrados de fatores de coagulação		

Fonte: adaptada de Carneiro, 2013.

QUADRO 2 Manifestações clínicas e exames radiológicos diagnósticos, de acordo com sítio de trombose

Local da trombose	Quadro clínico	Exame radiológico
Trombose venosa em membros	Edema, dor, hiperemia, aumento de temperatura, empastamento	Ultrassom Doppler (USG Doppler), angiotomografia (angio-TC), angiorressonância (angio-RM)
Trombose arterial em membros	Palidez, frialdade, redução ou ausência de pulsos, cianose, perda de sensibilidade ou motricidade, necrose de extremidades	USG Doppler, angio-TC, angio-RM
Trombose de veia renal	Hematúria, trombocitopenia, hipertensão arterial, massa abdominal palpável (rim aumentado), perda de diferenciação corticomedular	USG Doppler, angio-TC, angio-RM
Trombose de veia porta	Distensão abdominal, trombocitopenia, elevação de transaminases, sinais de hipertensão portal	USG Doppler, angio-TC, angio-RM.
Trombos intracardíacos	Repercussão hemodinâmica, evolução com tromboembolismo pulmonar ou AVCi	Ecocardiograma
Trombose venosa cerebral	Cefaleia, náuseas, vômitos, rebaixamento de nível de consciência, déficit neurológico focal, crise convulsiva	Angio-TC, angio-RM
Tromboembolismo pulmonar	Tosse, dispneia, dor torácica, dessaturação, síncope, hipotensão, choque, morte súbita	Angio-TC, TC helicoidal, cintilografia pulmonar de perfusão

AVCi: acidente vascular cerebral isquêmico; RM: ressonância magnética; TC: tomografia computadorizada; USG: ultrassonografia. Fonte: adaptada de Lopes, 2022.

Ressaltamos que, a despeito de a trombose associada a cateter venoso ser assintomática na maioria dos casos, deve-se suspeitar da presença de trombose quando ocorre perda de patência do acesso venoso, associada à trombocitopenia ou sepse persistente.

DIAGNÓSTICO E EXAMES COMPLEMENTARES

O diagnóstico de um evento TE depende de um exame físico cuidadoso, da identificação de potenciais fatores de risco associados com trombose, dos antecedentes pessoais e familiares e da realização do exame radiológico adequado.

Ainda que, do ponto de vista laboratorial, não exista exame que confirme o diagnóstico de trombose, é recomendada a coleta de hemograma, tempo de protrombina, tempo de tromboplastina parcial ativada e fibrinogênio, antes do início da terapia anticoagulante, para avaliar o risco de sangramento e a necessidade de reposição de hemocomponentes. Quanto à coleta de dímero-D, vale ressaltar que resultados elevados corroboram para o diagnóstico de trombose; todavia, dímero-D normal não exclui a presença de TE. Como exemplo, citamos o TEP pediátrico, no qual, em até 40% dos casos, o valor de dímero-D se apresenta normal.

A escolha do método radiológico para o diagnóstico irá depender da localização e do tipo de vaso acometido, conforme mostrado no Quadro 2.

Quanto às tromboses arteriais, o exame "padrão-ouro" para diagnóstico é a arteriografia, contudo o ultrassom com doppler tem sido o método mais empregado, em razão de sua disponibilidade e do fato de ser menos invasivo.

TRATAMENTO

A escolha do tratamento depende da condição clínica do paciente, do leito vascular acometido e das repercussões associadas.

Até o momento, em razão da escassez de estudos clínicos, há poucas evidências sobre tratamento e profilaxia antitrombótica em pediatria. As recomendações publicadas pelo American College of Chest Physicians (CHEST) e pela American Society of Hematology (ASH) se baseiam, em grande parte, em estudos realizados em adultos.

O tratamento medicamentoso, quando indicado, consiste no uso de anticoagulantes ou trombolíticos. A anticoagulação tem como objetivos: evitar a progressão da trombose, promover a recanalização vascular, reduzir os riscos de embolização, de recorrência e de síndrome pós-trombótica. O uso dos trombolíticos permite, na maioria dos casos, a restauração rápida do fluxo sanguíneo, por meio da dissolução do trombo. Contudo, por conta do alto risco de sangramento, está reservado para situações de risco de morte ou perda de membros ou órgãos.

Os anticoagulantes aprovados pelas agências regulatórias brasileiras para a faixa etária pediátrica e disponíveis atualmente no nosso país são: heparina não fracionada (HNF), heparina de baixo peso molecular (HBPM) e antagonistas de vitamina K (AVK). As doses e monitorização sugeridas estão disponíveis nos Quadros 3, 4 e 5, respectivamente.

O tempo total de anticoagulação é variável e recomendamos discutir os casos – de forma individualizada – com o especialista. Por exemplo, a trombose de seio venoso cerebral e o TEP geralmente são anticoagulados por um período mínimo de três meses.

QUADRO 3 Protocolo para administração, monitorização e ajuste de dose terapêutica de heparina não fracionada

1. Dose de ataque: 75 UI/kg EV em 10 minutos
2. Dose inicial de manutenção: 28 UI/kg/h para pacientes menores de 1 ano; 20 UI/kg/h para pacientes acima de 1 ano
3. Ajustar terapia para manter TTPA de 60-85 segundos (correspondente a atividade anti-Xa de 0,35-0,70)

TTPa (s)	Bolus (UI/kg)	Pausa (min)	% Ajuste	Repetir TTPa
< 50	50	0	+10	4h
50-59	0	0	+10	4h
60-85	0	0	0	24h
86-95	0	0	−10	4h
96-120	0	30	−10	4h
> 120	0	60	−15	4h

4. Coletar TTPa 4 horas após a dose de ataque, e após 4 horas de cada ajuste de infusão
5. Quando TTPa terapêutico, coletar hemograma e TTPa diariamente

TTPA: tempo de tromboplastina parcial ativada; seg: segundos; UI: unidades internacionais; min: minutos. Obs.: dose profilática de heparina fracionada = 10 U/kg/h. Fonte: adaptada de Monagle et al., 2012.

QUADRO 4 Doses iniciais de heparina de baixo peso molecular (enoxaparina)

Idade	Dose terapêutica	Dose profilática
< 2 m	1,5-1,75 mg/kg/dose, SC, 12/12h*	0,75 mg/kg/dose, SC, 12/12h ou 1,5 mg/kg/dose, SC, uma vez ao dia**
> 2 m	1,0 mg/kg/dose, SC, 12/12h*	0,5 mg/kg/dose, SC, 12/12h ou 1 mg/kg/dose, SC, uma vez ao dia**

* Monitorização por meio de anti-Xa entre 0,5 e 1,0 U/mL, coletado entre 4 e 6 horas após administração. **Monitorização por meio de anti-Xa entre 0,1 e 0,3 U/mL, coletado entre 4 e 6 h após administração. Fonte: adaptada de Monagle et al., 2012; Carneiro, 2013.

QUADRO 5 Protocolo de anticoagulação oral com varfarina (AVK), de acordo com o INR (*International Normalized Ratio*)

1. Dia 1: se INR basal entre 1,0 e 1,3; dose = 0,2 mg/kg via oral (máximo 5 mg)
2. Dias 2-4: ajuste conforme o INR

INR	Ação
1,1-1,3	Repetir a dose inicial
1,4-1,9	50% da dose inicial
2,0-3,0*	50% da dose inicial
3,1-3,5	25% da dose inicial
> 3,5	Suspender até INR < 3,5, após retornar com redução de 50% da dose

(continua)

QUADRO 5 Protocolo de anticoagulação oral com varfarina (AVK), de acordo com o INR (*International Normalized Ratio*) (*continuação*)

3. Dia 5 em diante: ajuste conforme o INR

INR	Ação
1,1-1,4	Aumento de 20% da dose
1,5-1,9	Aumento de 10% da dose
2,0-3,0*	Sem alteração
3,1-3,5	Reduzir 10% da dose
> 3,5	Suspender até INR < 3,5, após retornar com redução de 20% da dose

*INR 2,0-3,0 = terapêutico para a maioria dos casos, exceto em situações específicas como trombose de prótese valvar mecânica em posição mitral (INR alvo = 2,5-3,5) ou eventos tromboembólicos em vigência de INR entre 2,0 e 3,0.
Fonte: adaptada de Monagle et al., 2012.

Já a trombose associada a cateter pode ser anticoagulada por um período mais breve, a depender da relação anatômica do trombo com o vaso adjacente ao cateter, da remoção do cateter do sítio de trombose e da resolução do trombo no controle com exames de imagem. Em outras situações, mesmo que o evento TE esteja resolvido, se o fator de risco persistir (presença de cateter venoso central, síndrome nefrótica, imobilização), após o tratamento, é recomendada a manutenção da anticoagulação profilática.

Dica prática: diferente da trombose venosa profunda, a tromboflebite em vasos superficiais, em geral, não possui indicação de anticoagulação terapêutica, exceto se sintomatologia exuberante ou proximidade com sistema venoso profundo.

Os agentes fibrinolíticos disponíveis para utilização, em pediatria, são a estreptoquinase, a uroquinase e o ativador de plasminogênio (rt-PA). Entre estes, o rt-PA é o trombolítico de escolha. De acordo com a diretriz CHEST, a dose para trombólise sistêmica é de 0,1 a 0,6 mg/kg/h, em 6 horas. Contudo, uma vez que – até o momento – as diretrizes institucionais não estão bem estabelecidas, o ideal é que esses casos sejam discutidos e assistidos por profissionais com experiência em trombólise pediátrica. Exemplos de indicações formais de trombólise são TEP sintomático associado a sinais de instabilidade hemodinâmica ou trombose de veia renal bilateral.

Finalmente, o tratamento anticoagulante para a trombose arterial é a HNF ou HBPM. O tempo de anticoagulação terapêutica recomendado pelo *guideline* da CHEST é de 5 a 7 dias, contudo estudos mais recentes têm demonstrado resolução da maioria dos trombos arteriais em até 6 semanas (média 18 dias), sugerindo necessidade de anticoagulação mais prolongada. Na presença de trombose arterial associada a cateter é indicada a remoção do dispositivo. De acordo com a gravidade, extensão e grau de oclusão – em raras exceções – pode ser indicada trombólise ou trombectomia.

CONCLUSÃO

O reconhecimento e o tratamento adequados dos eventos TE podem prevenir a perda progressiva de leitos vasculares viáveis, complicações agudas potencialmente fatais e repercussões crônicas, como a síndrome pós-trombótica. Considerando a escassez de estudos clínicos na população pediátrica, a avaliação individual do paciente e a experiência institucional ainda são muito relevantes na tomada de decisão.

PARA SABER MAIS

D'Amico EA, Junqueira PL. Fisiologia da hemostasia e interpretação dos exames de coagulação na criança. In: Carneiro JDA. Hematologia pediátrica, 2.ed. Barueri: Manole; 2013. p.91-110.

SUGESTÕES DE LEITURA

1. Carneiro JDA. Doença tromboembólica na infância. In: Carneiro JDA. Hematologia Pediátrica. 2.ed. Barueri: Manole; 2013. p.152-166.
2. Andrade JV, Magalhães J, Resende C, Gomes D, Laranjo G, Campos J, Santos E, Faria C. Venous thromboembolism in pediatric age: a 15 year retrospective review. Acta Med Port. 2018;31(9):489-495.
3. Capecchi M, Abbattista M, Martinelli I. Cerebral venous sinus thrombosis. J Thromb Haemost. 2018; 16(10):1918-1931.
4. Lopes PG. Tromboses e trombofilias. In: Park MF, Angel A. Hematologia e hemoterapia pediátrica: um guia prático. Rio de Janeiro: Atheneu; 2022. p.193-203.
5. Mello TT, Carneiro JDA, Mello GA, Bizzacchi JMA. Venous thromboembolism in childhood: where is Brazil after 20 years? Hematol Transfus Cell Ther. 2020;42(1):62-69.
6. Monagle P, et al. American Society of Hematology 2018 Guidelines for management of venous thromboembolism: treatment of pediatric venous thromboembolism. Blood Adv. 2018; 2(22):3292-3316.
7. Monagle P, et al. Antithrombotic therapy in neonates and children: Antithrombotic Therapy and Prevention of Thrombosis. 9.ed. American College of Chest Physicians Evidence-Based Clinical Practice Guidelines. Chest. 2012;141(2suppl):e737S-e801S.
8. Navanandan N, Stein J, Mistry RD. Pulmonary embolism in children. Pediatr Emerg Care. 2019;35(2):143-151.

66
Emergências oncológicas

Adriana Pasmanik Eisencraft

PONTOS-CHAVE DESTE CAPÍTULO

- Reconhecer os principais distúrbios metabólicos envolvidos na síndrome de lise tumoral, aplicar medidas preventivas, reconhecer e tratar as complicações.
- Identificar, prevenir e tratar a síndrome da hiperviscosidade sanguínea decorrente da hiperleucocitose.
- Avaliar e tratar a anemia e o sangramento.
- Identificar a neutropenia febril e instituir o tratamento precoce.
- Identificar, prevenir e tratar a síndrome do mediastino superior.
- Identificar, prevenir e tratar a compressão de cordão espinal.
- Reconhecer, prevenir e tratar a hipertensão intracraniana secundária ao câncer de sistema nervoso central.

INTRODUÇÃO

Estima-se que 80 a 85% das crianças diagnosticadas com câncer sobrevivam por ao menos 5 anos. Quanto mais precoce o diagnóstico, melhor o prognóstico, e o atraso implica maior morbidade e mortalidade.

Na maioria das populações, o diagnóstico de doença neoplásica na faixa etária pediátrica é raro e representa de 1 a 4% de todos os tumores. Diferentemente do que ocorre na vida adulta, costuma ter origem nas células germinativas, o que justifica o menor período de latência, o crescimento rápido e invasivo, contrabalanceado pela melhor resposta ao tratamento e maior sobrevida. Considerando-se a raridade e os sinais e sintomas inespecíficos, a detecção precoce do câncer infantil pode ser difícil, mas é crucial na resposta terapêutica.

O tratamento da maioria das doenças malignas pediátricas baseia-se em quimioterapia (QT) sistêmica agressiva com drogas antineoplásicas e radioterapia, que resultam em destruição celular maciça, supressão da medula óssea e distúrbios hidroeletrolíticos, entre outros. Várias síndromes clínicas se manifestam antes da emergência, portanto, a abordagem focada no paciente e o monitoramento específico devem ser incluídos na formação do médico da emergência, uma vez que é ele, antes mesmo do oncologista, quem prestará o primeiro atendimento.

EPIDEMIOLOGIA

No Brasil, dados atuais do Instituto Nacional do Câncer (Inca) estimam o surgimento de 8.460 novos casos de câncer em crianças e adolescentes por ano (dados de 2020-2022).

Em nosso país, a neoplasia maligna já é causa bastante relevante de morte por doenças entre crianças e adolescentes de 1 a 14 anos. São mais frequentes, nessa ordem: as leucemias (28%), os tumores de sistema nervoso central (SNC) (26%) e os linfomas (8%), seguidos por neuroblastomas, retinoblastomas, tumores renais, tumores germinativos, osteossarcomas e sarcomas de partes moles.

Neste capítulo, são abordadas as principais situações ameaçadoras à vida da criança e do adolescente, quer relacionadas ao câncer em si, quer decorrentes do tratamento empregado na busca da cura (Tabela 1).

As emergências oncológicas podem se apresentar de forma insidiosa e lenta ou se manifestar em horas, provocando danos significativos. Trazem sinais e sintomas inespecíficos, como astenia, recusa para brincar, febre, dor, inapetência, perda ponderal, palidez, taquicardia, cefaleia, náuseas e vômitos, irritabilidade, disfunções sensório-motoras, equimoses, petéquias, sangramentos, choque, intussuscepção, edemas inesperados, claudicação e alterações visuais, entre outros.

Caberá ao médico da área de emergência reconhecê-los e tratá-los prontamente, a fim de evitar morte ou sequelas.

EMERGÊNCIAS METABÓLICAS

As emergências metabólicas incluem síndrome de lise tumoral (SLT), hipomagnesemia, hipocalemia, hipocalcemia e hiponatremia (que pode estar associada à síndrome da secreção inapropriada do hormônio antidiurético – SIHAD). Neste capítulo será destacada a SLT.

SÍNDROME DE LISE TUMORAL

Embora não haja consenso no que tange à exata definição e gravidade da SLT, a literatura internacional tem aceitado a classificação de Cairo e Bishop, que prevê três grandes grupos:

- Pacientes sem evidências de alterações laboratoriais ou clínicas;
- pacientes com evidências de alterações laboratoriais e sem alterações clínicas (SLTL);
- pacientes com evidências de alterações laboratoriais e alterações clínicas (SLTC).

As manifestações estão descritas na Tabela 2.

EPIDEMIOLOGIA

A SLT ocorre com maior frequência nas QTs agressivas, nos portadores de doenças neoplásicas de proliferação/multiplicação rápida, tumores grandes/volumosos e muito sensíveis ao tratamento utilizado, como leucemias linfoides agudas (LLA), leucemias mieloides agudas (LMA) e linfoma

TABELA 1 Principais urgências médicas relacionadas à doença neoplásica na infância e/ou seu tratamento

Emergências	Causas	Aspectos relevantes
Metabólica		
Síndrome de lise tumoral	Neoplasias hematológicas (principalmente leucemias e linfomas) Tumores volumosos e de crescimento rápido	Hiperuricemia, hiperpotassemia, hiperfosfatemia, hipocalcemia, IRA, azotemia e acidose metabólica
Hematológicas		
Anemia	Neoplasias hematológicas Secundária à quimioterapia Sangramentos	Palidez, astenia, taquicardia, insuficiência cardíaca e choque
Sangramento	Neoplasias hematológicas Secundário à quimioterapia Alteração dos fatores de coagulação Alteração da integridade vascular	Sangramento espontâneo, acidente vascular hemorrágico
Síndrome da hiperviscosidade sanguínea	Leucemias	> 50.000/mL leucócitos no hemograma, infartos isquêmicos ou hemorrágicos, sangramentos espontâneos
Neutropenia febril	Infecções bacterianas e/ou fúngicas associadas às neoplasias da linhagem hematológica ou à quimioterapia	Febre, sepse, choque séptico, contagem absoluta de neutrófilos < 500/mL
Estrutural		
Síndrome do mediastino superior • Síndrome da veia cava • Compressão traqueal • Compressão de cordão espinal	Tumores sólidos mediastinais (linfomas, metástases, invasão tumoral) Dispositivos de acesso central	Edema e rubor ou cianose de cabeça, pescoço e, às vezes, membros superiores, tosse, dispneia, disfagia, sonolência e circulação colateral
Compressão traqueal	Tumores sólidos cervicais e/ou mediastinais (linfomas, metástases e invasão tumoral)	Tosse, dispneia, disfonia, disfagia, hemoptise, estridor e sibilos
Compressão de cordão espinal	Tumores sólidos mediastinais, abdominais ou cervicais (linfomas e neuroblastomas)	Dor, alterações sensoriais e/ou motoras, perda do controle esfincteriano
Hipertensão intracraniana	Tumores sólidos Metástases Sangramentos Infecção do sistema nervoso central	Cefaleia, convulsão, náuseas e vômitos, perda de consciência, disfunção cognitiva, fraqueza, perdas sensoriais, afasia e disfunção visual

IRA: injúria renal aguda.

TABELA 2 Definição de síndrome da lise tumoral (SLT) clínica e laboratorial segundo Cairo e Bishop

SLTL: 2 ou mais ocorrências das seguintes manifestações	
Ácido úrico	≥ 8 mg/dL (476 mmol/L) ou aumento de 25% do valor basal
Potássio	≥ 6,0 mEq/L (≥ 6,0 mmol/L) ou aumento de 25% do valor basal
Fósforo	≥ 6,5 mg/dL (2,1 mmol/L) (criança), ≥ 4,5 mg/dL (1,45 mmol/L) (adulto) ou aumento de 25% do valor basal
Cálcio	≤ 7 mg/dL (1,75 mmol/L) ou diminuição de 25% do valor basal
SLTC	
Injúria renal aguda definida como creatinina ≥ 1,5 acima dos valores de normalidade (dado pelo laboratório) de acordo com a idade e o sexo	
Arritmia cardíaca/morte súbita	
Convulsão	

SLTL: SLT com alteração laboratorial e sem alteração clínica; variação de 25% do valor basal de dois ou mais parâmetros, no período que engloba 3 dias antes a 7 dias depois do início da quimioterapia. Variações consideradas para pacientes submetidos à hidratação, alcalinização e que estejam recebendo medicamento hipouricemiante.
SLTC: SLT com alteração laboratorial e com alteração clínica; presença de alterações laboratoriais + 1 das alterações clínicas.
Fonte: Cairo e Bishop, 2004; Cairo et al., 2010.

não Hodgkin (LNH), muito comuns na infância. A hiperuricemia responde pela principal causa de acometimento renal, atualmente rara, em razão da disseminação da informação, do diagnóstico precoce e dos recursos terapêuticos, reduzindo assim a mortalidade por SLT. A incidência pode variar de 3 a 25% (maior risco nas LLA tipo B e linfomas de Burkitt).

PATOGÊNESE

A SLT é o resultado do desequilíbrio metabólico decorrente da necrose espontânea de tumores de grande volume (massas tumorais > 10 cm de diâmetro e/ou leucócitos > 25.000/mL ou desidrogenase lática duas vezes acima do normal) ou do uso de drogas citotóxicas em doenças neoplásicas altamente sensíveis ao quimioterápico, que causam destruição maciça e rápida de células malignas. Como consequência, ocorre liberação abrupta de íons, cátions e produtos proteicos que podem causar sobrecarga dos mecanismos homeostáticos, levando à hiperuricemia, hiperpotassemia e hiperfosfatemia (esta última acompanhada de hipocalcemia). A deposição de cristais de ácido úrico (AU) ou fosfato de cálcio nos túbulos renais promove lesão renal obstrutiva aguda, que pode ser seguida de uremia, arritmias, convulsão e morte súbita. Vasoconstrição, prejuízo da autorregulação, prejuízo do fluxo sanguíneo renal, oxidação e inflamação são outros mecanismos pelos quais o AU também pode provocar lesão renal. O Quadro 1 resume os aspectos que predispõem à SLT.

QUADRO 1 Fatores predisponentes da síndrome de lise tumoral

Nível sérico de ácido úrico > 7,5 mg/dL antes do início do tratamento
Disfunção renal preexistente
Tamanho do tumor e taxa de proliferação celular aumentados
Sensibilidade da célula tumoral ao quimioterápico utilizado
Hipovolemia, oligúria e/ou urina de pH ácido

Quimioterápicos associados à SLT incluem cisplatina, etoposido, fludarabina, metotrexato intratecal e paclitaxel. Rituximabe, radiação ionizante, alfainterferona, corticosteroides e tamoxifeno também podem estar implicados. Outras causas associadas à SLT são: febre, anestesia, compressão vesical extrínseca pela massa tumoral e manipulação cirúrgica de tumores sólidos.

Hiperuricemia

A acentuada renovação celular, presente na doença neoplásica, associada à eficiente resposta à QT resulta na liberação maciça de ácidos nucleicos (purinas), que são metabolizados à hipoxantina e convertidos em xantina e AU, pela xantino-oxidase (Figura 1). O AU compõe a última etapa do catabolismo proteico, pois o ser humano não possui a enzima urato oxidase, capaz de transformá-lo em alantoína. O AU é pouco solúvel em água e se precipita com facilidade na forma de cristais. Quando a carga se torna excessiva, com acúmulo no plasma e nos dutos coletores dos rins, há risco de precipitação desses cristais e comprometimento da função renal (uropatia obstrutiva). Esse risco se torna ainda maior quando há prejuízo prévio da função renal (por desidratação, sangramentos e medicações nefrotóxicas), na acidose metabólica e quando ocorre precipitação de fosfato de cálcio. Outros órgãos também são afetados, como o sistema de condução cardíaco (causando arritmias) e as articulações (alargamento articular e gota). O AU alcança valores plasmáticos elevados por volta de 24 a 48 horas do início do tratamento, com pico em 48 a 96 horas.

Hiperpotassemia

O potássio é um íon de predomínio intracelular. Na lise tumoral, grandes quantidades de potássio são lançadas no intravascular, elevando o nível sérico. Danos renais (toxicidade medicamentosa, uropatia obstrutiva por cristais de AU ou de fosfato de cálcio), acidose metabólica, hipocalcemia ou estresse pós-quimio ou radioterapia (quedas dos níveis de ATP resultam em extravasamento celular de potássio) exacerbam o risco de hiperpotassemia. A elevação do nível sérico de potássio se dá de forma precoce, em 6 a 72 horas após o início da QT, e é a manifestação mais grave da SLT.

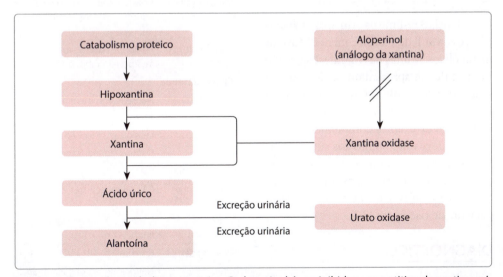

FIGURA 1 Etapas do catabolismo proteico. O alopurinol é um inibidor competitivo da xantina oxidase, o qual impede a transformação de hipoxantina e xantina em ácido úrico. A enzima urato oxidase cataboliza ácido úrico à alantoína, metabólito bastante solúvel em água.

Hiperfosfatemia e hipocalcemia

Em um mecanismo de homeostase, os rins eliminam o excesso de fosfato e diminuem a recaptação tubular, mas na SLT a destruição maciça de linfoblastos, que são capazes de captar até quatro vezes mais fosfato que o linfócito maduro, lança no extracelular quantidades que ultrapassam o limiar de excreção, levando à hiperfosfatemia. Quando o produto cálcio *versus* fosfato excede a solubilidade ([Ca] × [P] > 70 ou > 4,6 mmol/L), ocorre precipitação de fosfato de cálcio no tecido cardíaco (elevando o risco de arritmias) e nos túbulos renais (com inflamação local), agravando a lesão renal prévia. O maior consumo do cálcio traz consigo a hipocalcemia e os graves sintomas, ainda que não sejam frequentes. As principais manifestações da hiperfosfatemia/hipocalcemia podem ser percebidas 24 a 48 horas após o início da QT.

MANIFESTAÇÕES CLÍNICAS

A Tabela 3 resume os principais achados clínicos da SLT, de acordo com os distúrbios metabólicos. Muitas das manifestações são inespecíficas e apresentam-se de maneira mais ou menos intensa, o que dificulta a identificação clínica do distúrbio e obriga o emprego de exames complementares. O pediatra deve estar atento aos sinais e sintomas de náuseas, vômitos, dor abdominal, cãibra, tetania, letargia, arritmia cardíaca, convulsão, oligúria e falência renal em todo paciente de risco para SLT.

DIAGNÓSTICO

O diagnóstico de SLT deve ser embasado sobretudo no histórico clínico e precisa ser obrigatoriamente complementado por exa-

TABELA 3 Manifestações clínicas da síndrome de lise tumoral de acordo com os distúrbios metabólicos específicos

Distúrbio metabólico	Achados clínicos
Hiperuricemia	
Digestivas	Náuseas, vômitos e anorexia
Renais (uropatia obstrutiva)	Oligúria, anúria, hematúria, dor abdominal, cólica nefrética e insuficiência renal
Azotemia	Discrasia sanguínea, alteração do nível mental e letargia
Cardiocirculatórias por sobrecarga hídrica	Edema, hipertensão, insuficiência cardíaca congestiva e edema cerebral
Distúrbios metabólicos	Acidose, tetania, arritmia cardíaca, síncope, convulsão, instabilidade autonômica e morte súbita
Hiperpotassemia	
Cardiocirculatórias	Alterações eletrocardiográficas (onda T apiculada e complexo QRS alargado), disritmias ventriculares (taquicardia ou fibrilação ventricular) e parada cardíaca
Gastrointestinais	Cólicas e cãibras abdominais, náuseas, vômitos, diarreia e anorexia
Musculoesqueléticas	Fraqueza, parestesia, fadiga, letargia e irritabilidade
Hiperfosfatemia	
Gastrointestinais	Náuseas, vômitos e diarreia
Cardíacas	Arritmia
Neurológicas	Letargia e convulsão
Renais	Oligúria, anúria, azotemia e IRA
Hipocalcemia	
Musculoesqueléticas	Cãibras musculares e tetania
Cardíacas	Intervalo QT longo e arritmia fatal
Neurológicas	Convulsão
Renais	Nefrocalcinose, oligúria, anúria, azotemia, hematúria, cólica nefrética e IRA

IRA: injúria renal aguda. Fonte: Cairo e Bishop, 2004; Cairo et al., 2010; Marsh et al., 2015; Criscuolo et al., 2016.

mes bioquímicos, que incluam nível sérico de AU, potássio, fósforo, cálcio e função renal. O monitoramento eletrocardiográfico é fundamental, visando à detecção precoce das arritmias secundárias à hiperpotassemia e à hipocalcemia. Outros exames citados na Tabela 4 auxiliam na identificação do fator desencadeante da SLT.

TABELA 4 Exames complementares na suspeita e diagnóstico de síndrome de lise tumoral e seus distúrbios metabólicos

Exame	Anormalidade
Ácido úrico sérico	≥ 8 mg/dL ou aumento de 25% do valor basal
Potássio sérico	≥ 6,0 mEq/L ou aumento de 25% do valor basal
Fósforo sérico	≥ 6,5 mg/dL ou aumento de 25% do valor basal
Cálcio sérico	≤ 7 mg/dL ou diminuição de 25% do valor basal
Creatinina sérica	1 vez e meia acima do valor de normalidade para idade e sexo
Hemograma completo	Leucocitose, leucopenia, blastos, anemia, plaquetopenia
Mielograma	Presença de células blásticas
DHL	2 vezes acima do normal
Outros Ureia sérica Sódio sérico Bicarbonato sérico Urina tipo I Provas de coagulação Culturas	Auxiliam na identificação da doença neoplásica e investigação de complicações Obs.: a ausência de cristais de ácido úrico na urina não afasta a possibilidade de nefropatia urêmica
Exames de imagem ECG Radiografia simples Ultrassonografia Tomografia computadorizada	

DHL: desidrogenase lática; ECG: eletrocardiograma.
Fonte: Nazemi e Malempati, 2009.

PREVENÇÃO E TRATAMENTO

A abordagem terapêutica na SLT se baseia em três pilares fundamentais: prevenção da SLT, prevenção das manifestações clínicas e prevenção da disfunção de órgãos. Em síntese, a meta principal é evitar a lesão renal aguda que precede a cascata de consequências clínicas.

Medidas gerais e preventivas

Hidratação

Apesar de todo o avanço terapêutico, a base do tratamento da SLT segue sendo a hidratação vigorosa, desde que o paciente não esteja oligoanúrico. A hiperidratação tem por função reduzir o risco da formação de cristais de AU e fosfato de cálcio, além de aumentar a excreção do AU, do potássio, do fosfato e da ureia.

Recomenda-se utilizar solução salina isotônica na fase de hidratação e prosseguir com soro de manutenção de aproximadamente 2.000 a 3.000 mL/m^2/dia, por via intravenosa, desprovido de soluções de potássio, fosfato ou cálcio. O objetivo é manter a diurese elevada (4 a 6 mL/kg/hora nos pacientes ≤ 10 kg, ou 80 a 100 mL/m^2/hora) e densidade urinária (DU) < 1.010 até que os riscos da SLT tenham sido superados.

É aconselhável iniciar a hidratação 1 a 2 dias antes da QT e o tempo de hidratação pode ser controlado conforme evolução clínica, capacidade de aceitação oral, redução favorável dos leucócitos, do DHL, regulação dos eletrólitos e da função renal. O diurético (furosemida 0,5 a 1,0 mg/kg IV) pode ser útil para garantir o débito urinário de pacientes hemodinamicamente estáveis e com função renal normal, mas seu uso é bastante discutível, uma vez que pode promover nefrotoxicidade medicamentosa e hiperviscosidade sanguínea. O emprego do diurético não justifica o retardo na indicação de diálise. Cuidado adicional se faz necessário quando o paciente apresentar lesão renal estabelecida e/ou disfunção cardíaca.

Alcalinização da urina

O pH urinário ácido acelera a agregação e a precipitação dos cristais de AU nos túbulos. Com base nesse princípio, historicamente indicou-se a alcalinização da urina, por meio do acréscimo de 20 a 40 mEq (0,5 a 0,6 mEq/kg/dia) de bicarbonato de sódio no soro de manutenção, com o objetivo de manter o pH urinário em 7,0 a 7,5, de forma a minimizar esse risco. Porém, essa conduta tem gerado controvérsia, já que a maior solubilidade do AU se dá em pH de 7,5, enquanto a xantina e a hipoxantina experimentam diminuição da solubilidade a partir de pH 6,5. Além disso, a elevação do pH urinário favorece a precipitação de cristais de fosfato de cálcio e não há dados suficientes que demonstrem a eficácia da alcalinização quando comparada à hidratação de maneira isolada. Como atualmente se dispõe de tratamento efetivo para a hiperuricemia (rasburicase), a alcalinização da urina tem indicação limitada aos casos em que o serviço médico não disponha da rasburicase e quando o risco de precipitação de fosfato de cálcio for baixo. Portanto, o uso do bicarbonato de sódio estaria indicado apenas em pacientes com acidose metabólica, seria discutível para pacientes cujo serviço não disponha de rasburicase, seria contraindicado para pacientes com hiperfosfatemia e não seria necessário nos pacientes que recebem rasburicase.

Terapia de substituição renal

A terapia de substituição renal, na forma de hemodiálise (mais efetiva), diálise peritoneal ou hemofiltração, está indicada nas situações descritas a seguir, quando após 6 horas do início da terapêutica não se obtiver controle dos distúrbios metabólicos:

- hiperfosfatemia refratária ou grave;
- hiperpotassemia refratária ou grave;
- hiperuricemia refratária ou grave;
- hipocalcemia sintomática refratária ou grave;
- produto Ca/P $\geq$ 70 mg^2/dL^2;
- sobrecarga hídrica intratável;
- hipertensão de difícil controle;
- oligúria acentuada ou anuria;
- acidose e/ou uremia grave com comprometimento do SNC.

MEDIDAS ESPECÍFICAS

Hiperuricemia

O manuseio da hiperuricemia consiste em:

- Evitar a precipitação do AU nos túbulos renais, na forma de cristais, por meio de hidratação rigorosa.
- Inibir formação de AU:
  - Utilizando o alopurinol, um análogo estrutural da hipoxantina e inibidor competitivo da xantina oxidase, enzima que atua na transformação da hipoxantina em xantina e esta última em AU (Figura 1). O alopurinol diminui a formação de AU de forma efetiva e reduz o risco de uropatia obstrutiva, mas não elimina o AU preexistente, além de elevar os níveis séricos de xantina e hipoxantina. Sendo assim, é medicamento de escolha quando os níveis de AU forem baixos (< 8 mg/dL), antes do início da QT. O febuxostate (inibidor seletivo da xantina oxidase), que

pode ser indicado para adultos que tenham contraindicação para receber alopurinol e rasburicase, ainda não está disponível em nosso país.
- A dose recomendada é de 50 a 100 mg/m²/dose, VO, a cada 8 horas, máximo 300 mg/m²/dia. A orientação do fabricante deve ser consultada na presença de injúria renal aguda e quando da interação com outras drogas (azatioprina, mercaptopurina, metotrexate, ciclosporina, ampicilina, amoxicilina, carbamazepina, diuréticos de alça e tiazídicos).
- O alopurinol pode causar vasculite e síndrome de Stevens-Johnson.
- Reduzir a carga total de ácido úrico:
    - Utiliza-se a rasburicase, forma recombinante da enzima urato oxidase, que promove o catabolismo do AU à alantoína, cinco vezes mais solúvel na urina (Figura 1). Por reduzir rapidamente os níveis de AU em pacientes de risco para SLT, tem sido o medicamento de escolha quando os níveis séricos antes da QT estão elevados (≥ 8 mg/dL ou aumento de 25% do valor basal). Por também apresentar ação *in vitro*, é recomendado o transporte de amostra sanguínea em gelo, para evitar falso resultado.
    - A dose recomendada da rasburicase ainda é bastante discutida na pediatria. Sugere-se a administração IV de 0,15 a 0,2 mg/kg/dose (máximo de 1,5 mg/dose) em 30 minutos, dose única (repetir apenas se o valor do AU persistir acima de 8 mg/dL). A rasburicase pode provocar anafilaxia e meta-hemoglobinemia e é contraindicada na deficiência de G6PD, na gestação e em caso de alergia ao medicamento (verificar recomendações do fabricante).

A Tabela 5 resume a melhor indicação medicamentosa diante do risco de hiperuricemia.

TABELA 5 Recomendação para o tratamento da hiperuricemia

	Alopurinol	Rasburicase
Nível sérico de ácido úrico	Normal	Elevado
	Não hematológico	Linfoma de Burkitt
Tipo de tumor	Linfoma de Hodgkin	Linfoma linfoblástico
	LMC	LLA e LMA
Massa tumoral		
Leucócitos	< 50.000/mL	> 50.000/mL
DHL	< 2x o valor da normalidade	> 2x o valor da normalidade
Sensibilidade ao quimioterápico	Moderada	Intensa
Infiltração renal pelo tumor	Ausente	Presente

DHL: desidrogenase lática; LMC: leucemia mieloide crônica; LLA: leucemia linfoide aguda; LMA: leucemia mieloide aguda.

Uma revisão Cochrane publicada em 2017, avaliando o benefício da urato oxidase na prevenção e tratamento de SLT pediátrica, sugere que esta possa ser eficaz na redução do ácido úrico sérico, mas sem deixar claro se promove impacto sobre a injúria renal aguda ou mortalidade. No entanto, os dados disponíveis fornecem evidências claras que apoiam o uso de rasburicase em vez de alopurinol para crianças com condições de alto risco.

O controle do balanço hídrico, do débito urinário, da função renal, do DHL, dos níveis séricos de ácido úrico e eletrólitos deve ser frequente (inicialmente a cada 6 horas e após evolução favorável a cada 8 horas), até que o período mais crítico seja ultrapassado.

Hiperpotassemia

O tratamento da hiperpotassemia aguda (K^+ > 6,0 mEq/L ou sintomas presentes) tem por objetivo:

- Estabilizar a membrana miocárdica utilizando gluconato de cálcio a 10% (100 a 200 mg/kg IV, em 5 a 10 minutos), visando prevenir arritmias. No entanto, o tempo de ação dessa solução é curto (mais ou menos 30 minutos) e frequentemente são necessárias doses adicionais.
- Deslocar o potássio do intravascular para o intracelular:
  - Utilizando a solução polarizante, que consiste na administração de insulina (0,1 U/kg IV, máx. 10 U) e glicose 25% (2 mL/kg IV), como carreadora do potássio para o intracelular (duração de 2 a 3 horas).
  - Utilizando inalação com β2-agonista com cautela (2,5 a 10 mg de salbutamol), uma vez que pode provocar taquicardia.
  - Utilizando bicarbonato de sódio 3% (1 a 2 mEq/kg IV), visando elevar o pH sérico, atraindo o hidrogênio para o intravascular e deslocando o potássio para o intracelular. Deve-se dar atenção especial aos riscos da precipitação do fosfato de cálcio e à injúria renal aguda (IRA).
- Reduzir a carga total do potássio:
  - Evitando qualquer administração de potássio por via oral ou parenteral.
  - Por meio do uso de furosemida, que aumenta a excreção renal de potássio (utilizá-lo com cautela na IRA e na síndrome de hiperviscosidade sanguínea).
  - Utilizando poliestireno sulfonato de cálcio (resina trocadora iônica 0,5 a 1 g/kg/dose, VO ou VR), que promove a excreção fecal do potássio, porém de forma lenta, e não deve ser considerado como conduta de urgência. Deve ser administrado com um laxativo [lactulona, sorbitol 50%, polietilenoglicol (PEG)].
  - Por meio de diálise, terapêutica mais rápida e efetiva e, portanto, preferencial nas situações de emergência (IRA e arritmia cardíaca).

Nas hiperpotassemias leves (< 6,0 mEq/L) é suficiente evitar a administração de potássio e utilizar a resina trocadora de íons. Nos casos moderados, associam-se à conduta anterior as medidas capazes de deslocar o potássio; e, nas alterações graves, o gluconato de cálcio e, se necessário, a diálise.

Hiperfosfatemia

A hidratação vigorosa favorece maior excreção de fosfato, diminuindo o risco de formação de cristais. Também é recomendado evitar a oferta exógena de fósforo. Na hiperfosfatemia moderada, o hidróxido de alumínio na dose de 50 a 150 mg/kg/dia, VO a cada 4 a 6 horas, tem ação quelante do fosfato, mas não deve ser utilizado por mais de dois dias, pelo risco de intoxicação por alumínio. Carbonato de cálcio e sevelamer podem ser alternativas. A hiperfosfatemia grave (P > 10 mg/dL) e sintomática deve ser tratada com terapia de substituição renal.

Hipocalcemia

Tratando a hiperfosfatemia, a hipocalcemia secundária tende a se resolver.

Só está indicada a correção de cálcio em pacientes que apresentem sintomas neuromusculares (pelo risco de desenvolver arritmia cardíaca), com gluconato de cálcio 10%, 50 a 100 mg/kg, IV, lentamente e sob monitoramento.

A Tabela 6 resume as principais condutas terapêuticas na SLT.

TABELA 6 Tratamento das anormalidades metabólicas na síndrome de lise tumoral

Distúrbio	Intervenção	Dose	Observações
Medidas gerais			
Hiperuricemia Hiperpotassemia Hiperfosfatemia	Rigorosa hidratação intravenosa	200 a 3.000 mL/m²/dia	Sem acréscimo de K, P, Ca
Específicas			
Hiperuricemia	Bicarbonato de sódio	20 a 40 mEq/L	Uso controverso Apenas se houver hiperuricemia ou risco para hiperuricemia Não é necessário se a rasburicase for indicada Não deve ser usado se houver hiperfosfatemia
	Alopurinol	10 mg/kg/dia, VO 8/8 horas (máx 800 mg/dia) ou 50 a 100 mg/m²/dose a cada 8 horas (máximo 300 mg/m²/dia)	Atenção para interação medicamentosa Risco de sensibilização e alergia Reduzir dose na IRA
	Rasburicase	0,15 a 0,2 mg/kg/dose (máximo 1,5 mg/dose) IV em 30 minutos dose única	Repetir se AU > 8 mg/dL Contraindicada na deficiência de G6PD, gestação e meta-hemoglobinemia Transportar amostra sanguínea em gelo Risco de sensibilização e alergia
Hiperpotassemia	Evitar influxo de K		Dieta e fluidos sem K
	Insulina regular + glicose 25%	0,1 U/kg IV (máx 10 U) 2 mL ou 0,5 g/kg IV	Administrar em 30 minutos
	Gluconato de cálcio 10%	50 a 100 mg/kg IV, em 5 a 10 minutos sob monitoração ECG	Indicado se arritmia ou alteração no ECG Não administrar com bicarbonato Repetir quando necessário
	Bicarbonato de sódio 3%	1 a 2 mEq/kg IV (máx 50 mEq) em 5 a 10 minutos	Usar se houver acidose Repetir a cada 30 minutos, s/n
	Poliestireno sulfonato de cálcio (Sorcal®)	0,5 a 1 g/kg/dose (máx 15 g) VO ou VR 3 a 4x/dia	Em associação com sorbitol 50%/lactulose, PEG

(continua)

TABELA 6 Tratamento das anormalidades metabólicas na síndrome de lise tumoral (*continuação*)

Distúrbio	Intervenção	Dose	Observações
Hiperpotassemia	Salbutamol	1 a 2 *puffs* por aplicação	Cuidado com taquicardia
	Furosemida	0,5 a 1 mg/kg IV	Pode agravar a IRA Contraindicada quando houver risco de hiperviscosidade sanguínea
	Diálise		Hiperpotassemia acentuada não responsiva Falência renal Sobrecarga de volume
Hiperfosfatemia	Evitar influxo de P		Dieta e fluidos sem P
	Hidróxido de alumínio	Crianças: 50 a 150 mg/kg/dia VO a cada 4 a 6 horas Adolescentes: 300 a 600 mg VO de 8/8 horas	Administrar junto às refeições Evitar utilização por mais de 2 dias Evitar se houver risco de IRA
	Sevelamer	Adolescentes: 800 mg VO de 8/8 horas se P > 5,5 e < 7,5 1.200 mg VO de 8/8 horas se P ≥ 7,5 e < 9 1.600 mg VO de 8/8 horas se P ≥ 9	Administrar junto às refeições Dose não bem estabelecida para crianças
	Carbonato de cálcio	Crianças: 30 a 40 mg/kg/dose VO às refeições Adolescentes: 1 a 2 g VO às refeições	Usar com cuidado Pode facilitar a formação de cálculos
	Diálise		Hiperfosfatemia não responsiva ao tratamento
Hipocalcemia	Gluconato de cálcio 10%	50 a 100 mg/kg IV, em 5 a 10 minutos sob monitoração de ECG	Apenas se sintomática Repetir s/n Uso cauteloso se hiperfosfatemia acentuada

VO: via oral; IV: intravenoso; VR: via retal; IRA: insuficiência renal aguda; K: potássio; P: fósforo; Ca: cálcio; AU: ácido úrico; G6PD: glicose-6-fosfato desidrogenase; ECG: eletrocardiograma; PEG: polietilenoglicol; s/n: se necessário. Fonte: Behl et al., 2010; Marsh et al., 2015; Nazemi e Malempati, 2009.

EMERGÊNCIAS HEMATOLÓGICAS

Como a maioria dos agentes antineoplásicos atua sobre células de elevada reposição, o principal efeito colateral recai sobre os tecidos orgânicos com tais características (medula óssea, mucosas, pele, fígado e gônadas). A mielossupressão, caracterizada por anemia, plaquetopenia e leucopenia, tem grande representação clínica no serviço de emergência.

Anemia

A anemia é frequente em pacientes portadores de doença neoplásica e mais de 50% deles terão anemia em alguma fase do diagnóstico e/ou do tratamento. Pode corresponder à manifestação precoce da doença, mas ser consequência do tratamento. Geralmente apresenta-se de forma leve (Hb > 10 g/dL e < que o limite inferior da normalidade para a idade) ou moderada (8,0 a 9,9 g/dL). Quando ocorre expansão do volume plasmático (por retenção hídrica ou outras causas), o paciente pode aparentar anemia, mesmo que a contagem total de hemácias esteja normal.

Patogênese

Múltiplos fatores contribuem para o desenvolvimento da anemia. Histórico clínico e exame físico detalhados e análise laboratorial complementar auxiliam na definição da patogênese. A anemia pode ser classificada em três categorias:

- Perda sanguínea:
  - Por sangramento interno da massa tumoral (principalmente pelos hemangiomas, tumores malignos hepáticos, neuroblastomas e rabdomiossarcomas), ou de forma discreta e crônica por neoplasias do trato urinário ou gastrointestinal.
  - Por causas não diretamente relacionadas ao câncer (coletas sanguíneas repetidas, hemodiálise, doença erosiva da mucosa, plaquetopenia e coagulopatia).
  - Doença hemofagocítica (observada nas leucemias e linfomas).
- Por aumento de destruição:
  - Por hemólise, decorrente da presença de imunoglobulinas (IgG) ou complemento (C3d) na superfície das hemácias, verificada nos linfomas de Hodgkin, não Hodgkin, LMA e LLA.
  - Por hemólise microangiopática como consequência da coagulação intravascular disseminada (CIVD) ou da púrpura trombocitopênica trombótica na síndrome urêmica.
- Por diminuição da produção:
  - Secundária à invasão da medula óssea por neoplasias hematopoiéticas (leucemias e linfomas).
  - Pelo efeito antiproliferativo do tratamento do câncer. É a mais comum das causas e o resultado da terapia sistêmica e da radiação ionizante incidindo sobre tecido hematopoiético, promovendo depleção de células-tronco hematopoiéticas.
  - Por deficiência de folato, vitamina B12 e ferro. O sangramento crônico e a má-absorção do ferro (por sangramento intratumoral, p. ex., nos neuroblastomas) podem resultar em depleção dos estoques de ferro, agravando a anemia.
  - Pela ação das citocinas, resultando na anemia da inflamação, por bloqueio da utilização do ferro e inibição da síntese de eritropoietina.

- Por aplasia pura da célula vermelha, anemia hipoproliferativa profunda, caracterizada por diminuição ou ausência de progenitores eritroides na medula óssea, reticulocitopenia, com plaquetas e leucócitos normais, observada nos linfomas de Hodgkin, não Hodgkin, LLA e LMA.
- Na infecção por parvovírus B19, que promove invasão seletiva dos progenitores eritroides, com hipoplasia e parada da maturação, resultando em anemia. Essa hipótese deve ser considerada em pacientes imunossuprimidos.

Por vezes, esses mecanismos atuam de forma sinérgica.

Manifestações clínicas

O incremento na extração de oxigênio (O_2) e do débito cardíaco garante que a oferta de oxigênio seja possível mesmo em concentrações baixas de hemoglobina. Os sintomas observados na anemia são decorrentes do prejuízo na oferta tecidual de O_2 e promovidos pela queda aguda ou acentuada da concentração de hemoglobina, pela demanda aumentada de O_2 ou quando ocorre falha dos mecanismos de compensação cardíaca. Incluem dispneia aos esforços e em repouso, fadiga de grau variado, palidez, estado hiperdinâmico (pulso amplo e taquicardia), taquipneia, letargia, cefaleia, confusão e insuficiência cardíaca congestiva. O sangramento agudo agrega complicações decorrentes da depleção de volume intra e extracelular, que se manifestam por fadiga fácil, prostração, cãibras musculares, vertigem postural, letargia, síncope, hipotensão e choque.

Diagnóstico laboratorial

O hemograma permite fazer o diagnóstico de anemia e auxilia também na identificação da etiologia e da indicação terapêutica e, por isso, deve ser analisado globalmente. A avaliação da hemoglobina (Hb) e do hematócrito (Hto), junto aos índices hematimétricos, permite definir se a anemia é normocítica e normocrômica (sugere perdas) ou microcítica e hipocrômica (sugere deficiência de ferro).

Pesquisa de sangue oculto nas fezes, urina tipo I, biópsia de medula óssea, teste de Coombs direto, esferócitos no sangue periférico, nível sérico de bilirrubina indireta e DHL e concentração de haptoglobina são exames que podem auxiliar na busca etiológica da anemia.

Tratamento

O tratamento da anemia tem como base a transfusão de concentrado de hemácias (10 a 20 mL/kg) e estima-se que cada 10 mL/kg do concentrado seja capaz de elevar o nível sérico em 2 a 3 g/dL. Dados relativos a valores "de gatilho" usados para indicar transfusão são escassos na pediatria e a Tabela 7 apresenta algumas sugestões.

O concentrado de hemácias deve ser evitado em pacientes assintomáticos e de risco para leucostase. A infusão deve ser lenta, mas não deve se prolongar por mais de 3 a 4 horas, para impedir sobrecarga de volume. Sempre que possível, as hemácias devem ser irradiadas para evitar a reação enxerto versus hospedeiro e infecção, particularmente por citomegalovírus (CMV).

Não há suporte científico para indicar, rotineiramente, o fator estimulante da eritropoiese para crianças, tampouco em serviço de emergência.

TABELA 7 Guia para transfusão de hemácias e níveis de evidência

Estado clínico do paciente	Descrição	Níveis de Hb para indicar a transfusão (g/dL)
Estável	Assintomático, iminente recuperação medular	< 7
Alteração de sinais vitais	Taquicardia, taquipneia, hipotensão	< 8
Trombocitopenia	Sangramento atual ou recente	8-10
Necessidade de procedimentos	Risco para perda sanguínea	8-10
	Necessidade de anestesia	< 7
Necessidade de oxigênio	Comorbidades cardíacas ou pulmonares	8-10
Fadiga	Perda de qualidade de vida, principalmente em adolescentes	8-10
Lactente, anemia crônica	Impacto no crescimento e desenvolvimento	8-10
Radioterapia	Radiossensibilidade	

Fonte: adaptada de Feusner et al., 2015.

Sangramento

Patogênese

Três grandes fatores facilitam o sangramento no paciente portador de doença neoplásica:

- Trombocitopenia e disfunção plaquetária:
  - Por infiltração medular por células neoplásicas.
  - Pelo efeito mieloablativo da QT.
  - Por redução da trombopoietina no acometimento hepático.
  - Por destruição imunológica.
  - Por sequestro.
  - Desenvolvimento de doença de von Willebrand em pacientes com leucemias, linfomas e tumores sólidos.
  - Na uremia.
- Disfunção da coagulação:
  - Relacionada à leucemia promielo-blástica aguda.
  - Relacionada à neoplasia hepática (primária e metástase).
  - Pelo emprego de quimioterápico hepatotóxico.
  - Por consumo dos fatores de coagulação (sepse, hipotensão, fatores tumorais, CIVD, síndrome de Kasabach-Merritt e reação transfusional).
- Alteração da integridade do endotélio vascular:
  - Relacionada à presença de células blásticas que, por serem maiores e mais rígidas, danificam o endotélio microvascular, facilitando o acidente vascular hemorrágico.

Manifestações clínicas

A expressão clínica da plaquetopenia varia de acordo com o grau de deficiência e com a vida média da plaqueta (QT reduz a produção e plaquetas mais velhas são menos efetivas). Geralmente não há riscos de sangramento quando a contagem de plaquetas está acima de 100×10^9/L.

Sangramentos mucocutâneos como petéquias, púrpuras, sufusões e bolhas hemorrágicas, equimoses, epistaxe, gengivorragia, meno e metrorragia nas meninas pós-púberes podem ser evidentes quando a contagem plaquetária alcança valores entre 20 e 30 × 10^9/L. O risco de hematúria, hemoptise, hemorragia digestiva e de SNC aumenta quando os valores plaquetários se reduzem a menos de 20 × 10^9/L. O sangramento intracraniano é tido como a principal causa de morte por trombocitopenia.

Os distúrbios da coagulação se manifestam por sangramento no ponto de punção, púrpuras, equimoses, sangramento grave parenquimatoso (músculos e articulações, rins, fígado, pulmões e SNC) e choque.

Diagnóstico laboratorial

A avaliação laboratorial da trombocitopenia se inicia com o exame cuidadoso da morfologia e do número de plaquetas, presença de coágulos e alteração da série branca e/ou vermelha (anemia hemolítica microangiopática) em uma amostra de sangue periférico. O exame da medula óssea se faz necessário na suspeita de invasão por doença tumoral. Na presença de síndrome hemorrágica, a avaliação inicial e evolutiva inclui também tempo de protrombina (TP), tempo de tromboplastina parcial ativada (TTPA), nível de D-dímero, nível de fibrinogênio e níveis de fatores V e VIII.

A citometria de fluxo e o exame da medula óssea devem ser indicados quando os exames convencionais evidenciarem células atípicas (blastos) ou escassez celular (penias).

Prevenção e tratamento

Na evidência de plaquetopenia, são recomendadas precauções em relação ao trauma e ao uso de medicamentos que interfiram na função plaquetária (ácido acetilsalicílico e anti-inflamatórios não hormonais) e medicamentos intramusculares. Pacientes que apresentem distúrbios da coagulação ou submetidos a tratamentos que promovam coagulopatia vitamina K-dependente devem receber suporte de vitamina K.

O concentrado de plaquetas por *pool* ou aférese (10 mL/kg), preferencialmente irradiado e administrado em 30 a 60 minutos, permite alcançar valores seguros de plaquetas no sangue acima de 100 × 10^9/L. As recomendações de transfusão de plaquetas em crianças são mais conservadoras que nos adultos e indicam infusão do concentrado quando:

- O paciente estiver estável, mas as plaquetas estiverem abaixo de 10 × 10^9/L.
- Se houver indicação de procedimentos invasivos:
  - De menor complexidade (passagem de cateter central, coleta de liquor e biópsias) e as plaquetas estiverem abaixo de 50 × 10^9/L.
  - De maior complexidade (ressecção tumoral, abordagem de SNC) e as plaquetas estiverem abaixo de 100 × 10^9/L.
- Se houver pequeno sangramento (epistaxe, gengivorragia) e as plaquetas estiverem abaixo de 20 × 10^9/L.
- Se houver sangramento mais intenso (gastrointestinal, hemoptise, vesical e SNC) e as plaquetas estiverem abaixo de 100 × 10^9/L.
- Se houver febre, CIVD ou coagulopatia associadas e as plaquetas estiverem abaixo de 20 a 50 × 10^9/L.
- Também deve haver garantia da manutenção das plaquetas acima de 50 × 10^9/L quando for indicada a punção lombar ou houver risco aumentado para sangramento visceral ou do SNC.

O controle da coagulopatia deve contemplar inicialmente o tratamento da causa. Se houver sangramento significativo, a terapia de reposição pode ser feita com plasma fresco congelado (10 a 15 mL/kg) ou fibrinogênio (na forma de crioprecipitado – 2 U/10 kg de peso para manter valores acima de 150 mg/dL) e administração de vitamina K (5 mg). Nos casos de CIVD, a heparina é indicada de forma eventual. Nas manifestações hemorrágicas secundárias à uremia, a diálise é terapêutica, assim como a desmopressina (DDAVP) e a transfusão de fator de von Willebrand, na doença de von Willebrand (o hematologista pode auxiliar na tomada de decisão).

SÍNDROME DA HIPERVISCOSIDADE SANGUÍNEA

Patogênese

A hiperleucocitose (leucócitos > 100.000/mL), o tamanho aumentado e a perda da maleabilidade das células blásticas na passagem pela microvasculatura desencadeiam a síndrome conhecida como hiperviscosidade ou leucostase, que reúne lentificação do fluxo sanguíneo, deposição de sedimentos leucêmicos e inflamação da superfície endotelial dos vasos sanguíneos. Esse processo prejudica o fluxo sanguíneo, diminuindo a perfusão e promovendo dano tecidual. É mais comum nas LMA (~ 20%) e LLA (10 a 13%) e associada à maior morbidade e mortalidade (~ 3% nas LLA > 200.000 cél./mL e ~ 4% nas LMA > 100.000 cél./mL).

Manifestações clínicas

Em geral, os pacientes exibem sintomas neurológicos como confusão, mudança do comportamento, cefaleia, sonolência, estupor, ataxia, convulsão e coma, mas podem apresentar acidentes vasculares isquêmicos ou hemorrágicos, com déficit neurológico ou morte. O envolvimento pulmonar também é frequente e se manifesta como dispneia aos esforços, hipóxia, desconforto respiratório, por vezes grave, e alteração radiológica. Outros sintomas incluem hemorragia ou trombose da veia retiniana, priapismo, infarto agudo do miocárdio, isquemia de membros, dactilite, trombose de veia renal e coagulação intravascular disseminada.

Diagnóstico laboratorial

Deve ser embasado em aspectos do histórico clínico e exame físico, já que não há testes diagnósticos específicos. A avaliação laboratorial deve incluir contagem de plaquetas, investigação de coagulopatia, radiografia de tórax, eletrólitos e função renal, em razão do risco aumentado para síndrome de lise tumoral. Os exames coletados devem ser conservados em ambiente frio e prontamente transportados ao laboratório para evitar falsos resultados.

São achados relativamente frequentes:

- PO_2 arterial < PaO_2 pela oximetria de pulso, falsamente diminuída decorrente do consumo *in vitro* do O_2 pelas células neoplásicas.
- Plaquetas mais elevadas na leitura automática, quando comparado à leitura manual, resultado falseado pela presença de fragmentos celulares "falsamente interpretados" como plaquetas.
- K sérico mais elevado, com potencial falseado, por possível destruição celular *in vitro*.

- Elevação de D-dímero e produtos da degradação da fibrina, na vigência de CIVD.
- Distúrbios do K, P, AU e cálcio, quando houver SLT.

Prevenção e tratamento

O tratamento deve ser instituído o mais precocemente possível, nos pacientes portadores de LMA com contagem de leucócitos superior a 100 mil leucócitos/mL, de LLA com contagem de leucócitos superior a 200 mil leucócitos/mL, ou superior a 100 mil leucócitos/mL acompanhada de sintomas.

A terapia de escolha é a citorredução por meio de indução quimioterápica. Quando a condição clínica for impeditiva (distância de centros de referência, presença de insuficiência renal, dificuldade de acesso venoso, riscos metabólicos graves, entre outras), a citorredução com hidroxiureia (50 a 100 mg/kg/dia, por via oral, de 12/12 horas) é preferível em pacientes assintomáticos e a leucoaférese associada à hidroxiureia pode ser considerada medida paliativa em pacientes sintomáticos (alterações respiratórias e neurológicas) até que a QT seja iniciada.

O tratamento inclui também:

- Hidratação agressiva, porém, cautelosa (risco de complicações cardiopulmonares), com a finalidade de diminuir a viscosidade sanguínea;
- Medidas de prevenção da SLT e correção de distúrbios metabólicos e acidobásicos;
- Medidas agressivas no controle de sangramentos, com infusão de plaquetas (se contagem sérica < 20.000 a 30.000/μL) e correção de coagulopatia (com plasma ou crioprecipitado), principalmente na fase de citorredução.

As transfusões devem ser retardadas a fim de evitar aumento da viscosidade sanguínea e, se muito necessárias, devem ser infundidas mais lentamente. Os diuréticos devem ser evitados ao máximo, sob risco de agravar a hiperviscosidade.

A Tabela 8 resume os aspectos relacionados aos distúrbios hematológicos.

NEUTROPENIA E COMPLICAÇÕES INFECCIOSAS

O risco de infecção no paciente com câncer envolve falha nos mecanismos de defesa oxidativos e não oxidativos, humorais, celulares, de barreiras naturais e de opsonização do baço, que podem acarretar contaminação por patógenos comuns da infância, mas também pela flora endógena, agentes oportunistas (fungos e parasitas) ou vírus latentes. A neutropenia febril é uma das complicações mais frequentes e graves relacionadas à QT. A incidência e gravidade podem variar de acordo com a classificação de risco da doença neoplásica, com a terapia utilizada, com a idade mais avançada do paciente, com o uso ou não de profilaxia antimicrobiana e uso de fator estimulador de colônias (G-CSF), com a presença de mucosite, com o *status* da doença e/ou com a associação de doença cardiovascular.

Para o manejo dos casos de neutropenia febril no paciente oncológico, alguns conceitos são importantes para a tomada de decisão.

Segundo consenso de especialistas, apresentado pela Sociedade Latino-americana de Infectologia Pediátrica, no ano de 2021, considera-se neutropenia a contagem de neutrófilos ≤ 500 células/mm³ ou ≤ 1.000 células/mm³ com previsão de queda a ≤ 500 células/mm³ nas 24 a 48 horas seguintes, neutropenia profunda quando < 100 células/

TABELA 8 Diagnóstico e tratamento das alterações hematológicas

Distúrbio	Clínica	Exames laboratoriais	Tratamento
Anemia	Fadiga, vertigem, síncope, palidez, pulso amplo, taquicardia, taquipneia, dispneia, letargia, cefaleia, choque, confusão e insuficiência cardíaca congestiva	Hemograma completo Sangue oculto nas fezes Urina tipo I Biópsia de medula óssea Coombs direto Esferócitos	Concentrado de hemácias – 10 a 20 mL/kg (irradiado) Fator estimulante da eritropoiese (não é indicado na emergência)
Sangramento			
Trombocitopenia	Petéquias, púrpuras, sufusões, equimoses, epistaxe, gengivo, meno e metrorragia, hemorragia digestiva (alta e/ou baixa), hematúria, hemoptise e sangramento de SNC	Hemograma completo com contagem de plaquetas Mielograma e/ou biópsia de medula óssea	Precauções em relação ao trauma Evitar medicamentos que interfiram na função plaquetária (ácido acetilsalicílico, anti-inflamatórios não hormonais, medicamentos parenterais) Concentrado de plaquetas 10 mL/kg (irradiado)
Coagulopatia	Sangramento no ponto de punção, púrpuras, equimoses, sangramento grave parenquimatoso (músculos e articulações, rins, fígado, pulmões, SNC) e choque	Avaliação evolutiva do TP, TTPA Nível de D-dímero Nível de fibrinogênio Dosagem de fator V e VIII	Tratar a causa Plasma fresco congelado (10 a 15 mL/kg) ou crioprecipitado (2 U/10 kg) Vitamina K 5 mg
Perda da integridade vascular	Sintomas neurológicos: confusão, mudança do comportamento, cefaleia, sonolência, estupor, ataxia, convulsão e coma Relacionados à isquemia ou hemorragia: déficit neurológico ou morte Alterações pulmonares: dispneia aos esforços, hipóxia, desconforto respiratório, alteração radiológica Hemorragia retiniana e trombose da veia retiniana Priapismo Infarto agudo do miocárdio Isquemia de membros, dactilite Trombose de veia renal Coagulação intravascular disseminada	Contagem de plaquetas Investigação de coagulopatia Radiografia de tórax Eletrólitos e função renal (pelo risco aumentado para síndrome de lise tumoral)	Hidratação agressiva, porém cautelosa Citorredução por quimioterápico, hidroxiureia e, com baixo nível de evidência, leucoaférese Retardar transfusões (risco de hiperviscosidade sanguínea) Hidroxiureia

SNC: sistema nervoso central; TP: tempo de protrombina; TTPA: tempo de tromboplastina parcial ativada.

mm³ e neutropenia prolongada quando persistência da neutropenia < 500 células/mm³ por mais de dez dias.

A neutropenia febril é considerada de alto risco (NFAR) quando o paciente receber o diagnóstico de LMA, de leucemia linfoblástica recaída, apresentar hipotensão arterial ou proteína C-reativa quantitativa (PCRq) ≥ 90 mg/L, ou tiver realizado QT ≤ 7 dias e manifestar contagem plaquetária menor que 50.000/mm³. Nas demais condições, a neutropenia febril é considerada de baixo risco (NFBR).

Considera-se febre um pico de temperatura axilar ≥ 38,5°C ou temperatura sustentada por ao menos uma hora de 38°C. É chamado de neutropenia febril persistente o quadro em que a contagem de neutrófilos permanece < 500 células/mm³ e a febre dura ≥ 96 horas.

Conceitua-se ainda como:

- NFAR de evolução favorável em 72 horas os casos em que o estado geral e hemodinâmico é satisfatório, a temperatura axilar é < 38°C, a curva de PCRq está em declínio (de ao menos 30% ao dia em relação ao valor anterior) e não há novos focos infecciosos.
- NFBR de evolução favorável em 48 horas os casos em que o estado geral e hemodinâmico é satisfatório, a temperatura axilar é < 38°C, a curva de PCRq está em declínio (de ao menos 30% ao dia em relação ao valor anterior) e não há novos focos infecciosos.
- Sepse a ocorrência de disfunção orgânica ameaçadora à vida, resultante de desregulação na resposta infecciosa.
- Síndrome da angústia respiratória aguda a síndrome caracterizada por hipoxemia com pO_2 < 60 mmHg, alteração na radiografia de tórax e necessidade de suporte ventilatório com oferta de PEEP ≥ 5 mmHg.
- Infecção bacteriana invasiva comprovada quando se obtém isolamento de patógeno na hemocultura (duas hemoculturas diferentes no caso de isolamento de *Staphylococcus* coagulase negativa) ou líquido estéril.
- Infecção bacteriana invasiva presumida quando observados achados clínicos e laboratoriais sugestivos de sepse ou acometimento de órgão ou sistema, na vigência de instabilidade hemodinâmica.
- Infecção fúngica invasiva (IFI) – conforme os critérios da organização europeia:
  - IFI comprovada, quando identificado (por microscopia ou cultivo de amostra de sítio estéril) um fungo patogênico ou quando houver histopatologia compatível.
  - IFI provável, quando houver somação de fatores do hospedeiro, critérios clínicos, de imagem e micológicos diretos ou indiretos.
  - IFI possível, quando houver somação de fatores do hospedeiro e critérios clínicos, na ausência de critérios micológicos.

Quanto mais intensa a febre (> 39°C), quanto mais frequente e intensa a neutropenia, quanto mais longa a duração e quanto mais rápido o declínio dos neutrófilos, maiores a gravidade e a suscetibilidade à infecção.

Patogênese

Geralmente, as bactérias Gram-positivas do tegumento e as enterobactérias são responsáveis pela maioria das infecções, mas vírus, fungos e parasitas também podem estar envolvidos.

Entre os pacientes neutropênicos que utilizam cateteres de longa permanência e/ou recebem cursos de antibiótico de amplo espectro, os fungos ganham relevância como agentes de infecção secundária.

Classificação de risco para neutropenia febril

Modelos de estratificação de risco têm ganhado relevância na literatura internacional e seu emprego tem merecido forte recomendação com elevada qualidade de evidência. Escolher, utilizar e validar um modelo no serviço de atendimento oncológico pediátrico indica boas práticas médicas. Até o momento nenhum deles se destacou, mas a Associação Multinacional de Cuidados de Suporte no Câncer (MASCC) desenvolveu uma classificação de risco para neutropenia febril que auxilia nas tomadas de decisão quanto ao risco infeccioso e para a conduta terapêutica (Tabela 9).

Um modelo simplificado proposto por Santolaya et al. indica risco relativo para sepse de 6,7 quando a idade for ≥ 12 anos, a PCR quantitativa ≥ 90 mg/L e a IL8 ≥ 300 picogramas/mL, na admissão e/ou nas primeiras 24h da internação.

Manifestações clínicas

No paciente neutropênico, a diminuição e a disfunção neutrofílica impedem a manifestação inflamatória exuberante, mascarando a infecção. Assim, o histórico clínico necessita ser detalhado, buscando informações sobre tipo de neoplasia diagnosticada, uso de medicamentos, exposição infecciosa no domicílio ou na escola, viagens recentes, cobertura vacinal, animais de estimação, infecções e hospitalizações prévias, possível colonização, presença de coriza, dor de

TABELA 9 Modelo de estratificação de risco da Associação Multinacional de Cuidados de Suporte no Câncer (MASCC) para pacientes com neutropenia febril

Índice de risco MASCC para paciente com neutropenia febril	
Características	**Pontuação**
Gravidade da doença:	
• Sintomas leves ou ausentes, ou	5
• Sintomas moderados, ou	3
• Sintomas graves	0
E	
Dados clínicos associados:	
• Sem hipotensão (pressão sanguínea sistólica ≥ 90 mmHg)	5
• Ausência de doença pulmonar obstrutiva crônica	4
• Tumor sólido/linfoma sem infecção fúngica prévia	4
• Ausência de desidratação	3
• Paciente em ambiente domiciliar no início da febre	3
• Idade < 60 anos	2

Pontuação ≥ 21 = baixo risco de complicação

garganta, otalgia, disfagia ou odinofagia, tosse, cansaço, falta de ar, dor torácica, dor abdominal, vômitos, disúria, diarreia e/ou dor ao evacuar, calafrios, mialgia e cefaleia. Febre ou hipotermia e dor devem ser muito valorizadas no diagnóstico de infecção no neutropênico grave.

Ausência de calor, eritema, enduração ou efusão nas alterações cutâneas, pulmonares, de ouvido médio, rinofaringe ou urina dificultam o diagnóstico. O exame físico deve compreender avaliação do estado geral, dos sinais vitais (temperatura, frequências respiratória e cardíaca, pressão arterial, oximetria de pulso, existência de dor, tempo de enchimento capilar e peso), dos diversos aparelhos e a exposição completa da pele para avaliação da cabeça aos pés, com ênfase na região oral (presença de aftas e lesões periodontais) e cutânea (periungueal, genital, perianal, pontos de inserção de cateter e de punção – de medula óssea e/ou liquórica). O toque retal deve ser evitado, sob risco de propiciar translocação bacteriana. Sinais e sintomas de choque podem ser as únicas manifestações da infecção oculta.

Diagnóstico complementar

Exames laboratoriais e de imagem podem auxiliar no diagnóstico, mas são as culturas, preferencialmente coletadas antes da introdução do antimicrobiano (mas que não devem atrasar o início do tratamento), que assumem grande destaque, pois permitem a identificação do agente etiológico (nem sempre habitual) e direcionam o tratamento.

A avaliação geral inicial inclui:

- Hemograma, com contagem diferencial de leucócitos.
- Hemocultura (≥ 1 mL de sangue para bebês ≥ 1 mês) de cada lúmen do cateter e de sangue periférico para pesquisa de bactérias e fungos. As diretrizes da Infectious Diseases Society of America (IDSA) recomendam a coleta simultânea de amostra do cateter e periférica, com o objetivo de mensurar o tempo diferencial de positividade (TDP). TDP > 120 minutos é sugestivo de infecção de corrente sanguínea associada ao cateter. É recomendável a obtenção de novas hemoculturas se o paciente persistir febril e sempre que se optar por ampliação do tratamento anti-infeccioso.
- Urocultura de jato médio ou saco coletor, após higienização prévia. Alguns protocolos institucionais escolhem colher a urina para urianálise (UI) e cultura apenas se o paciente for sintomático (poliúria, polaciúria, disúria e/ou urgência miccional). A cateterização para obtenção da amostra não é recomendada e, quando pertinente, deve-se solicitar semeadura específica para fungo. A coleta da cultura de urina não deve retardar a introdução da terapia antimicrobiana.
- Radiografia de tórax é recomendada quando houver sintomas respiratórios (tosse, dispneia, taquipneia, hipoxemia, dor torácica). O uso do ultrassom no local de prestação do cuidado (POCUS) tem se revelado útil, como recurso propedêutico.
- Provas inflamatórias (quando disponíveis) estão sendo utilizadas como marcadores preditivos/evolutivos de infecção bacteriana grave, mas não se mostram uniformemente efetivas em termos de sensibilidade e especificidade:
  - Proteína C-reativa quantitativa (valor de corte ≥ 90 mg/L) – considerada um bom biomarcador, com valor preditivo de gravidade para infecções bacterianas invasivas, principalmente quando obtida de forma seriada.
  - Procalcitonina (> 5 ng/mL), nas primeiras 24 a 48 horas de febre, tem utilidade ainda controversa e custo econômico significativo.
  - Interleucina-8 (> 300 pg/mL).
- A reação de cadeia de polimerase (PCR) pode auxiliar na identificação de agentes virais, fúngicos e bacterianos, mas ainda tem um custo bastante elevado. Quando disponível, pode ser empregada na busca etiológica em líquidos estéreis, por exemplo sangue, liquor, líquido pleural, sinovial ou potencialmente contaminados, como lesões cutâneas, fezes, secreção de vias aéreas, por meio de amostras isoladas ou de painéis de reação de cadeia de polimerase (PCR).

Outros exames devem ser indicados conforme situações específicas (Tabela 10).

TABELA 10   Neutropenia febril: avaliação laboratorial relacionada aos achados clínicos iniciais

Exame	Indicação
Avaliação metabólica completa (eletrólitos, função renal e hepática, gasometria venosa)	Sepse. Anormalidades metabólicas desencadeadas pelo uso de medicamentos nefro e/ou hepatotóxicos; Perdas fluídicas excessivas (vômitos e diarreia).
Lipase	Achados clínicos compatíveis com pancreatite; Uso recente de asparaginase.
Teste rápido e cultura para Streptococcus sp.	Dor de garganta, petéquias no palato, exsudato amigdaleano; Exposição ao *Streptococcus* sp.; Achados clínicos compatíveis com infecção pelo *Streptococcus* sp.
Biologia molecular e biomarcadores (em amostra isolada ou na forma de painéis), em amostras de nasofaringe, escarro, AT ou LBA	Para a detecção de: • Vírus respiratórios, CMV, EBV e VHH-6; • Bactérias – *Mycobacterium* spp., *Bordetella* spp., *Mycoplasma pneumoniae*, *Chlamydophila pneumoniae* e *Legionella* sp.; • Fungos – *P. jirovecii*, *Aspergillus* spp.; • Galactomanana para a pesquisa de *Aspergillus*.
Coprocultura	Diarreia, disenteria, enterorragia.
TAC com ou sem LBA e/ou biópsia	Na presença de: • Sintomas respiratórios persistentes e febre (≥ 5 dias); • Infiltrados radiológicos inespecíficos em febre persistente; • Elevada suspeita de infecção fúngica. Obs.: considerar uso de biologia molecular e de biomarcadores para a identificação dos agentes.
Imagem abdominal por meio de US ou TAC RM na suspeita de lesão hepática esplênica	Na suspeita de tiflite [febre, neutropenia, dor, distensão abdominal, diarreia, hematoquezia + espessamento da mucosa intestinal (≥ 3 mm ao US, e ≥ 4 mm TAC), por no mínimo 30 mm de comprimento]; Dúvidas quanto a indicações cirúrgicas; Suspeita de infecção fúngica.
Biópsia de pele	Manifestações cutâneas não convencionais (causadas por bactérias, vírus, fungos e micobactérias atípicas).
Swab cutâneo para pesquisa viral ou bacteriana	Lesões vesiculares compatíveis com varicela ou zóster; Eritema ou exsudato em pontos de inserção de cateter ou ferida cirúrgica.
Liquor cefalorraquidiano (QC, bacterioscópico, cultura, pesquisa de antígeno, galactomanana, estudo biomolecular por PCR)	Suspeita de infecção de SNC; Obs.: fazer a investigação similar de amostras específicas e/ou de sangue quando houver associação com outros sítios de infecção (p. ex., coprocultura na doença diarreica).

AT aspirado traqueal; CMV citomegalovírus; EBV Epstein-Barr vírus; LBA lavado broncoalveolar; POCUS: point of care ultrasound (ultrassom no local do cuidado); QC: quimiocitológico; RM: ressonância magnética; SNC: sistema nervoso central; TAC: tomografia axial computadorizada; US: ultrassonografia; VHH-6 herpes vírus humano tipo 6.

Prevenção e tratamento

O evento febril em paciente neutropênico, acompanhado ou não de infecção localizada, deverá ser prontamente tratado com antimicrobiano, ainda que na maioria das vezes de forma empírica, isso porque a progressão da infecção pode ser rápida e silenciosa. Ainda que afebris, os neutropênicos que apresentem sinais e sintomas de infecção também devem receber antibioticoterapia.

A abordagem terapêutica inicial deve considerar os aspectos clínicos do paciente, a classificação de risco (alto ou baixo) para infecção grave, os microrganismos mais frequentes, a suscetibilidade do agente infeccioso ao medicamento a ser administrado (pode variar em diferentes serviços médicos) e a presença de doenças concomitantes, de dispositivo de acesso vascular ou válvula de derivação, de alergia ao remédio e disfunção orgânica (renal ou hepática).

Tanto o tratamento antimicrobiano como o manejo do choque devem seguir protocolos institucionais (ver também Capítulo "Choque").

Os protocolos de terapêutica antimicrobiana em pacientes oncológicos são bastante específicos e dinâmicos, e sofrem variações constantes de acordo com a prevalência microbiana e a sensibilidade desses agentes aos antimicrobianos propostos. Portanto, esses protocolos devem ser frequentemente revisitados.

No Instituto da Criança e do Adolescente (HCFMUSP), para um paciente sem suspeita de sepse, a abordagem inicial inclui monoterapia de amplo espectro, administrada imediatamente após coleta das culturas, no prazo máximo de uma hora da admissão, utilizando cefalosporina de quarta geração (cefepima) ou, como alternativa, piperacilina-tazobactam. O paciente deve ser cuidadosamente acompanhado e, caso haja persistência da febre ou agravo súbito, o esquema deve ser ampliado de forma a melhorar a cobertura para os *Staphylococcus* coagulase negativa, *S. aureus* meticilinorresistente, *Streptococcus pneumoniae* penicilinorresistente e *Streptococcus viridans*, utilizando glicopeptídio (teicoplanina ou vancomicina).

No paciente que se encontra estável, clinicamente bem, é razoável aguardar o desaparecimento da febre por 3 a 5 dias e, a menos que haja piora clínica ou isolamento de agente microbiano em culturas, mas não suscetível à escolha antimicrobiana inicial, não se faz necessária a mudança no regime terapêutico.

Nos pacientes com sinais de sepse, o esquema inicial deve incluir piperacilina-tazobactam ou meropenem associado ou não à amicacina (se a imunossupressão for acentuada ou houver uso prévio e recente de carbapenêmicos e fator de risco para infecção por gram-positivo) para cobertura dos gram-negativos e teicoplanina ou vancomicina para cobertura dos gram-positivos.

Algumas considerações devem ser feitas em relação à escolha terapêutica empírica inicial:

- Suspeita de sepse: propiciar o melhor resultado para o tratamento, usando doses máximas, infusões prolongadas de betalactâmicos, medindo a concentração plasmática das drogas, quando possível, e com ajuste posterior quando do resultado dos exames e/ou identificação do agente etiológico, bem como da evolução clínica.
- Infecção de cateter central: em pacientes com hiperemia, dor local, enduração e/ou secreção ao redor do cateter, deve-se considerar introdução precoce de vancomicina ou teicoplanina.

S. coagulase negativa e *S. aureus* respondem pela maioria das infecções de cateter e, nessa situação, o dispositivo pode ser mantido, pois a resposta ao tratamento parenteral costuma ser satisfatória. No entanto, a retirada deste deverá ser imediatamente providenciada quando não houver resposta clínica/laboratorial favorável, diante da suspeita de instabilidade hemodinâmica/sepse, a hemocultura persistir positiva após 72 horas apesar de terapia adequada, quando houver recorrência da infecção, quando houver infecção no trajeto (tunelite), endocardite, flebite e/ou êmbolo séptico, quando existir hipotensão associada à manipulação do cateter ou se este estiver obstruído, assim como nas infecções provocadas por *S. aureus* meticilinorresistentes (SAMR), bacilos Gram-negativos produtores de betalactamase de espectro estendido (ESBL), *Enterococcus* vancomicinarresistentes (VRE) ou patógenos que se aderem ao biofilme e são difíceis de erradicar (como fungos, micobactérias atípicas, *Bacillus* sp., *Propionibacterium* spp.).

Devem ser considerados opções de tratamento impregnação do cateter, rodízio de infusão nos lumens e bloqueio com antibiótico no dispositivo de acesso venoso. A terapia de bloqueio com etanol ainda não foi validada para o uso pediátrico.

Outros agentes comumente associados à infecção de cateter são *Klebsiella pneumoniae, E. Coli, Pseudomonas aeruginosa* e *Candida* spp.

- Suspeita de infecção por anaeróbio (mucosite graus III e IV, infecção periodontal, enterocolite; abscesso perineal), considerar a associação de metronidazol (desnecessário se o paciente estiver em uso de meropenem ou piperacilina/tazobactam);
- suspeita de tiflite (ou síndrome ileocecal): recomenda-se cobertura ampla (gram-positivo, gram-negativo e anaeróbios), associando betalactâmicos de amplo espectro combinado ou não (cefepima + metronidazol, piperacilina-tazobactam ou meropenem), além dos cuidados adicionais relativos ao sangramento. Na suspeita etiológica de fungo, uma equinocandina deve ser prescrita.

Sempre que possível, procedimentos cirúrgicos devem ser evitados.

- Na infecção por herpes simples ou varicela-zoster, prescrever aciclovir.
- Suspeita de síndrome gripal: considerar o uso de oseltamivir por 5 dias, para cobertura de Influenza.
- Na infecção por vírus sincicial respiratório (VRS): considerar o uso de ribavirina intranasal, se disponível (uso intravenoso não evidenciou benefício), ou apenas tratamento sintomático.
- Na infecção por CMV: administrar ganciclovir, foscarnet ou imunoglobulina intravenosa (IGIV).
- Na infecção por *Pneumocystis jirovecii*: administrar trimetoprim-sulfametoxazol (TMP-SMX) ou primaquina associada à clindamicina (para pacientes alérgicos à sulfa).
- Na aspergilose: administrar voriconazol.
- Nas infecções por outros fungos filamentosos: administrar anfotericina B lipossomal, micafungina, caspofungina ou posaconazol. Consultar base de dados para casos específicos.
- Na infecção de SNC:
  - Na infecção bacteriana – cefepima e vancomicina (considerar associação de ampicilina para cobertura de *Listeria monocytogenes*);
  - Na infecção por herpes-vírus – aciclovir, e por CMV – ganciclovir.
  - Nas infecções fúngicas – anfotericina B lipossomal, voriconazol ou foscarnet.
  - Em áreas endêmicas, considerar a possibilidade de outros agentes etio-

lógicos como: zika vírus, dengue e Covid-19.
- Na suspeita de infecção por *Enterococcus* VRE, opta-se por linezolida em vez de vancomicina.
- Em pacientes que receberam doses elevadas de citarabina (tratamento LMA, recaída de LLA) e, portanto, com maior risco para bacteremia por *S. viridans*, considera-se a introdução precoce de vancomicina ou teicoplanina.
- Nos pacientes de baixo risco: considerar a possibilidade de tratamento domiciliar com quinolona (ciprofloxacina ou levofloxacina) associada ou não a amoxicilina-clavulanato (recomendação da IDSA).
- Pacientes fora de terapia, na vigência de quadros febris (após término da quimio e/ou radioterapia), devem receber atenção especial visto que, apesar da recuperação neutrofílica, podem apresentar maior risco infeccioso de complicações e mortalidade por infecção em relação a pacientes previamente hígidos.

Na persistência da febre após 3 a 5 dias de tratamento algumas hipóteses podem ser aventadas, como: ineficiência do esquema escolhido, nível sérico das drogas inadequado, surgimento de uma segunda infecção, contaminação do acesso vascular e causas não bacterianas. Sugere-se então reavaliação física minuciosa, nova coleta de culturas, dosagem de nível sérico dos antimicrobianos, realização de exames de imagem e ampliação da cobertura antimicrobiana. O ajuste do tratamento deve ser direcionado, caso seja identificado algum microrganismo. A Tabela 11 apresenta as principais opções terapêuticas utilizadas pelo Instituto da Criança e do Adolescente (ICr-HCFMUSP) para tratamento do neutropênico febril e a Figura 2 exibe um fluxograma de orientação terapêutica.

TABELA 11 Antimicrobianos utilizados no tratamento da febre, no paciente neutropênico (adotado no Instituto da Criança e do Adolescente (ICr-HCFMUSP)

Medicamento	Dose	Indicações
Cefepima	150 mg/kg/dia, IV, 8/8 horas Máximo de 6 g/dia	Amplo espectro para Gram-positivos e negativos
Meropenem	120 mg/kg/dia, IV, 8/8 horas Máximo de 6 g/dia	Amplia cobertura para Gram-negativos resistentes e Pseudomonas
Piperacilina-tazobactam	< 6 meses: 150 a 300 mg/kg/dia, IV, a cada 6 a 8 horas > 6 meses: 300 a 400 mg/kg/dia, IV, a cada 6 a 8 horas Máximo 4,5 g, IV, 6/6 horas	Amplia cobertura para Gram-negativos resistentes Indicado para crianças > 2 anos de idade
Vancomicina	60 mg/kg/dia, IV, 6/6 horas Máximo 1 g/dose	Amplia cobertura para *Staphylococcus* coagulase-negativa, *S. aureus* meticilinorresistentes, *Streptococcus pneumoniae* penicilinorresistentes e *Streptococcus viridans* Na suspeita de infecção de cateter e válvula
Teicoplanina	10 a 20 mg/kg/dia, IV, 12/12 horas	Amplia cobertura para *Staphylococcus* coagulase-negativa, *S. aureus* meticilinorresistentes, *S. pneumoniae* penicilinorresistentes e *S. viridans* Na suspeita de infecção de cateter e válvula

(continua)

TABELA 11 Antimicrobianos utilizados no tratamento da febre, no paciente neutropênico (adotado no Instituto da Criança e do Adolescente (ICr-HCFMUSP) (*continuação*)

Medicamento	Dose	Indicações
Linezolida	30 mg/kg/dia, IV ou VO, 8/8 horas Máximo 600 mg/dose 12/12 horas	*Enterococcus* vancomicinarresistente
Metronidazol	30 mg/kg/dia, IV ou VO, 6/6 horas Máximo de 4 g/dia	Infecção por anaeróbio (mucosite, diarreia e tiflite)
Ciprofloxacina	20 a 30 mg/kg/dia, IV, 8/8 horas ou 12/12 horas, máximo de 800 mg/dia 20 a 40 mg/kg/dia, VO, 12/12 horas, máximo de 1,5 g/dia	Amplo espectro para Gram-positivos e negativos Tratamento domiciliar
Levofloxacina	10 a 20 mg/kg/dia, IV ou VO, 12/12 horas Máximo 750 mg/dia	Amplo espectro para Gram-positivos e negativos Tratamento domiciliar Infecção das vias respiratórias
Trimetoprim-sulfametoxazol	20 mg/kg/dia do trimetoprim, IV, ou VO, 6/6 horas	Infecção por *P. jirovecii*
Anfotericina lipossomal	3 a 5 mg/kg/dia, IV, a cada 24 horas Para infundir em 1 a 2 horas	Infecção fúngica
Voriconazol	Ataque: 9 mg/kg/dose, IV, 12/12 horas, 2 doses Manutenção: 4 a 8 mg/kg/dose 12/12 horas Máximo 600 mg/dia	Nas aspergiloses invasivas e infecções por *Fusarium* ou *Scedosporium* Indicado para > 12 anos
Caspofungina	Ataque: 70 mg/m², IV, 1 dose Manutenção: 50 mg/m², IV, a cada 24 horas Máximo 70 mg/dia	Infecção fúngica
Aciclovir	30 a 45 mg/kg/dia, IV, 8/8 horas Doses maiores (1.500 mg/m²/dia) devem ser acompanhadas de monitoração da função renal diária	Infecção por herpes-vírus ou varicela-zóster
Ganciclovir	5 a 7,5 mg/kg/dia, IV, 12/12 horas	Infecção por citomegalovírus
Oseltamivir	3 mg/kg/dose, VO, 12/12 horas < 15 kg = 30 mg, VO, 12/12 horas 15 a 23 kg = 45 mg, VO, 12/12 horas 23 a 40 kg = 60 mg, VO, 12/12 horas > 40 kg = 75 mg, VO, 12/12 horas	Vírus *Influenza* A e B
Amicacina	15-30 mg/kg/dia, IV, 1 a cada 24 horas	▪ Na imunossupressão grave; ▪ No uso de carbapenêmico prévio ou durante a internação ▪ Na imunossupressão grave ou uso de carbapenêmico prévio ou durante a internação e com fator de risco para infecção por Gram-positivo.

IV: intravenoso; VO: via oral.

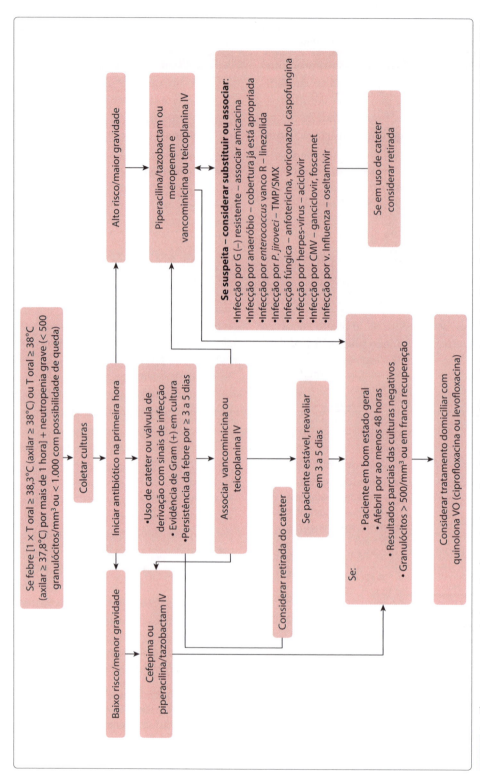

FIGURA 2 Fluxograma para tratamento do paciente neutropênico com febre, adotado pelo Instituto da Criança e do Adolescente (ICr-HCFMUSP). CMV: citomegalovírus; IV: intravenoso; R: resistente; T: temperatura; TMP/SMX: trimetoprim/sulfametoxazol; VO: via oral.

Fatores estimulantes de colônias (G-CSF – filgrastim – e GM-CSF – sargramostim) não são rotineiramente prescritos durante o tratamento da neutropenia febril, pois não promovem impacto significativo sobre a morbidade e mortalidade desses pacientes. No entanto, a utilização pode ser considerada nas infecções mais graves (celulite, sinusite complicada, pneumonia, sepse, choque hipotensivo e infecção fúngica sistêmica) que não responderam de forma satisfatória ao tratamento antimicrobiano. Nas infeções pulmonares por Covid-19, o uso de fator estimulante de colônias tem indicação cautelosa.

A alta hospitalar precoce pode ser considerada quando, após curto ciclo de antimicrobiano parenteral, o estado geral do paciente for bom, não houver mais febre, a infecção grave for excluída e as culturas estiverem parcial ou definitivamente negativas, o número de granulócitos for ≥ 500/mL ou estiverem em franca ascensão e a PCRq apresentar queda de ao menos 30% em relação ao valor anterior. A identificação de agente viral (por técnica de cadeia de polimerase) associada à infecção de vias aéreas também pode contribuir na abreviação da internação. Ainda que a IDSA aconselhe tratamento ambulatorial para pacientes adultos com baixo risco infeccioso, essa recomendação ainda é embrionária para crianças e adolescentes com menos de 16 anos.

EMERGÊNCIAS COMPRESSIVAS

Síndrome do mediastino superior e síndrome da veia cava superior

Patogênese

Dá-se o nome de síndrome do mediastino superior (SMS) aos sinais e sintomas relacionados à compressão de estruturas que ocupam o mediastino superior, e que incluem as vias aéreas e a veia cava superior (VCS), e de síndrome da veia cava superior (SVCS) à obstrução gradual da VCS, provocando estase sanguínea, fluxo retrógrado e edema a montante. A VCS tem parede fina, facilmente compressível, e regime de baixa pressão, o que facilita o bloqueio e as estruturas aéreas na infância (traqueia e brônquios principais) são menores e, apesar do anel cartilaginoso, são vulneráveis a forças extrínsecas.

Na criança, as neoplasias mediastinais respondem por 90% das causas de SVCS, sendo dois terços delas em razão de linfomas (principalmente os não Hodgkin) e leucemias (particularmente a LLA-T), e o um terço restante em razão de sarcomas, neuroblastomas e tumores de células germinativas. Entre as causas relacionadas à trombose, merecem destaque o estado trombótico presente em certas neoplasias e a obstrução por trombos, advindos do uso de dispositivos de acesso venoso central, cada vez mais frequentes.

Manifestações clínicas

A principal evidência clínica da SVCS é o edema na parte superior do tronco, particularmente cabeça e pescoço, quando a obstrução ocorre acima do sistema ázigo, e também nos membros superiores, quando abaixo deste, acompanhado de pletora (na fase inicial) ou cianose (na fase mais tardia), edema da mucosa ocular, ingurgitamento dos vasos e evidência de circulação colateral. O acometimento mais relevante é o do SNC e se manifesta por cefaleia, ansiedade, confusão, síncope, cansaço, distúrbios visuais e auditivos e coma, decorrentes da hipertensão intracraniana. Raramente ocorre herniação de tronco cerebral e morte, visto que a obstrução lenta e gradativa dá margem à formação de sistema colateral de drenagem, amenizando esse risco.

A compressão das vias aéreas superiores, quer pela massa tumoral (SMS), quer pelo inchaço acentuado (SVCS), provoca tosse, rouquidão, disfonia, dispneia, estridor, ortopneia, odinofagia e disfagia, enquanto a compressão das vias aéreas inferiores promove efusão pleural e pericárdica, sibilos e dor torácica.

- Diagnóstico laboratorial
- Na maioria das vezes, o exame físico cuidadoso permite o diagnóstico da SMS e da SVCS. No entanto, as manifestações súbitas requerem exames complementares. A radiografia simples pode revelar massa mediastinal e desvio de estruturas intratorácicas, e a tomografia computadorizada (TC) contrastada (preferível em relação à ressonância magnética – RM) ou a angiografia por RM (quando o paciente for alérgico ao contraste) de tórax fornecem informações mais acuradas, inclusive do envolvimento de órgãos adjacentes, da circulação colateral e do estreitamento traqueal ou brônquico. O ultrassom Doppler de fluxo avalia o grau de obstrução venosa e, muitas vezes, a presença de massa ou trombo. O ecocardiograma deve ser solicitado quando houver suspeita de comprometimento cardíaco. A broncoscopia pode promover benefícios diagnósticos e terapêuticos, mas requer sedação e analgesia.

Prevenção e tratamento

- No paciente estável, o foco do tratamento está na identificação precisa do tumor envolvido na SMS/SVCS e na QT mais eficiente. Cuidados de suporte incluem elevação do decúbito em 15 a 30º, posicionamento adequado da cabeça para evitar obstrução vascular, controle rigoroso da dor e da hipertermia, oferta de oxigênio complementar e evitar esforços que aumentem a pressão intracraniana (dor, aspiração das vias aéreas, tosse, esforço evacuatório e choro). O uso de diuréticos e a restrição hídrica devem ser cautelosos e têm por objetivo manter o paciente normovolêmico. Na emergência, as principais opções terapêuticas são:
- Se a trombose da cava superior estiver relacionada ao uso de cateter central, este deverá ser removido.
- Substituir os acessos vasculares dos membros superiores por acessos nos inferiores, para evitar sobrecarga da VCS.
- Considerar radioterapia para reduzir a massa tumoral e o efeito compressivo sobre órgãos vitais.
- Considerar corticoterapia (dexametasona 2 mg/kg/dia, IV, a cada 6 horas) para obter rápida redução do volume da massa mediastinal nas doenças linfoides (é pouco efetiva nos sarcomas).
- Na trombose: iniciar anticoagulação com doses terapêuticas de heparina de baixo peso molecular – enoxaparina (1 a 1,5 mg/kg/dose de 12/12 horas), SC, mediante rigoroso monitoramento. O uso de trombolíticos, derivações ou implante de *stents* ainda não foi validado para crianças.
- Na obstrução da via aérea superior: recomenda-se fortemente evitar a paralisia muscular e a sedação profunda, dando-se preferência para a pressão de suporte não invasiva (CPAP e BPAP), máscara laríngea e, em casos extremos, intubação orotraqueal (sem sequência rápida de intubação e com auxílio de fibroscópio) ou traqueostomia.

Compressão do cordão espinal

Patogênese

Na criança, a lesão do cordão espinal ocorre na maioria das vezes por compressão extrínseca (tumor de Ewing, neuroblastoma, linfoma, leucemia) e, menos frequentemente, por tumor primário do cordão (glioma, ependimoma, meduloblastoma, tumores neuroectodérmicos primitivos – PNET). Ambos se acompanham de edema vasogênico, dentro do rígido espaço do canal espinal. É considerada emergência, pois a demora no diagnóstico e na intervenção pode resultar em danos neurológicos irreversíveis.

Manifestações clínicas

A compressão do cordão espinal (CCE) caracteriza-se por histórico de dor nas costas manifesta por hiperestesia radicular irradiada para os membros, aguda e em choque, que piora ao deitar-se ou abaixar-se, com a flexão do pescoço ou da perna estendida, com manobras de Valsalva ou, na evolução, como hipoestesia e anestesia. Pode também se apresentar por alterações motoras, como fraqueza progressiva, dificuldade para andar, paresia e plegia, insidiosas e inespecíficas. Distúrbios autonômicos como sudorese, taquicardia e retenção ou perda urinária e/ou fecal também podem estar presentes e há alterações dos reflexos profundos dos tendões, de forma que o exame neurológico deve ser cauteloso. Nas crianças jovens, muitas vezes a irritabilidade, a constipação e a recusa na deambulação são os únicos sintomas evidentes. Como 80 a 90% das crianças com câncer e CCE têm histórico de dor radicular e fraqueza, essa queixa deve ser considerada como tal até que possa ser excluída.

Diagnóstico laboratorial

A RM de coluna sem e com contraste supera em qualidade os demais exames (radiografia simples e TC) e é o exame de eleição diante da suspeita de CCE, já que permite diferenciar tumores originários do cordão e extrínsecos e facilita o estudo terapêutico. É recomendável a tomada de imagem de todo o neuroeixo, pois pode haver acometimento de mais de um segmento.

Prevenção e tratamento

Deve incluir avaliação precoce do neuroclínico, do neurocirurgião e do oncologista. A opção terapêutica deve ser feita de acordo com a gravidade dos sintomas e inclui:

- Controle rigoroso da dor.
- Dexametasona: ataque de 1 a 2 mg/kg (máx. 10 mg), IV, dose única até que se confirme o diagnóstico, mantendo-se a dose de 0,25 a 0,5 mg/kg/dose (máx. 4 mg), IV, a cada 6 horas. Pode prejudicar o reconhecimento das leucemias e linfomas.
- Quimio e radioterapia: nos casos em que não houver progressão rápida da doença ou quando não houver condições cirúrgicas favoráveis (doença disseminada e envolvimento circular do cordão).
- Descompressão cirúrgica:
  – Por redução de massa: indicada quando a progressão dos sintomas for acelerada ou se faz necessária a biópsia.
  – Por laminectomia: em crianças como cuidados proporcionados.

Compressão do sistema nervoso central

No Brasil, os tumores de SNC respondem pela segunda causa de doenças neoplásicas em crianças e primeira causa de tumores sólidos, com pico de incidência entre 1 e 4 anos de idade. Na primeira década de vida, são mais frequentes os tumores de fossa posterior, e nos menores de 2 anos e nos adolescentes, os supratentoriais. Astrocitomas, meduloblastomas, ependimomas e craniofaringeomas são os mais usuais.

Patogênese

Os mecanismos de ação envolvidos no aumento da pressão intracraniana (PIC) incluem:

- Edema cerebral: por inchaço intracelular (edema citotóxico).
- Edema vasogênico: por aumento da permeabilidade do endotélio capilar. É o mecanismo preponderante no aumento da PIC causada por tumor.
- Edema intersticial: resultado do aumento da pressão hidrostática, gerada por compressão/obstrução do plexo coroide pela massa tumoral.

Manifestações clínicas

Conforme esperado, massa tumoral, edema e aumento do volume liquórico dentro de um sistema fechado com volume interno fixo, como o crânio, resultam em aumento da PIC e trazem como principais manifestações clínicas, de forma isolada ou combinada:

- Deterioração aguda do nível de consciência.
- Paralisia aguda de pares cranianos.
- Cefaleia recorrente e localizada, que se torna mais intensa e frequente com despertar noturno e/ou ao acordar, com ou sem vômitos, e que piora com tosse, esforço miccional e evacuatório.
- Perda das aquisições neuromotoras ou neurocognitivas, alterações comportamentais.
- Aumento do perímetro cefálico.
- Estrabismo, diplopia, nistagmo, midríase assimétrica e/ou lentificação do reflexo pupilar.
- Distúrbios da fala.
- Vertigem.
- Convulsão.
- Coma.
- Papiledema: se presente, confirma o diagnóstico, mas pode estar ausente nos casos agudos.
- Herniação transtentorial: expressa por cefaleia, alteração do nível de consciência, papiledema e bradicardia.
- Herniação das tonsilas cerebelares: manifesta por rigidez de nuca, dor à flexão da cabeça, nistagmo vertical e tríade de Cushing (hipertensão arterial, bradicardia e depressão respiratória – sinal tardio e de mau prognóstico).
- Hemiparesia, hiper-reflexia e hipertonia (são sinais tardios).
- Ataxia cerebelar e vertigem, quando o tumor é infratentorial.

Diagnóstico laboratorial

O método de escolha para o diagnóstico de compressão do sistema nervoso central (CSNC) é a RM, pois oferece mais qualidade na definição da imagem e se mostra mais sensível para detectar tumores de fossa posterior, leptomeninges e do espaço subaracnóideo. No entanto, a TC de crânio, por estar mais disponível e não exigir sedação, acaba sendo indicada inicialmente, mas, quando normal, não exclui a possibilidade de lesão cerebral. Os exames contrastados auxiliam na identificação da massa tumoral e da trombose oculta.

Prevenção e tratamento

O tratamento depende das condições iniciais da criança, sendo o primeiro objetivo a estabilização das vias aéreas e cardiocirculatória (ver Capítulo "Parada cardiorrespiratória na criança"). Os cuidados de suporte são os mesmos descritos no tratamento da síndrome da veia cava superior. Seria aceitável, na hipertensão intracraniana (HIC) em crianças, tolerar PIC entre 50 e 60 mmHg. Com essa meta, na emergência, indica-se:

- Estabilizar a via aérea: por meio de intubação (de preferência com sequência rápida), se houver hipóxia refratária, Glasgow ≤ 8, bradipneia e perda dos reflexos de proteção da via aérea.
- Intubar e, se necessário, hiperventilar: para manter $PaCO_2$ entre 35 e 38 mmHg ou < 30 mmHg, se risco iminente de herniação cerebral.
- Corrigir hipovolemia com soluções isotônicas, para garantir fluxo de perfusão cerebral adequado e distúrbios hidroeletrolíticos, se houver disfunção endocrinológica.
- Optar por ofertar:
  - manitol 20%: 0,25 a 1 g/kg/dose, IV, em bolo e a cada 6 a 8 horas, se necessário. Iniciar com a dose mais baixa e elevar de acordo com a necessidade, na intenção de manter a osmolaridade sérica entre 300 e 310 mOsm/L (atentar na injúria renal).
  Ou:
  - Solução salina hipertônica: 2 a 6 mL/kg de NaCl 3%, IV, em bolo, com infusão contínua de 0,1 a 1 mL/kg/hora, ajustada para manter a PIC < 20 mmHg, quando a terapia inicial se mostrar insuficiente.
- Ministrar dexametasona: ataque de 1 a 2 mg/kg, IV, seguido de manutenção de 1 a 2 mg/kg/dia, IV, a cada 6 horas (máximo de 16 mg/dia), cuja indicação é pautada em evidências indiretas.
- Solicitar intervenção do neurocirurgião, para monitoração da pressão intracraniana e para avaliação da abordagem cirúrgica.
- Prescrever fenitoína:
  - Uso terapêutico, na presença de tumor agravado por convulsão: 10 a 15 mg/kg, IV, de ataque (velocidade máxima de infusão 50 mg/minuto), seguidos de manutenção de 4 a 8 mg/kg/dia, IV, a cada 12 horas, ou benzodiazepínicos (midazolam 0,05 a 0,1 mg/kg/dose – máximo de 10 mg/dose – se houver crise estabelecida). O profissional deve estar atento para possíveis interações medicamentosas (consultar informações do fabricante).
  - Uso profilático: na dose de 5 mg/kg (máximo de 300 mg/dia), somente se recomendado pelo especialista (neurocirurgião ou neurologista).

A Tabela 12 apresenta os medicamentos utilizados no tratamento das síndromes compressivas e respectivas doses.

TABELA 12 Medicamentos utilizados no tratamento das síndromes compressivas

Indicações	Medicamento	Dose
Síndrome do mediastino superior		
Síndrome da cava superior	Dexametasona	1 a 2 mg/kg/dia, IV, 6/6 horas
	Heparina	Ataque: 75 a 100 U/kg, IV Manutenção: 18 a 20 U/kg/horas, IV
Compressão do cordão espinal	Dexametasona	1 a 2 mg/kg/dia, IV, 6/6 horas
Compressão do sistema nervoso central	Fenitoína	Ataque: 10 a 15 mg/kg, IV, máx. 1.500 mg/dia Manutenção: 4 a 8 mg/kg/dia, IV, 12/12 horas
	Midazolam	IV: 0,05 a 0,1 mg/kg/dose, máx. 10 mg/dose IM: 0,1 a 0,2 mg/kg/dose, máx. 5 mg/dose IN: 0,2 a 0,3 mg/kg/dose, máx. 7,5 mg/dose Contínuo: 1 a 18 mcg/kg/minuto
	Dexametasona	Ataque: 1 a 2 mg/kg, IV Manutenção: 1 a 2 mg/kg/dia, IV, 6/6 horas, máx. 16 mg/dia
	Manitol 20%	Ataque: 0,25 a 1 g/kg/dose, IV Manutenção: 0,25 a 1 g/kg/dose, IV, a cada 6 a 8 horas
	NaCl 3%	Ataque: 2 a 6 mL/kg, IV Manutenção: 0,1 a 1 mL/kg/hora, IV

IM: intramuscular; IN: intranasal; mcg: microgramas.

CONCLUSÃO

Crianças com câncer apresentam risco aumentado para complicações que ameaçam a vida, secundárias à própria doença ou ao tratamento empregado, e o pediatra precisa estar apto a reconhecê-las e tratá-las, antes que se tornem emergência, garantindo, dessa forma, redução da morbidade e da mortalidade. Entre as emergências oncológicas, merecem destaque na faixa etária pediátrica:

- Síndrome de lise tumoral, caracterizada por:
  - Hiperuricemia: cujas medidas terapêuticas incluem hidratação, alopurinol ou rasburicase e diálise.
  - Hiperpotassemia: tratada por meio de hidratação, retirada de potássio do soro e da dieta, administração de poliestireno sulfonato de cálcio, gluconato de cálcio, bicarbonato de sódio, solução polarizante, salbutamol e diálise.
  - Hiperfosfatemia: cujo tratamento contempla evitar ganho externo de fósforo, hidratação, uso de hidróxido de alumínio, sevelamer e diálise.
  - Hipocalcemia: geralmente revertida com a correção da hiperfosfatemia.
- Distúrbios hematológicos, caracterizados por:
  - Anemia e sangramento: tratados por meio de transfusão de concentrado de hemácias, plaquetas ou plasma, respectivamente.

- Síndrome da hiperviscosidade sanguínea: tratada por meio de hidratação rigorosa (se possível) e citorredução quimioterápica ou com hidroxiureia.
- Neutropenia febril: medicada prontamente com antibióticos de amplo espectro.
• Síndromes compressivas:
- Da veia cava superior: tratada com medidas de suporte, quimio/radioterapia, dexametasona e, quando pertinente, retirada de cateter e anticoagulação.
- Do mediastino superior: atendida com medidas terapêuticas de suporte, quimio/radioterapia, dexametasona e intubação traqueal, se necessário.
- De cordão espinal: considerada emergência pelos riscos de lesão permanente, deve ser evitada por meio de dexametasona, quimio/radioterapia e, eventualmente, tratamento cirúrgico.
- De SNC: cujo tratamento tem a intenção de evitar herniação cerebral, que deve ser prontamente controlada com quimio/radioterapia, fenitoína/midazolam, manitol, NaCl 3%, dexametasona e tratamento cirúrgico.

Por regra, o diagnóstico deve ser clínico, e auxiliam no diagnóstico exames complementares como hemograma, culturas, biologia molecular, biomarcadores, eletrólitos, função renal, função hepática, exames de imagem como radiografia simples, ultrassonografia, TC e RM. O contato precoce com um centro especializado em oncologia permite dar agilidade ao tratamento, trazendo benefícios ao paciente.

PARA SABER MAIS

Leituras sugeridas
- American Society of Clinical Oncology (ASCO). https://asco.org/
- European Society for Medical Oncology (ESMO). https://www.esmo.org/; https://www.esmo.org/guidelines
- Instituto Nacional de Câncer (INCA). http://www.inca.gov.br
- Multinational Association of Supportive Care in Cancer (MASCC). https://mascc.org/
- National Comprehensive Cancer Network (NCCN). https://www.nccn.org/
- Sociedade Latino-Americana de Infectología Pediátrica (SLIPE). https://slipe.org/web/

SUGESTÕES DE LEITURA

1. Agrawal AK, Hord JD. Hematopoietic Growth Factors. In: Feusner JA, Hastings CA, Agrawal AK (eds.). Supportive care in pediatric oncology: a practical evidence-based approach. Nova York: Springer; 2015.
2. Aguilar AE, Agrawal AK, Feusner JH. Hyperleukocytosis. In: Feusner JA, Hastings CA, Agrawal AK (eds.). Supportive care in pediatric oncology: a practical evidence-based approach. Nova York: Springer; 2015.
3. Bewersdorf JP, Giri S, Tallman MS, Zeidan AM, Stahl M. Leukapheresis for the management of hyperleukocytosis in acute myeloid leukemia-A systematic review and meta-analysis. Transfusion. 2020;60(10):2360.
4. Cairo MS, Coiffier B, Reiter A, Younes A, Baruchel A. TLS Expert Panel. Recommendations for the evaluation of risk and prophylaxis of tumor lysis syndrome (TLS) in adults and children with malignant diseases: an expert TLS panel consensus. Br J Haematol. 2010;149:578-86.
5. Criscuolo M, Fianchi L, Dragonetti G, Pagano L. Tumor lysis syndrome: review of pathogenesis, risk factors and management of a medical emergency. Expert Rev Hematol. 2016;9(2):197-208.
6. Feusner JA, Hastings CA, Agrawal AK, editors. Supportive care in pediatric oncology: a practical evidence-based approach. New York: Springer; 2015.
7. Gomez E, Agrawal AK, Hastings CA. Transfusion support. In: Feusner JA, Hastings CA, Agrawal AK (eds.). Supportive care in pediatric oncology: a practical evidence-based approach. Nova York: Springer; 2015.
8. Gonzalez BE, Cabral LS, Auletta JJ. Febrile Neutropenia. In: Feusner JA, Hastings CA, Agrawal AK (eds.). Supportive care in pediatric oncology: a practical evidence-based approach. Nova York: Springer; 2015.
9. Khan UA, Shanholtz CB, McCurdy MT. Oncologic mechanical emergencies. Emerg Med Clin N Am. 2014;32:495-508.
10. Klastersky J, Naurois J, Rolston K, Rapoport B, Maschmeyer G, Aapro M, Herrstedt J. Management of febrile neutropaenia: ESMO Clinical Practice Guidelines. Annals of Oncology. 2016;27(5):v111-v118.
11. Lalefar H, Raphael R. Thrombotic Disorders. In: Feusner JA, Hastings CA, Agrawal AK (eds.). Supportive care in pediatric oncology: a practical evidence-based approach. Nova York: Springer; 2015.
12. Lewis MA, Hendrickson AW, Moynihan TJ. Oncologic emergencies: pathophysiology, presentation, diagnosis, and treatment. CA Cancer J Clin. 2011;61:287-314.
13. Marsh A, Agrawal AK, Feusner JH. Tumor lysis syndrome. In: Feusner JA, Hastings CA, Agrawal AK (eds.). Supportive care in pediatric oncology: a practical evidence-based approach. Nova York: Springer; 2015.
14. Michlitsch J. Cardiopulmonary Emergencies. In: Feusner JA, Hastings CA, Agrawal AK (eds.). Supportive care in pediatric oncology: a practical evidence-based approach. Nova York: Springer; 2015.
15. Nazemi KJ, Malempati S. Emergency department presentation of childhood cancer. Emerg Clin North Am. 2009;27(3):477-9.
16. Prusakowski MK, Cannone D. Pediatric oncologic emergencies. Emerg Med Clin N Am. 2014;32:527-48.
17. Sabnis A, Finlay JL, Mueller S. Neurologic Emergencies. In: Feusner JA, Hastings CA, Agrawal AK (eds.). Supportive care in pediatric oncology: a practical evidence-based approach. Nova York: Springer; 2015.
18. Santolaya ME, Contardo V, Torres JP, López-Medina E, Rosanova MT, Álvarez AM, Gutiérrez V, et al. Manejo de los episodios de neutropenia febril en niños con cáncer. Consenso de la Sociedad Latinoamericana de Infectología Pediátrica 2021. Rev Chilena Infectol. 2021;38(6):857-909.

67
Recursos hemoterápicos

Cristina Quagio Grassiotto
André Luís Albiero

PONTOS-CHAVE DESTE CAPÍTULO

- Conhecer as principais indicações e forma de administração de hemocomponentes na emergência pediátrica.
- Reconhecer e manejar as mais frequentes reações transfusionais no ambiente da emergência.

INTRODUÇÃO

A variedade de produtos hemoterápicos existente tornou a transfusão em pediatria uma realidade que exige conhecimento essencial dos profissionais da área de saúde para que o potencial possa ser explorado ao máximo, com o mínimo de riscos, como recursos de suporte em diversas condições críticas, clínicas e cirúrgicas.

Atualmente, a hemoterapia concentra esforços para impedir a transmissão de patógenos por meio de hemocomponentes. Apesar de a triagem ser bastante eficaz para a detecção de HIV e hepatites B e C, riscos residuais ainda persistem: outras hepatites virais menos frequentes, HTLV-I/II, parvovírus, citomegalovírus (CMV), sífilis, malária, zika, chikungunya, dengue e doença de Chagas, além da contaminação bacteriana, sobretudo de concentrados de plaquetas. Métodos de inativação de patógenos estão em processo bastante adiantado de desenvolvimento e prometem ser a solução para este problema.

Além da transmissão de patógenos, há riscos imunológicos: reações pós-transfusionais hemolíticas por erro de identificação de amostras e/ou pacientes, reações anafiláticas, reações enxerto *versus* hospedeiro relacionadas à transfusão (GVHD-TA) e comprometimento da resposta imune (TRIM). Há riscos de reações imediatas sobre o aparelho respiratório por sobrecarga de volume (TACO) e TRALI (*transfusion-related acute lung injury*).

Em longo prazo, a aloimunização contra antígenos eritrocitários e HLA pode comprometer a lisura de gestações e de futuras transfusões de concentrados de hemácias e plaquetas, assim como a de sobrecarga de ferro.

Além desses riscos, os estoques de hemocomponentes nem sempre são suficientes em quantidade e/ou especificidade para suprir toda a demanda, pois a doação voluntária de sangue continua abaixo das necessidades e requer incentivos constantes.

Diante de tantos riscos e limitações, a hemoterapia atual propõe um novo modelo de atendimento racional: o PBM (*patient blood management*).

PBM significa racionalizar o uso do sangue e utilizar seletivamente o hemocomponente específico para determinada doença, assim como lançar mão de todos os recursos alternativos disponíveis para reduzir ao máximo a necessidade transfusional de sangue homólogo.

Em pediatria, a hemodiluição normovolêmica perioperatória e a prática da coleta de sangue autólogo, apesar do uso limitado, são recursos que devem ser considerados para cirurgias eletivas e limpas, desde que a criança apresente condições clínicas, seja suficientemente colaborativa e os pais o autorizem formalmente.

O fracionamento do sangue total otimiza a disponibilidade dos produtos para estoque e a qualidade, na medida em que cada hemocomponente é estocado da maneira mais adequada para preservar as propriedades, são raríssimas as situações em que a demanda por sangue total não possa ser atendida pela reconstituição das partes.

Na cirurgia do trauma de pacientes pediátricos, o uso do ácido tranexâmico vem sendo amplamente encorajado. Há respaldo para a utilização mesmo em cirurgias de grande porte (cardíacas, ortopédicas), não necessariamente pós-traumáticas.

Para evitar que o fracionamento some-se às causas de exposição do receptor pediátrico a múltiplos doadores, são desenvolvidos recursos informatizados para garantir que sejam administrados produtos "fraternos", isto é, fracionados de um mesmo doador.

TRANSFUSÃO DE CONCENTRADO DE HEMÁCIAS

Do ponto de vista hemoterápico, o princípio ativo dos glóbulos vermelhos é a hemoglobina, que, pela capacidade de transporte de oxigênio, está indicada toda vez que houver riscos de hipóxia tecidual e a hemorragia é o mais iminente deles. Entretanto, tentativas de associar a dosagem de lactato (sérico ou capilar) à necessidade de transfusão de concentrado de hemácias (CH) não têm dado resultados consistentes em razão de problemas metodológicos.

As hemorragias com perda inferior a 20% da volemia podem não apresentar sinais clínicos concomitantes ou apenas sinais clínicos mínimos e transitórios. Perdas de 20 a 30% da volemia levam a hipotensão, taquicardia, pulso fino e extremidades frias com redução da perfusão tissular. Perdas acima de 30%, além dos sinais descritos, levam a diminuição do nível de consciência, choque hipovolêmico, pressão venosa central muito baixa ou negativa e oligo/anúria.

Diante de uma hemorragia significativa a ponto de provocar hipotensão, o médico deve priorizar: hemostasia, acesso venoso adequado, suporte com volume e/ou drogas vasoativas e encaminhar amostra(s) à agência transfusional.

As soluções cristaloides ou coloides podem, na maioria dos casos, manter o paciente durante os 30 minutos necessários aos testes pré-transfusionais que garantam a segurança da transfusão.

O produto de escolha para reposição de volume depende da causa e da importância do sangramento. Se a causa estiver ligada a distúrbios básicos da hemostasia, plasma fresco congelado e concentrado de plaquetas podem ser duplamente terapêuticos, pela correção do distúrbio e pelo próprio volume.

A infusão de Ringer lactato e soluções glicosadas está contraindicada simultaneamente à transfusão de concentrados de glóbulos: o primeiro, pela presença de Ca^{++}, que pode antagonizar a ação do citrato e provocar a coagulação do sangue no sistema, e o segundo porque pode provocar hemólise e/ou causar interferência na interpretação de alguns testes pré-transfusionais, dependendo da concentração.

Considerando-se 30 minutos um tempo excessivamente longo para o término das provas pré-transfusionais, o banco de sangue pode ser dispensado formalmente da obrigatoriedade desses testes, assumindo por escrito esta responsabilidade legal.

Dependendo da disponibilidade em estoque, o banco de sangue pode liberar unidade(s) de concentrado de hemácias O negativo e/ou O positivo, sem as provas obrigatórias completas: tipagem do receptor, pesquisa de anticorpos irregulares e teste de compatibilidade mediante assinatura do termo de responsabilidade. Esse documento não tem o objetivo de transferir ao solicitante a responsabilidade pelos riscos transfusionais, serve apenas para documentar que os benefícios da transfusão imediata são maiores que os riscos da transfusão sem testes ou com testes incompletos. Somente o solicitante, por estar ao lado do paciente, pode atestar essa necessidade. À medida que esses testes são concluídos, a liberação é normalizada.

O objetivo da transfusão de glóbulos deve ser o de manter níveis de hemoglobina suficientes à oxigenação de tecidos nobres. Pacientes anemiados agudamente toleram níveis de hemoglobina entre 6 e 7 g/dL.

É evidente que a tolerância a níveis baixos de hemoglobina, sendo diretamente proporcional à reserva funcional dos órgãos, é menor em crianças com patologias e disfunções de base.

A performance miocárdica das crianças em resposta à subtração de volume é menos eficiente que a dos adultos. Enquanto a maioria dos protocolos sugere que a reposição de volume com CH em adultos deva iniciar-se quando a perda for ≥ 25%, nas crianças, essa reposição deve iniciar-se mais precocemente: quando a perda aguda for ≥ 15 a 20%.

Na vigência de perdas sanguíneas agudas, os níveis de hemoglobina e hematócrito costumam não refletir a magnitude da perda. Nessas situações, os sinais de hipoperfusão: palidez, hipotensão, taquicardia, taquipneia e alteração do nível de consciência podem orientar a necessidade transfusional.

Como são necessárias 6 a 8 horas entre a cessação da hemorragia e o restabelecimento do equilíbrio homeostático para definir o nível sérico residual da hemoglobina e hematócrito (Hb/HT), a indicação de reposição de CH baseia-se mais nos sinais clínicos que no Hb/HT.

O volume de CH de 10 mL/kg de peso, em infusão lenta, não causa risco de sobrecarga circulatória e proporciona o incremento aproximado de 3 g/dL de hemoglobina. Para aumentar 1 g/dL de hemoglobina, a posologia indicada é de 3 mL/kg de peso. Uma unidade inteira de CH tem aproximadamente 300 mL. Crianças com menos de 30 kg recebem unidades fracionadas.

A velocidade da transfusão ideal é de 2,5 mL/minuto e depende de dois fatores:

o calibre do acesso venoso e a viscosidade do concentrado. O hematócrito da unidade, em torno de 70%, pode ser diminuído, acrescentando-se um volume de solução fisiológica correspondente a 20% do volume solicitado em equipos com bureta ou com um equipo em Y, fazendo-se a transferência da solução para dentro da unidade. Entretanto, esse recurso costuma ser necessário excepcionalmente. Por causa do risco de hemólise mecânica, existem dispositivos (bombas de infusão) apropriados para transfusão de hemocomponentes.

Os pacientes com baixa reserva funcional cardíaca e/ou renal podem sofrer sobrecarga circulatória e desenvolver edema agudo de pulmão. Nesses casos, a transfusão deve ser mais lenta, mas nunca ultrapassar o limite de 4 horas pelo risco de contaminação bacteriana no sistema aberto.

Às vezes, a necessidade transfusional de CH torna-se muito grande. Define-se transfusão maciça a transfusão de volume correspondente a uma ou mais volemias em período inferior a 24 horas e as transfusões maciças exigem precauções adicionais.

O 2,3-difosfoglicerato (2,3-DPG) é um ligante da hemoglobina que estimula a liberação do oxigênio aos tecidos. Nas hemácias estocadas, o conteúdo de 2,3-DPG diminui linearmente até menos de 10% do conteúdo inicial após 2 semanas de estocagem. Após a transfusão de hemácias, o conteúdo de 2,3-DPG demora de 3 a 8 horas para readquirir metade da capacidade funcional e 24 horas para recuperar a capacidade funcional plena.

Como na transfusão maciça o aporte de oxigênio aos tecidos depende em grande parte das hemácias recém-transfundidas, surgiu o conceito de sangue "fresco", ou recente, com maior conteúdo de 2,3-DPG, para permitir a realização da hematose precocemente.

A definição de sangue fresco varia de autor para autor, mas nenhum deles o considera com mais de 7 dias de estocagem, quando o conteúdo de 2,3-DPG está em torno de 50% do conteúdo original. Logo, para transfusões maciças, quanto menor o tempo de estocagem, melhor.

A temperatura dos produtos transfundidos é importante somente em transfusões muito rápidas (> 70 mL/minuto) ou para recém-nascidos de muito baixo peso, de maneira que, em outras situações, não há razão para preocupações com isso.

A transfusão de produtos em baixas temperaturas aumenta o risco de arritmias cardíacas: bradicardia sinusal e arritmias complexas ventriculares. Existem sistemas de aquecimento controlado do sangue, mas os cuidados básicos são: monitoração cardíaca, aquecimento do paciente e correção da velocidade de infusão.

Os equipos de transfusão *standard* têm um filtro de macroagregados (de 170 mc), mas as transfusões maciças trazem o risco de microembolia pulmonar.

Além dos filtros de macroagregados, existem os filtros de leucócitos, que recolhem até 99,9% dos leucócitos íntegros presentes no hemocomponente.

Isso reduz o risco de transmissão de CMV a níveis comparáveis ao de produtos com sorologia negativa para CMV, o que é importante, sobretudo para recém-nascidos e crianças imunossuprimidas.

Ao diminuir a exposição a antígenos do sistema HLA, a deleucocitação dos produtos diminui as reações febris não hemolíticas entre os pacientes sensibilizados e tem ação profilática para os não sensibilizados. Diminui o efeito imunomodulador induzido por transfusão (TRIM), a rejeição contra transplantes alogênicos de células-tronco e órgãos sólidos e o risco de refratariedade à transfusão de plaquetas.

As transfusões maciças podem causar acidose metabólica inicial em consequência do excesso de citrato (anticoagulante das unidades), que é metabolizado rapidamente, do que advém alcalose metabólica de rebote. Logo, é contraindicado o uso de bicarbonato.

Crianças com hipocalcemia, hipercalemia e insuficiência hepática têm maior risco de intoxicação pelo citrato: parestesia perioral, tremores, sinal de Chvostek, tetania, alterações no traçado do eletrocardiograma (ECG).

Recomenda-se que, para cada 100 mL de CH além da volemia, deve ser administrado 1 mL de solução de gluconato de Ca^{++} a 10%.

Por fim, a transfusão maciça pode ainda causar coagulopatia e/ou plaquetopenia dilucionais. Cabe ao médico reconhecer essa situação e repor o que estiver faltando: fatores de coagulação (plasma fresco congelado, crioprecipitado etc.) e/ou concentrado de plaquetas.

Além das hemorragias, a anemia hemolítica autoimune constitui outra situação grave em que a criança apresenta-se ao pronto-socorro e que requerem a contemplação conjunta do solicitante e do hemoterapeuta no diagnóstico e no tratamento.

O risco de sobrecarga circulatória (o paciente é sempre normovolêmico nesses casos) e o risco de hemólise acelerada da unidade transfundida requerem que essa transfusão seja sempre lenta e assistida, não raro com uso de corticosteroide endovenoso antes da aplicação do produto e sempre com a anuência formal do solicitante: o termo de responsabilidade.

No futuro, perfluorocarbonetos e soluções de hemoglobina, ambos transportadores alternativos de oxigênio aos tecidos, poderão substituir o concentrado de hemácias em situações de emergência. Por hora, permanecem em nível experimental.

As anemias de instalação lenta devem ter suas causas de base tratadas, independentemente dos níveis séricos de hemoglobina/hematócrito. O tratamento com transfusão de hemácias deve ser apenas reservado às crianças sintomáticas.

O nível sérico de hemoglobina não serve como parâmetro absoluto na indicação de transfusão de CH em crianças com anemia normovolêmica. Os hemoglobinopatas, por exemplo, desenvolvem mecanismos compensatórios que os fazem tolerar níveis de Hb bem inferiores aos de pacientes com anemia de instalação aguda. Comorbidades também implicam maior ou menor tolerância a determinados níveis de Hb. Portanto, os parâmetros de maior valor clínico, sem dúvida, são os sinais e sintomas apresentados. Entretanto, de uma maneira geral, há consenso de que se deve evitar transfusão de CH para crianças com Hb > 10 g/dL e de que não se deve evitar para crianças com Hb < 7 g/dL.

Crianças portadoras de doenças onco-hematológicas, tumores sólidos, leucemias, linfomas, mielodisplasias e anemias aplásticas graves requerem regime transfusional crônico. Nesses casos, é aceitável transfundir se Hb < 8 g/dL.

Invariavelmente, as características dos produtos destinados aos pacientes politransfundidos são diferenciadas: filtrados, irradiados, fenotipados e, muito raramente, lavados. Este capítulo não é destinado a aprofundar a discussão sobre as indicações de transfusão de produtos com essas características por não ser uma prática destinada ao atendimento em pronto-socorro.

CONCENTRADO DE PLAQUETAS

O concentrado de plaquetas é o segundo tipo de hemocomponente mais solicitado em pediatria.

A transfusão de concentrado de plaquetas está indicada sempre que houver sangramento ativo e plaquetometria inferior ao nível hemostático (100.000 plaquetas/mm³). Esse valor é considerado para não portadores de disfunção plaquetária (p. ex., *storage pool diseases*) e não usuários de medicamentos inibidores dessa função (p. ex., ácido acetilsalicílico).

A transfusão profilática de plaquetas está indicada principalmente nos casos em que haja comprometimento de produção reconhecido: aplasia primária, secundária a quimioterapia/radioterapia ou infiltração medular (leucemias, linfomas, tuberculose).

Não há indicação de transfusão profilática em pacientes com produção normal ou aumentada de plaquetas (p. ex., PTI ou hiperesplenismo), apenas terapêutica, isto é, se o paciente plaquetopênico apresentar sangramento > grau II.

A idade da criança e a presença ou ausência de riscos associados são fatores determinantes dos limites plaquetométricos dessa indicação. Esses limites ainda não estão definitivamente estabelecidos. Recém-nascidos estáveis têm indicação de transfusão profilática de plaquetas com níveis entre 25.000 e 50.000/mm³ e prematuros extremos, com níveis de 100.000/mm³.

Essa indicação decorre do fato de o prematuro ter riscos de hemostasia associados: sistema de coagulação imaturo, deficiência fisiológica dos fatores dependentes de vitamina K, capacidade significativamente diminuída de produzir trombina e maior fragilidade vascular.

Crianças maiores com plaquetopenia de causa central conservam a indicação de transfusão profilática de plaquetas, porém os gatilhos preconizados são os mesmos dos adultos: entre 10.000 e 20.000/mm³.

Para a profilaxia de sangramento na maioria dos procedimentos invasivos: 50.000/mm³. Apenas em cirurgias oftalmológicas e de sistema nervoso central (SNC): 100.000/mm³.

Aliás, o distúrbio de hemostasia secundária associado é outro fator que sempre deve ser considerado na indicação profilática de plaquetas em crianças de qualquer idade.

Os produtos plaquetários também desenvolveram-se de modo a fazer variar a posologia de acordo com as características. Os concentrados de plaquetas por aférese (AF [$1,5 \times 10^9$ plaquetas/mL]) são suspensões mais concentradas que os concentrados de plaquetas *standard* (STD [$9,1 \times 10^8$ plaquetas/mL]). O volume das unidades de concentrado de plaquetas STD varia entre 50 e 70 mL, e o das unidades de plaquetas AF, entre 200 e 600 mL. A agência transfusional prepara alíquotas dessas unidades em função dos volumes solicitados.

O cálculo do volume indicado para transfusão (V) depende do produto utilizado (AF ou STD), da diferença entre a plaquetometria vigente e a que se deseja alcançar (delta plaq), do rendimento plaquetário após 1 hora (geralmente, 0,80) e da volemia da criança (calcular volemia em função do peso).

$$\text{Logo, V (mL)} = \frac{\text{delta plaq (/mm}^3) \times 1.000 \times \text{volemia (mL)}}{(\text{STD ou AF}) \times 0,80}$$

Em que STD e AF correspondem à concentração de plaquetas nos produtos STD ou AF: $9,1 \times 10^8$ plaquetas/mL e $1,5 \times 10^9$ plaquetas/mL, respectivamente.

Os melhores rendimentos são obtidos com plaquetas isogrupo. Concentrados de plaquetas com antígenos ABO incompatíveis com o plasma da criança têm rendimento 20% menor, e as unidades com plasma ABO incompatível (incompatibilidade menor) têm o mesmo rendimento que as unidades isogrupo, porém com risco de hemólise no receptor, dependendo dos títulos de anticorpos presentes.

Alguns serviços fazem, além da pesquisa de anticorpos irregulares no plasma do doador, a titulação de iso-hemaglutininas e teste de compatibilidade entre o plasma do doador e as hemácias da criança.

As plaquetas não portam antígenos do sistema Rh. Entretanto, durante o processo de fracionamento, hemácias Rh positivo podem contaminar o concentrado de plaquetas. Essas hemácias contaminantes podem sensibilizar pacientes Rh negativo contra o antígeno D eritrocitário. Portanto, se for necessário transfundir plaquetas Rh positivo em pacientes Rh negativo, recomenda-se o uso profilático de imunoglobulina anti-D.

A via de administração preferencial de imunoglobulina anti-D é a via endovenosa, na dose de 20 mcg/unidade transfundida, até 24 horas depois da transfusão, preferencialmente por via intravenosa.

A prática de redução de volume dos produtos plaquetários para prevenir sobrecarga circulatória é ultrapassada, leva invariavelmente a perdas na qualidade e na quantidade de plaquetas e prejudica o rendimento transfusional.

Para pacientes refratários à transfusão de plaquetas, recomenda-se a transfusão do volume calculado, a cada 8 horas para induzir tolerância imunológica, além do uso de imunossupressores, e/ou, transfusão de plaquetas HLA compatível.

PLASMA FRESCO CONGELADO

O plasma fresco congelado está indicado em coagulopatias por deficiência combinada de fatores de coagulação: quando os fatores deficientes são múltiplos, não há tempo, nem recursos, para identificá-los e nem fatores liofilizados disponíveis.

O melhor exemplo dessa situação é a coagulopatia de consumo. Nessa situação devem-se repor todos os fatores e o hemocomponente que atende melhor a essa necessidade é o plasma fresco congelado.

A correção de coagulopatias com plasma fresco congelado não prescinde de alternativas bastante razoáveis e tão efetivas quanto mais próximo se estiver do diagnóstico: uso de vitamina K, complexos protrombínicos, vasopressina, aprotinina e antifibrinolíticos (ácido épsilon-aminocaproico e ácido tranexâmico).

O uso do plasma fresco congelado está indicado na reconstituição de sangue total, como já foi mencionado, para exsanguinotransfusão e *priming* de sistemas de perfusão extracorpóreos. Além de ser usado como fluido de reposição em algumas indicações de plasmaférese, como na púrpura trombocitopênica trombótica.

Na intoxicação por dicumarínicos, o plasma fresco congelado é recomendado somente se houver instalada hemorragia franca. Do contrário, o uso de vitamina K é bastante eficiente na correção da coagulopatia resultante.

O plasma fresco congelado faz parte do arsenal profilático da coagulopatia dilucional resultante das transfusões maciças, bem como da coagulopatia do trauma.

As unidades de plasma fresco congelado têm entre 200 e 250 mL. O volume inicial recomendado é de 10 a 15 mL/kg de peso.

CRIOPRECIPITADO

O crioprecipitado é obtido pelo descongelamento controlado do plasma fresco já congelado. É rico em fator VIII, fator de von Willebrand, fibrinogênio e fibronectina.

As principais indicações do crioprecipitado são deficiência congênita de fibrinogênio e disfibrinogenemia. É o tratamento de segunda escolha no sangramento de portador de hemofilia A (a primeira escolha é sempre o fator VIII liofilizado).

A quantidade de fator VIII por unidade de crioprecipitado é estimada entre 80 e 120 UI. Uma UI é a quantidade de fator VIII presente em um volume correspondente a 1 mL de um *pool* de perfluorocarbono (PFC) humano normal.

O volume de cada unidade de crioprecipitado varia de 10 a 20 mL.

O cálculo da dose inicial necessária em UI é: peso (kg) × 0,5 × delta-fator (expresso em %) (diferença entre a quantidade de fator encontrado e o desejado). Visto que a quantidade de fator no hemofílico que está sangrando é próxima a zero, a fórmula pode ser resumida para: peso (kg) × 0,5 × fator desejado (%). Um terço da dose calculada deve ser repetido de 8 em 8 horas até o sangramento parar.

Em sangramento nos portadores da doença de von Willebrand não responsivos à vasopressina, pode ser usado em associação a concentrado de plaquetas.

CONCENTRADO DE GRANULÓCITOS

Em recém-nascidos com menos de duas semanas de vida, sepse e contagem de neutrófilos abaixo de 3.000/mm^3, a transfusão de concentrado de granulócitos é recurso que pode ser explorado.

As complicações pulmonares relacionadas à ativação do sistema complemento, TRALI (*transfusion-related acute lung injury*), o desenvolvimento de novas gerações de antibióticos de amplo espectro, as dificuldades operacionais para se obter granulócitos em quantidade suficiente e a disponibilidade de fatores estimulantes de colônias (G-CSF e GM-CSF) têm reduzido as indicações de concentrado de granulócitos para situações extremas. A eficácia terapêutica ainda não está bem definida.

AFÉRESES

Os procedimentos de aférese consistem na retirada de grandes quantidades de determinado componente do sangue, poupando e/ou devolvendo os demais.

Esse procedimento pode ser proposto para pacientes que tenham indicação terapêutica, mas também pode ser feito em doador sadio para obtenção de produtos hemocomponentes para uso terapêutico (já mencionado).

Existem equipamentos atuais que permitem realizar o procedimento automatizado em crianças de até 10 a 12 kg.

Assim, a plasmaférese pode ser indicada para tratar algumas doenças agudas de fisiopatologia relacionada a proteínas plasmáticas: crise de lúpus eritematoso sistêmico, miastenia gravis, púrpura trombocitopênica trombótica, polirradiculoneurites, paraproteinemias, síndrome de hiperviscosidade e rejeição humoral aguda contra órgãos transplantados.

A eritrocitaférese é terapêutica proposta para crianças com anemia falciforme em algumas circunstâncias: crise de dor resistente aos tratamentos convencionais, com acidente vascular encefálico e em crise de priapismo. Pode ser proposta profilaticamente no preparo pré-operatório.

A leucocitaférese é proposta para pacientes leucêmicos, crônicos ou agudos, cuja leucometria esteja acima de 200.000/mm³ ou com sinais e sintomas de leucostase.

O equipamento de aférese pode ter ainda outras funções, como a de coleta de células-tronco hematopoiéticas periféricas para transplante autólogo ou alogênico.

A Tabela 1 resume as principais indicações, doses e forma de infusão dos hemocomponentes mais utilizados na emergência pediátrica.

HEMODERIVADOS

Hemoderivados são produtos estáveis, industrializados, tendo no plasma humano a principal fonte de matéria-prima.

De maneira geral, são obtidos por método de fracionamento de Cohn, ou de cromatografia, associados a métodos de inativação viral.

São hemoderivados: fatores liofilizados VII, VIII e IX, complexos protrombínicos

TABELA 1 Principais indicações, doses e forma de infusão dos hemocomponentes mais utilizados na emergência pediátrica

Hemocomponente	Indicações	Dose	Infusão
Concentrado de hemácias	Hemorragias agudas com perdas superiores a 15 a 20% Anemias agudas sintomáticas Necessidade de manutenção da oferta tecidual de O_2 em doenças específicas	10 mL/kg ou 3 mL/kg para cada 1 mg/dL de aumento desejado da hemoglobina do paciente	Lenta e observada, 2,5 mL/minuto ou mais lento, observando-se o limite de 4 horas; pode ser diluído com até 20% de solução fisiológica em bureta ou equipo em Y; recomenda-se o uso de filtro leucocitário
Concentrado de plaquetas	Sangramento ativo em plaquetopenia inferior a 100 mil/mm³ ou portadores de disfunção plaquetária Profilaxia de pacientes com comprometimento da produção de plaquetas e plaquetopenia inferior a 10 a 20 mil/mm³ Necessidade de procedimento invasivo e plaquetopenia inferior a 50 mil/mm³ (ou inferior a 100 mil/mm³ em caso de cirurgia oftalmológica ou do SNC)	Volume calculado segundo a fórmula apresentada no texto	Rápida
Plasma fresco congelado	Coagulopatias por deficiência combinada de fatores múltiplos Reconstituição de sangue total, quando indicado Intoxicação por dicumarínico com hemorragia franca	10 a 15 mL/kg	Rápida

ativados e parcialmente ativados, solução de albumina humana, imunoglobulinas monovalentes e polivalentes, antitrombina III, alfa-1-antitripsina, proteína C, colas de fibrina etc.

O fator VIII liofilizado é o tratamento de primeira escolha para interromper hemorragia de paciente portador de hemofilia A. O cálculo da dose (em UI) é: peso da criança (kg) × 0,5 × fator desejado (expresso em %) (ver comentários em crioprecipitado).

O fator IX liofilizado é o tratamento de primeira escolha para estancar hemorragia de portador de hemofilia B. O cálculo da dose (em UI) é: peso da criança (kg) × fator desejado (expresso em %). Já existem fatores VIII e IX recombinantes.

As principais indicações de uso de soluções de albumina humana são: hipoproteinemia secundária a enteropatias exsudativas, se a diarreia for superior a 2 litros/dia e o nível sérico de albumina estiver abaixo de 2 g/dL, como terapia adjuvante na hiperbilirrubinemia neonatal, no transplante hepático, quando o nível sérico estiver abaixo de 2,5 g/dL, se a pressão capilar pulmonar for menor que 12 mmHg e o hematócrito acima de 30%, como fluido de reposição na plasmaférese para a maioria das indicações e na síndrome nefrótica aguda.

Para a reposição de fluidos em grandes queimados, os protocolos atuais dispensam o uso de albumina.

Em pacientes com hipoproteinemias crônicas, o uso não tem nenhum impacto na sobrevida ou na qualidade de vida, a menos que sejam submetidos à cirurgia: indicado nos períodos peri e pós-operatório.

Os limites da albuminemia que indicam o uso variam de país para país. Os mais rigorosos preconizam a indicação de albumina humana quando os níveis séricos estiverem entre 2 e 2,5 g/dL.

A dose (g) é calculada pela fórmula: peso da criança (kg) × 0,8 × delta-albuminemia (g/dL) (diferença entre a encontrada e a desejada). Acima de 4 g/dL, a taxa de catabolismo aumenta.

Cada frasco de albumina humana a 20% (50 mL) contém 10 g. A infusão tem de ser lenta, mesmo em pacientes hipovolêmicos. Calcular acréscimo de 18 mL na volemia para cada 1 g de albumina infundida. Ocorre equilíbrio de distribuição intra e extravascular em 24 horas. Portanto, deve-se repetir o controle do nível sérico em 24 horas.

Se não houver excesso de perdas, a vida média é de 19 dias.

REAÇÕES TRANSFUSIONAIS

Toda transfusão deve ser acompanhada, pelo menos durante os 10 minutos iniciais, quando as reações hemolíticas mais graves podem ser reconhecidas. Devem-se ter registros dos sinais vitais antes, durante e depois da transfusão.

Quaisquer sinais ou sintomas ocorridos durante e até 24 horas após a transfusão devem ser considerados uma possível reação transfusional aguda. Os mais comuns são febre, tremores, náuseas e vômitos, dores vagas ou localizadas, desconforto respiratório e hipotensão. Diante de qualquer um desses sintomas, a transfusão deve ser interrompida imediatamente, o acesso venoso mantido com solução fisiológica e a agência transfusional notificada.

Coletar amostras em tubo seco e com EDTA, com cuidado para evitar hemólise adicional e enviá-las à agência transfusional. Coletar urina para pesquisar hemoglobinúria. Devolver a unidade (ou o que restou dela) durante a qual ocorreu a reação para a repetição das provas.

Em caso de reação hemolítica pós-transfusional, podem sobrevir insuficiência renal aguda, icterícia e distúrbios de hemostasia.

Nos casos de reações febris, sobretudo se a transfusão foi somente de concentrado de plaquetas, suspeitar fortemente de contaminação bacteriana e encaminhar amostras da(s) unidade(s) para bacterioscopia e cultura e do paciente para hemocultura.

Não existem recursos terapêuticos especificamente destinados para reações hemolíticas pós-transfusionais. Alguns autores propõem plasmaférese ou exsanguinotransfusão, mas os resultados dessas ações são comparáveis aos de um suporte avançado bem feito: monitoração das funções cardiocirculatória e respiratória, do débito urinário e da hemostasia. A mortalidade é elevada.

O segundo tipo de reação mais frequente em pediatria é o urticariforme, que representa uma reação alérgica da criança contra proteínas plasmáticas transfundidas. A reação alérgica transfusional na forma mais grave manifesta-se como anafilaxia.

As reações leves podem ser tratadas com administração endovenosa de anti-histamínicos ou corticoides. Os casos de anafilaxia deverão ser tratados com adrenalina e as demais medidas recomendadas.

A profilaxia desse tipo de reação pode ser feita com anti-histamínicos/corticoides antes da transfusão ou com a retirada do plasma dos produtos (lavagem) para os casos mais graves e resistentes. Pode ocorrer após a transfusão de hemácias, plaquetas ou plasma.

As reações febris não hemolíticas pós-transfusionais são de instalação mais tardia que as hemolíticas, 30 minutos a 2 horas após o início da transfusão. Elas são precedidas de tremores, calafrios, rubor facial e representam na maioria a reação de anticorpos presentes no receptor contra antígenos leucocitários do doador, presentes em leucócitos íntegros, estroma leucocitário ou a infusão de interleucinas liberadas pelos leucócitos após a lise durante a estocagem. Não causam consequências sérias além do desconforto, entretanto, merecem o mesmo tipo de tratamento e investigação que as reações hemolíticas, até que a natureza seja definida. É comum em pacientes politransfundidos e pode ocorrer após a transfusão de hemácias ou plaquetas.

A profilaxia para esse tipo de reação é o uso do filtro de leucócitos já descrito. O filtro à beira do leito é menos efetivo que a filtração pré-estocagem.

A Tabela 2 resume as principais reações transfusionais observadas na emergência pediátrica, a apresentação clínica e o manejo.

TABELA 2 Principais reações transfusionais observadas na emergência pediátrica, a apresentação clínica e o manejo

Reação	Apresentação clínica	Manejo
Reação hemolítica	Febre, tremores, náuseas, vômitos, dor, desconforto respiratório hipotensão Pode evoluir com insuficiência renal aguda, icterícia e distúrbios da hemostasia	Interromper a transfusão e encaminhar o hemocomponente e amostra do paciente para testes Coletar urina para pesquisa de hemoglobinúria Suporte avançado Diferenciar de contaminação bacteriana
Reação febril não hemolítica	Febre, tremores, calafrios, rubor facial Comum em politransfundidos Início mais tardio (30 minutos a 2 horas do início da transfusão)	Interromper a transfusão e encaminhar o hemocomponente e amostra do paciente para testes Sintomáticos Diferenciar de contaminação bacteriana Profilaxia: uso de filtro leucocitário
Reação alérgica	Urticária Anafilaxia	Interromper a transfusão Anti-histamínico/corticoide sistêmico Adrenalina (se anafilaxia) Profilaxia (em pacientes com antecedente de reações alérgicas): anti-histamínico/corticosteroide sistêmico pré-transfusional, hemocomponente lavado em casos graves
TACO (sobrecarga de volume transfusional)	Sinais agudos de insuficiência cardíaca congestiva	Suporte avançado
TRALI (lesão pulmonar aguda transfusional)	Insuficiência respiratória aguda sem sinais de insuficiência cardíaca congestiva, durante ou até 24 horas após a transfusão	Suporte ventilatório

CONCLUSÃO

- A transfusão de concentrado de hemácias está indicada nas hemorragias com distúrbios hemodinâmicos e para pacientes crônicos sintomáticos. O volume prescrito de 10 mL/kg de peso deve elevar o nível de hemoglobina em até 3 g/dL.
- Na suspeita de reação transfusional, deve ser interrompida imediatamente e o serviço de hemoterapia deve ser avisado.
- A transfusão de plaquetas está indicada para pacientes plaquetopênicos com sangramento ativo e profilaticamente, de acordo com o risco de sangramento espontâneo do paciente.
- O plasma fresco está indicado em casos de coagulopatia com deficiência de múltiplos fatores: 10 a 15 mL/kg de peso.

- O crioprecipitado é tratamento de segunda escolha nas hemorragias de pacientes com hemofilia A: peso (kg) × 0,5 × fator desejado (%). Cada unidade de crio tem aproximadamente 100 UI de fator VIII.
- A transfusão de concentrado de granulócitos tem poucas aplicações e é de difícil operacionalização. Usar fatores estimulantes de colônias (G-CSF e GM-CSF).
- As aféreses são indicadas para extrair apenas os componentes do sangue indesejáveis: plasma (plasmaférese), hemácias (eritrocitaférese) e leucócitos (leucocitaférese). O limite inferior de peso que permite à criança o uso do equipamento automático é 10 kg.
- O fator VIII liofilizado é o tratamento de escolha para hemorragia em hemofílicos A, e o IX, em hemofílicos B. O cálculo da dose (em UI) de fator IX é: peso (kg) × fator desejado (%).
- O uso de solução de albumina humana é restrito a situações agudas e o cálculo da dose (g) é: peso (kg) × 0,8 × delta-albuminemia (g/dL). Acima de 4 g/dL, a taxa de catabolismo aumenta. Cada frasco de albumina humana a 20% (50 mL) contém 10 g.

SUGESTÕES DE LEITURA

1. Bouzat P, Schilte C, Vinclair M, Manhes P, Brun J, Bosson JL, et al. Capillary lactate concentration on admission of normotensive trauma patients: a prospective study. Scand J Trauma Resusc Emerg Med. 2016;24:82.
2. Curley A, Venkatesh V, Stanworth S, Clarke P, Watts T, New H, et al. A randomised controlled trial to compare two different platelet count thresholds for prophylactic platelet transfusion to preterm neonates. Neonatology. 2014;106(2):102-6.
3. Goel R, Cushinga MM, Tobianc AAR. Pediatric patient blood management programs: not just transfusing little adults. Transfusion Med Rev. 2016;30(4):235-41.
4. Josephson CD, Granger S, Assmann SF, Castillejo MI, Strauss RG, Slichter SJ, et al. Bleeding risks are higher in children versus adults given prophylactic platelet transfusions for treatment-induced hypoproliferative thrombocytopenia. Blood. 2012;120(4):748-60.
5. Mendrone Jr A. Aféreses e transfusão de granulócitos. In: Marcondes E, Vaz FAC, Ramos JLA, Okay Y, editors. Pediatria básica. 9. ed. São Paulo: Sarvier; 2003.
6. Muszynski JA, Spinella PC, Cholette JM, Acker JP, Hall MW, Juffermans NP, et al.; Pediatric Critical Care Blood Research Network (Blood Net). Transfusion-related immunomodulation: review of the literature and implications for pediatric critical illness. Transfusion. 2017;57(1):195-206.
7. Rashid N, Al-Sufayan F, Seshia MM, Baier RJ. Post transfusion lung injury in the neonatal population. J Perinatology. 2013;33:292-6.
8. Salunkhe V, van der Meer PF, de Korte D, Seghatchian J, Gutiérrez L. Development of blood transfusion product pathogen reduction treatments: a review of methods, current applications and demands. Transfus Apher Sci. 2015;52(1):19-34.
9. Tyrrell CT, Bateman ST. Critically ill children: To transfuse or not to transfuse packed red blood cells, that is the question. Pediatr Crit Care Med. 2012;13(2):204-9.

Seção XI
Doenças Reumatológicas

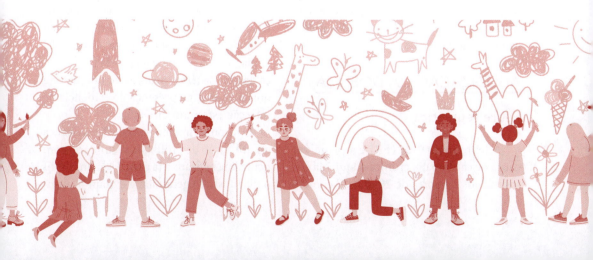

68
Complicações agudas do paciente portador de doença reumática

Danielle Saad Nemer Bou Ghosn
Clovis Artur Almeida da Silva

PONTOS-CHAVE DESTE CAPÍTULO
- Reconhecer as principais doenças reumatológicas.
- Diferenciar as intercorrências agudas das doenças reumatológicas.

INTRODUÇÃO

Entre as principais doenças reumáticas na faixa etária pediátrica que podem apresentar intercorrências no pronto-socorro, destacam-se: febre reumática (FR), artrite idiopática juvenil (AIJ), lúpus eritematoso sistêmico juvenil (LESJ) e vasculites (abordadas em outros capítulos).

As principais intercorrências são resultantes de atividades e/ou complicações das doenças ou do uso prolongado dos medicamentos utilizados.

AGUDIZAÇÃO DA DOENÇA

Febre reumática

A febre reumática (FR) é a principal causa de cardiopatia crônica adquirida em indivíduos menores de 20 anos. Acomete preferencialmente pacientes entre 5 e 15 anos, não havendo predomínio de sexo.

A doença é decorrente da infecção da orofaringe pelo *Streptococcus pyogenes*, e não apresenta sinal ou sintoma característico. O diagnóstico é baseado nos critérios de Jones (Quadro 1), determinados pela American Heart Association e revisados em 2015. O Brasil tem alto a moderado risco de FR, por isto, nesta última revisão, poliartralgia e monoartralgia foram adicionadas aos critérios, sendo consideradas critérios maior e menor da FR, respectivamente (Quadro 1). O diagnóstico de FR é feito pela presença de dois critérios maiores ou um maior e dois menores, na presença de evidência de infecção estreptocócica atual.

O reconhecimento precoce dessa doença e a utilização de profilaxia secundária com penicilina benzatina (a cada 3 semanas após o diagnóstico) geralmente evitam o surgi-

QUADRO 1 Critérios de Jones revisados para o diagnóstico de febre reumática em populações de alto a moderado risco

Critérios maiores	Critérios menores
Cardite • Clínica ou subclínica Artrite • Mono ou poliartrite • Poliartralgia Coreia Eritema marginado Nódulos subcutâneos	Monoartralgia Febre (≥ 38ºC) VHS ≥ 30 mm/h ou PCR ≥ 3 mg/dL Alargamento do intervalo PR no eletrocardiograma
Evidência de infecção estreptocócica prévia	
Cultura de orofaringe positiva para estreptococo beta-hemolítico de grupo A	
Aumento de títulos dos anticorpos antiestreptocócicos (ASLO, antiDNAase B, anti-hialuronidase etc.)	

Fonte: Gewitz et al., 2015.

mento de novos surtos, com redução de graves sequelas cardíacas e cirurgias complexas de alta letalidade.

Cardite

A cardite da FR é uma pancardite, pois pode acometer endocárdio, miocárdio e pericárdio. Entretanto, a valvulite é a manifestação mais característica, sendo que o diagnóstico clínico de cardite é feito por meio da ausculta de sopro que indique regurgitação aórtica ou mitral.

Em situações em que as alterações de ausculta não estão presentes ou não são reconhecidas, o diagnóstico de cardite subclínica é ecocardiográfico.

Artrite

Com frequência, na FR, a artrite é caracterizada por poliartrite migratória, sendo que as grandes articulações são as mais comumente acometidas (joelhos, tornozelos, cotovelos e punhos). Não leva a deformidades no longo prazo e, em geral, é autolimitada (em torno de 4 semanas, sem medicação), porém com resposta rápida ao uso de anti-inflamatórios não hormonais.

Coreia de Sydenham

A coreia de Sydenham é caracterizada por movimentos involuntários, aleatórios, não estereotipados de tronco ou extremidades. Com frequência está associada à fraqueza muscular e labilidade emocional. Em alguns casos, pode ser unilateral, sendo importante a avaliação neurológica minuciosa para descartar outros diagnósticos diferenciais.

TABELA 1 Tratamento para agudização na febre reumática

Manifestação	Tratamento
Cardite	Manejo da insuficiência cardíaca, sem recomendação de tratamento específico
Artrite	Naproxeno 10 a 20 mg/kg/dia, a cada 12 horas, até resolução dos sintomas (máximo 1.000 mg/dia)
Coreia	Prednisona 1 a 2 mg/kg por 2 a 3 semanas Podem ser utilizados para controle de sintomas: haloperidol, levetiracetam, carbamazepina, ácido valproico, fenobarbital, diazepam e clorpromazina

Artrite idiopática juvenil

A artrite idiopática juvenil (AIJ) é a principal causa de artrite crônica na faixa etária pediátrica. Até o presente momento não tem cura e seu curso é imprevisível. Pode acometer qualquer articulação. Há sete subtipos da doença: forma sistêmica, poliartrite com fator reumatoide positivo, poliartrite com fator reumatoide negativo, oligoartrite (apenas esse subtipo apresenta duas subdivisões em relação ao curso da doença, de acordo com a evolução do comprometimento articular após 6 meses de doença: persistente ou estendida), artrite psoriásica, artrite associada à entesite e forma indiferenciada.

As principais manifestações da AIJ são: febre (98%), artrite (88%), *rash* cutâneo (81%) e linfadenopatia (31%). Alterações laboratoriais podem incluir: leucocitose (podendo chegar a 30.000/mm³), plaquetose (500.000-800.000/mm³) VHS elevado (podendo exceder 100 mm/1ª hora), PCR elevado, ferritina elevada, elevações de transaminases, hipoalbuminemia e D-dímero alterado.

O tratamento da AIJ deve ser individualizado e inclui o uso de anti-inflamatórios não hormonais (AINH), corticoides, drogas modificadoras do curso da doença (metotrexato, sulfassalazina), imunossupressores (azatioprina, ciclosporina, ciclofosfamida, leflunomide), agentes biológicos (como anti-TNF, anti-IL1, anti-IL-6 e inibidor da quinase de JANUS-JAK) e moduladores de coestimulação de linfócitos T (CTLA-4).

Antes de iniciar o tratamento, é importante fazer o diagnóstico diferencial com outras doenças autoimunes (como LESJ), doenças infecciosas, principalmente em caso de monoartrite e/ou sintomas sistêmicos, assim como tumores (sobretudo leucemias, linfomas, neuroblastoma e histiciocitose de células de Langerhans).

Lúpus eritematoso sistêmico juvenil

Lúpus eritematoso sistêmico juvenil (LESJ) é a terceira doença mais frequente nos ambulatórios de reumatologia pediátrica. Pode acometer diversos órgãos e sintomas, com várias formas de apresentação e está sujeito a diversas formas de agudização.

Existem diversos escores utilizados para avaliar a presença de atividade do LESJ. O mais usado em nosso meio é o SLEDAI-2K (*Systemic Lupus Erythematosus Disease Activity Index* 2000), que leva em consideração múltiplos critérios (Quadro 2), que devem ocorrer nos últimos 10 dias da consulta. Um aumento no SLEDAI acima de 8 sugere arbitrariamente atividade moderada/intensa da doença; aumento acima de 3 pontos pode indicar agudização da doença.

A agudização do LESJ pode ser tratada com corticosteroides (prednisolona, prednisona ou pulsoterapia com metilprednisolona). O uso de AINH deve ser evitado pelo risco de lesão renal. A pulsoterapia com metilprednisolona é utilizada em situações de gravidade (particularmente em nefrite, envolvimento neuropsiquiátrico, trombocitopenia, anemia hemolítica autoimune e hemorragia pulmonar). Os antimaláricos são utilizados em todos os pacientes e ajudam no controle das manifestações da doença, na redução da dose dos glicocorticosteroides e na reversão das alterações dos lipídeos plasmáticos induzidos pela corticoterapia.

Outros medicamentos podem ser indicados na agudização dos pacientes com LESJ, tais como imunossupressores (ciclofosfamida, metotrexate, ciclosporina, azatioprina e micofenolato mofetil), agentes biológicos (como gamaglobulina endovenosa, rituximabe e belimumabe) e plasmaférese. É importante a discussão com especialista para indicação do tratamento mais adequado em cada caso. Cabe ao generalista realizar controle de sintomas e infecção e referência a centro especializado.

INFECÇÃO

Pacientes com doenças reumatológicas estão mais suscetíveis a infecções por diversos fatores, como: atividade da doença,

QUADRO 2 *Systemic Lupus Erythematosus Disease Activity Index 2000* (SLEDAI-2K)

Critério	Definição	Pontuação	Critério	Definição	Pontuação
Convulsão	Instalação recente	8	Proteinúria	> 0,5 g/24h	4
Psicose	Alteração grave da percepção da realidade	8	Piúria	> 5 leucócitos por campo	4
Síndrome organocerebral	Função mental alterada	8	Novo *rash*	Instalação recente ou recorrência de *rash* tipo inflamatório	2
Distúrbios visuais	Alterações da retina ligadas ao LES	8	Alopécia	Instalação recente ou recorrência de perda anormal difusa ou localizada de cabelo	2
Distúrbios nos pares cranianos	Instalação recente de neuropatia sensitiva ou motora	8	Ulcerações nasais	Instalação recente ou recorrência de ulcerações nasais	2
Cefaleia lúpica	Cefaleia severa, persistente	8	Pleurite	Dor torácica pleurítica com atrito pleural, derrame ou espessamento	2
Acidente vascular cerebral (AVC)	Instalação recente de AVC.	8	Pericardite	Dor pericárdica + clínica ou alteração de exame	2
Vasculite	Ulceração, gangrena, nódulos digitais dolorosos etc.	8	Hipocomple-mentemia	C3, C4 ou CH50 abaixo dos valores de referência do laboratório	2
Artrite	Mais de duas articulações com dor e sinais inflamatórios	4	Aumento do DNA	Acima dos valores de referência do laboratório	2
Miosite	Clínica e laboratorial	4	Trombocito-penia	< 100.000 plaquetas/mm³	1
Cilindros urinários	Cilindros hemáticos ou granulosos	4	Leucopenia	< 3.000 leucocitos/mm³	1
Hematúria	> 5 células por campo	4	Febre	> 38 ºC excluir causa infecciosa	1
Escore SLEDAI total (1-105)					

Fonte: Gladman et al., 2002.

leucopenia/linfopenia, imunodeficiências primárias associadas (como deficiência de IgA, deficiência hereditária das frações iniciais do complemento) e, principalmente, pelo uso de medicamentos que causam imunossupressão. Esses aspectos são mais relevantes sobretudo nos pacientes com LESJ e em uso de agentes biológicos/imunossupressores.

Infecções devem ser prontamente diagnosticas e tratadas, pois podem evoluir rapidamente para sepse grave e choque séptico. Sempre que apresentarem quadro febril, esses pacientes devem ser submetidos à avaliação minuciosa, em busca do foco infeccioso. O uso de antibioticoterapia, antivirais e antifúngicos deve ser criterioso e individualizado.

SÍNDROME DE ATIVAÇÃO MACROFÁGICA

A síndrome de ativação macrofágica (SAM) é uma complicação grave e com alta mortalidade, decorrente de inflamação sistêmica aguda, geralmente associada à AIJ sistêmica ou LESJ. As principais características dessa síndrome são a ativação e a proliferação excessiva de linfócitos T e macrófagos, além da redução da eliminação deles por células NK e linfócitos citotóxicos, levando à hipersecreção de citocinas pró-infamatórias e consequente falência de órgãos.

Os pacientes com SAM apresentam um quadro que se assemelha a sepse, com febre persistente, bicitopenia, hepatoesplenomegalia, disfunção hepática, encefalopatia, alterações de coagulação e aumento dos níveis de ferritina. O aspecto patognomônico da doença é evidenciado no mielograma ou na biópsia de medula óssea, mostrando fagocitose de células hematopoiéticas por macrófagos; entretanto, ocorre em até 60% dos pacientes. É importante fazer a suspeita, pois quando não diagnosticada pode levar à morte.

A avaliação laboratorial para suspeita de SAM deve incluir: hemograma, coagulograma, fibrinogênio, D-dímero, transaminases, gama GT, bilirrubina, albumina, DHL, triglicérides e ferritina.

O tratamento da SAM consiste em internação hospitalar e imunossupressão imediata. A pulsoterapia com metilprednisolona e a ciclosporina são indicadas para AIJ sistêmica. Já pulsoterapia com metilprednisolona, gamaglobulina endovenosa e/ou imunossupressor são utilizados preferencialmente nos pacientes com LESJ. É de extrema importância o diagnóstico e o tratamento de infecções coexistentes, pelo risco da consequente imunossupressão do tratamento.

CONCLUSÃO

As agudizações das doenças reumatológicas são causas importantes de procura ao pronto-socorro, sendo indispensável seu diagnóstico diferencial com quadros infecciosos e outras complicações das doenças.

A SAM é uma complicação grave e potencialmente fatal se não reconhecida. Ela pode simular sepse, sendo importante a suspeita para que seja feita investigação.

SUGESTÕES DE LEITURA

1. Behrens EM, Beukelman T, Gallo L, Spangler J, Rosenkranz M, Arkachaisri T, et al. Evaluation of the presentation of systemic onset juvenile rheumatoid arthritis: data from the Pennsylvania Systemic Onset Juvenile Arthritis Registry (PASOJAR). J Rheumatol. 2008;35(2):343-8.
2. Davi S, Minoia F, Pistorio A, Horne A, Consolaro A, Rosina S, et al.; Paediatric Rheumatology International Trials Organisation, the Childhood Arthritis and Rheumatology Research Alliance, the Pediatric Rheumatology Collaborative Study Group, and the Histiocyte Society Performance of current guidelines for diagnosis of macrophage activation syndrome complicating systemic juvenile idiopathic arthritis. Arthritis Rheumatol. 2014;66:2871-80.
3. Gewitz MH, et al.; American Heart Association Committee on Rheumatic Fever, Endocarditis, and Kawasaki Disease of the Council on Cardiovascular Disease in the Young. Revision of the Jones Criteria for the diagnosis of acute rheumatic fever in the era of Dopplerechocardiography: a scientific statement from the American Heart Association. Circulation. 2015;131:1806-18.
4. Gladman DD1, Ibañez D, Urowitz MB. Systemic lupus erythematosus disease activity index 2000. J Rheumatol. 2002;29(2):288-91.
5. Gormezano NW, Otsuzi CI, Barros DL, da Silva MA, Pereira RM, Campos LM, et al. Macrophage activation syndrome: A severe and frequent manifestation of acute pancreatitis in 362 childhood-onset compared to 1830 adult-onset systemic lupus erythematosus patients. Semin Arthritis Rheum. 2016;45:706-10.
6. Janka GE, Lehmberg K. Hemophagocytic syndromes an update. Blood Rev. 2014;28135-42.
7. Nádia EA, Carvalho JF, Bonfá E, Lotito AP, Silva CA. Macrophage activation syndrome associated with etanercept in a child with systemic onset juvenile idiopathic arthritis. Isr Med Assoc J. 2009;11:635-6.
8. Silva CA, Aikawa NE, Pereira RM, Campos LM. Management considerations for childhood-onset systemic lupus erythematosus patients and implications on therapy. Expert Rev Clin Immunol. 2016;12:301-13.
9. Silva CA, Avcin T, Brunner HI. Taxonomy for systemic lupus erythematosus with onset before adulthood. Arthritis Care Res (Hoboken). 2012;64:1787-93.
10. Silva CA, Len CA, Terreri MT, Lotito AP, Hilario MO. Artrite no paciente pediátrico. Recomendações – atualização de condutas em pediatria. Departamentos Científicos da SPSP. Gestão 2001-2003. 2003;11:2-8.
11. Silva CA. Childhood-onset systemic lupus erythematosus: early disease manifestations that the paediatrician must know. Expert Rev Clin Immunol. 2016;12:907-10.
12. Silva CH. Rheumatic fever: a multicenter study in the State of São Paulo. Rev Hosp Clin Fac Med. 1999;54:85-90.
13. Trindade VC, Carneiro-Sampaio M, Bonfa E, Silva CA. An Update on the Management of childhood-onset systemic lupus erythematosus. Paediatr Drugs. 2021;23:331-347.

69

Linfo-histiocitose hemofagocítica e síndrome de ativação macrofágica

Adriana Maluf Elias
Gabriele Zamperlini Netto
Marcela Preto Zamperlini

PONTOS-CHAVE DESTE CAPÍTULO

- A intensidade e a progressão do processo inflamatório tendem a ser mais exuberantes na síndrome hemofagocítica, em consequência a uma inabilidade herdada ou adquirida de autorregulação do sistema imunológico.
- Os vírus são potentes desencadeadores de linfo-histiocitose hemofagocítica, particularmente herpes e vírus Epstein-Barr.
- O tratamento da linfo-histiocitose hemofagocítica tem como pilar a supressão do processo hiperinflamatório e da hipercitocinemia e a eliminação de células imunológicas ativadas por meio de drogas citotóxicas e agentes imunossupressores ou imunorreguladores.

Linfo-histiocitose hemofagocítica, também conhecida como HLH (do inglês, *hemophagocytic lymphohistiocytosis*), é uma síndrome clínica de inflamação excessiva, secundária a um estado de hiperativação patológico do sistema imune.

Embora rara, o reconhecimento de aspectos clínicos e laboratoriais recorrentes, assim como o melhor entendimento de mecanismos fisiopatológicos ao longo das últimas 2 décadas, permitiu a incorporação das síndromes hemofagocíticas no diagnóstico diferencial de pacientes com processos hiperinflamatórios, comuns a diversas doenças que acometem crianças e adultos.

Nesse contexto, é importante que médicos que trabalhem em departamentos de emergência estejam familiarizados com essa entidade, já que o reconhecimento precoce e o tratamento da HLH podem melhorar consideravelmente seus desfechos.

QUADRO CLÍNICO E LABORATORIAL

Os principais achados clínicos e laboratoriais da HLH estão relacionados ao quadro hiperinflamatório intenso e persistente, assim como evidências de disfunções de órgãos e sistemas. Febre prolongada, esplenomegalia e pancitopenia são reportadas quase que invariavelmente em algum momento da evolução do paciente diagnosticado com HLH. Alterações laboratoriais que traduzem um sistema imunológico hiperativado incluem o aumento de ferritina, dos triglicerídeos e do receptor solúvel de interleucina 2; o fibrinogênio pode estar diminuído. Os achados relacionados a dano tecidual ou infiltração de órgãos por linfócitos T citotóxicos e/ou macrófagos, células reconhecidamente centrais no processo patológico das HLH, compreendem elevação de transaminases e bilirrubinas, da desidrogenase lática (DHL) e anormalidades liquóricas como pleociotose e/ou proteinorraquia.

Os achados clínico-laboratoriais da HLH, incluindo seus critérios diagnósticos, assim como os mecanismos fisiopatogênicos sugeridos em cada uma dessas alterações estão listados na Tabela 1.

TABELA 1 Achados clínico-laboratoriais da linfo-histiocitose hemofagocítica (HLH)

	Achados	Ponto de corte	Mecanismo Fisiopatológico provável
Critério diagnóstico HLH-2004	Febre	≥ 38,5°C	Mediadores inflamatórios pirogênicos
	Esplenomegalia		Infiltração por linfócitos e histiócitos
	Citopenias	≥ 2 linhagens	Multicausal: supressão por citocinas e hemofagocitose
	▪ Hemoglobina	< 9,0 mg/dL (neonatos < 10 mg/dL)	
	▪ Plaquetas	< 100.000/mm³	
	▪ Neutrófilos	< 1.000/mm³	
	Hiperferritinemia	> 500 μg/L	Ativação de macrófagos
	Hipofibrinogenemia ou	< 150 mg/dL	Ativador de plasminogênio produzido pelos macrófagos
	Hipertrigliceridemia em jejum	> 265 mg/dL	Supressão da lipase lipoproteica pelas citocinas
	Aumento de CD25 solúvel	> 2.400 μ/mL	Ativação de linfócitos T
	Hemofagocitose	Medula óssea e outros tecidos	Ativação de macrófagos
	Diminuição ou ausência de atividade de células NK		Defeito genético, disfunção transitória
Outros achados	Aumento de transaminases e bilirrubinas		Infiltração hepática por linfócitos e histiócitos
	Aumento de DHL		Morte celular
	Aumento de D-dímero		Hiperfibrinólise
	Aumento de celularidade no liquor ou hiperproteinorraquia		Infiltração celular na doença em SNC

Critérios diagnósticos estabelecidos pela Sociedade de Histiocitose (HLH 2004) – na ausência de mutações patogênicas (p. ex.: PRF1, UNC13D, Munc 18-2, Rab27a, STX11, SH2D1A ou BIRC4), o diagnóstico de HLH é sugerido pela presença de 5 dos 8 critérios diagnósticos. Outros achados podem favorecer o contexto hiperinflamatório, embora não façam parte do critério diagnóstico formalmente.

Todos os sintomas e achados laboratoriais da HLH podem ser encontrados em algum grau em indivíduos com apropriada resposta imune no contexto de outras doenças. Todavia, a intensidade e a progressão do processo inflamatório tendem a ser mais exuberantes na síndrome hemofagocítica, em consequência a uma inabilidade herdada ou adquirida de autorregulação do sistema imunológico. Diagnósticos diferenciais mais frequentemente encontrados nas unidades de emergência incluem sepse, SIRS, doença de Kawasaki e Mis-C.

CLASSIFICAÇÃO DA HLH

A HLH pode ser classificada em primária (ou genética) e secundária (ou adquiridas). Aquelas consideradas primárias são mais frequentes em lactentes e crianças jovens, embora não exclusivas dessa população, como observado nas inúmeras descrições de indivíduos em diferentes grupos etários, incluindo adultos, portadores de mutações relacionadas à HLH. Mutações nos genes responsáveis pela função citotóxica de células *natural killer* (NK) e linfócitos T citotóxicos são centrais no processo fisiopatogênico de grande parte dos casos. Fazem parte desse grupo de pacientes as chamadas formas familiares da HLH, assim como pacientes com outros defeitos inatos da imunidade, como o caso das síndromes de albinismo parcial exemplificadas pela síndrome de Chediak-Higashi, síndrome de Griscelli tipo 2 e Hermansky-Pudlak, síndromes linfoproliferativas ligadas ao X, entre outras. Um histórico de consanguinidade, antecedentes de óbitos infantis na família sem explicação, infecções de repetição e estigmas clínicos podem elevar o grau de suspeita para uma possível imunodeficiência primária na avaliação inicial das síndromes hemofagocíticas.

As formas de HLH consideradas secundárias, mais prevalentes em crianças mais velhas e adolescentes, geralmente são provocadas por gatilhos adquiridos como infecções, doenças autoimunes e autoinflamatórias e malignidades.

Dentre as infecções, os vírus são potentes desencadeadores de HLH, particularmente herpes e vírus Epstein-Barr (EBV). Além dos vírus, outros patógenos também podem estar envolvidos na gênese da HLH, incluindo protozoários, bactérias e fungos. Um estímulo frequente para HLH é *Leishmania*, que deve ser sempre investigada nos diagnósticos de HLH. Sendo assim, é importante considerar questões geográficas, epidemiológicas e socioeconômicas para que a investigação de um possível desencadeante infeccioso seja abrangente, uma vez que o tratamento da infecção que esteja atuando como desencadeante é fundamental para o controle do quadro de hiperativação imunológica. Também é importante reforçar que o isolamento de um agente infeccioso não descarta HLH de origem genética, que tem infecções como gatilho na maioria dos casos.

Síndrome de ativação macrofágica

Dentre as HLHs secundárias, um subtipo especial é a síndrome de ativação macrofágica (SAM), uma complicação potencialmente fatal das doenças reumatológicas causada por excessiva ativação e expansão dos linfócitos T e macrófagos, demonstrada na atividade hemofagocítica. Assim como ocorre nas HLH de forma geral, esses eventos levam à produção excessiva de citocinas e estado inflamatório exacerbado associado com citopenias, hiperferritinemia, disfunção hepática e coagulopatia semelhante aos quadros de coagulação intravascular disseminada.

A SAM ainda é a maior causa de mortalidade na reumatologia pediátrica, sendo fatal em 20 a 30% dos casos. Embora possa estar associada a todas as doenças reumáticas pediátricas, é mais comum na artrite idiopática juvenil forma sistêmica (AIJs). A fisiopatologia parece estar relacionada à contínua ativação do sistema imune, levando à produção desregulada das citocinas pró-inflamatórias.

O termo SAM foi inicialmente utilizado em 1985 para descrever sete pacientes com AIJ que desenvolveram encefalopatia, coagulopatia e hepatite. Os autores observaram macrófagos ativados na biópsia hepática desses pacientes e acreditaram que fosse uma ativação macrofágica secundária ao uso de medicamentos ou infecção e, inicialmente, a SAM foi considerada uma complicação exclusiva das doenças reumáticas, em especial as AIJs. Nos últimos anos, tem ficado claro que não é um fenômeno exclusivamente observado nas doenças reumatológicas, mas sim uma manifestação clínica no espectro das HLH tendo como gatilho específico a doença reumática.

Nas crianças portadoras de doenças autoimunes, a vigilância para SAM é recomendada quando elas se apresentam com febre e alterações significativas de exame físico e laboratorial. É frequentemente desafiador diferenciar agudização da doença de base, infecção e SAM nesse contexto, com o agravante de que essas condições podem coexistir.

DIAGNÓSTICO

Na investigação diagnóstica de HLH, essencialmente três questões devem ser respondidas:

- Existem parâmetros clínico-laboratoriais compatíveis com HLH?
- Existe alguma condição desencadeante?
- Existe alguma predisposição genética?

A Sociedade de Histiocitose definiu os critérios diagnósticos para HLH em 2004, listados na Tabela 1. Na ausência de achados genéticos e moleculares associados à HLH, a presença de 5 dos 8 critérios diagnósticos define a doença. É importante destacar que os critérios isoladamente carecem de assertividade por serem comuns em muitos outros cenários clínicos que cursam com processos inflamatórios, como a sepse, por exemplo. Além disso, estudos de função imunológica como atividade de células NK, receptor solúvel de IL2, perforina ou dosagens de outras citocinas são indisponíveis na maior parte dos centros para as decisões diagnóstica e terapêutica imediatas.

A ausência de achados patognomônicos deve ser lembrada na avaliação inicial e evolutiva do quadro suspeito para HLH. Frequentemente, os dados clínicos e laboratoriais consistentes com um estado de inflamação patológica progridem no curso da doença, permitindo um julgamento clínico mais apropriado.

A avaliação inicial deve incluir a pesquisa por diagnósticos diferenciais ou concomitantes, sobretudo de etiologia infecciosa, autoinflamatória ou neoplásica.

Particularidades no diagnóstico da SAM

SAM é uma complicação bem conhecida da AIJs. Estima-se que 10% dos pacientes com AIJs vão desenvolver SAM, em especial quando a doença estiver ativa e geralmente desencadeada por infecção. A febre é o sintoma universal. Hepatoesplenomegalia, coagulopatia, encefalopatia e disfunção hepática são comuns. Elevação do D-dímero, transaminases e ferritina são encontrados em 90% dos pacientes. Citopenias, elevação dos triglicérides e falha na elevação da velocidade de hemossedimentação também ocorrem com frequência. Hemofagocitose na biópsia de medula óssea é encontrada em 60% dos pacientes com AIJs e SAM. A mortalidade chega a 20% dos casos.

A apresentação clínica é geralmente aguda e pode ser dramática, com rápida progressão para falência de múltiplos órgãos. Febre é a característica principal. Hepatoesplenomegalia e linfadenopatia generalizada também são comuns. Alteração de sistema nervoso central (SNC) ocorre em aproximadamente 1/3 dos casos e pode causar letargia, irritabilidade, cefaleia, convulsão ou coma. Manifestações hemorrágicas estão presentes em 20% dos casos. Falências cardíaca, pulmonar e renal podem acontecer nos casos mais graves.

Alterações laboratoriais mais comuns incluem diminuição das três linhagens celulares sanguíneas: anemia, leucopenia e trombocitopenia. Testes de função hepática mostram altos níveis de transaminases e ocasionalmente de bilirrubinas. Hipoalbuminemia também é comum. Aumento do tempo de protrombina e tromboplastina, hipofibrinogenemia, degradação dos produtos da fibrina e aumento do D-dímero demonstram a alteração na coagulação. E, ainda, aumento dos níveis de triglicérides, desidrogenase láctica e ferritina. Outros exames não realizados na rotina são CD25 e CD163, que também podem estar elevados.

Diminuição da velocidade de hemossedimentação (VHS) relacionada ao consumo de fibrinogênio e à disfunção hepática também é um marcador diagnóstico. Enquanto ocorre um declínio do VHS, a proteína C-reativa (PCR) continua a se elevar.

A SAM geralmente ocorre quando a doença de base está ativa, mas frequentemente tem associação com algum agente infeccioso desencadeante, em especial o vírus *Epstein-Barr*.

Critérios classificatórios para SAM na AIJ: febre e ferritina acima de 684 ng/mL associada a dois dos seguintes: plaquetas abaixo de 181 mil, aspartato aminotransferase maior que 48 U/L, triglicérides acima de 156 mg/dL e fibrinogênio abaixo de 360 mg/dL.

SAM não é frequentemente considerada como uma complicação do lúpus eritematoso sistêmico juvenil (LESj), mas a sua ocorrência pode estar subestimada e o diagnóstico é um desafio. As características da atividade da doença são similares à da SAM e podem, ainda, ser confundidas com uma infecção. A prevalência parece estar entre 0,9 e 4,6%. Quando um paciente com LESj apresenta febre e citopenia, SAM deve ser investigada. A demonstração de hemofagocitose na medula óssea pode não ser necessária na presença de características clínicas e laboratoriais típicas da síndrome. Os critérios preliminares para o diagnóstico da SAM como complicação do LESj são:

Clínicos:

1. Febre > 38°C.
2. Hepatomegalia.
3. Esplenomegalia.
4. Manifestações hemorrágicas.
5. Alteração SNC.

Laboratoriais:

1. Citopenia.
2. Elevação de aspartato aminotransferase.
3. Elevação de desidrogenase láctica.

4. Hipofibrinogenemia.
5. Hipertrigliceridemia.
6. Hiperferritinemia.

Histopatológico:

- Evidência de hemofagocitose macrofágica na medula óssea.

O diagnóstico requer a presença de pelo menos um critério clínico e dois laboratoriais. A evidência de hemofagocitose macrofágica na medula óssea só é necessária nos casos duvidosos.

Não existem dados que avaliem a prevalência de SAM na dermatomiosite juvenil (DMJ). Uma revisão sistemática publicada em 2020 descreveu 12 casos. Dois destes evoluíram para óbito, um caso rapidamente fatal e o outro por hemorragia pulmonar. Ainda não existem critérios diagnósticos para SAM na DMJ, portanto em oito desses casos foram preenchidos os critérios para SAM utilizados na AIJs. Todos receberam corticoterapia endovenosa associada à ciclosporina como tratamento e seis deles ainda receberam outras medicações para controle da SAM: imunoglobulina endovenosa, etoposide, ciclofosfamida ou anakinra.

Associação de SAM e doença de Kawasaki também deve ser investigada quando forem observados hepatoesplenomegalia associada à citopenia, disfunção hepática, hiperferritinemia, aumento de DHL, hipofibrinogenemia e hipertrigliceridemia.

Crianças infectadas por Covid-19 inicialmente apresentavam um quadro leve ou assintomático e correspondiam a 1 a 5% dos pacientes. Em abril de 2020, uma nova síndrome foi reconhecida e definida como inflamação multissistêmica grave nas crianças com características clínicas semelhantes àquelas encontradas na doença de Kawasaki clássica. A definição dessa síndrome inflamatória multissistêmica (MIS-C) é: idade menor de 21 anos, febre (temperatura maior que 38°C), doença grave que leva à hospitalização, evidência laboratorial de inflamação, envolvimento orgânico multissistêmico (mais de dois sistemas), confirmação laboratorial de infecção por SARS-CoV-2 ou epidemiologia positiva.

As características clínicas da MIS-C são semelhantes às encontradas na doença de Kawasaki, enquanto os achados laboratoriais que caracterizam a "tempestade de citocinas" são indistinguíveis da SAM.

Acometimento de sistema nervoso central na HLH

Sintomas como rebaixamento de nível de consciência, meningismo, paralisia de nervos cranianos e convulsões podem ser encontrados em 1/3 dos pacientes com HLH no momento do diagnóstico. Aproximadamente metade das crianças tem aumento de celularidade ou proteína no liquor e, em alguns casos, histiócitos ativados ou hemofagocitose também podem ser encontrados. Os achados de ressonância magnética com frequência são polimórficos, multilobares e bilaterais, tipicamente em localização periventricular e, menos frequentemente, envolvendo tálamo e gânglios da base.

Crianças com HLH em SNC sem sintomas sistêmicos ou nas quais os sintomas sistêmicos de HLH aparecem mais tardiamente com frequência são diagnosticadas com outras doenças inflamatórias do SNC. Os achados neurorradiológicos não são suficientemente específicos para confirmar o diagnóstico de HLH; testes imunológicos funcionais devem ser realizados em qualquer criança com doença inflamatória de SNC mal definida para excluir os defeitos genéticos da HLH.

TRATAMENTO

Idealmente, a confirmação diagnóstica e a orientação terapêutica da SAM e da HLH devem ser feitas por especialistas na área. Com frequência, esses pacientes necessitam de uma equipe multidisciplinar no seu cuidado. As *expertises* de imunologistas, reumatologistas, onco-hematologistas e equipes de transplante de medula óssea devem convergir para que as melhores decisões terapêuticas em curto e longo prazos sejam tomadas. Cabe aos emergencistas e pediatras gerais o reconhecimento precoce dessa suspeita diagnóstica e o encaminhamento apropriado dos pacientes a centros de referência com disponibilidade de avaliação das especialidades mencionadas. É fortemente desencorajado que médicos não familiarizados com o acompanhamento dessas doenças iniciem o tratamento seguindo protocolos sem aconselhamento de especialistas.

Tratamento direcionado à HLH

Antes da identificação dos tratamentos efetivos atuais, a HLH era uma doença invariavelmente fatal. O emprego de quimioterápicos citotóxicos foi responsável por remissões duradouras em séries de casos e serviu como base para os estudos da Sociedade de Histiocitose desde o início da década de 1990. Ao longo dessas últimas 2 décadas, o entendimento da fisiopatologia da doença avançou, o transplante de medula óssea (TMO) tornou-se a única alternativa de cura para pacientes com doenças genéticas e novos agentes passaram a integrar o arsenal terapêutico das HLH.

Apesar da classificação das síndromes hemofagocíticas em primárias e secundárias, é a ativação imunológica patológica e anormal e as consequências do estado hiperinflamatório que devem pautar a atitude terapêutica dos pacientes suspeitos ou diagnosticados com HLH. A dicotomização entre formas genéticas ou não é muito difícil de ser estabelecida à apresentação, e de pouco auxílio na condução inicial e aguda do paciente, uma vez que estudos genéticos são demorados, quando disponíveis em nosso meio, e com a expressiva proporção de pacientes com HLH sem anormalidades genéticas identificadas.

O tratamento da HLH tem como pilar principal a supressão do processo hiperinflamatório e da hipercitocinemia, a eliminação de células imunológicas ativadas, por meio de drogas citotóxicas e agentes imunossupressores ou imunorreguladores. A terapia específica para os estímulos antigênicos (infecciosos, neoplásicos e autoimunes) é essencial, embora o grau da inflamação deva guiar a melhor estratégia terapêutica em cada caso, combinando-se ou não o tratamento para HLH. Muitas são as opções descritas na literatura, como corticosteroides, imunoglobulinas, etoposide, ciclosporina, anticorpos antilinfócitos T (timoglobulina e alemtuzumab), rituximabe, antagonistas de interleucinas (anakinra ou tocilizumab), inibidores de quinases (JAK – ruxolitinibe), anticorpo monoclonal anti-IFN gama (emapalumab), entre outras. Porém, os protocolos da Sociedade de Histiocitose (HLH 1994 e HLH 2004) foram os primeiros a estruturar uma intervenção pautada em critérios diagnósticos padronizados e com a combinação de altas doses de dexametasona, etoposide e ciclosporina.

Na evolução clínica, as crianças diagnosticadas com HLH podem desenvolver um quadro de *sepse-like* com liberação de citocinas, eventualmente instabilidade hemodinâmica e colapso cardiorrespiratório. Portanto, com frequência o suporte respiratório e hemodinâmico se faz necessário, além de suporte hemoterápico efetivo para correção de distúrbios de coagulação e plaquetopenia com risco de sangramento e o adequado tratamento de gatilhos infecciosos. Recomenda-se profilaxia rotineira para *Pneumocystis jirovecii* com sulfametoxazol-trimetroprim, antifúngicos e antivirais, além do uso de antibióticos de amplo espectro em suspeita de infecção bacteriana. A reposição sistemática de imunoglobulina (0,5 mg/kg) a cada 4 semanas também é sugerida nos protocolos da Sociedade de Histiocitose.

Tratamento da SAM

Ainda não existem estudos controlados para o tratamento da SAM. O manejo ainda é empírico e baseado em relatos de casos. A terapia convencional é tradicionalmente constituída de altas doses de corticoide endovenoso. Ciclosporina também foi incluída no tratamento em razão dos benefícios com a HLH primária. Apesar de alguns casos terem apresentado boa resposta ao tratamento com anti-TNF, anti-IL1 e anti-IL6, também foi observada SAM durante o tratamento com esses medicamentos, portanto mais estudos são necessários para confirmação da eficácia terapêutica.

Tratamento do sistema nervoso central

Aproximadamente um terço dos pacientes nos protocolos HLH 1994 e 2004 teve acometimento do SNC ao diagnóstico. A avaliação ativa com coleta de liquor e exames de neuroimagem, preferencialmente ressonância nuclear magnética, é mandatória em todos os pacientes, em conjunto com a avaliação clínica pertinente. A melhor recomendação para tratamento específico do SNC não é estabelecida na literatura. Os protocolos da Sociedade de Histiocitose recomendam a administração intratecal semanal de metotrexato e corticosteroides, entre as semanas 3 e 6, para os pacientes com progressão de sintomas neurológicos após 2 semanas de tratamento sistêmico, ou para aqueles com persistência de alterações liquóricas em vigência de terapia.

Transplante alogênico de medula óssea

O transplante de células-tronco hematopoiéticas (TCTH) é a única medida curativa para os pacientes com HLHs primárias ao promover a substituição de um sistema imunológico disfuncional por um intacto. As particularidades do TMO em HLH são inúmeras, e uma discussão profunda das características do transplante em HLH não é o objetivo deste texto.

O TCTH é indicado para todos os pacientes com doença geneticamente documentada ou para aqueles com doença recorrente/refratária. É importante que a pesquisa de potenciais doadores e o vínculo com a equipe de transplante sejam precoces.

CONCLUSÃO

De forma geral, crianças que se apresentam gravemente enfermas e não respondem aos tratamentos usuais ou apresentam deterioração dos sintomas sem justificativa devem levantar suspeita de HLH. O emergencista pediátrico deve estar familiarizado com as síndromes hemofagocíticas, dado que a suspeita diagnóstica precoce e o adequado suporte hemodinâmico até que o paciente seja recebido em um centro de referência são elementos cruciais para a boa evolução clínica.

SUGESTÕES DE LEITURA

1. Abdirakhmanova A, Sazonov V, Mukusheva Z, Assylbekova M, Abdukhakimova D, Poddighe D. Macrophage activation syndrome in pediatric systemic lupus erythematosus: A systematic review of the diagnostic aspects. Front Med (Lausanne). 2021;8:681875.
2. Bergsten E, Horne A, Aricó M, et al. Confirmed efficacy of etoposide and dexamethasone in HLH treatment: long-term results of the cooperative HLH-2004 study. Blood. 2017;130(25):2728-2738.
3. Chinn IK, Eckstein OS, Peckham-Gregory EC, et al. Genetic and mechanistic diversity in pediatric hemophagocytic lymphohistiocytosis. Blood. 2018;132(1):89-100.
4. Grom AA, Horne A, De Benedetti F. Macrophage activation syndrome in the era of biologic therapy. Nat Rev Rheumatol. 2016;12(5):259-268.
5. Henderson LA, Cron RQ. Macrophage activation syndrome and secondary hemophagocytic lymphohistiocytosis in childhood inflammatory disorders: Diagnosis and management. Paediatr Drugs. 2020;22(1):29-44.
6. Hines MR, von Bahr Greenwood T, Beutel G, et al. Consensus-based guidelines for the recognition, diagnosis, and management of hemophagocytic lymphohistiocytosis in critically ill children and adults. Crit Care Med. 2021.
7. Horne A, Wickström R, Jordan MB, et al. How to treat involvement of the central nervous system in hemophagocytic lymphohistiocytosis? Curr Treat Options Neurol. 2017;19(1):3.
8. Janka GE, Lehmberg K. Hemophagocytic lymphohistiocytosis: pathogenesis and treatment. Hematology Am Soc Hematol Educ Program. 2013;2013:605-11.
9. Jordan MB, Allen CE, Greenberg J, et al. Challenges in the diagnosis of hemophagocytic lymphohistiocytosis: recommendations from the North American Consortium for Histiocytosis (NACHO). Pediatr Blood Cancer. 2019;66(11):e27929.
10. Jordan MB, Allen CE, Weitzman S, Filipovich AH, McClain KL. How I treat hemophagocytic lymphohistiocytosis. Blood. 2011;118(15):4041-4052.
11. Marsh RA, Haddad E. How I treat primary haemophagocytic lymphohistiocytosis. Br J Haematol. 2018;182(2):185-199.
12. Ombrello MJ, Schulert GS. COVID-19 and cytokine storm syndrome: are there lessons from macrophage activation syndrome?. Transl Res. 2021;232:1-12.
13. Parodi A, Davì S, Pringe AB, et al. Macrophage activation syndrome in juvenile systemic lupus erythematosus: a multinational multicenter study of thirty-eight patients. Arthritis Rheum. 2009;60(11):3388-3399.
14. Poddighe D, Dauyey K. Macrophage activation syndrome in juvenile dermatomyositis: a systematic review. Rheumatol Int. 2020;40(5):695-702.
15. Ravelli A, Davì S, Minoia F, Martini A, Cron RQ. Macrophage activation syndrome. Hematol Oncol Clin North Am. 2015;29(5):927-941.
16. Ravelli A, Minoia F, Davì S, et al. 2016 Classification criteria for macrophage activation syndrome complicating systemic juvenile idiopathic arthritis: A European League Against Rheumatism/American College of Rheumatology/Paediatric Rheumatology International Trials Organisation Collaborative Initiative. Arthritis Rheumatol. 2016;68(3):566-76.
17. Trottestam H, Horne A, Aricò M, et al.; Histiocyte Society. Chemoimmunotherapy for hemophagocytic lymphohistiocytosis: long-term results of the HLH-94 treatment protocol. Blood. 2011;118(17):4577-84.

Doença de Kawasaki

Lúcia Maria de Arruda Campos
Carolina Silva Palha Rocha

PONTOS-CHAVE DESTE CAPÍTULO

- Diagnosticar a doença de Kawasaki, inclusive suas formas incompletas e atípicas.
- Iniciar o tratamento preconizado para controle do processo inflamatório.
- Reconhecer os casos refratários e as opções terapêuticas nessas situações.
- Atentar para a possibilidade de complicações coronarianas em curto e longo prazos.

INTRODUÇÃO

A doença de Kawasaki (DK) é a segunda vasculite mais comum na faixa etária pediátrica, sendo, em países desenvolvidos, considerada a principal causa de cardiopatias adquiridas na infância.

Trata-se de uma vasculite sistêmica, com acometimento de múltiplos órgãos, tendo como maior complicação a possibilidade de desenvolvimento de aneurismas coronarianos, que ocorrem em cerca de 20% dos casos não tratados e em 4% dos pacientes que recebem tratamento com gamaglobulina, especialmente se a infusão for administrada até o 10º dia do início dos sintomas, ressaltando a importância de se suspeitar e diagnosticar de forma precoce essa patologia.

EPIDEMIOLOGIA

A DK afeta predominantemente crianças menores de 5 anos (85% dos casos), com pico de incidência entre 18 e 24 meses de vida e discreto predomínio em meninos.

Estima-se que a incidência em crianças japonesas seja de 300/100 mil, muito superior àquela observada em crianças caucasianas, de cerca de 15/100 mil, ressaltando a importância da predisposição genética nessa doença. O fato de irmãos de crianças com DK terem risco dez vezes maior de desenvolverem o mesmo quadro e, também, a concordância de 14% entre gemelares reforçam essa observação.

PATOGÊNESE

Existem diversas evidências de que a DK se manifesta em indivíduos geneticamente predispostos após o contato com um fator desencadeante, possivelmente um agente infeccioso.

Diversos vírus e bactérias já foram associados como desencadeantes da doença, como os adenovírus, citomegalovírus, varicela, estreptococos, entre diversos outros. Algum agente infeccioso pode ser detectado em cerca de 30% dos pacientes com DK. Sendo assim, a detecção de uma infecção concomitante em um paciente com achados clínicos característicos da doença não afasta a possibilidade de DK.

Evidências como o aumento do número de casos da doença no início do inverno, assim como a idade precoce dos pacientes acometidos e as baixas taxas de recorrência observadas (2% dos casos) por uma aparente "memória imunológica adquirida", reforçam a ideia de um agente infeccioso como desencadeante do quadro.

Em relação ao fator genético, estudos recentes em populações específicas conseguiram detectar variantes genéticas comuns correlacionadas com uma maior suscetibilidade à DK, com maior risco de refratariedade ao tratamento ou maiores taxas de desenvolvimento de doença coronariana. Essas variáveis genéticas estão envolvidas na regulação do sistema imune inato e adaptativo, resultando na produção exacerbada de citocinas TNF, IL1 e IL6 e moléculas de adesão e interferindo no remodelamento vascular, no clareamento de imunocomplexos e na ativação de linfócitos T.

O resultado dessa desregulação imunológica é o desenvolvimento de uma vasculite sistêmica necrosante que afeta vasos de médio calibre. Na fase aguda da doença (duas primeiras semanas), a parede dos vasos, especialmente das artérias coronárias, sofre a infiltração de neutrófilos, que gradualmente levam à necrose da íntima, média e algumas porções da adventícia, acarretando fragilidade da parede e predispondo a irregularidades, dilatações e formação de aneurismas. Na fase subaguda, que pode durar de meses a anos, o infiltrado inflamatório é composto por monócitos, macrófagos, células T CD8+ e IgA, com liberação de citocinas que estimulam a proliferação de miofibroblastos na luz coronariana, predispondo à formação de estenoses e trombos. O processo de remodelação leva ao endurecimento da parede, com perda da complacência arterial. Em longo prazo, as áreas comprometidas passam a sofrer calcificações da parede, caracterizando envelhecimento acelerado das artérias.

MANIFESTAÇÕES CLÍNICAS E CRITÉRIOS DIAGNÓSTICOS

O conhecimento das manifestações clínicas da DK é fundamental, pois seu diagnóstico se baseia na presença de critérios essencialmente clínicos.

Caracteriza-se pela presença de febre alta, de difícil controle, por ao menos cinco dias, associado à presença de ao menos quatro das seguintes manifestações clínicas:

- Exantema cutâneo polimorfo, principalmente macular e maculopapular (mais de 90% dos casos), podendo confluir na região perineal, seguido de descamação. Também pode ser urticariforme,

escarlatiniforme, eritrodérmico ou com lesões em alvo.
- Conjuntivite bilateral não purulenta (80 a 90% dos casos); a avaliação oftalmológica pode evidenciar uveíte anterior, o que corrobora o diagnóstico da DK.
- Alterações em orofaringe como língua em framboesa, enantema difuso de mucosa oral, sem exsudato, ou fissuras labiais (80 a 90% dos casos).
- Alterações de extremidades (80% dos casos), que variam com a fase da doença. Na fase aguda, podemos observar eritema e/ou edema das palmas das mãos e plantas dos pés e, na fase subaguda, a descamação das extremidades, que classicamente se inicia pela região periungueal.
- Linfonodomegalia cervical, em geral maior que 1,5 cm, unilateral, na cadeia cervical anterior (50 a 60% dos casos). Raramente tem caráter inflamatório.

De acordo com a American Heart Association (AHA), nos casos em que o paciente apresenta quatro ou mais das manifestações clínicas, o diagnóstico da DK pode ser estabelecido já no quarto dia de febre.

Além das manifestações incluídas nos critérios diagnósticos, outras podem ser encontradas nos pacientes com DK, com frequências variáveis, tais como:

- Irritabilidade e cefaleia, possivelmente atribuídas a algum grau de meningite asséptica.
- Sintomas gastrintestinais, como diarreia, vômitos ou dor abdominal (60% dos casos).
- Sintomas respiratórios como coriza, tosse ou rouquidão (35% dos casos).
- Mais raramente: artrite ou artralgia, piúria estéril, vesícula biliar hidrópica, uveíte anterior, otite, inflamação no local de aplicação da vacina BCG, pericardite e miocardite.
- Excepcionalmente, podemos encontrar outras manifestações neurológicas (acidente vascular cerebral, convulsão, meningoencefalite, paralisia de nervos cranianos), oculares (vasculite retiniana), cardíacas (insuficiência valvar, insuficiência cardíaca, infarto agudo do miocárdio), choque, síndrome de ativação macrofágica, flegmão ao redor da adenite cervical, entre outras.

No entanto, cerca de 10 a 20% dos casos de DK não preenchem os critérios diagnósticos. Para essas situações, a AHA desenvolveu um algoritmo para auxiliar na suspeita e diagnóstico das formas incompletas (Figura 1).

EXAMES COMPLEMENTARES

Apesar de não haver exames específicos para a doença de Kawasaki, alguns exames complementares auxiliam no diagnóstico, especialmente nas formas incompletas.

As provas inflamatórias, como velocidade de hemossedimentação (VHS) e proteína C-reativa (PCR), estão sempre elevadas, habitualmente de forma proeminente. O hemograma se caracteriza por anemia, leucocitose e neutrofilia. Na primeira semana do quadro, as plaquetas podem variar de normais a baixas, neste último caso sendo consideradas um fator de mau prognóstico. A partir de 7 a 10 dias do início dos sintomas, frequentemente se observa plaquetose importante. Outras alterações laboratoriais comuns incluem hipoalbuminemia, aumento de enzimas hepáticas, aumento de triglicérides e queda de HDL. Ferritina, fibrinogênio e outras provas de coagulação

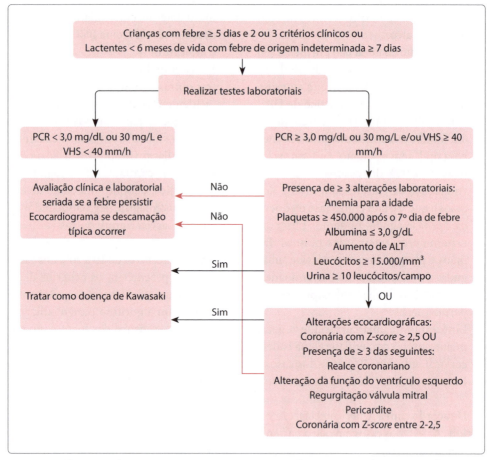

FIGURA 1 Algoritmo da American Heart Association para formas incompletas para a doença de Kawasaki.

devem ser solicitados quando há a suspeita de associação com a síndrome de ativação macrofágica.

O sedimento urinário pode apresentar leucocitúria asséptica, resultante do processo inflamatório sistêmico. A ultrassonografia abdominal pode ser útil para o diagnóstico caso se constate a presença de vesícula hidrópica. A avaliação oftalmológica busca evidenciar a presença de uveíte anterior ou vasculites retinianas.

Por fim, é importante solicitar o ecocardiograma tão logo se suspeite de DK. Os achados na fase aguda variam de pericardite, alterações miocárdicas e valvares à presença de realce, irregularidades, dilatações ou aneurismas coronarianos, sendo os últimos mais comuns de se formarem na fase subaguda da doença (após o 10º dia de sintomas). O exame deve ser repetido de forma seriada, com a finalidade de se evidenciar a evolução do quadro. A frequência dos exames irá depender da resposta ao tratamento, da presença ou não de aneurismas e de sua gravidade, mas, em casos sem essa complicação, está indicado repetir o ecocardiograma após uma semana do primeiro exame, após duas semanas e, depois disso, mensalmente até 6 a 8 semanas de acompanhamento e normalização das provas inflamatórias.

A medida das artérias coronárias em milímetros deve ser ajustada pela idade, peso e altura do paciente, sendo o resultado fornecido em Z-*score*. O Z-*score* é considerado normal entre −2 e +2. Valores de Z-*score* entre +2 e +2,5 são considerados dilatação coronariana. Aneurismas são definidos por Z-*score* maior que +2,5.

TRATAMENTO

Diferentes *guidelines* já foram publicados no sentido de orientar o tratamento da DK, tanto pela AHA como pelo SHARE (*Single Hub and Access point for paediatric Rheumatology in Europe*), pela Sociedade Italiana de Pediatria e pela Sociedade Pediátrica do Japão. No Brasil, o *guideline* mais frequentemente adotado é o da AHA. Apesar dos *guidelines* discordarem em alguns pontos e terem propostas levemente distintas quanto a doses, intervalos, medicações de segunda linha ou opções para formas refratárias, o tratamento inicial da DK mais utilizado segue sendo a gamaglobulina endovenosa na dose de 2 g/kg, em dose única infundida de forma lenta, que comprovadamente regride o risco de o paciente evoluir com alterações coronarianas em 80%. Sua eficácia é maior quanto mais precocemente utilizada, preferencialmente até o 10º dia do quadro, mas pode ser utilizada de maneira mais tardia se o paciente persistir febril ou na presença de alterações coronarianas com provas inflamatórias elevadas.

O ácido acetilsalicílico (AAS) também é utilizado na fase aguda da DK, em associação à gamaglobulina. Existe certa controvérsia em termos de dose e duração do AAS, mas habitualmente é utilizado em doses moderadas (30 a 50 mg/kg/dia), fracionadas a cada 6 a 8 horas, por 48 a 72 h após o desaparecimento da febre, quando sua dose é reduzida para a antiagregante plaquetária (3 a 5 mg/kg/dia, máximo de 100 mg, dada uma vez ao dia), pela trombocitose que, normalmente, se estabelece nessa fase. Doses maiores de AAS (80 a 100 mg/kg/dia) têm sido evitadas, por aumentar muito o risco de eventos adversos, sem comprovação de maior benefício.

O uso de corticosteroides associados à gamaglobulina na fase inicial da DK permanece um ponto em discussão. Foram desenvolvidos vários escores de gravidade para evolução com doença coronariana em populações asiáticas, como os escores de Kobayashi, Egami e Sano. Estes levam em consideração fatores como idade precoce, sexo masculino, febre prolongada, casos incompletos, elevação de provas inflamatórias, aumento de enzimas hepáticas, anemia, neutrofilia, plaquetopenia, hipoalbuminemia e hiponatremia, entre outros. Os pacientes que preenchem critérios de maior gravidade recebem corticosteroides endovenosos em doses variáveis, em associação à gamaglobulina. Podem ser utilizados na forma de pulso de metilprednisolona (30 mg/kg/dose, máximo de 1 g/dose) por 1 a 3 dias ou metilprednisolona endovenosa em doses altas (1 a 2 mg/kg/dia) fracionadas de 6/6h ou de 8/8h, até que o paciente fique afebril. Após esse período, a dose de corticosteroide passa a ser fornecida por via oral e reduzida gradualmente até sua suspensão em 2 a 3 semanas. Estudos falharam em aplicar esses escores em populações não asiáticas. Alguns escores vêm sendo desenvolvidos para populações ocidentais, mas ainda carecem de validação e, portanto, a utilização de corticosteroides na fase inicial da DK, em nosso meio, permanece a critério e experiência de cada avaliador.

No entanto, cerca de 10 a 20% dos casos de DK são refratários ao tratamento inicial, sendo definidos pela persistência ou recrudescência da febre após 36 a 48 horas do final da infusão da gamaglobulina. Essa situação aumenta o risco de o paciente desenvolver doença coronariana para cerca de 15%. Para os casos refratários, está indicada uma segunda infusão da gamaglobulina e/ou metilprednisolona, nas mesmas doses já descritas.

Ainda assim, cerca de 4% dos casos podem permanecer refratários a esse tratamento. A opção terapêutica que mais vem sendo estudada para essa situação é o uso de medicamentos biológicos da classe dos antagonistas do fator de necrose tumoral alfa (anti-TNF), em especial o uso do infliximabe (IFX), na dose de 5 mg/kg, endovenoso, em uma única aplicação. Algumas revisões sistemáticas e metanálises foram publicadas, concluindo que o uso do IFX tem boa resposta em termos de defervescência da febre e redução dos marcadores inflamatórios, mas ainda não está claro se reduz a frequência de aneurismas coronarianos nesses pacientes. A análise de subgrupos sugere que os melhores resultados foram observados em pacientes asiáticos que preenchiam os escores de alto risco.

Outra alternativa para os casos refratários é o uso de medicamentos inibidores da interleucina 1 (anti-IL1), como o Anakinra, uma vez que já foi demonstrado o papel dessa interleucina na patogênese da doença. Estudos preliminares com pequenos grupos de pacientes demonstraram eficácia da medicação. Estudos controlados com maiores casuísticas estão em andamento.

Alguns estudos controlados com etanercept (outro medicamento da classe dos anti-TNF) e com ciclosporina também estão em andamento para casos refratários de DK.

Ciclofosfamida, rituximabe (anti-CD20) e plasmaférese são utilizados como últimas opções, dados seus eventos adversos, custo e ausência de estudos controlados.

O tratamento antitrombótico está indicado na fase subaguda da doença. O AAS na dose antiagregante plaquetária deve ser utilizado por 6 a 8 semanas, até que as provas inflamatórias tenham se negativado, e pode então ser suspenso, desde que o paciente não tenha desenvolvido aneurismas coronarianos.

Nos casos com alterações coronarianas, o tratamento antitrombótico deve ser mantido até sua resolução e a medicação de escolha depende do tamanho do aneurisma. Assim, aneurismas pequenos (Z-score $\geq +2,5$ e $< +5$) são mantidos apenas com AAS na dose de 3 a 5 mg/kg/dia. Para aneurismas de médio tamanho (Z-score $\geq +5$ e $< +10$), é preconizada a dupla antiagregação, com AAS associado a clopidogrel. Aneurismas gigantes (Z-score $\geq +10$ ou > 8 mm) devem receber tratamento anticoagulante em associação à medicação antiagregante plaquetária.

PROGNÓSTICO E ACOMPANHAMENTO

O prognóstico da DK melhorou consideravelmente a partir do diagnóstico e do tratamento mais precoces dos casos, obtidos a partir do melhor conhecimento da doença por parte dos pediatras, do desenvolvimento de algoritmos para melhor detecção dos casos incompletos e dos *guidelines* de tratamento. No entanto, uma porção considerável de pacientes ainda pode desenvolver alterações coronarianas. Dos casos que cursam com aneurismas, mais da metade regride nos primeiros dois anos de acompanhamento.

TABELA 1 Tratamento da doença de Kawasaki

Tratamento inicial
Gamaglobulina 2 g/kg, dose única endovenosa e
AAS 30-50 mg/kg/dia por via oral, fracionado de 6/6 horas ou de 8/8 horas até paciente ficar afebril por 48-72 horas
Tratamento para casos refratários (1ª opção)
Gamaglobulina
2 g/kg, dose única endovenosa e/ou
Metilprednisolona: ▪ 1 a 3 pulsos endovenosos (30 mg/kg/dose, máximo 1 g, 1x/dia) ou ▪ 1-2 mg/kg/dia endovenoso fracionado de 8/8h até paciente afebril
Esse esquema pode ser seguido de medicação oral, com redução gradual da dose de corticosteroides, até sua suspensão após 2 a 3 semanas de uso
Tratamento para casos refratários (2ª opção)
Anti-TNF (infliximabe) na dose de 5 mg/kg endovenosa, dose única
Outras opções: ▪ Anti-IL1 (anakinra) ▪ Anti-TNF (etanercept) ▪ Ciclosporina ▪ Ciclofosfamida ▪ Anti-CD20 (rituximabe) ▪ Plasmaférese
Tratamento antitrombótico
Sem aneurismas: AAS 3-5 mg/kg/dia em dose única por 6 a 8 semanas
Com aneurismas (até sua resolução, se esta ocorrer): ▪ Pequenos: AAS 3-5 mg/kg/dia ▪ Médio: AAS 3-5 mg/kg/dia e clopidogrel ▪ Gigantes: anticoagulantes em associação à medicação antiagregante

A mortalidade da DK gira em torno de 0,2% na fase aguda, sendo de 3% em casos não tratados e 0,026% nos casos em que foi instituído o tratamento adequado. Porém, no acompanhamento em 30 anos, a sobrevida gira em torno de 88%, com a mortalidade sendo atribuída a casos de infarto agudo do miocárdio (IAM) precoces, especialmente naqueles com aneurismas gigantes.

Estudos têm demonstrado que pacientes que tiveram DK, mesmo com reversão dos aneurismas, apresentam disfunção vascular em longo prazo, observada por arteriografia, em decorrência do processo de remodelamento arterial que ocorre meses a anos após o episódio agudo. A tomografia de coerência óptica (OCT) consegue identificar alterações mesmo em locais normais à arteriografia. Alterações arteriais podem ser vistas em outras artérias na fase tardia da DK, como alterações na aorta, medidas por espessamento médio-intimal (IMT) e velocidade de onda de pulso, demonstrando o caráter sistêmico da doença.

Já foi demonstrado que o ecocardiograma com medida da deformação miocárdica pelo método de *speckle traking* tem boa correlação com a tomografia computadorizada por emissão de pósitrons (PET-CT) e é um método promissor no acompanhamento da reserva de fluxo coronariano dos pacientes com DK prévia.

CONCLUSÃO

A grande preocupação em relação à DK são as sequelas cardíacas em longo prazo. O antecedente pessoal de DK é considerado, por si, um fator de risco para IAM, e mesmo os pacientes sem sequelas cardíacas devem ser periodicamente orientados a minimizar os fatores de risco modificáveis, com dieta saudável, controle de colesterol e triglicérides, atividade física regular, índice de massa corpórea adequado e evitando hábitos como tabagismo e consumo exagerado de álcool. Os casos com alterações moderadas a graves persistentes devem fazer acompanhamento conjunto com cardiologista e ser submetidos à avaliação de risco cardiovascular em médio e longo prazos, assim como à realização de exames mais invasivos, de acordo com a gravidade das sequelas cardíacas.

SUGESTÕES DE LEITURA

1. Abraham D, Kalyanasundaram S, Krishnamurthy K. Refractory Kawasaki disease: a challenge for the pediatrician. SN Compr Clin Med. 2021;8:1-6.
2. Buda P, Friedman-Gruszczyńska J, Książyk J. Anti-inflammatory treatment of Kawasaki disease: Comparison of current guidelines and perspectives. Front Med (Lausanne). 2021;8:738850.
3. Friedman KG, Jone PN. Update on the management of Kawasaki disease. Pediatr Clin North Am. 2020;67(5):811-9.
4. Jia X, Du X, Bie S, Li X, Bao Y, Jiang M. What dose of aspirin should be used in the initial treatment of Kawasaki disease? A meta-analysis. Rheumatology (Oxford). 2020;59(8):1826-33.
5. Li T, Feng J, Li N, Liu T. Correct identification of incomplete Kawasaki disease. J Int Med Res. 2021;49(3):3000605211001712.
6. Lin Z, Zheng J, Chen W, Ding T, Yu W, Xia B. Assessing left ventricular systolic function in children with a history of Kawasaki disease. BMC Cardiovasc Disord. 2020;20(1):131.
7. McCrindle BW, Rowley AH, Newburger JW, Burns JC, Bolger AF, Gewitz M, et al.; American Heart Association Rheumatic Fever, Endocarditis, and Kawasaki Disease Committee of the Council on Cardiovascular Disease in the Young; Council on Cardiovascular and Stroke Nursing; Council on Cardiovascular Surgery and Anesthesia; and Council on Epidemiology and Prevention. Diagnosis, Treatment, and Long-Term Management of Kawasaki Disease: A Scientific Statement for Health Professionals from the American Heart Association. Circulation. 2017;135(17):e927-e999.
8. Nomura O, Fukuda S, Ota E, Ono H, Ishiguro A, Kobayashi T. Monoclonal antibody and anti-cytokine biologics for Kawasaki disease: A systematic review and meta-analysis. Semin Arthritis Rheum. 2021;51(5):1045-56.
9. Rife E, Gedalia A. Kawasaki disease: an update. Curr Rheumatol Rep. 2020;22(10):75.
10. Tirelli F, Marrani E, Giani T, Cimaz R. One year in review: Kawasaki disease. Curr Opin Rheumatol. 2020;32(1):15-20.

71
Vasculite por imunoglobulina A (púrpura de Henoch-Schönlein)

Regina Maria Rodrigues
Adriana Maluf Elias
Izabel Mantovani Buscatti

PONTOS-CHAVE DESTE CAPÍTULO

- Reconhecer os principais aspectos clínicos apresentados pelo paciente.
- Compreender os mecanismos fisiopatológicos que provocam a vasculite por IgA.
- Compreender os critérios de classificação e diagnósticos diferenciais da doença.
- Entender as indicações do tratamento.
- Reconhecer as situações de emergência.

INTRODUÇÃO

A vasculite por imunoglobulina A (IgA) (VIgA; anteriormente chamada de púrpura de Henoch-Schönlein) é uma doença sistêmica mediada por imunocomplexos, que acomete principalmente vasos de pequeno calibre. O diagnóstico é clínico e caracteriza-se pela presença de *rash* em 100% dos pacientes e pelo menos um dos seguintes sintomas: artrite, envolvimento renal e envolvimento gastrointestinal (GI).

EPIDEMIOLOGIA

É a vasculite primária mais comum em crianças e adolescentes, com incidência mundial de 10 a 20 casos por 100 mil crianças por ano. Pode ocorrer em qualquer raça, com discreto predomínio no sexo masculino (1,5:1). Ocorre mais frequentemente dos 3 aos 15 anos, sendo 50% dos casos em crianças abaixo de 5 anos e 90% em menores de 10 anos.

ETIOLOGIA E PATOGÊNESE

O exato mecanismo etiopatogênico ainda não foi estabelecido, porém atualmente sugere-se a ocorrência de uma resposta imune anormal a vários antígenos em indivíduos geneticamente suscetíveis.
Dentre os fatores que podem estar envolvidos estão: infecções, vacinas, medica-

mentos e fatores ambientais. Em 90% dos pacientes, a infecção de vias aéreas superiores (IVAS) antecede os sintomas em cerca de 3 semanas e, em cerca de 30% deles, o *Streptococcus pyogenes* é identificado.

A hipótese proposta atualmente é a de que imunocomplexos contendo uma forma anormal da subclasse 1 da IgA (IgA1), deficiente em galactose, se depositem nos vasos sanguíneos de pequeno calibre.

Sabe-se, ainda, que a contribuição genética é complexa e de natureza poligênica. Estudos verificaram que os alelos HLA-DRB1,01, HLA-DRB1,11 e HLA-DRB1,14 e HLAB-35 foram associados à VIgA.

MANIFESTAÇÕES CLÍNICAS

O início pode ser agudo ou se instalar gradualmente em dias ou semanas; pode haver febre em até 50% dos casos, por cerca de 3 dias.

Envolvimento cutâneo

A lesão típica é a púrpura ou petéquia (Figuras 1 e 2), que não desaparece à digitopressão, com duração de cerca de 2 semanas. Pode iniciar como um exantema urticariforme (Figura 3) e, menos frequentemente, apresentar bolhas hemorrágicas e lesões necróticas (Figuras 1 e 4).

Em cerca de 30% dos casos ocorre edema de subcutâneo doloroso em mãos (Figura 4) e pés principalmente, mas também em região periorbital, frontal, couro cabeludo e bolsa escrotal.

Envolvimento gastrointestinal

As manifestações GI ocorrem em cerca de 60% dos pacientes. A dor abdominal difusa, em cólica, acomete 50% dos pacientes e pode ser acompanhada de náuseas e vômitos, sangramento nas fezes e diarreia. Menos de 5% das crianças desenvolvem hemorragia maciça ou intussuscepção.

Envolvimento renal

A nefrite da vasculite por IgA ocorre entre 20 e 80% dos pacientes, em sua maioria o curso é leve e autolimitado e ocorre em até 4 a 6 semanas.

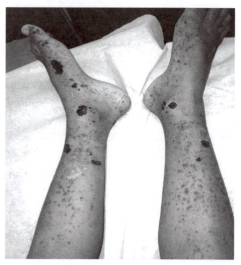

FIGURA 1 Lesões purpúricas palpáveis e necróticas em membros inferiores. (Veja imagem colorida no encarte.)

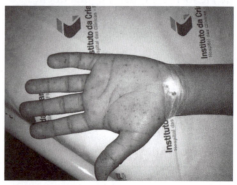

FIGURA 2 Petéquias em palma da mão. (Veja imagem colorida no encarte.)

proteinúria nefrótica, síndrome nefrítica, síndrome nefrótica, hipertensão ou insuficiência renal (menos de 10%). A evolução para doença renal crônica ocorre em cerca de 1 a 2% dos casos.

Artrite e artralgia

Cerca de 80% das crianças e adolescentes com VIgA apresentam envolvimento articular agudo, por cerca de 3 a 5 dias. Os joelhos e tornozelos são as articulações mais comumente acometidas.

Envolvimento escrotal

O envolvimento escrotal caracteriza-se por edema escrotal agudo e doloroso e ocorre em até 20% dos meninos (Figura 5).

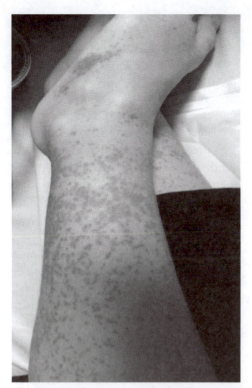

FIGURA 3 Exantema urticariforme em membros inferiores. (Veja imagem colorida no encarte.)

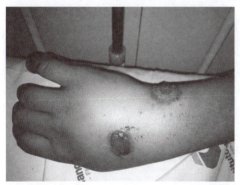

FIGURA 4 Bolhas hemorrágicas e edema de subcutâneo em dorso de mão. (Veja imagem colorida no encarte.)

O espectro das alterações é amplo e varia desde um quadro assintomático, hematúria microscópica ou proteinúria não nefrótica, transitórios na maioria dos casos, até

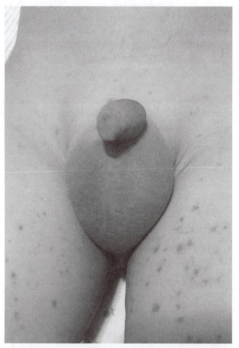

FIGURA 5 Edema e hiperemia de bolsa escrotal, lesões purpúricas em coxas. (Veja imagem colorida no encarte.)

Manifestações menos frequentes: vasculite de sistema nervoso central (SNC), hemorragias pulmonar, subconjuntival e de mucosas, miocardite, miosite, parotidite e pancreatite.

DIAGNÓSTICO

O diagnóstico é baseado no critério de classificação proposto pela Liga Europeia contra o Reumatismo (EULAR), Organização Internacional de *Trials* em Reumatologia Pediátrica (PRINTO) e pela Sociedade Europeia de Reumatologia Pediátrica (PRES). Esse critério foi validado para a população pediátrica com inclusão de pacientes da Unidade de Reumatologia Pediátrica do Instituto da Criança e do Adolescente (ICr) HCFMUSP (Tabela 1).

TABELA 1 Critérios do EULAR/PRINTO/PRES (2010) para o diagnóstico da vasculite por imunoglobulina A

Critério mandatório: púrpura ou petéquia com predomínio em membros inferiores (não relacionada à trombocitopenia) + um dos critérios:
Dor abdominal (pode ser considerada: intussuscepção ou sangramento gastrointestinal)
Artrite ou artralgia
Comprometimento renal (proteinúria > 0,3 g/24h ou > 5 hemácias/campo)
Biópsia: vasculite leucocitoclástica ou glomerulonefrite proliferativa – Imunofluorescência com depósito de IgA

Não há alterações laboratoriais específicas. As plaquetas são normais ou aumentadas, o que diferencia de outras causas de púrpura ocasionadas por trombocitopenia; os testes de coagulação também são normais. Pode haver leucocitose, aumento da proteína C-reativa e da velocidade de hemossedimentação e anemia (relacionada à perda sanguínea gastrointestinal).

As alterações urinárias podem ser hematúria, cilindros hemáticos, leucocitúria, proteinúria e alteração da função renal. Se houver comprometimento renal grave ou persistente, a biópsia renal está indicada. A glomerulonefrite proliferativa pode variar desde lesões focais ou segmentares até doença crescêntica grave, observando-se depósito de IgA (principalmente) e C3 no mesângio.

Se houver dor abdominal não responsiva a analgésicos comuns, deverá ser realizada ultrassonografia do abdome, que pode evidenciar espessamento de mucosa intestinal, invaginação ou perfuração de alça intestinal.

Se ocorrer acometimento testicular, a ultrassonografia pode verificar aumento do epidídimo e testículo e edema de bolsa escrotal.

Em caso de dúvida diagnóstica ou lesão de pele não típica, considerar a realização de biópsia de pele, que evidenciará vasculite leucocitoclástica com depósito de IgA.

Os diagnósticos diferenciais estão listados na Tabela 2.

TABELA 2 Diagnóstico diferencial da vasculite por imunoglobulina A

Infecções
Septicemia
Meningococcemia
Dengue
Febre maculosa
Púrpura trombocitopênica imune
Glomerulonefrite pós-estreptocócica aguda
Síndrome hemolítico-urêmica
Abdome agudo
Torção testicular
Lúpus eritematoso sistêmico juvenil

DIAGNÓSTICO DIFERENCIAL PARA EMERGÊNCIA

- Púrpura trombocitopênica imune: quadro cutâneo petequial, sem acometimento sistêmico, sem visceromegalias sem predomínio gravitacional e sem acometimento de outras séries hematológicas.
- Púrpura trombocitopênica trombótica: trombose microvascular disseminada que resulta em anemia hemolítica, grave trombocitopenia (menos de 10.000 µL), febre e injúria isquêmica em múltiplos órgãos. Acometimento renal e neurológico estão presentes. Rara na faixa etária pediátrica, com incidência de 0,09 caso por milhão.
- Síndrome hemolítica urêmica: caracterizada por trombocitopenia, anemia, lesão renal e diarreia comumente causada pela Shiga-toxina produzida pela infecção por *Escherichia coli*.
- Quadro purpúrico febril: meningococcemia, febre maculosa, endocardite bacteriana, dengue. Caracterizado por toxemia e púrpura.
- Vasculite de hipersensibilidade.
- Torção de testículo.
- Maus-tratos.

As causas mais comuns de abdome agudo cirúrgico que apresentam dor abdominal com ou sem sangramento gastrointestinal devem ser consideradas.

TRATAMENTO

A vasculite por IgA é uma doença autolimitada que, na maioria das vezes, não necessitará de tratamento específico além de manutenção da hidratação, nutrição, repouso relativo, analgésicos para dor articular e dor abdominal, e controle da hipertensão.

Se não houver envolvimento renal grave ou sangramento GI ativo, o paracetamol e os anti-inflamatórios não hormonais (AINH) não são contraindicados.

TRATAMENTO COM CORTICOSTEROIDES

Utiliza-se a prednisolona 1 a 2 mg/kg/dia, via oral ou endovenosa, por 1 a 2 semanas, com redução em 2 semanas. Para casos mais graves (p. ex., envolvimento grave do SNC, pulmonar ou GI), é realizada a pulsoterapia com metilprednisolona (10 a 30 mg/kg/dia, máximo 1 g/dia) por 3 dias. As indicações do tratamento com corticosteroides se encontram na Tabela 3.

O uso de corticosteroide profilático para nefrite não é indicado, uma vez que estudos controlados demonstraram que ele não evita o aparecimento do envolvimento renal.

As recomendações para o tratamento da nefrite leve, moderada e grave são demonstradas na Figura 6.

Inibidores da enzima conversora de angiotensina (ECA) são indicados se proteinúria persistente (> 3 meses), para prevenir ou limitar lesão glomerular secundária.

TABELA 3 Indicações de corticosteroides

Dor abdominal grave
Hemorragia gastrointestinal (excluindo-se intussuscepção)
Envolvimento escrotal
Síndrome nefrítica
Proteinúria/síndrome nefrótica
Insuficiência renal
Vasculite do sistema nervoso central
Hemorragia pulmonar

Fonte: Ozen et al., 2019.

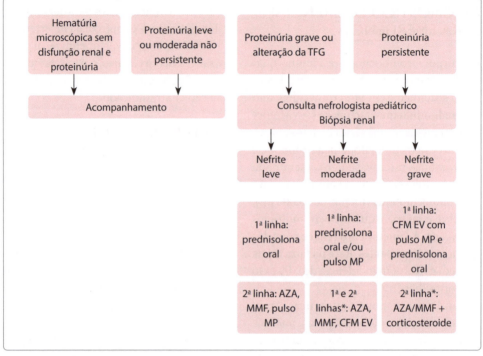

FIGURA 6 Recomendações de tratamento da nefrite na vasculite por imunoglobulina A (VIgA).
*De acordo com a biópsia renal; AZA: azatioprina; CFM: ciclofosfamida; MMF: micofenolato mofetil; MP: metilprednisolona; TFG: taxa de filtração glomerular.

CURSO E PROGNÓSTICO

A vasculite por IgA habitualmente se manifesta como um único evento autolimitado e com excelente evolução. Em cerca de 2/3 das crianças, a doença dura cerca de 4 semanas. A maioria das recorrências ocorre nas primeiras seis semanas, mas podem ocorrer até dois anos após o surto inicial. O número total de recorrências não altera o prognóstico, exceto nos casos de envolvimento renal grave, que pode ocorrer espontaneamente ou após infecções.

O envolvimento renal é considerado o principal determinante prognóstico. A nefrite da VIgA apresenta alta morbidade em curto prazo se houver síndrome nefrítica e/ou nefrótica ou glomerulonefrite rapidamente progressiva à biópsia renal, e em longo prazo se houver alterações renais persistentes na evolução, com consequente fibrose tubulointersticial e falência renal. Todos os pacientes devem ser acompanhados, pela possibilidade de desenvolverem nefrite assintomática ao longo da vida, mesmo na ausência de doença renal ativa inicial ou evolutiva. Em um estudo realizado com 296 pacientes da Unidade de Reumatologia Pediátrica do ICr-HCFMUSP, foi verificado que 25% dos pacientes sem nefrite no início da doença apresentaram nefrite ao longo da vida, sem, no entanto, apresentarem manifestações graves. Gravidez e cirurgia são fatores desencadeantes já conhecidos. No geral, menos de 5% das crianças progridem para doença renal terminal, sendo a VIgA responsável por menos de 1% das causas de falência renal na infância.

EDEMA AGUDO HEMORRÁGICO DA INFÂNCIA

O edema agudo hemorrágico da infância (EAHI) é uma vasculite de pequenos vasos cutânea rara, que acomete mais frequentemente crianças de 4 a 24 meses de vida. A causa e a patogênese são desconhecidas, no entanto, a doença pode ser precedida por infecções (IVAS ou gastroenterocolites), medicamentos e vacinas e há, provavelmente, o envolvimento de imunocomplexos.

O quadro clínico típico inclui púrpura e/ou equimoses e edema de extremidades, face e orelhas, e febre (50% dos casos). As lesões cutâneas são caracterizadas por máculas ou pápulas eritematosas que progridem em 24 a 48 horas para a lesão vasculítica típica (Figura 7). O envolvimento de órgãos e sistemas é raro e a criança se apresenta em bom estado e estável.

Os diagnósticos diferenciais mais comuns são listados na Tabela 4. A doença é benigna, com resolução espontânea e completa em 1 a 3 semanas na maioria dos casos. Não necessita de tratamento, exceto se lesões necróticas.

TABELA 4 Diagnóstico diferencial do edema agudo hemorrágico da infância

Vasculite por IgA
Urticária
Eritema multiforme
Lesões secundárias a abuso

SUGESTÕES DE LEITURA

1. Boyd JK, Barratt J. Inherited IgA glycosylation pattern in IgA nephropathy and HSP nephritis: where do we go next? Kidney Int. 2011;80(1):8-10.
2. Buscatti IM, Abrão HM, Kozu K, Marques VLS, Gomes RC, Sallum AME, SilVa CA. Characterization of scrotal involvement in children and adolescents with IgA vasculitis. Advances in Rheumatology. 2018;58(1),38.
3. Buscatti IM., Casella BB, Aikawa NE, Watanabe A, Farhat SCL, Campos LMA, Silva CA. Henoch-Schönlein purpura nephritis: initial risk factors and outcomes in a Latin American tertiary center. Clinical Rheumatology. 2018;37(5),1319-24.
4. Leung AKC, Leong KF, Joseph ML. Acute hemorrhagic edema of infancy: A diagnostic challenge for the general pediatrician. Curr Pediatr Rev. 2020;16(4):285-93.
5. Oni L, Sampath S. Childhood IgA vasculitis (Henoch Schonlein purpura)-advances and knowledge gaps. Frontiers in Pediatrics. 2019;7:1-10.
6. Ozen S, Marks SD, Brogan P, Groot N, De Graeff N, Avcin T, et al. European consensus-based recommendations for diagnosis and treatment of immunoglobulin A vasculitis-the SHARE initiative. Rheumatology (United Kingdom). 2019;58(9),1607-16.
7. Ozen S, Pistorio A, Iusan SM, Bakkaloglu A, Herlin T, Brik R, et al. Paediatric Rheumatology International Trials Organisation (PRINTO). EULAR/PRINTO/PRES criteria for Henoch-Schönlein purpura, childhood polyarteritis nodosa, childhood Wegener granulomatosis and childhood Takayasu arteritis: Ankara 2008. Part II: Final classification criteria. Ann Rheum Dis. 2010;69:798-806.
8. Pillebout E, Sunderkötter C. IgA vasculitis. Seminars in Immunopathology. 2021:43(5)729-38.
9. Piram M, Gonzalez Chiappe S, Madhi F, Ulinski T, Mahr A. Vaccination and risk of childhood IgA vasculitis. Pediatrics. 2018;142(5):e20180841.
10. Soylemezoglu O, Peru H, Gonen S, Cetinyurek A, Buyan N. HLA-DRB1 alleles and Henoch-Schönlein purpura: susceptibility and severity of disease. J Rheumatol. 2008;35(6)1165-8.

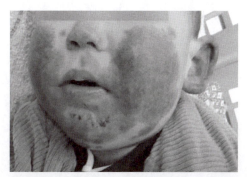

FIGURA 7 Lesões purpúricas em face no edema agudo hemorrágico da infância. (Veja imagem colorida no encarte.)

Seção XII
Apoio Diagnóstico e Terapêutico

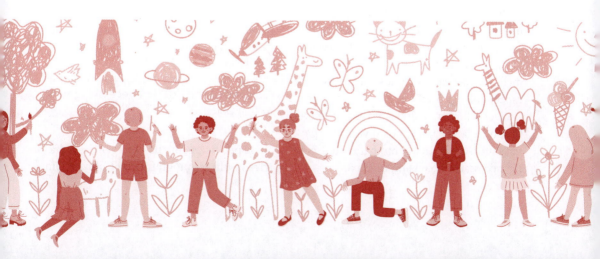

72
Propedêutica estendida com ultrassom no atendimento do paciente crítico

Marcela Preto Zamperlini
Eliana Paes de Castro Giorno

PONTOS-CHAVE DESTE CAPÍTULO

- Compreender o conceito de ultrassonografia *point-of-care*.
- Reconhecer o padrão de normalidade da ultrassonografia nas modalidades abordadas.
- Reconhecer sinais ultrassonográficos patológicos importantes na abordagem do paciente crítico.

DEFINIÇÃO

O ultrassom *point-of-care* ou POCUS (do inglês, *point-of-care ultrasound*) consiste no uso de aparelhos portáteis de ultrassom pelo médico que está atendendo o paciente, como extensão do seu exame físico ou como auxílio para guiar procedimentos. Pesquisas apontam que o exame físico, acrescido dos dados obtidos pelo ultrassom por profissionais bem treinados, melhora a acurácia diagnóstica em diversas especialidades médicas.

Dessa forma, o ultrassom tem sido utilizado cada vez mais, nos diversos departamentos, e o treinamento para seu uso se faz necessário no ensino médico.

Características do ultrassom *point-of-care*
- É focado em responder a perguntas simples e específicas, geralmente binárias, formuladas de acordo com os sinais clínicos e sintomas que o paciente apresenta. Por exemplo: há líquido livre na cavidade abdominal nesse paciente politraumatizado?
- Não deve demorar mais do que 3 a 5 minutos para ser realizado
- Fornece dados importantes para tomada de decisão imediata no cuidado do paciente crítico.
- É realizado no local onde o paciente está sendo atendido, sem necessidade de transporte.

Especificamente na emergência pediátrica, a ultrassonografia *point-of-care* tem sido uma potente ferramenta na avaliação e na monitorização do paciente crítico: politraumatizados, crianças em choque ou insuficiência respiratória. Essas mesmas modalidades também são as mais utilizadas nas emergências de pacientes adultos e em unidades de terapia intensiva. No entanto, o uso também se estende a pacientes estáveis, como na investigação de pneumonia e na checagem de volume urinário pré-sondagem vesical, por exemplo.

O uso dessa nova tecnologia no atendimento pediátrico é ainda mais importante pelo fato de proporcionar melhor acurácia diagnóstica com menor uso de irradiação ionizante.

Neste capítulo, faremos uma breve introdução sobre técnica e achados ultrassonográficos nas modalidades de POCUS mais frequentemente utilizadas no departamento de emergência pediátrico. Está além do escopo deste texto discutir princípios físicos básicos do ultrassom e o uso do ultrassom como auxílio para guiar procedimentos.

ULTRASSOM DE TÓRAX E ABORDAGEM DA CRIANÇA DISPNEICA

Causas comuns de dispneia podem ser reconhecidas por meio do ultrassom de tórax. Discutiremos brevemente a técnica e os achados normais de ultrassonografia pulmonar, interpretação de artefatos, identificação de derrame pleural, consolidações compatíveis com pneumonias e pneumotórax.

Transdutores lineares ou curvilíneos podem ser usados para a realização da ultrassonografia pulmonar. Em crianças, existe a vantagem do menor tamanho do tórax, que permite mais frequentemente o uso do transdutor linear que, por ser de alta frequência, fornece melhor definição, sem atingir grande profundidade.

A criança deve estar deitada ou sentada e o transdutor, posicionado na vertical com o marcador direcionado ao polo cefálico. Dessa forma, deve-se percorrer cada hemitórax, do ápice até visualização do diafragma, em pelo menos três linhas: hemiclavicular, hemiaxilar e hemiescapular. Isso fornece visualização das seis áreas demonstradas na Figura 1.

Seguindo a técnica apresentada na Figura 1, deve-se visualizar as seguintes estruturas na tela apresentadas na Figura 2.

ACHADOS EM ULTRASSOM DE TÓRAX: APRENDENDO A EXAMINAR O PULMÃO COM ULTRASSOM

Deslizamento pleural

Durante a respiração, as pleuras parietal e visceral deslizam uma sobre a outra. Esse movimento horizontal observado no ultrassom é denominado deslizamento pleural.

Conforme demonstrado na Figura 2, a pleura se caracteriza pela primeira linha hiperecoica que se encontra abaixo das costelas.

RELEVÂNCIA CLÍNICA DO DESLIZAMENTO PLEURAL: PNEUMOTÓRAX

O pneumotórax consiste em uma coleção de ar entre as pleuras parietal e visceral. O ar presente entre as duas pleuras impede o contato entre elas e, por consequência, impede o deslizamento pleural. Em todos os casos de pneumotórax haverá ausência do deslizamento, portanto, se ele estiver presente, exclui-se essa possibilidade.

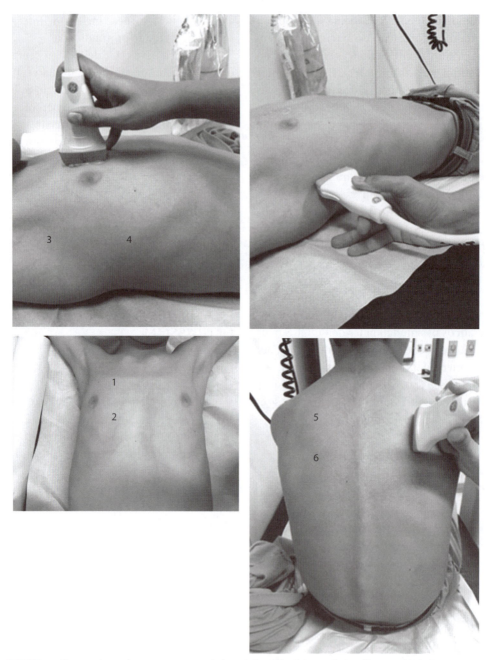

FIGURA 1 O transdutor deve percorrer cada hemitórax, do ápice até visualização do diafragma, em pelo menos três linhas: hemiclavicular, hemiaxilar e hemiescapular.

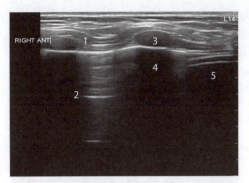 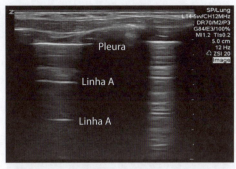

FIGURA 2 1: Pleura; 2: linha "A"; 3: costela; 4: sombra da costela; 5: diafragma.

FIGURA 3 Linhas A.

É importante ressaltar que a ausência de deslizamento sugere, mas não é um achado específico de pneumotórax. Outras condições como aderências pleurais, apneia e intubação seletiva podem levar à ausência de deslizamento pleural.

Quando a ausência de deslizamento é observada, o pneumotórax pode ser confirmado detectando-se o *lung point*. Ele consiste na exata transição entre o ponto em que a pleura para de deslizar e o ponto em que volta a deslizar normalmente. Esse sinal reflete a borda do pneumotórax e é considerado altamente específico dessa entidade.

A fim de detectar os achados sugestivos de pneumotórax, deve-se posicionar o transdutor nas porções mais superiores do pulmão, onde vai ocorrer o maior acúmulo de ar. Sugere-se 2º espaço intercostal, linha hemiclavicular, no paciente deitado.

Linhas A

O artefato denominado linha A, demonstrado na Figura 3, consiste em linhas hiperecoicas horizontais que aparecem em intervalos regulares a partir da pleura. Esse artefato está presente em pulmões normais, ou em situações patológicas que cursem com maior predominância de ar dentro dos pulmões como, por exemplo, asma.

Linhas B

Na presença de edema intersticial, surge um novo artefato denominado linha "B". Estas são linhas verticais que surgem na pleura, se movimentam junto com ela e apagam as linhas A (Figura 4). Linhas B não são específicas de nenhuma patologia e devem ser interpretadas de acordo com o contexto clínico do paciente. Se forem localizadas, podem ser compatíveis com pneumonia ou contusão pulmonar. Sendo difusas, podem refletir pneumonia intersticial, congestão pulmonar, fibrose intersticial ou síndrome do desconforto respiratório agudo.

Derrame pleural

Para detecção de derrame pleural, deve-se posicionar o transdutor nas áreas mais posteriores e inferiores do pulmão, onde haverá maior acúmulo de líquido. No paciente deitado, sugere-se a linha axilar posterior, conforme mostrado na Figura 5. No paciente sentado, linha hemiescapular, na transição com diafragma.

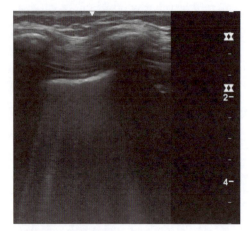

FIGURA 4 Linhas B.

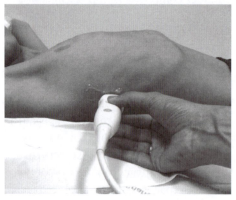

FIGURA 5 Posicionamento correto do transdutor para detecção de derrame pleural no paciente deitado.

O líquido aparece como estrutura hipo ou anecoica entre o pulmão e o diafragma, conforme demonstrado na Figura 6.

Consolidação pulmonar

Pode-se observar também, na Figura 6, que o pulmão aparece como uma estrutura homogênea, sem a presença de linhas A ou B. Nesse caso, interpreta-se como consolidado, preenchido por processo inflamatório intra-alveolar, o que é sugestivo de pneumonia.

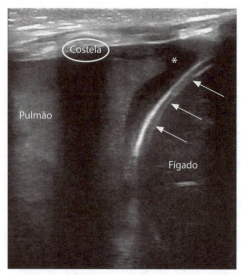

FIGURA 6 Derrame pleural (*). Setas: diafragma.

A depender da fase do processo pneumônico, pode-se também obter imagens mais irregulares, hipoecoicas com destruição da pleura, como demonstrado na Figura 7.

Os achados descritos em ultrassonografia do tórax, avaliados de acordo com o contexto clínico do paciente, podem auxiliar com acurácia e rapidez a definição do diagnóstico diferencial em pacientes dispneicos

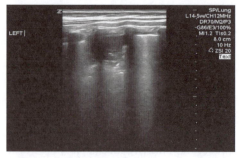

FIGURA 7 Consolidação pulmonar aparece como estrutura irregular, hipoecoica, com destruição da pleura. Região adjacente aparece homogênea, sem linhas A, com algumas linhas B, pela presença de infiltrado inflamatório.

(protocolo BLUE citado na bibliografia). O ultrassom de pulmão deve ser entendido como ferramenta colaborativa ao uso do estetoscópio, aumentando a sensibilidade e a especificidade do exame físico. Todos os sinais demonstrados nada mais são que sinais de semiologia ultrassonográfica do pulmão, como os descritos para ausculta pulmonar.

ESCORE DE AERAÇÃO PULMONAR

O ultrassom também permite estimar de forma semiquantitativa o grau de aeração pulmonar em uma determinada região ou no pulmão como um todo, correlacionando bem com a porcentagem de tecido aerado estimada pela TC de tórax. Uma região bem aerada mostra um bom deslizamento pleural e linhas A; já na síndrome pulmonar intersticial, ocorre perda da aeração causada pelo espessamento dos septos interlobulares, vista no ultrassom como linhas B bem demarcadas; no edema pulmonar alveolar, as linhas verticais tornam-se confluentes e, no pior espectro de perda de aeração pulmonar, a região com consolidação mostra sinais de hepatização. Para cada um desses quatro padrões, uma pontuação pode ser atribuída. Existem variações na forma de atribuir pontos para as regiões pulmonares, mas no escore de aeração pulmonar mais comumente utilizado sugerido por Bouhemad et al., em 2010, a pontuação varia de zero para a região mais bem aerada, até três pontos para a região com consolidação. Dividindo o pulmão em 12 regiões e atribuindo uma pontuação para cada uma delas, tem-se um escore de aeração pulmonar global que varia de 0 a 36 pontos e que correlaciona inversamente com o grau de aeração pulmonar. No departamento de emergência, a estimativa semiquantitativa do grau de aeração pulmonar tem mostrado aplicabilidade em estratificar risco de pacientes com bronquilite, por exemplo.

EFAST: USO DO ULTRASSOM NO PACIENTE POLITRAUMATIZADO

O POCUS é útil para responder a quatro perguntas no cenário do paciente politraumatizado:

1. **O paciente possui líquido livre intra-abdominal ou pélvico?** No paciente politraumatizado, a presença de líquido livre na cavidade abdominal é interpretada como sangue até que se prove o contrário. Este é, portanto, um sinal indireto de laceração de órgão sólido intra-abdominal ou pélvico.
2. **O paciente possui líquido livre na cavidade pericárdica?** No contexto de trauma de tórax, a presença de líquido livre na cavidade pericárdica é sinal de hemopericárdio, até que se prove o contrário.
3. **O paciente possui líquido livre na cavidade torácica?** No paciente politraumatizado, a presença de líquido livre na cavidade torácica é interpretada como hemotórax até que se prove o contrário.
4. **O paciente tem pneumotórax?** Conforme discutido previamente, a avaliação ultrassonográfica da pleura pode demonstrar com boa acurácia sinais de pneumotórax.

O uso do algoritmo eFAST para responder às quatro perguntas anteriores tem significativo embasamento na literatura. Para responder às perguntas 1 e 2, devem ser obtidas as janelas demonstradas nas Figuras 8

> O que quer dizer eFAST?
>
> e = *Extended*
> F = *Focused*
> A = *Assessment*
> S = *Sonography*
> T = *Trauma*
>
> A nomenclatura foi modificada de FAST para eFAST quando se acrescentou a avaliação de líquido livre na cavidade torácica e pneumotórax no algoritmo.

a 11. Para tanto, utilizam-se os transdutores de baixa frequência, curvilíneo ou setorial. Conforme também demonstrado nas imagens pelos asteriscos, o líquido livre aparece como uma estrutura anecoica, de cor preta. Isso porque a onda sonora atravessa o meio líquido sem sofrer atenuação e sem refletir de volta ao transdutor.

Estudos em adultos demonstraram que o uso do eFAST nos pacientes politraumatizados diminui a necessidade de tomografia de abdome, o tempo que o paciente demora para ser levado ao centro cirúrgico, o tempo de internação e as complicações. Esses benefícios são obtidos seguindo-se o fluxograma sugerido nos *guidelines* do ATLS (*Advanced Trauma Life Support*), que recomenda que o paciente instável hemodinamicamente com líquido livre detectado no eFAST seja imediatamente encaminhado ao centro cirúrgico para laparotomia exploradora, sem necessidade de realização de outros exames complementares.

Os estudos pediátricos ainda não são conclusivos sobre o papel do eFAST em crianças. No momento, recomenda-se utilizar esse *screening* em todas as crianças politraumatizadas. Se houver instabilidade hemodinâmica e o eFAST for positivo, segue-se o mesmo fluxograma dos adultos. Nas crianças estáveis hemodinamicamente,

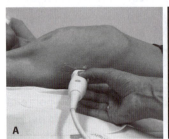 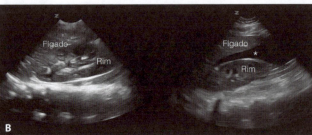

FIGURA 8 A: Quadrante superior direito (QSD), posição do transdutor. B: Imagem negativa (esquerda) e positiva (direita) do QSD.

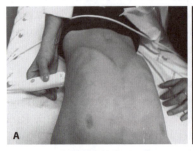 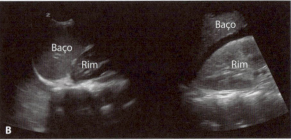

FIGURA 9 A: Quadrante superior esquerdo (QSE). B: QSE negativo (esquerda) e positivo (direita).

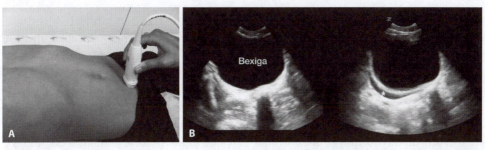

FIGURA 10 A: Janela suprapúbica – posicionamento do transdutor. B: Janela suprapúbica negativa (esquerda) e positiva (direita).

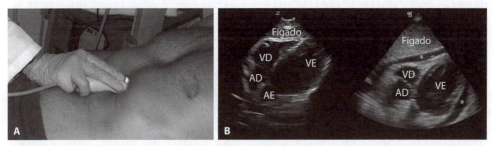

FIGURA 11 A: Janela subcostal, posição do transdutor. B: Janela subcostal negativa (esquerda) e positiva (direita) para presença de líquido livre no saco pericárdico.

recomenda-se ampliar a investigação com tomografia de abdome se o mecanismo de trauma exigir, mesmo que o exame do eFAST seja negativo, já que em sua maioria os traumas pediátricos são de menor gravidade e pode haver lesão de órgãos na cavidade abdominal sem surgimento de grande quantidade de líquido livre e, portanto, sem positividade no eFAST. Um artigo recentemente publicado por Kornblith et al. sugere que o exame físico estendido com POCUS no trauma abdominal, chamado pelos autores de exFAST, melhorou a acurácia do exame físico sozinho em predizer lesão de órgão intracavitário, sugerindo um potencial do eFAST para auxílio na indicação mais precisa de tomografias, podendo potencialmente diminuir a exposição dessa população de crianças à irradiação.

ABORDAGEM DA CRIANÇA EM CHOQUE UTILIZANDO O ULTRASSOM *POINT-OF-CARE*

Ecocardiograma focado para emergência

O ecocardiograma focado para emergência, feito pelo médico que está conduzindo o paciente crítico, tem por objetivo avaliar qualitativamente a função do ventrículo esquerdo e identificar derrame pericárdico se tamponamento cardíaco for a causa do choque. Ambas as informações podem ser determinantes para guiar o tratamento do paciente.

Uma das formas mais usadas para estimar função de ventrículo esquerdo é obtendo uma janela cardíaca chamada paraesternal eixo longo, na qual são visualizadas as estruturas demonstradas na Figura 12.

Nessa janela, a função do VE pode ser estimada de forma subjetiva por meio da variação de tamanho do ventrículo esquerdo entre sístole e diástole, que costuma ser maior que 40%, e observando a amplitude de abertura da válvula mitral, que costuma tocar o septo interventricular na diástole. Essa estimativa visual demonstrou boa concordância com medidas objetivas de fração de ejeção em estudos publicados (observe "Sugestões de leitura").

Nos pacientes em choque, ainda é possível ser encontrado no ecocardiograma um padrão hiperdinâmico, que consiste em taquicardia com variação no tamanho do ventrículo esquerdo visualmente normal.

Para detecção de derrame pericárdico, a janela mais utilizada é a chamada subxifoide ou subcostal. O derrame vai aparecer como uma estrutura anecoica, portanto de cor preta, ao redor do coração (Figura 11, A e B).

O tamponamento cardíaco é definido como o momento em que a efusão pericárdica passa a afetar a função cardíaca, diminuindo o débito cardíaco. Identificar prontamente um tamponamento iminente é fundamental, pois a efusão pericárdica pode ficar silente até o "fenômeno da última gota", quando o paciente passa de estável para crítico sem dar sinais prévios. Clinicamente, o tamponamento é identificado pela presença de hipotensão, abafamento de bulhas e distensão jugular, sinais que constituem a tríade de Beck. Esses achados, no entanto, são inacurados e estão presentes em menos da metade dos casos. O ecocardiograma focado tem papel fundamental em identificar a presença de tamponamento iminente nos pacientes ainda normotensos, mostrando o colapso do átrio ou ventrículo direitos na diástole.

No contexto do paciente hipotenso, a presença de derrame pericárdico levanta a possibilidade de tamponamento cardíaco como causa do choque. O tamponamento ocorre quando o derrame pericárdico reduz a complacência das câmaras cardíacas, levando à diminuição do retorno venoso, do débito cardíaco e da pressão arterial. A ausência de derrame pericárdico ao ultrassom exclui a possibilidade de tamponamento como causa do choque.

Volemia e avaliação da veia cava inferior

A volemia de um paciente pode ser acessada pela avaliação ultrassonográfica do diâmetro da veia cava inferior e sua variação com a respiração (Figura 13).

O diâmetro da veia cava inferior diminui na inspiração nos pacientes em respiração espontânea. Valores exatos de diâmetro e variação respiratória que determinam hipo, hiper ou euvolemia em crianças ainda não estão estabelecidos na literatura. A avaliação da cava é feita de forma qualitativa e princi-

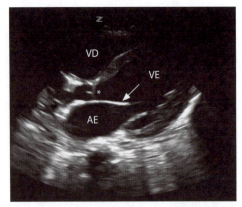

FIGURA 12 Janela cardíaca chamada paraesternal eixo longo. VD = ventrículo direito; VE: ventrículo esquerdo; AE: átrio esquerdo; seta: válvula mitral; *: via de saída da aorta.

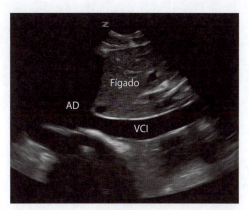

FIGURA 13 Veia cava inferior (VCI) em seu eixo longitudinal. AD: átrio direito.

palmente dinâmica por meio de reavaliações frequentes diante das medidas terapêuticas instituídas. Por exemplo, a administração de fluidos intravenosos deveria aumentar o diâmetro da veia cava inferior e diminuir sua variação com a respiração.

Em adultos, variações maiores que 50% com a respiração são sugestivas de hipovolemia. Mínima ou nenhuma variação com a respiração e veia cava inferior pletórica são sugestivas de obstrução ao retorno venoso, como em casos de tamponamento cardíaco, choque cardiogênico ou tromboembolismo pulmonar.

TABELA 1 Resumo das causas comuns de choque e seus prováveis achados de ultrassom *point-of-care*. Observe que a ausência desses achados ao ultrassom não exclui a possibilidade de determinado tipo de choque. Estes são os achados típicos em estágios avançados

Causa do choque	Diâmetro da veia cava/variação	Função de ventrículo esquerdo
Cardiogênico	Aumentado e ausência de variação respiratória (cava pletórica)	Disfunção moderada a grave
Tamponamento cardíaco	Aumentado e ausência de variação respiratória (cava pletórica)	Câmaras cardíacas diminuídas, com coração hiperdinâmico e derrame pericárdico; pode haver colapso de ventrículo e átrio direito na diástole
Hipovolemia	Diminuído e variação com a respiração maior que 50%	Coração hiperdinâmico
Sepse	Normalmente diminuído e variável com a respiração, mas pode estar aumentado se associado à disfunção ventricular	Normalmente hiperdinâmico, mas pode ser observada disfunção moderada a grave em alguns casos relacionados à sepse

CONCLUSÃO

O uso em conjunto das modalidades de ultrassom *point-of-care* descritas constitui-se atualmente como ferramenta essencial para a definição do padrão hemodinâmico no paciente crítico, proporcionando maior acurácia das medidas terapêuticas instituídas.

Além disso, pode ainda colaborar na elucidação da causa do choque em determinados pacientes.

SUGESTÕES DE LEITURA

1. Algieri I, Mongodi S, Chiumello D, Mojoli F, Cressoni M, Via G, et al. CT scan and ultrasound comparative assessment of PEEP-induced lung aeration changes in ARDS. Crit Care. 2014;18(suppl 1):P285.
2. Bouhemad B, Liu ZH, Arbelot C, Zhang M, Ferarri F, Le-Guen M, et al. Ultrasound assessment of antibiotic-induced pulmonary reaeration in ventilator-associated pneumonia. Crit Care Med. 2010;38(1):84-92.
3. Friedman LM, Tsung JW. Extending the focused assessment with sonography for trauma examination in children. 2011;12(1).
4. Kornblith AE, Graf J, Addo N, Newton C, Callcut R, Grupp-Phelan J, Jaffe DM. The utility of focused assessment with sonography for trauma enhanced physical examination in children with blunt torso trauma. Academic Emergency Medicine. 2020;27(9):866-875.
5. Lichenstein DA, Meziere GA. Relevance of lung ultrasound in the diagnosis of acute respiratory failure. Chest. 2008;134:117-125.
6. Marin JR, Abo AM, Arroyo AC, Doniger SJ, Fischer JW, Rempell R, et al. Pediatric emergency medicine point-of-care ultrasound: Summary of the evidence. Crit Ultrasound J. 2016;8:16.
7. Park DB, Presley BC, Cook T, Hayden GE. Point-of-care ultrasound for pediatric shock. Pediatr Emer Care. 2015;31:591-601.
8. Randazzo MR, Snoey ER, Levitt MA, Binder K. Accuracy of emergency physician assessment of left ventricular ejection fraction and central venous pressure using echocardiography. Acad Emerg Med. 2003;10(9).
9. Spencer KT, Kimura BJ, Korcarz CE, Pellikka PA, Rahko PS, Siegel RJ. Focused cardiac ultrasound: recommendations from the American Society of Echocardiography. J Am Soc Echocardiogr. 2013;26:567-81.
10. Volpicelli G, Elbarbary M, Blaivas M, Lichtenstein DA, Mathis G, Kirkpatrick AW, et al. International evidence-based recommendations for point-of-care lung ultrasound. Intensive Care Med. 2012;38:577-591.

73
Laboratório na emergência

Katharina Reichmann Rodrigues
Danielle Saad Nemer Bou Ghosn

PONTOS-CHAVE DESTE CAPÍTULO

- Os exames realizados na própria unidade (*point-of-care*) têm aumentado em importância e disponibilidade.
- A febre é uma queixa comum no departamento de emergência e, frequentemente, solicita-se dosagem de biomarcadores séricos como proteína C-reativa (PCR), procalcitonina (PCT) e lactato, com o objetivo de estratificar risco clínico.
- Testes rápidos para pesquisa viral têm ganhado bastante espaço nos últimos anos nos departamentos de emergência.

INTRODUÇÃO

Os exames laboratoriais são parte fundamental da avaliação clínica dos pacientes, podendo ser utilizados para auxiliar no diagnóstico ou dar informações prognósticas. No departamento de emergência, exames laboratoriais podem ser solicitados para auxiliar na avaliação complementar do paciente e até na definição de conduta. Entretanto, é importante que nesses casos o resultado esteja prontamente disponível, para não aumentarmos o tempo de permanência dos pacientes no pronto-socorro nem retardar a definição terapêutica. Por conta dessa necessidade de celeridade, os exames realizados na própria unidade (*point-of-care*) têm aumentado em importância e disponibilidade.

A febre é uma queixa comum no departamento de emergência e, frequentemente, solicita-se dosagem de biomarcadores séricos como proteína C-reativa (PCR), procalcitonina (PCT) e lactato, com o objetivo de estratificar risco clínico. Além disso, PCR e PCT são marcadores inflamatórios utilizados para ajudar na diferenciação entre infecções virais e bacterianas. Por fim, testes virais rápidos têm cada vez mais feito parte do conjunto de exames laboratoriais solicitados para pacientes que se apresentam no departamento de emergência com quadros febris. Neste capítulo, iremos discorrer sobre a eficácia de cada um desses exames, os exames *point-of-care* (POCT) e como podemos adicioná-los de forma adequada e embasada na tomada de decisões.

BIOMARCADORES INFLAMATÓRIOS: PCR E PCT

PCR é uma proteína de fase aguda que desempenha um papel importante na resposta imune inata. Ela é produzida no fígado em resposta à ação de algumas citocinas, como interleucina-1, interleucina-6 e fator de necrose tumoral. A PCR auxilia na ligação dos componentes do complemento e na fagocitose de patógenos por macrófagos. Além disso, ela também ajuda na eliminação de células necróticas e apoptóticas. Esse marcador começa a se elevar após cerca de 4 a 6 horas do estímulo inflamatório e dobra a cada 8 horas, atingindo o seu pico em 36 a 50 horas. Após a resolução do processo inflamatório, a PCR cai rapidamente. Isso ocorre porque a meia-vida desse biomarcador é curta, variando de 4 a 7 horas. Além de quadros infecciosos, outras condições clínicas podem aumentar o valor sérico da PCR. Doenças inflamatórias como doença inflamatória intestinal, artrite idiopática juvenil e doença de Kawasaki, queimaduras, pancreatite e cirurgias são alguns exemplos. Por outro lado, condições como insuficiência hepática e quadros imunossupressores podem prejudicar a síntese desse biomarcador. A PCR pode ser dosada tradicionalmente após coleta de amostra de sangue e encaminhamento ao laboratório. É interessante ressaltar que a hemólise presente na amostra coletada interfere na metodologia para a quantificação desse biomarcador. Recentemente foram desenvolvidas técnicas *point-of-care* (POC) de dosagem de PCR, que garantem que o seu resultado já esteja disponível após poucos minutos e à beira-leito. Um estudo observacional prospectivo realizado por Nijman et al. demonstrou diminuição significativa do tempo de permanência de crianças febris no departamento de emergência após implementação do PCR POC em um hospital universitário.

Embora valores elevados de PCR estejam associados a infecções bacterianas, quadros virais também podem resultar em aumentos significativos dessa proteína. Enterovírus, coronavírus (SARS-CoV-2) e herpes vírus são exemplos de agentes virais que podem desencadear aumentos importantes no nível da PCR. Um estudo observacional retrospectivo realizado por Huang et al. tinha como objetivo avaliar aspectos clínicos e laboratoriais de crianças com gengivoestomatite herpética. O valor sérico da PCR era maior do que 40 mg/dL em 29% dos casos e atingiu um valor máximo maior do que 100 mg/dL em 9,3% deles. O maior valor observado foi de 193,09 mg/dL.

A acurácia da PCR para o diagnóstico de quadros bacterianos varia a depender do valor de corte utilizado. Uma coorte prospectiva realizada por Verbakel et al. avaliou a acurácia da PCR *point-of-care* (POC) na identificação de infecção grave em crianças agudamente enfermas. Infecção grave foi definida como hemocultura positiva, meningite viral e bacteriana, apendicite comprovada por análise histológica, pneumonia identificada em radiografia de tórax, osteomielite comprovada por aspirado ósseo ou exame de imagem, celulite, gastroenterite bacteriana com identificação de agente etiológico em coprocultura e infecção do trato urinário. A prevalência de infecção grave nos 5.517 episódios agudos incluídos na análise foi de 4,9%. A acurácia da PCR na identificação desses quadros variou conforme o valor de corte utilizado (Tabela 1). Nenhum valor de PCR excluiu ou confirmou com 100% de acurácia infecções graves, mas uma dosagem maior do que 75 mg/dL aumentou em 5,4 vezes o risco de infecção grave e uma dosagem menor do que 20 mg/dL diminuiu esse risco em 11,5 vezes.

Procalcitonina (PCT) é um biomarcador fisiologicamente produzido e posteriormente convertido em calcitonina pelas células C da tireoide, que é um hormônio responsável por regular a calcemia. Insultos inflamatórios e infecciosos estimulam a sua síntese, não apenas pela glândula tireoide, mas também por outros órgãos e tecidos, como glândulas adrenais, rins, medula espinhal, cérebro, fígado, pâncreas, cólon, pulmões e tecido adiposo. A PCT produzida por fontes diferentes da tireoide não é convertida em calcitonina, o que justifica, por exemplo, níveis altos desse biomarcador sem o concomitante aumento de calcitonina em pacientes sépticos. Diversos insultos inflamatórios, infecciosos ou não, podem aumentar a concentração desse biomarcador no sangue. Câncer medular de tireoide e outros tumores neuroendócrinos, como câncer de pulmão de pequenas células e feocromocitoma, elevam os níveis de PCT. Além disso, infecções bacterianas e não bacterianas (como infecções fúngicas e malária), cirurgias, queimaduras e isquemia intestinal também resultam em níveis mais elevados de PCT. Por fim, alterações na função renal podem prejudicar o *clearance* desse biomarcador, não porque ele seja excretado pelos rins, mas pelo processo inflamatório associado à disfunção renal.

Uma característica interessante da PCT é que, quando comparada à proteína C-reativa (PCR), seus níveis séricos alteram-se mais precocemente. Isso foi demonstrado em uma análise realizada por Van der Kaay et al. em crianças com meningococcemia. Nesse estudo, os níveis de PCT elevaram-se rapidamente, atingindo um pico após 12 horas, enquanto a PCR alcançou o seu maior valor após 24 horas. A taxa de normalização da PCT também foi significativamente mais rápida do que a da PCR. A Figura 1 demonstra o comportamento desses dois biomarcadores ao longo do tempo.

A PCT tem se mostrado um bom biomarcador para ajudar na diferenciação entre quadros infecciosos virais e bacterianos. Isso ocorre porque na presença de agentes bacterianos há liberação de citocinas pró-inflamatórias, como TNF-alfa, IL-1β e IL-6, que aumentam a expressão do gene *CALC-1*, responsável pela produção da PCT em inúmeros tecidos do corpo. Por outro lado, infecções virais levam à liberação de um outro grupo de citocinas que atenuam a expressão do gene *CALC-1*. Assim, quadros virais não induzem o mesmo grau de

TABELA 1   Acurácia da proteína C-reativa (PCR) *point-of-care* (POC) no diagnóstico de infecção grave

Valor de corte da PCR	Sensibilidade (95% CI)	Especificidade (95% CI)	Valor preditivo negativo (95% CI)	Valor preditivo positivo (95% CI)
≥ 5 mg/dL	90,8 (86,6 a 94)	33,4 (32 a 34,7)	98,5 (97,7 a 99)	7,1 (6,3 a 8,0)
≥ 20 mg/dL	73,1 (67,2 a 78,4)	63,9 (62,5 a 65,2)	97,7 (97,1 a 98,2)	10,2 (8,9 a 11,7)
≥ 80 mg/dL	35 (29,2 a 41,1)	94,8 (94,1 a 95,4)	96,3 (95,7 a 96,8)	27,3 (22,6 a 32,5)
≥ 200 mg/dL	9,6 (6,3 a 13,9)	99,7 (99,5 a 99,9)	95,2 (94,5 a 95,7)	67,6 (50,2 a 82,0)

Todos os valores são apresentados em porcentagem com os seus respectivos intervalos de confiança (95% CI). PCR: proteína C-reativa. Fonte: Verbakel et al., 2018.

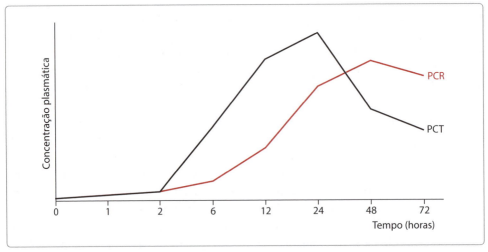

FIGURA 1 Comportamento da concentração plasmática de proteína C-reativa (PCR) e procalcitonina (PCT) ao longo do tempo.

elevação da PCT do que quadros bacterianos. Uma coorte prospectiva realizada por Laham et al. demonstrou sensibilidade de 80% e especificidade de 100% para o diagnóstico de coinfecção bacteriana em 40 lactentes admitidos em uma unidade de terapia intensiva pediátrica por bronquiolite. Uma metanálise realizada por Henry et al. demonstrou que a PCT tem alta acurácia em diferenciar meningite bacteriana de viral. Nessa análise, a sensibilidade e a especificidade desse biomarcador para essa diferenciação foram de 96% (92 a 98%) e de 89% (86 a 92%), respectivamente. Por fim, uma coorte prospectiva de 646 pacientes internados em UTI pediátrica evidenciou que a PCT tinha melhor papel em excluir do que confirmar quadros infecciosos, com razão de verossimilhança negativa de 0,3. É importante diferenciar sensibilidade e especificidade de razão de verossimilhança. Enquanto as duas primeiras auxiliam a entender o papel de rastreio de um teste em determinada população, a última é utilizada para ajudar na interpretação do resultado individual de um teste e deve ser analisada em conjunto com a probabilidade pré-teste de determinada condição.

Embora haja bastante heterogeneidade entre os estudos, a *performance* da PCT em diferenciar infecção viral de bacteriana parece ser superior à da PCR. No entanto, é importante ressaltar que atualmente o custo da PCT é 3 a 8 vezes maior do que o da PCR. Em um estudo realizado por Milcent et al., a acurácia da PCT em identificar infecções bacterianas invasivas em lactentes febris entre 7 e 91 dias de vida foi superior à da PCR. O desempenho da PCT variou conforme o valor de corte empregado. Para valores ≥ 0,3 ng/mL, a sensibilidade da PCT foi de 90% (68 a 99%) e a especificidade, de 78% (75 a 80%). A sensibilidade e a especificidade da PCR com níveis ≥ 20 mg/dL foram de 75% (51 a 91%) e de 75% (72 a 77%), respectivamente. Uma metanálise realizada por Simon et al. comparou o desempenho da PCT e da PCR na diferenciação entre infecção viral e bacteriana. Foram incluídos pacientes de todas as faixas etárias e a sensibilidade da

PCT foi superior (92 *versus* 86%). A especificidade de ambos esses marcadores foi semelhante (73 *versus* 70%).

Melhor do que se basear em apenas um biomarcador na determinação da etiologia de quadros infecciosos, é usar a associação de vários. Uma coorte prospectiva realizada em 64 UTIs pediátricas avaliou pacientes com síndrome da resposta inflamatória sistêmica e mostrou que a associação de proteína C-reativa (PCR) e PCT ajudou na diferenciação entre quadros virais e bacterianos. Embora a *performance* da PCT isolada tenha sido superior (uma área abaixo da curva ROC de 0,71, o que evidencia uma *performance* moderada), a associação de PCT e PCR melhorou a *performance* diagnóstica: a probabilidade pós-teste de infecção bacteriana foi de 74% quando ambas eram positivas e de apenas 3% quando ambas eram negativas.

A acurácia de marcadores inflamatórios no diagnóstico de infecção bacteriana aumenta significativamente quando associada a dados clínicos. Vários algoritmos foram desenvolvidos para estratificar o risco de infecção bacteriana invasiva no lactente febril. Alguns destes associam aos dados clínicos o valor laboratorial de marcadores inflamatórios. Um exemplo é o "Step-by-Step", que tem sensibilidade de 92% e especificidade de 46,9% para o diagnóstico de infecção bacteriana invasiva em lactentes febris jovens. Nesse algoritmo, os seguintes parâmetros são levados em consideração: estado geral, idade, leucócitos urinários, valores séricos de procalcitonina e proteína C-reativa e contagem absoluta de neutrófilos. O valor de corte utilizado para a PCR é de 20 mg/L e para a PCT, 0,5 ng/mL.

Estudos pediátricos têm demonstrado que a PCT apresenta um gradiente dose-resposta a depender da gravidade da doença. Assim, ela poderia ser utilizada na estratificação do risco de pacientes. Em geral, infecções localizadas (como infecção do trato urinário inferior) tendem a induzir uma elevação mínima nos níveis séricos de PCT quando comparadas com infecções bacterianas mais invasivas que causem síndrome da resposta inflamatória sistêmica (p. ex.: pielonefrite com bacteremia) ou que progridem para sepse ou choque séptico. Mesmo dentre as infecções virais, os níveis de PCT tendem a ser maiores quanto mais grave o paciente. Por fim, dentre pacientes hospitalizados, aqueles que evoluem para óbito tendem a ter valores maiores desse biomarcador do que sobreviventes. Uma revisão sistemática e metanálise realizada pelo *Pediatric Sepsis Definition Taskforce* e publicada em janeiro de 2022 se propôs a identificar dados demográficos, clínicos e laboratoriais que tivessem uma associação com o risco maior de morte em pacientes pediátricos com sepse, sepse grave e choque séptico. Estimativas combinadas de nove artigos (total de 1.729 pacientes, dos quais 26,7% morreram) demonstraram níveis médios maiores de PCT nos pacientes que morreram quando comparados aos que sobreviveram (7,8 ng/mL *versus* 4,8 ng/mL). Não foi possível estabelecer um valor de corte na dosagem de PCT a partir do qual o risco de morte fosse significativamente maior.

Dosagens seriadas de PCT provavelmente são mais acuradas em fornecer informações quanto ao prognóstico de pacientes do que medidas isoladas. Um estudo realizado por Hatherill et al. demonstrou que a ausência de queda nos valores de PCT após 24 horas de tratamento em pacientes pediátricos com choque séptico foi associada a uma maior taxa de mortalidade (44 *versus* 9%, p=0,02). Dosagens seriadas são especialmente importantes em condições pediátricas nas quais o valor inicial de PCT já é elevado em decorrência do insulto inflamatório inicial, como trauma, queimaduras e cirurgia cardíaca.

Estima-se que a identificação de agentes bacterianos ou fúngicos ocorra em cerca de 43% dos casos de sepse pediátrica. Apesar de todas as limitações metodológicas para identificação de patógenos, é razoável concluir que nem todos os pacientes com suspeita de sepse se beneficiam da introdução de agentes antimicrobianos. Portanto, levando-se em consideração que o uso inadequado de antibióticos leva ao surgimento de agentes resistentes, aumenta o risco de eventos adversos e os custos, seria bastante interessante a descoberta de biomarcadores que pudessem guiar o uso racional de agentes antimicrobianos. Tem-se estudado bastante o papel da procalcitonina em ajudar em três aspectos relacionados ao uso de antibióticos:

- Início de antibioticoterapia: embora valores mais elevados de procalcitonina tenham sido consistentemente associados a um risco maior de infecção bacteriana e sepse, um valor normal, isso não é suficiente para, de forma isolada, contraindicar a introdução empírica inicial de antibióticos em pacientes criticamente enfermos.
- Escalonamento de antibioticoterapia: até o momento, não há estudos pediátricos que avaliem se o uso da PCT como guia para escalonamento de antibiótico é benéfico. Há um amplo estudo realizado em adultos que foi conduzido em nove UTIs na Dinamarca que se propôs a estudar esse tema. Ele foi desenhado como um ensaio clínico randomizado e, no braço intervenção, optou-se por ampliar a terapia antimicrobiana quando os valores de PCT fossem maiores do que 1 ng/mL e não estivessem caindo > 10% em relação ao dia anterior. No braço controle, no qual os pacientes recebiam tratamento convencional, os clínicos eram cegos para o valor da PCT. Esse estudo concluiu que o escalonamento de antibióticos com base no valor de PCT não aumentou a sobrevida, mas levou ao uso mais frequente e prolongado de antibióticos de amplo espectro, a tempos maiores de internação hospitalar e a mais disfunções orgânicas.
- Cessação no uso de antibióticos: há uma evidência robusta na literatura sobre o uso de PCT para guiar descalonamento de antibióticos em pacientes adultos. Com base nisso, foi publicado em 2019 um consenso internacional que sugere a dosagem seriada de PCT a cada 24 a 48 horas e recomenda a descontinuação de antibióticos quando os valores de PCT forem menores do que 0,5 ng/mL ou quando seus níveis baixarem mais do que 80% do seu valor de pico. No contexto da pediatria, existe um estudo observacional que avaliou crianças criticamente enfermas com síndrome da resposta inflamatória sistêmica. Nesse estudo, concluiu-se que o uso de um algoritmo para cessação de antibiótico com base em valores de PCT < 1 ng/mL e de PCR < 4 mg/dL, associado a culturas negativas e ausência de sinais focais de infecção, levou a um tempo significativamente menor de antibioticoterapia sem piora dos desfechos clínicos.

LACTATO

O lactato é um produto do metabolismo da glicose e do piruvato, e resulta do processo de transformação da glicose em energia para as células quando não há quantidade suficiente de oxigênio (processo denominado glicólise anaeróbia). No entanto, mesmo em condições aeróbicas há produção de lactato, mas em menor quantidade. Esse metabólito é excretado pela urina e pelo suor e 60% da sua metabolização ocorre no fígado.

Ao menos quatro mecanismos patológicos podem levar ao aumento nos níveis séricos de lactato:

- Glicólise anaeróbia em pacientes hipoperfundidos (principalmente na presença de anormalidades microcirculatórias graves).
- Glicólise aeróbia relacionada ao estresse e induzida por descarga adrenérgica.
- *Clearance* hepático comprometido.
- Disfunção mitocondrial limitando o metabolismo de piruvato. Uma queda nos níveis séricos do lactato é geralmente interpretada como uma diminuição da sua produção decorrente de uma melhora no *status* circulatório

No entanto, o *clearance* do lactato em pacientes com sepse ou choque séptico pode estar comprometido. Portanto, a persistência de hiperlactatemia ou mesmo um aumento no nível de lactato sérico pode refletir um menor *clearance* ao invés de uma maior produção (achado tipicamente encontrado em pacientes com hepatite isquêmica).

Em adultos, um valor de lactato maior do que 2 mmol/L ou 36 mg/dL foi incorporado à definição de choque séptico. No entanto, o *guideline* internacional pediátrico do *Surviving Sepsis Campaign* de 2020 não estabeleceu uma recomendação em relação ao uso do lactato para estratificar crianças com suspeita de choque séptico ou de disfunções orgânicas associadas à sepse em baixo ou alto risco de ter sepse ou choque séptico. Já o consenso latino-americano de manejo de sepse em crianças de 2022 não recomenda o uso do lactato para a estratificação de pacientes pediátricos em sepse (forte recomendação, baixo nível de evidência). Em crianças, diversos estudos observacionais já demonstraram associação entre níveis elevados de lactato e desfechos piores. No entanto, o corte ideal para determinar "hiperlactatemia" ainda é incerto. Uma coorte multicêntrica incluiu 1.697 crianças menores de 16 anos que foram admitidas em UTIs pediátricas da Austrália e da Nova Zelândia com o diagnóstico de sepse e choque séptico. Nessa casuística, a mortalidade de crianças com hipotensão e necessidade de agentes vasoativos foi 32% naquelas que tinham níveis séricos de lactato maiores do que 2 mmol/L ou 36 mg/dL e de 16,1% naquelas que tinham níveis séricos menores do que esse corte (dosagem obtida dentro da primeira hora de internação na unidade de terapia intensiva). Outro estudo pediátrico que incluiu 1.109 crianças criticamente enfermas admitidas na UTI também se propôs a avaliar o papel do lactato na sepse pediátrica. Amostras de lactato arterial foram obtidas no intervalo de 2 horas após a admissão na UTI, e valores superiores a 4 mmol/L ou 72 mg/dL foram consistentemente associados a uma maior mortalidade. Embora os níveis séricos de lactato possam ser influenciados pelas condições de coleta, tanto lactato arterial como venoso foram associados de forma independente com um risco maior de morte. Uma revisão sistemática e metanálise realizada pelo *Pediatric Sepsis Definition Taskforce* e publicada em janeiro de 2022 se propôs a identificar dados demográficos, clínicos e laboratoriais que tivessem uma associação com o risco maior de morte em pacientes pediátricos com sepse, sepse grave e choque séptico. Estimativas combinadas de 17 artigos (total de 4.767 pacientes, dos quais 18,9% morreram) demonstraram níveis médios maiores de lactato nos pacientes que morreram quando comparados aos que sobreviveram (4,6 mmol/L ou 82,8 mg/dL versus 2,7 mmol/L ou 48,6 mg/dL)). Não foi possível estabelecer um valor de corte na dosagem de lactato a partir do qual o risco de morte fosse significativamente maior. É interessante observar que 88,3% dos pacientes incluídos nessa análise foram primariamente avaliados na UTI, enquanto apenas 1,3 e 8% no pronto-socorro e na enfermaria, respectivamente. Isso pode ter resultado em uma sub-representação de variáveis clínicas iniciais usadas para diferenciar doença febril autolimitada de doença crítica, o que pode ser importante nas definições de sepse projetadas para a fase pré-UTI da doença. Por fim, 98,1% dos estudos incluídos nessa metanálise foram realizados em países de renda alta ou média alta.

O *guideline* internacional pediátrico do *Surviving Sepsis Campaign* de 2020 recomenda que medidas seriadas de lactato, em associação a outros dados clínicos, sejam utilizadas para guiar a ressuscitação de crianças com choque séptico ou disfunções orgânicas associadas a sepse (recomendação fraca, qualidade de evidência muito baixa). Já o consenso latino-americano de manejo de sepse em crianças de 2022 sugere que medidas seriadas e variações temporais nos valores séricos de lactato possam ser úteis para avaliar a evolução clínica e guiar a ressuscitação de pacientes pediátricos em sepse (forte recomendação, baixo nível de evidência). Uma coorte pediátrica prospectiva realizada por Scott et al. avaliou 77 pacientes < 18 anos que foram atendidos no departamento de emergência com quadro infeccioso e disfunção orgânica. Nesse estudo, o valor sérico de lactato foi obtido na chegada e após 2 e/ou 4 horas de ressuscitação. Após 48 horas, a persistência ou não de disfunções orgânicas foi avaliada com base em dados clínicos e laboratoriais. Normalização nos níveis de lactato, definida como valores < 2 mmol/L ou 36 mg/dL, foi associada a um risco menor de disfunção orgânica persistente (risco relativo ajustado de 0,47, 0,29-0,78). No entanto, uma redução em 10% nos níveis séricos de lactato não foi associada a uma diminuição desse risco (risco relativo ajustado de 0,75, 0,38-1,5).

TESTES PARA DIAGNÓSTICO ETIOLÓGICO

Testes rápidos para pesquisa viral têm ganhado bastante espaço nos últimos anos nos departamentos de emergência. Como qualquer exame complementar, é importante conhecer a *performance* diagnóstica do teste empregado e associá-la a dados clínicos e epidemiológicos. A maior parte desses testes apresenta sensibilidade intermediária e alta especificidade, ou seja, quando positivos são capazes de confirmar a presença do agente, mas o resultado negativo não necessariamente afasta a infecção. A pesquisa rápida de Influenza A e B, por exemplo, tem sido amplamente utilizada em prontos-socorros. Esse teste é um imunoensaio cromatográfico para a detecção de partículas virais de Influenza A e B e o seu resultado fica disponível rapidamente (o tempo varia entre 20 min e 2 horas, a depender do laboratório). A sua sensibilidade varia de 50 a 70%, e a sua especificidade atinge o valor de 95%. Outro exame bastante utilizado é o teste molecular RT-PCR (PCR em tempo real) para identificação do vírus SARS-CoV-2. A sensibilidade desse teste varia de acordo com a qualidade do material coletado e o tempo de coleta a partir do início dos sintomas. Em pacientes assintomáticos ou em coletas precoces, antes do terceiro dia de sintomas, essa sensibilidade é menor. A especificidade desse exame é bastante alta, atingindo o valor de 99%. O resultado do RT-PCR para SARS-CoV-2 fica disponível após 1 a 3 dias da sua coleta, a depender do laboratório e da demanda pela realização do exame. Existe também um teste para detecção de antígeno de SARS-CoV-2 que utiliza o método imunocromatográfico. A sua sensibilidade e especificidade atingem valores de 84,4 e 99%, respectivamente. A grande vantagem desse teste é que o seu resultado fica disponível mais rapidamente (entre 20 minutos e 2 horas). No entanto, a taxa de falso-negativos é maior quando comparada à do RT-PCR.

Embora um resultado positivo para um patógeno viral respiratório diminua a chance de infecção bacteriana, ele não exclui a presença de coinfecção. Um estudo multicêntrico prospectivo mostrou que um resultado positivo para Influenza em lactentes febris diminuiu em 81% a chance de infecção bacteriana severa (IBS). No entanto, a incidência de IBS em lactentes com identificação de Influenza foi de 2,5%. Outro estudo demonstrou que um resultado positivo para vírus sincicial respiratório (VSR) em lactentes febris diminuiu em 40% a chance de IBS. A incidência de infecção bacteriana severa em paciente com pesquisa viral positiva para VSR foi de 7%. Em ambos os estudos, a principal infecção bacteriana identificada foi infecção do trato urinário e nenhum paciente com teste viral positivo recebeu o diagnóstico de meningite bacteriana.

Outra modalidade de teste para pesquisa de agentes etiológicos que têm ganhado espaço nos últimos tempos são os painéis moleculares (FilmArrays®), que utilizam técnicas de biologia molecular para detectar simultaneamente diversos patógenos. Além disso, esses painéis têm a vantagem de terem um rápido tempo de reação: apenas 1 hora. O número e o tipo de patógenos estudados dependem do sítio de coleta e do *kit* utilizado. Por exemplo, o FilmArray respiratório da BioFire® investiga a presença de diversos agentes virais (adenovírus, coronavírus HKU1, NL63, 229E e OC43, SARS-CoV-2, metapneumovírus, rhinovírus/enterovírus, influenza A, A/H1, A/H3, 1/H1-2009 e B, Parainfluenza 1, 2, 3 e 4 e vírus sincicial respiratório) e de quatro agentes bacterianos (*Bordetella parapertussis, Bordetella pertussis, Chlamydia pneumoniae, Mycoplasma pneumoniae*). A sensibilidade e a especificidade gerais desse teste são de 97,1 e 99,3%, respectivamente. Existem outros painéis moleculares desenhados para investigar os principais agentes etiológicos associados a outros diagnósticos clínicos, como infecção de corrente sanguínea, infecções gastrintestinais, meningites/encefalites, pneumonia e osteomielite/pioartrite. O FilmArray para identificação de patógenos gastrintestinais, por exemplo, identifica diferentes agentes bacterianos e virais (*Campylobacter jejuni, coli* e *upsaliensis, Clostridium difficile, Plesiomonas shigelloides, Salmonella, Yersinia enterocolitica, Vibrio cholerae*, diferentes tipos de *E. coli, Shigella*, Adenovírus, Rotavírus, Norovírus, dentre outros), além de parasitas (*Cryptosporidium, Cyclospora cayetanensis, Entamoeba histolytica* e *Giardia lamblia*). É importante frisar que os resultados de todos esses testes devem ser interpretados levando em consideração a sua *performance* diagnóstica e somados a dados de história e exame físico.

GASOMETRIA POCT

A realização de exame de gasometria direto no setor de atendimento do paciente (POCT) possibilita a obtenção de resultados de distúrbios ácido-básicos e hidroeletrolíticos com mais rapidez, encurtando o tempo necessário para decisão clínica, conforme demonstrado em estudo observacional realizado na Finlândia. Dessa forma, em quadros graves, como cetoacidose diabética ou hipercalemia, é possível instituir terapêutica precoce, melhorando a evolução do paciente.

FITA URINÁRIA

Queixas urinárias são causas frequentes de procura ao pronto-socorro infantil, sendo que a utilização de fitas urinárias para o diagnóstico de infecção do trato urinário mostrou boa acurácia, apesar de aumentar a prescrição de antibiótico. Dessa forma, o uso desse método pode trazer benefícios como método de triagem, mas deve ser considerada a realização de urina do tipo 1 ou aguardar urocultura antes da definição de prescrição de antibiótico para pacientes em bom estado geral.

A fita pode ser utilizada ainda para detecção de hematúria, de cetonúria e medida de densidade urinária. Pode também ser utilizada para avaliação de pH da lágrima em casos de queimadura ocular por substâncias alcalinas.

CONCLUSÃO

Proteína C-reativa e procalcitonina são biomarcadores frequentemente utilizados no departamento de emergência para ajudar na diferenciação entre quadros bacterianos e virais. Apesar de a PCT ter um melhor desempenho em relação à PCR, nenhuma das duas é suficientemente sensível ou específica para ser utilizada isoladamente no diagnóstico de infecção bacteriana e/ou de sepse. Além disso, embora valores elevados de PCT detectados no início de quadros de sepse estejam associados a piores desfechos, dosagens seriadas desse biomarcador são mais acuradas em fornecer informações prognósticas. PCT também pode ser utilizada para guiar de forma segura a cessação de agentes antimicrobianos. Embora não haja um valor de corte ideal, há uma associação entre níveis elevados de lactato e maior gravidade clínica. Além disso, medidas seriadas e variações temporais nos valores séricos de lactato podem ser úteis para avaliar a evolução clínica e para guiar a ressuscitação de pacientes pediátricos em sepse. Por fim, testes rápidos para identificação de agentes etiológicos estão sendo cada vez mais utilizados no pronto-socorro. É fundamental que se conheça a *performance* diagnóstica desses testes, que deve ser somada a dados clínicos e epidemiológicos durante a tomada de decisões.

Os exames POCT são uma ótima ferramenta para definição mais precoce de diagnóstico e conduta, porém a acurácia pode ser menor quando comparada com o método tradicional, então é importante avaliar a indicação em cada caso.

SUGESTÕES DE LEITURA

1. Bai Z, Zhu X, Li M, Hua J, Li Y, Pan J, Wang J, Li Y. Effectiveness of predicting in-hospital mortality in critically ill children by assessing blood lactate levels at admission. BMC Pediatr. 2014;14:83.
2. Becker KL, Nylen ES, White JC, Muller B, Snider RH, Jr. Clinical review 167: procalcitonin and the calcitonin gene family of peptides in inflammation, infection, and sepsis: a journey from calcitonin back to its precursors. J Clin Endocrinol Metab. 2004;89:1512-25.
3. Brandon MH, et al. Procalcitonin as a serum biomarker for differentiation of bacterial meningitis from viral meningitis in children: evidence from a meta-analysis. Clin Pediatr (Phila). 2016;55(8):749-64.
4. Casado-Flores J, Blanco-Quirós A, Nieto M, Asensio J, Fernández C. Prognostic utility of the semi-quantitative procalcitonin test, neutrophil count and C-reactive protein in meningococcal infection in children. Eur J Pediatr. 2006;165:26-9.
5. Celebi S, Koner O, Menda F, Balci H, Hatemi A, Korkut K, Esen F. Procalcitonin kinetics in pediatric patients with systemic inflammatory response after open heart surgery. Intensive Care Med. 2006;32:881-7.
6. Chen M, Lu X, Hu L, Liu P, Zhao W, Yan H, et al. Development and validation of a mortality risk model for pediatric sepsis. Medicine (Baltimore). 2017;96(20):e6923.
7. Craver RD, Abermanis JG. Dipstick only urinalysis screen for the pediatric emergency room. Pediatr Nephrol. 1997;11(3):331-3.
8. Downes KJ, Fitzgerald JC, Schriver E, Boge CLK, Russo ME, Weiss SL, et al. Implementation of a pragmatic biomarker-driven algorithm to guide antibiotic use in the pediatric intensive care unit: the Optimizing Antibiotic Strategies in Sepsis (OASIS) II Study. J Pediatr Infect Dis Soc. 2020;9:36-43.
9. Downes KJ, Fitzgerald JC, Weiss SL. Utility of Procalcitonin as a biomarker for sepsis in children. J Clin Microbiol. 2020;58(7):e01851-19.
10. Dyer EM, Waterfiel T, Baynes H. How to use C-reactive protein. Arch Dis Child Educ Pract Ed. 2019;104(3):150-3.
11. Fernández-Sarmiento J, De Souza DC, Martinez A, Nieto V, López-Herce J, Soares Lanziotti V, et al. Latin American Consensus on the Management of Sepsis in Children: Sociedad Latinoamericana de Cuidados Intensivos Pediátricos [Latin American Pediatric Intensive Care Society] (SLACIP) Task Force: Executive Summary. J Intensive Care Med. 2022;37(6):753-63.
12. Gomes B, et al. Validation of the "Step-by-Step" approach in the management of young febrile infants. Pediatrics. 2016;138(2):e20154381.
13. Hatherill M, Tibby SM, Turner C, Ratnavel N, Murdoch IA. Procalcitonin and cytokine levels: relationship to organ failure and mortality in pediatric septic shock. Crit Care Med. 2000;28:2591-4.
14. Hernandez G, Bellomo R, Bakker J. The ten pitfalls of lactate clearance in sepsis. Intensive Care Med. 2019;45(1):82-5.
15. Huang CW, Hsien CH, Lin MR, Huang YC. Clinical features of gengivostomatitis due to primary infection of herpes simplex virus in children. BMC Infect Dis. 2020;20(1):782.
16. Jensen JU, Hein L, Lundgren B, Bestle MH, Mohr TT, Andersen MH, et al. Procalcitonin-guided interventions against infections to increase early appropriate antibiotics and improve survival in the intensive care unit: a randomized trial. Crit Care Med. 2011;39:2048-58.
17. Kankaanpää M, Holma-Eriksson M, Kapanen S, Heitto M, Bergström S, Muukkonen L, et al. Comparison of the use of comprehensive point-of-care test panel to conventional laboratory process in emergency department. BMC Emerg Med. 2018;18(1):1-6.
18. Krief WI, et al. Influenza virus infection and the risk of serious bacterial infection in young febrile infants. Pediatrics. 2009;124(1):30-9.
19. Laham JL, et al. Procalcitonin to predict bacterial coinfection in infants with acute bronchiolitis. Pediatr Emerg Care. 2014;30(1):11-5.
20. Lautz AJ, Dziorny AC, Denson AR, O'Connor KA, Chilutti MR, Ross RK, Gerber JS, Weiss SL. Value of procalcitonin measurement for early evidence of severe bacterial infections in the pediatric intensive care unit. J Pediatr. 2016;179:74-81.e2.
21. Levine DA, et al. Risk of serious bacterial infection in young febrile infants with respiratory syncytial virus infections. Pediatrics. 2004;113(6):1728-34.
22. Lin K-H, et al. Serum procalcitonin and C-reactive protein levels as markers of bacterial infection: A systematic review and meta-analysis. Diagn Microbiol Infect Dis. 2014;80(1):72-8.
23. Liu D, Su L, Han G, Yan P, Xie L. Prognostic value of procalcitonin in adult patients with sepsis: a systematic review and meta-analysis. PLoS One. 2015;10:e0129450.
24. Maniaci V, Dauber A, Weiss S, Nylen E, Becker KL, Bachur R. Procalcitonin in young febrile infants for the detection of serious bacterial infections. Pediatrics. 2008;122:701-10.
25. Maniaci V, et al. Use of procalcitonin assays to predict serious bacterial infection in young febrile infants. Pediatrics. 2008;122(4):701-10.
26. Menon K, Schlapbach LJ, Akech S, Argent A, Biban P, Carrol ED, et al.; Pediatric sepsis definition taskforce of the Society of Critical Care Medicine. Criteria for Pediatric Sepsis-A Systematic Review and Meta-Analysis by the Pediatric Sepsis Definition Taskforce. Crit Care Med. 2022;50(1):21-36.

27. Milcent K, Faesch S, Gras-Le Guen C, Dubos F, Poulalhon C, Badier I, et al. Use of procalcitonin assays to predict serious bacterial infection in young febrile infants. JAMA Pediatr. 2016;170:62-9.
28. Morgenthaler NG, Struck J, Chancerelle Y, Weglöhner W, Agay D, Bo-huon C, Suarez-Domenech V, Bergmann A, Müller B. Production of procalcitonin (PCT) in non-thyroidal tissue after LPS injection. Horm Metab Res. 2003;35:290-5.
29. Nijman RG, Moll HA, Vergouwe Y, Rijke YB, Oostenbrink R. C-Reactive protein bedside testing in febrile children lowers lenght of stay at mergency department. Pediatr Emerg Care. 2015;31(9):633-9.
30. Prout AJ, Talisa VB, Carcillo JA, Decker BK, Yende S. Bacterial and fungal etiology of sepsis in children in the United States: reconsidering empiric therapy. Crit Care Med. 2020;48:e192-e199.
31. Ramlakhan SL, Burke DP, Goldman RS. Dipstick urinalysis for the emergency department evaluation of urinary tract infections in infants aged less than 2 years. Eur J Emerg Med. 2011;18(4):221-4.
32. Schlapbach LJ, MacLaren G, Festa M, Alexander J, Erickson S, Beca J, et al.; Australian & New Zealand Intensive Care Society (ANZICS) Centre for Outcomes & Resource Evaluation (CORE) and Australian & New Zealand Intensive Care Society (ANZICS) Paediatric Study Group. Prediction of pediatric sepsis mortality within 1 h of intensive care admission. Intensive Care Med. 2017;43(8):1085-96.
33. Schlapbach LJ, MacLaren G, Straney L. Venous vs arterial lactate and 30-day mortality in pediatric sepsis. JAMA Pediatr. 2017;171(8):813.
34. Schuetz P, Beishuizen A, Broyles M, Ferrer R, Gavazzi G, Gluck EH, et al. Procalcitonin (PCT)-guided antibiotic stewardship: an international experts consensus on optimized clinical use. Clin Chem Lab Med. 2019;57:1308-18.
35. Scott HF, Brou L, Deakyne SJ, Fairclough DL, Kempe A, Bajaj L. Lactate clearance and normalization and prolonged organ dysfunction in pediatric sepsis. J Pediatr. 2016;170:149-55.e1-4.
36. Scott HF, Brou L, Deakyne SJ, Kempe A, Fairclough DL, Bajaj L. Association between early lactate levels and 30-day mortality in clinically suspected sepsis in children. JAMA Pediatr. 2017;171(3):249-55.
37. Shankar-Hari M, Phillips GS, Levy ML, Seymour CW, Liu VX, Deutschman CS, et al.; Sepsis Definitions Task Force. Developing a new definition and assessing new clinical criteria for septic shock: for the Third International Consensus Definitions for Sepsis and Septic Shock (Sepsis-3). JAMA. 2016;315(8):775-87.
38. Simon L, Saint-Louis P, Amre DK, Lacroix J, Gauvin F. Procalcitonin and C-reactive protein as markers of bacterial infection in critically ill children at onset of systemic inflammatory response syndrome. Pediatr Crit Care Med. 2008;9:407-13.
39. Van der Kaay DCM, et al. Procalcitonin as a prognostic marker in meningococcal disease. Intensive Care Med. 2002;28(11):1606-12.
40. Verbakel JY, et al. Point of care C reactive protein to identify serious infection in acutely ill children presenting to hospital: prospective cohort study. Arch Dis Child. 2018;103(5):420-6.
41. Watson JR, Sánchez PJ, Spencer JD, Cohen DM, Hains DS. Urinary tract infection and antimicrobial stewardship in the emergency department. Pediatr Emerg Care. 2018;34(2):93-5.
42. Weiss SL, Peters MJ, Alhazzani W, Agus MSD, Flori HR, Inwald DP, et al. Surviving sepsis campaign international guidelines for the management of septic shock and sepsis-associated organ dysfunction in children. Intensive Care Med. 2020;46(Suppl 1):10-67.

74
Procedimentos de emergência em pediatria

Anarella Penha Meirelles de Andrade
Carlos Renato Yatuhara

PONTOS-CHAVE DESTE CAPÍTULO
- Identificar os principais procedimentos em emergência/urgência pediátrica.
- Reconhecer as complicações dos principais procedimentos.

INTRODUÇÃO

O atendimento da criança e do adolescente em caráter de emergência requer, com frequência, o estabelecimento de acesso venoso periférico ou central e de realização de procedimentos invasivos com intuito terapêutico ou diagnóstico. Este capítulo contém orientações técnicas para a execução dos principais procedimentos realizados na emergência pediátrica.

Grande parte desses procedimentos envolve situações de medo, ansiedade e dor, por isto a preparação para a realização desses procedimentos deve incluir a orientação da criança e dos responsáveis sobre o procedimento, a analgesia e a sedação, se necessário, e a informação dos seus riscos e complicações.

PUNÇÃO VENOSA PERIFÉRICA

- Indicação: obtenção de amostra de sangue para análise laboratorial, administração de fluidos, medicação e hemoderivados.
- Complicações: flebite, hematoma, trombose, celulite e infiltração.

Técnica

1. Selecionar a veia a ser puncionada (Figura 1).
2. Utilizar um garrote acima do local a ser puncionado.
3. Realizar assepsia do local.
4. Introduzir o cateter periférico em um ângulo de 45º em direção à veia.

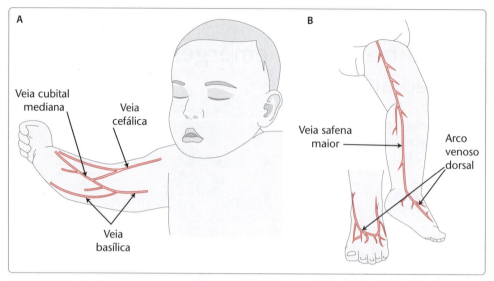

FIGURA 1 Locais de acesso venoso periférico. A: membros superiores; B: membros inferiores.

5. Quando refluir sangue, retirar a agulha e introduzir o restante do cateter, quando utilizado sobre a agulha.
6. Retirar o garrote.
7. Colocar o conector e injetar soro fisiológico para testar a permeabilidade da veia.
8. Fixar o dispositivo com fita adesiva.

PUNÇÃO DE CATETER VENOSO CENTRAL

- Indicação: impossibilidade de acesso periférico, necessidade de infusão de drogas em via central (drogas vasoativas, solução hipertônica ou nutrição parenteral), instalação de marca-passo de emergência e acesso para realizar hemodiálise, plasmaférese, *extracorporeal membrane oxygenation* (ECMO) e hemofiltração. Possibilita monitoração da pressão venosa central.
- Complicações: infecção, sangramento, perfuração venosa ou arterial, pneumotórax, hemotórax, trombose e embolismo gasoso, do cateter ou do fio-guia.

A escolha do cateter varia conforme a idade e o peso da criança, como mostra a Tabela 1.

TABELA 1 Escolha do cateter

Idade (peso)	Cateter	Tamanho
Recém-nascido (4 a 8 kg)	3.0 French	5 a 12 cm
< 1 ano (5 a 15 kg)	3.0 a 4.0 French	5 a 12 cm
1 a 8 anos (10 a 30 kg)	4.0 a 5.0 French	5 a 25 cm
8 anos (25 a 70 kg)	5.0 a 8.0 French	5 a 30 cm

Técnica

1. Fazer antissepsia ampla de todo o local e montar campos estéreis.
2. Paramentar-se para procedimento estéril, colocar campos.
3. Fazer anestesia com xilocaína 2% sem vasoconstritor no local de punção.
4. Inserir a agulha na pele, conectada à seringa de 5 mL com aspiração constante.

5. Quando puncionar a veia, o fluxo deve ser contínuo e abundante. Nesse ponto, dependendo do material disponível, pode-se optar por uma das técnicas descritas a seguir.

Cateter dentro da agulha

1. A seringa é desconectada, sem deslocar a agulha de sua posição original, ocluir a luz da agulha com o polegar.
2. Inserir o cateter, que deve correr livremente por dentro da agulha. Se houver dificuldade na progressão, o cateter deve ser retirado com a agulha e nunca através dela, pelo risco de rompimento e embolismo.
3. Introduzir o cateter até a posição central e injetar soro fisiológico para testar se há fluxo e refluxo adequados.
4. Retirar a agulha e cobri-la com o protetor.
5. Fixar o cateter com sutura na pele.
6. Radiografar para confirmar o local do cateter.

Técnica de Seldinger modificada (Figura 2)

1. Desconectar a seringa sem deslocar a agulha.
2. Inserir o fio-guia através da agulha e retirá-la.
3. Passar o dilatador através do fio-guia na pele e no tecido subcutâneo com movimentos rotatórios.
4. Retirar o dilatador.
5. Inserir o cateter através do fio-guia até atingir posição central.
6. Retirar o fio-guia.
7. Fixar o cateter com sutura na pele.
8. Radiografar para confirmar o local do cateter.

Vias de acesso

Veia jugular externa

A cateterização da veia jugular externa é relativamente segura por ela ser uma veia superficial e de fácil visualização. As desvantagens são a dificuldade de posicionamen-

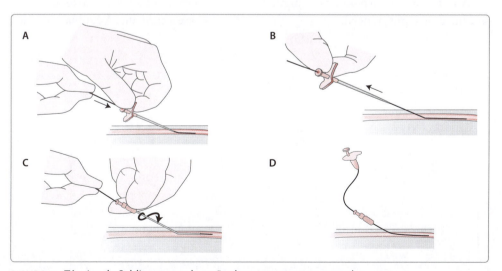

FIGURA 2 Técnica de Seldinger para locação de cateter venoso central.

to central do cateter por causa do ângulo agudo entre a veia jugular externa e a veia subclávia, e o potencial comprometimento da via aérea em virtude do posicionamento do pescoço para visualização da veia. A jugular externa também pode ser puncionada como acesso periférico.

Técnica
- Posicionar o paciente em Trendelenburg a 30°, em decúbito dorsal horizontal com coxim sobre os ombros.
- Fazer a extensão do pescoço e a lateralização da cabeça de 45° para o lado oposto da punção e fixar com fitas adesivas.
- A punção é realizada sob visualização direta. Usar uma das mãos para ocluir temporariamente a veia logo acima da clavícula, para facilitar a visualização.

Veia jugular interna

Apresenta a vantagem de menor risco de pneumotórax comparado à subclávia e, em caso de ocorrer hematoma, pode ser realizada compressão com facilidade.

Alguns fatores tornam a veia jugular interna direita preferencial:

- A cúpula pulmonar direita é menos elevada que a esquerda, diminuindo a chance de pneumotórax.
- Não há risco de lesão do ducto torácico.
- O trajeto do cateter pela veia jugular interna direita em direção ao átrio direito é mais reto.

Técnica
- Posicionar o paciente da mesma forma que a descrita para o acesso da veia jugular externa.
- Identificar o músculo esternocleidomastóideo e a clavícula e escolher uma das três vias de acesso (Figura 3):
  A. Anterior: a punção é realizada no ponto médio da borda anterior do músculo esternocleidomastóideo. A agulha é inserida em um ângulo de 30°, passando sob o feixe esternal do músculo em direção ao mamilo ipsilateral.
  B. Central: o local de punção é o ápice do trígono formado pelos feixes esternal e clavicular do músculo esternocleidomastóideo, tendo como base a clavícula. A agulha é inserida

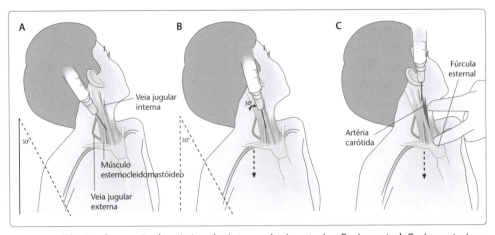

FIGURA 3 Técnica de punção da veia jugular interna. A: via anterior; B: via central; C: via posterior.

em um ângulo de 45° em direção ao mamilo ipsilateral.
C. Posterior: a punção é realizada no terço inferior da borda posterior do feixe clavicular do músculo esternocleidomastóideo (logo abaixo do seu cruzamento com a veia jugular externa), passando sob o músculo, em direção à fúrcula esternal.

Veia femoral

A cateterização da veia femoral permite acesso à veia cava inferior. Por ser de fácil acesso e não atrapalhar a ressuscitação cardiorrespiratória, é a técnica de escolha durante situações de emergência.

Técnica
- Posicionar o paciente em decúbito dorsal horizontal, com os membros inferiores levemente flexionados e em discreta rotação externa. O uso de um pequeno coxim sob as nádegas, retificando a região perineal, facilita o procedimento (Figura 4).

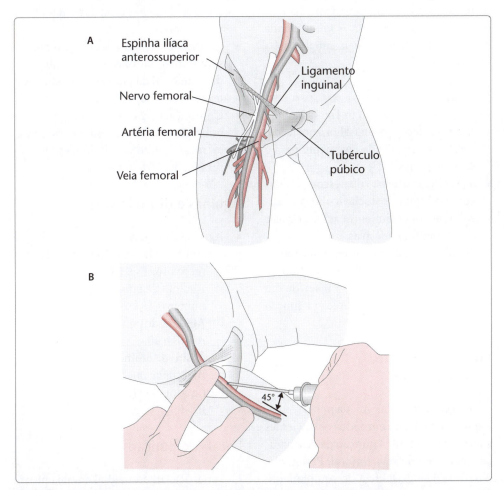

FIGURA 4 A: anatomia da veia femoral; B: técnica de punção da veia femoral.

- Localizar o pulso da artéria femoral e puncionar em um ângulo de 45° paralelamente à artéria, 1,5 a 2 cm abaixo do ligamento inguinal e 0,5 a 1 cm medialmente à artéria. Nos casos em que o pulso não for palpável, o local de punção deverá ser no ponto médio entre a sínfise púbica e a crista ilíaca anterossuperior.

Veia subclávia

Não é uma via de escolha pelos riscos de complicações como pneumotórax, hemotórax e punção da artéria subclávia, apesar de alguns estudos mostrarem que, quando realizada por médicos experientes, a taxa de complicação é menor. A via utilizada para a cateterização da veia subclávia é a infraclavicular.

Técnica

- Posicionar o paciente em Trendelenburg a 30°, em decúbito dorsal horizontal com a cabeça lateralizada levemente para o lado de punção.
- Fazer hiperextensão do pescoço e abertura do ângulo costoclavicular com auxílio de um coxim entre as escápulas e fixar com fitas adesivas.
- A punção é realizada entre o terço médio e o terço externo da clavícula na borda inferior dela. A agulha é inserida em um ângulo de 30° em direção à junção da clavícula com o esterno.

Punção guiada por ultrassonografia

A punção vascular guiada por ultrassonografia é indicada em todos os pacientes a serem submetidos à punção de veia jugular interna ou de veia femoral. Para tanto, é necessária a existência de equipamento no serviço e conhecimento técnico para sua utilização. A punção guiada diminui de maneira significativa as complicações e torna o procedimento mais rápido e efetivo. Mais recentemente, tem sido recomendada ultrassonografia também para guiar o acesso venoso periférico.

PUNÇÃO INTRAÓSSEA

- Indicações: acesso vascular de emergência em ressuscitação cardiopulmonar ou no paciente gravemente enfermo com dificuldade de acesso periférico. Após estabilização do paciente e obtido o acesso venoso, a via intraóssea deve ser retirada. Pode ser utilizada em todas as faixas etárias.
- Contraindicações: fratura do osso que será puncionado, celulite ou queimadura no local de punção, osteoporose e osteogênese imperfeita.
- Complicações: dor, osteomielite, embolia gasosa, gordurosa e de medula, extravasamento de fluido e sangue no subcutâneo, fratura óssea.

Agulhas e dispositivos

- Agulhas manuais:
    - Agulhas de punção intraóssea números 16, 18 e 20.
    - Agulhas de punção de medula óssea números 18 e 20.
    - Agulhas de punção liquórica números 18 e 20.
- Dispositivo automático
    - BIG (*bone injection gun*).
- Perfurador elétrico
    - EZ-IO®.

Locais de punção

- Superfície anteromedial da tíbia proximal, 1 a 3 cm abaixo e 1 a 2 cm medialmente à tuberosidade da tíbia (Figura 5).

- Superfície medial da tíbia distal acima do maléolo medial (Figura 6).
- Fêmur distal na linha média a 3 cm do côndilo lateral (Figura 6).

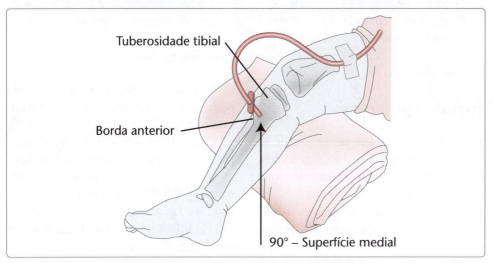

FIGURA 5 Acesso intraósseo. Local preferencial de punção: tíbia proximal.

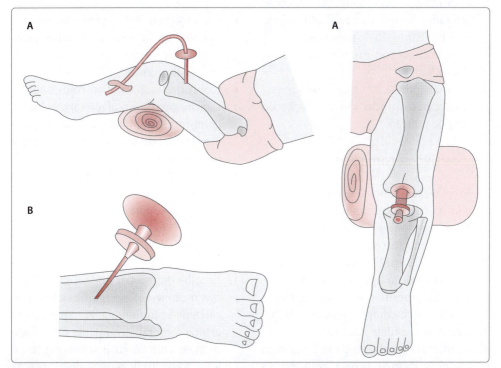

FIGURA 6 Acesso intraósseo. Alguns locais alternativos de punção: fêmur distal e tíbia distal. A: fêmur distal; B: tíbia distal.

Técnica

1. Posicionamento do paciente e imobilização do membro. Se necessário, considerar uso de coxins.
2. Lavagem de mãos e paramentação.
3. Se necessário, realizar anestesia local com lidocaína.

Manual ou perfurador

1. Inserir a agulha em um ângulo de 85 a 90° em relação à pele até o periósteo.
2. Aplicar pressão com movimento rotatório até penetrar a cortical.
3. Posicionar a agulha em um ângulo de 85 a 90° em relação à pele e pressionar o gatilho do dispositivo até ouvir um clique ou introduzir completamente a agulha.
4. Remover o estilete interno.
5. Confirmar o sucesso da punção com aspiração de medula óssea com seringa de 5 mL e infusão de soro fisiológico.
6. Conectar ao equipo, torneirinha ou Polifix®.
7. Fixar a agulha com gaze e/ou esparadrapo, permitindo a visualização do sítio de punção.

Dispositivo automático

1. Escolher tamanho da agulha de acordo com a idade do paciente
2. Remover a tampa do dispositivo e estabilizá-lo nas mãos.
3. Posicionar a agulha em um ângulo de 85 a 90° em relação à pele e pressionar o gatilho do dispositivo até ouvir um clique ou introduzir completamente a agulha.
4. Remover o estilete interno.
5. Confirmar o sucesso da punção com aspiração de medula óssea com seringa de 5 mL e infusão de soro fisiológico.
6. Conectar ao equipo, torneirinha ou Polifix®.
7. Fixar a agulha com gaze e/ou esparadrapo, permitindo a visualização do sítio de punção.

Considerações

Se não for obtido bom resultado na punção, não puncionar o mesmo local novamente.

O acesso intraósseo pode ser utilizado para coleta de exames, infusão de soluções e medicamentos e transfusão sanguínea. Todavia, a infusão dessas substâncias pode ser dolorosa. Recomenda-se o uso de anestésico local (1 mL de lidocaína 2%) para alívio da dor, caso esta seja observada.

CATETERISMO ARTERIAL

- Indicações: monitoração hemodinâmica contínua da pressão arterial invasiva (PAI) e/ou necessidade de coleta frequente de exames.
- Contraindicações: distúrbios hemorrágicos graves, circulação arterial local comprometida, infecção local da pele, área queimada ou intervenção cirúrgica local prévia.
- Complicações: hemorragias por desconexão do sistema, isquemia local, embolia gasosa e infecção.

Técnica

1. Escolha do cateter: podem ser utilizados o cateter-sobre-agulha (jelco) e os cateteres com fio-guia. Para punção de artéria femoral, geralmente é utilizado o cateter com fio-guia; para as demais, o jelco. A escolha do número do jelco é feita de acordo com o tamanho do paciente:

- Número 20: acima de 40 kg.
- Números 22 a 24: lactentes e pré-escolares.
- Número 24: neonatos.
2. Escolha do local de punção:
    - Checar a existência de circulação colateral e optar pelo lado não dominante.
    - Utilizar as artérias na seguinte ordem: radial, ulnar, pediosa, tibial posterior e femoral.
3. Paramentação após lavagem das mãos.
4. Realizar antissepsia no local de punção.
5. Anestesiar o local com infiltração de lidocaína 2%.
6. Puncionar a pele no local de máxima pulsação e avançar o cateter heparinizado com ângulo de 30° até haver refluxo de sangue. Utilizar uma das três seguintes técnicas:
    - Transfixar a artéria com jelco e retirar a agulha. A seguir, retirar o cateter lentamente até haver fluxo de sangue e, então, avançar o cateter no lúmen da artéria.
    - Puncionar, com jelco, a parede anterior da artéria até aparecer sangue, então diminuir a inclinação para um ângulo de 10° e avançar lentamente o cateter dentro do lúmen da artéria.
    - Inserir o cateter usando a técnica de Seldinger (descrita anteriormente).
7. Assim que o cateter estiver na artéria, colocar conector para infundir continuamente soro fisiológico ou solução heparinizada.

TORACOCENTESE

A toracocentese pode ser diagnóstica (quando é retirado pequeno volume de líquido pleural para análise e auxílio diagnóstico) ou terapêutica (quando é retirado grande volume de líquido para alívio de sintomas).

- Indicações: esvaziamento de pneumotórax, punção de hemotórax, quilotórax ou empiema para fins diagnósticos ou terapêuticos.
- Contraindicações: não há contraindicações absolutas.
- Contraindicações relativas são: discrasias sanguíneas (coagulopatia ou plaquetopenia), quantidade muito pequena de derrame (< 1 cm na radiografia de tórax de decúbito), pacientes em ventilação mecânica com pressão positiva e infecção de pele no local da punção.

Técnica

1. Paciente na posição sentada (Figura 7) com inclinação dos braços sobre apoio à sua frente (cadeira ou mesa, p. ex.; no caso de crianças, o apoio pode ser o corpo de um profissional ou familiar) ou em posição supina, se o paciente não conseguir sentar.
2. Local de punção: em geral, no 7º espaço intercostal na linha axilar posterior. É permitida punção em 1 a 2 espaços intercostais abaixo do nível em que o murmúrio vesicular desaparece na ausculta ou a percussão torna-se maciça, sempre acima da 9ª costela para evitar punção subdiafragmática. Pode-se utilizar ultrassonografia para guiar o local de punção (com o paciente na mesma posição do procedimento).
3. Procedimento estéril, utilizando clorexidina ou solução de iodopovidona (PVPI) para assepsia local.
4. Anestesia local da pele, tecido subcutâneo, periósteo da costela e pleura com lidocaína 1 a 2%. Introduzir a agulha

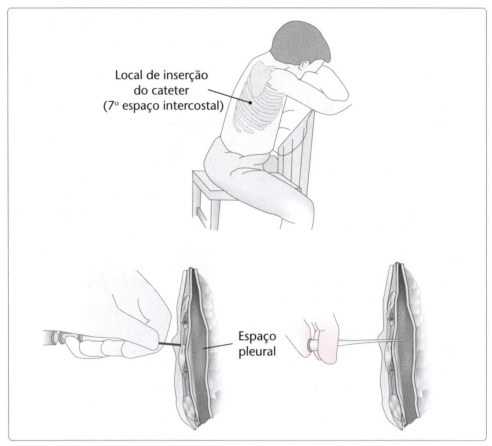

FIGURA 7 Toracocentese.

com pressão negativa na seringa acoplada para evitar injeção de anestésico no intravascular.

5. Com jelco 18 a 22 ou uma agulha calibrosa conectada à seringa, entrar na pele fazendo pressão negativa na seringa em direção à costela, deslizando sobre a margem superior da costela inferior até o espaço pleural, evitando lesões do feixe neurovascular que se encontra na margem inferior da costela superior. Cuidado para não avançar dentro da cavidade pleural. Se o introdutor for um jelco ou cateter de *pigtail*, pode-se avançar a porção plástica e macia do cateter direcionando para baixo.

6. Conectar uma seringa grande, preferencialmente de 50 mL, retirando fluido para avaliação diagnóstica ou alívio terapêutico.
7. Ao remover a agulha, cobrir imediatamente o local de punção com curativo oclusivo.
8. Solicitar radiografia simples de tórax para descartar pneumotórax acidental apenas nos casos de múltiplas punções, pacientes em ventilação mecânica ou exame clínico duvidoso.
9. Utilizar ultrassom para guiar procedimento se disponível.

PERICARDIOCENTESE

- Indicação: emergência com tamponamento cardíaco e instabilidade hemodinâmica. A retirada de fluido tem fins diagnósticos e/ou terapêuticos.
- Contraindicações relativas: coagulopatia, associação com dissecção de aorta ou ruptura miocárdica.
- Complicações: sangramentos, infecção, punção de câmara cardíaca, arritmia, hemo ou pneumopericárdio, pneumotórax, hemotórax e parada cardíaca.

Técnica

1. Cuidados gerais: promover sedação e/ou analgesia, caso não haja contraindicação. Considerar suporte ventilatório. Monitorização cardíaca contínua. Realizar a punção guiada por ecocardiograma preferencialmente.
2. Posicionar o paciente em posição Trendelenburg a 30°.
3. Realizar assepsia local com clorexidina ou PVPI.
4. Anestesiar com lidocaína 1% no local da punção.
5. Inserir jelco 18 a 20 à esquerda do apêndice xifoide, 1 cm abaixo da última costela em um ângulo de 45° com a pele (Figura 8).
6. Enquanto aspira delicadamente, introduzir a agulha em direção ao ombro esquerdo do paciente até obter fluido pericárdico.

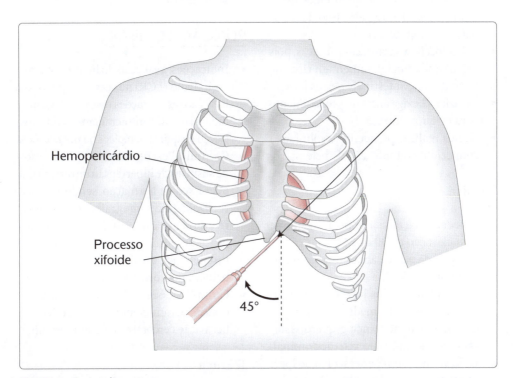

FIGURA 8   Pericardiocentese.

7. Ao entrar no espaço pericárdico, clampear a agulha rente à pele para evitar penetração acidental.
8. Conectar seringa com equipo de soro e retirar lentamente o líquido.
9. Fazer curativo compressivo sobre o local após a retirada do cateter.

PARACENTESE ABDOMINAL

- Indicações: necessidade de remoção de fluido intraperitoneal para fins diagnósticos ou terapêuticos.
- Complicações: sangramentos, infecção secundária e punção de víscera.

Precauções

- Não remover grande quantidade de líquido rapidamente pelo risco de hipovolemia e hipotensão.
- Evitar locais de cicatrizes cirúrgicas, pois bridas e aderências aumentam risco de lesão de alças intestinais nesses locais.
- Esvaziar a bexiga antes do procedimento para evitar perfuração.
- Nunca realizar paracentese sobre área com celulite ou infecção de pele.

Técnica

1. Colocar o paciente em posição supina com elevação de 30 a 45°.
2. Assepsia da parede abdominal com clorexidina ou PVPI.
3. Determinar um dos locais de inserção da agulha: na linha média a 2 cm abaixo do umbigo ou no flanco esquerdo lateralmente ao músculo reto abdominal. Utilizar ultrassom para escolha do local e para guiar procedimento se disponível.
4. Usando a técnica do trajeto em Z (esticar a pele 1 a 2 cm caudalmente ao ponto de inserção da agulha), inserir um jelco 16 a 22 acoplado a uma seringa. Aplicando pressão negativa na seringa, deve-se apontar o cateter em direção cefálica em um ângulo de 45° da pele, enquanto a outra mão traciona, mantendo o trajeto em Z. Lentamente, avançar a agulha mantendo aspiração leve (Figura 9).
5. Quando o fluido aparecer na seringa, remover o introdutor e deixar apenas o cateter na posição intraperitoneal (se na seringa houver ar aspirado, retirar a agulha e reiniciar o procedimento com material estéril, pois provavelmente houve penetração em víscera oca).
6. Conectar um equipo de soro e aspirar lentamente até atingir a quantidade determinada.
7. Ao retirar o cateter, cobrir com curativo oclusivo.

PUNÇÃO LOMBAR

- Indicações: avaliação do líquido cefalorraquidiano (LCR) nos casos suspeitos de infecção ou alterações neurológicas, medida de pressão intracraniana e administração de quimioterápicos ou medicações.
- Contraindicações: absoluta – nos casos de suspeita de hipertensão intracraniana pelo risco de herniação, sendo assim, a realização de tomografia computadorizada de crânio é indicada antes do procedimento; e relativas – nos casos de instabilidade cardiopulmonar, coagulopatias e malformações de tubo neural.
- Complicações: cefaleia pós-punção, dorsalgia, tumor epidermoide, infecção, herniação cerebral e hematoma espinhal.

Técnica

1. Explicar procedimento e obter consentimento.
2. Monitoração e precauções universais.

74 Procedimentos de emergência em pediatria 877

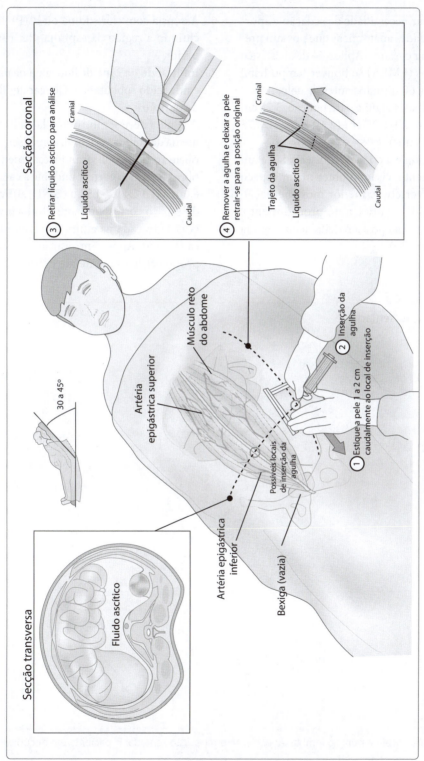

FIGURA 9   Paracentese. Técnica de realização de paracentese.

3. Avaliar necessidade de sedação e anormalidades anatômicas que possam prejudicar o exame. Aplicação de anestésico tópico (EMLA) se houver tempo hábil – 30 a 60 minutos antes da coleta.
4. Escolha da agulha para punção: 3,75 cm (< 2 anos), 6,25 cm (2 a 12 anos), 8,75 (> 12 anos).
5. Posicionar a criança, com a ajuda de um assistente, visando obter maior espaço intervertebral, menor movimentação e maior segurança do procedimento. Pode ser na posição deitada ou sentada (Figura 10).
6. Assepsia com clorexidina ou PVPI, incluindo a região da espinha ilíaca superior.
7. Infiltrar de 1 a 2 mL de lidocaína na pele e no tecido subcutâneo. Checar agulha de punção.
8. A agulha deve ser introduzida na linha média da coluna vertebral, com bisel paralelo ao eixo axial, visando lesar menos fibras na região correspondente à cauda equina (L3-L4, L4-L5 ou L5-S1), através do espaço correspondente à linha imaginária traçada na altura da crista ilíaca (L4-L5). Após a introdução na pele, progredir lentamente até vencer uma

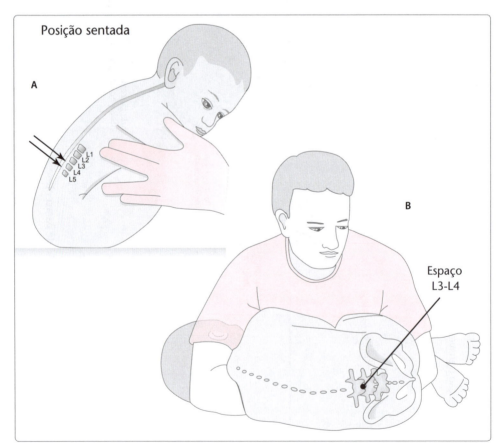

FIGURA 10 Local de punção lombar. A: paciente em posição sentada; B: paciente em decúbito lateral.

delicada resistência, retirar o mandril e verificar a saída de LCR. Caso não ocorra, girar a agulha lentamente. Se essa tentativa falhar, reintroduzir o mandril, introduzir mais a agulha ou, eventualmente, retirá-la e tentar nova punção.
9. Técnica com uma mão: o indicador sustenta a agulha, enquanto o polegar da mão contralateral guia a punção. Técnica com duas mãos: os polegares empurram a base da agulha e os indicadores a estabilizam (Figura 11).

10. Coletar LCR, gota a gota até volume necessário. Recolocar o madril antes de retirar a agulha.

PUNÇÃO SUPRAPÚBICA

- Indicação: obter urina com técnica estéril para exames ou alívio vesical. Indicada em menores de 2 anos ou após falha na cateterização uretral.
- Contraindicações: deve ser evitada em crianças com malformações do trato

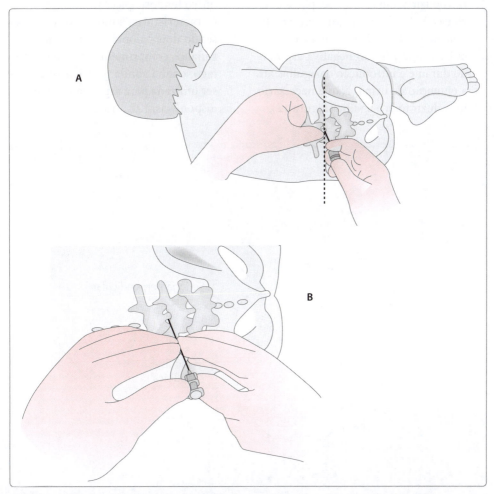

FIGURA 11 Técnicas de manuseio de agulha de punção lombar. A: manuseio da agulha com uma das mãos; B: manuseio da agulha com as duas mãos.

urinário, coagulopatias, obstrução intestinal e com lesões de pele no local da punção.
- Complicações: celulite, hematúria (geralmente microscópica) e perfuração intestinal.

Técnica

1. Realizar imobilização em posição supina, com pernas fletidas e em rotação externa em direção ao quadril.
2. Fazer assepsia da região suprapúbica.
3. Introduzir agulha 30 × 7 acoplada à seringa de 20 mL, perpendicular e na linha média, de 1 a 2 cm acima da sínfise púbica, com pressão negativa aspirando durante a introdução da agulha, até a obtenção da urina. Não é necessário introduzir toda a agulha (Figura 12).
4. Após a coleta, descartar urina em recipiente adequado e fazer curativo local.
5. Compressão peniana leve ou na parede anterior do reto em meninas auxilia a realização do procedimento.

BALÃO ESOFÁGICO (SENGSTAKEN-BLACKMORE)

- Indicação: controle de sangramento em hemorragias digestivas maciças por curto intervalo de tempo (máximo 24 horas) até ser possível tratamento definitivo (endoscópico).
- Características: sonda com três vias, sendo dois balonetes, que quando insuflados comprimem a cárdia e o esôfago, e uma sonda gástrica, que pode ser utilizada para aspiração. Tamanhos disponíveis: 12F a 18F.

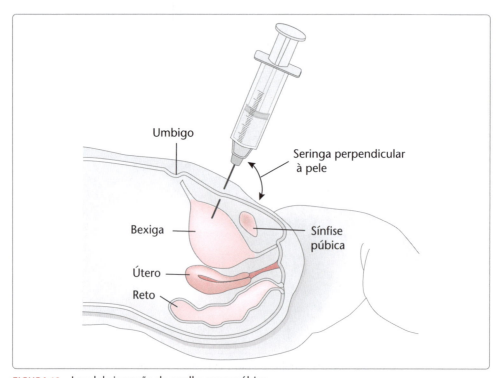

FIGURA 12 Local de inserção da agulha suprapúbica.

- Complicações: balão mal locado, aspiração, lesão de orofaringe, traqueia ou esôfago, ruptura dos balões, deslizamento do balão, necrose de asa nasal, vazamentos com perda da capacidade de tamponamento, vômitos e broncoaspiração.

Técnica

1. Paramentação universal.
2. Garantir proteção da via aérea.
3. Testar insuflação dos balões e marcar a sonda com esparadrapo na altura de introdução: distância entre narinas e ângulo da mandíbula somada a distância das narinas ao apêndice xifoide. Lubrificar narinas e tubo com gel anestésico.
4. Posicionar-se na cabeceira da cama e progredir o balão lenta e suavemente. Se paciente colaborativo, solicitar manobra de deglutição. Se dificuldade de progressão, realizar manobra de flexão da cabeça em direção ao tronco.
5. Insuflar de 250 a 300 cc de ar na via correspondente ao estômago e checar posicionamento com ausculta, radiografia ou ultrassonografia. Tracionar balão até encontrar resistência (Figura 13).
6. Insuflar balão esofágico com 30 a 45 mmHg. Após controle do sangramento, diminuir em 5 mmHg até a meta de 25 mmHg.
7. Fixar com tração leve, sem pressionar narinas. Se necessário, com suporte de cadarço e soro fisiológico.
8. Desinsuflar o balão esofágico a cada 6 horas, sem a sua retirada, por 15 a 30 minutos para evitar necrose tecidual.

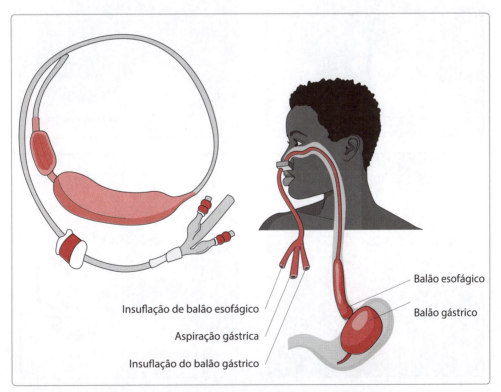

FIGURA 13 Balão esofágico e esquema de posicionamento.

PUNÇÃO DE CRICOIDE

- Indicação: acesso emergencial para oxigenação em vias aéreas difíceis quando não é possível ventilar ou intubar o paciente.
- Complicações: falso trajeto, laceração de esôfago, traqueia ou mediastino, paralisia de corda vocal, hemorragia.

Técnica

1. Localizar membrana cricotireóidea.
2. Fazer assepsia da região.
3. Introduzir cateter agulhado calibroso (16 ou 18G criança, 12 ou 14G adolescente) montado em seringa com soro fisiológico anteriormente à membrana, com inclinação da agulha em 45º em direção caudal. Aspirar até observar presença de bolhas na seringa (Figura 14).

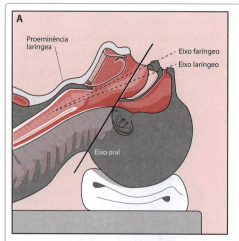
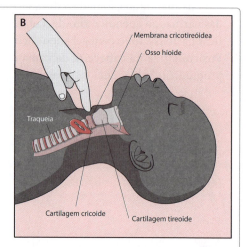
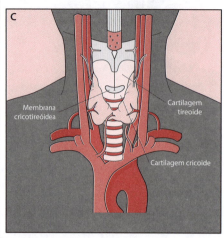
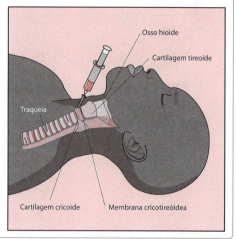

FIGURA 14 Local de punção cricoide.

4. Interromper a introdução do cateter, introduzindo a parte plástica, e conectar cateter com ventilador a jato ou, usando conexão em Y, conectar a fonte de oxigênio de alto fluxo e obstruir via de maneira intermitente.

5. Oferta de oxigênio em alto fluxo: 15 L – adolescentes e 10 a 12 L – crianças, com frequência 10 a 12 rpm, relação inspiração-expiração 1:4, por até 45 minutos.

CONCLUSÃO

O pediatra que trabalha na área de emergência deve ter conhecimento técnico para a realização de procedimentos invasivos em pediatria. Cada procedimento deve ser explicado para o responsável e, também, diretamente à criança com capacidade de compreender o que será realizado (exceto nos casos de parada cardiorrespiratória).

Nos casos de procedimentos invasivos dolorosos, deve-se sempre considerar a realização de sedação e analgesia.

SUGESTÕES DE LEITURA

1. Aehlert B. Comprehensive pediatric emergency care. St Louis, Missouri: Mosby, 2005.
2. Chamberlain J, Lavelle J, Nagler J, Shook JE. Fleisher & Ludwig's textbook of pediatric emergency medicine. 7.ed; 2020.
3. de Franchis R, Baveno VI Faculty. Expanding consensus in portal hypertension: Report of the Baveno VI Consensus Workshop: Stratifying risk and individualizing care for portal hypertension. J Hepatol. 2015;63:743.
4. Levy JA, Noble VE. Bedside ultrasound in pediatric emergency medicine. Pediatrics. 2008;121(5):e1404-12.
5. Philbeck TE, Miller LJ, Montez D. Pain management during intraosseous infusion through the proximal humerus. Ann Emerg Med. 2009;54:S128.
6. Shilkofski N. Procedures. In: The Harriet Lane Handbook. 17.ed. Philadelphia: Mosby; 2005.
7. Stape A, Troster EJ, Kimura HM, Gilio AE, Bousso A, Britto JLBC. Terapia intensiva pediátrica. São Paulo: Sarvier; 2009.

75
Procedimentos guiados por ultrassom

Marcela Preto Zamperlini
Daniel Cruz de Abreu
Marcela Gravelle Vieira

PONTOS-CHAVE DESTE CAPÍTULO

- Descrever a técnica guiada por ultrassom dos procedimentos mais utilizados em emergência pediátrica.
- Dimensionar o benefício da realização dos procedimentos guiados por ultrassom.
- Prever e diagnosticar as principais complicações relacionadas aos procedimentos.

ACESSO VENOSO CENTRAL E PERIFÉRICO

Introdução

A cateterização venosa em pacientes pediátricos é uma habilidade crucial para os profissionais de saúde que atuam no departamento de emergência e nas unidades de terapia intensiva. A combinação de vários fatores – pequeno calibre dos vasos, movimentação da criança, "excesso" de tecido adiposo nos bebês e quadros de desidratação – pode dificultar ou até impossibilitar o sucesso na obtenção de um acesso venoso, mesmo por profissionais mais experientes. O uso do ultrassom *point-of-care* tem mostrado um aumento nas taxas de sucesso na obtenção tanto de acesso venoso central quanto periférico. De fato, recomendações atuais da Agência de Pesquisa e Qualidade em Saúde dos Estados Unidos (*Agency for Healthcare Research and Quality*) sugerem que a cateterização central guiada por ultrassom seja um procedimento padrão em todas as instituições.

Anatomia e fisiologia

As veias diferem das artérias pelo fato de possuírem paredes mais finas, serem mais facilmente compressíveis e não terem pulsação. Além disso, as veias sofrem distensão quando submetidas a manobras que impedem o retorno venoso, como a aplicação de um torniquete ou a manobra de Valsalva, enquanto o diâmetro das artérias permanece relativamente constante em resposta a essas manobras (Figura 1).

Embora uma localização padrão possa ser descrita para a maioria das veias calibrosas, existe grande variabilidade anatômica entre os indivíduos. A visualização das veias por meio do ultrassom remove o componente "cego" da punção, aumentando as chances de sucesso. Estudos demonstraram que, em aproximadamente 6% dos pacientes, a veia jugular interna estava trombosada, ausente ou inesperadamente menor em um dos lados. Além disso, a veia pode estar lateralizada no pescoço mais do que o esperado, e em 10% das crianças ela corre anteriormente à artéria carótida.

Outro conceito ultrassonográfico importante é o do fluxo Doppler, que pode ser audível e visual, dependendo do equipamento utilizado. Fluxos venosos geram um padrão uniforme associado a um som de estática, enquanto fluxos arteriais possuem qualidade pulsátil bem definida (Figura 2). Ao modo Color Doppler é possível diferenciar a direção do fluxo, usualmente adquirindo a cor vermelha quando se aproxima do transdutor e a cor azul quando se afasta dele (Figura 3). A visualização bidimensional da veia provou-se superior ao fluxo Doppler isoladamente na facilitação do acesso venoso central, porém a utilização

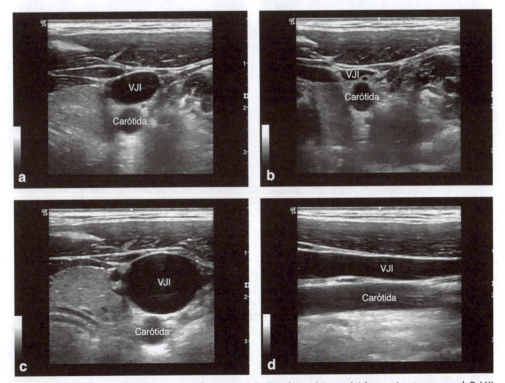

FIGURA 1 A: Visualização da veia jugular interna (VJI) e da artéria carótida no eixo transversal. B: VJI comprimida pela pressão do transdutor. C: VJI distendida após manobra de Valsalva. D: Visualização da VJI e da artéria carótida no eixo longitudinal. Fonte: Pedpocus.

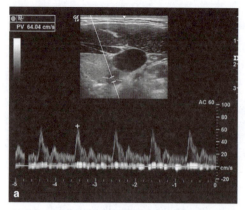
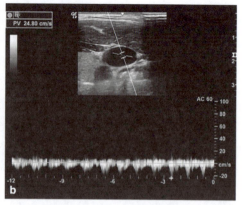

FIGURA 2 Visualização dos vasos no modo Doppler. A: Fluxo arterial. B: Fluxo venoso. Fonte: Pedpocus.

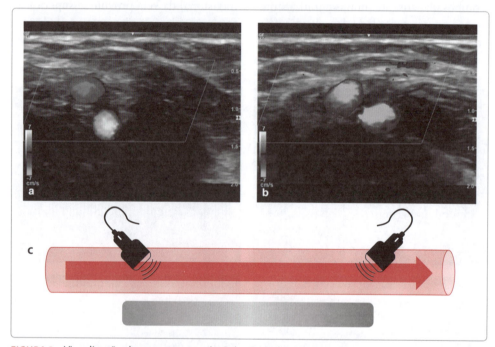

FIGURA 3 Visualização dos vasos no modo Color Doppler. Um mesmo vaso pode apresentar cores diferentes a depender da posição do transdutor. A: Fluxo na direção do transdutor. B: Fluxo se afastando do transdutor. C: Representação esquemática da mudança no padrão de cores de acordo com a direção do fluxo sanguíneo no modo Color Doppler. (Veja imagem colorida no encarte.) Fonte: Pedpocus.

do fluxo Doppler como um recurso adjuvante à visualização bidimensional fornece a confirmação de que o alvo é uma veia, em vez de uma artéria.

Indicações

O acesso venoso guiado por ultrassom pode ser indicado em qualquer situação em que se espera dificuldade na obtenção do acesso venoso e há a disponibilidade de um profissional familiarizado com o uso do ultrassom bidimensional. O posicionamento do cateter central baseado nos marcos anatômicos pode ser prejudicado pela seleção inadvertida de um vaso pequeno, ausente ou trombosado. Tais problemas podem ser claramente revelados com a insonação local prévia e, portanto, podem ser evitados.

O ultrassom pode ainda ser uma ferramenta adjuvante valiosa para auxiliar a obtenção de acesso venoso periférico em pacientes criticamente doentes, obesos, usuários de drogas injetáveis, portadores de doenças de pele (epidermólise bolhosa, p. ex.), com histórico de dificuldade de acesso venoso ou até mesmo naqueles que não possuem veias visíveis ou palpáveis.

Equipamentos

- Ultrassom bidimensional.
- Transdutor linear.
- Gel para ultrassom.
- Material padrão para acesso venoso central ou periférico.

Procedimento

Posicionamento

O primeiro passo na abordagem de um acesso venoso guiado por ultrassom é o posicionamento do paciente e do profissional que realizará o procedimento. O paciente deve ser posicionado na maca, realizando-se os ajustes que forem necessários para a otimização da visualização do vaso. No caso de acessos venosos periféricos, a utilização de garrotes ajuda a tornar o vaso mais facilmente visível. Já em acessos venosos centrais pode ser necessária a utilização de coxins para alinhar as estruturas. O profissional que fará a punção deve estar posicionado de forma confortável e, idealmente, a tela do aparelho de ultrassom deve ficar no seu campo de visão direto, evitando-se assim que ele necessite realizar movimentos laterais com a cabeça durante o procedimento (Figura 4).

Localização das estruturas

Uma vez todos posicionados, o próximo passo é localizar e identificar as estruturas anatômicas. O gel é aplicado no local do sítio desejado de punção e o profissional inicia a varredura com o ultrassom. As veias podem ser visualizadas em duas dimensões – o eixo curto (transversal) e o eixo longo (longitudinal). Para alternar entre essas visualizações, basta rotacionar o transdutor em 90°. Em seguida, pode-se fazer a confirmação da visualização da veia aplicando-se sobre ela uma leve pressão com o transdutor. De modo geral, as veias são estruturas compres-

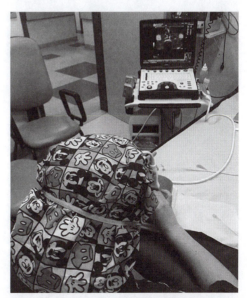

FIGURA 4 O aparelho de ultrassom deve estar no campo de visão direto do profissional que realizará a punção. Fonte: Pedpocus.

síveis e não possuem pulsação, enquanto as artérias não são compressíveis e apresentam pulsação. Entretanto, é importante ressaltar que em bebês e crianças pequenas as artérias também podem ser compressíveis, porém, mesmo havendo o colabamento é possível visualizar a presença de pulsação.

Técnicas de punção

Após identificar o vaso escolhido para a punção, o profissional deve centralizá-lo na tela e realizar os ajustes necessários para otimizar a sua visualização. Em seguida, o excesso de gel deve ser removido para facilitar a inserção da agulha. O procedimento pode então ser realizado utilizando-se a abordagem pelo eixo curto (transversal) ou pelo eixo longo (longitudinal) (Figura 5).

Abordagem transversal

Também chamada de "eixo curto" ou "*out-of-plane*", nessa técnica o transdutor é posicionado transversalmente ao vaso e a agulha é inserida de forma perpendicular e formando um ângulo de 45° com o maior eixo do transdutor. A distância ideal entre o local da punção e o transdutor é a mesma da profundidade do vaso, isto é, se o vaso estiver a uma profundidade de 1 cm, a punção deve ser realizada a uma distância de 1 cm do transdutor (Figura 6). Por conta da imprecisão desse método, uma outra maneira de realizar a punção utilizando a abordagem pelo eixo curto é pela progressão sequencial do transdutor e da agulha. Nesse método, a ponta da agulha vai sendo visualizada conforme se avança com o transdutor, até que ela esteja dentro do vaso (Figura 7).

Abordagem longitudinal

Também chamada "eixo longo" ou "*in-plane*", nessa técnica o transdutor é posicionado longitudinalmente ao vaso e a

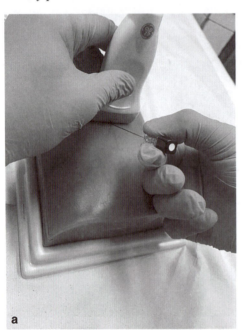 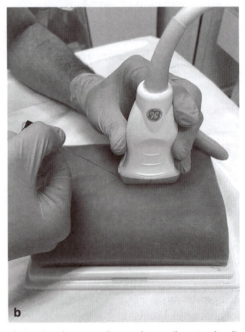

FIGURA 5 A: Abordagem pelo eixo curto (transversal). B: Abordagem pelo eixo longo (longitudinal). Fonte: Pedpocus.

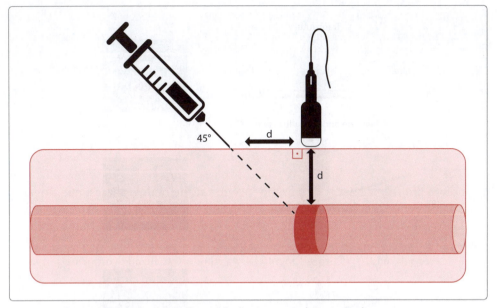

FIGURA 6 Ponto de inserção da agulha na técnica transversal. Fonte: Pedpocus.

agulha é inserida pela face lateral do transdutor, com uma angulação que dependerá da profundidade do vaso. Utilizando esse método, a agulha é visualizada durante toda a punção até atingir o vaso, podendo ser identificada na tela como uma linha hiperecoica (Figura 8).

Inserção do cateter

Uma vez visualizada a ponta da agulha no interior do vaso e observado o sangue refluindo na seringa ou o seu preenchimento no capilar do cateter, o transdutor deve ser deixado de lado e o procedimento deve continuar de acordo com a técnica padrão.

Complicações

Não há complicações descritas diretamente relacionadas ao uso do ultrassom para guiar a passagem do acesso venoso. O risco de complicações inerentes ao procedimento – hematoma, punção inadvertida de artérias ou nervos ou canulação malsucedida – é significativamente reduzido com o uso do ultrassom. Além disso, a utilização dessa ferramenta encurta o tempo para o sucesso da punção e reduz os custos do procedimento.

Conselhos e armadilhas

O uso incorreto do ultrassom pode dificultar a visualização das estruturas vasculares. Um erro comum é aplicar muita pressão com o transdutor, colapsando a veia e impossibilitando sua visualização, especialmente em bebês. Outro problema é não realizar os ajustes necessários de ganho e profundidade.

Punção utilizando a abordagem transversal

A utilização dessa técnica aumenta a chance de sucesso da punção, porém, para que isso ocorra é necessário sempre saber onde está a ponta da agulha. Uma dificul-

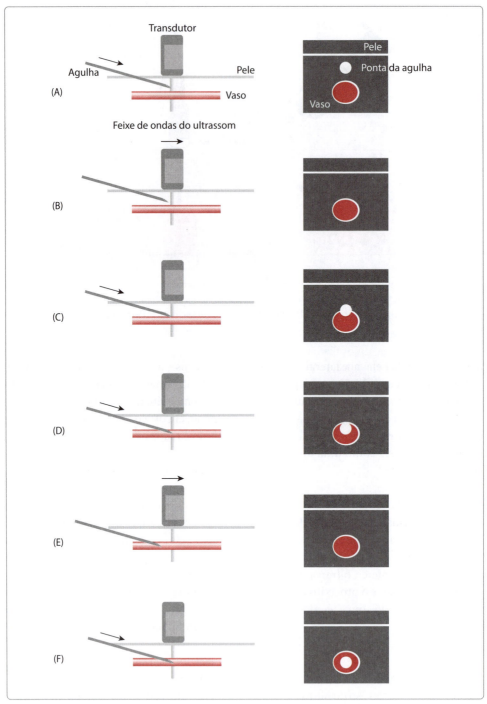

FIGURA 7 Punção utilizando a técnica de progressão sequencial do transdutor e da agulha. Nesse modo, avança-se com a agulha até que a sua ponta seja visualizada na tela. Em seguida, avança-se com o transdutor até que a ponta desapareça. Esses pequenos movimentos sequenciais devem ser repetidos até que a ponta da agulha seja visualizada no interior do vaso. Fonte: Nakayama et al., 2020.

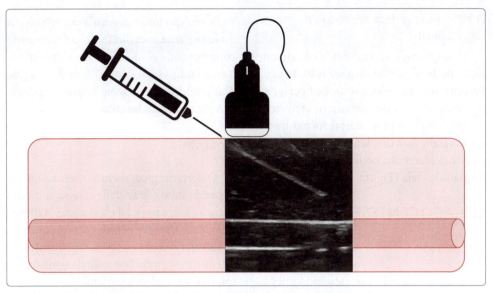

FIGURA 8 Inserção da agulha na abordagem longitudinal. Fonte Pedpocus.

dade que pode ser encontrada com essa técnica é visualizar um ponto hiperecoico no interior do vaso sem que haja refluxo de sangue no capilar ou na seringa. Isso pode ocorrer pois o ultrassom não diferencia a ponta da agulha do seu corpo, logo, se houver transfixação do vaso, o ultrassom continuará identificando o corpo da agulha e uma estrutura hiperecoica aparecerá na tela (Figura 9).

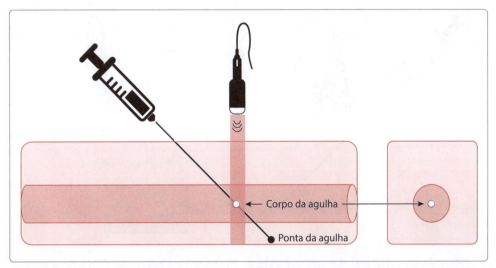

FIGURA 9 Se houver transfixação do vaso com a agulha, o ultrassom continuará identificando o corpo da agulha como um ponto hiperecoico. Fonte: Pedpocus.

Punção utilizando a abordagem longitudinal

Nessa técnica, uma dificuldade encontrada pode ser a não visualização da agulha entrando na pele. Isso pode ocorrer se os feixes de onda do transdutor estiverem tangenciando o vaso, de tal forma que a agulha fique fora do plano do transdutor e, consequentemente, nenhuma imagem seja formada na tela (Figura 10).

TORACOCENTESE

Introdução

O ultrassom pulmonar tem sido utilizado há décadas para diagnóstico de derrames pleurais, e sua superior acurácia em comparação ao exame físico e à radiografia de tórax é bem documentada. Além disso, o ultrassom também pode ser utilizado para estimar o volume do derrame e guiar a toracocentese, quando indicada.

A punção torácica guiada por ultrassom está associada com diminuição das taxas de complicações, como hemotórax e pneumotórax, comparado com a técnica às cegas, diminuindo custos e tempo de permanência dos pacientes no hospital.

Anatomia

O derrame pleural é uma coleção líquida dependente da gravidade que se acumula entre a pleura parietal e a visceral. Artérias intercostais, veias e nervos correm pela borda inferior das costelas para suprimento das estruturas superficiais: costelas, músculos intercostais e pleura parietal.

Em pacientes com respiração espontânea, a posição sentada é recomendada para realização da toracocentese, utilizando abordagem acima da nona costela para evitar a entrada na cavidade abdominal ou retroperitoneal.

Nos pacientes que necessitem de sedação ou estejam em ventilação mecânica, a

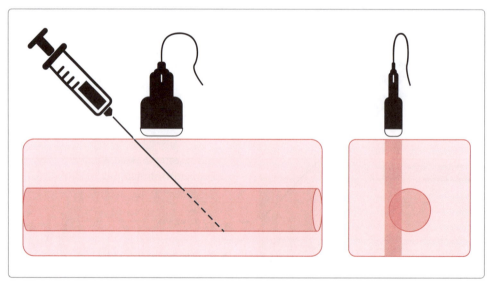

FIGURA 10 Na abordagem longitudinal, se o transdutor estiver tangenciando o vaso, a agulha poderá ficar fora de plano e não aparecer na tela. Fonte: Pedpocus.

posição supina é recomendada. Nesse caso, o líquido tende a acumular mais posteriormente e a abordagem lateral deve ser utilizada para a punção.

Com o transdutor verticalmente posicionado, o derrame aparece como um conteúdo anecoico entre as pleuras parietal e visceral (Figura 11). A linha hiperecogênica do diafragma deve ser usada como marcador anatômico para confirmar que a coleção está dentro da cavidade torácica. O ponto exato de introdução da agulha deve ser escolhido baseando-se no local de maior acúmulo de líquido, ou seja, maior distância entre a pleura parietal e a visceral, e o mais distante possível do pulmão, diafragma e outros órgãos.

Indicações

A toracocentese pode ser realizada para fins diagnósticos e terapêuticos. A toracocentese terapêutica é realizada quando o derrame pleural tem volume moderado a grande e está causando sintomas. Pacientes com derrame pleural que desenvolvem hipóxia ou desconforto respiratório e que não respondem à terapia conservadora podem ser candidatos à punção. Toracocentese diagnóstica está indicada em derrames pleurais de aparecimento agudo com etiologia a esclarecer.

Contraindicações

Parâmetros anormais de coagulação são frequentemente citados como contraindicações à toracocentese, com valores de corte de INR (*International normalized ratio*) maiores que 1,6 ou plaquetas menores que 50 mil por microlitro. No entanto, existe evidência de que, nessas circunstâncias, a punção não está associada a aumento significativo de sangramento. De qualquer manira, o risco/benefício do procedimento deve ser pesado, particularmente naqueles pacientes com coagulopatias.

A punção em locais de pele com celulite ou herpes-zóster está contraindicada. Cuidado extra deve ser tomado na punção de pacientes em ventilação mecânica, pois o risco de pneumotórax é aumentado nesse cenário.

Equipamento

- Ultrassom bidimensional.
- Transdutor linear ou curvilíneo.
- Capa estéril para o transdutor.
- Gel para ultrassom.
- Agulha, seringa e tubo coletor.

Procedimento

Antes de iniciar o procedimento, obtenha o consentimento informado após discutir

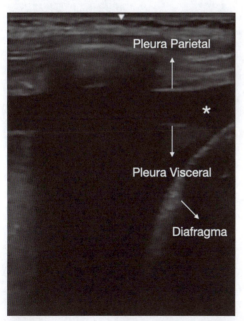

FIGURA 11 Derrame pleural (*). Fonte: Pedpocus.

riscos e benefícios com o paciente e seus familiares. O procedimento pode ser realizado com o paciente em posição sentada ou supina, a depender das condições clínicas e conforto. Se houver necessidade de qualquer modificação na posição do paciente, o ultrassom deve ser repetido pela possibilidade de mudança na localização do líquido.

Após posicionamento do paciente, com o transdutor em posição longitudinal identifica-se a área de maior acúmulo de líquido, medindo a distância entre pleura parietal e visceral, e faz-se uma marcação na pele. O local de punção deve estar sempre um espaço intercostal acima do ponto máximo que o diafragma atinge no final da expiração (Figura 12).

O restante do procedimento deve ser realizado com técnica estéril para evitar infecção. A pele é preparada com solução de clorexidina ou iodada e o campo estéril deve ser aplicado. Depois, a anestesia local é realizada. Em pediatria, deve-se sempre considerar a possibilidade de sedação para maior conforto e colaboração do paciente. O transdutor é então coberto com capa estéril e colocado no local da marcação em posição transversal, para uma abordagem de punção "*in-plane*", com a introdução da agulha de forma paralela ao transdutor, evitando tocar o feixe vasculonervoso que passa na borda superior da costela inferior (Figura 13).

A agulha deve ser visualizada desde sua penetração na pele até chegar na coleção fluídica. Uma vez na localização correta, o cateter deve ser avançado sobre a agulha e esta, retirada. O tubo de toracocentese é, então, conectado ao cateter. Após coleta de amostra para análise laboratorial e drenagem do líquido, o cateter deve ser removido e um curativo estéril, colocado na pele.

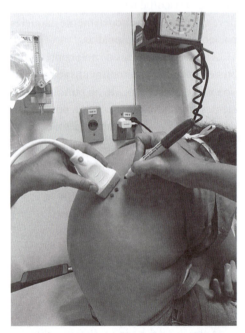

FIGURA 12 Marcação do local de punção. Fonte: Pedpocus.

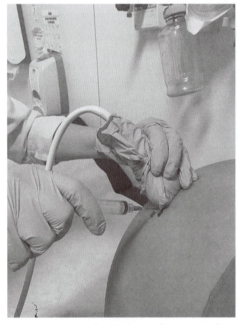

FIGURA 13 Introdução da agulha no eixo longo. Fonte: Pedpocus.

Complicações

As complicações relacionadas com toracocentese estão listadas no Quadro 1.

QUADRO 1 Complicações
Complicações associadas à toracocentese
Pneumotórax
Sangramento
Edema de reexpansão pulmonar
Infecção
Lesão de órgão sólido
Dor
Tosse

Conselhos e armadilhas

Falha em manter a agulha alinhada ao transdutor vai impedir a apropriada visualização da agulha durante todo o procedimento, o que minimiza os riscos de complicações. Usar muita força e não ter bom controle da agulha pode levar à introdução excessiva dentro do tórax e resultar em perfuração pulmonar. Bom controle da agulha e dosar força aplicada minimizam esse risco. Além disso, a drenagem de grandes volumes de líquido também está associada à maior taxa de complicações.

PARACENTESE

Anatomia

A anatomia do abdome para os procedimentos guiados tem alguns elementos principais: localização do estômago e de outros órgãos sólidos, vasos epigástricos, mesentério, áreas mais dependentes da gravidade para acúmulo de líquido e camadas de partes moles que compreendem a cavidade abdominal. Os vasos epigástricos atravessam o músculo reto abdominal posteriormente, e podem ser facilmente lesionados.

O estômago é outro local de complicação em potencial, pois pode estar distendido em pacientes agudamente doentes. Fígado e baço também devem ser cuidadosamente identificados com ultrassom para evitar lesão, sobretudo em pacientes com visceromegalias.

Uma quantidade mínima de 3 cm de profundidade de líquido é considerada adequada para paracentese. Encontrar o melhor local para punção abdominal envolve identificar o ponto de menor espessura de parede abdominal associado ao maior bolsão de líquido. As evidências demonstram que o maior bolsão de líquido se acumula quando o paciente é posicionado em decúbito lateral esquerdo.

Indicações

A paracentese está indicada para avaliação da causa em ascites recém-diagnosticadas e para alívio de desconforto abdominal e respiratório nas ascites crônicas de grande volume.

Contraindicações

- Abdome agudo cirúrgico é uma contraindicação formal à paracentese.
- Contraindicações relativas são:
  - Plaquetopenia < 20.000.
  - Coagulopatia (INR > 2).
  - Gestação.
  - Bexigoma.
  - Celulite de parede abdominal.
  - Distensão ou aderência de alças intestinais.

Equipamento

Idealmente, utiliza-se o transdutor curvilíneo de baixa frequência para avaliação da distribuição do líquido e seu maior bolsão, e o transdutor linear para avaliação dos vasos e realização da punção guiada.

- Equipamentos de proteção individual.
- Material estéril.
- Gelco.
- Seringa.
- Tubo para drenagem com reservatório (cuba rim, saco coletor etc.).
- Tubos para análise laboratorial.

Procedimento

O paciente deve ser posicionado em decúbito lateral esquerdo com a cabeceira elevada. Dessa forma, o maior bolsão de líquido pode ser identificado, no entanto, em casos de ascites volumosas a posição supina pode ser adequada. Avalie o abdome para encontrar o local de parede abdominal mais fina e maior bolsão de líquido, idealmente com mais de 3 cm. As extremidades da bexiga, fígado e baço devem ser identificadas para serem evitadas na punção. O bolsão de fluido, usualmente encontrado no quadrante inferior esquerdo, deve ser medido em dois planos perpendiculares, garantindo que ele esteja livre também de alças intestinais.

Após identificado e marcado o ponto de punção com o transdutor curvilíneo, trocar para o transdutor linear e utilizar o Color Doppler para identificação de possíveis vasos na parede abdominal (Figura 14). Se algum vaso for identificado, especialmente artérias, outro local de punção deve ser escolhido. Se a mudança de local não for possível, utilizar técnica dinâmica eixo longo de forma precisa para evitar os vasos.

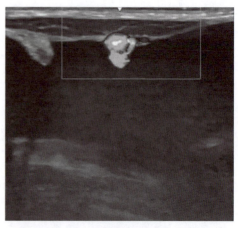

FIGURA 14 Vaso identificado em parede abdominal com Color Doppler (veja imagem colorida no encarte). Fonte: Pedpocus.

Aplicar solução de clorexidina ou iodada para limpeza do local de punção e realizar anestesia local. Em crianças com parede abdominal muito fina, uma opção é fazer a anestesia local com anestésico tópico. Nesse caso, a pomada deve ser aplicada 20 a 30 minutos antes de realizar a punção.

A introdução da agulha pode ser realizada longitudinalmente ao transdutor (eixo longo) ou perpendicularmente (eixo curto). Assim que penetrar a epiderme, acompanhe a ponta da agulha até atravessar a parede peritoneal no plano longitudinal (Figuras 14 e 15). Se utilizar a abordagem perpendicular, acompanhe a ponta da agulha basculando o transdutor. Quando a agulha estiver próxima da cavidade peritoneal, o que pode ser visualizado como uma "tenda" no tecido, o transdutor pode ser deslocado lateral/inferior/superiormente com uma pressão gentil, com o intuito de formar uma descontinuidade de trajeto entre a cavidade peritoneal e o meio externo (trajeto em Z). A agulha pode então avançar mantendo pressão negativa na seringa. Quando houver aspiração de líquido, avançar o cateter e retirar a agulha. Drenar o volume desejado e, ao fim, remover o cateter, aplicar leve pressão e colocar curativo.

Complicações

As complicações secundárias à paracentese abdominal são raras, mas podem incluir hemorragia (0,93%), hematoma de parede abdominal e mesentérico, perfuração intestinal ou de bexiga, aneurisma de artéria mesentérica inferior, laceração de vasos, hipotensão, infecção (0,58 a 0,63%) e fístula para parede abdominal (5%). Todas essas complicações são reduzidas com a utilização do ultrassom.

Conselhos e armadilhas

- Permitir que o paciente se movimente após marcação do local de punção pode provocar mudança na posição do líquido e ocasionar punção "branca" ou lesão de alça.
- Confundir uma estrutura que contenha grande quantidade de líquido no seu interior com líquido livre. Por exemplo: bexiga volumosa, alça intestinal ou cisto abdominal.

PERICARDIOCENTESE

Introdução

A pericardiocentese é um procedimento de emergência realizado na suspeita de tamponamento cardíaco causado por derrame pericárdico. O uso do ultrassom possibilita a detecção precoce do derrame pericárdico, permitindo avaliar o tamanho e a localização da efusão, bem como sinais de tamponamento cardíaco. Além disso, facilita a realização da pericardiocentese, auxiliando na determinação do melhor sítio

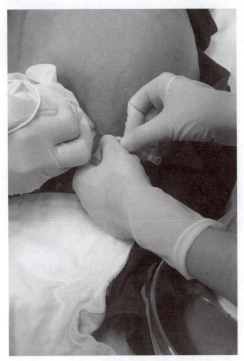

FIGURA 15 Introdução da agulha na abordagem longitudinal (eixo longo). Fonte: Pedpocus.

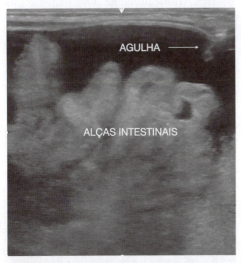

FIGURA 16 Visualização da agulha durante a paracentese na abordagem longitudinal (eixo longo). Fonte: Pedpocus.

para punção, na visualização do trajeto da agulha durante sua inserção e na identificação das estruturas anatômicas adjacentes, reduzindo, dessa maneira, as complicações relacionadas com o procedimento.

Anatomia e fisiologia

O pericárdio é uma camada fibrocolagenosa que envolve o coração. Fisiologicamente, pode existir uma pequena quantidade de líquido no interior do saco pericárdico que não compromete a função cardíaca. Entretanto, diferentes patologias podem levar a um acúmulo adicional de fluido nesse espaço. O pericárdio possui propriedades elásticas que permitem respostas compensatórias ao estresse da distensão causada pelo acúmulo de fluido. Caso ocorra de forma gradual, mesmo grandes quantidades de líquido podem se acumular sem que haja aumento da pressão no interior do saco pericárdico. Por outro, pequenas quantidades de líquido podem levar a um aumento da pressão nesse local caso se acumulem rapidamente (Figura 17).

Com o ultrassom, podemos identificar o líquido pericárdico como uma estrutura anecoica envolvendo o coração. Por conta da ação da gravidade, ele tende a se acumular inicialmente nas porções inferiores do saco pericárdico, assim, a janela cardíaca preferencial para avaliar a presença de derrame pericárdico é a subcostal. Em caso de acúmulos mais significativos, é possível também visualizar esse líquido em outras janelas (Figura 18). No tamponamento, a pressão no interior do saco pericárdico supera a pressão dentro das câmaras cardíacas e podemos observar sinais ultrassonográficos, como o colapso da parede do ventrículo direito na diástole e da parede do átrio direito na sístole, além do ingurgitamento da veia cava inferior, que se torna mais túrgida e sofre pouca variabilidade durante a inspiração.

Indicações

A pericardiocentese está indicada quando houver um derrame pericárdico levando à instabilidade hemodinâmica. Sempre que possível, o procedimento deve ser realizado

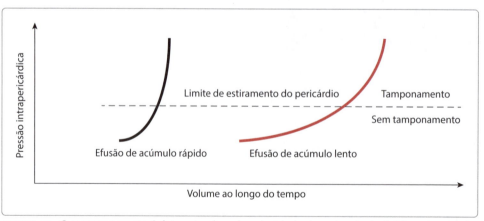

FIGURA 17 O tamponamento é determinado pela velocidade de acúmulo do fluido e da complacência do pericárdio. Em determinado ponto, o pericárdio atinge seu máximo de distensão e pequenos aumentos de líquido geram grande aumento da pressão intrapericárdica, responsável pelo tamponamento. Fonte: Pedpocus.

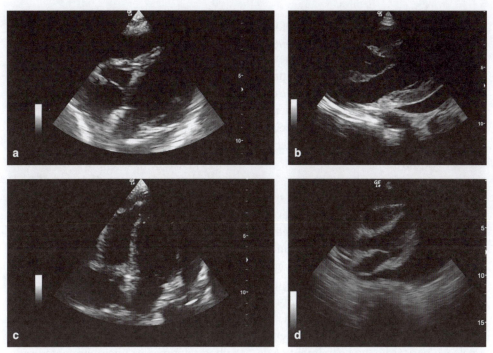

FIGURA 18 A: Derrame pericárdico visualizado na janela subcostal. B: Janela paraesternal eixo longo. C: Apical 4 câmaras. D: Derrame pericárdico extenso envolvendo todo o coração ("*swinging heart*"). Fonte: Pedpocus.

sob visualização direta com o ultrassom, desde que haja a disponibilidade do aparelho e de um profissional com o treinamento adequado para a realização dessa técnica.

Equipamentos

- Ultrassom bidimensional.
- Transdutor linear.
- Gel para ultrassom.
- Material padrão para punção pericárdica.
- Capa estéril para o transdutor.

Procedimento

Preparo

Idealmente, a pericardiocentese deve ser realizada com o paciente em decúbito semielevado, com a cabeceira reclinada em 30 a 45°. O aparelho de ultrassom deve estar posicionado à frente de quem realizará a punção, com a tela no seu campo de visão direto. A escolha do sítio de punção dependerá da distribuição do líquido, e essa decisão pode ser feita após uma varredura detalhada com o ultrassom. De modo geral, o melhor local para punção é aquele que contém o maior acúmulo de líquido pericárdico mais próximo da caixa torácica e que pode ser drenado sem que haja punção de órgãos adjacentes. A camada de líquido deve ter espessura de pelo menos 1 cm, para evitar a punção inadvertida do coração.

Técnicas de punção

A pericardiocentese guiada por ultrassom pode ser realizada pelas técnicas estática ou dinâmica. Na primeira, utiliza-se o ultrassom para planejar o procedimento, porém não há a visualização da punção em tempo real. Na segunda, a imagem é utilizada para visualizar e guiar a agulha durante a punção. Não há evidência de que uma técnica seja superior a outra, devendo o médico responsável tomar essa decisão com base na sua experiência e nos recursos disponíveis.

Abordagem estática

A utilização do ultrassom para determinar o local e o ângulo de punção é o método tradicional. Nesse caso, o ponto de punção e a trajetória da agulha são demarcados na pele e o ângulo de inserção da agulha é o mesmo em que estava o transdutor no momento da identificação do derrame pericárdico. Deve-se medir a distância entre a pele e o pericárdio, que geralmente é de 2 a 4 cm. Durante a punção, o transdutor pode ser posicionado em outra janela para fazer o monitoramento remoto da remoção do líquido.

Abordagem dinâmica

Nessa técnica, a punção é realizada sob visualização direta no ultrassom. A agulha é inserida pela face lateral do transdutor, de forma oblíqua ao feixe de ondas do ultrassom, e sua trajetória desde a pele até o saco pericárdico pode ser percebida durante todo o procedimento. Essa abordagem pode ser feita através das janelas subcostal, apical ou paraesternal (Figura 19).

A janela paraesternal é a mais segura e deve ser escolhida sempre que possível, pois permite o caminho mais direto até o saco pericárdico, porém um risco possível nessa abordagem é a lesão do ramo esquerdo da artéria coronariana descendente. A janela subcostal é mais tradicionalmente usada, porém pode ser necessário direcionar a agulha para alguma porção do fígado du-

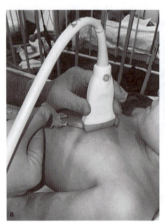
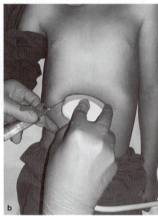
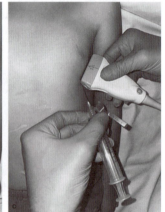

FIGURA 19 Técnica de abordagem da pericardiocentese guiada por ultrassom. A: Paraesternal: o transdutor é posicionado no tórax anterior na linha paraesternal esquerda, com marcador apontando para o ombro direito do paciente. B: Subcostal: o transdutor é posicionado na região subxifoide, com o marcador apontando para a direita do paciente. Nessa técnica, a agulha é inserida pelo lado esquerdo do transdutor e direcionada para o lado do ombro esquerdo do paciente. C: Apical: o transdutor é posicionado no ictus, com o marcador apontando para o quadril direito do paciente. Fonte: Pedpocus.

rante o procedimento, sendo lesão hepática e/ou diafragmática complicações possíveis nesse caso. A abordagem pela janela apical pode minimizar as complicações observadas na subcostal, porém é uma técnica mais desafiadora, uma vez que, para acessar essa janela, o ideal é utilizar o transdutor setorial, que pode comprometer a visualização da agulha.

Complicações

As complicações de uma pericardiocentese incluem lesões das estruturas adjacentes na tentativa de atingir o saco pericárdico com a agulha. Na abordagem paraesternal, pode haver lesão pulmonar, da artéria mamária interna, de feixes neurovasculares das costelas, das coronárias e do miocárdio. Na abordagem subcostal, pode ocorrer lesão hepática, diafragmática e do trato gastrintestinal. Já na abordagem apical, todas essas lesões descritas são possíveis, dependendo da morfologia, do tamanho e da localização do coração. A utilização do ultrassom possibilita a identificação de variações anatômicas e do menor trajeto que a agulha deve percorrer até atingir o saco pericárdico, minimizando, assim, o risco de punção inadvertida dessas estruturas.

SUGESTÕES DE LEITURA

1. Abboud PC, Kendall L. Ultrasound guidance for vascule acces. Emer Clin North Am. 2004;22:749-73.
2. Adhikari S, Blaivas M. The ultimate guide to point-of-care ultrasound-guided procedures. Philadelphia: Springer; 2020.
3. Agency for Healthcare Research and Quality. Making health care safer: a critical analysis of patient safery practices. End Rep Trebnel Ann Summ. 2001;43:x.1-668.
4. Alderson PJ, Burrows FA, Stemp LI. Use of ultrasound to evaluate internal jugular vein anatomy and to facilitate central venous cannulation in pediatric patients. Br J Anaesth. 1993;70(2):145-8.
5. Balik M, Plasil P, Waldauf P, Pazout J, Fric M, Otahal M, Pachl J. Ultrasound estimation of volume of pleural fluid in mechanically ventilated patients. Intens Care Med. 2006;32(2):318.
6. Degirmencioglu A, Karakus G, Güvenc TS, Pinhan O, Sipahi I, Akyol A. Echocardiography-guided or "sided" pericardiocentesis. Echocardiography. 2013; 30(9):997-1000.
7. Denys BG, Uretsky BE. Anatomical variations of internal jugular vein location: impact on central venous access. Grit Carr NG2. 1991;19:1516-9.
8. Faust T, Field JM, et al. The ultimate guide to point-of-care ultrasound-guided procedures. 2020;1(5):63-79.
9. Hibbert RM, Atwell TD, Lekah A, et al. Safety of ultrasound-guided thoracentesis in patients with abnormal preprocedural coagulation paramenters. Chest. 2013;144(2):456-63.
10. Hind D, Calvert N. MeWilliams R, et al. Ultrasome locaung de vices for central venous cantion: meta-analyses. BM. 2003;227:361-4.
11. Lichtenstein D, Goldstein I, Mourgeon E, Cluzel P, Philippe G, Rouby JJ. Comparative diagnostic performances of auscultation, chest radiography, and lung ultrasonography in acute respiratory distress syndrome. Anesthesiology. 2004;100(1):9-15.
12. Nakayama Y, Takeshita J, Nakajima Y, Shime N. Ultrasound-guided peripheral vascular catheterization in pediatric patients: a narrative review. Crit Care. 2020;24(1):592.
13. Patel PA, Ernst FR, Gunnarsson CL. Ultrasonography guidance reduces complications and costs associated with thoracentesis procedures. J Clin Ultrasound. 2012;40(3):135-41.
14. Scheer D, Secko M, Mehta N. Focus on ultrasound-guided paracentesis. In: American College of Emergency Physicians online CME. American College of Emergency Physicians. 2014.

76
Transporte do paciente crítico

Ana Carolina Barsaglini Navega

PONTOS-CHAVE DESTE CAPÍTULO

- Organizar os passos para a realização de um transporte seguro.
- Estar ciente dos eventos adversos mais comuns durante o transporte.
- Aprender técnicas de como reduzir os eventos adversos relacionados ao transporte.

INTRODUÇÃO

O sistema de saúde, público ou privado, se organiza de maneira hierárquica. Dessa forma, o transporte de pacientes críticos ocorre rotineiramente para suprir as necessidades de recursos do sistema. Equipes hospitalares, seja de pronto atendimento ou unidade de terapia intensiva, recebem e transportam esses pacientes sem muitas vezes perceber os riscos possíveis durante esses deslocamentos.

Com a expansão da telemedicina nos serviços de saúde brasileiros, surge a possibilidade de intervenções sugeridas por especialistas à distância, a fim de iniciar as condutas mais adequadas o quanto antes ou auxiliar na estabilização pré-transporte dos pacientes.

A telemedicina pode ser empregada também para auxiliar na análise mais completa do caso, aproximando as equipes de origem e de destino. Ela permite que o paciente seja visto diretamente; pais sejam entrevistados; e estudos de laboratório, radiografias e sinais vitais, revisados. A literatura sugere que o uso desse recurso pode evitar deslocamentos desnecessários.

Apesar de não haver capacitação específica para a formação dos profissionais que realizam o transporte, entende-se que deve ser uma pessoa capaz de lidar com emergências e ter a inteligência emocional necessária para antecipar possíveis complicações. O que ocorre rotineiramente são transportes realizados sem estruturação de cada etapa ou uso de *checklists*, aumentando os eventos adversos e as falhas de comunicação entre equipes de saúde.

O Conselho Federal de Medicina define o tipo de ambulância necessária em cada transporte:

- Ambulância tipo A, denominada ambulância de transporte, é o veículo destinado ao transporte em decúbito horizontal de pacientes que não apresentam risco de morte, para remoções simples e de caráter eletivo.
- Ambulância tipo B, denominada ambulância de suporte básico, é o veículo destinado ao transporte pré-hospitalar de pacientes com risco de morte desconhecido e transporte inter-hospitalar, contendo apenas os equipamentos mínimos à manutenção da vida.
- Ambulância tipo C, denominada ambulância de resgate, é o veículo de atendimento de emergências pré-hospitalares de pacientes com risco de morte desconhecido, contendo os equipamentos necessários à manutenção da vida.
- Ambulância tipo D, denominada ambulância de suporte avançado (ASA) ou ambulância UTI móvel, é o veículo destinado ao transporte de pacientes de alto risco de emergências pré-hospitalares e transporte inter-hospitalar, contendo os equipamentos médicos necessários para essa função, sendo obrigatória, quando em serviço, a presença do médico em seu interior.
- Ambulância tipo E, denominada aeronave de transporte médico, é a aeronave de asa fixa ou rotativa utilizada para transporte de pacientes por via aérea, dotada de equipamentos médicos homologados pelos órgãos competentes.
- Ambulância tipo F, denominada nave de transporte médico, é o veículo motorizado hidroviário destinado ao transporte de pacientes por via marítima ou fluvial, devendo possuir os equipamentos médicos necessários ao atendimento conforme a gravidade.

RECURSOS NECESSÁRIOS

Tripulação mínima para o transporte de paciente crítico

- Um membro da equipe médica.
- Um membro da equipe de enfermagem.
- Motorista.

O transporte intra-hospitalar de pacientes críticos necessita do acompanhamento de equipe médica e de enfermagem.

Capacidade de comunicação

É definido por lei que todo caso deve ser previamente autorizado pelo setor no qual será recebido. É dever da equipe de transporte certificar-se de que o caso tenha sido atualizado e que a equipe local (intra ou inter-hospitalar) esteja ciente de sua chegada.

Dessa forma, para transporte inter-hospitalar é imprescindível que o caso seja informado aos responsáveis pela gestão dos leitos e equipes assistenciais.

A continuidade do cuidado e da transmissão das informações é de responsabilidade da equipe de transporte.

Com relação à equipe que transporta, seria apropriado praticar e observar os elementos de uma dinâmica de equipe eficaz:

- Comunicação em circuito fechado.
- Mensagens claras.
- Funções e responsabilidades claras.
- Conhecer suas próprias limitações.
- Compartilhar conhecimento.
- Intervenção construtiva.
- Reavaliação com resumo.
- Respeito mútuo.
- Veículo equipado com materiais necessários.

O Quadro 1 apresenta os materiais necessários para o transporte de paciente crítico.

A Tabela 1 faz um comparativo entre as modalidades de veículos pertinentes ao transporte do paciente crítico.

QUADRO 1 Materiais necessários ao transporte do paciente crítico

Fármacos			
Ácido valproico	Dipirona	Naloxona	Morfina, fentanilo
Adenosina	Dobutamina	Nitroprussiato	Diazepam, midazolam
Adrenalina	Dopamina	Omeprazol	Propofol, cetamina
Albumina	Fenitoína	Potássio (cloreto)	
Amiodarona	Fenobarbital	Prostaglandina E1	Rocurônio, succinilcolina
Ampicilina	Flumazenil	Salbutamol	
Atropina	Furosemida	Sulfato de magnésio	Soluções glicosadas 5%, 10%, 25% e 50%
Bicarbonato de sódio	Gentamicina	Terbutalina	
Cálcio (cloreto e gluconato)	Heparina	Tiopental sódico	Água destilada
Ceftriaxona	Hidrocortisona	Vancomicina	Solução fisiológica
Cloreto de sódio 20%	Lidocaína	Vitamina K	
Dexametasona	Milrinona		
Difenidramina	Metilprednisolona		
Digoxina	Noradrenalina		

Material estéril e descartável para procedimentos		
Luvas estéreis (3 tamanhos)	Camisola e compressas, telas adesivas, tegaderm, material de sutura	Recipiente para descartes
Gazes, seringas		Torneira de 3 vias
Frascos para hemocultivos		Cateteres venosos centrais e *kit* estéril para sua colocação
Tubos para amostras de sangue	Equipo de soro	
Sondas (orogástrica, aspiração e vesical)	Eletrodos	Caixa instrumentadora para cateterização e toracocentese
	Destrostix	
Tesouras, pinças hemostáticas, bisturi	Gel para desfibrilador	Set de monitoramento arterial invasivo
	Bolsas de pressurização	
Estetoscópio, termômetro, lanterna	Agulhas, *butterfly*, teflonadas e intraósseas	
Álcool em gel 70%		
Clorexidina 2%		

Materiais para o manejo de via aérea e trauma		
Cabo de laringoscópio e ramos curvos e retos. Baterias e lâmpadas de reposição	Tubo de O_2 portátil (2 fixos e 1 portátil com manômetro)	Prancha rígida, colares cervicais e talas para imobilizar os membros
Tubos endrotraqueais (de 3 a 8) e sem manguitos (de 2,5 a 3,5) e mandris ou facilitadores	Mesclador (ar comprimido e O_2) para prover FiO_2 (0,21-1), com medidores de fluxo e tubos de reserva	Equipamento para drenagem de pneumotórax
Máscaras laríngeas	Máscaras para administrar O_2 (incluindo reservatório) e para nebulizar, cânulas nasais	
Bolsas de reanimação com reservatório, manômetro e válvula de PEE. Máscaras de tamanhos diferentes	Tubos para conexão de O_2	

PEEP: pressão positiva expiratória final; FiO_2: fração inspirada de O_2; O_2: oxigênio. Fonte: modificado de Roig e Berrueta, 2005; Brandstrup, 2013.

TABELA 1 Vantagens e desvantagens dos veículos utilizados no transporte pediátrico

Veículo	Vantagem	Desvantagem
Ambulância terrestre	Disponibilidade/ pronto uso Área física planejada Qualquer distância Permite paradas e desvios Independe de outro veículo	Tráfego Tempo vs. distância
Helicóptero	Rápido Fácil acesso Terreno montanhoso Não depende do aeroporto Baixo custo até 150 km Permite paradas e desvios	Não opera à noite Depende do clima Ruído excessivo Não pressurizado Trepidação Espaço interno Autonomia = 140 km
Bimotor	Voo à baixa altitude Pista curta Pista não pavimentada Rapidez	Depende do clima Turbulência Depende de outro veículo Menor espaço interno
Turbo-hélice	Pista curta Pista não pavimentada Maior espaço interno Rapidez	Pouco estável Turbulência Depende de outro veículo
Jato	Maior autonomia Voo internacional Estabilidade em voo Maior espaço interno Rapidez	Pista pavimentada Pista longa Porta estreita Depende de outro veículo

Abramovici e Souza, 1999.

Contraindicações de transporte aeromédico

- Paciente crítico irrecuperável.
- Paciente hemodinamicamente instável, mesmo com inotrópicos.
- Choque hemorrágico, hipovolêmico com sangramento ativo.
- Doenças hematológicas com possibilidades de sangramento iminente.
- Malformação vascular com hemorragia cerebral recente.
- Doença cardíaca descompensada, congênita ou adquirida.
- Infarto agudo do miocárdio instável.
- Trabalho de parto em curso.
- Estado de mal epilético.
- Presença de pneumotórax ou bolha (deverá ser drenado antes do voo).
- Hipoxemias refratárias a tratamentos.
- Anemia grave aguda ou crônica.

Com a altitude, a pressão dos gases varia e, consequentemente, a saturação de oxigênio. É necessário levar em consideração esse decréscimo na difusão do oxigênio, pois, se for adicionado a um decréscimo na concentração de hemoglobina real (hemorragia) ou efetiva (insuficiência cardíaca), tem importantes consequências. Não é aconselhável transferir um paciente com menos de 7 g/dL de hemoglobina.

ETAPAS DO TRANSPORTE

Preparação

A comunicação entre os locais de origem e destino é a primeira fase do transporte para avaliar a condição clínica, definir a equipe necessária, definir o meio de transporte e preparar os equipamentos essenciais.

Caso a equipe de transporte julgue que o paciente deva ser estabilizado antes de iniciar o transporte, pode auxiliar a equipe local a fazê-lo ou contraindicar o transporte se julgar o risco muito elevado.

Pontos de atenção:

- Se apresentar como equipe que realizará o transporte.
- Confirmar verbalmente nome do paciente e o local de destino com familiares.
- Uso adequado de equipamento de proteção individual, assim como isolamento do paciente se necessário (p. ex., uso de máscara cirúrgica durante o transporte).
- A pessoa encarregada de manejar botões em elevadores ou maçanetas de portas deve estar com as mãos higienizadas e realizar nova higienização após cada contato.
- Avaliar o caso e antecipar possíveis instabilidades e complicações no estado geral do paciente. Pacientes com possibilidade de instabilidade das funções vitais devem receber assistência permanente de equipe médica e de enfermagem.
- Conferir a provisão de equipamentos necessários à assistência durante o transporte (p. ex., baterias de equipamentos, quantidade de bombas de infusão, quantidade de medicações). O tempo de autonomia dessas provisões deve ser maior do que o tempo estimado para o transporte.
- Necessidade de vigilância e intervenção terapêutica durante o transporte.
- Avaliação da distância a percorrer, possíveis obstáculos e tempo a ser despendido até o destino. Se possível, planejar a rota com ajuda de controladores de acesso para facilitar uso de portas e elevadores.

A Figura 1 oferece uma sugestão de roteiro que pode ser adequado às necessidades do seu serviço para a realização de transporte intra-hospitalar.

Neste momento de preparação, a equipe médica responsável pode fazer uso de atalhos para se lembrar dos diversos itens que devem ser revistos para o transporte. Os passos a seguir são sugestões, podendo ser adequadas para cada realidade (transporte de recém-nascidos, transporte aéreo, transporte pré-hospitalar):

- A
  - Permeabilidade de via aérea.
  - Considerar possível lesão cervical e indicação de colar cervical.
- B
  - Se paciente em ventilação mecânica: anotar tamanho da cânula orotraqueal, se tem *cuff* e qual sua fixação.
  - Ventilador de transporte: realizar adaptação do aparelho no paciente antes de iniciar a transferência de leito. Checar autonomia da bateria.
  - Oximetria.
  - Capnometria.
  - Dreno de tórax.
- C
  - Monitorar pressão arterial, frequência cardíaca, oximetria.
  - Acessos venosos testados.
  - Bombas de infusão: checar autonomia da bateria e tempo de duração do medicamento preparado.
  - Drogas necessárias para o transporte.
- D
  - Sonda enteral ou gástrica (pausar dieta uma hora antes de iniciar o transporte).
  - Sonda vesical (esvaziar o coletor antes do transporte).
  - Dextro (glicemia capilar)

Roteiro para avaliação de paciente para transporte intra-hospitalar (TIH)		
IDENTIFICAÇÃO DO PACIENTE		
Nome:	Leito:	Data TIH:
Exame(s) solicitado(s):		
Confirmação local destino: □ Sim □ Não		
Comunicação local destino condições clínicas do paciente: □ Sim □ Não		
Comunicação local destino medidas de precaução de isolamento: □ Sim □ Não		
Destino TIH: □ Propedêutica (tomografia computadorizada; radiologia; ultrassonografia; endoscopia digestiva alta; colonoscopia; eletroencefalograma; arteriografia; cateterismo cardíaco) □ Centro cirúrgico □ Transferência interna □ Transferência externa		
Profissionais TIH: □ Enfermeiro □ Médico □ Técnico em enfermagem	□ Fisioterapeuta □ Residente enfermagem □ Residente fisioterapia □ Graduando de enfermagem	
AVALIAÇÃO PRÉ-TRANSPORTE intra-hospitalar DATA: HORA:		
ESCALAS		
APACHE II:	COMA GLASGOW:	RAMSAY:
Sistema respiratório: □ Cateter de oxigênio □ Máscara de oxigênio □ Ventilação mecânica □ Ausculta de vias aéreas □ Aspiração secreções □ Posicionamento tubo traqueal ou traqueostomia □ Fixação tubo traqueal ou traqueostomia □ Dreno torácico	□ Frequência respiratória____ □ Saturação de oxigênio____ □ FiO_2 _____ □ Peep _____ □ Padrão ventilatório pós-conexão VT □ Expansibilidade pulmonar pós-conexão VT	

Sistema circulatório:
□ Pressão arterial sistêmica_____
□ Frequência cardíaca _____
□ Sinais de sangramento
□ Necessidade de acesso venoso nos casos de exame contraste
□ Sinais de obstrução: □ Cateter venoso central
                                              □ Acesso venoso periférico
                                              □ Cateter arterial invasivo
□ Sinais de desposicionamento: □ Cateter venoso central
                                              □ Acesso venoso periférico
                                              □ Cateter arterial invasivo
□ Fixação das linhas de acesso
□ Identificação da(s) linhas(s) de acesso da(s) droga(s) em infusão		

Sistema neurológico: □ Nível de consciência: □ Consciente/orientado □ Agitado □ Confuso □ Sedado □ Sinais de dor □ Estabilidade coluna cervical □ Cabeceira no mínimo 30° se não houver contraindicação □ Sinais de obstrução dreno craniano □ Sinais de desposicionamento dreno craniano		

(continua)

FIGURA 1   Sugestão de roteiro. Fonte: Silva et al., 2015.

Sistema metabólico: ☐ Teste glicêmico HGT_____
Sistema digestivo: ☐ Fixação de sondas ☐ Esvaziar sondas ☐ Drenos
Sistema genitourinário: ☐ Esvaziamento da bolsa coletora de urina
Drogas vasoativas: ☐ Noradrenalina Vazão:_____ ☐ Cloridrato de dobutamina Vazão:_____ ☐ Nitroglicerina Vazão:_____ ☐ Nitroprussiato de sódio Vazão:_____ ☐ Vasopressina Vazão:_____ ☐ Lactato de milrinona Vazão:_____ ☐ Cloridrato de amiodarona Vazão:_____
Drogas sedativas: ☐ Cloridrato de midazolam Vazão:____ ☐ Fentanil Vazão:____ ☐ Dexmedetomidine Vazão:____ ☐ Propofol Vazão:____ ☐ Cloridrato de cetamina Vazão:____
Equipamentos: ☐ Alarme (bomba de infusão contínua; monitor multiparamétrico; ventilador de transporte; oxímetro de pulso) ☐ Carga bateria (bomba de infusão contínua; monitor multiparamétrico; ventilador de transporte; oxímetro de pulso) ☐ Infusão das drogas ☐ Volume das drogas ☐ Fixação bomba infusão continua no suporte cama ☐ Funcionamento do ambu ☐ Estetoscópio e esfigmomanômetro ☐ Tamanho e calibragem do esfigmomanômetro ☐ Maleta de transporte (medicamentos e materiais para atendimento das eventualidades) ☐ Laringoscópio ☐ Fluxo cilindro de oxigênio
AVALIAÇÃO DURANTE O TRANSPORTE INTRA-HOSPITALAR
☐ Monitorizarão contínua dos equipamentos (verificar se estão em pleno funcionamento) ☐ Pressão arterial sistêmica_____

(continua)

FIGURA 1 Sugestão de roteiro. Fonte: Silva et al., 2015. *(continuação)*

☐ Frequência cardíaca_____
☐ Frequência respiratória_____
☐ Saturação de oxigênio_____
☐ Estabilização da coluna cervical no momento da transferência
☐ Conexão do cilindro de oxigênio com a fonte de gases do setor
☐ Manutenção da permeabilidade dos drenos, exceto nos casos de transferência de cama para mesa de exame
☐ Checagem linhas de acesso durante transferência da cama para a mesa de exame
☐ Funcionamento da bomba de infusão contínua
☐ Posicionamento dos *display* dos equipamentos para visualização da equipe
☐ Drogas sedativas_____ ☐ aumento ☐ diminuição ☐ inalterada
☐ Drogas vasoativas_____ ☐ aumento ☐ diminuição ☐ inalterada
AVALIAÇÃO DO RETORNO DO TRANSPORTE INTRA-HOSPITALAR
HORA DE RETORNO:
☐ Conexão do paciente ao ventilador mecânico
☐ Monitorização do paciente
☐ Pressão arterial sistêmica_____
☐ Frequência cardíaca_____
☐ Frequência respiratória_____
☐ Saturação de oxigênio_____
☐ Aspiração orotraqueal do paciente se necessário
☐ Retornar medicação não transportada
☐ Drogas sedativas_____ ☐ aumento ☐ diminuição ☐ inalterada ☐ início
☐ Drogas vasoativas_____ ☐ aumento ☐ diminuição ☐ inalterada ☐ início
☐ Registrar no prontuário o TIH
☐ Registrar no prontuário se eventos adversos

FIGURA 1 Sugestão de roteiro. Fonte: Silva et al., 2015. (*continuação*)

- **E**
  - Prevenir hipotermia.
  - Não expor o paciente.

Apesar de pouco comum, é possível realizar o transporte terrestre de pacientes pediátricos em uso de cânula nasal de alto fluxo.

Os equipamentos a seguir são orientados para monitorização hemodinâmica no transporte de um paciente crítico:

- Monitor de eletrocardiograma.
- Monitor de pressão arterial não invasiva e invasiva.
- Oxímetro de pulso.
- Capnógrafo.
- Desfibrilador.

Fase de transferência

É o transporte propriamente dito. Compreende desde a mobilização do paciente do leito na unidade de origem para o meio de transporte até sua retirada do meio de transporte para o leito da unidade receptora.

A maior incidência de eventos adversos está relacionada à falta de atenção da equipe com o paciente durante o transporte. Checagem de prontuário ou de documentações deve ser realizada antes de iniciar a transferência e inclui:

- Monitorar o nível de consciência, assim como as funções vitais.
- Manter a conexão de tubos endotraqueais, sondas vesicais e nasogástricas,

drenos torácicos e cateteres endovenosos, garantindo o suporte hemodinâmico, ventilatório e medicamentoso do paciente.
- Utilizar medidas de proteção (grades e cintos de segurança, p. ex.) para assegurar a integridade física do paciente (Figuras 2 e 3).
- Redobrar a vigilância nos casos de transporte de pacientes instáveis, obesos, agitados, idosos, prematuros, crianças, politraumatizados ou sob sedação.

Fase de estabilização pós-transporte

Observação contínua, pois instabilidades hemodinâmicas relacionadas podem ocorrer mesmo após o final do transporte.

Todo o procedimento e reavaliações devem constar em prontuário. Todas as documentações referentes ao paciente devem ser entregues aos responsáveis no destino.

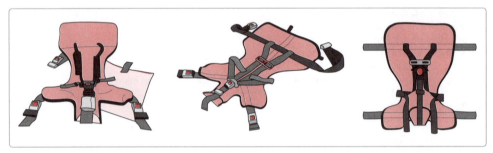

FIGURA 2 Cintos de segurança.

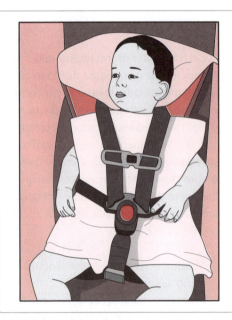
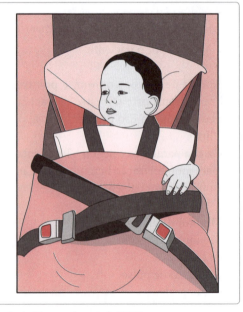

FIGURA 3 Exemplos de cintos e fixadores. Adaptada de Hernandez et al., 2015.

CHECKLIST

A implementação de *checklist* (Quadro 2) é uma das intervenções possíveis para aumentar a segurança do paciente durante o transporte. Seu uso traz bons resultados, reduzindo os eventos adversos em diversas etapas do atendimento, assim como durante o transporte.

Um estudo brasileiro sobre transporte intra-hospitalar considerando pacientes de unidade de terapia intensiva elaborou um roteiro de avaliação por sistemas. Ele sugere a adequação do roteiro para cada setor com a finalidade de aumentar a segurança do paciente e melhorar a praticidade de seu uso, a fim de que se torne um *checklist*.

Alguns eventos adversos comuns ao transporte são:

- Desconexão, oclusão, perda ou tração dos dispositivos.
- Extubação acidental.
- Término da bateria ou das medicações em bomba de infusão contínua.
- Término do oxigênio.
- Mau funcionamento dos equipamentos.

Eventos adversos relacionados ao paciente incluem:

- Alteração aguda de pressão arterial sistêmica (hipotensão ou hipertensão).
- Taquicardia ou bradicardia, parada cardíaca, arritmias.
- Taquipneia, bradipneia, apneia, queda de saturação.
- Agitação, queda, sangramento e óbito.

QUADRO 2 *Checklist* adaptado do Documento da Sociedade Latinoamericana de Emergências Pediátricas (SLEPE)

Checklist básico para transporte inter-hospitalar de pacientes pediátricos críticos
Nome do paciente: _____
Centro emissor: _____
Centro receptor: _____
Idade: _____ Peso: _____ Sexo: _____
Diagnóstico principal: _____
Revisão de material
Checar maleta de transporte
Checar estado de baterias e cabos para recarregá-los (bombas, monitores etc.)
Checar nível dos reservatórios de oxigênio
Checar alarmes dos monitores e ventiladores mecânicos
Paciente
Etiqueta de identificação
Informar a família do transporte
Checar a fixação dos acessos venosos, sondas, drenos etc.
Assegurar privacidade do paciente
Respiratório
Disponibilizar dispositivo de bolsa-valva-máscara e material de intubação de emergência
Checar a fixação do tubo endotraqueal
Checar número na cânula traqueal na comissura labial
Circulatório
Checar dose infundida pela bomba perfusora e quanto da solução resta para infundir
Checar a outra via disponível do acesso para infusão rápida de fluidos e drogas
Organização
Comunicar o centro coordenador do transporte com o centro receptor
Revisar anamnese, exames complementares e termo de consentimento informado

CONCLUSÃO

Equipes com treinamento especializado em transporte têm menor taxa de eventos adversos e conseguem garantir a continuidade do cuidado aos pacientes com maior qualidade.

Apesar de equipes com treinamento adequado garantirem um cuidado de melhor qualidade, não há, atualmente, diretrizes e regulamentos de segurança para otimizar a segurança desse transporte.

A capacitação das equipes de transporte com treinamentos, como simulações, pode aumentar a capacidade de tomada de decisão rápida e habilidades como comunicação em momento de crise.

Serviços de emergência convivem com a prática de transporte do paciente crítico e devem sistematizar seu atendimento e processos para garantir melhor assistência a seus pacientes.

Um transporte seguro garante a continuidade do cuidado. A meta é chegar à unidade de destino em condições iguais ou melhores do que as anteriores ao transporte.

SUGESTÕES DE LEITURA

1. Abramovici S, Souza RL. Abordagem em criança politraumatizada. J Pediatr (Rio J). 1999;75(Supl.2):s268-s78.
2. Brandstrup K. Manual de estabilización y transporte de niños y neonatos críticos. Unidad de Transporte Pediátrico Balear. Palma de Mallorca; 2013.
3. Carne B, Kennedy M, Gray T. Review article: Crisis resource management in emergency medicine. Emerg Med Australas EMA. 2012;24(1):7-13.
4. Castellano S, Codermatz M, Orsi MC, et al. Consenso sobre traslado de niños Críticamente Enfermos. Arch argent Pediatr. 2000;98(6):415-26.
5. Choi HK, Shin SD, Ro YS, Kim DK, Shin SH, Kwak YH. A before- and after-intervention trial for reducing unexpected events during the intrahospital transport of emergency patients. Am J Emerg Med. 2012;30(8):1433-40.
6. Comité Nacional de Emergencias y Cuidados Críticos. Consenso sobre el traslado de niños críticamente enfermos. Arch Argent Pediatr. 2019;117(Supl1):S1-S23.
7. CREMESP - Conselho Regional de Medicina do Estado de São Paulo - Versão para impressão - Área de Legislação [Internet]. [citado 29 de janeiro de 2020]. Disponível em: http://www.cremesp.org.br/library/modulos/legislacao/versao_impressao.php?id=3131.
8. Fanara B, Manzon C, Barbot O, Desmettre T, Capellier G. Recommendations for the intra-hospital transport of critically ill patients. Crit Care Lond Engl. 2010;14(3):R87.
9. Fugok K, Slamon NB. The effect of telemedicine on resource utilization and hospital disposition in critically ill pediatric transport patients. Telemedicine and e-Health. 2018;24(5):367–374.
10. Gausche M, Lewis R, Stratton S, et al. Effect of out of hospital pediatric endotracheal intubation on survival and neurological outcome: a controlled clinical trial. JAMA. 2000;283(6):783-90.
11. Haynes AB, Weiser TG, Berry WR, Lipsitz SR, Breizat A-HS, Dellinger EP, et al. A surgical safety checklist to reduce morbidity and mortality in a global population. N Engl J Med. 2009;360(5):491-9.
12. Kandil SB, Sanford HA, Northrup V, et al. Transport Disposition Using Transport Risk Assessment in Pediatrics (TRAP) Score. Prehosp Emerg Care. 2012;16(3):366-73.
13. Navega AC B, Moura BM H, Marques M. Transporte de pacientes pediátricos. PROEMPED Ciclo 4 Volume 1. Ed Secad. Artmed; 2020. p9-32.
14. Orr RA, Felmet KA, Han Y, McCloskey KA, Dragotta MA, Bills DM, et al. Pediatric specialized transport teams are associated with improved outcomes. Pediatrics. 2009;124(1):40-8.
15. Príncipi H, Reina R, Aprea M, Ruíz Weiser J, et al. Transporte aéreo de pacientes adultos críticos: ex-

periencia sobre 1047 traslados, importancia de la oximetría en el control y evaluación del paciente en vuelo. Emergencias. 2000;2(2):33-8.

16. Roig CG, Berrueta M. Manual de estabilización y transporte de pacientes pediátricos y neonatales. Buenos Aires: FUNDASAP; 2005.

17. Sánchez Hernández S, Amado Arráez M, Valín Tascón M, Vega Puyal L, Domínguez Sampedro P. Sistemas de retención infantil en transporte sanitario terrestre: importancia, indicaciones y uso. Zona TES. 2015;4:55-60.

18. Schlapbach LJ, Schaefer J, Brady AM, Mayfield S, Schibler A. High-flow nasal cannula (HFNC) support in interhospital transport of critically ill children. Intensive Care Med. 2014;40(4):592-9.

19. Silva R, Amante LN, Silva R, Amante LN. Checklist para o transporte intra-hospitalar de pacientes internados na Unidade de Terapia Intensiva. Texto Amp Contexto - Enferm. 2015;24(2):539-47.

20. Sociedade Latinoamericana de Emergências Pediátricas (SLEPE). Disponível em: https://www.slepe-web.org/.

21. Wallen E, Venkatamaran S, Grosso M, et al. Intrahospital transport of critically ill pediatric patients. Crit Care Med. 1995;23(9):1588-95.

77
Fluidoterapia de manutenção

Danielle Saad Nemer Bou Ghosn
Rafael Yanes Rodrigues da Silva

PONTOS-CHAVE DESTE CAPÍTULO
- Diferenciar os tipos de solução de manutenção.
- Prescrever solução de manutenção com composição adequada para cada tipo de paciente.

INTRODUÇÃO

Pacientes graves na emergência pediátrica frequentemente necessitam de fluidoterapia endovenosa, seja durante a ressuscitação volêmica, seja após estabilização, na impossibilidade de ingesta oral, para manutenção de homeostase de fluidos e eletrólitos. Situações distintas entre si, como doenças gastrointestinais, insuficiência respiratória, comprometimento neurológico, pré e pós-operatórios, e até pacientes estáveis e saudáveis em jejum para procedimentos eletivos (p. ex., jejum para endoscopia para retirada de corpo estranho), podem levar à necessidade de prescrição de soro endovenoso. A solução ideal deveria prover quantidade balanceada de água e eletrólitos, sem ocasionar complicações como hipervolemia, hipovolemia ou distúrbios eletrolíticos.

As soluções endovenosas podem ser classificadas de acordo com a osmolaridade e a tonicidade, que são conceitos relacionados, mas distintos entre si. A osmolaridade se refere à concentração de solutos por uma unidade de volume de solução, independentemente da permeabilidade da membrana a esses solutos. O conceito de tonicidade, também conhecido como osmolaridade efetiva, está atrelado à permeabilidade da membrana semipermeável aos solutos da solução. Para o cálculo na tonicidade, consideram-se as substâncias osmoticamente ativas, ou seja, aquelas que não conseguem atravessar as membranas semipermeáveis e que, dessa forma, têm capacidade de deslocar água entre os espaços intra e extracelular.

A glicose presente no soro de manutenção não tem efeito na tonicidade, uma vez que atravessa livremente as membranas semipermeáveis e é rapidamente metabolizada, não produzindo hiperglicemia. O sódio é o principal determinante da tonicidade das soluções. Assim, o soro endovenoso pode ser classificado de acordo com a concentração de sódio (Na^+) como isotônico, com concentração da solução próxima à do plasma (131 a 154 mEq/L), ou hipotônico, com concentração menor do que a plasmática (< 130 mEq/L).

Historicamente, pacientes pediátricos internados costumam receber soluções hipotônicas como soro de manutenção. Isso ocorre desde a publicação da pesquisa clássica de Holliday e Segar, na década de 1950, que foi baseada no gasto energético e fluídico de uma criança saudável e na composição eletrolítica do leite materno e do leite de vaca. Nessa época, o soro preconizado gerava uma solução isosmolar, mas bastante hipotônica (concentração de sódio ao redor de 30 mEq/L).

Nas últimas décadas, diversos relatos de mortes ou sequelas graves relacionadas à solução hipotônica de manutenção foram publicados, chegando ao ponto de a prescrição de solução hipotônica de Holliday como o padrão de soro de manutenção ser restrita a nefrologistas em hospitais ingleses, pelo risco de hiponatremia adquirida durante a internação.

HORMÔNIO ANTIDIURÉTICO E A HOMEOSTASE DE SÓDIO E ÁGUA

A homeostase de água e sódio no ser humano é regulada pelo hormônio antidiurético ou vasopressina (ADH), pelo sistema renina-angiotensina-aldosterona e pelos peptídeos natriuréticos. No paciente saudável, a osmolaridade plasmática é regulada pela sede e pela excreção de água livre. Em um paciente de jejum, a tonicidade é regulada pela liberação de ADH, que regula a excreção de água livre. Há diversos estímulos para liberação do ADH: hemodinâmicos (hipovolemia, hipotensão, insuficiência cardíaca congestiva, cirrose, síndrome nefrótica e insuficiência adrenal) e não hemodinâmicos (dor e estresse, náuseas e vômitos, hipoxemia e hipercapnia, hipoglicemia, medicações, estado pré-operatório, inflamação, câncer, doença pulmonar e doenças do sistema nervoso central). Considerando-se essa lista extensa, estudos mostram que qualquer paciente em ambiente hospitalar tem aumento na produção de ADH. O excesso desse hormônio leva à retenção de água livre, o que coloca pacientes criticamente doentes em risco para hiponatremia.

Em contrapartida, pacientes com defeitos de concentração renal, como diabetes insipidus nefrogênico, uropatia obstrutiva, nefrite tubulointersticial, doença falciforme ou usando lítio, tendem a perder água e estão em risco de hipernatremia quando o acesso à água livre é restrito.

Um dos maiores desafios à soroterapia de manutenção se encontra nos pacientes com estados edematosos, como insuficiência cardíaca congestiva, nefrose e cirrose. Sob o ponto de vista fluídico, há necessidade de restrição hídrica, pelo risco de hipervolemia. Já sob o ponto de vista eletrolítico, não há consenso sobre a tonicidade mais adequada para o soro, uma vez que esses pacientes apresentam risco de hiponatremia dilucional, porém possuem sódio corporal total normal ou aumentado.

HIPONATREMIA INTRA-HOSPITALAR

Hiponatremia, definida como sódio plasmático menor que 136 MEq/L, é o distúrbio hidroeletrolítico mais comum em pacientes hospitalizados e, na maioria das vezes, isso ocorre por uma combinação de aumento de ADH e uso de soro de manutenção hipotônico. A queda do sódio favorece a passagem de água para o meio intracelular, causando edema celular. A complicação mais temida da hiponatremia é a encefalopatia por edema cerebral, uma emergência que se manifesta por náuseas, vômitos e confusão mental, podendo causar até convulsões, parada respiratória e edema pulmonar não cardiogênico. Pela sua gravidade, deve ser tratada agressivamente com suporte ventilatório e hemodinâmico e infusão rápida de cloreto de sódio a 3%.

Pacientes com maior risco de desenvolver encefalopatia hiponatrêmica mesmo em níveis moderados de hiponatremia são crianças menores de 16 anos, mulheres em idade reprodutiva, pacientes com hipoxemia e doença de sistema nervoso central. Essas condições prejudicam a regulação do volume celular cerebral ou são associadas com menor capacidade intracraniana de tolerar expansão cerebral.

Dados a gravidade potencial da hiponatremia e o risco aumentado de ocorrer na população pediátrica, todos os esforços devem ser tomados na sua prevenção.

SORO DE MANUTENÇÃO ISOTÔNICO

O uso de solução isotônica de manutenção foi inicialmente controverso, por conta de preocupações com consequências inadvertidas como hipernatremia, sobrecarga hídrica com edema e hipertensão arterial e acidose hiperclorêmica. Entretanto, diversos ensaios prospectivos randomizados e controlados, envolvendo mais de 2.000 pacientes, em sua maioria crianças em pós-operatório ou cuidados intensivos, demonstraram a segurança e a eficácia de soluções isotônicas quando comparadas com hipotônicas para prevenção de hiponatremia, não sendo associadas com aumento de sobrecarga hídrica ou hipernatremia[1]. Em metanálise de dez desses estudos, avaliando quase 1.000 crianças, soro hipotônico foi associado a um risco relativo de desenvolvimento de hiponatremia moderada a grave (< 130 MEq/L) de 6,2.

Esses estudos recentes e de alta qualidade sugerem, portanto, que o uso de solução isotônica é apropriado para a maioria dos pacientes internados, que são de risco para desenvolvimento de hiponatremia. Porém, é importante ressaltar que esse soro não é adequado a todos os pacientes, uma vez que os estudos foram de curta duração de soroterapia (geralmente inferior a 3 dias) e excluíram pacientes cirróticos, com doenças renais ou insuficiência cardíaca, além de recém-nascidos.

Também é importante pontuar que pacientes com patologias de sistema nervoso central correm risco de desenvolver hiponatremia, mesmo com uso de solução isotônica de manutenção, por conta de síndrome perdedora de sal ou síndrome de secreção inapropriada do hormônio antidiurético (SIHAD), e pacientes com defeitos de concentração renal podem desenvolver hipernatremia ao serem submetidos a soluções isotônicas. Além disso, qualquer tipo de fluidoterapia pode causar sobrecarga hídrica quando administrado em quantidade excessiva. Porém, na maioria dos casos, o soro isotônico não causa hipernatremia ou hipervolemia.

SOLUÇÕES BALANCEADAS *VERSUS* SORO FISIOLÓGICO

Considerando que as soluções isotônicas são mais seguras em relação à prevenção de hiponatremia do que as hipotônicas, resta a escolha da melhor solução disponível. Uma área que carece de estudos é a comparação da solução fisiológica com outras soluções balanceadas, como Ringer lactato ou solução de Hartmann, que contêm um *buffer* (lactato, acetato ou bicarbonato) no lugar de parte do cloro da solução, com a possível vantagem de evitar o risco de acidose metabólica hiperclorêmica, entre outras complicações. O soro fisiológico, ou cloreto de sódio 0,9%, contém concentração de sódio próxima à do plasma, mas quantidade suprafisiológica de cloro. Efeitos deletérios da infusão de cloreto de sódio foram demonstrados em estudos com infusão rápida e em grande quantidade dessa solução. Nessas circunstâncias, o soro fisiológico, quando comparado com soluções balanceadas, pode produzir acidose metabólica hiperclorêmica, vasoconstrição renal, insuficiência renal aguda e hipercalcemia. Entretanto, atualmente não há estudos avaliando essa complicação quando o soro fisiológico é infundido de maneira lenta, sob forma de manutenção[1].

A Tabela 1 resume a composição de algumas das principais soluções disponíveis.

COMPOSIÇÃO DA MANUTENÇÃO E VELOCIDADE DE INFUSÃO

Não há composição e velocidade de infusão que sirvam universalmente para pacientes pediátricos. O soro de manutenção deve ser individualizado levando em conta o risco para hiponatremia, a capacidade de concentração renal, as perdas de água livre e o estado volêmico do paciente.

A necessidade hídrica basal de cada paciente é calculada a partir da regra de Holliday-Segar, que pode ser simplificada da seguinte maneira.

- Regra de Holliday-Segar – volume em 24 horas:
  < 10 kg → 100 × peso mL/dia
  11-20 kg → 1.000 + 50 × (peso – 10) mL/dia
  ≥ 21 kg → 1.500 + 20 × (peso – 20) mL/dia
  Dividir total por 24 = __mL/h em bomba de infusão contínua (máximo: 100 mL/h).
- Regra prática – velocidade de infusão:
  0-10 kg → 4 × peso mL/h
  11-20 kg → 40 + 2 × (peso – 10) mL/h

TABELA 1 Principais soluções disponíveis

Eletrólito (mEq/mL)	SF (NaCl 0,9%)	Ringer Acetato	Ringer Lactato	Plasma Lyte	SG5%/SF	Holliday-Segar
Sódio	154	130	130	140	77	30
Potássio		5	4	5		25
Cálcio		1	1,35	4,4		
Cloreto	154	112	109	98	77	55
Magnésio		1		3		
Lactato			28			
Gluconato				23		
Acetato		27		27		
Osmolaridade (mOsm/L)	308	276	274	294	(154)	110
Glicose					(25 g)	

≥ 21 kg → 60 + 1 × (peso − 20) mL/h

Prescrever em bomba de infusão contínua (máximo: 100 mL/h).

Observação: peso em quilogramas (kg).

A glicose deve ser adicionada ao soro de manutenção para prevenir hipoglicemia e evitar catabolismo, porém o soro de manutenção não provê suporte nutricional. O potássio (K^+) pode ser adicionado à manutenção, principalmente em pacientes hipocalêmicos, que receberão soroterapia prolongada, desnutridos ou que usam diuréticos. Como medida de segurança de prescrição, uma estratégia interessante é já ter soluções-padrão, que possam ser prescritas rapidamente, mudando somente a velocidade de infusão a partir da necessidade calculada para aquele paciente. Exemplos de duas soluções-padrão utilizadas no Brasil estão descritas na Tabela 2.

Uma maneira razoável de selecionar a solução de manutenção é categorizar o paciente em relação a desordens de concentração renal e/ou diluição, conforme o algoritmo da Figura 1.

Qualquer que seja a solução escolhida e a velocidade de infusão, a prescrição de soro de manutenção deve ser acompanhada de controle de diurese, balanço hídrico, variação de peso, perdas insensíveis e hidratação seriada. Eletrólitos e função renal precisam ser dosados periodicamente e deve-se priorizar oferta enteral quando possível, visando a retirada precoce do soro.

Apesar de esse algoritmo se aplicar a maior parte dos casos, pacientes com problemas clínicos complexos podem necessitar de soros individualizados. É importante atentar-se para a concentração total dos eletrólitos, que podem estar presentes em diferentes compostos, como, por exemplo, a presença de sódio no cloreto de sódio (NaCl) e no bicarbonato de sódio (BicNa) ou a presença de cloro no cloreto de sódio (NaCl) e no cloreto de potássio (KCl).

EXEMPLO DE CÁLCULO E PRESCRIÇÃO DE SOLUÇÃO ISOTÔNICA

Considerando um paciente exemplo de 17 kg, para calcular sua solução de manutenção o primeiro passo seria calcular a necessidade hídrica conforme a regra de Holliday-Segar.

- Regra de Holliday-Segar – volume em 24 horas:
  11-20 kg → 1.000 + 50 × (peso − 10) mL/dia

Tabela 2	Soluções-padrão utilizadas no Brasil	
Soluções	Solução de manutenção isotônica	Solução de manutenção hipotônica
Composição	SG 5% 1.000 mL + NaCl 20% 40 mL + KCl 19,1% 10 mL	SG 5% 1.000 mL + NaCl 20% 10 mL + KCl 19,1% 10 mL
Sódio (mEq/mL)	136	34
Potássio (mEq/mL)	25	25
Cloreto (mEq/mL)	151	59
Osmolaridade mOsm/L	570	321
Glicose (g)	50	50

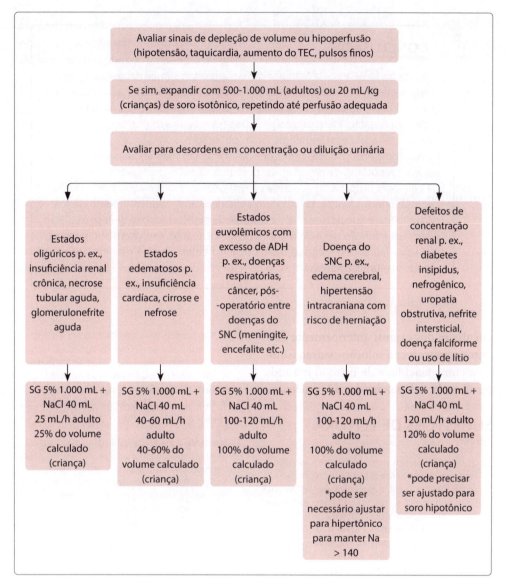

FIGURA 1 Categorização do paciente em relação a desordens de concentração renal e/ou diluição.

- Logo: 1.000 + 50 (17 − 10) = 1.350 mL/dia é 100% da necessidade hídrica basal.
- Dividindo esse total por 24 horas (1.350/24) teríamos 56 mL/h em bomba de infusão contínua como 100% da velocidade de infusão a ser prescrita. Ou, ainda, podemos utilizar a regra prática, que já fornece a velocidade de infusão.

- Regra prática – velocidade de infusão: 11-20 kg → 40 + 2 × (peso − 10) mL/h
Logo: 40 + 2 × (17 − 10) = 54 mL/h em bomba de infusão contínua seria 100% da velocidade de infusão a ser prescrita.

A partir desse cálculo de necessidade basal, seria necessário categorizar o paciente

CONCLUSÃO

A prescrição de soro de manutenção é componente importante na condução de pacientes criticamente doentes. Na população pediátrica, tradicionalmente tem sido prescrito como solução hipotônica ao longo dos anos. Na última década, essa estratégia tem sido contestada, já que inúmeros relatos de hiponatremia relacionada a essa estratégia foram publicados, com sequelas críticas para os pacientes envolvidos. As soluções isotônicas são mais seguras em relação a soluções hipotônicas e deveriam ser prescritas na maioria dos casos. A depender da patologia do paciente e da sua capacidade de excretar água livre, pode ser necessário individualizar o soro de manutenção. Independentemente da solução utilizada, é importante manter controle de ingesta hídrica e diurese e coletar eletrólitos e função renal de maneira periódica. O mais precocemente possível, a via parenteral deve ser substituída pela via enteral, que é mais fisiológica e menos sujeita a iatrogenias.

em algum dos grupos anteriormente descritos e prescrever a solução-padrão isotônica com velocidade de infusão mantida ou alterada, a depender de cada paciente.

SUGESTÕES DE LEITURA

1. Feld LG, Neuspiel DR, Foster BA, et al. Clinical practice guideline: Maintenance intravenous fluids in children. Pediatrics. 2018;142(6):e20183083.
2. Foster BA, Tom D, Hill V. Hypotonic versus isotonic fluids in hospitalized children: a systematic review and meta-analysis. J Pediatr. 2014;165(1):163.
3. Halberthal M, Halperin ML, Bohn D. Lesson of the week: Acute hyponatraemia in children admitted to hospital: retrospective analysis of factors contributing to its development and resolution. BMJ. 2001;322(7289):780-2.
4. Holliday MA, Segar WE. The maintenance need for water in parenteral fluid therapy. Pediatrics. 1957;19(5):823-832.
5. McNab S, Ware RS, Neville KA, Choong K, Coulthard MG, Duke T, et al. Isotonic versus hypotonic solutions for maintenance intravenous fluid administration in children. Cochrane Database Syst Rev. 2014;12:CD009457.10.1002/14651858.CD009457.pub2.
6. Moritz ML, Ayus JC. Maintenance Intravenous Fluids in Acutely Ill Patients. N Engl J Med. 2015;373(14):1350-60.
7. Moritz ML, Ayus JC. The pathophysiology and treatment of hyponatraemic encephalopathy: an update. Nephrol Dial Transplant. 2003;18(12):2486-91.
8. National Patient Safety Agency (NPSA). Patient safety alert: reducing the risk of hyponatraemia when administering intravenous infusions to children. 2007 Disponível em: http://www.nrls.npsa.nhs.uk/resources/?entryid45=59809.
9. Wang J1, Xu E, Xiao Y. Isotonic versus hypotonic maintenance IV fluids in hospitalized children: a meta-analysis. Pediatrics. 2014;133(1):105-13.

78
Sedação e analgesia em procedimentos de emergência

Amélia Gorete Reis
Pedro Henrique Magalhães Mendes

PONTOS-CHAVE DESTE CAPÍTULO

- Definir sedação e analgesia.
- Indicar os procedimentos que serão beneficiados por sedação e analgesia.
- Identificar os cuidados necessários com o paciente antes, durante e após o uso de agentes sedativos e analgésicos.
- Reconhecer os principais fármacos utilizados, suas indicações, contraindicações e principais efeitos colaterais.

INTRODUÇÃO

Avanços contínuos no arsenal terapêutico e diagnóstico fora do ambiente cirúrgico e de terapia intensiva têm aumentado o número de procedimentos realizados, sendo que alguns envolvem processos dolorosos. Com esse progresso, cresce também a necessidade de métodos adequados de controle da dor, do estresse psicológico e da resposta fisiológica ao desconforto provocado por esses procedimentos. Conceitos sobre a maneira como crianças e adolescentes sentem dor e desconforto têm evoluído nos últimos 40 anos, sendo que, no início, se acreditava que neonatos e lactentes jovens não sentiam dor na mesma proporção que adultos, em razão da imaturidade do sistema nervoso. Entretanto, no final do século XX, estudos começaram a demonstrar que a dor não tratada, seja ela crônica ou aguda, relacionada a procedimentos tinha impactos negativos no desenvolvimento e na reação dos pacientes a novos procedimentos no futuro. Dados sobre analgesia e sedação estão em constante atualização, e cabe ao médico prestador conhecer os métodos adequados para proporcionar uma melhor experiência e assistência adequada ao paciente pediátrico na unidade de emergência.

NÍVEIS DE SEDAÇÃO

Como conceito básico, sedação é o termo que determina a redução do nível de consciência, com o objetivo de aumentar a colaboração de paciente e diminuir o nível de estresse durante procedimentos médicos. Já analgesia é definida como a redução da percepção da dor pelo paciente.

Por meio de diferentes estratégias de sedação e analgesia disponíveis na prática do departamento de emergência, é possível alcançar múltiplos níveis de sedação, sendo que procedimentos diferentes podem requerer sedação mais profunda ou mais superficial. Em 2002, os níveis de sedação foram definidos pela American Society of Anesthesiologists da seguinte forma:

- Sedação mínima (ansiólise): pacientes respondem normalmente aos comandos verbais, com a função cognitiva e a coordenação podendo estar prejudicadas, mas as funções ventilatórias e cardiovasculares não estão alteradas.
- Sedação moderada (sedação consciente): paciente responde de forma proposital aos comandos verbais associados ou não a estímulos táteis leves (reflexo de retirada a estímulo doloroso não é uma resposta considerada proposital). Nenhuma intervenção é necessária para manter a patência da via aérea e a ventilação espontânea é adequada. De forma geral, a função cardiovascular é usualmente mantida.
- Sedação profunda: os pacientes não são facilmente acordados, mas respondem aos estímulos repetidos ou dolorosos. A função ventilatória espontânea pode estar prejudicada, podendo necessitar de assistência para manter a patência das vias aéreas e a ventilação adequada. A função cardiovascular, de forma geral, está mantida.
- Anestesia geral: perda da consciência durante a qual os pacientes não são despertados com quaisquer estímulos. A habilidade de manter a função ventilatória e a patência da via aérea está frequentemente prejudicada, necessitando de assistência para conservar a via aérea pérvia e a ventilação. A função cardiovascular também pode estar prejudicada.

A maioria das medicações sedativas utilizadas na prática pediátrica segue essa escala de *continuum* de sedação, sendo habitualmente dose-dependente. A única classe de medicamentos que não entra nessa classificação são os sedativos dissociativos, como cetamina, pois o estado dissociativo não apresenta escala de sedação dose-dependente.

É importante ressaltar que a avaliação do nível de sedação na pediatria deve ser adaptada ao nível de desenvolvimento neuropsicomotor do paciente, que varia com a idade e com possíveis patologias que afetem o desenvolvimento. Outras sociedades de especialidade também classificam esse *continuum* de sedação de outras formas, que podem ser usadas para definir o nível de sedação desejada.

O nível ideal de sedação é aquele em que se consegue boa cooperação do paciente para o procedimento, com controle adequado da dor e das respostas fisiológicas e psicológicas ao estresse com o menor impacto possível das funções vegetativas cardiovasculares e respiratórias. Assim, a escolha das drogas adequadas deve ser realizada visando esse objetivo.

AVALIAÇÃO PRÉ-PROCEDIMENTO

Para que a sedação relacionada a procedimentos ocorra de maneira adequada e a fim de reduzir a probabilidade de efeitos adversos, recomenda-se realizar a preparação pré-sedação. O objetivo dessa preparação é identificar fatores que aumentem o risco de intercorrências e planejar respostas rápidas no caso de elas ocorrerem. Além disso, a avaliação pré-sedação ajuda o médico assistente a determinar o nível de sedação adequado para cada situação.

Um dos componentes importantes para a determinação do risco anestésico é a classificação do paciente dentro da escala de risco da American Society of Anesthesiologists (ASA), conforme demonstrado na Tabela 1. Pacientes com classificação ASA III ou superior estão em maior risco de eventos adversos e devem ter procedimentos eletivos postergados.

TABELA 1 Classificação American Society of Anesthesiologists de risco anestésico

ASA I	Paciente sem comorbidade sistêmica
ASA II	Paciente com doença sistêmica leve
ASA III	Paciente com doença sistêmica grave
ASA IV	Paciente com condição sistêmica com risco de morte
ASA V	Paciente moribundo, sem chance de sobrevivência sem procedimento

Adaptada de Pacheco e Ferayorni, 2013.

A American Society of Anesthesiologists também recomenda que os pacientes passem por anamnese e exame físico focados em aspectos que podem influenciar no procedimento e na resposta a agentes sedativos/analgésicos. Para fins didáticos e práticos, recomendamos o uso do mnemônico SAMPLE para realizar essa anamnese de maneira adequada (Tabela 2).

TABELA 2 Mnemônico SAMPLE para anamnese focada em pré-sedação

S	Sinais e sintomas da patologia atual
A	Alergias conhecidas a medicação, alimentos e látex
M	Medicações de uso atual
P	Passado médico (patologia, complicações relacionadas à anestesia)
L	Líquidos e alimentos – última ingesta
E	Eventos relacionados à necessidade de sedação

O exame físico deve ser adaptado para as condições clínicas preexistentes do paciente, devendo abranger, no mínimo, sinais vitais (frequência cardíaca, respiratória, pressão arterial sistêmica, saturação de O_2 por meio de oximetria de pulso), ausculta cardíaca e pulmonar. Realizar uma avaliação objetiva de via aérea é crucial para definir os preparativos necessários para a execução de uma sedação segura, porém existem poucas evidências científicas de qual o melhor método para avaliação adequada da via aérea do paciente pediátrico, sendo que a maioria dos dados são extrapolados de estudos com adultos. Na Tabela 3, segue exemplo de avaliação de fatores de risco para via aérea difícil, conforme recomendação das diretrizes práticas da American Society of Anesthesiologists para sedação por não anestesiologistas.

Durante sedação moderada a profunda, o reflexo de proteção da via aérea pode estar comprometido, sendo que, quando possível, o paciente deve ser mantido em jejum por período suficiente para diminuir o risco de aspiração de conteúdo gástrico, conforme recomendação da American Society of Anesthesiologists (Tabela 4). Em emergências, em que a realização do procedimento não pode ser postergada para completar o tempo de jejum adequado, o risco de aspira-

TABELA 3	Exemplo de avaliação para determinação de "via aérea difícil"
Histórico	Histórico de intubação difícil Estridor, apneia do sono, roncos Artrite reumatoide grave Doenças cromossômicas (trissomia do 21)
Exame físico	Obesidade Alterações anatômicas da via aérea e estruturas adjacentes
Cabeça e pescoço	Pescoço curto Limitação da mobilidade do pescoço Massa cervical Doença da coluna cervical
Boca	Abertura oral limitada ou pequena Incisivos proeminentes Próteses dentárias Palato arqueado Macroglossia Tonsilas faríngeas hipertrofiadas
Mandíbula	Micrognatia Retrognatia Trismo Má oclusão significante

Fonte: adaptada de American Society of Anesthesiologists, 2002.

ção deve ser considerado, com avaliação da possibilidade de reduzir o nível de sedação para leve ou obter via aérea definitiva por meio de intubação orotraqueal para proteção da via aérea.

Revisões mais recentes de sociedades internacionais relatam que procedimentos que requerem sedação e analgesia fora do centro cirúrgico podem ser realizados por médicos não anestesiologistas de maneira segura, sendo que o sucesso e a segurança estão relacionados primariamente à habilidade técnica do provedor (manejo de via aérea, ressuscitação e estabilização do paciente crítico). O médico deve estar presente durante todo o procedimento que requer sedação e manter avaliação contínua dos sinais vitais e dos parâmetros clínicos até a recuperação do nível de consciência basal do paciente.

TABELA 4	Tempo recomendado de jejum antes de sedação moderada/profunda
Líquidos claros (água, suco de frutas sem polpa, bebidas gaseificadas, chás e café preto)	2 horas
Leite materno	4 horas
Fórmula infantil, leite não humano, refeições leves (torradas e líquidos claros)	6 horas
Comidas gordurosas, frituras e carne	8 horas

MONITORIZAÇÃO E CUIDADOS DURANTE E APÓS O PROCEDIMENTO

Durante a sedação e a realização do procedimento, manter a monitorização adequada do paciente é fundamental para o reconhecimento precoce de intercorrências e evitar eventos adversos graves. A avaliação do paciente deve ser contínua, com monitorização de sinais vitais com monitor multiparamétrico. É recomendado que o paciente tenha acesso venoso periférico e que esteja prontamente disponível material para ressuscitação cardiopulmonar e de obtenção de via aérea, sendo que este último deve estar adequado ao risco de via aérea difícil estratificado na avaliação pré-procedimento. A ASA recomenda avaliação contínua de estado de consciência por meio da resposta a estímulos verbais e táteis (determinar continuamente o nível de sedação do paciente), manter monitorização cardíaca e de oximetria de pulso contínua e avaliação de pressão arterial não invasiva a cada 5 minutos (excluindo procedimentos nos quais essa monitorização seria impeditiva). É altamente recomendável que o procedimento seja monitorado por médico e equipe multiprofissional com experiência em sedação/analgesia e habilitada para prover suporte avançado de vida. Após o término do procedimento, é importante manter o paciente supervisionado, monitorizado e em ambiente adequado para intervenções de emergência até a recuperação total do nível de consciência basal. A dieta habitual deve ser reintroduzida apenas após recuperação total do paciente, salvo em situações em que existiam contraindicações inerentes a fatores independentes à sedação.

ARSENAL MEDICAMENTOSO PARA SEDAÇÃO E ANALGESIA

Tão importante quanto as avaliações pré-sedação e os cuidados durante e após o procedimento, a escolha adequada das drogas sedativas e analgésicas proporciona um procedimento mais seguro, aumenta as chances de obter sedação eficaz e reduz as chances de eventos adversos[3]. As drogas disponíveis são divididas em cinco classes: sedativos-hipnóticos, analgésicos, dissociativos, sedativos e inalatórios, este último pouco utilizado no cenário da emergência, não sendo abordado neste capítulo. A escolha de qual classe de droga ou associação de drogas varia de acordo com a necessidade do procedimento, com o objetivo final de promover controle adequado da dor, ansiedade, respostas fisiológicas ao estresse e boa colaboração do paciente. A seguir, estão descritas as principais drogas utilizadas no ambiente de emergência e suas características farmacológicas relevantes.

Benzodiazepínicos

Classe de drogas potencializadoras da atividade GABA no sistema nervoso central, que proporciona sedação, ansiólise, relaxamento muscular, amnésia retrógrada e hipnose. Destaca-se que essa classe de medicamentos não proporciona efeito analgésico, habitualmente devendo ser associada a outra droga com tal propriedade para procedimentos dolorosos. Existem múltiplos agentes benzodiazepínicos disponíveis no mercado, sendo o Diazepam a medicação clássica dessa classe a ser utilizada em ambiente extracirúrgico, porém existe predileção atualmente pelo midazolam. Ambos têm início de ação rápido, porém o midazolam tem tempo de ação menor, proporcionando recuperação mais rápida, além de poder ser administrado por outras vias além da endovenosa, como intranasal, retal, intramuscular e endotraqueal. Efeitos adversos mais comuns descritos para o uso dos benzodiazepínicos são depressão respiratória e cardiovascular, com aumento do risco de complicações quando associado a analgésicos com os mesmos efeitos (p. ex., opioides), sendo que deve ser avaliado o risco-benefício do seu uso em paciente com instabilidade hemodinâmica. Em caso de efeitos adversos graves, o uso do antídoto flumazenil deve ser considerado, embora aumente o risco de crises convulsivas refratárias e estado de mal epilético.

Opioides

Drogas de ação central e periférica que atuam em receptores próprios com múltiplos efeitos farmacodinâmicos. Seu uso em procedimentos se dá pelo potente efeito analgésico, sendo que é uma classe de medicação sem efeito ansiolítico, hipnótico ou sedativo, sendo habitualmente associado com benzodiazepínicos. Classicamente, o primeiro opioide usado para fins de analgesia em procedimentos foi a morfina, porém, em razão do seu longo tempo de ação, hoje o fentanil é extensamente mais utilizado. Fentanil é um opioide extremamente potente, de início de ação rápida (2 a 3 minutos) e de curta duração (20 a 40 minutos). A combinação de fentanil e midazolam é amplamente utilizada em procedimentos fora do centro cirúrgico com bom perfil de segurança, quando administrados de maneira adequada por profissional experiente, com a maioria das complicações sendo limitadas e com baixo risco para os pacientes. As complicações mais comuns associadas ao uso de opioides são depressão cardiovascular e respiratória, esta última a mais frequente. A morfina e outros opioides clássicos, como o tramadol, podem provocar liberação histamínica, com efeitos como prurido, náusea e vômitos, normalmente autolimitados e sem repercussões graves. O fentanil apresenta um evento adverso raro, porém grave, associado a doses altas e infusão rápida, caracterizado por rigidez da parede torácica, levando à hipoventilação com potencial risco de morte. Em casos de rigidez torácica, o uso de ventilação com pressão positiva está indicado, podendo ser necessários via aérea definitiva e bloqueio muscular. Em casos de eventos adversos graves, o uso de antídoto para opioide, o naloxone, está indicado.

Cetamina

É uma droga de classe própria que atua no sistema nervoso central como sedativo dissociativo. A droga produz um efeito de "dissociação cortical", promovendo sedação, analgesia, imobilização e amnésia, podendo ser usada isoladamente por conta dessas características. Não apresenta ação depressora do sistema cardiovascular e mantém o reflexo protetor de via aérea, sendo adequada para o uso em pacientes com instabilidade hemodinâmica, mas pode apresentar outras contraindicações. É importante ressaltar que, diferente da maioria das drogas sedativas, a cetamina não apresenta efeito dose-dependente, sendo que o aumento da dose acima da terapêutica (1 a 1,5 mg/kg) eleva o risco de efeitos dissociativos e alucinatórios sem benefício terapêutico. A cetamina pode induzir efeitos colinérgicos, como laringoespasmo e aumento da secreção em via aérea, e seu uso é contraindicado em pacientes com malformações de via aérea, estenose subglótica, menores de 3 meses ou que apresentem outras alterações anatômicas da via aérea com efeitos obstrutivos. Cetamina também pode induzir aumento transitório de pressão intracraniana (PIC), porém não existem evidências concretas que contraindiquem seu uso em pacientes com patologias que podem levar ao aumento da PIC, como traumatismo cranioencefálico (TCE) ou hidrocefalia, contudo é recomendado o uso de outras drogas nesses cenários. Seu uso também está contraindicado em pacientes com psicose, pois o efeito dissociativo pode piorar os sintomas. É uma droga que não apresenta antídoto disponível e seu efeito de ação pode durar de 50 a 140 minutos, a depender da via de administração.

Propofol

A outra droga de classe própria, o propofol tem sido cada vez mais utilizado, em razão de suas características farmacocinéticas, com um início rápido de ação (menos de 1 minuto) e de recuperação (5 a 15 minutos), tendo efeitos sedativo e analgésico, além de antiemético, podendo ser utilizado sem associações. Também reduz pressão intracraniana, sendo uma opção viável em patologias com aumento de PIC. Produz um efeito depressor cardiovascular e respiratório potente, devendo sempre ser usado com cuidado fora do ambiente de centro cirúrgico (principalmente em paciente com instabilidade hemodinâmica) e apenas na indisponibilidade de outras drogas.

Etomidato

Droga de ação GABA-agonista, que proporciona sedação, ansiólise e amnésia, porém sem efeitos analgésicos, devendo ser associado com outras drogas com essa propriedade. Apresenta efeito protetor do sistema nervoso central, com diminuição de metabolismo cerebral e da PIC semelhante aos barbitúricos, porém com menos efeitos colaterais, sendo adequado a pacientes com aumento de PIC por patologias de base ou por TCE. Como efeitos adversos, pode induzir depressão respiratória semelhante ao

TABELA 5 Sugestão de drogas de sedação e analgesia para procedimentos em pronto-socorro pediátrico

Tipo de procedimento	Indicações	Necessidade para o procedimento	Sugestão
Procedimentos não invasivos	Tomografia computadorizada	Controle motor	Medidas de conforto Midazolam Dexmedetomidina
	Ecocardiograma		
	Eletroencefalograma		
	Ultrassonografia		
Procedimentos associados a dor leve e alto grau de ansiedade	Troca de traqueostomia	Analgesia Sedação Controle motor Redução da ansiedade	Medidas de conforto Midazolam[a,b] Cetamina Analgesia tópica ou local
	Troca de gastrostomia		
	Procedimentos dentários		
	Nasofibroscopia		
	Punção venosa periférica		
	Sutura		
	Punção lombar		
Procedimentos associados a alto nível de dor, alto grau de ansiedade ou ambos	Drenagem de abscesso	Sedação Analgesia Controle motor Redução da ansiedade Amnésia	Fentanil Midazolam + fentanil Cetamina Cetamina + propofol Propofol + fentanil Morfina
	Artrocentese		
	Aspiração de medula óssea		
	Punção pericárdica		
	Cardioversão		
	Punção venosa central		
	Debridamento de queimaduras		
	Redução de fraturas		
	Redução de hérnia		
	Redução de parafimose		
	Toracocentese		
	Drenagem torácica		
	Paracentese		
	Exame físico de vítimas de violência sexual		

[a] Midazolam para EEG não é uma boa alternativa. [b] Considerar associação com analgésicos para procedimentos dolorosos.

propofol, porém com menos efeitos cardiovasculares em doses terapêuticas. Apresenta também efeito de depressão transitória de adrenais, o que não parece ter significância clínica em dose única. Não apresenta antídoto, porém tem ação rápida com boa recuperação após suspensão das administrações.

Dexmedetomedina

Atua como um potente agonista alfa-2 adrenérgico, com ação central, sedativa e ansiolítica, além de promover analgesia leve. Seu grande benefício é não ter efeito depressor respiratório ou cardiovascular, e alguns estudos têm mostrado segurança e eficácia em procedimentos diagnósticos de imagem. Pode apresentar efeito inicial bifásico com alterações de frequência cardíaca e de pressão arterial, sendo que uma dose de ataque de 1 mcg/kg em 30 minutos é recomendada para alcançar o efeito adequado, porém deve ser feita lentamente (até 30 minutos), a fim de evitar efeitos adversos. A dose de manutenção varia de 0,5 a 1 mcg/kg/hora, mas a população pediátrica pode precisar de doses maiores para atingir o efeito adequado.

PARA SABER MAIS

Artigos:

- Green SM, Leroy PL, Roback MG, Irwin MG, Andolfatto G, Babl FE, et al.; International Committee for the Advancement of Procedural Sedation. An international multidisciplinary consensus statement on fasting before procedural sedation in adults and children. Anaesthesia. 2020;75(3):374-85.
- Krmpotic K, Rieder MJ, Rosen D. Recommendations for procedural sedation in infants, children, and adolescents. Paediatr Child Health. 2021;26(2):128-9.
- Committee on Drugs. American Academy of Pediatrics. Guidelines for monitoring and management of pediatric patients during and after sedation for diagnostic and therapeutic procedures: addendum. Pediatrics. 2002;110(4):836-8.
- Green SM, Roback MG, Krauss BS, Miner JR, Schneider S, Kivela PD, et al. Unscheduled Procedural Sedation: A Multidisciplinary Consensus Practice Guideline. Ann Emerg Med. 2019;73(5):e51-e65.
- Academy of Medical Royal Colleges (AOMRC). Safe sedation practice for healthcare procedures – An update. London: AOMRC; 2021.
- The Royal College of Emergency Medicine (RCEM). Best Practice Guideline. Best practice guideline. Pharmacological agents for procedural sedation and analgesia in the emergency department. London: RCEM; 2020.
- Australian and New Zealand College of Anaesthetists (ANZCA). PG09(G) Guideline on procedural sedation. ANZCA; 2022.

CONCLUSÃO

Procedimentos diagnósticos e terapêuticos têm sido cada vez mais frequentes no ambiente de pronto-socorro pediátrico, muitos deles podendo gerar estresse e desconforto aos pacientes e familiares. Evidências científicas têm mostrado que o uso de sedação e analgesia pelo médico pediatra e emergencista nesses cenários não só é seguro como também proporciona melhora da qualidade de atendimento e melhor prognóstico para os pacientes, devendo os profissionais citados estarem capacitados para utilizar tais ferramentas. Na Tabela 5, encontram-se sugestões de medicações que podem ser usadas para analgesia e sedação no pronto-socorro classificadas de acordo com o objetivo almejado e o procedimento a ser realizado.

SUGESTÕES DE LEITURA

1. American Society of Anesthesiologists Task Force on Sedation and Analgesia by Non-Anesthesiologists. Practice guidelines for sedation and analgesia by non-anesthesiologists. Anesthesiology. 2002;96:1004-1017.
2. Apfelbaum JL, Gross JB, Connis RT, et al. Practice guidelines for moderate procedural sedation and analgesia 2018. Anesthesiology. 2018;128(3):437-479.
3. Barnes S, Yaster M, Kudchadkar SR. Pediatric sedation management. Pediatr Rev. 2016;37(5):203-12.
4. Coté CJ, Wilson S, Riefe J, Koteras RJ. Guidelines for monitoring and management of pediatric patients before, during, and after sedation for diagnostic and therapeutic procedures. Pediatrics. 2019;143(6).
5. Krauss B, Green SM. Procedural sedation and analgesia in children. Lancet. 2006;367:766-780.
6. Krmpotic K, Rieder MJ, Rosen D. Recommendations for procedural sedation in infants, children, and adolescents. Paediatr Child Health. 2021;26(2):128-129.
7. Lucich EA, Adams NS, Goote PC, Girotto JA, Ford RD. Pediatric procedural sedation in the emergency setting. Plastic and Reconstructive Surgery _ Global Open. 2020;8(4).
8. Meyer S, Grundmann U, Gottschling S, Kleinschmidt S, Gortner L. Sedation and analgesia for brief diagnostic and therapeutic procedures in children. Eur J Pediatrics. 2007;166(4):291-302.
9. Pacheco GS, Ferayorni A. Pediatric procedural sedation and analgesia. Emerg Med Clin North Am. 2013;31(3):831-852.
10. Pitetti RD, Singh S, Pierce MC. Safe and efficacious use of procedural sedation and analgesia by nonanesthesiologists in a pediatric emergency department. Arch Pediatr Adolesc Med. 2003;157(11):1090-6.
11. Sahyoun C, Cantais A, Gervaix A, et al. Pediatric procedural sedation and analgesia in the emergency department: surveying the current European practice. Eur J Pediatrics. 2021;180:1799-1813.
12. Shavit I, Hershman E. Management of children undergoing painful procedures in the emergency department by non-anesthesiologists. Israel Med Assoc J. 2004;6:350-355.

79

Cuidado de crianças com necessidades especiais

André Pacca Luna Mattar

PONTOS-CHAVE DESTE CAPÍTULO

- Conhecer os principais cuidados em crianças com as seguintes necessidades especiais: crianças com paralisia cerebral; traqueostomia na emergência pediátrica; gastrostomia na emergência pediátrica; derivação ventriculoperitoneal na emergência pediátrica.

INTRODUÇÃO

O avanço da Pediatria aumentou o número de pacientes com necessidades especiais. Cabe ao emergencista identificar e trabalhar as intercorrências mais comuns nesses pacientes.

São várias as necessidades especiais. Neste capítulo, vamos abordar:

- Afecções de emergência mais comuns na criança com paralisia cerebral;
- Problemas na traqueostomia;
- Problemas na gastrostomia;
- Problemas na derivação ventriculoperitoneal.

CRIANÇAS COM PARALISIA CEREBRAL

A paralisia cerebral (PC) é um conjunto de desordens permanentes que alteram o movimento e a postura, limitando as atividades. Decorre de lesão no cérebro em desenvolvimento e pode ocorrer na gestação, parto ou alguns anos após o nascimento. É a deficiência física mais comum da infância. Apesar de permanente, não é progressiva.

Além das alterações motoras, as crianças com PC podem apresentar alterações sensoriais, cognitivas e de comunicação e epilepsia.

A PC é espectral. Portanto, no atendimento dessas crianças, devemos prestar muita atenção ao relato da família. Ele é muito valioso e nos oferece dicas importantes.

A seguir, abordaremos as principais questões que podem trazer o paciente com PC ao pronto-socorro:

Alterações motoras, espasticidade e desordens de movimento

As alterações motoras aumentam o risco de queda e fraturas. Devemos atentar para a possibilidade de fraturas em pacientes com dor intensa. A falta de mobilidade favorece também a osteopenia.

Espasticidade pode também gerar muita dor e hipertermia. Muitas vezes, precisamos de medicações (p. ex., baclofeno) ou toxina botulínica para melhor controle.

Atenção com luxação de quadril.

Percepções e sensações anormais

Alguns pacientes possuem dificuldades integrativas, o que atrapalha a interpretação de estímulos sensoriais. É preciso entender que a agitação e a agressividade podem estar presentes. Procure atender a essas famílias no ambiente mais tranquilo possível.

Dificuldades de comunicação

Muitas das crianças que não falam têm linguagem receptiva. Busque sempre conversar com a criança. Tente comunicação gestual ou alternativa (p. ex., tablets) nos que já utilizam.

Problemas gastrointestinais

São muito comuns vômitos e constipação. Eles decorrem de: esvaziamento gástrico lento, desordens autonômicas no controle da mobilidade gastrointestinal, imobilidade e trânsito colônico prolongado.

O controle dos vômitos pode ser feito com medicações antieméticas e ajustes da dieta (tipo de dieta e velocidade de infusão).

Para melhorar a constipação, podemos: aumentar oferta de água, ajustar dieta (p. ex., acrescentar fibras) e utilizar medicações laxativas (p. ex., PEG 4000). Quando controlamos a constipação, melhoramos também os vômitos.

Disfagia

Pode determinar aspiração pulmonar, favorecendo pneumonias.

Além disso, a síndrome aspirativa crônica leva à doença pulmonar crônica.

O controle da disfagia depende do comprometimento do paciente. São possibilidades de tratamento:

- Terapia com fonoaudiólogo.
- Dieta com espessante.
- Gastrostomia.

Nos pacientes sem dieta via oral podemos reduzir a produção de saliva com: anticolinérgicos (p. ex., atropina), toxina botulínica em glândula salivar e exérese de glândulas salivares.

Lembrar que traqueostomia não resolve aspiração e pode exacerbar disfagia.

É importante também evitar o uso prolongado de sonda nasogástrica, pois aumenta a salivação, provoca náuseas e favorece sinusite.

Doença pulmonar crônica

A imobilidade e a síndrome aspirativa favorecem a ocorrência de doença pulmonar crônica.

Atenção ao maior risco de broncoespasmo, atelectasia, pneumonia, hipertensão pulmonar e hipoxemia.

Convulsões

Seguir os protocolos de tratamento para convulsão na emergência.

Úlceras de pressão

Nos pacientes com dor, nunca esquecer da possibilidade de úlcera de pressão.

Disfunção vesical

Atenção ao maior risco de infecção de trato urinário e bexigoma.

PROBLEMAS NA TRAQUEOSTOMIA

Traqueostomia é um procedimento cirúrgico que estabelece uma comunicação direta da traqueia com o meio externo através de uma cânula. As indicações são basicamente:

- Obstrução de vias aéreas superiores (p. ex., tumor, trauma, doenças da laringe).
- Ventilação mecânica prolongada.
- Doença pulmonar crônica.
- *Drive* ventilatório anormal.
- Doenças neuromusculares.

Mais de 50% das indicações de traqueostomia nas crianças ocorrem naquelas com menos de um ano. O tempo e a possibilidade de decanulação dependem da indicação da traqueostomia.

A cânula de traqueostomia deve ser flexível para se moldar à traqueia e ao pescoço sem ocasionar nenhuma pressão, desconforto, ou lesão da pele ou da mucosa traqueal. Porém, não pode colapsar ou dobrar. Assim, utilizamos cânulas de PVC ou silicone.

Quanto ao comprimento, cânulas muito curtas podem facilitar a decanulação. Quanto ao calibre, devemos buscar sempre o menor calibre necessário para ventilar bem o paciente. Desse modo, evitamos lesão de parede traqueal.

Na emergência, devemos estar preparados para agir nas complicações relacionadas à traqueostomia. Tais complicações podem ser precoces ou tardias. Na Tabela 1 temos as mais comuns.

Muitas das complicações demandam auxílio de cirurgião e broncoscopista.

TABELA 1 Complicações da traqueostomia pediátrica

Complicações precoces
Falta de ar - Pneumotórax - Enfisema subcutâneo - Pneumomediastino
Hemorragia - Glândula tireoide - Vasos aberrantes - Artéria inominada
Lesão em estruturas adjacentes - Cartilagem cricoide - Esôfago - Nervo laríngeo recorrente
Edema pulmonar
Parada respiratória
Lesão causada por colocação de tubo - Laceração/fístula traqueal - Canulação no brônquio principal
Obstrução aérea - Tampão mucoso - Decanulação acidental
Complicações tardias
Obstrução aérea - Tampão mucoso - Decanulação acidental
Problemas estomáticos - Tecido de granulação - Fístula traqueocutânea
Lesões traqueais - Granuloma: suprastomal/distal - Colapso suprastomal - Estenose subglótica
Hemorragia - Estoma - Mucosa traqueal - Fístula inominada traqueal (rara)
Fístula traqueoesofágica (rara)
Problemas de deglutição

Dicas na emergência

- Se o paciente decanular, é possível repassar a mesma cânula até conseguir uma nova.
- Se houver problema na cânula do paciente e não houver cânula de traqueostomia nova, utilize uma cânula de intubação pelo orifício de traqueostomia para ventilar o paciente de maneira provisória. Atenção com falso trajeto na passagem. Outra possibilidade é realizar intubação orotraqueal.
- Para controlar sangramentos leves na traqueostomia podemos realizar inalação com adrenalina. Porém, não podemos esquecer da necessidade de broncoscopia e avaliação cirúrgica na persistência do quadro.
- Cuidado durante o procedimento de aspiração para não lesionar carina e parede traqueal. O trauma relacionado à aspiração favorece lesões e formação de granulomas.
- A troca de cânula de traqueostomia deve ser feita em ambiente monitorizado e com material de intubação preparado. Ter em mão cânulas de diferentes tamanhos. Ofertar oxigênio antes e durante o procedimento. No pronto-socorro, realizar troca somente se houver dificuldade para ventilar o paciente.

PROBLEMAS NA GASTROSTOMIA

Gastrostomia é uma abertura cirúrgica do estômago que comunica a cavidade gástrica com a parede abdominal. Pode ser realizada por cirurgia aberta, videolaparoscopia e endoscopia. Indicamos a gastrostomia nas seguintes situações:

- Necessidade de alimentação enteral em pacientes disfágicos ou com dietas especiais (p. ex., dieta cetogênica).
- Para ofertar medicações não toleradas e de uso crônico (p. ex., reposição de eletrólitos na cistinose).

Ao realizarmos o procedimento, determinamos a formação de um túnel comunicando estômago e parede abdominal. A maturação do túnel depende da técnica utilizada. Em cirurgia convencional ou videolaparoscopia, a parede gástrica é suturada à parede abdominal e sua maturação é mais rápida (6 a 8 semanas). Nas gastrostomias realizadas por via endoscópica, a maturação demora mais (8 a 12 semanas). Muito cuidado ao manipular as sondas de gastrostomia em túneis imaturos, pois existe maior risco de descolamento da parede gástrica e abdominal.

Para manutenção da gastrostomia, utilizamos as sondas de gastrostomia ou o *bottom*. Apesar de mais caro, o *bottom* facilita os cuidados com a gastrostomia e não migra com facilidade. Além disso, gera menos desconforto ao paciente.

As complicações mais comuns da gastrostomia são:

Migração da sonda

A sonda migra para o piloro. O paciente apresenta náuseas, vômitos e dores. Não tolera a infusão da dieta e podemos observar *dumping* ou hipoglicemia.

Ocorre somente quando utilizamos as sondas de gastrostomia por falha do anel externo. A sonda migra por conta da peristalse. No *bottom* não temos tal complicação.

Para tratamento, devemos tracionar a sonda e garantir contato do balão da sonda com a parede gástrica.

Perda da sonda

Ocorre por tração ou ruptura do balão da sonda.

Trata-se de uma emergência, pois, se deixarmos o túnel sem a sonda por um período curto, ele pode fechar.

Tente repassar a sonda rapidamente utilizando gel de xilocaína.

Dicas na emergência

Se não houver sonda de gastrostomia disponível, utilize de forma provisória uma sonda de Foley.

Muito cuidado na passagem de sonda em trato não maturado. Não force. Se tiver dificuldade, peça avaliação cirúrgica e faça radiografia de abdome em decúbito dorsal horizontal (DDH) e ortostático para checar pneumoperitônio.

Teste a sonda antes de dar alta e avalie se o paciente tem dor durante a infusão.

Ao trocarmos a sonda, devemos insuflar o balão com água destilada e não exceder o volume sugerido pelo fabricante (habitualmente, 5 mL).

Infecção ou abscesso subcutâneo em periostomia

Nas infecções fúngicas, observamos exantema papular. Tratamento deve ser feito com antifúngico tópico.

Nas infecções bacterianas, observamos dor, hiperemia, odor fétido e secreção purulenta. O tratamento pode ser feito com antibiótico tópico ou sistêmico, a depender do tamanho da lesão.

Se houver abaulamento da parede, considerar a possibilidade de abscesso e solicitar avaliação cirúrgica.

Granulomas

Ocorrem por movimentação excessiva da sonda e trauma. O tratamento pode ser feito com nitrato de prata e corticoide tópico. Em algumas situações, considerar crioterapia ou cirurgia.

Vazamento

Causado por alargamento da estomia, posicionamento ruim do balão junto à parede gástrica, ruptura do balão, dificuldade no esvaziamento gástrico, excesso de dieta ou aumento da pressão intra-abdominal.

No tratamento, devemos levar em conta todos esses fatores. Muitas vezes, trocar a sonda por um número maior não resolve.

Para controle da dermatite, existem no mercado cremes de barreira (p. ex., cavilon e stomahesive).

Obstrução de sonda

Checar toda a sonda e tentar realizar desobstrução com seringa de êmbolo pequeno.

Na ausência de resposta, realizar troca.

Buried bumper

Balão ou disco interno que migra em direção à parede gástrica. Dor na infusão e dor e dificuldade na mobilização da sonda. O tratamento exige cirurgião/endoscopista.

PROBLEMAS NA DERIVAÇÃO VENTRICULOPERITONEAL (DVP)

A derivação ventriculoperitoneal (DVP) é um procedimento neurocirúrgico bastante realizado e tratamento de escolha para

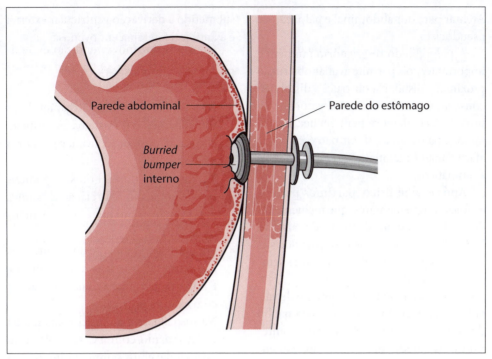

FIGURA 1   Buried bumper.

muitos pacientes com hidrocefalia. Mau funcionamento da DVP também é comum e ocorre em até 25% dos casos no primeiro ano após procedimento. As complicações são mais usuais em pacientes pediátricos.

Em geral, o mau funcionamento decorre de obstrução e infecção. A infecção é mais comum nos primeiros meses e a obstrução, mais tardia.

As principais complicações de DVP são:

- Infecção da DVP.
- Obstrução da DVP.
- Pseudocisto abdominal.
- Perfuração intestinal.
- Hiperdrenagem e formação de hematoma subdural.

Não existe consenso em relação aos sinais e sintomas preditores de uma complicação na DVP. Porém, a maioria dos artigos indica como bons preditores: diminuição de nível de consciência, letargia, sonolência, meningismo, abaulamento de fontanela e eritema, edema, coleção de líquido, drenagem purulenta e erosão de pele ao redor da válvula. Se observados isoladamente, náusea, vômitos, cefaleia e convulsões não são preditores fortes. Febre como único sintoma não é preditor de mau funcionamento, mas pode ter correlação com infecção da DVP. Quanto maiores os sinais e sintomas, maior o risco de complicação da DVP.

Ao avaliarmos o paciente, devemos realizar exame neurológico sumário e observar sinais de hipertensão intracraniana – alteração de 6º par, bradicardia e hipertensão. Verificar fontanela quando presente e todo o trajeto da válvula em busca de sinais de infecção ou quebra do sistema.

Atentar para dor abdominal e palpação de pseudocisto.

A palpação do reservatório também é importante, pois permite avaliar obstrução proximal e distal. Na obstrução distal não conseguimos esvaziar o reservatório e na proximal, ele demora para encher. Entretanto, a palpação de *shunt* não é capaz de afastar mau funcionamento em pacientes sintomáticos.

Após exame físico, partimos para os exames complementares, que incluem: TC de crânio, radiografia de trajeto de válvula e USG de abdome na suspeita de pseudocisto.

A tomografia é limitada e a clínica sempre deve ser valorizada. Cerca de 16 a 24% dos casos com mau funcionamento de válvula não apresentam mudança no tamanho do ventrículo em relação a exames anteriores. As paredes dos ventrículos são enduradas por cicatrização e não expandem.

Na suspeita de ventriculite, devemos realizar a coleta de liquor por meio de punção do reservatório da válvula. O procedimento é realizado pelo neurocirurgião. Lembrar que nem sempre a ventriculite acompanha meningites.

Em relação à interpretação do quimiocitológico, a associação de febre e > 10% de neutrófilos é muito sugestiva de infecção bacteriana. A cultura é fundamental para fechar o diagnóstico. Os agentes mais comuns são *S. aureus*, *S. epidermidis* e bacilos Gram-negativos.

Se diagnosticado mau funcionamento de válvula, o neurocirurgião deverá realizar a revisão de todo o sistema em centro cirúrgico. Na ventriculite, o paciente será submetido à derivação ventricular externa e à antibioticoterapia endovenosa.

Dicas na emergência

- Apertar o reservatório não garante bom funcionamento do sistema. Se suspeita clínica de obstrução, avaliar melhor o paciente.
- TC de crânio normal ou sem aumento de ventrículo em relação a exames prévios não exclui mau funcionamento da DVP.
- Por outro lado, aumento dos ventrículos não define também mau funcionamento. É importante avaliar a clínica e comparar com exames prévios.
- Na suspeita de mau funcionamento da DVP, mesmo com TC sem piora ou normal devemos sempre radiografar o trajeto da válvula e atentar para desconexão ou quebra.
- Mesmo sem febre podemos ter uma ventriculite. Se mau funcionamento sem causa mecânica observada, considere coleta de liquor.
- Cuidado com quadros abdominais em pacientes com DVP. Considere fortemente Rx DDH e orto e USG de abdome – checar perfuração e pseudocisto.
- A punção do reservatório só deve ser feita pelo emergencista se houver risco de morte por aumento da pressão intracraniana.
- Convulsão isoladamente não é sinal de mau funcionamento ou infecção de válvula.

PARA SABER MAIS

- https://pedsurg.ucsf.edu/patient-center/post-surgical-homecare-guidelines/gastrostomy-tubes.aspx
- https://tracheostomy.org.uk/
- https://www.passy-muir.com/
- Vídeo do Boston Children sobre DVP: https://www.youtube.com/watch?v=bHD8zYImKqA
- Vídeo sobre paralisia cerebral: https://www.youtube.com/watch?v=oo4NIPgqLW4

SUGESTÕES DE LEITURA

1. Bober J, Rochlin J, Mameni S. Ventriculoperitoneal shunt complications in children: An evidence-based approach to emergency department management. EB Medicine. 2016;13(2).
2. Homan M, Hauser B, Romano C, et al. Percutaneous endoscopic gastrostomy in children: An update to the ESPGHAN position paper. JPGN. 2021;73:415-426
3. Novak I, Morgan C, Fahey M, et al. State of the evidence traffic lights 2019: Systematic review of interventions for preventing and treating children with cerebral palsy. Current Neurology and Neuroscience Reports. 2020;20(3).
4. Paff M, Alexandru-Abrams D, Muhonen M, et al. Ventriculoperitoneal shunt complications: A review. Interdisciplinary Neurosurgery. 2018;13:66-70.
5. Waters KF. Tracheostomy in infants and children. Respiratory Care. 2017;62(6):799-825.

80

Cuidados paliativos: apoio diagnóstico e terapêutico

Ivete Zoboli
Gaby Cecilia Yupanqui Guerra Barboza

PONTOS-CHAVE DESTE CAPÍTULO

- Entender o cuidado inicial aos pacientes em cuidados paliativos que chegam ao pronto-socorro com queixas agudas ou agudizadas das suas doenças.

INTRODUÇÃO

Os cuidados paliativos são definidos como a prevenção e o alívio do sofrimento de pacientes adultos e pediátricos, além de suas famílias, que estão enfrentando problemas associados às doenças que ameaçam a vida. Esses problemas incluem o sofrimento físico, psicológico, espiritual e social dos pacientes e o sofrimento psicológico, espiritual e social dos familiares.

Em 2018, a Organização Mundial da Saúde (OMS) ampliou as indicações das patologias (Quadro 1) para as quais as crianças portadoras deveriam ter acompanhamento com os cuidados paliativos pediátricos (CPP).

Assim, percebemos que muitas crianças portadoras de doenças crônicas complexas e suas famílias podem se beneficiar desse atendimento. Porém, nos setores de emergência ocorrem as maiores dificuldades, principalmente porque a comunicação entre as equipes que assistem a criança e a equipe do pronto-socorro é, muitas vezes, deficiente e os profissionais não têm informações sobre a patologia da criança, medicamentos utilizados, complicações, desejos e valores familiares. Muitas vezes, será nesse setor hospitalar que haverá necessidade de tomada de decisões que impactam a qualidade ou a continuidade da vida.

Notamos que é de suma importância que os pacientes tenham os sintomas físicos adequadamente avaliados e tratados em todos os momentos. Além disso, comunicação apropriada, apoio emocional, espiritual e social são pilares dos CPP e devem ser valorizados e aplicados nos setores de emergências.

Sabemos que no Brasil há poucas equipes com formação em cuidados paliativos e estas estão concentradas na região Sudeste. Essa realidade é mais grave em relação aos CPP, sendo assim, a intenção e os conhecimentos básicos da assistência nessa área devem fazer parte da formação e integrar a conduta de todos os profissionais de saúde que atendem a essa população.

Consideramos que os profissionais atentos às necessidades dessas crianças e de suas famílias podem garantir atendimento mais humano e digno, com olhar além das patologias e sintomas físicos, contemplando o indivíduo como ser complexo e único, independentemente do local onde os assistem.

Em uma revisão bibliográfica sobre o tema publicada em 2021, notou-se que há um pequeno número de trabalhos que abordam cuidados paliativos na emergência, sendo a maioria em língua inglesa com abordagens como: identificação de pacientes elegíveis, controle de sintomas, apoio à família, comunicação empática, plano individualizado e flexível, entre outras. Porém, ainda se percebe resistência em iniciar os cuidados paliativos nesse setor.

DIAGNÓSTICO

A procura das famílias pelo atendimento nos setores de emergência para as crianças portadoras de doenças crônicas complexas pode ocorrer em várias situações (Quadro 2). Na maioria das vezes, a equipe desses locais não possui informações sobre o paciente.

Em muitos casos, há administração de vários medicamentos, que podem ter interações e complicações indesejáveis.

QUADRO 1 Patologias com indicação de cuidados paliativos pediátricos aos pacientes

Condições agudas que ameaçam a vida e que a recuperação pode ou não ocorrer	Doenças graves (meningococcemia)
Condições crônicas que ameaçam a vida. Podem curar ou controlar após longos períodos	Câncer, AIDS, tuberculose resistente, fibrose cística
Crianças com condições progressivas que ameaçam a vida sem tratamento curativo existente	Distrofia de Duchenne, atrofia muscular espinal
Crianças com condições neurológicas não progressivas, mas que podem levar à deterioração e morte	Paralisia cerebral, tetraplegia, espinha bífida
Neonatos com prematuridade extrema ou anomalias congênitas graves	Prematuridade, anencefalia, trissomia 13 ou 18, hérnia diafragmática
Membros da família de um feto ou criança que morreu inesperadamente	Sepse, anoxia, acidentes

QUADRO 2 Causas mais comuns de procura de atendimento em prontos-socorros pelas famílias de crianças portadoras de doenças crônicas e complexas

Causas	Exemplos
Piora da doença de base e queda no status funcional	Comprometimento do padrão respiratório em portadores de neuropatias
Agudização da doença de base	Fibrose cística
Doenças comuns na infância podem ser mais severas	Resfriado, pneumonias, diarreias
Complicações dos tratamentos	Efeitos colaterais de quimioterapia
Exacerbação de sintomas da doença de base	Convulsões, quadros álgicos, vômitos, dispneia
Sintomas de fim de vida	Queda do nível de consciência, palidez, diminuição de temperatura

Outra peculiaridade que também complica o atendimento em pediatria é a existência de doenças raras, que são pouco conhecidas pela maioria dos pediatras e, portanto, com evolução desconhecida.

Obter essas informações com os familiares pode ser muito difícil, pois existem vários fatores que passíveis de comprometimento, como o medo de piora das condições de vida e a possibilidade de óbito, a preocupação com o risco de ter falhado com os cuidados, além da percepção de que os profissionais sabem pouco sobre a criança e a doença. Esses sentimentos podem gerar insegurança no atendimento, dificuldades nas relações e na comunicação.

A equipe de CPP pode ajudar no manejo de sintomas físicos de difícil controle, na comunicação entre as equipes, na comunicação de notícias difíceis para as famílias e no apoio espiritual, psicológico e social que, muitas vezes, se mostram necessários, além de auxiliar na elaboração do plano de cuidado, que pode contemplar medidas de conforto e otimização terapêutica.

O controle dos sintomas físicos é imperativo para todos os pacientes. Porém, na pediatria, nem sempre são simples de serem diagnosticados e tratados. A dor e a dispneia são sintomas que devem ser criteriosamente avaliados e manejados, seja pela alta prevalência, dificuldade de avaliação ou pelo sofrimento que proporcionam.

DOR

Para termos um adequado manejo da dor, sempre devemos observá-la e valorizá-la.

A melhor forma de avaliar esse sintoma é o autorrelato, utilizado para crianças escolares e com desenvolvimento cognitivo adequado. Porém, quando não é possível, devemos valorizar a informação dos cuidadores, especialmente das mães, pois podem auxiliar com detalhes e com a percepção que possuem em relação ao comportamento da criança, aos episódios anteriores e aos tratamentos que foram administrados, além de fatores de melhora, piora, agravos comuns da doença, entre outras mudanças.

Existem escalas comportamentais, utilizadas para recém-nascidos (p. ex., *Neonatal Infant Pain Scale* – NIPS) e crianças não verbais (p. ex., *Face, Legs, Activity, Cry, Consolability* – FLACC). Os serviços devem protocolar os instrumentos que desejam utilizar e treinar as equipes para que sejam aplicados em todos os pacientes.

Tratamento da dor

Idealmente, devemos associar medidas não farmacológicas no manuseio da dor. Entretanto, geralmente, os prontos-socorros não possuem condições adequadas para utilizá-las.

Entre elas, podemos destacar distração, aplicação de calor e frio, além de posicionamento adequado do paciente. Estas podem auxiliar no bem-estar da criança e diminuir a necessidade de medicamentos. Em cada faixa etária temos terapias não farmacológicas específicas para serem indicadas e com bons resultados, especialmente no controle da dor leve.

Tratamento farmacológico

Em relação aos medicamentos utilizados, os opioides são fundamentais.

Os princípios propostos pela OMS incluem:

- Uso da escada analgésica.
- Prescrições medicamentosas com intervalos regulares.

- Utilização de vias de administração adequada.
- Tratamento individualizado.

É recomendado o uso da escada analgésica da OMS para as crianças em cuidados paliativos, em dois degraus.

No Brasil, a Dipirona é utilizada em todos os degraus, porém esse medicamento não faz parte das recomendações da OMS, já que o seu uso não é liberado em vários países (Quadro 3).

QUADRO 3 Tratamento da dor conforme a Organização Mundial da Saúde

Intensidade da dor	Medicamentos
Primeiro degrau: dor leve (nota 1-3)	Analgésicos não opioides (paracetamol e dipirona)*, anti-inflamatórios não hormonais (ibuprofeno, naproxeno e cetoprofeno)**, adjuvantes se necessário
Segundo degrau: dor moderada (nota 4-6) ou intensa (nota 7-10)	Opioides fortes (morfina, metadona, fentanil), com ou sem os medicamentos do primeiro degrau e adjuvantes

* Liberada no Brasil para crianças acima de 3 meses ou 5 kg, porém não utilizada em alguns países. ** O mais utilizado na pediatria é o Ibuprofeno, que está liberado no Brasil acima de 6 meses de vida e pela OMS acima de 3 meses.
Fonte: Barbosa e Molinari, 2019.

Neste *guideline* de 2012, a OMS recomendou a não utilização da codeína e do tramadol para crianças menores de 12 anos. As orientações ocorreram pela avaliação do metabolismo desses medicamentos nas crianças. Em 2017, a agência reguladora dos medicamentos nos Estados Unidos (FDA) fez advertência quanto ao uso dessas medicações em adolescentes e as contraindicou em portadores de doenças pulmonares graves, apneia obstrutiva do sono, dor pós-cirurgias otorrinolaringológicas e obesos.

Sendo assim, no tratamento da dor moderada está indicado o uso da morfina na dose equivalente à metabolização da codeína. No Quadro 4, indicamos a dose inicial dessa medicação, mas devemos levar em consideração que a dose deve ser ajustada conforme a necessidade do paciente, o uso prévio de opioides e a observação rigorosa dos efeitos colaterais, especialmente sonolência excessiva, bradicardia e depressão respiratória.

Outros opioides para dor intensa podem ser usados, como fentanil e metadona, mas a monitorização do paciente e a *expertise* são fundamentais em termos de segurança.

DISPNEIA

A dispneia é um sintoma subjetivo muito comum nos pacientes em cuidados paliativos pediátricos, especialmente no fim de vida. De difícil avaliação, depende da observação rigorosa dos profissionais e auxílio do paciente e familiares sempre que possível.

Há inúmeras causas que podem estar implicadas e devem ser avaliadas, como: a patologia de base, a fase evolutiva da doença, descompensações agudas, distúrbios metabólicos e doenças típicas da infância.

Pode ocorrer em várias patologias, especialmente na fibrose cística, câncer pul-

QUADRO 4 Dose inicial de morfina para dor moderada e intensa

Intensidade da dor	Dose inicial da morfina
Frequência de infusão	4/4 horas
Moderada	0,02 mg/kg/dose endovenosa 0,05 mg/kg/dose via oral
Intensa	0,05 mg/kg/dose endovenosa

monar ou metastático, comprometimento de sistema nervoso central (SNC), Aids e insuficiências cardíacas, sendo, muitas, vezes multifatorial.

Após avaliação do paciente, devemos corrigir o que é possível, porém, quando os problemas não são passíveis de correção e o sintoma é muito importante, o seu alívio é fundamental.

É um sintoma que causa muita ansiedade ao paciente, aos familiares e profissionais de saúde.

Tratamento

Assim como a dor, devem ser usadas medidas farmacológicas e não farmacológicas, apesar das dificuldades impostas nos setores de emergência.

Técnicas de relaxamento, uso de ventiladores, ambiente ventilado e calmo são algumas das medidas que auxiliam no controle do sintoma e diminuem a ansiedade.

Tratamento medicamentoso

Os opioides são os medicamentos preferenciais para o controle da dispneia. Agem no trato respiratório e no SNC, modulando a percepção. A dose é muito menor do que a analgésica. Inicia-se com 30% da dose analgésica, caso o paciente não faça uso de opioide. Em adultos, quando o paciente já usa opioide, o aumento de 25% na dose mostrou-se eficaz no controle da dispneia.

Ansiolíticos

A despeito dos ansiolíticos serem uma segunda linha de tratamento, muitas vezes são indicados em função da ansiedade associada à dispneia.

QUADRO 5 Protocolo do uso de morfina para o controle da dispneia em pacientes sem uso prévio de opioides que são considerados terminais

Iniciar terapia com morfina em baixas doses (1-2 mg IV)*, titular a cada 15 minutos até obter o efeito desejado. Em pacientes com dispneia severa, pode ser titulado mais rapidamente.
Monitorar a dispneia, conforto respiratório, frequência respiratória e resposta do paciente usando escalas de sedação (RASS).
No caso de dispneia persistente, mude para infusão contínua
Devemos ter em mente que a dose correta e o intervalo para a administração de opioides em todos os pacientes são aqueles que melhoram a dispneia sem efeitos adversos intoleráveis.
Uma vez controlada a dispneia do paciente, manter a velocidade de infusão efetiva.
Se o paciente experimentar efeitos colaterais significativos relacionados aos opioides, como náusea e/ou vômito, considere reduzir a dose de morfina ou mudar para uma dose equivalente de hidromorfina (5 mg de morfina equivalem a 1 mg de hidromorfina).
Prevenir obstipação relacionada à morfina (laxantes e inibidores dos receptores mu para opioides devem ser usados de rotina).

RASS: *Richmond Agitaton-Sedation Scale*.
*Dose de morfina deve ser adaptada para a dose pediátrica, comumente utilizada, de 50-100 mcg/kg em *bolus* a cada 2-4 horas ou 10-30 mcg/kg/h na infusão contínua.
Fonte: adaptado de Bausewein e Booth, 2021.

A ação no SNC altera a percepção do sintoma e pode ser usada como droga isolada ou associada ao opioide.

Em adultos, o midazolam é o benzodiazepínico mais utilizado. Seu uso é feito em doses baixas pelas vias oral, subcutânea ou endovenosa.

Na pediatria, além do midazolam (25 mcg/kg) é indicado também o clonazepam ou o lorazepam (0,5 a 1 mg/dose).

Oxigenioterapia

Apesar de ter indicação controversa nas medidas paliativas é um recurso muito utilizado. O seu uso deve ser individualizado, devendo ter cuidado com os pacientes retentores de gás carbônico.

Muitas vezes, a indicação do oxigênio ocorre em razão da ansiedade dos profissionais e familiares, sem proporcionar nenhum benefício ao paciente.

Em alguns casos, a utilização de ventilação não invasiva (VNI) dá conforto ao paciente. Alguns estudos mostraram que, em pacientes que toleraram a instalação da VNI, a dose de morfina utilizada para melhorar a dispneia foi menor, o que permitiu manter o paciente mais acordado. Por outro lado, devemos prestar atenção às secreções e à incapacidade de lidar com elas, sendo assim a utilização da VNI deve ser bem avaliada. Outro dispositivo que pode ser utilizado é a ventilação com cateter nasal de alto fluxo (CAF), alguns trabalhos demonstraram melhora na sensação de dispneia quando comparado com o cateter convencional de oxigênio. Da mesma forma que a VNI, ele deve ser mantido se observarmos melhora na dispneia e se o paciente relatar melhora da sensação de falta de ar, que pode estar relacionada com a lavagem do CO_2 do espaço morto.

NÁUSEAS E VÔMITOS

As náuseas e vômitos são sintomas muito comuns em várias patologias crônicas e complexas e secundários a vários fatores. Portanto, o esclarecimento da causa é fundamental para o adequado manejo.

Conforme a região afetada, teremos receptores específicos estimulados (Figura 1). O conhecimento da causa, aliado ao entendimento dos receptores envolvidos,

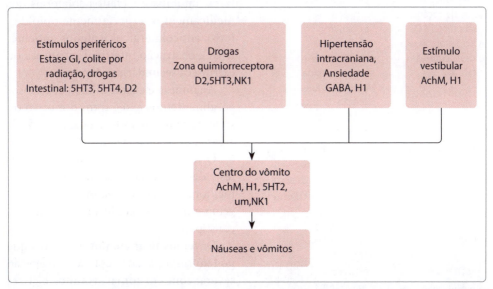

FIGURA 1 Vias emetogênicas e receptores envolvidos: AchM: acetilcolina muscarínicos, D2: dopamina 2, H1: histamina 1, NK1: neurocinina, 5 Ht2 e 5HT3: hidroxitriptamina, mu: receptor opioide mu, GABA: receptor gabaérgico.

possibilita a indicação do antiemético mais adequado a ser prescrito ou mesmo a combinação destes (Quadro 6).

QUADRO 6 Principais causas e terapias indicadas

Causa	Manejo
Ansiedade, náusea antecipatória (córtex cerebral)	Benzodiazepínico
Vestibular, doença do movimento, vertigem, doenças do ouvido (vestibular)	Meclizina, escopolamina, difenidramina
Obstrução intestinal, constipação (receptores da parede intestinal 5HT4, aferentes vagal e simpático)	Constipação: avaliar a causa. Indicar laxantes Obstrução parcial do trato gastrointestinal superior: metoclopramida, domperidona Causas malignas: octreotide Obstrução intestinal: sonda nasogástrica
Medicamentos/ metabólicas Opioides: ação no receptor CTZ-D2 Quimioterapia: ação nos receptores 5HT3, D2	Opioides: metoclopramida, ondansetrona, haloperidol Quimioterapia: ondansetrona, metoclopramida Metabólicas (uremia): correção da causa, ondansetrona, haloperidol
Infecção/inflamação	Infecção: tratamento da causa, hidratação Inflamação: ondansetrona, muito útil na enterite pós-radioterapia
Toxinas	Ondansetrona, haloperidol
Hipertensão intracraniana (GABA, 5HT3)	Dexametasona, ondansetrona

GABA: receptor gabaérgico. Fonte: Barbosa e Zoboli, 2018.

Algumas medicações têm afinidade maior por determinado receptor e outras, ações em vários sítios. O Quadro 7 auxilia na escolha do medicamento conforme a intensidade de ação nos receptores.

Devemos levar em conta que medidas não farmacológicas também devem ser implementadas, como: sonda nasogástrica (nas obstruções intestinais), dietas com pouca gordura e em pequenas porções, evitar alimentos com odor muito intenso, manter local arejado e evitar cheiros enjoativos. Assim, a equipe de nutrição pode auxiliar na confecção do cardápio, na avaliação das necessidades nutricionais e porções dos alimentos.

CONSTIPAÇÃO

A constipação é um sintoma gastrointestinal muito frequente nos pacientes em acompanhamento dos cuidados paliativos pediátricos. Várias causas podem estar envolvidas, desde erros ou restrições alimentares, imobilismo, efeitos colaterais dos medicamentos, especialmente opioides, ferro, anticolinérgicos e alguns antieméticos e obstrução intestinal intrínseca ou extrínseca secundárias a tumores.

Anamnese e exame clínico criteriosos geralmente nos asseguram o motivo do sintoma e podem nortear a necessidade de algum exame de imagem.

Orientações dietéticas, uso de laxantes e desobstrução mecânica geralmente melhoram os sintomas, mas sempre devem ser indicados conforme a etiologia da constipação.

Devemos ficar atentos a eventos que podem ser agravados com a constipação severa, como distonias, vômitos e crises convulsivas.

Sabemos que esse sintoma é muito comum no fim de vida e que intervenções

QUADRO 7 Ação nos receptores dos principais antieméticos

	Antagonista D2 dopamina	Antagonista H1 histamina	Antagonista acetilcolina	Antagonista 5HT2	Antagonista 5HT3	Agonista 5HT4
Metoclopramida	++				+	++
Domperidona	++					
Ondansetrona					+++	
Ciclizina		++	++			
Hioscina			+++			
Haloperidol	+++					
Procloperazina	++	+				
Clorpromazina	++	++		+		
Levomepromazina	++	+++	++	+++		

Fonte: Bausewein et al., 2021.

nem sempre são adequadas e podem levar a maior desconforto.

HEMORRAGIA MACIÇA

Apesar de não ser uma intercorrência frequente na pediatria, é um dos sintomas mais impactantes para o paciente, familiares e equipe de saúde. Quando ocorre, devemos pensar no uso de medicamentos, especialmente anti-inflamatórios, anticoagulantes e antiplaquetários. A invasão tumoral de vasos sanguíneos também deve ser pensada e os locais mais frequentes são o sistema gastrointestinal e o respiratório.

Em fases finais da vida, o uso de hemocomponentes ou intervenções, como a radiologia intervencionista, é questionável. Nesses casos, a sedação pode ser considerada.

Além disso, podemos evitar o uso de roupas brancas ou claras e utilizar campos cirúrgicos no leito. Essas medidas não mudam a evolução do quadro, mas podem mascarar a quantidade de perdas e proporcionar alívio ao paciente.

COMPRESSÃO MEDULAR

Às vezes, a compressão medular é um diagnóstico realizado no pronto-socorro. O paciente conta história de dor importante na região dorsal com piora aguda, perda da capacidade de movimentação dos membros conforme a altura do acometimento, além de incontinência esfincteriana.

Sempre deve ser considerada uma emergência e a avaliação do neurologista deve ser imediata. O tempo é determinante na possibilidade de resposta terapêutica.

Podem ser indicado o uso de corticoides, radioterapia ou neurocirurgia de emergência, conforme os achados radiológicos e o diagnóstico prévio se houver.

CONCLUSÃO

Muitos pacientes podem se beneficiar do atendimento da equipe de cuidados paliativos, seja para auxiliar no controle de sintomas mais difíceis, na comunicação de más notícias, no apoio psicológico, social e espiritual para a criança/adolescente e familiares.

A busca do alívio do sofrimento deve ser a intenção de todos os profissionais de saúde, mas às vezes, para alcançá-lo, precisamos de serviço especializado.

Entender a doença naquele paciente, a evolução, o grau de funcionalidade anterior e atual, valores e desejos da criança e dos familiares é fundamental para podermos proporcionar melhores condições de vida e morte para todos.

SUGESTÕES DE LEITURA

1. Amery J. A Really Practical Handbook of Children's Palliative Care for Doctors and Nurses Anywhere in the World. Part six: How do I manage symptoms in children's pallative care? Lulu Publishing Services; 2016. p. 44-8.
2. Barbosa SMM, Molinari PCC. Dor em cuidados paliativos pediátricos. In: Barbosa SMM, Zoboli I, Igleias SOB. Cuidados paliativos: na prática pediátrica. Rio de Janeiro: Atheneu; 2019. p.121-30.
3. Barbosa SMM, Zoboli I. Cuidados paliativos no departamento de emergência. In: Schvartsmann C, Reis AG, Farhat SC. Pronto-socorro. 3.ed. Barueri: Manole, 2018. p.200-11.
4. Bausewein C, Booth S. Breathlessness. In: Bruera E, Irene J, von Gunten HCF, Morita T. Textbook of palliative medicine and supportive care. 3.ed. Boca Raton: CRC Press; 2021. p.421-31.
5. Carvalho RT. Dispneia, tosse e hipersecreção de vias aéreas. In: Carvalho RT, Parsons HA. Manual de cuidados paliativos ANCP. 2.ed. Porto Alegre: Sulina; 2012. p.151-67.
6. Jin J. Risks of Codeine and Tramadol in children. JAMA. 2017;318(15):1514.
7. Medeiros MOS, Meira MV, Santos JSNT, Pedreira LC, Fonseca AC, Silva RS. Cuidados paliativos na emergência: revisão integrativa. Rev Bioét. 2021;29(2):416-26.
8. Morete MC, Brandão E. Gerenciamento da dor e a enfermagem. São Paulo: Casa do Novo Autor; 2017. p.152-84.
9. Pisani L. Management of dyspnea in the terminally ill. Chest. 2018;154(4):925-934.
10. Rossa P, Zoboli I. Sintomas respiratórios. In: Barbosa SMM, Zoboli I, Igleias SOB. Cuidados paliativos: na prática pediátrica. Rio de Janeiro: Atheneu; 2019. p.141-9.
11. Santos AFJ, Ferreira EAL, Guirro UBP. Atlas dos cuidados paliativos no Brasil 2019. São Paulo: ANCP; 2020. 55p.
12. World Health Organization. Integrating palliative care and symptom relief into paediatrics: a WHO guide for health-care planners, implementers and managers. Geneva: World Health Organization, 2018. Disponível em: https://apps.who.int/iris/handle/10665/274561.
13. World Health Organization. WHO Guidelines on the Pharmacological Treatment of Persisting Pain in Children with Medical Illnesses. Geneva: World Health Organization; 2012.

81

Telemedicina no pronto-socorro pediátrico

Rafael da Silva Giannasi Severini
Anarella Penha Meirelles de Andrade

PONTOS-CHAVE DESTE CAPÍTULO

- Conhecer as várias modalidades da telemedicina em pediatria.
- Entender a aplicação da telemedicina nos vários locais de atendimento: pronto-socorro, ambulatórios, atenção primária, interconsultas e educação continuada.
- Conhecer os principais passos de um bom atendimento clínico em teleconsulta.

INTRODUÇÃO

De acordo com a American Telemedicine Association, a telemedicina (TM) pode ser definida como "a prestação remota de serviços de saúde e informações clínicas usando a tecnologia de informação e de comunicação", fornecendo serviços de saúde e prática clínica por meio de transmissão de dados via internet. A telemedicina apresenta vantagens sobre a comunicação telefônica, como as interações em tempo real, vendo-se e ouvindo-se no conforto da casa do paciente. Isso pode resultar em uma abordagem clínica de maior qualidade.

Os benefícios incluem a possibilidade de diagnóstico remoto, a capacidade de monitorar pacientes com doenças crônicas e a prestação de cuidados de emergência. Também contribui para reduzir o número de visitas ao hospital, o estresse pelo deslocamento e o estresse relacionado ao hospital. Além disso, a telemedicina reduz o absenteísmo escolar e laboral de pacientes e responsáveis. A telessaúde pode promover redução de custos e alocar recursos para melhorar a qualidade do atendimento ao paciente.

O atendimento remoto pediátrico oferece a oportunidade única e o benefício adicional de ver as crianças onde elas moram. Com a telemedicina, os médicos podem observar com segurança indivíduos jovens em um ambiente calmo e confortável enquanto avaliam sua condição clínica sem a influência de estressores adicionais.

Estudos mostram que cerca de 80% das consultas de telemedicina entre médicos e pacientes estão sendo realizadas de maneira adequada, sem a necessidade de visitas presenciais ao pronto-socorro. Além disso, eles relataram boa satisfação do usuário.

Apesar de seu reconhecido valor e disponibilidade, a telemedicina não é universalmente utilizada, sugerindo que algumas barreiras impedem sua adoção e aceitação na comunidade. Estas incluem desafios tecnológicos, integração de fluxo de trabalho, utilidade percebida, questões regulatórias e custos para os serviços hospitalares com equipamentos, conexão pessoal e dedicada. Para os usuários, ela exige uma banda mínima de internet e um computador, *tablet* ou *smartphone* para poder utilizar esse serviço. Assim, a inserção dessa ferramenta nos serviços públicos envolve desafios ainda maiores. No Brasil, seu uso foi regulamentado definitivamente em 2022, após a grande expansão dos serviços a partir de 2020, com a pandemia da Covid-19.

Neste capítulo, abordaremos diversas modalidades de telemedicina e como elas podem auxiliar no cuidado do paciente. Há quatro tipos principais de modalidades: em tempo real, dados armazenados (*store and foward*), telemonitoramento, mHealth ou saúde móvel. Cada uma dessas modalidades pode ser aplicada diretamente ao paciente ou entre profissionais de saúde dos mais diversos níveis.

TELEMEDICINA EM TEMPO REAL

Nessa modalidade, os dados são transmitidos ao vivo. Pode ser por videoconferência, ligação por voz ou mesmo mensagens de texto. Esta é uma forma conveniente e fácil de telemedicina, mas requer internet de alta velocidade, conectividade constante e investimento em *hardware* apropriado.

Requisitos básicos para videoconferência

Para uma teleconsulta adequada, o profissional de saúde deve dispor de um computador, *tablet* ou *smartphone* com câmera e microfone.

> **Importante:** Se estiver usando o computador, às vezes, pode ser difícil ter o prontuário e a plataforma de videoconferência abertos ao mesmo tempo, sendo útil uma configuração com duas telas.
>
> Se estiver usando o *smartphone*, além da dificuldade de acesso ao prontuário ao mesmo tempo que realiza a videoconsulta, pode precisar de um suporte para segurar o telefone e mantê-lo carregado.

É essencial a internet em banda larga para garantir a transmissão de áudio e vídeo com qualidade. A maior parte dos aplicativos de videoconferência (p. ex., Skype®, Zoom®, Google Meet®) requer ao menos uma velocidade de 10 Mbps. Considerando a velocidade da internet móvel, é essencial uma boa conexão 4G, em que a média da velocidade no Brasil varia entre 10 e 23 Mbps, a depender da operadora.

TELEMEDICINA POR DADOS ARMAZENADOS (*STORE AND FORWARD*)

Consiste na modalidade com transmissão eletrônica de informações médicas, como exames de imagens, fotos de lesões, documentos e vídeos pré-gravados. Os dados são destinados a um profissional, geralmente especialista, que usa as informações para avaliar o caso ou auxiliar no diagnóstico, fora de uma interação em tempo real ou ao vivo.

Em comparação com a modalidade em tempo real, os serviços de armazenamento e encaminhamento fornecem acesso aos dados após a coleta e envolvem ferramentas de comunicação mais seguras, como e-mail ou redes criptografadas. Esses dados podem incluir radiografias, ressonâncias magnéticas, fotos, dados de pacientes e até clipes de exames de vídeo.

A comunicação ocorre principalmente entre profissionais médicos para auxiliar em diagnósticos e consultas médicas quando o vídeo ao vivo ou o contato pessoal não é necessário. Como essas consultas não exigem a disponibilidade simultânea, elimina-se a necessidade de coordenação de horários e aumenta-se a eficiência dos serviços de saúde.

Essa modalidade fornece benefícios importantes para pacientes e provedores. Alguns desses benefícios incluem:

- Os pacientes podem obter atendimento especializado em tempo hábil sem precisar se deslocar além da localização de seu atendimento primário.
- Os tempos de espera para atendimento especializado são reduzidos, sobretudo em áreas com escassez de médicos especialistas.
- Prestadores de cuidados primários e médicos especialistas podem rever os casos dos pacientes, independentemente de suas respectivas localizações.
- Os especialistas podem revisar os casos dos pacientes quando for conveniente para eles.

Essa modalidade é mais comumente associada ao uso em radiologia e dermatologia.

Na radiologia, os médicos de atendimento primário/secundário podem encaminhar radiografias, tomografias ou ressonâncias magnéticas para especialistas nos principais centros médicos para revisão e diagnóstico. Na dermatologia, os prestadores de cuidados primários podem tirar fotos digitais das condições da pele de seus pacientes e encaminhar as imagens aos dermatologistas para revisão e determinação do tratamento, se necessário.

Entretanto, há um vasto campo de uso na pediatria como interconsulta e discussão de casos com especialistas a partir dos dados do prontuário e possibilidade de transmissão de dados diretos do exame físico do paciente com aparelhos médicos próprios para telemedicina, como por exemplo estetoscópios que gravam a ausculta e permitem compartilhamento e otoscópios com câmeras acopladas para a gravação da otoscopia.

Outros exemplos de uso comum incluem a troca de mensagens por e-mail ou WhatsApp® entre paciente e médico ou entre profissionais de saúde, em que diversas dúvidas são solucionadas evitando o atendimento presencial. No entanto, há polêmica sobre esse uso, principalmente por questões de segurança e privacidade.

O Conselho Federal de Medicina (CFM), por meio do parecer n. 14/2017, determinou:

> "É permitido o uso do WhatsApp® e plataformas similares para comunicação entre médicos e seus pacientes, bem como entre médicos e médicos, em caráter privativo, para enviar dados ou tirar dúvidas, bem como em grupos fechados de especialistas ou do corpo clínico de uma instituição ou cátedra, com a ressalva de que todas as informações passadas têm absoluto caráter

confidencial e não podem extrapolar os limites do próprio grupo, nem podem circular em grupos recreativos, mesmo que composto apenas por médicos."

TELEMONITORAMENTO

No telemonitoramento, uma ampla gama de dados de saúde pode ser coletada, como sinais vitais, peso, pressão arterial, glicemia capilar, saturação, frequência cardíaca e eletrocardiogramas. Há tanto a possibilidade da obtenção dos dados direto com o paciente pelo uso de aparelhos domiciliares como a coleta de dados na unidade de atendimento primário próxima de sua residência. Essa modalidade permite o acompanhamento integral do paciente rastreando os dados de saúde mesmo após a alta ou a consulta, reduzindo as taxas de readmissão. No âmbito do paciente com doenças complexas, pode servir para reduzir o número de hospitalizações, reinternações e tempo de permanência hospitalar, impactando na qualidade de vida e na contenção de custos.

Os programas de monitoramento remoto em terapia intensiva permitem *backup*, supervisão e suporte 24 horas para a equipe médica de hospitais com menos recursos, utilizando uma combinação de vídeo em tempo real e transmissão de dados objetivos associados ao monitor, proporcionando troca de conhecimentos entre equipes e o treinamento e a capacitação de equipes multiprofissionais. Aplicada aos pacientes críticos, a telemedicina reduz a mortalidade hospitalar e o tempo de permanência na UTI, aumentando a disponibilidade de leitos.

MHEALTH

A mHealth, ou saúde móvel, é a modalidade mais inovadora de telemedicina e tem sido amplamente adotada em muitos países. Dados dos Estados Unidos indicam que um terço dos usuários de *smartphones* norte-americanos baixou aplicativos relacionados à saúde e condicionamento físico em seus telefones. Os aplicativos mHealth são aplicativos de saúde disponíveis em um dispositivo móvel (*smartphone*, *tablet* ou *phablet*), que podem ser usados tanto por pacientes quanto por seus profissionais de saúde, e podem ser voltados à promoção à saúde ou até para melhora na adesão a medicamentos. Existem atualmente mais de 100 mil aplicativos relacionados à saúde no mercado de aplicativos para celular e, de acordo com a Organização Mundial da Saúde, 112 países relataram a existência de pelo menos uma iniciativa mHealth.

Como os *smartphones* já estão sendo usados por muitas pessoas, as mais recentes inovações tecnológicas podem melhorar o acesso aos cuidados de saúde, ao mesmo tempo em que diminuem os custos, introduzindo práticas médicas baseadas em evidências e facilitando o acesso a informações médicas. O setor de saúde deve aproveitar essas vantagens criando aplicativos mHealth para melhorar o atendimento ao paciente, conforme mencionado no relatório de 2011 da Organização Mundial da Saúde.

Os *smartphones* processam dados e têm uma conectividade melhor do que os sistemas de telemedicina do passado. São baratos, têm áudio e vídeo embutidos, são flexíveis para permitir o acesso à telemedicina em tempo real ou com armazenamento, bem como estar acessíveis a qualquer momento e em qualquer lugar. Quando associados a relógios inteligentes ou por meio de sensores já embutidos no próprio celular, permitem que um único dispositivo seja uma solução completa de telessaúde para uma variedade de problemas diferentes. Muitos aplicativos podem informar diretamente o paciente sobre seu estado de saúde e fornecer dados como frequência cardíaca, qualidade do sono, atividade física, saturação de oxigênio, eletrocardiograma, alerta de horário para medicação (melhorar adesão ao tratamento), entre outros usos. Alguns aplicativos principalmente voltados para pediatria também funcionam como uma caderneta digital da saúde com dados sobre medicações de uso contínuo, história de saúde, curvas de crescimento, marcos do desenvolvimento e carteira de vacinação.

Na Tabela 1, exemplificamos algumas possibilidades dos usos dessas modalidades em pediatria.

TABELA 1 Modalidades em telemedicina e exemplos aplicados à pediatria

	Tempo Real	Dados armazenados	Telemonitoramento	mHealth
Paciente em casa	Pronto-socorro digital, Teleconsulta	Avaliação de lesões de pele Dúvidas enviadas por e-mail/WhatsApp	Monitoramento de dados de Home Care Controle de glicemia Acompanhamento do paciente após a alta	Aplicativos de monitoramento de saúde, atividade física, contagem de calorias, sono Adesão ao tratamento Caderneta de saúde digital
Paciente na escola/locais remotos (com auxílio de profissional de saúde alocado na escola)	Videoconferência com profissional médico a distância para consultas de urgência Teleconsulta com especialistas	Acesso a sinais vitais obtidos localmente Otoscopia por meio de câmeras Transmissão de áudio de ausculta cardíaca ou pulmonar		
Paciente no consultório médico	Videoconferência com especialista auxiliando exame físico presencial específico (p. ex.: neurologista, ortopedista)	Discussão de casos entre médicos e profissionais de saúde de diferentes especialidades e subespecialidades		
Paciente no hospital	Avaliação em tempo real por especialista a distância	Auxílio no diagnóstico por imagem (radiografia, tomografia, ressonância magnética) Discussão de eletrocardiograma por cardiologista Discussão de casos com especialidades	Monitoramento de dados de pacientes críticos em UTI Eletroencefalograma contínuo com monitoramento a distância	

Outro método de classificação de telessaúde é definir os participantes e a direção do fluxo de informações:

- Entre paciente e profissionais de saúde: telefonemas, e-mails, mensagens e videoconferência são formas de contato direto entre o paciente e o profissional de saúde. Há possibilidade de acompanhamento e avaliação a distância, incluindo prescrição de medicamentos. Ferramentas comerciais como Zoom®, Google Meet®, Skype® e uma variedade de aplicativos destinados especialmente para telemedicina tornou esse fluxo muito diversificado.
- Entre profissionais de saúde de diferentes níveis: se os pacientes forem considerados nível 0, a prestação de cuidados de saúde é classificada em cuidados primários (nível 1), secundário (especialista, nível 2), ou terciário (superespecialista, nível 3) com custos crescentes a cada aumento de nível. Nesse fluxo, interações ocorrem entre os níveis de assistência no apoio diagnóstico e no manejo clínico. O fluxo de informações é mais focado e mais bem dirigido em comparação com o fluxo anterior. Uma anamnese completa pode ser fornecida e também um exame físico mais detalhado.
- Entre profissionais de saúde do mesmo nível: reuniões clínicas, *Webinars*. A maioria das conferências hoje em dia funciona de maneira on-line ou híbrida com possibilidade de acompanhamento remoto. Muitas vezes, alguém pode ser confrontado com um caso atípico ou precisa de ajuda para uma complicação de um colega experiente. Fóruns de discussão *on-line* e grupos de WhatsApp®, Telegram® e outras plataformas móveis são cada vez mais comuns.
- Saúde privada/suplementar: a telemedicina se mostra como facilitadora de processos com grande custo-efetividade. Ela pode ser útil em processos como coordenação de vagas de internação entre hospitais, discussão de casos, centralização de serviços de diagnóstico e especializados, otimização de transporte entre hospitais etc.
- Saúde pública: coleta e análise de dados; discussões dentro da equipe de gestão em saúde; reuniões *on-line*; avaliação da necessidade de apoio em situações de emergência; gestão de estoques para garantir o fluxo de insumos essenciais etc.
- *Home care*: o paciente fica em casa principalmente com monitoramento com ou sem envolvimento de profissional médico. É cada vez mais utilizado no atendimento a pacientes com doenças complexas, diminuindo internação e tempo fora de casa.

Aplicação nos diferentes cenários pediátricos

Pronto-socorro

No serviço de emergência, a telemedicina tem sido aplicada tanto para atendimento direto ao paciente quanto para a interconsulta com especialistas. A avaliação direta do paciente por vídeo é um importante aliado e pode funcionar como uma triagem para uma avaliação inicial do paciente, direcionando o cuidado adequado.

Diversos pronto-atendimentos já contam com neurologistas, cardiologistas e ortopedistas a distância prestando apoio ao médico da ponta por videoconferência, otimizando o cuidado ao paciente.

Ambulatório, consultório e atenção primária

No atendimento primário, a telemedicina facilita o acesso a especialistas que não estão disponíveis localmente. Os provedores podem discutir casos de pacientes, independentemente da localização e sem a necessidade de deslocamento. Especialistas podem avaliar pacientes em locais remotos quando a distância é uma barreira, como é o caso de pacientes que vivem em áreas rurais e urbanas carentes.

A telemedicina pode ser um importante aliado no acompanhamento de pacientes com doenças crônicas e complexas, diminuindo a procura ao serviço de saúde para queixas simples, em que o atendimento presencial não é essencial.

Educação em saúde

A videoconferência permite a realização de programas de educação continuada para profissionais de saúde com participantes de várias localidades tanto em tempo real como de forma assíncrona. Há também a possibilidade de produzir material destinado aos pacientes, que podem usar essas tecnologias para aprender sobre sua própria doença ou receber outras informações importantes sobre saúde.

COMO REALIZAR UMA TELECONSULTA COM SUCESSO

Ouvir a história do paciente é uma habilidade clínica essencial na teleconsulta. É importante uma anamnese completa, porém focada para o objetivo do atendimento. A telemedicina exige que o médico pense proativamente sobre quais informações deseja e consegue obter de forma remota. Apesar de ser um exame visual em sua essência, é possível extrair informações clínicas valiosas adicionais por meio de várias manobras durante o exame físico guiado.

Listamos a seguir dez tópicos essenciais que o profissional de saúde deve se atentar para uma teleconsulta de sucesso:

1. Certifique-se de que o paciente esteja confortável com todos na sala, especialmente se a roupa precisar ser removida durante o exame. Só deve permanecer na sala quem é fundamental ao atendimento.
2. Confirme a privacidade do local de atendimento:
    – Solicitar o fechamento das persianas antes de iniciar a visita.
3. Oriente quanto à iluminação e ao posicionamento do paciente:
    – O paciente deve estar de frente para uma janela (iluminação natural) ou com janela fechada e luz acesa.
4. Explique que a teleconsulta não é gravada por nenhuma das partes. Não pode ser postada em lugar nenhum.
5. Divida a história e o exame em partes distintas:
    – Como o exame físico é guiado pelo paciente/acompanhante, é essencial essa separação para uma atenção exclusiva na hora do exame físico.
6. Antes de iniciar, reconheça e confirme com os responsáveis que o exame será diferente de um exame presencial.
7. Exame físico guiado:
    – Diga ao paciente e aos pais como fazer as manobras que você normalmente faria, incentivando a participação deles.
    – Demonstre em você mesmo.
    – Descreva os pontos de referência que você usa presencialmente para

encontrar o local certo para um componente do exame físico.
8. Observe atentamente, peça para repetir qualquer coisa questionável.
9. Verbalize o que você acha que está vendo, permitindo que o paciente e seus pais esclareçam conforme necessário.
10. Encaminhar para atendimento presencial caso o exame por vídeo não seja adequado para tomada de decisão médica.

PASSO A PASSO DO EXAME FÍSICO VIRTUAL

Na Tabela 2, exemplificamos algumas possibilidades no exame físico virtual. É importante ressaltar que nem sempre será possível ou necessário o exame com todos os itens a seguir. Individualize para cada paciente o objetivo de consulta.

TABELA 2 Dez passos para o exame físico virtual

	Sinais vitais Peso, altura, temperatura, pressão arterial, saturação, frequência cardíaca<ul><li>Realizar a depender da disponibilidade de dispositivo adequado com o paciente</li><li>Lembrar dos *smartwatches* como recurso</li></ul>
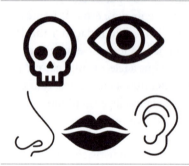	**Cabeça, olhos, ouvidos, nariz e garganta** Crânio: perímetro cefálico, deformidades, dor à palpação, crepitações Olhos: avaliar conjuntiva, infecção local, dor local, acuidade visual, motricidade ocular Ouvidos: avaliar audição e pavilhão auricular externo Nariz: avaliação olfativa (peça para sentir cheiros diferentes, como café), secreção nasal Garganta: oroscopia (paciente de frente para luz natural ou artificial). Peça para o paciente engolir e questione sobre dor
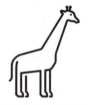	**Região cervical** Oriente a palpação de cadeias cervicais em busca de massas/linfonodos Avalie a presença de turgência jugular Avalie mobilidade e rotação cervical
	**Pulmão** Frequência respiratória – peça para o paciente ficar sem camiseta e colocar a mão no tórax se possível. Conte por ao menos 30 segundos Musculatura acessória Inspiração e expiração profundas em busca de ruídos

(continua)

TABELA 2 Dez passos para o exame físico virtual (*continuação*)

	Cardiocirculatório Perfusão/tempo de enchimento capilar – demonstre na tela como o paciente pode realizar Frequência cardíaca – use oxímetros ou *smartwatches* caso disponíveis. Como alternativa, peça para o paciente palpar o pulso radial, cronometre 20 segundos e questione quanto ele contou durante o período. Multiplique por 3
	Pele Checar lesões, *rash*, edemas Temperatura
	Abdome Pedir para o paciente deitar e o acompanhante/responsável deve palpar um quadrante por vez. Demonstre manobras para descompressão brusca
	Extremidades Avaliar dor, edema articular, edema pré-tibial Em caso de trauma, peça para palpar o local acometido e avalie a dor
	Neurológico Peça para a criança andar na sala, pegar um brinquedo, pular, levantar-se e realizar manobras semelhantes ao exame presencial É possível verificar estado de alerta, marcha, movimentos assimétricos ao alcançar um brinquedo ou chutar os pés, dedo-nariz-dedo, pares cranianos, motor grosso/sensorial
	Comportamento e ambiente Sem diferenças quanto ao atendimento presencial Observe a relação da criança com seus familiares e o ambiente em que está inserida

Fonte: adaptada de Benziger et al., 2021.

PARA SABER MAIS

Material suplementar *on-line*
- AMA Telehealth Quick Guide. Disponível em: https://www.ama-assn.org/practice-management/digital/ama-telehealth-quick-guide
- Pediatric Telehealth-Stanford Medicine. Disponível em: https://med.stanford.edu/pediatric-telehealth/GettingStarted.html
- Reunião Clínica do Instituto da Criança e do Adolescente HCFMUSP (27/10/2021). Telemedicina na Emergência Pediátrica – Rafael da Silva Giannasi Severini e Anarella Penha Meirelles de Andrade. Disponível em: https://www.youtube.com/watch?v=QCuSpnsbJdo

SUGESTÕES DE LEITURA

1. Bele S, Cassidy C, Curran J, Johnson DW, Saunders C, Bailey JAM. Barriers and enablers to implementing a virtual tertiary-regional Telemedicine Rounding and Consultation (TRAC) model of inpatient pediatric care using the Theoretical Domains Framework (TDF) approach: a study protocol. BMC Health Serv Res. 2019;19(1):29.
2. Benziger CP, Huffman MD, Sweis RN, Stone NJ. The telehealth ten: a guide for a patient-assisted virtual physical examination. Am J Med. 2021;134(1):48-51.
3. Brazil, July 2021, Mobile Network experience [Internet]. Opensignal. 2021. Disponível em: https://www.opensignal.com/reports/2021/07/brazil/mobile-network-experience.
4. Brova M, Boggs KM, Zachrison KS, Freid RD, Sullivan AF, Espinola JA, et al. Pediatric telemedicine use in United States emergency departments. Acad Emerg Med. 2018;25(12):1427-32.
5. Burke BL, Hall RW, Dehnel PJ, Alexander JJ, Bell DM, Bunik M, et al. Telemedicine: Pediatric Applications. Pediatrics. 2015;136(1).
6. Buvik A, Bergmo TS, Bugge E, Smaabrekke A, Wilsgaard T, Olsen JA. Cost-effectiveness of telemedicine in remote orthopedic consultations: Randomized Controlled Trial. J Med Internet Res. 2019;21(2):e11330.
7. Chandler AL, Beavers JC, Hall RW. Telemedicine in pediatrics: Possibilities and pitfalls. Pediatrics In Review. 2020;41(7):376-8.
8. Conselho Federal de Medicina (CFM). Resolução CFM n. 2317/2022 – sistemas.cfm.org.br. Disponível em: https://sistemas.cfm.org.br/normas/arquivos/resolucoes/BR/2022/2317_2022.pdf. Acesso em: Jan. 2023.
9. Furlan AD, Zhao J, Voth J, et al. Evaluation of an innovative tele-education intervention in chronic pain management for primary care clinicians practicing in underserved areas. J Telemed Telecare. 2019;25(8):484-92.
10. Gogia S. Rationale, history, and basics of telehealth. Fundamentals of telemedicine and telehealth. 2020;11-34.
11. Gusdorf RE, Shah KP, Triana AJ, et al. A patient education intervention improved rates of successful video visits during rapid implementation of telehealth. J Telemed Telecare. 2021;1357633X211008786.
12. Hungerbuehler I, Valiengo L, Loch AA, Rössler W, Gattaz WF. Home-based psychiatric outpatient care through videoconferencing for depression: a randomized controlled follow-up trial. JMIR Ment Health. 2016;3(3):e36.
13. Internet speed and bandwidth - academic technology help center. [cited 2022Feb10]. Disponível em: https://athelp.sfsu.edu/hc/en-us/articles/360050514614--Internet-speed-and-bandwidth.
14. Kim JW, Friedman J, Clark S, Hafeez B, Listman D, Lame M, et al. Implementation of a pediatric emergency telemedicine program. Pediatr Emerg Care. 2020;36(2):e104-7.
15. Kim JW, Friedman J, Clark S, Hafeez B, Listman D, Lame M, et al. Implementation of a pediatric emergency telemedicine program. Pediatr Emerg Care. 2020;36:e104 7. Erratum in: Pediatr Emerg Care. 2020;36:265.
16. Lupton D. Apps as artefacts: towards a critical perspective on mobile health and medical apps. Societies. 2014;4(4):606-22.
17. Macedo BR, Garcia MVF, Garcia ML, Volpe M, Sousa MLA, Amaral TF, et al. Implementation of Tele-ICU during the COVID-19 pandemic. J Bras Pneumol. 2021;47(2):e20200545
18. Mosquera RA, Avritscher EB, Pedroza C, Lee KH, Ramanathan S, Harris TS, et al. Telemedicine for children with medical complexity: a randomized clinical trial. Pediatrics. 2021;148(3).

19. Parecer 14/2017. Conselho Federal de Medicina, Brasil; 2017. Disponível em: https://sistemas.cfm.org.br/normas/visualizar/pareceres/BR/2017/14.
20. Pediatric telehealth. Getting started [Internet]. Pediatric telehealth. [cited 2022Feb10]. Disponível em: https://med.stanford.edu/pediatric-telehealth/GettingStarted.html.
21. Rademacher NJ, Cole G, Psoter KJ, Kelen G, Fan JWZ, Gordon D, et al. Use of telemedicine to screen patients in the emergency department: Matched cohort study evaluating efficiency and patient safety of telemedicine. JMIR Med Inform. 2019;7(2):e11233.
22. Ray KN, Shi Z, Gidengil CA, Poon SJ, Uscher-Pines L, Mehrotra A. Antibiotic prescribing during pediatric direct-to-consumer telemedicine visits. Pediatrics. 2019;143(5):e20182491.
23. Severini RDSG, Oliveira PC, Couto TB, Simon Junior H, Andrade APM, Nanbu DY, Farhat SCL, Schvartsman C. Fast, cheap and feasible: Implementation of pediatric telemedicine in a public hospital during the Covid-19 pandemic. J Pediatr (Rio J). 2022;98(2):183-89.
24. Taylor L, Portnoy JM. Telemedicine for general pediatrics. Pediatr Ann. 2019;48(12):e479–84.
25. Vo V, Auroy L, Sarradon-Eck A. Patients' perceptions of mHealth Apps: meta-ethnographic review of qualitative studies. JMIR Mhealth Uhealth.2019;7(7):e13817.
26. World Health Organization. 2011. [2019-06-18]. mHealth New horizons for health through mobile technologies. Disponível em: https://www.who.int/goe/publications/goe_mhealth_web.pdf.
27. Wu TC, Parker SA, Jagolino A, et al. Telemedicine can replace the neurologist on a mobile stroke unit. Stroke. 2017;48(2):493-6.
28. Zapata BC, Fernández-Alemán JL, Idri A, Toval A. Empirical studies on usability of mHealth apps: a systematic literature review. J Med Syst. 2015;39(2):1.

82
Triagem na emergência pediátrica

Hany Simon Junior
Ana Carolina Amarante Souza

PONTOS-CHAVE DESTE CAPÍTULO

- Conhecer aspectos de diferentes sistemas de triagem utilizados.
- Entender as características da população pediátrica que indicam a criação de um sistema próprio para a pediatria.
- Realizar a triagem de pacientes pediátricos que se apresentam para atendimento de urgência e emergência.

INTRODUÇÃO

Diversos pacientes procuram o departamento de emergência todos os dias em busca de atendimento, sendo rotineira a superlotação dos serviços de pronto atendimento no mundo todo. Em uma situação de longas esperas para atendimento, cria-se um risco para a segurança dos pacientes com doenças agudamente graves.

Assim, a principal função da triagem é priorizar o atendimento dos pacientes que necessitam de cuidados mais urgentes, cujo atraso para alocação adequada e início do atendimento possam gerar aumento na morbidade e mortalidade, além de prever o tipo de cuidado que esses pacientes necessitarão.

A prática da triagem surgiu a partir das exigências de guerra e está intimamente associada à medicina militar desde o século XVIII, mas apenas em 1964 publicou-se a primeira descrição sistemática dos sistemas de triagem civis. Com o passar do tempo, os sistemas de triagem foram sendo desenvolvidos a partir da opinião de especialistas, com baixo nível de evidência e baseados em uma população de adultos.

TRIAGEM IDEAL

Um bom sistema de triagem deve possibilitar que, durante uma avaliação rápida de sinais e sintomas, seja possível encaminhar pacientes graves à sala de emergência para atendimento imediato, além de indicar a segurança na espera por tempos maiores para pacientes em condições mais estáveis, podendo inclusive ser encaminhados para seguimento ambulatorial.

A urgência clínica não define com clareza a complexidade da gravidade do paciente, mas, apesar disso, a triagem serve como uma medida importante do tempo crítico para intervenção.

É muito difícil a comparação entre ferramentas de triagem utilizadas em diferentes serviços de emergência ao redor do mundo e baseadas em suas populações, equipes e características específicas.

Validação

A validação de um sistema de triagem se refere à habilidade do instrumento em discriminar o que ele propõe a determinar. Independentemente do sistema de triagem, o nível de prioridade atribuída deve corresponder ao real grau de urgência do caso.

A validação de um sistema de triagem requer a definição de um critério melhor de prioridade para urgência e emergência e, na ausência de um padrão-ouro para definir o que é mais urgente ou emergente, outros marcadores podem ser usados como substitutos para definição de desfechos, como mortalidade, atendimento em sala de emergência, admissão hospitalar, admissão em unidades de terapia intensiva (UTI), uso de recursos humanos e financeiros, tempo de permanência e custo no departamento de emergência.

Sistemas de triagem também podem ser avaliados quanto à sua sensibilidade e especificidade. Sistemas com grande proporção de pacientes subtriados e baixa sensibilidade (muitos pacientes com alta urgência triados como baixa urgência) são inseguros. Entretanto, alta sensibilidade combinada com baixa especificidade pode resultar em priorização de atendimento de muitos pacientes com baixa urgência, determinando longas esperas para pacientes com alta urgência e maior disponibilização de recursos. Como é muito difícil um sistema de triagem alcançar 100% de sensibilidade e especificidade, um bom balanço entre supertriagem e subtriagem é fundamental.

Outra característica importante dos sistemas de triagem é a confiabilidade ou replicabilidade de um instrumento, medida pela habilidade de reproduzir o resultado da triagem realizada pelo mesmo avaliador em momentos diferentes e por outros indivíduos em circunstâncias similares (concordância interavaliadores). A confiabilidade é descrita pelo método estatístico kappa (k), onde k = 0 indica resultado aleatório e k = 1 indica concordância total entre duas ou mais medidas.

> O sistema de triagem ideal deve direcionar os pacientes graves à sala de emergência para atendimento imediato.

TRIAGEM PEDIÁTRICA NA EMERGÊNCIA

A literatura indica que não há uma ferramenta padronizada em uso rotineiro para a população pediátrica, e uma das principais dificuldades encontradas para sua criação está relacionada à variação de parâmetros clínicos de acordo com as diferentes faixas etárias. Outra preocupação adicional é que a criança inicialmente se equilibra do ponto de vista clínico quando está criticamente doente, porém deteriora com rapidez. Assim, a ferramenta de triagem pode não dar o alerta suficiente no quadro inicial que garanta o atendimento adequado.

Tipos de sistemas de triagem

Alguns sistemas de triagem pediátrica de alerta e reconhecimento rápido de gravidade utilizam uma avaliação rápida de parâmetros fisiológicos que, se estiverem alterados, indicam a necessidade de pronta avaliação médica. Entretanto, apenas o registro dos sinais vitais não é adequado para identificar pacientes criticamente doentes no departamento de emergência.

Outros instrumentos comuns dos sistemas de triagem são as classificações dos pacientes pela avaliação da impressão geral, a despeito do diagnóstico clínico. Para essa avaliação, o conhecimento e a experiência do avaliador são necessários, mas não suficientes e, nesse contexto, um fator importante é o instinto visceral do avaliador, ou sexto sentido.

Vários sistemas têm sido usados internacionalmente para determinar as prioridades iniciais de tratamento. Eles variam desde classificação não estruturada com base na "experiência própria" até instrumentos em estratificação de risco divididos em escala de cores.

As escalas de cores podem ser de três (sistema de farol de trânsito), quatro ou cinco níveis. Alguns desses instrumentos são usados em instituições particulares sem documentação e confiabilidade suficientes. Diferente dos instrumentos com três níveis de classificação, aqueles com cinco níveis têm sido recomendados por sociedades nacionais e internacionais para triagem na emergência e se correlacionam com indicadores de gestão: utilização de recursos, taxas de admissão hospitalar, tempo de permanência no departamento de emergência, transferência para UTI ou taxa de mortalidade. Esses níveis se dividem em ordem numérica crescente de nível 1 a 5 – imediato, muito urgente, urgente, padrão e não urgente.

PRINCIPAIS ESCORES DE TRIAGEM PEDIÁTRICA NA EMERGÊNCIA

Alguns escores para triagem pediátrica foram avaliados quanto à sua validade e confiabilidade em revisões sistemáticas, mas, apesar de haver evidências de confiabilidade, estas ainda ficam limitadas à aplicação dos escores nas populações dos países para os quais foram desenvolvidos.

Triagem em estratificação de risco

Entre os principais instrumentos de triagem pediátrica em cinco níveis estão: Escala Canadense de Triagem e Acuidade (PaedCTAS), Sistema de Triagem de Manchester (MTS), Índice de Gravidade na Emergência (ESI) e Escala de Triagem Australiana (ATS).

> Escores de estratificação de risco classificam os pacientes em cores que determinam tempos de atendimento diferentes de acordo com a gravidade.

Escala Canadense de Triagem e Acuidade (PaedCTAS)

A PaedCTAS baseia-se na abordagem fisiológica (aparência, neurológico, frequência respiratória, frequência cardíaca e perfusão) e utiliza sintomas complexos para atribuir níveis de triagem.

A escala é composta de cinco níveis de triagem, cada um consistente com a classificação do grau de gravidade da apresentação clínica, com o tempo para avaliação e intervenção médicas (Tabela 1). Critérios específicos foram criados para alocar pacientes em diferentes níveis de atendimento de urgência e são modificados de acordo com sinais vitais, nível de consciência, escalas de dor e sinais de sangramento. Dessa forma, pacientes no nível 1 devem ser atendidos imediatamente, pacientes no nível 2, em 15 minutos, e pacientes nos níveis 3, 4 e 5 devem ter atendimento médico em 30, 60 e 120 minutos, respectivamente.

Sistema de triagem de Manchester

O sistema de triagem de Manchester contém 52 fluxogramas sobre diferentes problemas. Para pediatria, há fluxogramas

TABELA 1 Exemplos de triagem pediátrica pela Escala Canadense de Triagem e Acuidade (PaedCTAS)

Níveis de Triagem	Exemplos de casos clínicos	Tempo até atendimento
Nível 1 Ressuscitação	Condições ameaçadoras à vida: Parada cardíaca ou respiratória Convulsão ativa Politrauma (em choque, lesões visíveis) Desconforto respiratório grave Rebaixamento de nível de consciência	Imediato
Nível 2 Emergência	Condições potencialmente ameaçadoras à vida: Desidratação grave Hematêmese Confusão mental (aguda) Desconforto respiratório moderado Sepse (febre + 3 critérios de SIRS) Dor torácica Dor abdominal (intensa 8/10) Cefaleia (súbita, intensa 8/10, pior) Politrauma (contuso, sem lesões visíveis)	15 minutos
Nível 3 Urgência	Condições que podem evoluir com gravidade: Escape convulsivo (não atual) Aspiração de corpo estranho assintomático Desconforto respiratório leve Dor abdominal (moderada 4-7/10) Cefaleia (moderada 4-7/10) Náuseas, vômitos ou diarreia (desidratação leve)	30 minutos
Nível 4 Urgência menor	Condições relacionadas a sofrimento ou piora potencial: Confusão ou agitação (crônicas) Sintomas urinários ou constipação Febre sem alteração de sinais vitais Ferimentos com necessidade de sutura	60 minutos
Nível 5 Não urgência	Condições agudas não urgentes ou condições crônicas: Náuseas, vômitos ou diarreia (desidratação leve) Gripe ou resfriado (sem sinais de complicação) Renovação de prescrição Troca de curativos Sintomas crônicos não agudizados	120 minutos

Fonte: Tradução livre de Canadian Association of Emergency Physicians, 2001.

TABELA 2 Discriminadores da escala de triagem de Manchester (MTS)

Discriminadores gerais					
Ameaça à vida				Dor	
Hemorragia				Temperatura	
Nível de consciência				Gravidade/intensidade	
Ameaça à vida		**Hemorragia**		**Nível de consciência**	
Obstrução de vias aéreas	Vermelho	Exsanguinação	Vermelho	Inconsciente	Vermelho
Respiração ineficaz	Vermelho	Grande intensidade	Laranja	Rebaixamento	Laranja
Choque ou PCR	Vermelho	Menor intensidade	Amarelo	História de inconsciência	Amarelo
Dor		**Temperatura**		**Intensidade**	
Intensa	Laranja	> 41,0 °C ou < 36,0 °C	Vermelho	Agudo	Verde
Moderada	Amarelo	> 38,5 °C	Amarelo	Subagudo	Azul
Aguda	Verde	> 37,5 °C	Verde	Crônico	Azul

Fonte: Mackway-Jones et al., 2006.

específicos. Os fluxogramas contêm discriminadores gerais e específicos nos quais estão presentes sinais e sintomas dos pacientes. Os discriminadores específicos estão relacionados a problemas que se apresentem no momento da triagem, por exemplo, desconforto respiratório e dor abdominal em crianças (Tabela 2).

O discriminador selecionado leva a um nível de urgência. No nível vermelho, o paciente deve ser atendido imediatamente. No nível laranja (muito urgente), o atendimento médico deve ocorrer em 10 minutos. Nos níveis amarelo (urgente), verde (padrão) e azul (não urgente), o paciente deve ser atendido em 60 minutos, 2 horas e 4 horas, respectivamente (Tabela 3).

Índice de Gravidade na Emergência (ESI)

O Índice de Gravidade na Emergência é um escore de cinco níveis desenvolvido nos Estados Unidos e está também relacionado a índices de gestão de recursos.

O nível 1 corresponde ao nível de maior gravidade e o 5, ao de gravidade mais baixa. Os pacientes que requerem cuidados imediatos e com maior risco são alocados no nível 1 e devem ser avaliados imediatamente. Pacientes com alto risco e que estão confusos, letárgicos, com dor intensa, desconforto respiratório ou alteração dos sinais vitais são atribuídos ao nível 2 e devem ter atendimento médico em 10 minutos. Pacientes com níveis de triagem de 3 a 5 não se enquadram em alto risco e podem esperar com segurança por algumas horas (Figura 1).

A diferenciação entre os níveis de baixo risco se dá pela previsão do uso de recursos hospitalares. O nível 3 se reserva a pacientes

TABELA 3 Níveis da escala de triagem de Manchester (MTS)

Níveis de triagem	Tempo até atendimento
Vermelho – emergência	Imediato
Laranja – muito urgente	10 minutos
Amarelo – urgente	60 minutos
Verde – padrão	120 minutos
Azul – não urgente	240 minutos

Fonte: Mackway-Jones et al., 2006.

que necessitem de dois ou mais recursos, nível 4 é atribuído quando há necessidade de um recurso e nível 5, quando nenhum recurso é necessário. Os recursos podem ser diagnósticos (testes laboratoriais, ECG, avaliação de imagem), terapêuticos (fluidos endovenosos ou reparação de ferimentos), ou avaliação do especialista.

Na quarta versão do ESI, foi incluído um fluxograma específico para criança febril que leva em consideração faixa etária, nível de temperatura e estado de imunização.

Escala de Triagem Australiana (ATS)

A Escala de Triagem Australiana é usada em hospitais públicos da Austrália com o objetivo de garantir que o paciente seja atendido em tempo adequado de acordo com sua urgência clínica. Todos os pacientes têm um escore de triagem atribuído na sua chegada ao departamento de emergência por enfermeiro treinado ou médico.

As categorias da escala variam de nível 1 (mais urgente), que imediatamente necessitam de atendimento e tratamento, até nível 5 (menos urgente). O processo de triagem dura de 2 a 5 minutos e envolve observação do estado geral, foco na história clínica da queixa e dados fisiológicos. Os mesmos padrões de triagem se aplicam a adultos, adolescentes e crianças.

Há limitado número de estudos na aplicação da ATS em população pediátrica e sugerem menor confiabilidade.

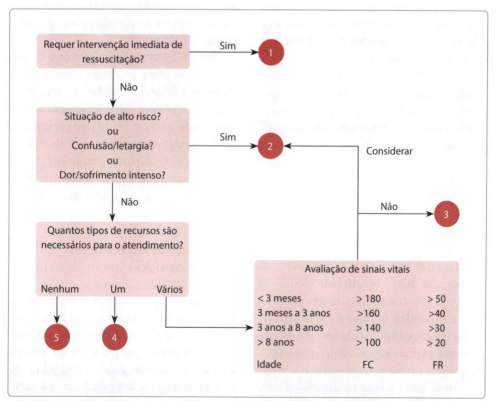

FIGURA 1 Fluxograma de triagem do Índice de Gravidade na Emergência (ESI).
Fonte: Gilboy et al., 2011.

Sistemas de triagem de alerta

São sistemas de classificação de avaliação rápida de parâmetros fisiológicos que, se estiverem alterados, indicam necessidade de pronta avaliação médica. Os principais instrumentos de triagem pediátrica de alerta e reconhecimento rápido de gravidade são: Escore de Observação de Prioridade Pediátrica (POPS), Escore de Alerta Precoce Pediátrico (PEWS) e Triângulo de Abordagem Pediátrica (PAT).

Os sistemas de alerta são boas ferramentas para direcionar pacientes para atendimento imediato e reconhecer deterioração clínica de pacientes em observação, ou internados. Entretanto, esses sistemas não são aplicáveis para estratificação de pacientes em níveis diferentes de gravidade, ou de prioridade de atendimento, bem como não predizem a necessidade de suporte logístico, financeiro ou de mão de obra especializada.

> Sistemas de triagem de alerta avaliam alterações de parâmetros fisiológicos e determinam que pacientes devem ter avaliação médica imediata.

Escore de Observação de Prioridade Pediátrica (POPS)

O escore POPS é uma escala de estratificação de risco criada no Reino Unido para abordagem de crianças em departamento de emergência. Tem o objetivo de identificar pacientes com comprometimento grave do estado de saúde e facilitar a alta hospitalar daqueles com sintomas leves. Incorpora parâmetros fisiológicos objetivos, como frequência cardíaca e temperatura, e parâmetros observacionais menos objetivos, como nível de preocupação (sensação visceral do avaliador). Leva em consideração condições crônicas do paciente (Tabela 4).

A escala de POPS varia de 0 a 2 para cada parâmetro avaliado, e pacientes com pontuações totais acima de 8 devem ser transferidos à sala de emergência para avaliação imediata.

Escore de Alerta Precoce Pediátrico (PEWS)

A escala do PEWS abrange áreas do comportamento, sinais cardiovasculares e do estado respiratório dos pacientes, com cada parâmetro variando de 0 a 3, com pontos adicionais para vômitos persistentes e necessidade de nebulização contínua. Não é específico para idade. É uma escala de 13 pontos de gravidade clínica usada para identificar pacientes com risco de deterioração clínica e necessidade de cuidados intensivos (Figura 2).

O PEWS baseia-se na premissa de que qualquer sistema de escore deve ser fácil de usar e não deve estar aberto a diferentes interpretações por diferentes usuários. Foi desenhado para ser usado sem gerar muito trabalho extra e sem necessidade de equipamento específico, para ser uma ferramenta de abordagem preliminar rápida que possa ser usada em conjunto com uma abordagem padrão completa.

Triângulo de Abordagem Pediátrica (PAT)

A Academia Americana de Pediatria introduziu, em 2000, uma nova ferramenta de acesso rápido, o Triângulo de Abordagem Pediátrica, que permitiu ao médico avaliar a impressão geral da criança doente e estabelecer a gravidade de sua apresentação clínica, determinando o tipo de

TABELA 4 Sinais de alerta do Escore de Observação de Prioridade Pediátrica (POPS)

Idade	Pontuação	2	1	0	1	2
–	SO2	< 90%	90-94%	> 95%	90-94%	< 90%
–	Respiração	Estridor	Sibilos	Confortável	Tiragem leve	Tiragem intensa
–	Responsividade	Dor	Chamado	Alerta	Chamado	Dor
–	Impressão	Preocupante	Algo pior	Bem	Algo pior	Doente
–	Outros	Oncológicos	Comorbidades	Hígidos	Comorbidades	Cardiopatia
0 a 1 ano	Pulso	< 90 bpm	90-109 bpm	110-160 bpm	161-180 bpm	> 180 bpm
	FR	< 25 ipm	25-29 ipm	30-40 ipm	41-50 ipm	> 50 ipm
	Temperatura	< 35,0°C	35,0-35,9°C	36,0-37,5°C	37,6-39,0°C	> 39,0°C
1 a 2 anos	Pulso	< 90 bpm	90-99 bpm	100-150 bpm	151-170 bpm	> 170 bpm
	FR	< 20 ipm	20-24 ipm	25-35 ipm	26-50 ipm	> 50 ipm
	Temperatura	< 35,0°C	35,0-35,9°C	36,0-38,4°C	38,5-40,0°C	> 40,0°C
2 a 5 anos	Pulso	< 80 bpm	81-94 bpm	95-140 bpm	141-160 bpm	> 160 bpm
	FR	< 20 ipm	20-24 ipm	25-30 ipm	31-40 ipm	> 40 ipm
	Temperatura	< 35,0°C	35,0-35,9°C	36,0-38,4°C	38,5-40,0°C	> 40,0°C
5 a 12 anos	Pulso	< 70 bpm	70-79 bpm	80-120 bpm	121-150 bpm	> 150 bpm
	FR	< 15 ipm	15-19 ipm	20-25 ipm	26-40 ipm	> 40 ipm
	Temperatura	< 35,0°C	35,0-35,9°C	36,0-38,4°C	38,5-40,0°C	> 40,0°C
13 a 16 anos	Pulso	< 50 bpm	50-59 bpm	60-99 bpm	100-110 bpm	> 110 bpm
	FR	< 12 ipm	12-14 ipm	15-20 ipm	20-25 ipm	> 25 ipm
	Temperatura	< 35,0°C	35,0-35,9°C	36,0-38,4°C	38,5-40,0°C	> 40,0°C

Fonte: Roland, et al. 2016.

Pontuação	0	1	2	3	Total
Comportamento	Normal Ativo	Dormindo	Irritado	Letárgico Confuso	
Cardiovascular	Corado ou TEC 1-2 s	Pálido ou TEC 3 s	Cinza ou Cianótico ou TEC 4 s ou Taquicardia	Cinza ou Cianótico e Moteado > TEC 5 s ou Bradicardia	
Respiratório	Normal Sem desconforto	FR > 10 ipm da basal Desconforto leve FiO$_2$ > 30%	FR > 20 ipm da basal Tiragens FiO$_2$ > 30%	FR > 5 abaixo da basal Tiragens ou Gemência FiO$_2$ 50%	
Iniciar o preenchimento pelo pior parâmetro Pontue + 2 para pacientes em oxigenioterapia					

FIGURA 2 Escore de Alerta Precoce Pediátrico (PEWS). Fonte: Duncan et al., 2006.

urgência de intervenção. Ele se tornou o pilar de educação pediátrica para profissionais de atendimento pré-hospitalar e foi ensinado a mais de 170 mil profissionais da área de saúde ao redor do mundo. Foi incorporado aos cursos de suporte de vida avançado.

É uma ferramenta de abordagem rápida, demorando 30 a 60 segundos para ser aplicada, que não requer uso de equipamentos, apenas avaliação visual e auditiva. Os três componentes do PAT são aparência, trabalho respiratório e circulação da pele e, juntos, refletem o estado geral de oxigenação, ventilação, perfusão e função cerebral da criança. Pode ser aplicado com facilidade e rapidez, identificando pacientes estáveis e instáveis em diferentes níveis de cuidado (Figura 3).

Estudos concluíram que a presença de achados anormais no PAT aplicado por enfermeiros treinados está associada com maior probabilidade de hospitalização, internação em UTI e maior tempo de permanência no pronto-socorro. Em análise multivariada, achados anormais no PAT são fator de risco independentemente de hospitalização.

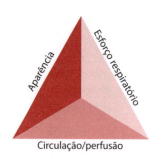

Circulação/perfusão	
Palidez	Palidez cutânea e mucosa
Cianose	Coloração azulada da pele e mucosa
Livedo	Palidez e manchas irregulares por vasoconstrição cutânea

Esforço respiratório	
Ruídos adventícios	Roncos, voz anasalada, disfonia, Estridor, sibilo
Posição anormal	Retificação de VAS, Tripé, inclinação frontal
Desconforto respiratório	Tiragens diafragmática, intercostal e de fúrcula, supraclavicular
Batimento	Batimento de asa nasal

Aparência	
Tônus	Move-se espontaneamente, Resiste ao examinador, Senta ou sustenta o corpo
Reatividade	Reativo à manipulação, Tenta alcançar objetos
Consolabilidade	Consolável ao toque familiar, Estranhamento de não familiares
Olhar	Contato com examinador, Acompanha objetos com o olhar
Fala/choro	Choro forte, Linguagem adequada para a idade

FIGURA 3 Triângulo de Abordagem Pediátrica. Fonte: adaptada de Dieckman et al., 2010.

CONCLUSÃO

O Departamento de Emergência é o principal ponto de entrada para muitos pacientes no hospital. O volume de cuidado na sala de emergência não pode ser previsto e muitos pacientes são admitidos e tratados de forma imediata e simultaneamente. Condições graves ou que gerem risco de morte precisam ser identificadas com rapidez, minutos após sua chegada, e isso requer um sistema de triagem eficaz em todos os serviços de emergência para assegurar que o paciente em condição grave possa ser identificado de forma imediata e rapidamente direcionado ao local de tratamento definitivo.

A triagem no serviço de emergência pediátrico é uma tarefa desafiadora e complexa. Crianças trazem alguns desafios ao sistema de triagem, pois apresentam variações nos sinais vitais a depender da faixa etária, podem apresentar sintomas clínicos inespecíficos e necessitam da assistência de um interlocutor durante seus cuidados.

Para determinar o melhor sistema de triagem para cada serviço, deve-se avaliar os recursos tecnológicos disponíveis, a facilidade de implementação e a qualidade da ferramenta de triagem. A escolha deve ser feita em conjunto com a equipe médica e de área administrativa. Além disso, a ferramenta de triagem deve catalogar os pacientes dentro da emergência pediátrica e ser capaz de estimar os recursos necessários que serão despendidos nos diferentes setores. Diferenças em recursos humanos, tecnologia, qualificação profissional e políticas de saúde podem interferir na sua *performance*.

PARA SABER MAIS

- Magalhães-Barbosa MC, Robaina JR, Prata-Barbosa A, et al. Relaibility of triage systems for pediatric emergency care: a systematic review. Emerg Med J. 2019;1-8.
- Magalhães-Barbosa MC, Robaina JR, Prata-Barbosa A, et al. Validity of triage systems for pediatric emergency care: a systematic review. Emerg Med J. 2017;1-9.

SUGESTÕES DE LEITURA

1. Allen RA, Spitall JM, Nicolas C, et al. Accuracy and interrater reliability of pediatric emergency department triage. Emerg Med Australas. 2015;27:447-52.
2. Australasian College for Emergency Medicine. Policy on the Australasian Triage Scale: Version 4. Melbourne: Australasian College for Emergency Medicine; 2013.
3. Beveridge R. CAEP issues. The Canadian Triage and Acuity Scale: a new and critical element in health care reform. Canadian Association of Emergency Physicians. J Emerg Med. 1998;16(3):507-11.
4. Blagg CR. Triage: Napoleon to the present day. J Nephrol. 2004;17:629-632.

5. Canadian Association of Emergency Physicians: Canadian Paediatric Triage and Acuity Scale: Implementation Guidelines for Emergency Departments. Can J Emerg Med. 2001;3(4):1-32.
6. Canadian Association of Emergency Physicians. Implementation of Canadian Paediatric Triage and Acuity Scale. Can J Emerg Med. 2001;3(4 Suppl):1-32.
7. Christ M, Grossmann F, Winter D, et al. Modern triage in emergency department. Dtsch Arzteb Int. 2010;107(50):892-8.
8. Dieckman RA, Brownstein D, Gausche-Hill M. The Pediatric Assessment Triangle: a novel approach for rapid evaluation of children. Pediatr Emerg Care. 2010; 26:312-5.
9. Duncan H, Hutchison J, Parshuram CS. The Pediatric Early Warning Score: a severity illness score to predict urgent medical need in hospitalized children. J Crit Care. 2006; 21:271-278.
10. Ebrahimi M, Heydari A, Mazlom R, et al. The reliability of the Australasian Triage Scale: a meta-analysis. World J Emerg Med. 2015;6(2):94-98.
11. Fernandez A, Ares MI, Garcia S, et al. The validity of the Pediatric Assessment Triangle as first step in the triage process in a pediatric emergency department. Pediatr Emerg Care. 2017;33:234-8.
12. Fernandez A, Benito J, Mintegi S. Is this child sick? Usefulness of Pediatric Triangle in emergency settings. J Pediatr (Rio J). 2017;93:60-7.
13. Gerdtz MF, Chu M, Collins M, et al. Factors influencing consistency of triage using the Australasian Triage Scale: implications for the guideline development. Emerg Med Australas. 2009;21:277-85.
14. Gilboy N, Tanabe T, Travers D, et al. Introduction to the Emergency Severity Index (ESI): a triage toll for emergency department care, version 4. Implementation Handbook 2012 ED. AHRQ publication No 12-0014. Rockville, MD: Agency for Healthcare Research and Quality; 2011. p. 15-25.
15. Gouin S, Gravel J, Amre DK, at al. Evaluation of the Paediatric Canadian Triage and Acuity Scale in a pediatric ED. Am J Emerg Med. 2005;23:243–247.
16. Hardern RD. Critical appraisal of papers describing triage systems. Acad Emerg Med. 1999;6(11):1166-71.
17. Horeczko T, Enriquez B, McGrath NE, et al. The Pediatric Assessment Triangle: accuracy of its application by nurses in the triage of children. J Emerg Nurs. 2013;39:182-9.
18. Iserson KV, Moskop JC. Triage in Medicine, Part I: Concept, history and types. Ann Emerg Med. 2007;49:275-81.
19. Mackway-Jones K, Marsden J, Windle J. Emergency Triage, Manchester Triage Group. 2.ed. Oxford: Blackwell Publishing Ltd., 2006.
20. Manos D, Petrie DA, Beveridge RC, et al. Inter-observer agreement using the Canadian Emergency Triage and Acuity Scale. Can J Emerg Med. 2002;4(1):16-22.
21. Oldroy C, Day A. The use of pediatric early warning scores in the emergency department. J Emerg Nurs. 2011;37:374-5.
22. Roland D, Lewis G, Fielding P, et al. The Pediatric Observational Priority Score: a system to aid detection of serious illness and assist in safe discharge. Open J Emerg Med. 2016;4:38-44.
23. Streiner D, Norman G, Cairney J. Health Measurement Scales. A practical guide to their development and use, 5.ed. New York: Oxford University Press; 2015.
24. Subbe CP, Slater A, Menon D, et al. Validation of physiological scoring systems in the accident and emergency department. Emerg Med J. 2006;23:841-5.
25. Toll BD, Janssen KJ, et al. Validation, updating and impact of clinical predition rules: A review. J Clin Epidemiol. 2008;61(11):1185-94.
26. Van Veen M, Moll HA. Relaibility and validity of triage systems in paediatric emergency care. Scandinavian Journal of Trauma, Resuscitation and Emergency Medicine. 2009;17:38.
27. Watt J. Doctors in the wars. J Royal Soc Med. 1984;77:265-267.
28. Weinerman ER, Ratner RS, Robins A, et al. Yale studies in ambulatory care V: determinants of use of hospital emergency services. Am J Public Health. 1966;56:1037-1056.
29. Wuerz RC, Fernandes CM, Alarcon J. Inconsistency of emergency department triage. Emergency Department Operations Research Working Group. Ann Emerg Med. 1998;32:431-5.
30. Wuerz RC, Milne LW, Travers D, et al. Reliability and validity of a new five level triage instrument. Acad Emerg Med. 2000;7:236-42.

83
Declaração de óbito

Marjorie Arruda
Maria Lúcia de Moraes Bourroul

PONTOS-CHAVE DESTE CAPÍTULO

- Entender a importância do preenchimento adequado da declaração de óbito.
- Identificar as situações nas quais cabe ao médico assistente preencher a declaração de óbito.
- Identificar os óbitos que devem ser encaminhados ao Serviço de Verificação de Óbitos (SVO) ou Instituto Médico Legal (IML).
- Registrar adequadamente a causa básica do óbito.
- Preencher adequadamente a declaração de óbito.

INTRODUÇÃO

A experiência do óbito para o profissional de saúde é complexa e exige habilidades que não necessariamente são abordadas durante a graduação ou na especialização. Essas habilidades envolvem desde a aceitação da possibilidade da morte como desfecho do cuidado do paciente até os aspectos práticos/jurídicos do evento. É ideal que o profissional médico esteja capacitado para tomar decisões adequadas e éticas em um momento de muita dor. No contexto da pediatria, o óbito pode parecer uma realidade mais dura e, muitas vezes, inconsolável.

Além da capacidade de acolhimento, o médico assistente deve estar apto a identificar se deve ou não emitir a declaração de óbito (DO), assim como preenchê-la de forma responsável e correta, ou se deve encaminhar o corpo ao Instituto Médico Legal (IML) ou ao Serviço de Verificação de Óbitos (SVO). Nesse caso, as informações clínicas devem estar disponíveis em um outro documento (no caso do município de São Paulo a "Guia de encaminhamento do cadáver"), visando subsidiar a necropsia.

DECLARAÇÃO DE ÓBITO: ASPECTOS JURÍDICOS E IMPORTÂNCIA EPIDEMIOLÓGICA

A DO tem fundamentalmente duas finalidades. A primeira é jurídica: viabiliza o sepultamento, conforme a Lei dos Registros

Públicos no que se refere ao registro civil de pessoas naturais e gera a certidão de óbito, documento que encerra a vida civil do falecido. A segunda finalidade é a de produção de dados relevantes sobre a morte, os quais ficam registrados no Sistema de Informações sobre Mortalidade (SIM) e são a base para estudos epidemiológicos e fundamentais para o planejamento e a determinação de políticas públicas de saúde.

A Rede Interagencial de Informações para a Saúde (RIPSA) refere que "a qualidade de um indicador depende de uma série de fatores", sendo que, no caso da mortalidade, essa dependência recai sobre a figura do médico que é, em última análise, o produtor da informação sobre os óbitos. O preenchimento adequado de todos os campos da DO é, portanto, dever do médico que assistiu o paciente. Tal dever está regulamentado nos seguintes documentos:

- Lei dos Registros Públicos – Lei n. 6.015, de 31 de dezembro de 1973, alterada pela Lei n. 6.216, de 30 de junho de 1975. Capítulo IX – Do Óbito

  "Art. 77 – Nenhum sepultamento será feito sem certidão, do Oficial de Registro do lugar do falecimento, extraída após a lavratura do assento de óbito, em vista do atestado de médico, se houver no lugar, ou, em caso contrário, de duas pessoas qualificadas que tiverem presenciado ou verificado a morte."

- Código de Ética Médica (set. 2009). Capítulo X: é vedado ao médico:

  "Art. 5º – Assumir responsabilidade por ato médico que não praticou ou do qual não participou.
  [...]

  Art. 83 – Atestar óbito quando não o tenha verificado pessoalmente, ou quando não tenha prestado assistência médica ao paciente, salvo, no último caso, se o fizer como plantonista, médico-substituto, ou em caso de necropsia e verificação médico-legal."

  Art. 84 – Deixar de atestar óbito de paciente ao qual vinha prestando assistência, exceto quando houver indícios de morte violenta."

A Resolução do Conselho Federal de Medicina n. 1.779/2005 (artigo 2º) detalha e normatiza a responsabilidade médica no fornecimento da DO em situações comuns e naquelas mais específicas.

Considerando tais documentos, conclui-se que o preenchimento da DO deve ser realizado pelo profissional médico, o qual é responsável pela veracidade das informações presentes. Assim, cabe ao médico do paciente (ou substituto, em situação de óbito intra-hospitalar) atestar os óbitos por causas naturais, desde que ele tenha atendido o indivíduo e conheça as condições que determinaram a morte. Os óbitos por (ou sob suspeita de) causas externas, independentemente do tempo entre o acidente ou violência e a morte, devem ser atestados pelo IML.

SOBRE A DECLARAÇÃO DE ÓBITO: ORIGEM E DESTINOS

A DO é um documento padronizado pela Organização Mundial da Saúde (OMS) e impresso e regulado pelo Ministério da Saúde (MS) e é distribuída em todo o território nacional de forma gratuita pelas Secretarias Municipais de Saúde para estabelecimentos de saúde e para médicos que exercem atividade autônoma. Cada declaração contém um número único de emissão, permitindo o controle entre emissão, distribuição e uso. O extravio de uma DO não preenchida implica a obrigatoriedade da emissão de um boletim de ocorrência, que deve ser apresentado à Secretaria Municipal da Saúde, para que esta providencie a anulação do seu número junto ao MS.

A DO é composta por três vias (autocopiativas), sendo a primeira via branca, com destino ao Serviço Funerário Municipal, a segunda via amarela, com destino ao cartório que irá emitir a certidão de óbito, encerrando a vida civil do falecido e a terceira via rosa, que é anexada ao prontuário médico.

A ESTRUTURA DA DECLARAÇÃO DE ÓBITO

O preenchimento da DO deve obedecer regras para que os dados sejam fidedignos e permitam a produção de informações relevantes. Como vimos anteriormente, cabe ao médico a responsabilidade do preenchimento da DO, sendo assim, esse deve conhecer a estrutura do documento.

A DO é dividida em blocos. No Bloco I registra-se a identificação do paciente e especificamente no campo 1, assinala-se se o falecido era um natimorto (como: *fetal*) ou não (como: *não fetal*); no Bloco II, detalha-se o local da residência; no Bloco III, o local de ocorrência do óbito. Quando a morte ocorre no hospital é comum esses três primeiros blocos da DO serem preenchidos pelos profissionais do registro.

Os Blocos IV, V, VI e VII devem ser preenchidos exclusivamente pelo médico, pois se destinam ao registro de dados clínicos do falecido e outros próprios do médico.

No Bloco IV devem constar detalhes específicos sobre óbitos fetais ou de menores de 1 ano. Esses dados são fundamentais para estudos de mortalidade infantil.

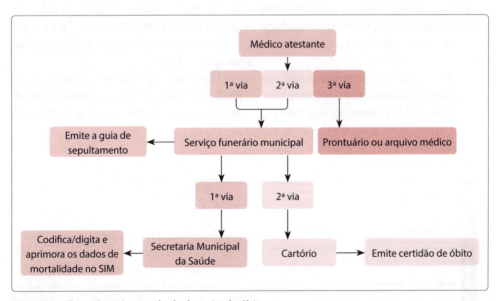

FIGURA 1 Fluxo das três vias da declaração de óbito.

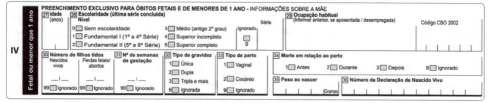

FIGURA 2   Bloco IV: fetal ou menor de 1 ano.

No Bloco V, registram-se as condições em que o óbito foi verificado e causas da morte. Nele está uma das informações mais importantes da DO: a causa básica e há também um campo específico para o registro de dados de adolescentes do sexo feminino e mulheres que morrem em idade fértil, fundamentais para análises de mortalidade materna.

No Bloco VI constam dados sobre o médico responsável pelo preenchimento da DO.

No Bloco VII ficam informações sobre causas externas, que devem ser preenchidas pelo médico legista.

O Bloco VIII destina-se para registros cartoriais. O Bloco IX deve ser preenchido apenas em casos de óbitos que ocorreram em locais sem médico.

Todos os dados registrados na DO são codificados, digitados e arquivados no banco de dados do MS (Sistema de Informações de Mortalidade – SIM), que os disponibiliza (gratuitamente e de forma anônima) como variáveis epidemiológicas e demográficas que caracterizam a morte para estudos e planejamento de políticas públicas em saúde.

RECOMENDAÇÕES PRÁTICAS SOBRE O PREENCHIMENTO DA DO

O médico, sendo o responsável por todas as informações contidas na DO, não deve assinar a Declaração de Óbito em branco, pois corre-se o risco de extravio e seu uso inadequado. Ao assinar, deve conferir todos os campos, assinalando também as informações desconhecidas como "ignorado" ou passando um risco nas linhas que não forem usadas.

O preenchimento deve ser feito com letra legível, sem rasuras, não devem ser utilizadas siglas ou abreviações e, no Bloco V,

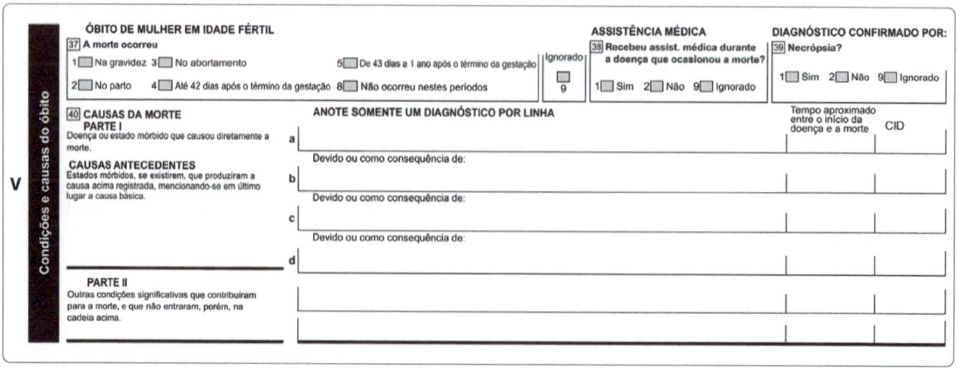

FIGURA 3   Bloco V: condições e causas do óbito.

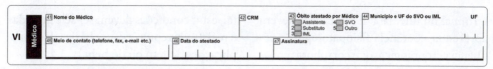

FIGURA 4 Bloco VI: identificação do médico.

FIGURA 5 Bloco VII: causas externas.

deve-se registrar apenas uma causa/condição que determinou a morte por linha. Caso haja rasura, o documento deve ser anulado e reenviado para a SMS para seu número de registro ser anulado junto ao MS.

Outro aspecto importante para a relevância da informação gerada na DO é registrar adequadamente os eventos mórbidos que determinaram o óbito. Estudo de Lucena et al., em Santa Catarina, demonstrou que quase 40% dos médicos relataram usar, habitualmente, expressões como "parada cardíaca" ou "falência de múltiplos órgãos" para retratar a causa da morte, o que em nada contribui para a caracterização da mortalidade ou para os estudos e planejamentos de políticas públicas de saúde. Assim, não devem ser registrados termos vagos como: parada cardiorrespiratória, assistolia, dissociação eletromagnética, fibrilação ventricular.

Da mesma forma, não tem sentido registrar sinais e sintomas e resultados anormais de exames laboratoriais ou de imagem, mas sim as doenças/condições mórbidas as determinaram. Cirurgias e procedimentos não são causa de morte, deve-se declarar a afecção que motivou a cirurgia ou o procedimento. No caso de neoplasias, sempre que possível, registrar o sítio primário ou declarar como sítio primário desconhecido. Insuficiência de órgãos e sistemas deve ter a etiologia registrada, ou descritas como de causa desconhecida.

Os espaços destinados à codificação das causas de morte (segundo a CID-10) devem ser preenchidos pelos codificadores dos serviços de estatística da Secretaria Municipal da Saúde responsáveis pelo repasse de dados para o Sistema de Informações de Mortalidade.

CAUSA BÁSICA DE MORTE

Segundo a OMS, a causa básica da morte é definida como: "(a) a doença ou lesão que iniciou a sucessão de eventos mórbidos que levou diretamente à morte, ou (b) as circunstâncias do acidente ou violência que produziu a lesão fatal."

Está padronizado que a causa básica, deva ser registrada na última linha da Parte I do Bloco V, ou seja na linha "d". Ela é a causa que deu origem a complicações, chamadas causas consequenciais, que devem ser registradas nas linhas acima ("c", "b" e "a") da Parte I. A última causa consequencial, registrada na linha a, é chamada de causa terminal ou imediata. Essas causas devem apresentar coerência fisiopatológica e sequência cronológica, que corrobora a relação de causa e consequência temporal dos eventos, culminando com a causa terminal.

A Parte II do Bloco V deve ser preenchida com outras condições (doenças ou afecções) que contribuíram para o óbito, mas que não entram diretamente na cadeia de eventos causais do óbito, registradas na Parte I.

Ainda sobre o preenchimento do Bloco V, é possível registrar o tempo aproximado entre o início de cada doença/afecção e a morte. A Figura 6 esquematiza a forma correta de preenchimento das causas da morte no Bloco V da DO.

Outra questão a ser levada em conta na seleção da causa básica é a possibilidade de uma afecção materna relevante ter determinado complicações no feto/recém-nascido. Nesses casos, o acometimento materno deve ser registrado na "linha d", da parte I do bloco V como a causa básica e, os acometimentos fetais/ou do recém-nascido devem ser distribuídos nas demais linhas, como consequências. Exemplos: quando diabetes gestacional, doença hipertensiva ou outras afecções maternas relevantes determinam limites para a sobrevida ou sofrimento fetal, estas condições devem ser selecionadas e registradas como a causa básica das complicações do feto ou do bebê).

QUAL MÉDICO É RESPONSÁVEL PELA EMISSÃO DA DO?

Todos os óbitos devem ter a DO preenchida para que o sepultamento possa ser efetivado e esse é um "ato médico". A questão a ser analisada é: qual médico deve emitir a DO. Segundo o Código de Ética Médica (citado anteriormente), são três as condições básicas que responsabilizam o médico assistente no preenchimento da DO:

- Constatar a morte pessoalmente.
- Conhecer as causas envolvidas na morte.
- Não haver, entre elas, (suspeita de) causas externas (acidentes, homicídio ou suicídio).

Quando a morte ocorre no hospital, é responsabilidade do plantonista que vinha atendendo o paciente preencher a DO, baseando-se nos eventos imediatos que levaram ao óbito e nas informações contidas no prontuário médico para determinar a causa básica, desde que haja nexo causal no

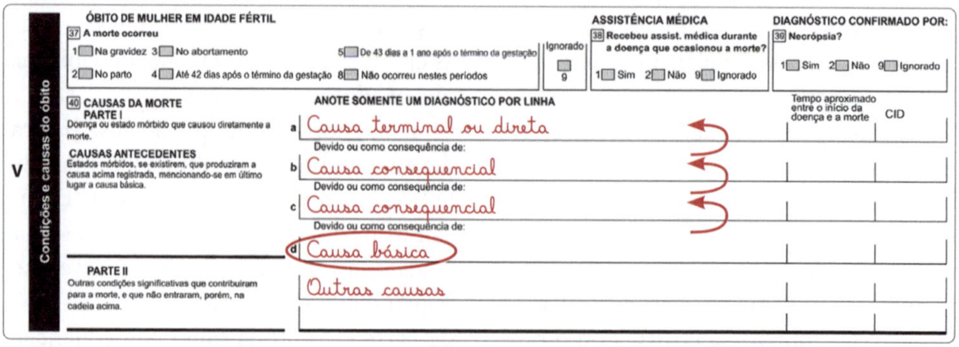
V

Condições e causas do óbito

ÓBITO DE MULHER EM IDADE FÉRTIL

37 A morte ocorreu

1 Na gravidez 3 No abortamento 5 De 43 dias a 1 ano após o término da gestação

2 No parto 4 Até 42 dias após o término da gestação 8 Não ocorreu nestes períodos

Ignorado 9

ASSISTÊNCIA MÉDICA

38 Recebeu assist. médica durante a doença que ocasionou a morte?

1 Sim 2 Não 9 Ignorado

DIAGNÓSTICO CONFIRMADO POR:

39 Necrópsia?

1 Sim 2 Não 9 Ignorado

40 CAUSAS DA MORTE

PARTE I

Doença ou estado mórbido que causou diretamente a morte.

CAUSAS ANTECEDENTES

Estados mórbidos, se existirem, que produziram a causa acima registrada, mencionando-se em último lugar a causa básica.

ANOTE SOMENTE UM DIAGNÓSTICO POR LINHA

Tempo aproximado entre o início da doença e a morte | CID

a Causa terminal ou direta

Devido ou como consequência de:

b Causa consequencial

Devido ou como consequência de:

c Causa consequencial

Devido ou como consequência de:

d Causa básica

PARTE II

Outras condições significativas que contribuíram para a morte, e que não entraram, porém, na cadeia acima.

Outras causas

FIGURA 6 Esquema de preenchimento do Bloco V: Condições e causas do óbito.

desfecho da morte. Se o paciente tiver um médico assistente (mesmo que externo), este também pode emitir a DO, se assim preferir. Em qualquer situação, o fundamental é que as três condições básicas sejam respeitadas: constatar a morte pessoalmente, conhecer as causas envolvidas, determinar a causa básica em contexto que não haja suspeita de morte violenta (causas externas).

Quando o falecido expressou a intenção de ser cremado, desde que não haja (suspeita ou) causa externa na determinação da morte, a DO deve ser preenchida e assinada por dois médicos que constatem pessoalmente o óbito e conheçam as causas.

Os óbitos por (ou sob suspeita de) causas externas, independentemente do tempo entre o acidente ou violência e a morte, devem ser atestados pelo IML e a DO será emitida pelo médico legista. Por exemplo, se a morte for consequência de complicações de uma queda (com fratura de fêmur, mesmo que acidental), independentemente do tempo, a DO deverá ser emitida pelo IML e não pelos médicos envolvidos no tratamento/acompanhamento do paciente.

Cabe ao legista também, atestar os óbitos dos indivíduos sem identificação, assim como os que estão sob tutela do Estado (detentos).

Nos casos de morte natural que ocorram sem assistência médica, ou nos quais a relação entre a causa básica de morte e a causa imediata não esteja esclarecida, cabe

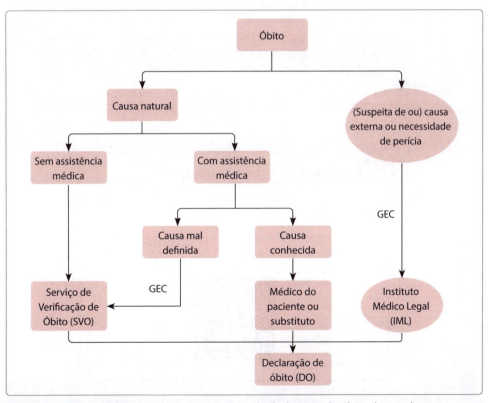

FIGURA 7 Responsabilidade pelo preenchimento da declaração de óbito de acordo com a causa básica da morte. GEC: guia de encaminhamento de cadáver.

ao médico patologista do Serviço de Verificação de Óbitos (SVO) emitir a DO com base na necrópsia.

Nessas situações que exigem o deslocamento do corpo do falecido para o IML ou SVO sob responsabilidade do Estado, o médico (ou outro profissional de saúde) que tenha constatado a morte deve preencher um documento com os dados (de identificação e clínicos) que conseguiu obter para que seja feito um boletim de ocorrência na delegacia e para subsidiar o trabalho do legista e do patologista. No município de São Paulo esse documento é padronizado e denominado Guia de Encaminhamento do Cadáver.

Nas regiões onde não há SVO ou IML, qualquer médico (mesmo não sendo patologista ou legista) pode ser convocado pela autoridade local para emitir a DO. Também nessas situações o médico deve constatar pessoalmente o óbito e preenchê-la com os dados disponíveis no boletim de ocorrência e constatados no exame físico (nas situações de morte violenta), registrando a causa básica como "indeterminada".

CONCLUSÃO

O preenchimento da declaração de óbito é um ato médico que finaliza a assistência do falecido e de seus familiares; deve ser executado obedecendo normas/padrões e com dados precisos que vão compor a certidão de óbito, que encerra a vida civil do sujeito e com a perspectiva da produção de informações epidemiológicas fundamentais para estudos e planejamento de políticas de saúde pública.

CONTEÚDO COMPLEMENTAR

Este capítulo contém conteúdo complementar disponibilizado em uma plataforma digital exclusiva.

Utilize o QR code abaixo para ingressar no ambiente virtual (senha: icrpsmanole):

SUGESTÕES DE LEITURA

1. Brasil. Conselho Federal de Medicina. Resolução n. 1.779, de 11 de novembro de 2005. Regulamenta a responsabilidade médica no fornecimento da Declaração de Óbito. Diário Oficial da União; Poder Executivo, Brasília, DF, 5 dez. 2005, Seção 1, p. 121.
2. Laurenti R, Jorge MHPM (coords.). Atestado de óbito: aspectos médicos, estatísticos, éticos e jurídicos. São Paulo: Conselho Regional de Medicina do Estado de São Paulo, 2015. 154 p.
3. Lucena L, Cagliari GHB, Tanaka J, Bonamigo EL. Declaração de óbito: preenchimento pelo corpo clínico de um hospital universitário. Brasília: Revista Bioética 2014;22(2):318-324.
4. Organização Mundial da Saúde (OMS). Classificação Estatística Internacional de Doenças e Problemas Relacionados à Saúde. CID-10. 10ª Revisão. Volume 1. São Paulo: Universidade de São Paulo; 1999. p. 1183.

Apêndice
Medicamentos habitualmente usados no pronto-socorro pediátrico

Anarella Penha Meirelles de Andrade
Adriana Pasmanik Eisencraft
Marcus Vinícius Terashima de Pinho
Thayza Marcelly Rodrigues Morato

INTRODUÇÃO

As dosagens dos medicamentos descritas neste apêndice foram baseadas na literatura disponível no momento em que foi escrito. Tem como fonte de pesquisa o Lexicomp, o Micromedex e bulas fornecidas pelos fabricantes. Para medicações com início de utilização recente na pediatria, ajustes e/ou modificações nas doses podem ser necessários. Para maior segurança, o prescritor deve sempre decidir a dose após cuidadosa avaliação do paciente e checagem das fontes adicionais. É necessário cuidado ao se prescrever medicações com as quais não esteja familiarizado. Doses utilizadas no período neonatal não foram contempladas neste apêndice.

TABELA 1 Drogas para emergência e ressuscitação cardiopulmonar

Drogas	Dose	Comentário
Adenosina	IV: < 50 kg: 0,1 mg/kg dose inicial em bolo, podendo ser repetido bolo de 0,2 mg/kg, se necessário > 50 kg: 6 mg dose inicial em bolo, podendo ser repetido bolo de 12 mg, se necessário	Administrar rapidamente e o mais próximo possível do tronco. Meia-vida extremamente curta. *Flush* de 3 a 5 mL de soro fisiológico e elevação do membro imediatamente depois.
Amiodarona	VO: 10 a 15 mg/kg/dia, 2x ao dia IV: 5 mg/kg, em 60 minutos, máx. 300 mg, pode ser repetido até a dose de 15 mg/kg/dia FV/TV: 5 mg/kg em bolo, máximo 3 x IV contínua: 5 a 10 mcg/kg/min	Usar com cuidado quando utilizado com drogas que prolongam o intervalo QT. Diluir em SG 5%, concentração máxima 2 mg/mL em cateter periférico.

(continua)

TABELA 1 Drogas para emergência e ressuscitação cardiopulmonar (*continuação*)

Drogas	Dose	Comentário
Atropina	Pré-anestésica: 0,01 a 0,02 mg/kg/dose, IV (máx. 0,4 mg/dose) Bradicardia (IV/IO/IT): 0,02 mg/kg, máx. 0,5 mg/dose, pode repetir 1x Intoxicação por organofosforados (IV): 0,02 a 0,05 mg/kg, a cada 10 a 20 minutos, até efeito atropínico (midríase, rubor e taquicardia)	Doses < 0,1 mg causam bradicardia.
Bicarbonato de sódio	PCR: 0,5 a 1 mEq/kg, IV, podendo repetir 0,5 mEq/kg 1x. Acidose metabólica: de acordo com a gasometria – fórmula de correção: (15-bic atual) x peso (kg) x 0,3. Velocidade máx.: 1 mEq/kg/hora Hipercalemia: 1 mEq/kg, IV, em bolo, lento	Risco de necrose tecidual se extravasamento na infusão e overdose de bloqueadores dos canais de sódio.
Cetamina	Oral: 5 a 10 mg/kg/dose (pré-procedimento) IM: 2 a 5 mg/kg/dose IV: 0,5 a 2 mg/kg/dose IV contínua: 5 a 20 mcg/kg/min	Contraindicado em < 3 meses e pacientes com esquizofrenia.
Cloreto de potássio	VO: 2 a 5 mEq/kg/dia em doses divididas, não exceder 1 a 2 mEq/kg/dose IV: 0,5 a 1 mEq/kg/dose máx. 40 mEq, infundir a 0,3 a 0,5 mEq/kg/hora (velocidade máx. 1 mEq/kg/hora)	Concentração máxima permitida em via periférica: 40 a 80 mEq/L. Concentração máxima permitida em via central: 80 a 150 mEq/L.
Cloreto de sódio 3%	IV: 5 mL/kg em bolo, pode ser repetida após 1 hora IV contínua: 0,5-1,5 mL/kg/hora (ajuste PIC < 20 mmHg)	Limite máximo de Na sérico para uso: 160 mEq/L.
Dexmedetomidina (Precedex)	IV: Sedação para procedimento: 0,25 a 3 μg/kg/dose Sedação contínua: ataque de 0,25 a 0,5 μg/kg/dose seguido de manutenção de 0,2 a 1 μg /kg/h (máx. 1,4 μg/kg/h)	Pode causar hipotensão e bradicardia com repetidas doses, infusão rápida ou doses altas
Dobutamina	ICC, choque cardiogênico: IV contínua: 2 a 20 mcg/kg/min (máx. 40 mcg/kg/min)	Não infundir no mesmo cateter que heparina, hidrocortisona, cefazolina, penicilina e bicarbonato de sódio. Fotossensível.
Dopamina	Choque cardiogênico ou distributivo, IV contínua: 1 a 20 mcg/kg/min, máx. 50 mcg/kg/minuto Concentração máx. 3.200 mcg/mL	Risco de necrose tecidual grave se extravasamento, não infundir com bicarbonato de sódio.

(*continua*)

TABELA 1 Drogas para emergência e ressuscitação cardiopulmonar (*continuação*)

Drogas	Dose	Comentário
Epinefrina	Anafilaxia: 0,01 mg/kg, IM, (0,01 mL/kg/dose da solução 1:1.000), dose máx. 0,5 mg a cada 20 minutos no vasto lateral da coxa Nebulização: 3 a 5 mL da solução 1:1.000 Endotraqueal: 0,1 mg/kg/dose (0,1 mL/kg/dose da solução 1:1.000) PCR: 0,01 mg/kg, IV (0,1 mL/kg/dose da solução 1:10.000), repetir a cada 3 a 5 minutos IV contínua: 0,1 a 1 mcg/kg/min	No uso inalatório, o efeito da medicação é breve, com possibilidade de efeito rebote.
Esmolol	Emergência hipertensiva: *bolus* 100-500 mcg/kg em 1 min Manutenção 25-100 mcg/kg/min (titular até 500 mcg/kg/min) Taquicardia supraventricular: *bolus* 100-500 mcg/kg em 1 min Manutenção 25-100 mcg/kg/min (titular até 1.000 mcg/kg/min)	Usar preferencialmente em cateter venoso central, meia-vida 10 min
Etomidato	SRI - sedação: 0,1 a 0,3 mg/kg/dose (máx. 20 mg, duração de 10 a 15 minutos)	Não recomendado no choque séptico por causar supressão adrenal. Não recomendado uso contínuo. Informações limitadas para crianças.
Fentanil	Sedação e analgesia: IM ou IV: 1 a 2 mcg/kg/dose, podendo repetir com intervalos de 30 a 60 minutos IV contínua: 1 a 3 mcg/kg/hora	A infusão rápida pode resultar em rigidez torácica, prejuízos ventilatórios e laringoespasmo Infundir lentamente (3 a 5 minutos).
Flumazenil	IV: 0,01 mg/kg/dose em 15 segundos (máx. 0,2 mg/dose), podendo ser repetido a cada 1 minuto até a dose total de 0,05 mg/kg ou 1 mg (até 4x)	Não indicado se atividade comicial revertida pelo benzodiazepínico.
Gluconato de cálcio	Hipocalcemia: VO 50 a 75 mg/kg/dia, em 4 doses IV: 100 a 200 mg/kg/dia (1 a 2 mL/kg/dia da solução a 10%) em infusão contínua ou em 4 doses PCR: 60 a 100 mg/kg/dose, máx. 3 g/dose, podendo repetir em 10 minutos, se necessário	Evitar administração IV rápida. Incompatível com ceftriaxona, formação de cristais. Evitar extravasamento (necrose tecidual).
Isradipina	0,05-0,1 mg/kg/dose de 2-3x ao dia com titulação a cada 2-4 semanas (máx 0,6 mg/kg/dia ou 10 mg/dia)	
Levetiracetam	7 a 10 mg/kg/dia em 2 doses. Aumentar dose a cada 2 semanas, máximo 30 mg/kg/dia	

(*continua*)

TABELA 1 Drogas para emergência e ressuscitação cardiopulmonar (*continuação*)

Drogas	Dose	Comentário
Lidocaína	IV: 1 mg/kg/dose (máx. 100 mg/dose), seguida de infusão contínua de 20 a 50 mcg/kg/minuto SRI (pré-medicação): 1 a 2 mg/kg/dose	Atenua o efeito adrenérgico provocado pela laringoscopia Indicada em caso de suspeita de hipertensão intracraniana.
Manitol	IV: 0,25 a 1 g/kg/dose. Infundir em 20-30 minutos. Pode repetir a cada 6-8 horas até alvo osmolalidade < 320 mOsm/Kg.	Monitorar eletrólitos séricos e urinários, função renal, cardíaca e pulmonar.
Midazolam	IM: 0,1 a 0,15 mg/kg/dose, dose máx. total de 10 mg IV: 0,1 a 0,5 mg/kg/dose (máx. total de 10 mg > 5 anos; 6 mg < 5 anos) IN: 0,2 a 0,3 mg/kg/dose IV contínuo: 0,05 a 2 mcg/kg/minuto	Antídoto: flumazenil. Evitar extravasamento na IM: utilizar preferencialmente vasto lateral da coxa.
Milrinona	IV: 50 a 75 mcg/kg/dose em 10 a 60 minutos IV contínuo: 0,25 a 0,75 mcg/kg/min	Administração lenta em até 15 minutos Utilizar com cautela em distúrbios hidroeletrolíticos (hipocalemia, hipomagnesemia).
Naloxona	IV, SC, IM, ET: < 5 anos ou < 20 kg: 0,1 mg/kg/dose a cada 2-3 minutos (dose máx. 2 mg) > 5 anos ou > 20 kg: 2 mg/dose a cada 2-3 minutos	Antídoto: opioides. Dose máxima cumulativa: 10 mg.
Nitroprussiato de sódio	IV contínuo: 0,3 a 3 mcg/kg/min (máx. 10 mcg/kg/min)	Risco de intoxicações por tiocianeto, cianeto e metamoglobinemia. Diluir em SG 5%. Fotossensível.
Norepinefrina	IV contínuo: 0,05 mcg/kg/min, (máx. 1 a 2 mcg/kg/min)	Extravasamento produz necrose tecidual. Incompatível com bicarbonato de sódio.
Octreotida	Ataque: 1-2 mcg/kg IV contínuo: 0,5-2 mcg/kg/h	Monitorar glicemia.
Propofol	SRI: 1 a 2 mg/kg/dose IV contínuo: 200 a 300 mcg/kg/min	Insolúvel em água.
Prostaglandina E1 (alprostadil)	Dose inicial IV: 0,05 a 0,1 mcg/kg/min e Manutenção: 0,01 a 0,04 mcg/kg/min	Extravasamento pode causar necrose tecidual.
Rocurônio	SRI: 0,6 a 1,2 mg/kg/dose IV contínuo: 7 a 12 mcg/kg/min	Reações adversas: anafilaxia, arritmia cardíaca, hipertensão, hipotensão e taquiarritmia. Associar sedação.
Solução polarizante	Insulina regular: 1 un/kg (máx 10 un.) + glicose 0,5 g/kg (< 5anos: 5 mL/Kg G10%; > 5 anos: 2 mL/kg G25%). Infundir em 30 minutos.	Monitorar glicemia.
Succinilcolina	IM: 3 a 4 mg/kg/dose (máx. 150 mg) IV: inicial: 1 a 2 mg/kg/dose,	A infusão contínua não é recomendada para crianças pelo risco de hipertermia maligna. O pré-tratamento com atropina reduz a ocorrência de bradicardia.

(*continua*)

TABELA 1   Drogas para emergência e ressuscitação cardiopulmonar (*continuação*)

Drogas	Dose	Comentário
Sugammadex	2 a 16 mg/kg	Reversor bloqueadores neuromusculares (rocurônio/vecurônio).
Tiopental	IV: 2 a 5 mg/kg/dose Manutenção: 10 a 100 mcg/kg/minuto	Risco de vasodilatação, depressão miocárdica e liberação de histamina (precaução no uso em asmáticos).
Vecurônio	IV: 1 a 10 anos: 0,08 a 0,1 mg/kg/dose IV contínuo: 0,8 a 2,5 mcg/kg/min	Pode produzir efeito cumulativo na duração do bloqueio. Associar sedação

Bic: concentração sérica de bicarbonato; ECG: eletrocardiograma; g: grama; h: hora; IM: intramuscular; IN: intranasal; IO: intraóssea; IT: intratraqueal; IV: intravenoso; kg: quilograma; mcg: micrograma; mEq: miliequivalente; min: minuto; mg: miligrama; mL: mililitros; SRI: sequência rápida de intubação; TGI: trato gastrointestinal; VO: via oral; SAVP: suporte avançado de vida em pediatria; FV/TV: fibrilação ventricular e taquicardia ventricular sem pulso. SF: soro fisiológico. SG: soro glicosado; PCR: parada cardiorrespiratória. PIC: pressão intracraniana.

OUTROS MEDICAMENTOS QUE PODEM SER USADOS EM PRONTO-SOCORRO PEDIÁTRICO

TABELA 2   Outras medicações que podem ser usadas em pronto-socorro pediátrico

Medicações	Dose	Comentário
Acetilcisteína	Intoxicação por acetaminofeno: IV: 150 mg/kg, em 1 hora, seguida de 50 mg/kg em 4 horas, e após 100 mg/kg, em 16 horas	O tratamento deve ser iniciado até 8 horas após a ingestão.
Ácido acetilsalicílico	Analgesia: 10 a 15 mg/kg/dose, 4 a 6 x/dia (máx. 4 g)	Na doença de Kawasaki, a dose inicial recomendada é de 30 a 100 mg/kg/dia dividida em 4 doses, com redução para 3-5 mg/kg/dia após 48 horas afebril.
Ácido valproico	VO: 10 a 15 mg/kg/dia, em 1 a 3 doses, aumentar 5 a 10 mg/kg/dia semanalmente até alcançar níveis terapêuticos (máx. 60 mg/kg/dia ou 1 g/dia) Manutenção: 30 a 60 mg/kg/dia IV: mesma dosagem deverá ser dividida a cada 6 horas	Aumento da hepatotoxicidade em menores de 2 anos, risco de pancreatite, evitar em paciente com mitocondriopatia e hiperamonemia.
Aciclovir	VO: 20 mg/kg (máx. 800 mg) a cada 6 horas por 5 dias IV: 10 a 15 mg/kg/dose (< 12 anos) ou 500 mg/m^2/dose a cada 8 horas	Interação com zidovudina, neurotoxicidade, nefrotoxicidade. Pode ocorrer flebite cáustica se houver infiltração. Considerar solução salina IV pré e pós-administração. Tempo mínimo de infusão 60 minutos.

(*continua*)

TABELA 2 Outras medicações que podem ser usadas em pronto-socorro pediátrico (*continuação*)

Medicações	Dose	Comentário
Albumina	IV: 0,5 a 1 g/kg/dose, em 2 a 6 horas, repetir conforme necessário	Observar sinais de hipervolemia no momento da infusão. Cuidado com hipocalcemia, edema pulmonar. Precaução em pacientes com alergia a látex.
Alopurinol	VO: 10 mg/kg/dia ou 300 mg/m2/dia, a cada 8 horas (máx. 800 mg/dia)	Atentar para a interação medicamentosa. Apresenta risco de sensibilização e alergia. Reduzir dose em caso de IRA.
Amicacina	IV ou IM: 15 mg/kg/dia, 1 x/dia	Nefrotoxicidade
Anidulafungina	IV: • 1,5 a 3 mg/kg/dose, 1 vez ao dia no primeiro dia (máx. 200 mg/dose) • 1,5 mg/kg/dose, 1 vez ao dia a partir do segundo dia (máx. 100 mg/dose)	Dados muito limitados na faixa etária pediátrica. O tempo de terapia deve ser individualizado. Baixa penetração urinária.
Anlodipina	VO (6 a 17 anos): 2,5 a 5 mg 1 x/dia < 6 anos: 0,05 a 0,1 mg/kg/dia	Segurança não estabelecida abaixo de 6 anos.
Amoxicilina	VO: 50 a 100 mg/kg/dia, de 2 a 3 x/dia	Pode induzir *rash* em paciente com infecção por EBV.
Amoxicilina + clavulanato	Apresentação 4:1 (500 + 125 ou 250 + 62,5): 20-40 mg/kg/dia em 3 doses. Máx 1.500 mg/dia. Apresentação 7:1 (875 + 125 ou 200 + 28,5 ou 400 + 57): 25-45 mg/kg/dia em 2 doses. Máx 1.750 mg/dia. Apresentação 14:1 (600 + 42,9): 90 mg/kg/dia em 2 doses. Máx 4.000 mg/dia.	Cuidado com reação adversa: *rash*, diarreia, vômitos. Dose referente à amoxicilina.
Ampicilina	IM ou IV: 100 a 400 mg/kg/dia, a cada 4 ou 6 horas VO: > 1 mês 50 a 100 mg/kg/dia, a cada 6 horas (máx. 3 g/dia)	Diarreia é o efeito colateral principal, *rash* cutâneo.
Ampicilina + sulbactam	IV (dose baseada na ampicilina): 100 a 200 mg/kg/dia, a cada 6 horas. (máx 2 g/dia)	Infundir em 30 minutos, no mínimo, pode haver dor no local de infusão (dose referente a ampicilina).
Anfotericina B desoxicolato (convencional)	IV: dose-teste: 0,1 mg/kg/dose; Dose usual: 0,3 a 1 mg/kg/dia, em infusão única em 4 horas. Dose cumulativa de 1,5 a 2 g, em 6 a 10 semanas	Diluir apenas com SG5%. Risco de febre e alteração da PA. Concentração máx. infusão = 0,1 mg/mL Suspender se ureia > 80 mg/dL ou creatinina > 3 mg/dL ou testes de função hepática anormais.
Anfotericina B Lipossomal (Ambisome®)	Tratamento empírico: 3 mg/kg/dia Infecção fúngica sistêmica: 3 a 5 mg/kg/dia Meningite criptocócica em pacientes HIV positivos: 6 mg/kg/dia Mucormicose: 7,5 mg/kg/dia	Diluir apenas com SG5%. Infundir lentamente (120 min. em bomba de infusão). Pode ocasionar hipocalemia, náuseas, vômitos, anemia, *rash* cutâneo, nefrotoxicidade, hepatotoxicidade, artralgia, dor no local de infusão.

(*continua*)

TABELA 2 Outras medicações que podem ser usadas em pronto-socorro pediátrico (*continuação*)

Medicações	Dose	Comentário
Azitromicina	VO: 10 a 12 mg/kg no 1º dia, 5 a 6 mg/kg/dia, do 2º ao 5º dia, 1 x/dia (máx. 500 mg/dia) Profilaxia para DST: 1 g, VO, dose única IV: 10 mg/kg uma vez ao dia; máx. 500 mg/dose.	Pode administrar independentemente das refeições, porém sem antiácidos com Mg ou Al. Não infundir em um período inferior a 1 hora.
Azul de metileno	IV: 1 a 2 mg/kg, infusão lenta (30 a 60 minutos)	Risco de síndrome serotoninérgica fatal. Considerar tratamento alternativo, caso não melhorem os sintomas com 2 doses. Medicação vesicante.
Brometo de ipratrópio	Nebulização: < 10 kg: 0,25 mg; > 10 kg: 0,5 mg, a cada 20 minutos nas 3 primeiras doses Inalador dosimetrado: 4 a 8 *puffs* a cada 20 minutos nas 3 primeiras doses Adolescentes: 8 inalações a cada 20 minutos nas 3 primeiras doses	Usar com cautela em paciente com glaucoma e *miastenia gravis*.
Budesonida inalatória	Manutenção dos sintomas de asma, a depender da classificação: ▪ Asma persistente leve: 200 a 400 mcg/dia ▪ Persistente moderada: 400 a 800 mcg/dia ▪ Persistente grave: > 800 mcg/dia	Após o uso, fazer higiene oral para diminuir o risco de candidíase oral e rouquidão. Não indicado como monoterapia para alívio imediato dos sintomas, usar com um beta-agonista inalatório de ação curta para sintomas agudos.
Calcitonina	Hipercalcemia: SC, IM: 4 UI/kg, a cada 12 horas Se a redução de Ca for inadequada, após 6 a 12 horas, pode aumentar para 8 UI/kg a cada 6 a 12 horas	Monitorar fosfatase alcalina, hidroxiprolina urinária e eletrólitos séricos Dose para adultos. Limite a duração total da terapia para 24 a 48 horas devido ao risco de taquifilaxia.
Captopril	VO: ▪ Lactentes dose inicial: 0,1 a 0,3 mg/kg/dose a cada 6 a 24 horas ▪ Crianças e adolescentes: 0,3 a 0,5 mg/kg/dose a cada 8 a 12 horas; (máx. 12,5 mg na dose inicial) em 2 a 4 doses	Não usar em pacientes com estenose de artéria renal, ajustar a dose para insuficiência renal. Administração com alimentos reduz absorção.
Carbamazepina	VO: dose inicial: 5 a 10 mg/kg/dia, a cada 8 ou 12 horas, aumentando a cada 5 a 7 dias, conforme necessário Manutenção: 15 a 35 mg/kg/dia, a cada 8 ou 12 horas (máx. 1 g/dia)	Risco de anemia aplásica, agranulocitose, hiponatremia, síndrome de Stevens-Johnson.
Carvão ativado	VO ou SNG: 0,5 a 1 g/kg/dose (máx. 50 g/dose)	Administrar preferencialmente em até 1 hora para melhor resposta. Caso apresente vários episódios de vômitos, pode ser administrado como uma infusão enteral contínua.

(*continua*)

TABELA 2 Outras medicações que podem ser usadas em pronto-socorro pediátrico (*continuação*)

Medicações	Dose	Comentário
Cefadroxila	VO: 30 mg/kg/dia, a cada 12 horas (máx. 2 g/dia)	Pode ser administrada junto com refeição se epigastralgia.
Cefalexina	VO: 50 a 100 mg/kg/dia, a cada 6 a 8 horas (máx. 4 g/dia)	Pode ser administrada junto com refeição se epigastralgia.
Cefepima	IV: 50 mg/kg/dose, a cada 12 horas (máx. 2 g/dose, 2 a 3 x/dia) Neutropenia febril: 50 mg/kg/dose, a cada 8 horas	Ajustar pelo ClCr, se insuficiência renal.
Cefotaxima	IV ou IM: 150 a 200 mg/kg/dia, a cada 6 a 8 horas (máx. 6 g/dia)	Se > 2 g IM, dividir dose em 2 sítios Infusão IV deve ser lenta.
Ceftazidima	IV ou IM: 100 a 150 mg/kg/dia, a cada 8 horas (máx. 6 g/dia) Infecções graves: 200 a 300 mg/kg/dia, a cada 8 horas (máx. 12g/dia)	Ajustar pelo ClCr, se insuficiência renal.
Ceftriaxona	IM ou IV: 50 a 100 mg/kg/dia, 1 x/dia ou a cada 12 horas (máx. 2 g/dose) Meningite bacteriana 100 mg/kg/dia Profilaxia para meningococo: 125 mg, IM, dose única para < 15 anos e 250 mg, IM, dose única para > 15 anos Profilaxia para DST: 250 mg, IM, dose única	Não deve ser usada em neonatos. Incompatível com todas as formas de cálcio.
Cefuroxima	IV ou IM: 50 a 150 mg/kg/dia, a cada 6 ou 8 horas (máx. 6 g/dia) VO: 20 a 30 mg/kg/dia, a cada 12 horas (máx. 500 mg/dose)	Pode ser administrada junto com refeição se epigastralgia.
Cetoprofeno	VO: 1 a 6 anos: 1 mg/kg/dose 7 a 11 anos: 25 mg/dose Adultos: 50 mg/dose Para todas as idades a cada 8 horas	Segurança e eficácia não estabelecidas para pediatria. Risco de sangramento gastrointestinal e insuficiência renal aguda.
Cetorolaco	IV/IM: 1 mg/kg/dose, a cada 4 ou 6 horas (máx. 90 mg/dia) 1 mês a 2 anos: IV, 0,5 mg/kg/dose, a cada 6 ou 8 horas, no máx. 3 dias 2 a 16 anos: IM, 1 mg/kg, dose única (máx. 30 mg); IV, 0,5 mg/kg, dose única (máx. 15 mg) Múltiplas doses: IM/IV, 0,5 mg/kg/dose, a cada 6 horas	Segurança e eficácia não estabelecidas para pediatria. Usar com cautela em < 2 anos. Pode causar desconforto em trato gastrointestinal. Tempo de uso não deve exceder 5 dias.
Ciprofloxacina	IV ou VO: 20 a 30 mg/kg/dia, a cada 12 horas (máx. 800 mg/dia, IV, e 1.500 mg/dia, VO)	Não administrar junto com alimentos ricos em cálcio e magnésio.
Claritromicina	IV ou VO: 15 mg/kg/dia, a cada 12 horas (máx. 500 mg/dose)	Pode prolongar intervalo QT.

(*continua*)

TABELA 2 Outras medicações que podem ser usadas em pronto-socorro pediátrico (*continuação*)

Medicações	Dose	Comentário
Clindamicina	VO: 10 a 30 mg/kg/dia, a cada 8 horas (máx. 1,8 g/dia) IV: 20 a 40 mg/kg/dia, a cada 8 horas (máx. 4,8 g/dia)	Se ocorrer diarreia durante o tratamento, considerar possibilidade de colite pseudomembranosa. Infundir em 10 a 60 min. pelo risco de hipotensão e PCR associada a infusão rápida.
Cloranfenicol	IV ou VO: 50 a 100 mg/kg/dia, a cada 6 horas (máx. 4 g/dia)	Discrasias sanguíneas. Uso restrito.
Codeína	VO: 0,5 a 1 mg/kg/dose a cada 4 a 6 horas, conforme necessário (máx. 60 mg/dose)	Pode ser administrada junto com refeição se epigastralgia. Usar com cautela em pacientes portadores de comorbidades respiratórias pelo risco de depressão respiratória.
Deferoxamina	IV: 15 mg/kg/hora IM: 50 mg/kg/dose, a cada 6 horas (máx. 360 mg/kg ou 6 g/dia, o menor valor)	Torna a urina alaranjada ou rosada.
Desloratadina	6 meses a 1 ano: 1 mg, VO, 1 x/dia 1 a 5 anos: 1,25 mg, VO, 1 x/dia 6 a 11 anos: 2,5 mg, VO, 1 x/dia > 12 anos e adultos: 5 mg, VO, 1 x/dia	Meia-vida: 24 horas.
Desmopressina (DDAVP)	Hemofilia A aguda ou doença de von Willebrand: 0,3 mcg/kg, IV, em 30 min Diabete insípido: IN: 5 a 30 mcg (0,05 a 0,3 mL) fracionado em 1 ou até 3 doses, VO, em > 4 anos 0,05 mg 2 x/dia	Na infusão IV, monitorar PA e frequência cardíaca. No diabete insípido, monitorar débito urinário e eletrólitos séricos.
Dexametasona	VO/IM/IV: edema cerebral: ataque 1 a 2 mg/kg/dose; manutenção 1 a 1,5 mg/kg/dia (máx. 16 mg/dia), em 4 a 6 doses Laringite/crupe: 0,6 mg/kg, dose única (máx. 12 g)	Disponibilidade comercial no Brasil não favorece uso VO em pediatria.
Dexclorfeniramina	VO: 2 a 6 anos: 0,5 a 1 mg/dose, a cada 4 a 6 horas 6 a 12 anos: 1 mg/dose, a cada 4 a 6 horas > 12 anos: 2 mg/dose, a cada 4 a 6 horas (máx. 12 mg/dia)	Pode ocorrer sonolência discreta a moderada. Pode causar excitação em crianças menores Aumenta o risco de overdose acidental quando utilizado com outras medicações.
Diazepam	IV: 0,15 a 0,2 mg/kg/dose (máx. 10 mg/dose para > 5 anos e 5 mg/dose para < 5 anos); a cada 2 a 5 minutos VO: 1 mg/kg/dia, a cada 8 ou 12 horas VR: 6 meses a 2 anos: dose não estabelecida 2 a 5 anos: 0,5 mg/kg/dose 6 a 11 anos: 0,3 mg/kg/dose ≥ 12 anos: 0,2 mg/kg/dose (máx. 20 mg/dose)	Considerar administração via retal na convulsão. A infusão rápida pode causar depressão respiratória ou hipotensão.

(*continua*)

TABELA 2 Outras medicações que podem ser usadas em pronto-socorro pediátrico (*continuação*)

Medicações	Dose	Comentário
Diclofenaco	VO: 2 a 3 mg/kg/dia, 2 a 4 x/dia, máx. 150 mg/dia	Segurança e eficácia não estabelecidas para pediatria.
Difenidramina	IV ou IM: 1 mg/kg/dose (máx. 50 mg/dose) a cada 6 a 8 horas, máx. 5 mg/kg/dia	Pode causar sonolência.
Digoxina	Dose de ataque: 30 a 50 mcg/kg/dia 2 a 3 vezes ao dia Dose de manutenção: 20 a 30 mcg/kg/dia 2 a 3 vezes ao dia	Controlar níveis séricos de digoxina, potássio, cálcio e magnésio. Pode levar à arritmia cardíaca.
Dimenidrinato	VO: 1 a 1,5 mg/kg/dose a cada 6 horas (máx. 30 mg/dose) IM/IV: 1,25 mg/kg/dose a cada 6 horas (máx. 300 mg/dia)	Pode causar sonolência e efeitos colaterais anticolinérgicos.
Dipirona	VO/IV/VR: 10 a 25 mg/kg/dose (máx. 1 g), a cada 6 horas	Evitar para < 3 meses e < 5 kg.
Doxiciclina	> 8 anos, VO/IV: 2,2 mg/kg/dia, 1 a 2 x/dia (máx. 200 mg/dia - 100 mg/dose) Adolescentes e adultos VO/IV: 100 a 200 mg/dia, 1 ou 2 x/dia	Pode causar descoloração do esmalte dos dentes e abaulamento de fontanela.
EDTA cálcico	IM/IV: 25 a 50 mg/kg/dia, (IV, infusão contínua preferencial por 24 horas ou por 8 a 12 horas, IM 2 a 4 doses por dia) durante 5 dias (máx. de 1 g/dia crianças e 2 a 3 g/dia adultos)	Tratamento da intoxicação por chumbo. IM via preferencial quando há edema cerebral associado. Frequentemente causa tromboflebite no local da injeção. Pode causar arritmia cardíaca, monitorar durante a infusão.
Enalapril	VO: 0,1 mg/kg/dia, em 1 ou 2 doses (máx. 0,5 mg/kg/dia)	Risco de angioedema e lesão renal aguda.
Eritromicina	VO: 40 a 50 mg/kg/dia, a cada 6 ou 8 horas (máx. 2 g/dia) Pertussis: 40 a 50 mg/kg/dia, 4 x/dia, por 14 dias (máx. 500 mg/dose, a cada 6 horas)	Administrar longe das refeições. Estenose hipertrófica do piloro foi associada ao uso de eritromicina nas primeiras 6 semanas de vida, com o maior risco ocorrendo nas primeiras 2 semanas de vida.
Eritropoetina	Anemia da DRC: dose inicial SC/IV 50 U/kg/dose, 3x/semana	Titular dose para manter Hb em torno de 10 a 11 g/dL.
Espironolactona	Dose inicial VO: 1 a 3 mg/kg/dia divididos de 1 a 4 x/dia (máx. 100 mg/dia) Pode titular até dose máx. de 4 a 6 mg/kg/ dia em doses divididas a cada 2 a 4x/dia ou 400 mg/ dia, o que for menor	Monitorar potássio, sódio e função renal.

(*continua*)

TABELA 2 Outras medicações que podem ser usadas em pronto-socorro pediátrico (*continuação*)

Medicações	Dose	Comentário
Fenitoína	Ataque IV: 15 a 20 mg/kg, dose única ou dividida (máx. 1 g/dose). Manutenção IV ou VO: 4 a 8 mg/kg/dia, 2 a 3 x/dia, dose máx. 300mg/dia (iniciar 12 horas após o ataque)	Velocidade máx. infusão 1 a 3 mg/kg/minuto ou 50 mg/minuto, o que for mais lento (máx. 300 mg/dia). Diluir em SF 0,9% (ocorre precipitação em SG). Droga vesicante. Infusão rápida pode causar hipotensão e arritmias cardíacas.
Fenobarbital	IV: ataque de 15 a 20 mg/kg (máx. 1 g/dose). Pode repetir a cada 10 minutos (até a dose de 40 mg/kg) Manutenção: iniciar 12 horas após ataque, 1 a 2 x/dia < 5 anos: 3 a 6 mg/kg/dia ≥ 5 a 12 anos: 2 a 6 mg/kg/dia	Velocidade de infusão de 1 mg/kg/minuto, máx. 30 mg/minuto Infusão rápida pode causar depressão respiratória, laringoespasmo e apneia.
Ferro parenteral	Gluconato férrico (12,5 mg de Fe elementar/mL) IV (crianças > 6 anos): 0,75 a 1,5 mg/kg de ferro elementar (máx. 125 mg/dose)	Diluir em 25 a 100 mL de SF infundir em 1 hora. Pode ocorrer hipotensão transitória.
Fluconazol	IV/VO: 6 a 12 mg/kg/dia, 1 x/dia; não exceder 600 mg/dia	Para administração IV correr em 1 a 2 horas, não exceder 200 mg/hora.
Fludrocortisona	VO: 0,05 a 0,2 mg/dia, 1 ou 2x/dia 150 a 250 mcg/m^2/dia	Usar com cautela para pacientes com hipertensão, insuficiência cardíaca, edema ou disfunção renal.
Furosemida	VO: 1 a 6 mg/kg/dose, a cada 6 a 12 horas IM/IV: 1 a 2 mg/kg/dose, a cada 6 a 12 horas Dose máxima: 6 mg/kg/dose não exceder 200mg/dose	Diurético mais utilizado no pronto-socorro. Monitorar sódio, potássio, cloro e função renal.
Gamaglobulina hiperimune contra hepatite B	Profilaxia pós-exposição: 0,5 mL, IM, dose única para < 1 ano; > 1 ano: 0,06 mL/kg, IM, 1 dose e repetir após 30 dias	Realizar o mais rápido possível pós-exposição. Pode ser administrada ao mesmo tempo que a vacina contra hepatite B (porém em locais diferentes) ou com 1 mês de intervalo.
Ganciclovir	IV: 10 mg/kg/dia, a cada 12 horas, por 14 a 21 dias	Toxicidade medular (pancitopenia).
Gentamicina	IV/IM: 5 a 10 mg/kg/dia 1 x/dia	Nefrotoxicidade e ototoxicidade.
Glucagon	Hipoglicemia IM/IV: • < 20 kg: 0,02 a 0,03 mg/kg, dose máx. 0,5 mg • > 20 kg, dose máx. 1 mg • Pode repetir até 3 doses	Monitorar glicemia, PA e FC.

(*continua*)

TABELA 2 Outras medicações que podem ser usadas em pronto-socorro pediátrico (*continuação*)

Medicações	Dose	Comentário
Haloperidol	Agitação (3 a 12 anos) • VO: 0,025 a 0,075mg/kg/dose • Dose máx. 6 mg/dia (≤ 40 kg) • 15 mg/dia (> 40kg) Psicose (3 a 12 anos) • VO: 0,05 a 0,15 mg/kg/dia, 2 a 3 x/dia • IM (6 a 12 anos): 2 a 5 mg/dose, não exceder dose máx. diária	Risco de prolongamento de QT, *torsades de pointes* e sintomas extrapiramidais.
Hidralazina	VO: 0,75 a 3 mg/kg/dia, em 2 a 4 doses, inicialmente até 5 a 7,5 mg/kg/dia, ou máx. 200 mg/dia (o que for menor). Hipertensão aguda grave: • VO: 0,25 mg/kg/dose 3 a 4x ao dia, máx. 20 mg/dose • IV/IM: 0,1 a 0,2 mg/kg/dose a cada 4 ou 6 horas, máx. 25 mg/dose	O uso crônico em altas doses e uso associado à insuficiência renal podem induzir a síndrome lúpus-*like* (geralmente reversível).
Hidroclorotiazida	Edema: 1 a 2 mg/kg/dia, VO, em 2 doses (máx. 100 mg/dia para ≥ 2 anos e 37,5 mg/dia para < 2 anos) Hipertensão: inicialmente 1 mg/kg/dia, até 3 mg/kg/dia, (37,5 mg/dia para < 2 anos, máx. 100 mg/dia para ≥ 2 anos, e 50 mg/dia para > 12 anos)	Risco de hipocalemia, hiponatremia, hipomagnesemia, hipercalcemia e hiperuricemia.
Hidrocortisona	Insuficiência adrenal aguda: • IM/IV: 2 a 3 mg/kg/dose e manutenção de 1 a 5 mg/kg/dose, 4x ao dia, máx. 100 mg/dose Choque séptico, refratário a fluidos: • IV inicial de 50 a 100 mg/m^2/dia, pode chegar a 50 mg/kg/dia IV, em bic, titulando conforme necessário Asma IV: • Ataque de 4 a 8 mg/kg/dose, máx. 250 mg e manutenção de 2 mg/kg/dose, a cada 6 horas	Atentar para risco de supressão adrenal e osteoporose no uso crônico.
Hidróxido de alumínio	Antiácido: 300 a 900 mg, VO, após as refeições e antes de dormir Hiperfosfatemia: • Dose individualizada, junto com as refeições • ≥ 12 anos: 300 a 600 mg/dia, 3x ao dia com as refeições	Não administrar se função renal alterada Interfere na absorção de diversas drogas administradas por VO. Recomenda-se não ingerir outras medicações até 2 horas depois.

(*continua*)

TABELA 2 Outras medicações que podem ser usadas em pronto-socorro pediátrico (*continuação*)

Medicações	Dose	Comentário
Hidróxido de magnésio	VO: 2 a 5 anos: 400 a 1.200 mg 6 a 11 anos: 1.200 mg a 2400 mg > 12 anos: 1.200 a 4.800 mg, em uma ou mais doses diárias Na apresentação de: - 400 mg/5 mL: - 2 a 5 anos: 5 a 15 mL/dia - 6 a 11 anos: 15 a 30 mL/dia - > 12 anos: 15 a 60 mL/dia	Usar com cautela em pacientes com insuficiência renal e doença neuromuscular.
Hidroxiureia	Anemia falciforme: - VO: dose inicial (para ≥6 meses de idade) de 20 mg/kg/dose 1x ao dia e aumentar em 5 mg/kg/dose a cada 8 semanas, até controle álgico ou mielossupressão leve (máx. 35 mg/kg/dia)	Dados limitados em ≤ de 2 anos. Doses devem ser baseadas no peso corpóreo ideal ou real (o que for menor), e arredondada para a dosagem mais próxima Monitorar a contagem celular sanguínea a cada 2 semanas. Consultar o fabricante para ajuste de dose e frequência. Descontinuar a medicação se surgirem vasculites ulcerativas cutâneas ou pancreatite.
Hidroxizina	VO: 2 mg/kg/dia, divididos a cada 6 ou 8 horas, máx. 25mg/dose Adultos: 25 mg/dose, em 3 a 4 x/dia	Precaução com o uso associado a depressores do sistema nervoso central. Causa sonolência. Risco de prolongamento QT e *torsades de pointes*.
Ibuprofeno	VO: 4 a 10 mg/kg/dose, a cada 6 a 8 horas, máx. 400 mg/dose	Assim como nos outros AINE, pode causar piora da função renal. Não utilizar por tempo prolongado.
Imipenem + cilastatina	1 a 3 meses: 100 mg/kg/dia, IV, a cada 6 horas > 3 meses: 60 a 100 mg/kg/dia, IV, a cada 6 horas (máx. 4 g/dia)	Administrar IV lentamente (30 a 60 minutos), se náuseas ou vômitos, diminuir velocidade de infusão. Usar com cautela em pacientes com antecedente de convulsão (pode causar toxicidade neurológica). Ajustar dosagem em pacientes com IRA.
Imunoglobulina hiperimune para varicela-zóster	IM: - ≤ 2 kg: 62,5 UI - Para cada 10 kg: 125 UI - Dose máx. 625 UI	Não aplicar IV. Administrar até 96 horas após exposição (idealmente em 48 horas).
Imunoglobulina humana	IV: PTI: 400 a 1.000 mg/kg/dia, por 2 a 5 dias (a depender da resposta); dose total 2 g/kg Doença de Kawasaki: 2 g/kg, dose única (em 10 a 12 horas), iniciar até 10 dias do início da febre	Iniciar infusão com velocidade de 0,01 mL/kg/minuto, dobrar a velocidade a cada 15 a 30 minutos até o máx. 0,08 mL/kg/minuto. Monitorar PA; se ocorrer reação adversa, interromper a infusão.

(*continua*)

TABELA 2 Outras medicações que podem ser usadas em pronto-socorro pediátrico (*continuação*)

Medicações	Dose	Comentário
Imunoglobulina humana	Síndrome inflamatória multissistêmica associada ao Sars-CoV-2: 2 g/kg, dose única (em 10 a 12 horas), se paciente com sobrecarga cardíaca, considerar dividir em 2 infusões ou infundir em mais tempo (16 horas) Síndrome de Guillain-Barré: 400 mg/kg/dia, 1x ao dia, por 5 dias ou 1 g/kg/dia, 1x ao dia, por 2 dias	
Lamivudina	Profilaxia de HIV pós-exposição VO: < 16 anos: 4 mg/kg, 2 x/dia (máx. 150 mg/dose) ▪ ≥ 16 anos: ▪ < 50 kg: 4 mg/kg 2 x/dia (máx: 150 mg/dose) ▪ ≥ 50 kg: 150 mg, 2 x/dia ou 300 mg, 1 x/dia	Pode ser administrada junto com refeição se epigastralgia. Maior risco de pancreatite.
Levofloxacina	VO/IV: ▪ 6 meses a < 5 anos: 8 a 10 mg/kg/dose, a cada 12 horas ▪ ≥ 5 anos: 10 mg/kg/dose, a cada 24 horas (máx. 750 mg/dia)	Informações limitadas em relação ao uso para crianças. Não administrar com alimentos ricos em cálcio e magnésio.
Linezolida	VO/IV: < 12 anos: 10 mg/kg/dose, a cada 8 horas, máx. 600 mg > 12 anos: 10 mg/kg/dose ou 600 mg, a cada 12 horas	Pode causar toxicidade hematológica e neurológica após uso prolongado.
Loratadina	VO: 2 a 6 anos: 5 mg, 1 x/dia > 6 anos e adultos: 10 mg 1x/dia ou 5 mg 2x ao dia	Não recomendado para < 2 anos.
Lorazepam	Ansiedade (VO/IV): 0,05 mg/kg/dose, a cada 4 a 8 horas (máx. 2 mg/dose) Sedação pré-procedimento (VO/IV/IM): 0,02 a 0,09 mg/kg (máx. 4 mg/dose) Estado de mal epiléptico (IV): 0,1 mg/kg (máx. 4 a 5 mg/dose); aplicar lentamente em 2 a 5 minutos; pode repetir a cada 5 a 15 minutos (máx. 10 mg)	Agitação paradoxal é relatada em 10 a 30% das crianças com menos de 8 anos. Pode causar depressão respiratória e amnésia anterógrada. Não tem formulação IV no Brasil.
Meropenem	IV: > 3 meses: infecção de pele: 10 mg/kg/dose, a cada 8 horas (máx. 500 mg/dose); Infecção intra-abdominal e neutropenia febril: 20 mg/kg/dose, a cada 8 horas (máx. 1 g/dose); Meningite e fibrose cística: 40 mg/kg/dose, a cada 8 horas (máximo 2 g/dose)	Usar com cautela em meningite e outras doenças do sistema nervoso central (pode causar toxicidade neurológica, com convulsão).
Metilprednisolona	Asma: 1 a 2 mg/kg/dia, IV, em 1 a 2 doses (máx. 60 mg/dia)	Diluir em 1 a 4 mg/mL na pulsoterapia, infundir em 4 horas.

(*continua*)

TABELA 2 Outras medicações que podem ser usadas em pronto-socorro pediátrico (*continuação*)

Medicações	Dose	Comentário
Metoclopramida	VO/IV/IM: náuseas e vômitos pós-cirurgia: 0,1 a 0,25 mg/kg/dose, a cada 6 a 8 horas (máx. 10 mg/dose) Vômitos pós-quimioterapia: 0,5 a 2 mg/kg/dose, a cada 2 a 6 horas (máx. 5 doses/dia)	Pode causar sintomas extrapiramidais, especialmente em altas doses.
Metronidazol	VO: 15 a 50 mg/kg/dia, a cada 8 horas (máx. 2.250 mg/dia) IV: 22,5 a 40 mg/kg/dia, a cada 6 a 8 horas (máx. 4.000 mg/dia)	Administrar não diluído. Infusão em 30 a 60 minutos. Pode ter efeitos no SNC. Usar com cuidado nos pacientes com insuficiência hepática e renal. Achatamento da onda T no eletrocardiograma.
Morfina	< 6 meses: VO: 0,08 a 0,1 mg/kg/dose a cada 3 a 4 horas IV: 0,025 a 0,03 mg/kg/dose a cada 2 a 4 horas Crianças > 6 meses e < 50 kg, VO: 0,2 a 0,5 mg/kg/dose a cada 3 a 4 horas ▪ IV/IM: 0,05 a 0,2 mg/kg, de 2 a 4 horas ▪ ≥ 50 kg: VO: 2 a 5mg a cada 2 a 4 horas ▪ IV/IM: 0,05 a 0,2 mg/kg, de 2 a 4 horas	Antídoto: naloxona. Usar doses mais baixas nos pacientes que nunca usaram opióides. Dose oral tem metade da eficácia da dose parenteral. Pode levar à depressão respiratória (principalmente nos < 3 meses) e causar dependência
Mupirocina	Tópico e intranasal: pequenas quantidades 2 a 3x/dia, por 5 a 10 dias	Indicada para descolonização para *Staphylococcus aureus* MRSA.
Naproxeno	VO: Crianças > 2 anos: ▪ Analgesia 5 a 7 mg/kg, a cada 12 horas (máx. 1 g/dia) ▪ Anti-inflamatório 15 a 20 mg/kg/dia divididos em 2 x/dia (máx. 1,5 g/dia) Crianças > 12 anos: 200 mg, a cada 8 ou 12 horas (máx. 600 mg/dia)	Risco aumentado de eventos cardiovasculares, renais e gastrintestinais. Pode gerar aumento do tempo de sangramento e hemorragias.
Nelfinavir	Infecção por HIV (≥ 2 anos): VO: 2 a 13 anos: 45 a 55 mg/kg, a cada 12 horas, ou 25 a 35 mg/kg, a cada 8 horas (dose máx. 2.500 mg/dia)	Hepatotoxicidade. Pode ocorrer diarreia, com o uso.
Neostigmina	*Miastenia gravis*: VO: 0,3 a 2 mg/kg/dia, a cada 6 ou 8 horas IM ou IV: 0,01 a 0,04 mg/kg, a cada 2 a 6 horas Reversão do bloqueio neuromuscular não despolarizante: IV: 0 a 2 anos: 0,025 a 0,1 mg/kg/dose; > 2 anos: 0,025 a 0,08 mg/kg/dose	Reações adversas: fibrilação atrial, bloqueio atrioventricular, bradiarritmia, parada cardiorrespiratória, crise convulsiva e broncoespasmo. Para reversão do bloqueio neuromuscular, se bradicardia, aplicar atropina antes ou em conjunto.

(*continua*)

TABELA 2 Outras medicações que podem ser usadas em pronto-socorro pediátrico (*continuação*)

Medicações	Dose	Comentário
Nitrofurantoína	ITU: • VO: 5 a 7 mg/kg/dia, a cada 6 horas (dose máx. 400 mg/dia); Profilaxia de ITU: • VO: 1 a 2 mg/kg/dia, 1 x/dia ou 2x ao dia (dose máx. 100 mg/dia)	Não usar na doença renal grave, deficiência de G6PD e menores de 1 mês (risco aumentado de anemia hemolítica).
Octreotida	IV: • Varizes esofágicas e sangramento gastrintestinal: – Ataque: 1 – 2 mcg em *bolus* – Manutenção: 1 – 2 mcg/kg/hora	Dados limitados no uso pediátrico. Titular infusão de acordo com a resposta clínica. Diminuir a dose em 50% a cada 12 horas após 24 horas do controle do sangramento Suspender quando atingir 25% da dose inicial. Inibe a secreção de alguns hormônios (gastrina, colecistocinina, insulina e TSH).
Omeprazol	IV: • 0,7 a 3,3 mg/kg/dia, 1 a 2 vezes por dia (máx. 4 mg/kg/dia ou 80 mg/dia) VO: • 0,5 a 2 mg/kg/dose, 1 ou 2 vezes por dia (máx. 4 mg/kg/dia ou 80 mg/dia)	Maior eficácia oral quando administrado em jejum Não triturar/macerar os grânulos. Uso EV a qualquer horário.
Ondansetrona	IV ou VO: 0,15 mg/kg/dose, até 3x/dia (máx. 8 mg/dose)	Pode prolongar o intervalo QT.
Oseltamivir	VO: • Menor que 1 ano: – 3 mg/kg/dose, 2 vezes ao dia • 1 ano ou mais: – 10 a 14 kg: 30 mg/dose, 2 vezes ao dia – 15 a 23 kg: 45 mg/dose, 2 vezes ao dia – 23 a 40 kg: 60 mg/dose, 2 vezes ao dia – 40 kg ou mais: 75 mg/dose, 2 vezes ao dia	Introduzir preferencialmente nas primeiras 48 h de início dos sintomas. Duração do tratamento: 5 dias. É possível abrir a cápsula para diluição do pó.
Oxacilina	IV ou IM: 100 a 200 mg/kg/dia, 4 vezes ao dia (máx. 2 g/dia)	Aplicar IM profundo, de preferência no glúteo.
Oxcarbazepina	VO: • 2 a < 4 anos: iniciar com 8 a 10 mg/kg/dia, 2 vezes ao dia, podendo chegar a 16 a 20 mg/kg/dia, aumentando a cada 2 semana até no máx. 60 mg/kg/dia • ≥ 4 anos e ≤ 16 anos: iniciar com 8 a 10 mg/kg/dia, 2 vezes ao dia (máx. 1.200 mg/dia), aumentando a cada 2 semanas até no máx. 1.800-3.60 mg/dia	Pela interação medicamentosa, a dose pode variar de forma significativa (consultar base de dados). Indicado para tratamento da convulsão parcial.

(*continua*)

TABELA 2 Outras medicações que podem ser usadas em pronto-socorro pediátrico (*continuação*)

Medicações	Dose	Comentário
Paracetamol	VO: 10 a 15 mg/kg/dose, 4 a 6 vezes ao dia (máx. 75 mg/kg/dia ou 4 g/dia)	Risco de hepatotoxicidade. Usar com cuidado em paciente com deficiência de G6PD.
Penicilina cristalina (benzilpenicilina potássica)	IV: 100.000 a 400.000 UI/kg/dia, a cada 4 ou 6 horas (máx. 24 milhões de UI/dia)	Administrar com cautela em pacientes com restrição de sódio ou potássio. Consultar base de dados para doses específicas por patologia e idade. Uso prolongado pode estar associado a colite pseudomembranosa, neutropenia, anemia hemolítica.

Penicilina G benzatina – (benzilpenicilina benzatina)	IM:
	• Faringite estreptocócica:
	  – < 27 kg: 600.000 UI
	  – > 27 kg: 1.200.000 UI
	• Sífilis: 50.000 UI/kg (máx. 2.400.000 UI)
		Aplicar IM profundo, de preferência no glúteo. Não injetar próximo a nervos ou artérias (risco de dano permanente ou gangrena). Não administrar IV de forma inadvertida (risco de trombose, lesão neurovascular grave, parada cardíaca e morte).

Piperacilina + tazobactam (dose calculada com base na piperacilina)	IV: Dose habitual: 240 a 400 mg/kg/dia, 3 a 4 vezes ao dia (máx. 16 g/dia) Dose estendida: 100 mg/kg/dose, administrada em 4 horas, 3 a 4 vezes ao dia • < 2 meses: 80 mg/kg/dose a cada 6 horas • 2 a 9 meses: 80 mg/kg/dose a cada 6 ou 8 horas • > 9 meses: 100 mg/kg/dose a cada 6 ou 8 horas	Administração estendida pode aumentar a eficácia. Dados limitados em pediatria.
Pralidoxima	Intoxicação por organofosforados (usar em conjunto com a atropina) IM, IV: 20 a 50 mg/kg/dose (máx. 2 g/dose); repetir em 1 a 2 horas se não houver melhora de fraqueza muscular, e depois em 10 a 12 horas, se sintomas colinérgicos voltarem a ocorrer	Evitar uso na intoxicação por carbamatos. Concentração de 20 a 50 mg/mL e infundir de 15 a 30 minutos. Se necessário, infundir no máximo em 5 min. (não exceder 200 mg/min).
Polietilenoglicol (PEG)	VO: Desimpactação: 1,0 a 1,5 g/kg/dia, por 3 a 6 dias (máx. 100 g/dia) Laxativo: 0,2 a 1,0 g/kg/dia (máx. 17 g/dia)	Dados limitados na faixa etária pediátrica Dose individualizada. Preferência: PEG com eletrólitos. Diluição: 14 g em 250 mL de líquido.
Prednisona	VO: • Asma: 1-2 mg/kg/dia, 1-2x/dia (máx. 60 mg/dia) • Síndrome nefrótica: 2 mg/kg/dia ou 60 mg/m² dividido em 1 a 3 doses (máx. 60 mg/dia)	Pode causar hiperglicemia e sangramento digestivo.

(*continua*)

TABELA 2 Outras medicações que podem ser usadas em pronto-socorro pediátrico (*continuação*)

Medicações	Dose	Comentário
Prednisolona	VO: • Asma: 1-2 mg/kg/dia, 1-2x/dia (máx. 60 mg/dia) • Síndrome nefrótica: 2 mg/kg/dia ou 60 mg/m² dividido em 1 a 3 doses (máx. 60 mg/dia)	Pode causar hiperglicemia. Pode causar sangramento digestivo. Recomendado administrar com alimentos ou associar protetor gástrico, no uso prolongado.
Prometazina	VO: • Antialérgico: 0,125 mg/kg/dose, até 4 vezes ao dia (máx. 12,5mg/dose) • Pode ser administrado 0,5 mg/kg/dose antes de dormir (máx. 25 mg) VO, IM, EV ou VR: antiemético: 0,25 a 1 mg/kg/dose, de 4 a 6 vezes ao dia (máx. 25 mg) Sedativo: 0,25 a 1 mg/kg/dose, até 4 vezes ao dia (máx. 25mg)	Não indicado para < 2 anos (risco de depressão respiratória). Pode causar depressão respiratória, em qualquer idade, quando utilizada com outras medicações com efeito sedativo. Por ser vesicante, por via IV pode causar flebite. Se possível, evitar a via IM (pode causar necrose tecidual) ou diluir em 10 a 20 mmL de SF, na concentração de 25 mg/mL e correr em 15 minutos, em acesso calibroso.
Propranolol	VO: • Taquiarritmias: 0,5-1 mg/kg/dia, 3 a 4 vezes ao dia (máx. 16 mg/kg/dia ou 60 mg/dia). Monitorizar PA e ritmo cardíaco (ECG) • Tireotoxicose: 0,5 a 2 mg/kg/dia, 3 vezes ao dia (máx. 1 a 4 mg/kg/dia ou 40 mg/dose)	Dados limitados em pediatria. É contraindicado em pacientes com choque cardiogênico, bloqueio cardíaco, bradicardia sinusal ou síndrome de Raynaud. Uso cauteloso em asmáticos. Evitar uso concomitante com beta-2 agonista. Não recomendado como medicamento de primeira linha no tratamento da HA em crianças. Consultar base de dados para doses específicas.
Rasburicase	IV: 0,2 mg/kg/dose (máx. 0,4 mg/kg/dia)	Deve ser administrado em via exclusiva.
Resina de troca gastrintestinal (poliestirenossulfonato de cálcio – Sorcal®)	VO, SG ou VR : 0,5 a 1 g/kg/dose, 2 a 4 vezes ao dia	Tratamento de hipercalemia com início de ação em 2 horas. Não usar se obstrução do trato digestório Risco de obstrução de sonda. Administrar somente em sondas com no mínimo 2 a 3 mm de diâmetro (recomendado 8Fr ou mais). Administrar manitol ou sorbitol concomitante para evitar constipação, principalmente se administrado VR.

(*continua*)

TABELA 2 Outras medicações que podem ser usadas em pronto-socorro pediátrico (*continuação*)

Medicações	Dose	Comentário
Rifampicina	VO: Tuberculose: 10 a 20 mg/kg/dia, 1 vez ao dia (máx. 600 mg/dose) Infecção sistêmica: 15 a 20 mg/kg/dia, 3 vezes ao dia (máx. 900 mg/dia) Profilaxia para meningococo: 20 mg/kg/dia, 2 vezes ao dia por 2 dias (máx. 600 mg/dose) Profilaxia para *H. influenzae*: 20 mg/kg/dia, 1 vez ao dia, por 4 dias (máx. 600mg/dose)	Raramente utilizada como monoterapia Para melhor absorção, administrar em jejum (uma hora antes, ou duas horas após a alimentação). Na tuberculose meningoencefálica ou pericárdica, associar prednisona 1 a 2 mg/kg (máx. 30 mg/dia). Pode alterar a coloração da urina (avermelhada/acastanhada).
Salbutamol	IV: iniciar com 0,1 a 0,2 µg/kg/min e aumentar 0,1 µg/kg/min a cada 20 minutos, até 3 a 6 µg/kg/min Inalatória (jato de 100 µg): 2 a 8 jatos, de 20/20 min (3 doses em 1 hora) ou a cada 2 a 6 horas Nebulização: - 10 a 15 kg: 1,25 mg 20/20 minutos (3 doses em 1 hora) de 4 a 6 vezes ao dia - > 15 kg: 20/20 minutos (3 doses em 1 hora) de 4 a 6 vezes ao dia	Dados limitados para < de 4 anos. Pode causar taquicardia e queda de potássio sérico. Diminuição do efeito em pacientes que usam betabloqueador. Aumento e desmame lento, no uso IV, para evitar eventos cardiovasculares.
Sevelamer	VO: - 10 meses a 2 anos: 140 ± 86 mg/kg/dia - ≥ 2 anos: dose inicial de 400 ou 800 mg, 3 vezes ao dia	Administrar junto às refeições. Segurança e eficácia não foram estabelecidas em < de 18 anos.
Simeticona 2,5 mg/gota	VO: - < 2 anos (< 11 kg): 20 mg, 4 vezes ao dia (máx. 240 mg/dia) - 2 a 12 anos (> 11 kg): 40 mg, 4 vezes ao dia (máx. 480 mg/dia) - > 12 anos: 40 a 125 mg, 4 vezes ao dia (máx. 500 mg/dia)	
Somatostatina	IV: - Ataque: 3,5 µg/kg (máx. 250 µg/dose) - Manutenção: 3,5 a 10 µg/kg/hora (máx. 50 µg/h) por 3 a 5 dias	Meia-vida curta. Infundir continuamente. Não utilizar por mais de 5 dias.
Sucralfato	VO: 40 a 80 mg/kg/dia, 4 vezes ao dia (máx. 1 g/dose)	Administrar com o estômago vazio, 1 hora antes das refeições. Não deve ser administrado concomitantemente a antiácidos. Não é recomendada a administração por sondas, pois gera obstrução e reduz o efeito.

(*continua*)

TABELA 2 Outras medicações que podem ser usadas em pronto-socorro pediátrico (*continuação*)

Medicações	Dose	Comentário
Sulfametoxazol + trimetoprima (dose referente à trimetoprima)	IV ou VO: • Infecção moderada: 6 a 12 mg/kg/dia, 2 vezes ao dia • Infecção grave: 20 mg/kg/dia, 3 a 4 vezes ao dia (máx. 160 mg/dose) • *Pneumocystis carinii*: 15 a 20 mg/kg/dia, 3 a 4 vezes ao dia, por 21 dias	Não administrar IM. Pode causar flebite. Administrar imediatamente após o preparo ou consultar farmacêutico.
Sulfato de magnésio (10% = 0,81mEq/mL ou 50% = 4 mEq/ml)	IV: • Hipomagnesemia: 25 a 50 mg/kg/dose, a cada 6 horas (máx. 2 g/dose) • Asma: 25 a 75 mg/kg/dose (máx. 2 g/dose) • *Torsade de pointes*: 25 a 50 mg/kg/dose (máx. 2 g/dose)	Antídoto: gluconato de cálcio. Infusões rápidas podem provocar hipotensão. A correção da hipomagnesemia pode ser mais lenta em pacientes assintomáticos (12,5 mg/kg/hora). Concentração máxima 20% para emergências (60 mg/mL).
Teicoplanina	IV ou IM: 10 mg/kg/dia, a cada 12 horas, nas primeiras 3 doses, e após 6 a 10 mg/kg, 1 vez ao dia (máx. 400 mg/dose ou 600 mg em pacientes obesos)	Ajuste da dose em paciente renal, a partir do quarto dia de tratamento.
Terbutalina	IV ou IO: • Ataque: 4 a 10 mcg/kg • Contínuo: 0,2 a 0,4 mcg/kg/min, podendo aumentar, a cada 30 min, titulando de 0,1 a 0,2 mcg/kg/min até a dose de máx. de 5 mcg/kg/min	Titular o medicamento de acordo com a toxicidade e necessidade. Risco de hipocalemia e hiperglicemia. Risco para taquicardia e hipertensão (monitorar FC e PA). Pode ser administrada por hipodermóclise (infusão contínua SC lenta).
Terlipressina	IV: • Ataque (*bolus*): 20 mcg/kg • Contínuo: 4 a 20 mcg/kg/min	Estudos limitados em pediatra.
Topiramato	VO: • Espasmos infantis: 0,5 a 1 mg/kg/dia, 2 vezes ao dia podendo necessitar ajustes • Convulsão: 1 a 3 mg/kg/dia, administrada à noite (máx. 25 mg/dose)	Consultar base de dados para verificar a dose apropriada de acordo com a indicação e com a faixa etária.
Tramadol (gotas com 2,5 mg/gota)	VO: 1 a 2 mg/kg/dose, 4 a 6 vezes ao dia (máx. 100 mg/dose ou 400 mg/dia)	Antídoto: naloxone. Dados limitados em pediatria; usar com cautela.
Valganciclovir	VO: dose (mg) = 7 x m^2 x ClCr, a cada 12 horas (máx. 900 mg/dia)	A segurança e a eficácia não foram estabelecidas nessa população pediátrica.
Vancomicina	IV: 10 a 15 mg/kg/dose, 4 vezes ao dia (máx. 2.000 mg/dia)	A infusão em menos de 60 minutos pode provocar eritema cutâneo (síndrome do homem vermelho). O nível sérico deve ser monitorado para evitar nefrotoxicidade.

(*continua*)

TABELA 2 Outras medicações que podem ser usadas em pronto-socorro pediátrico (*continuação*)

Medicações	Dose	Comentário
Vasopressina	IV ou IO: • Choque hipotensivo e arresponsivo a fluidos e catecolaminas: 0,01 a 0,5 mU/kg/hora (máx. 2 mU/kg/hora) • Diabetes insipidus central: 0,5 mU/kg/hora, titulando a cada 10 minutos até obter diurese < 2 mL/kg/hora (máx. 10 mU/kg/hora) • Sangramento GI: 2 a 5 mU/kg/min, titulando até conter o sangramento (máx. 10 mU/kg/min)	Dados limitados na pediatria. Recomendável infundir em cateter central Vesicante. Não há recomendação formal para uso pediátrico na TV e FV sem pulso.
Vigabatrina	VO: Na convulsão parcial complexa refratária: • 10 a 15 kg: – Inicial: 175 mg, 2 vezes ao dia – Manutenção: titular até 525mg, 2 vezes ao dia (máx. 1.050 mg/dia)	Interação medicamentosa significativa com outras drogas (consultar base de dados). Pode causar alterações visuais. Usar com cautela em crianças pequenas.
Vigabatrina	• 15 a 20 kg: – Inicial: 225 mg, 2 vezes ao dia – Manutenção: titular até 650 mg, 2 vezes ao dia (máx. 1.300 mg/dia) • 20 a 25 kg: – Inicial: 250 mg, 2 vezes ao dia – Manutenção: titular até 750 mg, 2 vezes ao dia (máx. 1.500 mg/dia) • 25 a 60 kg: – Inicial: 250 mg, 2 vezes ao dia – Manutenção: titular até 1.000 mg, 2 vezes ao dia (máx. 2.000 mg/dia) Nos espasmos infantis: • 1 mês a 2 anos: – Inicial: 25 mg/kg/dose, 2 vezes ao dia – Manutenção: titular aumento até 75 mg/kg/dose, 2 vezes ao dia (150 mg/kg/dia)	
Vitamina D	VO: • < 12 anos: 2.000 UI/dia, por 6 a 12 semanas; manutenção de 400 UI/dia • > 12 anos: 2.000 UI/dia por 6 a 12 semanas ou 50.000 UI/dia, por 6 semanas; manutenção de 600 a 1.200 UI/dias	Sintomas de intoxicação: sede excessiva, desidratação, anorexia, náusea, vômito, cefaleia, litíase e hipercalcemia.

(*continua*)

TABELA 2 Outras medicações que podem ser usadas em pronto-socorro pediátrico (*continuação*)

Medicações	Dose	Comentário
Vitamina K (fitomenadiona)	IV: • Intoxicação por anticoagulantes ou falência hepática: 0,03 mg/kg/dose ou 2 a 5 mg/dose SC, IM ou VO: alargamento do INR: 2 a 5 mg/dose	A dose ideal deve ser decidida pelo médico e pautada na indicação e peso do paciente. Diferentes apresentações podem ter indicação de vias de administração específicas (consultar o farmacêutico).
Voriconazol	IV ou VO: • Ataque: 6 a 9 mg/kg/dose, 2 vezes ao dia • Manutenção: 4 a 8 mg/kg/dose, 2 vezes ao dia	Consultar base de dados para verificar outras indicações, doses, formas e tempo de tratamento. Administrar longe da dieta (1 hora antes ou 2 horas após), principalmente longe de alimentos gordurosos (reduz a absorção). A apresentação oral não é indicada na fase inicial do tratamento. Evitar o uso prolongado da apresentação IV em pacientes com função renal alterada (risco de nefrotoxicidade). O nível sérico deve ser monitorado.
Zidovudina	VO: Profilaxia pós-exposição: • 4 a 9 kg: 12 mg/kg/dose, 2 vezes ao dia • 9 a 30 kg: 9 mg/kg/dose, 2 vezes ao dia • 30 kg ou mais: 300 mg, 2 vezes ao dia	Deve ser administrada até 72 horas após a exposição. Manter a profilaxia por 28 dias. Mielotóxico; pode cursar com anemia e leucopenia.

Centros de intoxicações: CCI: 0800 771 3733 / (011) 5012-5311 / 5012-2399; CEATOX: 0800 148 110 / (011) 2661-8571
SF: soro fisiológico; AD: água destilada; RL: ringer lactato; R: ringer; SG: soro glicosado; G5%: glicose a 5%; G10%: glicose a 10%; PEG: polietilemoglicol; v/v: volume/volume; AC: a critério; máx: máximo (a); SG: sonda gástrica; SNG: sonda nasogástrica; IV: intravenoso; IM: intramuscular; SC: subcutâneo; IN: intranasal; IO: intraósseo; ET: endotraqueal; TGI: trato gastrointestinal; VO: via oral; VR: via retal; Sd.: síndrome; DST: doença sexualmente transmissível; NET: necrólise epidérmica tóxica; FV: fibrilação ventricular; TV: taquicardia ventricular (sem pulso); TSV: taquicardia supraventricular; HIV: vírus da imunodeficiência humana; HSV: herpes simples vírus; PTI: púrpura trombocitopênica imune; ADEM: *acute disseminated encephalomyelitis*; PCR: parada cardiorrespiratória; ICC: insuficiência cardíaca congestiva; EBV: vírus Epstein-Barr; SNC: sistema nervoso central; Covid-19: doença causada pelo coronavírus-19; ITU: infecção do trato urinário; HAC: hiperplasia adrenal congênita; SIMp: síndrome inflamatória multissistêmica pediátrica; G6PD: glicose-6-fosfato desidrogenase; NA: não se aplica; AC: a critério; PAS: pressão arterial sistêmica; PA: pressão arterial; FC: frequência cardíaca; Hb: hemoglobina; TSH: hormônio estimulador da tireoide; ClCr: clearance de creatinina; ECG: eletrocardiograma; Vel.: velocidade; g: grama; mg: miligrama; kg: quilograma; L: litro; μg: micrograma; mL: mililitros; UI: unidades internacionais; mEq: miliequivalente; h: hora; min: minuto; seg: segundo; Na: sódio; K: potássio; Ca: cálcio; Al: alumínio; Mg: magnésio; SRI: sequência rápida de intubação; PVC: resina plástica; m2: metro quadrado; PGE1: Prostaglandina E1; Bic: concentração sérica de bicarbonato; MRSA: *Staphylococcus aureus* meticilino-resistente; *H. influenzae*: Haemophilus influenzae; a: anos; m: meses; NS: nível sérico.

Índice remissivo

A
Abdome agudo 349
 sinais clínicos 349
Abertura da via aérea 8
 e ventilação 5
Ablação cirúrgica 259
Abolição da vigília 389
Abscesso
 pulmonar 327
 retrofaríngeo 41
 pulmonar 327
Abuso 183
 fatal 122
Acesso
 intraósseo 871
 venoso central e periférico 884
 venoso na criança traumatizada 146
Acetaminofeno 94, 203
Acetilcisteína 203
Aciclovir 117, 385, 427, 520, 545
Acidemia 112, 199, 613
Acidente
 aracnídeo 207
 automobilístico 141
 categorização 163
 escorpiônico 207, 209
 por *Loxosceles* 213
 por submersão/imersão 159
Acidente vascular encefálico 399, 401, 427, 813
 isquêmico 405, 735
Acidose 612
 metabólica 450, 614
 metabólica com anion gap aumentado 615, 616
 metabólica com anion gap normal 615
 respiratória 614, 619, 620
Ácido valproico 94, 116
Acolhimento 180
Adenite mesentérica 356

Adenosina 29
Adenovírus 343, 385
Adrenalina 85, 255
Advanced Trauma Life Support 140
Aeronave de transporte médico 903
Afecções ginecológicas 350
Aféreses 802
Aferição da pressão arterial 275
Afogamento 160, 165
 classificação 162
Agamaglobulinemia 519
Agentes
 etiológicos das pneumonias agudas adquiridas na comunidade 321
 tóxicos com antídotos com evidência de eficácia 203
Ageusia 465
Agitação psicomotora 454
Agudização na febre reumática 811
Agulhas e dispositivos 870
Alanina aminotransferase 66
Alcalemia 613
Alcalinização da urina 766
Alcalose 613
 metabólica 614, 617
 respiratória 614, 620
Alérgenos ocupacionais 78
Alienação parental 190
Alimentação 345
Alteração
 da imunidade celular 516, 517
 da volemia e insuficiência renal aguda 682
 de nível de consciência 430
 do controle da respiração 42
 do tônus muscular 284
 hematológica 777
 hidroeletrolítica e acidobásica 635
 motora, espasticidade e desordens de movimento 930

 na voz ou no choro 41
 no ECG 81
 óssea 186
Amantadina 460
Ambulância 903
 de suporte avançado 903
Amendoim 78
Amicacina 653
Amigdalite 296
Amilase 372
Aminotransferase aspartato sérica 483
Amiodarona 9
Amônia sérica 113
Amoxicilina 294, 652
Amoxicilina-clavulanato 503, 652
Ampicilina 439, 520, 653
Anafilaxia 74
 fluxograma de diagnóstico e terapêutica 91
 idiopática 78
 manifestações clínicas 81
 patogênese 77
 refratária 87
 tratamento medicamentoso 88
Anakinra 474
Análise urinária 646
Anatomia da drenagem venosa 403
Anemia 696, 718, 724, 761, 771, 777
 aguda 722, 729
 anamnese de pacientes 721
 classificação pelo mecanismo fisiopatológico 719
 exame físico 722
 falciforme 537, 728
 hemolítica microangiopática 695
 hemolítica não autoimune 630
 microangiopática 723
Anestesia geral 922
Anfotericina B 520
Angioedema 41, 80, 82
Angiotomografia de tórax 44

Anorexia 341
Anormalidades dos canais iônicos 268
Anosmia 465
Ansiedade 82
Ansiólise 922
Ansiolíticos
  cuidados paliativos 942
Antibióticos 94, 108
  infecção do trato urinário 652
Antibioticoterapia 70
  em meningites de acordo com o agente isolado 439
  para diarreia aguda bacteriana 347
  para tratamento domiciliar 324
  para tratamento hospitalar 324
Anticoagulação 474
Anticoagulantes 755
Anticonvulsivantes 94, 286, 449
Antidepressivos tricíclicos 203
Antídotos 203
Antieméticos 345, 945
Antígeno Thomsen-Friedenreich 692
Anti-histamínicos 86
Anti-inflamatórios 94
Antimicrobianos
  tratamento da febre, paciente neutropênico 784
Apendicite aguda 355
Apneia 313
Aporte hídrico 175
Aporte nutricional 175
Apparent life-threatening event 283
Araneísmo 210
Aranhas 212
Arboviroses 94, 478
Arbovírus 431
Ardor 81
Arritmias cardíacas 17, 81, 268
Arsênico 203
Arteriografia 368
Arterite de Takayasu 753
Artrite 811, 813
  idiopática juvenil 811
  reumatoide juvenil 537
  séptica 534, 536, 730
  viral 537
Ascite 371
Asma 100
Aspecto desnutrido 183
Aspergillus 360
Aspiração de corpo estranho 217, 219
Asplenia 519
Assistolia e atividade elétrica sem pulso 12
Ataques de pânico 113
Ataxia 418
  aguda 419
  aguda pós-infecciosa 399

cerebelar pós-infecciosa aguda 419, 423
Atendimento às crianças e aos adolescentes
  vítimas de violência não sexual 193
  vítimas de violência sexual 194
Atividade elétrica sem pulso 2
Ato de chacoalhar 185
Atropelamento 141, 167
Atropina 52, 203
Atuação em equipe 130
Ausência de pulso 81
Autoagressão 192
Autolesão não suicida 453
Avaliação
  clínico-hemodinâmica da insuficiência cardíaca 253
  do diâmetro pupilar 391
  laboratorial 251
  laboratorial da criança com sangramento 742
Axetilcefuroxima 295
Azitromicina 189, 347, 346, 520, 297
Azul de metileno 87, 88

B

Bacterial Meningitis Score 438
Bacteriascite 373
Bacteriemia oculta 499
Baixo débito ou choque cardiocirculatório 254
Balão esofágico (Sengstaken-Blackmore) 880
Barbitúricos 177
Batimento de asa de nariz 313
Benzodiazepínicos 114, 203, 925
Beta-2 agonista 86, 106
Betabloqueadores 203
Bicarbonato de sódio 9, 10
Bilirrubina total 66
Biomarcadores inflamatórios: PCR e PCT 854
Biópsia endomiocárdica 251
Bloqueadores neuromusculares 48
  despolarizantes 55
  não despolarizantes 55
Bloqueio atrioventricular 26
  de primeiro grau 26, 27
  de segundo grau 26
  de terceiro grau ou total 28
  Mobitz tipo 1 ou Wenckebach 27
  Mobitz tipo 2 28
Bloqueio neuromuscular 55
Bolhas 156, 528
Bolsa-valva autoinflável 6
Bolsa-valva-máscara 4
Bomba de infusão 918
Bordetella pertussis 319, 320
Bradicardia 2, 10, 33, 37
  com pulso em pediatria 11
  sinusal 25, 27
Brometo de ipratrópio 105

Bromocriptina 460
Broncodilatadores 104
Broncoespasmo 81, 88
Bronquiolite 310
Bullying 192
Buried bumper 934, 935

C

Cadeia de sobrevivência pediátrica da American Heart Association 3
Cálcio 9, 71
  iônico 66
Cálculo
  da área queimada 153
  do déficit de água livre 589
  e prescrição de solução isotônica 918
Campylobacter spp 347
Candida albicans 360
Cânula nasal de alto fluxo 107
Capnografia durante a parada cardiorrespiratória 7
Carbamazepina 94
Carbonato de cálcio 768
Cardiomegalia global 249
Cardiomiopatia
  dilatada 268
  hipertrófica 268
Cardioversão elétrica 30
Cardite 811
Carvão ativado 202
Carvedilol 373
Catatonia 457
Cateter 866
  dentro da agulha 867
Cateterismo 259
  arterial 872
Causa básica de morte 973
Caxumba 26
Cefadroxila 297
Cefaleia 342
  lúpica 813
Cefalexina 297, 652
Cefazolina 653
Cefepima 520, 653
Cefotaxima 439, 520, 538, 653
Ceftarolina 532
Ceftazidima 520, 653
Ceftriaxone 295, 347, 439, 520, 543, 538, 653
Cefuroxima 503, 505, 652
Células *natural killers* 516
Celulite 531, 537
  e/ou erisipela 528
Cepas de *Influenza* 336
Cerebelite 419
  pós-infecciosa 424
Cérebro neonatal imaturo 115
Cetamina 926
Cetoacidose diabética 554, 558, 562
  critérios bioquímicos 558
  fatores precipitantes 557

Cetonemia 559
Cetuximab 78
Chacoalhamento 185
Chiado 80
Chikungunya 94, 491, 495
Chlamydia trachomatis 319, 322
Chlamydophila pneumoniae 319, 320, 323
Choque 62, 81
   séptico 63, 68
   ultrassom *point-of-care* 849
Choro rouco 81
Chumbo 203
Cianeto 203
Cianose 81, 284, 313
Ciclizina 945
Ciclo menstrual 269
Cintilografia: ventilação/perfusão 44
Ciprofloxacina 374, 441, 520, 545, 652
Circulação colateral 363
   abdominal 371
Circulação e choque 145
Cirrose hepática 371
Cistite 654
Cisto de ovário torcido 356
Citomegalovírus 360
Claritromicina 297
Classificação
   de Forrest 367
   do KDIGO 627
   IUIS 517
   pediátrica do KDIGO 627
Clindamicina 297, 538
Clonidina 281
Clorpromazina 945
Clostridium difficile 347
Coagulação intravascular disseminada 66, 82, 696
Coagulograma 66
   injúria renal aguda 634
Coagulopatia 777
Codeína 733
Colapso circulatório 81
Colar cervical 142
Colecistite aguda 356
Cólica nefrética 703
Cólicas abdominais 82
Colonoscopia 365
Coma 82, 388
   hepático 390
   induzido por barbitúricos 450
   por sofrimento cerebral difuso 389
Commotio cordis 268
Complicações da síndrome nefrótica 682
Componentes dos cuidados pós--parada cardiorrespiratória 14
Comportamento agressivo 182, 454
   e agitação psicomotora 455
Comportamento suicida 453

Compostos antidiarreicos 346
Compressão
   com dois dedos no centro do tórax 5
   de cordão espinal 761
   do cordão espinal 789, 792
   do sistema nervoso central 789, 792
   medular 945
   torácica 4, 161
   traqueal 761
   torácica e ventilação 5
Comunicação interatrial 259
Concentrado
   de granulócitos 802
   de hemácias 803
   de plaquetas 800, 803
Concussão 169
Condições socioculturais da família 182
Conduta na intoxicação aguda 199
Congestão de mucosa nasal 81
Conjuntivite 82, 542
   alérgica 544
   bacteriana 543
   herpética 545
   neonatal 543
   viral 543, 544
Consciência 393
Conselho Tutelar 192
Consolidação pulmonar 846
Constipação
   cuidados paliativos 944
   intestinal 356
Contagem
   de leucócitos 501
   de reticulócitos 723
Controle
   da língua 57
   de temperatura 174
   direcionado da temperatura 14
   do foco 70
Contusão
   cerebral 169
   pulmonar 42, 142
Convulsão 82, 383, 813, 931
   febril 115
Coordenação motora 418
Coreia de Sydenham 811
Corpo estranho 41, 217, 223
   esofágico 259
Corrupção ou exploração 190
Corticoides sistêmicos 106
Corticosteroides 87, 105, 177
Cotrimazole 521
Covid-19 3, 5, 94, 180, 254, 464, 784
Coxsackievírus 385, 431
   B 255
Craniectomia descompressiva 177
Creatinina 627
   injúria renal aguda 632
Criança intoxicada 198
Crioprecipitado 802

Crise
   adrenal 572, 575
   álgica 729
   aplástica 737
   asmática 100
      critérios de admissão e alta hospitalar 102
      fluxograma para tratamento 103
      terapêutica e conduta 102
   convulsiva 175
   de falcização 356
   epiléptica 111
   focal 114
   hipertensiva 275, 277
   neonatal 115
   simulada 113
   vaso-oclusiva 731
Cristaloide 88
Critérios específicos de Lake-Louis 252
Crupe 41, 303
   viral 301
Cuidados paliativos 938
Cuidados pós-ressuscitação 12
Cyberbullying 192

D

Dantrolene 460
Daptomicina 532
D-dímero 66
Débito urinário 627
Declaração de óbito 969
   aspectos jurídicos 969
Decorticação 391
Dedos de Dawson 424
Defasciculantes 53
Deficiência
   de aldosterona 595
   de alfa-1-antitripsina 380
   de complemento 519
   fagocítica 517
   imune do hospedeiro 523
Déficit
   de oferta de oxigênio 62
   motor de instalação súbita 398
   neurológico focal 114
Dengue 385, 478, 784, 837
   grave 482
   manifestações atípicas 482
Deposição de cristais de ácido úrico 762
Depressão do nível de consciência 388
Derrame
   pericárdico 249, 260
   pleural 356, 682, 845
   pleural parapneumônico 325
Descerebração 391
Desconforto respiratório 40, 313
Descontaminação 201
   respiratória 202

Desfibrilação 6, 8
    precoce 12
Desfibrilador elétrico automático 161
Desfibrilador externo automático 4
Desidratação
    fatores de risco 341
Deslizamento pleural 843
Desnutrição 268, 371
Dexametasona 106, 439
Dexmedetomedina 928
Diabetes mellitus 691
Diálise peritoneal 202
Diarreia 82
Diarreia aguda 340
    algoritmo de tratamento 347
    mecanismos fisiopatológicos 342
    principais agentes etiológicos 341
Diazepam 51, 114, 116
Dicumarínicos 203
Dieta 345
Dificuldades de comunicação
    crianças com necessidades especiais 931
Digoxina 203
Disautonomia 268
Disfagia 82, 931
Disfunção
    de marca-passo 268
    do nó sinusal 268
    miocárdica 268
    neurológica 698
    orgânica 65
    plaquetária 750
    vesical
        crianças com necessidades especiais 932
Dispneia 80, 260
    cuidados paliativos 941
Dispositivo automático 872
Dissecção arterial craniocervical 402
Dissecção da artéria vertebral 420
Distensão abdominal 350
Distonias 113
Distúrbios
    acidobásicos 613
    de coagulação 382
    de comportamento 81
    de sódio e água 577
    do cálcio 598
    do equilíbrio acidobásico 611
    do fósforo 602
    do magnésio 605
    do potássio 590
    do sono 113
    eletrolíticos 268
    hidroeletrolíticos 577, 638
    mistos do equilíbrio acidobásico 621
    nos pares cranianos 813
    paroxísticos do movimento 113
    psiquiátricos 113
    visuais 813

Disúria 355
Diurese 202
    osmótica 176
Divertículo de Meckel 353, 356, 364
Dobutamina 72, 255
Doença bacteriana grave 499
Doença
    de Alport 659
    de Chagas 26
    de Crohn 722
    de Dent 603
    de Hirschsprung 361
    de Kawasaki 94, 268, 470, 476, 753, 825
        algoritmo da American Heart Association 828
    de Lyme 268
    de Perthes 537
    de Von Willebrand 745
    de Wilson 380
    desmielinizante adquirida do sistema nervoso central 407
    do enxerto contra hospedeiro 522
    do estoque plaquetário 750
    do parênquima pulmonar 41
    do refluxo gastroesofágico 113
    falciforme 727
        complicações agudas 729
    meningocócica 501
    neoplásica
        principais urgências médicas 761
    pulmonar crônica 931
Domperidona 945
Dopamina 72, 255
Doppler transcraniano 175
    seriado 383
Dor
    abdominal 342
    cuidados paliativos 940
    pélvica por aumento do tônus uterino 82
    testicular aguda 714
    torácica 259, 260
        isquêmica 81
Doxiciclina 530
Drenagem
    de LCR 450
    liquórica 175
    pleural 326
Dreno de tórax 142

E

Ecocardiograma 261
    focado para emergência 849
Ecodopplercardiografia 250
Ectima 527, 531
Eculizumabe 698
Edema 684
    agudo hemorrágico da infância 839
        diagnóstico diferencial 839

cerebral 445, 450, 568
    e de gravidade 561
da glote 80
de extremidades não pruriginoso 82
de laringe, supraglótico e glótico 81
escrotal idiopático 711
intersticial 845
não papuloso e geralmente assimétrico 82
perioral, língua e úvula 82
periorbital 82
pulmonar 42
testicular 713
Educação em saúde 953
Efusão sanguinolenta 259
Eletrocardiograma 43, 250, 270
Eletroencefalografia 114, 397
Eletrólitos 66, 609
    glicose 14
    injúria renal aguda 634
Elevação
    da troponina 263
    de bilirrubina total 372
Embolização com Geofoam ou microesferas 368
Emergência
    hipertensiva 277
    compressiva 787
    hematológica 771
    metabólica 760
    oncológica 760
    psiquiátrica 452
Empiema 326
Encefalite do tronco encefálico 420, 427
Encefalomielite aguda desmielinizante pós-infecciosa 419, 423
Encefalopatia hepática 375, 382
    estágios 379
Encefalopatia hipertensiva 392
Endocardite
    bacteriana 753, 837
    infecciosa 631
Endoscopia 365
    digestiva alta 365
Engasgo 80
Enterobactérias 319
Enterocolite
    inflamatória ou alérgica 362
    necrotizante 361
Enterorragia 353, 365
Enterovírus 94, 319, 385, 431
Enzima conversora da angiotensina 685
Epididimite 711
Epifisiólise 537
Epiglotite 41
Epilepsia abdominal 356
Epinefrina 8, 9, 72, 85, 88
    inalatória 86, 304

Episódio isquêmico transitório 736
Epstein-Barr 94
Equilíbrio acidobásico 611
Equimoses 82, 186
Equipe
   com treinamento especializado em transporte 912
   de cuidados à saúde 130
   de saúde 131
   na promoção de saúde 131
Erisipela e celulite 528, 531
Eritema
   multiforme 79, 93-95
   polimorfo 94, 95
Eritrocitaférese 802
Erros inatos da imunidade 516
   quadro clínico 518
Erros inatos do metabolismo 420, 426
Escala
   adaptada de James 168
   analógica visual 731
   AVDI 199
   canadense de triagem e acuidade 960
   de coma de Glasgow 146, 168, 393, 447
      modificada para crianças 393
   de desidratação clínica 343
   de faces de Wong-Baker 731
   de triagem Australiana 963
   de triagem de Manchester 962
Escalas comportamentais para recém-nascidos 940
Escarotomias 156
Escherichia coli 347, 688
   produtora de Shiga-toxina 630, 688
Escorbuto 537
Escore
   de aeração pulmonar 847
   de alerta precoce pediátrico 964, 965
   de observação de prioridade pediátrica 964
   de triagem pediátrica na emergência 960
   TWIST (Avaliação Testicular de Isquemia e Suspeita de Torção) 713
Escoriações 183
Escorpião 208
Escorpionismo 207
Escroto agudo 709
Esforço respiratório ausente 284
Esmolol 279, 281
Espasmos 113
Espectrofotômetros 580
Espirros 81
Esplenomegalia 371
Estado
   de mal epiléptico 111

hiperglicêmico hiperosmolar 554, 563, 569
volêmico 637
Estatuto da Criança e do Adolescente 179
Estenose
   de valva aórtica 268
   hipertrófica do piloro 351
   subglótica 41
Estetoscópio 276
Estratégias
   de coordenação 136
   de ensino do trabalho em equipe em saúde 137
Estratificação de risco e controle evolutivo da insuficiência cardíaca 251
Estridor 41, 80
Etanol 203
ETCO$_2$ 43
Etiquetas de higiene 336
Etomidato 51, 54, 174, 927
Evento
   com risco aparente de morte 283
   febril em paciente neutropênico 781
   inexplicável breve resolvido 283, 285
Exame(s)
   à beira do leito 43
   bacterioscópico do líquido pleural 327
   das pupilas 146
   de imagem 44, 650
   físico virtual 954
   ginecológico 189
   laboratoriais 43, 853
   neurológico 145
   ocular 391
   quimiocitológico do liquor de acordo com etiologia 437
   radiológicos e medicina nuclear 364
Exantema
   cutâneo polimorfo 826
   viral 94
Expiração prolongada 41
Extrassistolias 25

F

Fadiga do socorrista 5
Falcização 730
Falência
   renal 383
   respiratória 39
      pela crise asmática 104
Familiares 127
Faringite
   estreptocócica 295
   e tonsilite agudas 295
   viral e estreptocócica
      características clínicas 296
Fasceíte 531

Fase de transferência 909
Febre
   das Montanhas Rochosas 529
   hemorrágica da dengue 480
   maculosa 837
   reumática 26, 537, 810
   sem sinais localizatórios 498
Fenitoína 116
Fenobarbital 94, 116
Fenoldopam 281
Fenoterol 88
Fentanil 51
Ferritina 469, 473
Fibrilação
   atrial 19, 23, 24
   ventricular 12
Fibrinogênio 66
Fibrinólise 82
Fígado 378
Filtro HEPA 4
Fita urinária 862
Fluconazol 520
Fluido intravenoso 86
Fluidoterapia 69
   e reposição de eletrólitos 561
Flumazenil 204
Flutter atrial 19, 21, 23
Fluxo
   Doppler 885
   sanguíneo cerebral 443, 445
Foley 142
Formas de violência 180
Formigamento 81
Fórmula
   de Parkland 155
   de Schwartz 627
Fósforo sérico 604
Fraqueza
   aguda 398
   generalizada 81
Fraturas
   de costelas 142
   de crânio 142, 170
   de ossos longos 186
   por "arrancamento" 184
   sugestivas de trauma intencional 184
Frequência cardíaca e idade 18
Funções vegetativas 390

G

Gangrena de Fournier 530
Gasometria
   arterial 43, 66, 113
   POCT 862
Gasping 120
Gastroenterite aguda 340, 348
Gastroenterocolite 630
   aguda 356
Gastropatias 360
Gastrostomia
   crianças com necessidades especiais 933

Gentamicina 439, 520, 653
Gestação tópica ou ectópica 268
Glicemia capilar 66
   à beira do leito 113
Glicose 9, 10, 71
Glomerulonefrite
   aguda 277, 631
      pós-estreptocócica 661
      pós-infecciosa 661
   membranoproliferativa 669
      por imunocomplexo 670
   rapidamente progressiva 667
Glomerulopatia 630, 633
   C3 670
Glucagon 87, 88
Gradiente de albumina soro-ascite 372
Grandes queimados 156
Granulomas
   crianças com necessidades especiais 934
Guedel 142

H

Haemophilus 115, 259
Haemophilus influenzae 63, 319, 432, 730
   tipo b 441
Haloperidol 203, 945
Helicobacter pylori 360
Hematêmese 363
Hematoma 183, 186
   extradural 169
   subgaleal 169
Hemobilia 364
Hemocomponentes 71, 795
   na emergência pediátrica 795, 803
Hemocultura 66, 344
Hemoderivados 803
Hemodiálise 202
Hemofilia 741
Hemofiltração 202
Hemoglobina 720
Hemograma 66, 313
   injúria renal aguda 634
Hemólise 719
Hemorragia digestiva 358
   alta 359, 365
      principais causas 359
   baixa 361, 368
      principais causas 362
Hemorragia maciça
   cuidados paliativos 945
Hemorragia retiniana 186
Hemorragia subdural 186
Hepatite
   A 384
   B 384
   C 385
   D 385
   E 385

   infecciosa 378
   viral 384
Hepatoesplenomegalia 363
Herniação cerebral 171, 446, 449
Hérnia inguinal encarcerada 352
Herpes simples 360, 385, 431
   vírus 380
Hidralazina 280, 281
Hidratação 344, 486
   endovenosa 314
Hidrocortisona 71, 106, 380, 576
Hidroxiureia 737
Hioscina 945
Hiperamonemia 382
Hipercalcemia 601
Hipercalemia 112, 575, 594
   tratamento 597
Hiperemia palmar 371
Hiperfosfatemia 604, 764, 768
Hiperglicemia 112
Hiperinsulinismo 548
Hipermagnesemia 607
Hipernatremia 587
Hiperparatireoidismo 603
Hiperplasia adrenal congênita 573
Hiperpotassemia 763, 768
Hipersensibilidade do seio carotídeo 268
Hipertensão
   arterial 112, 275, 698
      classificação 276
   intracraniana 170, 175, 443, 447, 761
      causas 444
      refratária 170
   pulmonar primária 268
Hipertermia 112
Hiperuricemia 763, 766
Hiperventilação 113, 176, 268
   neurogênica central 392
   terapêutica 449
Hipocalcemia 599, 764, 768
   com PTH baixo 599
   com PTH elevado 600
   neonatal 599
Hipocalemia 591
   causas 593
   sinais clínicos 600
Hipofosfatemia 603
   principais causas 604
Hipoglicemia 71, 112, 268, 383
   de jejum 549
   patológica 548
   reativa 549
Hipoglicemiantes orais 203
Hipomagnesemia 606
Hiponatremia 575, 579
   euvolêmica 580
   hipertônica 580
   hipervolêmica 580
   hipovolêmica 582
   intra-hospitalar 915

   isotônica 580
   tratamento 585
Hipoparatireoidismo 599
Hipopituitarismo 548
Hipotensão 81, 112, 145, 173
   ortostática 270
   persistente 87
   postural 268
Hipovolemia 683
Hipoxemia 42, 112, 199, 313
HIV 431
Home care 952
Hormônio antidiurético 578
   e a homeostase de sódio e água 915

I

Ibuprofeno 94
Icterícia 363
   por predomínio de bilirrubina indireta 381
Ideação suicida 454
Identificação do paciente de risco para anafilaxia 89
Ímãs e baterias 224
Impetigo 527, 531
   bolhoso 94
Imunobiológicos 524
Imunodeficiência
   combinada grave 517, 519
Imunoglobulina E 75
Imunoglobulina humana endovenosa 473
Imunomodulação 519
Imunomodulador induzido por transfusão 798
Incontinência
   fecal 82
   urinária 82
Índice
   de anisocitose eritrocitária 723
   de Gravidade na Emergência 962, 963
   SCORTEN 96
Indometacina 360
Indução 191
Infarto ósseo 537
Infecção 683, 684, 812
   bacteriana 94
      de pele e partes moles 526
      invasiva 778
   do trato urinário 499, 641, 642
   fúngica invasiva 778
   de vias aéreas superiores 292
   em pacientes submetidos a transplantes de células--tronco 523
   necrotizantes de partes moles 530
   osteoarticulares 533, 537
   ou abscesso subcutâneo em periostomia
      crianças com necessidades especiais 934

sexualmente transmitida 188
urinária 356
Inflamação pélvica em meninas 356
Infliximabe 76, 474
Influenza 332
Infusão
  de bicarbonato de sódio 616
  de volume endovenoso 561
Ingestão
  de bateria botão 226
  de corpo estranho 223
    radiotransparente 225
  de moedas 226
  de produtos 223
  de tóxicos 202
Inibidores
  da acetilcolinesterase 203
  da calcineurina 685
  do fator de necrose tumoral 474
Injúria renal aguda 594, 626
  estrutural 630, 631
  funcional 628, 629
  manifestações clínicas divididas por sistemas 632
  tratamento 636
Injúria renal crônica 594
Insuficiência
  adrenal 572
  cardíaca 255
  hepática aguda 375, 380
    avaliação básica laboratorial 381
    conforme faixa etária
    causas 376
  renal aguda 112
  respiratória aguda 39, 43
Insulinoterapia 564, 567
Interpretação dos gases arteriais 622
Intervenções percutâneas 259
Intoxicação 419
  aguda
    condutas 199
    manejo 204
  e quadros confusionais 459
  exógena 268
    aguda 197
  humana por agente tóxico e faixa etária pediátrica 198
  por drogas 378
  por monóxido de carbono 155
  por paracetamol 376
Intubação 304
  checklist 58
  orotraqueal 162
  traqueal 48
Intussuscepção 362
  intestinal 364
  ou invaginação intestinal 354
Invaginação ileocecocólica 355
Irrigação intestinal total com polietilenoglicol 202
Irritabilidade 82

Isolamento 190
  viral 493
Isoniazida 203
Isquemia e necrose miocárdica 251
Isradipina 281

J
Jejum antes de sedação moderada/profunda 924
Jelco 142, 872

K
Kelocyanor 203
Ketamina 72, 450
Klebsiella pneumoniae 319, 371

L
Labirintite 425
  aguda 420
Laceração de couro cabeludo 169
Lacrimejamento 82
Lactato 66, 858
Lactente vulnerável 120
Lactobacillus 346
Lactulose 382
Lamotrigina 94
Laringomalácia 41
Laringoscopia 58, 173
Laringoscópio 142
Látex 78
Latrodectus 214
Lavagem gástrica 202
Lesão
  axonal difusa 169
  de Dieulafoy 361
  por queimadura 152
  renal aguda 695, 698
  vascular 631
  vasculítica típica 839
Lesões
  cranioencefálicas 169
  de pele 186
  esqueléticas 185
  que comprometem a ventilação 144
  supratentoriais 390
Leucemia 537
Leucocidina Panton-Valentine 530
Leucocitaférese 803
Leucocitúria 647
Levetiracetam 116
Levomepromazina 945
Levosimendana 255
Lidocaína 9, 53
Linezolida 532
Linfo-histiocitose hemofagocítica 816
  achados clínico-laboratoriais 817
  acometimento de sistema nervoso central 821
  classificação 818
  tratamento 822

  tratamento do sistema nervoso central 823
Linfomas
  de Burkitt 762
  de Hodgkin 771
Liquor 501
Listeria monocytogenes 427, 439
Lítio 460
Locais de punção 870
Loperamida 346
Lorazepam 114, 116
Loxosceles 212
Lúpus eritematoso sistêmico juvenil 812, 820

M
Macrolídeos 94
Magnésio 9
Manejo da via aérea
  respiração 67
  ventilação 142
Manguito 142
Manitol 176
Manobra(s)
  de Heimlich 220
  de index-nariz 422
  de Sellick 50, 56
  de Valsalva 29
  vagais 29
Manômetro 276
Manuseio da via aérea 143
Má-perfusão 81
Marcadores de hemólise
  injúria renal aguda 634
Marcadores laboratoriais de agressão inflamatória 262
Marca-passo 259
Máscara de O2 142
Massa abdominal palpável 350
Maus-tratos 149, 187, 457
Mecanismos de trauma *vs.* padrões de lesão 141
Medicamentos
  contraindicados em crianças com hipertensão intracraniana 450
  de sedação e analgesia 922, 927
  imunossupressoras 521
  na ressuscitação 8
  nefrotóxicos mais utilizados 630
  no choque séptico 72
  parada cardiorrespiratória pediátrica 9
  tratamento das síndromes compressivas 792
  vasoativas 70, 365
Medicina baseada em evidências 128
Medidas dialisadoras 202
Melena 363
Meningite 420, 427, 430
  bacteriana 432, 433, 435
  viral 435

Meningococcemia 435, 837
Meningococo 63, 440
Meningoencefalite 430
Menstruação nas adolescentes 722
Mercúrio 203
Metabolismo
    do cálcio 598
    do fósforo 602
    do magnésio 605
    do potássio 590
    do sódio e da água 577
Metanol/etilenoglicol 203
Metemoglobinizantes 203
Metilprednisolona 106
Metoclopramida 203, 945
Método de Seldinger 145
Metronidazol 347
MHealth 950
Mialgia 342
Microangiopatia 631
    trombótica 688
Midazolam 51, 53, 114-116
Midríase 391
Mielites 415
Mielopatia
    aguda 412
    transversa 412
Migração da sonda
    crianças com necessidades especiais 933
Migrânea
    vertebrobasilar 425
    vestibular 420
Milrinona 255
Mineralocorticoide 575
Minoxidil 281
Miocardite 247
    aguda 246, 268
Mioglobinúria 112
Miose 391
Miosite 813
    necrotizante 531
Mnemônico SAMPLE para anamnese focada em pré-sedação 923
Mobitz tipo 1 26
Mobitz tipo 2 26
Modelo do risco triplo 119
Monitoração 50
    pós-intubação e sedação e paralisia contínuas 58
Monitor de pressão arterial 50
Monitorização
    da pressão intracraniana 175
    hemodinâmica 14, 173
Monóxido de carbono 203
    nível de meta-hemoglobina 43
Moraxella catarrhalis 319
Morte súbita e inesperada na infância 122
Motilidade intestinal reduzida 371
Motricidade 391
    ocular extrínseca 391

Münchausen por procuração 457
Mupirocina 527
Mycobacterium avium 362
Mycobacterium tuberculosis 259, 432
Mycoplasma pneumoniae 80, 93, 319, 423

N

Naloxona 204
Narcolepsia 113
Náuseas e vômitos 82
    cuidados paliativos 943
Nave de transporte médico 903
Nebulização contínua 105
Necessidades especiais 930
Necrólise epidérmica tóxica 93, 95
Necrose tubular aguda 628, 633
Nefrite
    da púrpura de Henoch-Schönlein 672
    intersticial aguda 631
    lúpica 631, 674
    na vasculite por imunoglobulina A 838
    intersticial aguda 630
Nefropatia por imunoglobulina A 671
Nefrotoxicidade 629
Negligência 187
Neisseria gonorrhoeae 188
Neisseria meningitidis 432
Neoplasias 259
Neuromonitoramento 14
Neuropatia 410
Neurotoxinas 208
Neutropenia
    e complicações infecciosas 776
    febril 761, 779
Nevirapina 94
Nitrofurantoína 652
Nitroprussiato de sódio 280, 281
Noradrenalina 255
Norepinefrina 72, 87, 88
Normograma de Rumack-Matthew 377

O

Óbito 123, 970
Obstrução
    de sonda
        crianças com necessidades especiais 934
    de via aérea inferior 41
    de via aérea superior 41
    ureteral 631
    uretral 631
    vesical 631
Ofloxacino 545
Olhos vermelhos 82
Omeprazol 367
Omissão 190
    do cuidar 187
Ondansetrona 210, 945

Opioides 53, 203, 925
Opsoclônus-mioclônus 426
Organofosforados 203
    e carbamatos 203
Oseltamivir 335, 734
Osmolalidade
    sérica 560
    urinária e densidade urinária 584
Ossos 183
Osteomielite 533, 535, 730
    aguda 534
    e artrite séptica 537
    hematogênica de ossos longos 533
    não complicada em crianças 540
Otalgia 293
Otite média
    aguda 292
    alta 294
Oxigenação
    e ventilação 14
    por membrana extracorpórea 254
Oxigenoterapia 44, 314
    cuidados paliativos 943
Oximas 203
Oximetria de pulso 43

P

Pacientes
    com histórico de reação alérgica à penicilina 297
    em coma 390
    em uso de corticosteroides ou imunobiológicos 523
    sem histórico de reação alérgica à penicilina 297
    submetidos a transplante de células-tronco e hematopoiéticas 521
    submetidos a transplante de órgãos sólidos 521
Padrão Moyamoya 401
Padrões de comportamento da criança sugestivos de negligência 187
Palpitações 81
Paracentese 895
    abdominal 876
Paracetamol 94, 732
Parada cardíaca 81
Parada cardiorrespiratória 2, 13
    causas reversíveis 10
Parafimose 708
Parainfluenza tipo 3 319
Paralisia cerebral 930
Paralisia flácida aguda 409
Parechovírus 431
Paresia de Todd 115
Participação dos pacientes e parentes na tomada de decisão 126
Parvovírus 247
    B19 722
Pediatric Advanced Life Support 448

Peixes e frutos do mar 78
Peptídeos natriuréticos 251
Percepções e sensações anormais
   crianças com necessidades especiais 931
Perda
   da integridade vascular 777
   da sonda
      crianças com necessidades especiais 934
   de fôlego 268
   sanguínea 146
   extrarrenal 591
Perfil toxicológico 43
Perfusão adequada
   e ausência de congestão venosa 253
   e congestão venosa 254
Perfusão inadequada
   e ausência de congestão venosa 254
   e congestão venosa 254
Pericardiocentese 263, 875, 897
Pericardite 258
   bacteriana ou purulenta 259
   causas 260
   e Covid-19 263
   no eletrocardiograma 261
   traumática 259
Peristaltismo visível 350
Peritonite
   bacteriana espontânea 370
   primária 356
Pesquisa
   de erros inatos do metabolismo 113
   de processos inflamatórios miocárdicos 251
Petéquias 363, 528
Phoneutria 210
Picada de inseto 78
Pielonefrite
   aguda 644, 652, 654
   focal 650
Piomiosite 537
Plano suicida 454
Plaque Reduction Neutralization Test 493
Plaquetopenia 773
Plasmaférese ou infusão de plasma fresco 698
Plasma fresco congelado 801, 803
Pneumococo 63
Pneumonia 42, 319, 321
   adquirida na comunidade 319
      tratamento ambulatorial 328
   aguda 318
      em lactente 322
   aguda por pneumococo 326
   necrosante 327
   viral, bacteriana e outros agentes entre os lactentes 320
Pneumoperitônio 350

Pneumotórax 144, 326, 843, 845
   espontâneo 268
Polipose intestinal 362
Polirradiculoneurite aguda 420, 426
Política Nacional de Humanização 126
Posicionamento
   das mãos durante ressuscitação cardiopulmonar 5
   das pás no desfibrilador externo automático 6
   pressão cricoide e ventilação assistida 55
Pós-ictal prolongado 114
Potássio
   balanço externo negativo 591, 594
   balanço interno negativo 592
   injúria renal aguda 633
Pralidoxima 205
Prednisolona 106
Prednisona 106
Prenhez ectópica rota em adolescentes 356
Pré-oxigenação 50
Presença de acompanhantes na sala de emergência 126
Pressão
   arterial 277
      média 279, 444
   cricoide 56
   de perfusão cerebral 177, 444
      adequada para a idade 449
   intracraniana 389, 443
   venosa central 72
Prevenção de acidente 165
Priapismo 737
Primodescompensação 557
Probióticos 346
Problemas gastrointestinais
   crianças com necessidades especiais 931
Problemas na derivação ventrículo-peritoneal 934
Procalcitonina 66, 501, 855
Procedimentos em emergência/urgência pediátrica 865
Procloperazina 945
Produtos hemoterápicos 795
Profilaxia 519
   antiviral 520
   da hepatite B 189
   das IST não virais 189
Profundidade da compressão 8
Propofol 51, 54, 115, 450, 926
Propranolol 373
Proteína C-reativa 66, 501
   point-of-care 855
Protocolo
   BLUE 847
   de ressuscitação 67
Provas forenses 189

Prurido 81
   nasal 81
   ocular 82
Pseudomonas aeruginosa 319
Pseudossinal de Romberg 422
Psicose 813
   e mania aguda 456
Punção
   de cateter venoso central 866
   de cricoide 882
   intraóssea 870
   lombar 447, 876
   suprapúbica 879
   venosa periférica 865
Púrpura de Henoch-Schönlein 356, 361, 362, 631, 711, 833
Púrpura
   fulminans 71
   trombocitopênica imune 837
   trombocitopênica trombótica 695, 837

Q

Quadro purpúrico febril 837
Queda
   além da própria altura 141
   de bicicleta 141
Queimadura 151, 183
   classificação da profundidade da lesão 152
   elétrica 157
   em vias aéreas superiores 154
   na face 156
   tratamento cirúrgico 156
Quetamina 51, 54
Quimioprofilaxia para HIV 189
Quinolonas 374

R

Rabdomiólise 112
Radiografia
   corpo estranho em trato gastrointestinal 224
   de tórax 44, 66, 249, 261, 502
Radiologia intervencionista 368
Rash cutâneo 509, 630
Reabilitação 15
Reação
   alérgica 806
   anafilática
      manifestações mucocutâneas 80
   febril não hemolítica 806
   hemolítica 806
   imunomediada 94
   transfusional 804, 806
Reanimação 143
Redução do risco
   síndrome da morte súbita do lactente 123
Reflexos
   oculocefálicos 392
   oculovestibulares 392

Refluxo
    gastroesofágico 352, 360
    vesicoureteral 631, 642
Regra
    da mão espalmada 152
    de Holliday-Segar 918
    dos nove 152
Regulação do cálcio sérico 598
Regurgitação 82
Rejeição afetiva 190
Relação compressão/ventilação 8
Remdesivir 467
Reposição
    de potássio 564
    mineralocorticoide 575
    volêmica 145, 344
Resistência vascular periférica 64
Respiração
    apnêustica 393
    atáxica 393
    periódica de Cheyne-Stokes 392
Resposta hipotensora exacerbada 450
Respostas motoras 391
Ressonância magnética
    cardíaca 262
    injúria renal aguda 634
Ressuscitação 83
    cardiopulmonar 2, 127, 146, 221
    cardiorrespiratória 8
    de acordo com o ritmo cardíaco 10
    fluídica do paciente queimado 155
    seguindo a sequência C-A-B 4
    volêmica 45
Retapamulina 527
Retenção de potássio 594
Rifampicina 441
RIFLE 626
Rigidez de nuca 430
Rinite 81
Rinorreia 81
Rinossinusite aguda bacteriana 298
Rinovírus 312, 319
Risco
    de infecção pós-transplante 522
    de morte durante o sono no lactente vulnerável 120
Ritmos chocáveis 12
Ritmos não chocáveis 12
Rocurônio 52, 55
Roncos e sibilos 81
Rotavírus 343
Rotura de folículo ovariano 356
Rouquidão 41, 80
Rubéola 26

S

Saccharomyces boulardii 346
Sais de ferro 203
Salbutamol 86
    aerossol pressurizado 88

Salmonella spp 347
SAMPLE 49
Sangramento 761, 773
    intestinal 350
    mucoso 82
    vaginal 82
SARS-CoV-2 263, 464
S. aureus meticilino-resistente 528, 534
    antibioticoterapia 538
S. aureus meticilino-sensível 534
Screening urinário para drogas de abuso 201
Secreção inapropriada de hormônio antidiurético 580
Sedação 14, 53
    e analgesia 174, 925
    mínima 922
    níveis 922
Sedativos 51
    de acordo com o quadro clínico 53
Sensação
    de morte iminente 82
    de sufocamento 81
Sepse 63, 548, 629
Sequência rápida de intubação 48
    passos 49
Sequestro esplênico 734
Sevelamer 768
Shiga toxina 347
Shigella spp 347
Shunt portossistêmico transjugular intra-hepático 367
Sialorreia 81
Sibilos 41
Simulação 191
Sinal
    de Blumberg 355
    de Chvostek 600
    de Nikolsky 95, 529
    de psoas 355
    de Romberg 426
    de Rovsing 355
    de Trousseau 600
    do obturador 355
Síncope 81, 266
    causas 267
    exames complementares 273
    relacionada ao exercício 268
    vasovagal 268
        ou neurorreflexa 267
Síndrome
    alfa-gal 78
    da cava superior 792
    da hemissecção medular 412
    da hiperviscosidade sanguínea 761, 775
    da morte súbita do lactente 118, 283
        fatores de risco 120
    da pele escaldada estafilocócica 94, 528, 529, 531

da resposta inflamatória sistêmica 65
da taquicardia ortostática postural 268
de ativação macrofágica 814, 818
de Bernard-Soulier 750
de Brugada 268, 272, 273
de Budd-Chiari 361
de choque tóxico
    Sete Rs 514
de DiGeorge 519, 599
de Down 601
de Eisenmenger 268
de Fanconi 603
de Gitelman 592
de Goodpasture 631
de Guillain-Barré 334, 398, 409, 410, 411, 426, 465, 488
de herniação cerebral 170
de Kasabach-Merritt 361
de Kinsbourne 420, 426
de lise tumoral 605, 760, 761
De Mallory-Weiss 360
De Miller Fisher 426
De Münchausen 191, 363, 364
    por procuração 190, 192, 195
de Sandifer 113
de Stevens-Johnson 93
de Waterhouse Friderichsen 71, 436
de Wolff-Parkinson-White 268, 272, 273
do bebê sacudido 185
do choque tóxico 509, 529
    estafilocócica 510
    estreptocócica 511
do desconforto respiratório
    agudo 42
    pediátrico 162
do mediastino superior 761, 792
    e síndrome da veia cava superior 787
do neurônio motor superior 399
do QT longo 271, 272
    congênita 268
    induzido por drogas 268
do tanque 149
gripal 331, 333
hemolítico-urêmica 277, 356, 362, 630, 688, 837
    associada ao pneumococo 699
    classificação 689
    tríade clássica 695
hemorrágica 740
hepatorrenal 373, 374, 384
inflamatória multissistêmica pediátrica associada à Covid-19 468, 753
multissistêmica pediátrica 471
nefrítica 658
nefrótica 680
neuroléptica maligna 459

opsoclônus-mioclônus 421
organocerebral 813
respiratória aguda grave 334
de herniação cerebral 446
serotoninérgica 460
torácica aguda 729, 733
Sinovite transitória 537
Sintomáticos 345
Sinusites bacterianas 297
Sistema de triagem 958
   de alerta 964
   de Manchester 961
Sistema nervoso central 184
Sítios de trauma na criança 147
Situação de violência 180
Sofrimento cerebral difuso 389
Solução
   hipotônica 450
   salina hipertônica 176
   balanceada *versus* soro fisiológico 916
Somatostatina 366
Sonambulismo 113
Sonda gástrica 142, 363
Soro
   antiaracnídico 210
   antiescorpiônico 210
   de manutenção isotônico 916
Soroterapia 213
Staphylococcus aureus 259, 319, 509, 532
Streptococcus agalactiae 319
Streptococcus pneumoniae 259, 319, 432, 691
Streptococcus pyogenes 509, 810
Substância tóxica 198
Succinilcolina 52, 55
   contraindicações 55
Sulfametoxazol-trimetoprima 374, 530, 652
Sulfato de magnésio 106, 107
Sulfato de salbutamol 106
Sulfonamidas 94
Sulfonilureias 203
Supercrescimento bacteriano intestinal 371
Suplemento de oxigênio 67
Suporte
   avançado de vida 3
     em pediatria 2, 7, 67
   básico de vida 2, 4
   hemodinâmico 164
   mecânico cardiopulmonar 475
   ventilatório 7, 162
Supraglotite 305
Suspeita de ingestão de corpo estranho radiopaco 225
Suspeita de violência 179
Systemic Lupus Erythematosus Disease Activity Index 2000 813

T
Tampões 613

Taquicardia 81
   atrial focal 21, 22
   atrial multifocal 19
   com perfusão adequada 28, 31, 35
   com perfusão inadequada 32, 36
   de Gallavardin 23
   fascicular 23
   juncional focal 21, 22
   por reentrada atrioventricular 19, 20
   por reentrada nodal 19, 21
   de QRS estreito 19
   de QRS largo 23
   sinusal 19, 250
   supraventricular 17, 268, 271
     com QRS largo 31
   ventricular 23, 31, 268
     idiopática de ventrículo esquerdo 23, 25
     idiopática do ventrículo direito 23, 24
     polimórfica 25, 26
   sem pulso 12
Taquipneia 40, 80
Técnica
   de compressão com dois polegares (dois socorristas) 5
   de compressão torácica 8
   de punção suprapúbica 647
   de Seldinger
     modificada 867
     para locação de cateter venoso central 867
Teicoplanina 520, 528
Telangiectasias 371
Teleconsulta 953
Telemedicina 947
   em tempo real 948
   modalidades 951
   por dados armazenados 948
Telemonitoramento 950
Tenesmo 82
Tentativa de suicídio 454
Terapêutica osmótica 176
Terapia
   antimicrobiana empírica em pacientes imunossuprimidos 520
   antitrombótica 475
   com corticoide 449
   de substituição renal 628, 639
     indicações 639
   hiperosmolar 449
Terlipressina 365
Terrorismo 190
Terror noturno 113
Teste
   de Apt-Downey 364
   para diagnóstico etiológico 860
   rápido para pesquisa viral nas fezes 343
Ticarcilina 653

Tiflite 362
Tigeciclina 532
Tilt-test 272
Tiopental 51, 115, 174
Tiques 113
Tiragem e desconforto respiratório 81
Tiroxina 203
Tobramicina 653
Tomografia computadorizada
   injúria renal aguda 634
   de crânio 44, 172
Tontura 81
   e desorientação 82
Topiramato 117
Toracocentese 326, 873, 892
Torção
   de apêndices testiculares 711
   intravaginal 711
   testicular 710
Tosse 41, 80, 81
   ladrante 41
Toxemia 114, 313
Trabalho respiratório na expiração 41
Tramadol 733
Transaminases 364
Transdutores 843
Transfusão
   de concentrado de hemácias 773, 796
   de glóbulos vermelhos 723
Translocação bacteriana 371
Transplante
   alogênico de medula óssea 823
   de células-tronco hematopoiéticas 521
   de fígado de urgência 384
   hepático 378
   de órgãos sólidos 521
Transporte
   aeromédico
     contraindicações 905
   de paciente crítico 903
   materiais necessários 904
   de pacientes instáveis 910
   inter-hospitalar 903
   intra-hospitalar 907
Transtorno(s)
   alimentares 458
   ansiosos e sintomas somáticos não explicados por causa médica 458
   de adaptação 458
   factício imposto a outro 457
   mental 454
Traqueíte bacteriana 41, 307
Traqueostomia
   crianças com necessidades especiais 932
Trato gastrointestinal
   objetos radiopacos 224
   objetos radiotransparentes 224

Trauma 140
   cefálico 147
   cranioencefálico 147, 167
   de uretra 707
   musculoesquelético 149
   pancreático 149
   raquimedular 147
   torácico 148
   uretral 706
Traumatismo cranioencefálico 167
Tremores 82, 113
Tríade
   de Cushing 170, 446
   de Virchow 753
   de Whipple 548
Triagem 958
   em estratificação de risco 960
   na emergência 959
   pela Escala Canadense de Triagem e Acuidade (PaedCTAS) 961
Triagem toxicológica 113
Triângulo de Abordagem Pediátrica 964, 966
Trifosfato de adenosina 62
Trimetoprima 627
Trombastenia de Glanzmann 750
Trombocitopenia 630, 695, 697, 743, 777
   imune 747
Tromboembolismo 683, 685, 752
   pulmonar 268, 535, 753
   sistêmico 23
Trombólise química 404
Trombose 264
   fatores de risco 754
   venosa profunda 535
Tubo
   endotraqueal 142
   traqueal 57
Tumores 760

U

Úlceras
   de estresse 360
   de pressão 931
Ultrassom 889
   de tórax
      aprendendo a examinar o pulmão com ultrassom 843
      e abordagem da criança dispneica 843
   injúria renal aguda 634
   no paciente politraumatizado 847
   ocular 447
   point-of-care 370, 684, 842

   à beira do leito 322
   ou POCUS 842
   pulmonar 70
   de tórax 43, 44
Ureaplasma urealyticum 319
Ureia
   injúria renal aguda 632
Uremia 390, 392
Uretra
   anterior 706
   membranosa 706
Uretrocistografia miccional 651
Urgência hipertensiva 277
Urianálise
   injúria renal aguda 633
Urina 501
Urocultura 66, 648
Urorressonância magnética 651
Urticária 81
   aguda 79

V

Vacinação 519
   recente 113
Vacinas
   síndrome gripal 336
Valores gasométricos normais 612
Vancomicina 520, 528, 530, 532, 538
Vara da Infância e Juventude 193
Variação do *anion gap* e da concentração de bicarbonato 622
Varizes gastroesofágicas 360
Vasculite 94, 362, 813
   do escroto 711
   por imunoglobulina A 833
      critérios do EULAR/PRINTO/PRES 836
      diagnóstico diferencial 836
   sistêmica 696
Vasodilatadores (nitroprussiato) 450
Vasopressina 87, 88
Vasopressores 87
Vazamento
   crianças com necessidades especiais 934
Vecurônio 52
Veia
   femoral
      cateterização 869
   jugular
      externa 867
      interna 868
Veículos utilizados no transporte pediátrico 905
Velocidade de infusão 917
Veneno
   do escorpião 207, 208

   loxoscélico 212
Ventilação 45
   com bolsa-valva-máscara 6, 49
   com pressão positiva 56
   de resgate 4
   mecânica 108
   não invasiva 107
Vermelhidão 81
Vertigem paroxística benigna 419, 425
Vesículas 528
Via aérea 86
   avançada 7
Vias de acesso 867
Vibrio cholerae 347
Videoconferência 948
Videotoracoscopia 328
Violência 180
   aguda 188
   contra crianças e adolescentes 179
   doméstica ou intrafamiliar 182
   extrafamiliar 182
   física 181
   infantojuvenil 182
   psicológica 190
   sexual 187
Vírus
   CHIKV 491
   Coxsackie B 247
   da caxumba 431
   da dengue 479
   da Influenza 331
   influenza A H1N1 692
   respiratório sincicial 310
   sincicial respiratório 319
   ZIKV 489
Vitamina D 598
Vitamina K1 205
Vítimas de afogamento 161
Volemia 685
   e avaliação da veia cava inferior 850
Volume
   cerebral 444
   corpuscular médio 718
   intracraniano de Monro-Kellie 445
Vômitos 341

W

Wenckebach 26
Wolff-Parkinson-White 30

Z

Zika 488, 784
Zinco 345

Encarte
Imagens coloridas

CAPÍTULO 6
EMERGÊNCIAS ALÉRGICAS: ANAFILAXIA

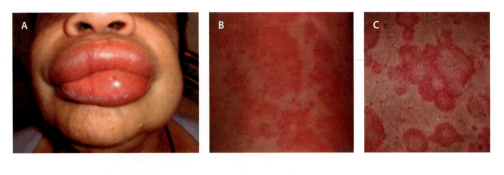

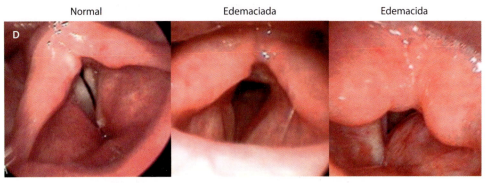

FIGURA 3 Manifestações mucocutâneas da reação anafilática. A: angioedema; B e C: urticária; D: edema de glote e cordas vocais.

CAPÍTULO 7
STEVENS-JOHNSON E NECRÓLISE EPIDÉRMICA TÓXICA

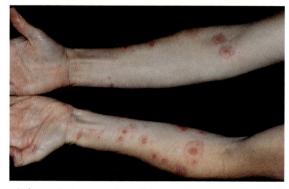

FIGURA 1   Eritema multiforme (eritema polimorfo).

CAPÍTULO 33
ABDOME AGUDO

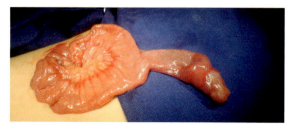

FIGURA 2   Divertículo de Meckel: achado cirúrgico.

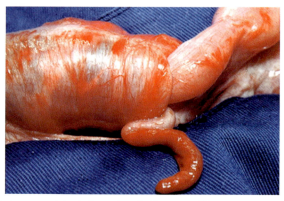

FIGURA 3   Aspecto intraoperatório da invaginação ileocecocólica.

CAPÍTULO 48
INFECÇÕES DE PELE E PARTES MOLES

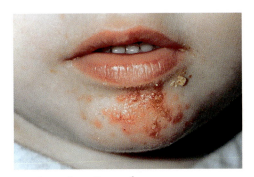

FIGURA 1   Impetigo na face.

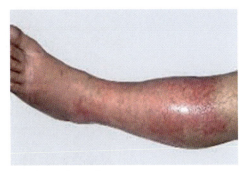

FIGURA 4   Erisipela.

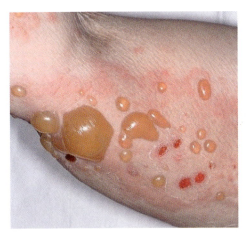

FIGURA 2   Impetigo.

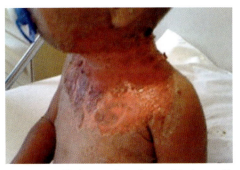

FIGURA 5   Síndrome da pele escaldada estafilocócica.

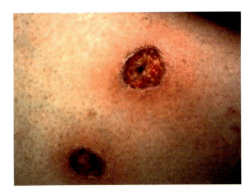

FIGURA 3   Ectima.

CAPÍTULO 58
SÍNDROME NEFRÍTICA

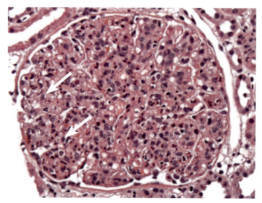

FIGURA 1 Glomerulonefrite pós-estreptocócica: microscopia óptica mostrando hipercelularidade glomerular e infiltração neutrofílica (setas).

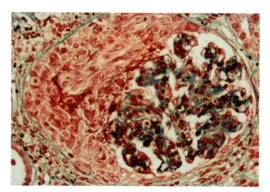

FIGURA 3 Glomerulonefrite rapidamente progressiva: microscopia óptica evidenciando proliferação extracapilar (crescentes celulares).

CAPÍTULO 61
PRINCIPAIS AFECÇÕES UROLÓGICAS

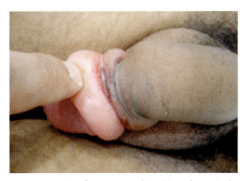

FIGURA 3 Parafimose com histórico de mais de 48 horas de retração prepucial. Nota-se o anel prepucial comprimindo a haste peniana e os edemas distais de prepúcio e glande.

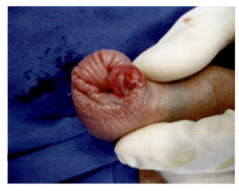

FIGURA 4 Parafimose: houve necessidade de secção cirúrgica do anel prepucial para reduzir o prepúcio.

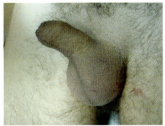 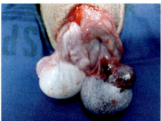 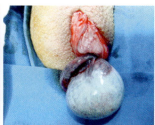

FIGURA 6 Torção de cordão espermático intravaginal: diagnóstico e tratamento cirúrgico dentro das 6 a 8 horas após o início do episódio de dor; recuperação testicular.

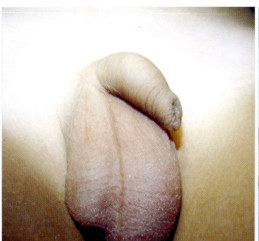 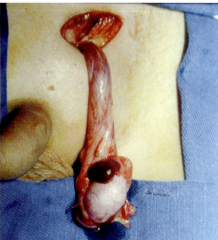

FIGURA 7 Torção de apêndice testicular em menino de 8 anos, após 6 horas de dor escrotal aguda e inflamação escrotal; infarto isquêmico de apêndice.

CAPÍTULO 71
VASCULITE POR IMUNOGLOBULINA A (PÚRPURA DE HENOCH-SCHÖNLEIN)

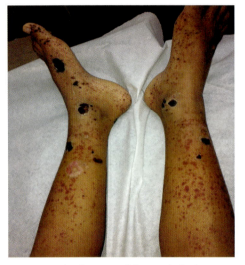

FIGURA 1 Lesões purpúricas palpáveis e necróticas em membros inferiores.

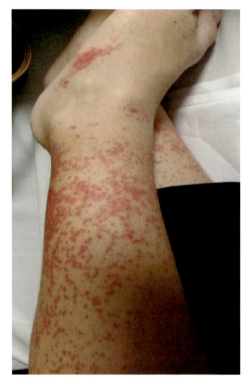

FIGURA 3 Exantema urticariforme em membros inferiores.

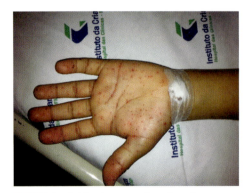

FIGURA 2 Petéquias em palma da mão.

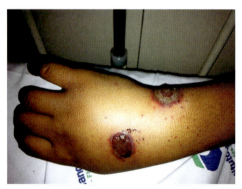

FIGURA 4 Bolhas hemorrágicas e edema de subcutâneo em dorso de mão.

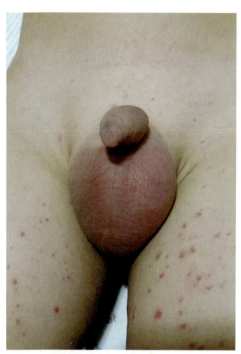

FIGURA 5 Edema e hiperemia de bolsa escrotal, lesões purpúricas em coxas.

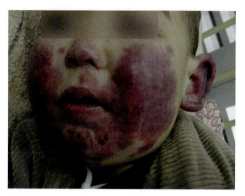

FIGURA 7 Lesões purpúricas em face no edema agudo hemorrágico da infância.

CAPÍTULO 75
PROCEDIMENTOS GUIADOS POR ULTRASSOM

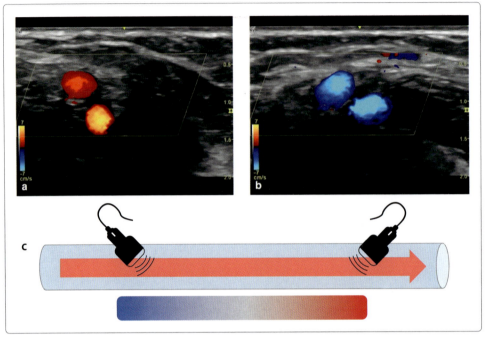

FIGURA 3   Visualização dos vasos no modo Color Doppler. Um mesmo vaso pode apresentar cores diferentes a depender da posição do transdutor. A: Fluxo na direção do transdutor. B: Fluxo se afastando do transdutor. C: Representação esquemática da mudança no padrão de cores de acordo com a direção do fluxo sanguíneo no modo Color Doppler. Fonte: Pedpocus.

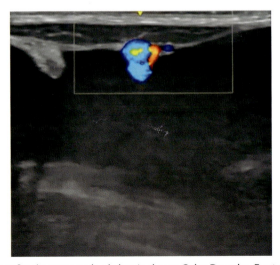

FIGURA 14   Vaso identificado em parede abdominal com Color Doppler. Fonte: Pedpocus.